实用临床呼吸系统诊疗学

李　静等◎主编

吉林科学技术出版社

图书在版编目（CIP）数据

实用临床呼吸系统诊疗学 / 李静等主编. -- 长春 : 吉林科学技术出版社, 2017.9
ISBN 978-7-5578-3282-7

Ⅰ. ①实… Ⅱ. ①李… Ⅲ. ①呼吸系统疾病－诊疗 Ⅳ. ①R56

中国版本图书馆CIP数据核字(2017)第232661号

实用临床呼吸系统诊疗学

SHIYONG LINCHUANG HUXI XITONG ZHENLIAOXUE

主　　编　李　静等
出 版 人　李　梁
责任编辑　许晶刚　陈绘新
封面设计　长春创意广告图文制作有限责任公司
制　　版　长春创意广告图文制作有限责任公司
开　　本　787mm×1092mm　1/16
字　　数　500千字
印　　张　33
印　　数　1—1000册
版　　次　2017年9月第1版
印　　次　2018年3月第1版第2次印刷

出　　版　吉林科学技术出版社
发　　行　吉林科学技术出版社
地　　址　长春市人民大街4646号
邮　　编　130021
发行部电话/传真　0431-85635177　85651759　85651628
　　　　　　　　　85652585　85635176
储运部电话　0431-86059116
编辑部电话　0431-86037565
网　　址　www.jlstp.net
印　　刷　永清县晔盛亚胶印有限公司

书　　号　ISBN 978-7-5578-3282-7
定　　价　98.00元

如有印装质量问题　可寄出版社调换
因本书作者较多，联系未果，如作者看到此声明，请尽快来电或来函与编辑部联系，以便商洽相应稿酬支付事宜。

编委会

主　编:李　静　韩卫华　周向辉
　　　　董红晨　王永生　老景东
副主编:王　丽　周佳莹　罗建江
　　　　祖丽梅　梅海豫　任　莉
　　　　王　茜　李惠斌　刘　蕊
编　委:(按照姓氏笔画)

王　丽	中国人民解放军第 401 医院
王　茜	海军青岛第一疗养院
王永生	成都市第一人民医院
老景东	唐山弘慈医院
任　莉	包头市中心医院
刘　蕊	中国人民解放军第四 0 一医院
李惠斌	吉林大学中日联谊医院
李　静	济宁医学院附属医院
张　伟	牡丹江医学院附属红旗医院
罗建江	新疆医科大学附属中医医院
金　玉	中国人民解放军第四六三医院
周向辉	徐州市第一人民医院
周佳莹	吉林大学第二医院
赵　鹏	荣成市石岛人民医院
祖丽梅	包头市中心医院
梅海豫	中国人民解放军第 150 中心医院
董红晨	中国人民解放军第 285 医院
韩卫华	泰安市中心医院

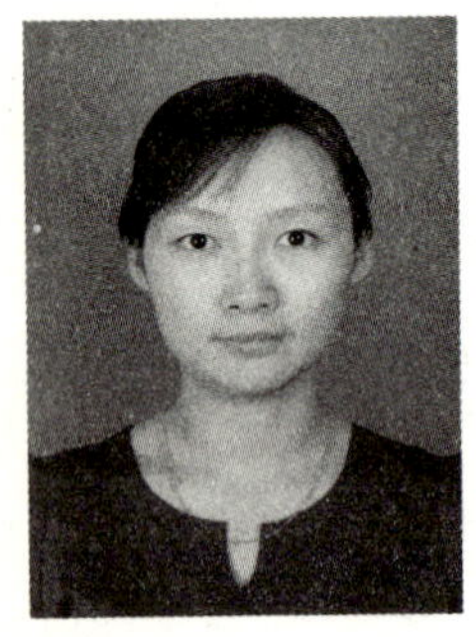

李静，女，出生于1983年4月，济宁医学院附属医院主治医师。2007年毕业于宜春医学院，获学士学位。2014年毕业于天津医科大学，获硕士学位。从事急危重症工作10年，对急诊科常见病、多发病及急危重症治疗积累了丰富的临床经验。在国家级期刊发表论文数篇，参编主编论著两部。

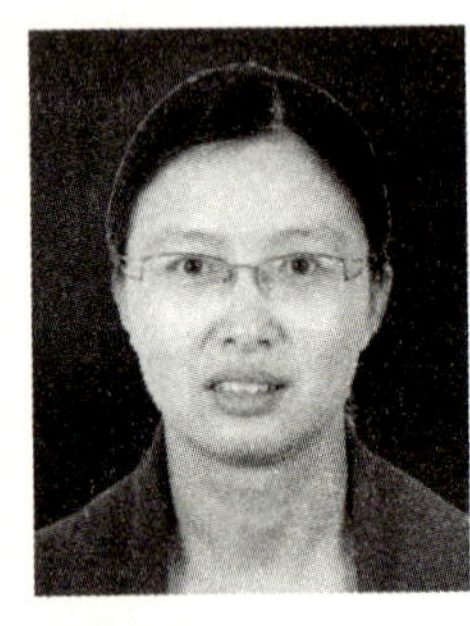

韩卫华，女，1976年11月，泰安市中心医院呼吸重症病房护士长、主管护师，1996年毕业于泰山职业技术学院，2009年毕业于泰山医学院，本科学历，从事危重症护理20年，擅长各种呼吸重症病人的护理和研究，对呼吸机相关性肺炎的预防和护理、CRRT治疗和护理、ARDS的护理有独到之处。在各类期刊发表文章近10篇，主编（参编）专著4部。

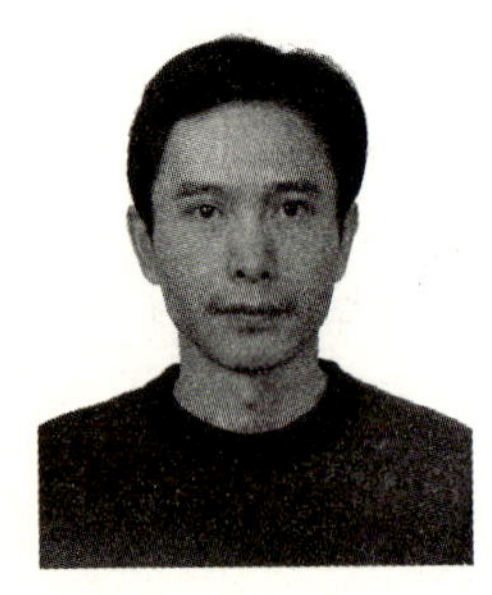

周向辉，男，46岁。主治医生，学士学位。1993年毕业于徐州医学院临床医学系。1997年至今就职于徐州市第一人民医院呼吸内科。二十年来处于临床一线工作，治疗数千例患者，对呼吸道常见疾病有丰富的工作经验，抢救数百例危重病人，擅长COPD、支气管哮喘、呼吸衰竭、支气管扩张等疾病的抢救治疗工作，有独到的见解。曾参与“人感染高致病性禽流感”患者抢救工作。以第一作者发表SCI论文1篇，在省级医学刊物上发表文章三篇。

前　言

不同的呼吸系统疾病常有许多相似的临床症状、体征、影像学改变及其他辅助检查结果，全身性疾病也可累及呼吸系统而呈现与呼吸系统原发疾病相似的表现，这是导致临床延误诊断的重要因素，临床表现不典型时更是如此。因此，掌握不同疾病的鉴别诊断要点，在临床诊治过程中认真进行问诊和体检，合理安排辅助检查，并进行细致而全面的分析，对于及时做出正确的诊断非常有益。帮助临床医师更好地掌握呼吸系统疾病鉴别诊断要点是本书的出发点之一。

呼吸系统疾病诊疗技术的不断改进、新的诊疗技术不断涌现、新药的发展及临床治疗方案的不断总结，使临床原有的一些治疗难题也得到了部分解决。本书在较系统地介绍呼吸系统疾病治疗方法的基础上，力求介绍一些新的诊疗技术与方法。我们期待本书对提高临床医师的呼吸系统疾病诊疗水平有所裨益。

本书共分为七章，内容介绍了临床呼吸系统疾病的诊治及护理，包括：呼吸系统疾病常用药物评价、上呼吸道、气管及支气管疾病、感染性肺疾病、肺栓塞、间质性肺疾病、呼吸重症疾病以及呼吸疾病的护理。

针对书中涉及的疾病，均进行了详细介绍，包括：疾病的病因病理、症状表现、检查诊断方法、鉴别诊断、治疗方法及护理等，强调了本书的临床价值及实用性，内容丰富，贴近临床实践，为呼吸系统相关的医务人员提供相关参考与帮助。

本书在编写过程中，借鉴了诸多呼吸疾病相关临床书籍与资料文献，在此表示衷心的感谢。由于本编委会人员均身负科一线临床工作，故编写时间仓促，难免有错误及不足之处，恳请广大读者见谅，并给予批评指正，以更好地总结经验，以起到共同进步、提高呼吸疾病临床诊治水平的目的。

《实用临床呼吸系统诊疗学》编委会

2017 年 9 月

目　　录

第一章　呼吸系统疾病常用药物评价

第一节　镇咳药

咳嗽(cough)是一种重要的反射性保护机制,通过咳嗽排出呼吸道内的痰液或异物,保持呼吸道的清洁和通畅,从而防止感染形成。但是如果咳嗽剧烈持续,不仅患者痛苦,而且易产生其他并发症,因此需要根据病情的轻重缓急和利弊关系选择适当的镇咳药物来缓解症状。

咳嗽反射是因各种刺激作用于不同的感受器,神经冲动沿传入神经传入咳嗽中枢,信号整合后经传出神经传递至效应器,以完成咳嗽动作。能抑制或阻断上述反射弧中的任何环节,起到镇咳作用的药物称为镇咳药(antitussive)。目前,按照药物在咳嗽反射弧上的不同作用位点,镇咳药分为中枢性、外周性、外周和中枢性三类(表1—1)。中枢性镇咳药(centrally acting antitussive)直接抑制延髓咳嗽中枢发挥镇咳作用,外周性镇咳药(peripherally acting antitussive)抑制咳嗽反射弧中的末梢感受器、传入神经、传出神经以及效应器中的任一环节发挥镇咳作用,外周和中枢性镇咳药(centrally and peripherally acting antitussive)则兼有两种作用。

表1—1　常用镇咳药的分类

分类		主要药物	临床应用
中枢性镇咳药	依赖性	可待因	用于剧烈干咳者,避免反复使用,以免成瘾。不宜用于多痰黏稠者,以免影响痰液排出
	非依赖性	右美沙芬、左丙氧芬、二氧丙嗪、氯哌斯汀、白葡萄球菌	替代可待因等药物,但仍需避免用于多痰黏稠的咳嗽患者。该类药物作用机制多样,除抑制延髓咳嗽中枢外,部分药物兼有组胺 H_1 受体阻断作用或自主神经功能调节作用
外周和中枢性镇咳药		喷托维林、苯丙哌林、依普拉酮、地布酸钠、普罗吗酯	兼有对咳嗽中枢的选择性抑制、阻断肺—迷走神经反射、轻度局部麻醉和支气管平滑肌解痉作用,用于无痰干咳
外周性镇咳药		莫吉司坦、普诺地嗪、那可丁	较强的局部麻醉作用,抑制咳嗽冲动的传导从而产生镇咳作用

中枢性镇咳药又可分为依赖性和非依赖性两类。前者是吗啡类生物碱及其衍生物,镇咳效应好,但具有依赖性,目前临床应用较少,主要为可待因;后者经过结构优化,对呼吸中枢的抑制作用较弱,且不产生依赖性和耐受性,如右美沙芬。外周性镇咳药由于无依赖性、副作用少,成为药物研发的热点,速激肽(TKS)受体拮抗剂、香草酸受体(VR1)拮抗剂、选择性大麻素(CB2)受体激动剂、前列环素抑制剂、γ—氨基丁酸(GABA)受体激动剂、辣椒素受体拮抗剂、钾通道开放剂相继被开发。各种常用镇咳药的比较见表1—2。

表1—2　常用镇咳药的比较

药品名称	分类	药效学	药动学	药剂学	不良反应	相互作用
可待因(codeine)	中枢性依赖性	①对延髓咳嗽中枢选择性抑制，镇咳作用强而迅速。②作用于中枢神经系统，兼有镇痛、镇静作用。③抑制支气管腺体分泌，可使痰液黏稠，难以咳出	作用持续4～6小时，半衰期为2.5～4小时。分布于肺、肝、肾、胰，易透过血脑屏障和胎盘屏障，肾脏排泄，主要为葡萄糖醛酸结合物	片剂 糖浆 注射液	常见：①呼吸微弱、缓慢或不规则。②心理变态或幻想。③心率或快或慢、心率异常。少见：①惊厥、耳鸣、震颤或不能自控的肌肉运动。②荨麻疹、瘙痒、皮疹等过敏反应。③精神抑郁或肌肉强直。长期应用引起依赖性：鸡皮疙瘩、食欲缺乏、腹泻、牙痛、恶心、呕吐、流涕、寒战、打喷嚏、打呵欠、睡眠障碍、胃痉挛、多汗、衰弱无力、心率加快、情绪激动或不明原因的发热。中毒：头晕、嗜睡、精神错乱、针尖样瞳孔、癫痫、低血压、心率过缓、呼吸微弱、神志不清	①抗胆碱药，本品便秘或尿潴留不良反应↑。②其他吗啡类药物，本品中枢性呼吸抑制↑。③肌肉松弛药，本品呼吸抑制↑。④巴比妥类，本品中枢抑制↑。⑤阿片受体激动药，出现戒断症状
右美沙芬(dextrometh－orphan)	中枢性非依赖性	抑制延髓咳嗽中枢，镇咳强度与可待因相等或稍强	口服15～30分钟起效，作用持续3～6小时，半衰期为5小时左右。肝脏代谢，肾脏排泄，包括原形物和脱甲基代谢物	片剂 缓释片 胶囊 颗粒剂 糖浆	头晕、头痛、轻度嗜睡、口干、便秘、恶心、嗳气、食欲缺乏。过量：神志不清、支气管痉挛、呼吸抑制	①胺碘酮，本品血药浓度↑。②奎尼丁，本品血药浓度↑，毒性↑。③氟西汀、帕罗西汀，本品不良反应↑。④中枢神经系统抑制药，本品中枢抑制作用↑。⑤单胺氧化酶抑制剂，本品不良反应↑。⑥乙醇，本品镇静和中枢抑制作用↑
左丙氧芬(levopropoxy－phene)	中枢性非依赖性	镇咳强度为可待因的1/5	2小时左右血药浓度达峰值，半衰期为6小时。肝脏代谢，肾脏排泄	胶囊	头痛、头晕、恶心、轻度嗜睡、腹胀、胸闷	
二氧丙嗪(dioxoprome－thazine)	中枢性非依赖性	镇咳强度为可待因的1.5倍，亦有抗组胺、抗炎作用	0.5～1小时起效，作用持续4～6小时，最长可达7～8小时	片剂 栓剂	嗜睡、乏力	

（续表）

药品名称	分类	药效学	药动学	药剂学	不良反应	相互作用
氯哌斯汀(cloperastine)	中枢性非依赖性	主要抑制咳嗽中枢，兼有组胺 H_1 受体阻断作用，能轻度缓解支气管痉挛、充血和水肿，松弛末梢支气管平滑肌	口服 20～30 分钟起效，1～1.5 小时达血药浓度峰值，作用持续 3～4 小时。肝脏代谢，肾脏和胆汁排泄	片剂	轻度嗜睡、口干	中枢镇静药，本品嗜睡作用↑
白葡萄球菌(staphylococcus cremoris)		直接作用于延髓咳嗽中枢，镇咳强度近似于可待因，亦有调节自主神经系统的功能，减少痰量	口服 30～40 分钟起效，最大作用时间为 1.5 小时左右，作用持续 4～8 小时	片剂	口干	
喷托维林(pentoxyverine)	外周和中枢性	①外周和中枢性镇咳药，抑制延髓咳嗽中枢，镇咳强度为可待因的 1/3。②轻度抑制支气管内感应器，减弱咳嗽反射。③松弛痉挛的支气管平滑肌，减低呼吸道阻力	口服 20～30 分钟起效，作用持续 4～6 小时，半衰期为 2～3 小时	片剂 滴丸 糖浆	便秘、头痛、头晕、口干、恶心、腹泻	中枢神经系统抑制药，本品中枢抑制和呼吸抑制作用↑
苯丙哌林(benproperine)	外周和中枢性	①外周和中枢性镇咳药，抑制延髓咳嗽中枢，镇咳强度为可待因的 2～4 倍。②阻断肺、胸膜的牵张感受器产生的肺迷走神经反射。③松弛支气管平滑肌	口服 10～20 分钟起效，作用持续 4～6 小时	片剂 胶囊 颗粒剂 口服液	口干、头晕、恶心、嗜睡、食欲缺乏、尿闭、便秘、青光眼急性发作	抗胆碱药、三环类抗抑郁药、吩噻嗪类药、单胺氧化酶抑制剂，本品抗胆碱作用↑
依普拉酮(eprazinone)	外周和中枢性	①外周和中枢性镇咳药，主要作用于咳嗽中枢，选择性地抑制脑干网状体，包括延髓咳嗽中枢，镇咳强度与可待因相近。②能使痰中酸性糖蛋白的黏多糖纤维膨胀断裂，具有较强的黏液溶解作用。③缓解组胺、乙酰胆碱、5－羟色胺引起的支气管平滑肌痉挛	2 小时达血药浓度峰值。粪便排泄 36%，胆汁排泄 23%，肾脏排泄 14%	片剂	口干、头晕、恶心、胃部不适	

（续表）

药品名称	分类	药效学	药动学	药剂学	不良反应	相互作用
地布酸钠(dibunate sodium)	外周和中枢性	外周和中枢性镇咳药，除抑制咳嗽中枢外，亦能抑制咳嗽冲动的传入途径，且有一定的祛痰作用	口服 5～30 分钟起效，作用持续 6 小时	片剂	呕吐、腹泻、食欲缺乏	
普罗吗酯(promolate)	外周和中枢性	①外周和中枢性镇咳药，镇咳强度较可待因弱。②能缓解组胺、乙酰胆碱和氯化钡引起的支气管气管平滑肌痉挛，且有一定的镇静作用	口服 30～60 分钟起效，作用持续 4～6 小时	片剂	口干、恶心、胃部不适	
莫吉司坦(moguisteine)	外周性	兼有平滑肌解痉和局部麻醉作用，无呼吸中枢抑制作用		片剂		
普诺地嗪(prenoxdiazine)	外周性	兼有平滑肌解痉和局部麻醉作用，无呼吸中枢抑制作用	口服 20～30 分钟起效，作用持续 4～8 小时，半衰期为 6 小时	片剂		
那可丁(narcotine)	外周性	抑制肺牵张反射引起的咳嗽	作用持续 4 小时	片剂	轻度嗜睡、头痛、恶心	

（王茜）

第二节　祛痰药

痰液(sputum)是呼吸道和肺部的分泌物，除水分、异物、细菌外还含有一种酸性糖蛋白，其分子依靠双硫键、氢键、钙离子键等交叉而形成凝胶网。黏液高分泌可加重呼吸道气流阻塞，加速肺功能下降进程，且气道贮留的黏液亦成为细菌生长的良好培养基，易导致气道内感染发生和难控，而感染及其后续炎性产物又进一步引起黏液高分泌，加重感染，从而形成恶性循环。

可稀释痰液或液化黏痰，使之易于咳出的药物称为祛痰药(expectorant)。祛痰药主要包括刺激性祛痰药和黏液溶解剂两类(表 1－3)。刺激性祛痰药(irritating expectorant)又称恶心性祛痰药(nauseous expectorant)，其能刺激胃黏膜感受器，通过胃－肺迷走反射促进支气管腺体分泌增加而稀化痰液。大剂量应用此类药物可引起明显的恶心和呕吐，现多限于作为复方制剂的组分之一使用。黏液溶解剂(mucus solute)可通过不同的作用机制降低痰液黏稠度：①裂解糖蛋白的蛋白质部分，直接降低痰液黏稠度，如沙雷肽酶等。②使痰液中的酸性糖蛋白纤维断裂，如溴己新、氨溴索等。③通过巯基与黏蛋白的二硫键的互换作用使黏蛋白分子裂解，从而降低痰液黏稠度，恢复呼吸道分泌物的流变性，如乙酰半胱氨酸、羧甲司坦、厄多司坦等。目前针对黏液高分泌形成过程的各环节，速激肽受体拮抗剂、蛋白酶抑制剂、感觉神经肽释放抑制剂、黏蛋白(MUC)基因抑制剂等先后被研发。各种祛痰药的比较见表1—4。

表1—3　常用祛痰药的分类

分类	主要药物	临床应用
刺激性祛痰药	氯化铵、愈创甘油醚	多限于与其他止咳祛痰药、抗过敏药物联合制成复方制剂使用
黏液溶解剂	溴己新、氨溴索、乙酰半胱氨酸、羧甲司坦、厄多司坦、桃金娘油、沙雷肽酶	作用机制各异,临床应用广泛。除对白色黏痰或脓痰均能起溶解效应,用于慢性支气管炎引起的多痰外,氨溴索、厄多司坦亦可用于手术后肺部并发症的预防性治疗

表1—4　各种祛痰药的比较

药品名称	药效学	药动学	药剂学	不良反应	相互作用
氯化铵(ammonium chloride)	对胃黏膜的化学性刺激引起轻度恶心,反射性引起气管和支气管腺体分泌增加,从而增加痰量,使痰液易于排出,有利于不易咳出的黏痰的清除	体内几乎完全降解,仅极少量随粪便排出	片剂 糖浆 注射液	恶心、呕吐、胃部不适。过量或长期服用:酸中毒、低血钾	①与磺胺嘧啶、呋喃妥因呈配伍禁忌。②加速碱性药物如哌替啶的排泄。③增加四环素类、青霉素类的抗菌作用
愈创甘油醚(guaifenesin)	①刺激胃黏膜反射性引起支气管黏膜腺体分泌增加,降低痰的黏性,使痰易于咳出。②对呼吸道黏膜有温和的刺激作用,有微弱的抗炎作用,能促进慢性炎症的恢复	口服吸收1～3小时血药浓度达峰值。主要经粪便排泄	片剂 颗粒剂 糖浆	恶心、肠胃不适、头晕,嗜睡、过敏反应	
溴己新(bromhexine)	①较强的溶解黏痰作用,直接作用于支气管腺体,使黏液分泌细胞的溶酶体释出,裂解痰中的多糖纤维素,稀化痰液。②抑制杯状细胞和呼吸道黏液腺合成糖蛋白,使痰液中的唾液酸减少,降低痰黏度,利于排出	口服吸收0.5～3小时血药浓度达峰值1作用维持6～8小时,半衰期为6.5小时。肾脏排泄,极小部分随粪便排泄	片剂 注射液	刺激胃黏膜,偶有恶心、不适	增强四环素类、阿莫西林的抗菌作用
氨溴索(ambroxol)	①溴己新的体内代谢物,溶解黏痰,增加呼吸道黏膜浆液腺分泌,减少黏液腺分泌,使痰液黏度恢复至正常。②促进肺表面活性物质分泌,降低黏液与纤毛的黏附力,增加支气管纤毛运动,减少黏液滞留,显著促进排痰	2小时左右血药浓度达峰值,半衰期为6小时。肝脏代谢,主要经肾脏排泄	片剂 胶囊 缓释胶囊 注射液 口服液	①轻微的上消化道不良反应(胃部灼热、消化不良,偶见恶心、呕吐)。②过敏反应少见	使阿莫西林、头孢呋辛、红霉素、多丙环素等在肺组织内的浓度升高

（续表）

药品名称	药效学	药动学	药剂学	不良反应	相互作用
乙酰半胱氨酸(acetylcysteine)	黏液稀化剂，巯基可使痰液中的黏蛋白的双硫键断裂，降低痰黏度，使黏痰容易咳出	口服吸收2～3小时血药浓度达峰值，喷雾吸入1分钟起效，最大作用时间为5～10分钟。肝脏代谢，脱乙酰基	胶囊 注射液 颗粒剂 泡腾片 喷雾剂	过敏反应(如荨麻疹和罕见支气管痉挛)、胃肠道刺激(恶心、呕吐)	①降低青霉素、头孢菌素、四环素的药效，必要时可间隔4小时交替使用。②硝酸甘油引起的低血压和头痛↑。③与碘化油、糜蛋白酶、胰蛋白酶呈配伍禁忌
羧甲司坦(carbocisteine)	①黏液稀化剂，影响支气管腺体分泌，增加低黏度的唾液黏蛋白分泌，减少高黏度的岩藻黏蛋白。②巯基可使痰液中的黏蛋白的双硫键断裂，降低痰黏度，使黏痰容易咳出	口服吸收4小时起效。主要经肾脏排泄	片剂 泡腾散 口服液	头晕、恶心、胃部不适、胃肠道出血	强镇咳药导致稀化的黏液堵塞气道
厄多司坦(erdosteine)	黏液稀化剂，为前体药物，活性代谢物含游离巯基，可使痰液中的黏蛋白的双硫键断裂，降低痰黏度，使黏痰容易咳出。此外还具有增强黏膜纤毛运转功能、清除自由基等作用	口服吸收1.5小时血药浓度达峰值。主要经肾脏排泄	胶囊	恶心、呕吐、味觉丧失、痔疮	升高阿莫西林在痰液中的浓度，增加其疗效
桃金娘油(myrtol)	①黏液溶解型祛痰药，重建上、下呼吸道的黏膜纤毛清除系统的清除功能，从而稀化和碱化黏液，增强黏膜纤毛运动，黏液移动速度显著增加，促进痰液排出。②具有抗炎作用，能通过减轻支气管黏膜肿胀而舒张支气管。③改善鼻黏膜的酸碱环境，促进鼻黏膜上皮组织结构重建和功能的恢复	口服吸收1.5小时血药浓度达峰值，半衰期为3.8小时左右。柠檬烯肾脏排泄60%，粪便排泄5%，呼吸排泄2%	肠溶 胶囊	少见：胃肠道不适、肾结石和胆结石移动，过敏反应	
沙雷肽酶(serrapeptase)	降低痰液黏稠度	口服吸收1小时血药浓度达峰值，维持时间为4～5小时	片剂 肠溶片	①皮疹、瘙痒，皮肤潮红等变态反应。②食欲缺乏、胃部不适、恶心、呕吐、腹泻等消化道不良反应。③鼻出血、痰血等出血症状	①增强抗凝药的抗凝作用。②抗菌药物、细胞毒性药物、非类固醇抗炎药，本品不良反应↑

（王茜）

第三节　平喘药

喘息是呼吸系统疾病的常见症状之一，尤多见于支气管哮喘和喘息性支气管炎，是支气管平滑肌痉挛和支气管黏膜炎症引起的分泌物增加和黏膜水肿所致的气道阻塞的结果。平喘药(antiasthmatic)是指能作用于哮喘发病的不同环节，以缓解或预防哮喘发作的一类药物。除哮喘外，平喘药还常用于其他能引起支气管痉挛的疾病，如慢性阻塞性肺疾病(chronic obstructive pulmonary disease，COPD)、支气管扩张等。

平喘药物主要通过抗炎、扩张支气管等手段减轻气道高反应性炎症损伤。主要治疗药物有以下几类(表1－5)：磷酸二酯酶抑制剂(phosphodiesterasein hibitor，PDEI)、肾上腺素β_2受体激动剂(adrenaline β_2 agonists)、抗胆碱药(anticholinergic drugs)等支气管扩张药和糖皮质激素(glucocorticoids，GC)、白三烯调节剂(leukotriene modifiers)、肥大细胞稳定剂(mast cell stabilizer)等抗炎药物。

表1－5　常用平喘药的分类

分类		主要药物	临床应用
支气管扩张药	磷酸二酯酶抑制剂	茶碱、氨茶碱、二羟丙茶碱、多索茶碱、甘氨茶碱钠、罗氟司特(2011)	效果不如肾上腺素β_2受体激动剂，且不良反应较多，但价格相对便宜
	肾上腺素β_2受体激动剂	沙丁胺醇(1969，英国)、特布他林(1974)、克仑特罗(1977，德国)、丙卡特罗(1981，日本)、妥洛特罗(1981，日本)、非诺特罗、班布特罗(1990，瑞典)、沙美特罗(1994)、福莫特罗(2001)、茚达特罗(2011)	沙丁胺醇是最常用的速效平喘药；沙美特罗、福莫特罗、茚达特罗为长效制剂，常和糖皮质激素联合使用控制哮喘；异丙肾上腺素等非选择性药物现已少用于平喘治疗
	抗胆碱药	异丙托溴铵(1986)、噻托溴铵(2004)	常用于慢阻肺平喘治疗，用于哮喘作用不及肾上腺素β_2受体激动剂
抗炎平喘药	糖皮质激素	倍氯米松(1976)、氟替卡松(1990)、布地奈德(1994)、环索奈德(2006)	最有效的哮喘治疗用药，在抗炎的基础上可以起到一定程度的平喘作用。吸入给药控制最好，急性严重发作时可全身用药。长期适量吸入治疗无明显的严重不良反应
	白三烯调节剂	普仑司特(1980，日本)、曲尼司特(1982，日本)、异丁司特(1989，日本)、齐留通(1996)、扎鲁司特(1996)、塞曲司特(1997，日本)、孟鲁司特(1998)	效果不如糖皮质激素，本品可作为辅助用药来减少激素用量
	肥大细胞稳定剂	色甘酸钠(1982)、奈多罗米(1992)、氮·斯汀(1996)、酮替芬(1999)	效果不如糖皮质激素，用于预防变态反应诱发或运动诱发的哮喘发作

注：药品名称后的标注为药品首次获批的日期和国家，未标注国家的均为美国

一、磷酸二酯酶抑制剂

非选择性磷酸二酯酶(PDE)抑制剂茶碱类药物作为支气管扩张药应用于呼吸道疾病已有大半个世纪。由于茶碱类药物的有效治疗剂量与中毒剂量较为接近，不良反应较多，支气管扩张作用相对较弱，因此其在临床上的应用受到一定限制。近年来，随着对茶碱类药物的

药理作用及其机制研究的深入，以及对茶碱剂型及选择性磷酸二酯酶抑制剂的开发，尤其是对小剂量茶碱的抗炎和免疫调节作用的发现，使得磷酸二酯酶抑制剂在呼吸系统疾病治疗中的应用有所增加。

茶碱类药物可用于以下呼吸系统疾病的治疗：①哮喘和喘息性支气管炎：由于茶碱类药物作用的局限性，目前哮喘防治指南不建议将其作为哮喘的一线控制药物，也不推荐用于哮喘急性发作的一线治疗。茶碱的抗炎作用机制与糖皮质激素不同，低剂量茶碱和糖皮质激素联合应用具有协同作用，能减少糖皮质激素的用量、降低不良反应，特别是严重激素依赖性和激素抵抗性哮喘。②COPD：茶碱适用于 COPD 缓解期和急性加重期的治疗，可与糖皮质激素、β_2 受体激动剂联合使用。③心力衰竭和肺水肿。④呼吸衰竭和膈肌疲劳。⑤睡眠呼吸暂停综合征(sleep apnea syndrome，SAS)。

由于茶碱类是非选择性磷酸二酯酶(PDE)抑制剂，对中枢神经系统、心血管系统、胃肠道系统有不良反应，如心动过速、心律失常、刺激呼吸中枢、恶心、呕吐等。新一代选择性 PDE，抑制剂如咯利普兰、罗氟司特等具有用药安全范围宽、不良反应少、更大程度地改善肺功能、减少急性发作次数等优点。常用磷酸二酯酶抑制剂的比较见表 1—6。

表 1—6　常用磷酸二酯酶抑制剂的比较

药品名称	分类	药效学	药动学	药剂学	不良反应	相互作用
茶碱(theophylline)	磷酸二酯酶抑制剂	①直接松弛支气管平滑肌，通过抑制磷酸二酯酶提高细胞内的环磷酸腺苷(cAMP)含量，降低气道平滑肌张力，对处于收缩痉挛状态的支气管作用尤为明显。②内源性肾上腺素和去甲肾上腺素释放，扩张支气管。③抑制肥大细胞和嗜碱性粒细胞释放组胺，具有抗炎作用。④增强膈肌收缩力，改善呼吸功能。⑤嘌呤受体阻断药，对抗嘌呤等对呼吸道的收缩作用	血药浓度达峰时间为普通片剂 2 小时、缓控释片剂 4～7 小时、缓释胶囊 8 小时左右；成人(不吸烟且无哮喘者)的半衰期为 7～11 小时，吸烟者较短。肝脏代谢，肾脏排泄，约 10% 为原形药物	片剂 缓释片 控释片 缓释胶囊 控释胶囊	毒性常出现在血清浓度为 15～20μg/mL 时，如头晕、头痛、失眠、恶心、呕吐；血清浓度 > 2μg/mL 可出现心动过速、心律失常；血清浓度 > 40μg/mL 可有发热、失水、惊厥等症状，严重时甚至呼吸、心跳停止致死	①地尔硫䓬、维拉帕米，本品血药浓度和毒性↑。②美西律，本品血药浓度和毒性↑。③西咪替丁、雷尼替丁，本品血药浓度和毒性↑。④红霉素、罗红霉素、克拉霉素、依诺沙星、环丙沙星、氧氟沙星、左氧氟沙星、林可霉素、克林霉素，本品血药浓度和毒性↑。⑤苯巴比妥、苯妥英、利福平，本品血药浓度↓。⑥增加锂盐的肾排泄。⑦增加咖啡因或其他黄嘌呤类药的作用和毒性。⑧麻黄碱增加其毒性

（续表）

药品名称	分类	药效学	药动学	药剂学	不良反应	相互作用
氨茶碱（aminophylline）	磷酸二酯酶抑制剂	①松弛支气管平滑肌，缓解支气管黏膜的充血、水肿。②增加心排血量、肾小球滤过率和肾血流量，抑制远端小管重吸收 Na^+ 和 Cl^-。③增强膈肌收缩力，改善呼吸功能	空腹口服 2 小时血药浓度达峰值，半衰期为 3～9 小时。肾脏排泄，约 10%为原形药物	片剂 缓释片 注射液	常见：恶心、呕吐、胃部不适、食欲缺乏、头痛、烦躁；中毒：心律失常、心率增快、肌肉颤动或癫痫	①红霉素、罗红霉素、克拉霉素、依诺沙星、环丙沙星、氧氟沙星、左氧氟沙星、林可霉素、克林霉素，本品血药浓度和毒性↑。②增加锂盐的肾排泄，降低其疗效。③普萘洛尔，本品支气管扩张作用↓。④其他茶碱类药物，本品不良反应↑
二羟丙茶碱（diprophylline）	磷酸二酯酶抑制剂	对呼吸道平滑肌有直接松弛作用，支气管扩张作用为氨茶碱的 1/10	半衰期为 2～2.5 小时。肾脏原形排泄	片剂 注射液	口服和肌内注射的局部刺激性小于氨茶碱，其余同氨茶碱	①增加锂盐的肾排泄。②增加咖啡因或其他黄嘌呤类药物的作用和毒性
多索茶碱（doxofylline）	磷酸二酯酶抑制剂	直接作用于支气管，通过抑制平滑肌细胞内的磷酸二酯酶等作用松弛支气管平滑肌	口服 75 分钟血药浓度达峰值，半衰期为 7～8 小时；静脉给药 10 分钟血药浓度达峰值，半衰期为 110 分钟；进食可使峰浓度（C_{max}）降低，达峰时（t_{max}）延迟。肾脏排泄，原形和β一羟乙基茶碱	片剂 胶囊 注射液	少见：心悸、窦性心动过速、上腹不适、纳差、恶心、呕吐、兴奋、失眠、呼吸急促、高血糖、蛋白尿；中毒：严重的心律失常、阵发性痉挛	①依诺沙星、环丙沙星等氟喹诺酮类，本品血药浓度和毒性↑。②增加咖啡因或其他黄嘌呤类药物的作用和毒性
甘氨茶碱钠（theophylline Sodium glycinate）	磷酸二酯酶抑制剂	水溶性茶碱衍生物，作用与氨茶碱相同	口服吸收后分解为茶碱，2 小时血药浓度达峰值	片剂 胶囊 注射液	参见“茶碱”	参见“茶碱”
罗氟司特（roflumilast）	磷酸二酯酶一4 抑制剂	由于环核苷酸（cAMP）可导致支气管平滑肌松弛和肺部炎症反应，选择性地抑制磷酸二酯酶（PDE4），可减少炎症介质的释放，阻断炎症反应信号传递	口服 1 小时血药浓度达峰，有效半衰期约为 17 小时，代谢为罗氟司特 N一氧化物。肾脏排泄 70%	片剂	腹泻、体重减轻、恶心、头痛、背痛、流感、失眠、头晕、食欲减退	红霉素、酮康唑、氟伏沙明、依诺沙星、西咪替丁，本品不良反应↑

二、肾上腺素 β_2 受体激动剂

肾上腺素 β_2 受体激动剂通过对气道平滑肌和肥大细胞膜表面的 β_2 受体的兴奋，舒张气道平滑肌、减少肥大细胞和嗜碱性粒细胞脱颗粒与介质的释放、降低微血管通透性、增加气道上皮纤毛的摆动等缓解气喘症状，是临床最常用的支气管扩张药物之一。根据起效时间和作用时间可将吸入型 β_2 受体激动剂分为三类：第一类起效快但作用时间短，主要用于迅速缓解哮喘症状，如沙丁胺醇、特布他林、非诺特罗等；第二类起效快且作用时间长，既可用于迅速缓解哮喘，又可作为维持治疗药物，如福莫特罗；第三类起效慢而作用时间长，只能作为维持治疗药物，如沙美特罗。

β_2 受体激动剂是支气管哮喘和 COPD 的重要治疗药物。速效 β_2 受体激动剂是缓解哮喘症状的首选药物。长效 β_2 受体激动剂可用于不同严重程度的 COPD 患者的治疗，能有效减轻 COPD 患者的气喘和呼吸困难症状，改善肺功能。吸入型长效 β_2 受体激动剂与糖皮质激素的联合疗法既是控制哮喘的理想方法，又可用于长期治疗 COPD，不但能持续维持对肺功能和症状的改善，而且能更好地减少急性加重，提高生活质量，延缓疾病进展速度，防治并发症，延长生命。

β_2 受体激动剂的常见不良反应有心律不齐、肌颤、头痛、低钾血症等，长期应用可造成 β_2 受体数目减少，产生耐药。β_2 受体激动剂的发展方向仍是提高选择性，以及研究联合用药方案，以增强疗效、延长作用时间、减少不良反应。常用 β_2 受体激动剂的比较见表1－7。

表1－7　常用肾上腺素 β_2 受体激动剂的比较

药品名称	分类	药效学	药动学	药剂学	不良反应	相互作用
沙丁胺醇(salbutamol)	短效肾上腺素受体激动剂	激动支气管 β_2 肾上腺素受体，激活腺苷环化酶，促进环磷腺苷生成，松弛平滑肌	吸入5～15分钟起效，最大作用时间为1～1.5小时，作用持续3～6小时，半衰期为3.8小时＞口服30分钟起效，最大作用时间为2～3小时，作用持续6小时，半衰期为2.7～5小时。吸入肾脏排泄72%；口服肾脏排泄76%，粪便排泄4%	缓释片 缓释胶囊 气雾剂 粉雾剂	常见：头痛、恶心、震颤、心率增快或心搏异常强烈；少见：头晕、目眩、口咽发干、肌肉震颤；中毒：胸痛、头晕、持续严重头痛、持续恶心和呕吐、严重高血压、情绪烦躁不安	①其他肾上腺素受体激动剂，本品作用↑，不良反应↑。②茶碱类松弛支气管平滑肌，本品作用↑，不良反应↑。③单胺氧化酶抑制剂、三环类抗抑郁药，本品不良反应↑
特布他林(terbutaline)	短效肾上腺素受体激动剂	选择性激动 β_2 肾上腺素受体而舒张支气管平滑肌，抑制内源性致痉挛物质的释放及内源性介质引起的水肿，提高支气管黏膜纤毛上皮的廓清能力，也可舒张子宫平滑肌	吸入5～30分钟起效，最大作用时间为1～2小时，作用持续3～6小时，半衰期为3～4小时；口服1～2小时起效，最大作用时间为2～3小时，作用持续4～8小时，半衰期为3.6小时；静脉15分钟起效，最大作用时间为0.5～1小时，作用持续1.5～4小时，半衰期为3小时。肝脏代谢，肾脏排泄65%	片剂 注射液 气雾剂 粉雾剂	常见：震颤、强直性痉挛、心悸	①其他肾上腺素受体激动剂，本品作用↑，不良反应↑。②茶碱类，本品松弛支气管平滑肌的作用↑，心悸等不良反应↑。③非选择性β拮抗药可部分或全部抑制本药的作用。④单胺氧化酶抑制剂、三环类抗抑郁药，本品不良反应↑

（续表）

药品名称	分类	药效学	药动学	药剂学	不良反应	相互作用
克仑特罗（clenbuterol）	短效肾上腺素受体激动剂	β_2 肾上腺素受体激动剂，松弛支气管平滑肌，增强纤毛运动，溶解黏液	口服10～20分钟起效，2～3小时达血药浓度峰值，作用持续6～8小时；吸入5分钟起效，作用持续4小时；直肠给药10～30分钟起效，作用持续8～24小时	片剂 气雾剂 栓剂	少见：口干、头晕、心悸、震颤	
丙卡特罗（procaterol）	短效肾上腺素受体激动剂	①选择性激动 β_2 肾上腺素受体而松弛支气管平滑肌。②对抗原激发后的即时型及迟发型气道阻力增高都有抑制作用。③促进支气管黏膜纤毛运动	口服5分钟起效，最大作用时间为1.5小时左右，作用持续6～8小时；α相半衰期为3小时，β相半衰期为8.4小时。肾脏及粪便排泄	片剂	少见：心律失常、心悸、面部潮红、肌颤、头痛、眩晕、耳鸣、恶心、胃部不适、皮疹、口干、鼻塞	①其他肾上腺素受体激动剂，本品作用↑，心律失常、心率增快等不良反应↑。②茶碱类，本品作用↑，不良反应↑。③非选择性β拮抗药可部分或全部抑制本药的作用。④单胺氧化酶抑制剂、三环类抗抑郁药，本品不良反应↑
非诺特罗（fenoterol）	短效肾上腺素受体激动剂	选择性 β_2 肾上腺素受体激动剂，扩张支气管	口服2小时达血药浓度峰值，作用维持6～8小时；吸入数分钟起效，1～2小时达血药浓度峰值，作用维持4～5小时	片剂 气雾剂	常见：焦虑、骨骼肌震颤；少见：心动过速、血压升高；较大剂量：心悸、肌肉震颤、头痛	①茶碱类，本品作用↑，不良反应↑。②单胺氧化酶抑制剂，本品心血管不良反应↑。③右苯丙胺和芬氟拉明，可能引起5－羟色胺综合征
妥洛特罗（tulobuterol）	短效肾上腺素受体激动剂	选择性 β_2 肾上腺素受体激动剂，扩张支气管	口服5～10分钟起效，1小时达血药浓度峰值，6小时后再次达峰，作用持续4～6小时。肾脏及粪便排泄	片剂	心悸、震颤、心动过速、头晕、恶心、胃部不适、过敏、反应	其他肾上腺素受体激动剂，本品作用↑，心律失常等不良反应↑
班布特罗（bambuterol）	长效肾上腺素受体激动剂	长效 β_2 肾上腺素受体激动剂，为特布他林的前体药物，松弛支气管平滑肌，抑制内源性致痉挛物质的释放，减轻水肿及增加黏膜纤毛的廓清能力	口服10%的剂量转化为特布他林，2～6小时达血药浓度峰值，作用持续24小时，半衰期为13小时（特布他林的半衰期为17小时）。以肾脏排泄为主	片剂	常见：肌肉震颤、头痛、心悸、心动过速；少见：强直性肌肉痉挛	①其他肾上腺素受体激动剂本品作用↑，不良反应↑。②非选择性β拮抗药可部分或全部抑制本药的作用

（续表）

药品名称	分类	药效学	药动学	药剂学	不良反应	相互作用
沙美特罗（salmeterol）	长效肾上腺素受体激动剂	长效选择性β_2肾上腺素受体激动剂，阻止肺组织释放组胺和白介素而抗炎，抑制抗原诱发的气道反应性增高	吸入10～20分钟起效，2小时达血药浓度峰值，作用持续12小时，半衰期为14小时。肾脏排泄25%，粪便排泄60%	气雾剂 粉雾剂	常见：恶心、呕吐、肌肉震少见：头痛、心悸、低血钾；其他：异常的支气管痉挛、喉痉挛	①其他肾上腺素受体激动剂，本品作用↑，不良反应↑。②非选择性β拮抗药可部分或全部抑制本药的作用。③单胺氧化酶抑制剂、三环类抗抑郁药，本品不良反应↑
福莫特罗（formoterol）	长效肾上腺素受体激动剂	长效选择性β_2肾上腺素受体激动剂，扩张支气管，且呈剂量依赖性关系，抑制肥大细胞释放组胺和白三烯而抗炎	吸入2～5分钟起效，2小时达血药浓度峰值，最大作用时间为0.5～1小时，作用持续12小时；口服30分钟起效，作用持续20小时。以胆汁排泄为主，肾脏排泄10%～24%	片剂 粉雾剂	常见：肌肉震颤、头痛、心动过速、胸部压迫感、面部潮红、嗜睡、发热、盗汗；少见：耳鸣、眩晕、恶心、嗳气、腹痛、皮肤过敏、低血钾	①其他肾上腺素受体激动剂，本品作用↑，不良反应↑。②皮质激素，血钾↓，血糖↑。③利尿药，低钾血症风险↑。④肌松药的神经肌肉阻滞作用↑。⑤单胺氧化酶抑制剂，本品不良反应↑
茚达特罗（indacaterol）	长效肾上腺素受体激动剂	长效选择性激动β_2肾上腺素受体，激活细胞内的腺苷环化酶，催化环磷酸腺苷（cAMP）生成，cAMP水平升高而舒张支气管平滑肌	吸入5分钟起效，15分钟达血药浓度峰值，有效作用半衰期为40～52小时。主要代谢为羟基衍生物，以粪便排泄为主	粉雾剂	常见：上呼吸道感染、鼻咽炎，鼻窦炎、头痛、眩晕、咳嗽、口咽疼痛、肌肉痉挛、胸痛、震颤；少见；过敏反应、高血糖，感觉异常、缺血性心脏疾病、心房纤颤、心悸、心动过速、矛盾件支气管痉挛	①其他肾上腺素受体激动剂，本品作用↑，不良反应↑。②单胺氧化酶抑制剂、三环类抗抑郁药，本品心血管不良反应↑。③甲基黄嘌呤衍生品、类固醇或非保钾利尿药，本品低钾血症↑。④其他β_2肾上腺素受体抑制剂可部分或全部抑制本药的作用

三、抗胆碱药

抗胆碱药舒张支气管的作用比β_2受体激动剂弱，但不良反应少，不易产生耐药性，可与β_2受体激动剂联合吸入治疗而提高临床疗效，主要包括短效的异丙托溴铵和长效的噻托溴铵。异丙托溴铵可与β_2受体激动剂联合吸入增强支气管舒张作用，降低单药剂量，减少药物不良反应。常用抗胆碱药的比较见表1—8。

表 1－8　常用抗胆碱药的比较

药品名称	分类	药效学	药动学	药剂学	不良反应	相互作用
异丙托溴铵（ipratropium bromide）	短效 M 胆碱受体阻断药	拮抗气道平滑肌 M_3 胆碱受体，抑制胆碱能神经对气道平滑肌的作用，松弛平滑肌，扩张气道，作用弱于 β_2 受体激动剂	吸入 5 分钟起效，30～60 分钟达血药浓度峰值，作用持续 4～6 小时，半衰期为 3～4 小时	气雾剂 雾化溶液	常见：口干、苦味感；少见：干咳、喉部不适、恶心、头痛；罕见：便秘、心动过速、心悸、矛盾性支气管痉挛、尿潴留、视物模糊、闭角型青光眼、过敏反应	①肾上腺素受体激动剂，本品作用↑，不良反应↑。②茶碱，本品作用↑，不良反应↑。③三环类抗抑郁药，本品作用↑。④抗组胺药，本品作用↑
噻托溴铵（oxitropium bromide）	长效 M 胆碱受体阻断药	与呼吸道平滑肌 M_3 胆碱受体相结合，舒张支气管平滑肌，扩张气道，改善通气功能作用优于异丙托溴铵	吸入 5 分钟达血药浓度峰值，作用持续 24 小时，半衰期为 36 小时。肾脏排泄 14%，其余主要经粪便排泄	吸入胶囊	常见：口干、便秘少见：心率加快，头晕	

四、糖皮质激素

糖皮质激素治疗呼吸系统疾病已有半个多世纪的历史，对某些呼吸系统疾病的治疗效果十分显著。糖皮质激素的主要药理作用有抗炎、抗过敏、抗休克和抑制免疫反应等。

临床上糖皮质激素主要用于以下一些呼吸系统疾病的治疗：①抗休克治疗：对于严重的肺部感染性疾病合并休克者，在有效抗感染治疗的同时，可用糖皮质激素作为辅助治疗。②肺部自身免疫性疾病和过敏性疾病：对于类风湿关节炎、系统性红斑狼疮、肺肾综合征等累及肺部的自身免疫性疾病以及过敏性肺泡炎等肺部过敏性疾病，糖皮质激素都是主要的治疗药物。③肺间质病：某些肺间质病如结节病等，使用糖皮质激素治疗可取得显著的疗效。④支气管哮喘和 COPD：哮喘急性发作和 COPD 急性加重时可使用全身糖皮质激素治疗，轻、中度发作者可雾化吸入糖皮质激素治疗，而糖皮质激素联合长效 β_2 受体激动剂已成为支气管哮喘和 COPD 的重要治疗方法。⑤抗感染治疗：病毒性肺炎合并急性呼吸窘迫综合征、脂肪栓塞引起的急性呼吸窘迫综合征时，短期应用全身糖皮质激素治疗，对于减少肺部炎性渗出、改善氧合状态可起到较好的效果。⑥器官移植后排斥反应。用于治疗呼吸系统疾病的糖皮质激素主要有静脉、口服和吸入制剂。

临床上常用的静脉制剂有氢化可的松、甲泼尼龙；常用的口服制剂有泼尼松、泼尼松龙、甲泼尼龙和地塞米松；常用的吸入制剂有二丙酸倍氯米松、布地奈德、丙酸氟替卡松、环索奈德等。常用糖皮质激素的比较分别见表 1－9、表 1－10 和表 1－11。

表1—9 常用吸入型糖皮质激素的比较

药品名称	分类	药效学	药动学	药剂学	不良反应	相互作用
二丙酸倍氯米松（beclomethasone dipropionate，BDP）	肾上腺皮质激素	①减少炎症细胞如肥大细胞、嗜酸性粒细胞、T淋巴细胞数量和活性。②抑制嗜酸性粒细胞的趋化与活化。③干扰花生四烯酸代谢，减少白三烯和前列腺素合成。④抑制细胞因子IL－4、IL－5、GM－CSF合成。⑤稳定微血管渗漏。⑥增加细胞膜上β_2受体的合成	吸入10%～20%进入气道，沉积在下呼吸道发挥局部抗炎作用，部分经肺吸收入血；80%～90%沉积在咽部和吞咽到胃肠道中，其中40%～50%经消化道肝首关效应灭活后入血。二丙酸倍氯米松的半衰期为3小时。经肝脏和肾脏排泄	气雾剂 粉雾剂		胰岛素拮抗作用
氟替卡松（fluticasone）	肾上腺皮质激素	其脂溶性居所有糖皮质激素之首，在气道内的浓度和停留时间明显延长，抗炎活性更强	吸入30分钟达血药浓度峰值，半衰期为3.1小时	气雾剂 粉雾剂	常用剂量几乎不产生不良反应，所出现的某些不良反应大多由于药物在口咽部和上呼吸道留存所引起。局部念珠菌感染、喉部刺激和咳嗽；全身不良反应：抑制下丘脑－垂体－肾上腺轴，肾上腺皮质功能亢进。环索奈德的局部不良反应更少，且无皮质醇抑制作用	
布地奈德（budesonide）	肾上腺皮质激素	加强内皮细胞、平滑肌细胞和溶酶体膜的稳定性，抑制免疫反应和降低抗体合成，从而使组胺等过敏活性介质的释放减少和活性降低，并能减轻抗原抗体结合时激发的酶促过程，抑制支气管收缩物质的合成和释放而减轻平滑肌的收缩反应，消除支气管黏膜肿胀，解除支气管痉挛。与糖皮质激素受体的亲和力较强，气道抗炎作用较强，为二丙酸倍氯米松的2倍、氢化可的松的600倍、地塞米松的20～30倍	气雾吸入10分钟达血药浓度峰值，粉雾吸入30分钟达血药浓度峰值；半衰期为2小时，儿童约1.5小时。肝脏代谢，肾脏排泄32%，粪便排泄15%	气雾剂 粉雾剂		
环索奈德（ciclesonide）	肾上腺皮质激素	直接进入肺部，达到定位活化，增强内皮细胞、平滑肌细胞和溶酶体膜的稳定性，抑制免疫反应，降低抗体合成，使组胺等变态反应活性介质的释放减少、活性降低，并能减轻抗原抗体结合时激发的酶促过程，抑制支气管收缩物质的合成和释放	半衰期为3.5小时。肾脏排泄	气雾剂		

表 1－10　常用吸入型糖皮质激素的每日剂量与互换关系

药物	低剂量(μg)	中剂量(μg)	高剂量(μg)
二丙酸倍氯米松	200～500	500～1000	>1000～2000
布地奈德	200～400	400～800	>800～1600
丙酸氟替卡松	100～250	250～500	>500～1000
环索奈德	80～160	160～320	>320～1280

表 1－11　常用全身用糖皮质激素类药物的比较

类别	药品名称	效价	等效剂量(mg)	血浆半衰期(分钟)	作用持续时间(小时)
短效	氢化可的松(hydrocortisone)	1	20	90	8～12
	可的松(cortisone)	0.8	25	30	8～12
中效	泼尼松(prednisone)	3.5	5	60	12～36
	泼尼松龙(prednisolone)	4.0	5	200	12～36
	甲泼尼龙(methylprednisolone)	5.0	4	180	12～36
长效	地塞米松(dexamethasone)	30.0	0.75	100～300	36～54
	倍他米松(betamethasone)	25.0～35.0	0.60	100～300	36～54

五、白三烯调节剂

白三烯是花生四烯酸的代谢产物，在支气管哮喘、COPD 等气道疾病的发病过程中起重要作用。目前临床应用的白三烯调节剂主要有白三烯受体阻断药和白三烯合成抑制剂两类，前者的代表药物有扎鲁司特和孟鲁司特等，后者的代表药物有齐留通等。白三烯受体阻断药(leukotriene receptor blocker)和白三烯合成抑制剂(leukotriene synthesis inhibitor)能通过不同的作用机制，抑制炎症介质和细胞因子释放、缓解呼吸道痉挛、改善血浆渗透性、降低呼吸道高反应性。临床上主要用于支气管哮喘的预防和缓解期的治疗。白三烯调节剂口服安全，耐受性好，不良反应较少且停药后即可消失。常用白三烯调节剂的比较见表 1－12。

表 1－12　常用白三烯调节剂的比较

药品名称	分类	药效学	药动学	药剂学	不良反应	相互作用
齐留通(zileuton)	5－脂氧合酶抑制剂	①药理作用均与白三烯的形成有关，剂量依赖性地抑制 5－脂氧合酶所催化的生物合成。②抑制白三烯 LTR_4 的产生，对各种类型细胞中的白三烯的产生都有抑制作用	口服 1.7 小时达血药浓度峰值，半衰期为 2.5 小时。肝脏代谢，肾脏和粪便排泄	片剂	头痛、腰痛、无力	
孟鲁司特(montelukast)	白三烯受体拮抗剂	选择性白三烯受体拮抗剂，特异性地拮抗半胱氨酰白三烯($Cys-LT_1$)受体，抑制 LTC_4、LTD_4、LTE_4 与其结合	3 小时左右达血药浓度峰值，半衰期为 2.7～5.5 小时。肝脏代谢，胆汁排泄	片剂	腹痛、头痛、过敏反应、睡眠异常，嗜睡、烦躁不安、失眠、恶心、呕吐、消化不良、腹泻	①特非那定、阿司咪唑、西沙必利、匹莫齐特、咪达唑仑、阿普唑仑竞争性抑制 CYP3A4，致本品代谢↓、血药浓度↑。②依非韦伦，本品血药浓度↑

（续表）

药品名称	分类	药效学	药动学	药剂学	不良反应	相互作用
扎鲁司特(zafirlukast)	白三烯受体拮抗剂	①特异性拮抗引起气道超敏反应的白三烯 D_4 和 E_4 受体，预防白三烯多肽所致的血管通透性增加、气道水肿和支气管平滑肌收缩，抑制嗜酸性粒细胞、淋巴细胞和组织细胞的升高，减少因肺泡巨噬细胞刺激所产生的过氧化物，从而减轻气管收缩和气道炎症。②抑制各种刺激引起的支气管痉挛，降低各种抗原引发的过敏反应	3小时达血药浓度峰值，半衰期为10小时。肝脏代谢，10%肾脏排泄，90%粪便排泄	片剂	常见：头痛、胃肠道反应、咽炎、鼻炎；少见：皮炎、血清氨基转移酶增高；罕见：荨麻疹、血管神经性水肿	①阿司匹林，本品血药浓度↑。②华法林，凝血酶原时间↑。③特非那定、茶碱、红霉素，本品血药浓度↓
普仑司特(pranlukast)	白三烯受体拮抗剂	①白三烯受体拮抗剂(LTRA)，与 LTC_4、LTD_4、LTE_4 受体选择性结合而显著抑制其作用，几乎不影响花生烯酸酶，对乙酰胆碱、组胺及5－羟色胺等无拮抗作用。②抑制由变应原和抗原引起的气管收缩和速发型或迟发型哮喘反应。③抑制气管的血管通透性及黏膜水肿(抗炎作用)	口服1小时起效，空腹2.5～3.8小时达血药浓度峰值，与食物同服4～5小时达血药浓度峰值，半衰期为7小时左右。粪便排泄90%	胶囊	过敏反应(皮疹、瘙痒)、嗳气、呕吐、腹痛、胃部不适、腹泻、便秘、胸部绞窄感、失眠、发热、蛋白尿	增加华法林的血药浓度
异丁司特(ibudilast)	白三烯受体拮抗剂	对白三烯 D_4(LTD_4)和血小板激活因子(PAF)炎性介质等所致的气道平滑肌收缩有抑制作用，缓解气道平滑肌痉挛	5.4小时左右达血药浓度峰值，半衰期为7～8小时。肾脏排泄40%	缓释胶囊	常见：食欲缺乏、嗳气、上腹部不适、恶心、呕吐、眩晕、皮疹；少见：心悸、AST，ALT、GT、总胆红素升高；罕见：直立性低血压	

六、肥大细胞稳定剂

肥大细胞稳定剂不能直接平喘，用于预防变态反应诱发或运动诱发的哮喘发作。对儿童及年轻人效果较好，对非变态反应性及老年人哮喘的效果较差。对于季节性外源性变应原引起的哮喘，可在哮喘好发时期的前2～3周提前用药。常用肥大细胞稳定剂的比较见表1—13。

表1－13　常用肥大细胞稳定剂的比较

药品名称	分类	药效学	药动学	药剂学	不良反应	相互作用
色甘酸钠(disodium cromoglycate)	肥大细胞膜稳定剂	①抑制肥大细胞内的磷酸二酯酶，使环磷酸腺苷(cAMP)浓度下降，减少钙离子内流，从而稳定肥大细胞膜，具有组织专一性(对呼吸道有效，对皮肤无效)，阻止其释放过敏介质(组胺，5－羟色胺、慢反应物质)。②直接抑制引起气管痉挛的某些反射。③抑制迷走神经兴奋性，从而抑制非特异性支气管高反应性	口服极少吸收，气雾吸入的半衰期为80分钟。50%肾脏原形排泄，50%胆汁原形排泄	气雾剂 滴眼液 胶囊	少见：刺激性咳嗽、胸部紧迫感，甚至诱发哮喘	
奈多罗米(nedocromil)	肥大细胞膜稳定剂	抑制花生四烯酸酯氧酶和环氧酶代谢途径，稳定肥大细胞膜，抑制支气管腔内黏膜的各种类型的炎症介质释放，从而减轻支气管的气道高反应性和支气管平滑肌痉挛	肾脏排泄，胆汁排泄	气雾剂	刺激性咳嗽、上呼吸道感染、头痛、恶心	
酮替芬(ketotifen)	肥大细胞膜稳定剂	兼有 H_1 受体拮抗及拮抗5－羟色胺和白三烯的作用，对呼吸道和皮肤均有作用	口服3～4小时达血药浓度峰值，半衰期为1小时	片剂胶囊	常见：嗜睡、困倦；少见：口干、恶心、头晕目眩、头痛、体重增加、皮肤过敏反应	①中枢神经系统抑制药，本品中枢抑制作用↑。②抗组胺药，本品作用↑。③阿托品类药物，本品不良反应↑
氮卓斯汀(azelastine)	肥大细胞膜稳定剂	①抑制脂氧合酶活性、升高细胞内的环磷酸腺苷(cAMP)水平、组织钙离子流入肥大细胞和嗜碱性粒细胞，从而抑制白三烯(LT)及组胺等过敏介质的产生和释放。②对白三烯等有直接拮抗作用，从而抑制哮喘和鼻变态反应	口服4～5小时达血药浓度峰值，半衰期为16小时	片剂 喷鼻剂	嗜睡、倦怠、手足麻木、口干、食欲缺乏、腹痛，腹泻、便秘、恶心、呕吐	①中枢神经系统抑制药，本品中枢抑制作用↑。②西咪替丁，本品不良反应↑

七、平喘药的吸入给药

平喘药的主要给药途径有静脉给药、口服给药和吸入给药等，吸入给药为首选给药途径。通过吸入给药，药物可直接到达靶器官，起效快、用药量少、全身副作用小。

理想的吸入装置应具备以下特点：在不同的吸气流速下，剂量输出稳定；输出颗粒的直径适当(2～5μm)；使用方便；体积小，易于携带；可以储存多剂量；经济实用；有计数装置等。目前常用的吸入装置主要有以下四种：定量压力气雾剂(metered dose inhaler，MDI)、定量压力气雾剂＋储雾罐(MDI＋spacer)、干粉吸入器(dry－powder inhaler，DPI)和射流雾化器(nebulizer)。常用的干粉吸入器又可分为都保(turbuhaler)和准纳器(accuhaler/diskus)。各种吸入装置的优缺点及使用方法见表1—14。

表1—14　各种吸入装置的比较

吸入装置	肺部沉积率	优点	缺点	使用方法	使用中的常见错误
定量压力气雾剂	7%～11%	起效比口服快；携带方便；多计量装置；价钱较便宜	吸入技巧不易掌握；含有抛射剂等，可引起支气管痉挛；应用氟利昂可破坏大气臭氧层；口咽部沉积量高	①拧开保护盖并摇匀。②深呼气，然后手持气雾剂，嘴唇合拢咬住喷嘴。③按动气雾剂的底部，释放一个定量，同时用口深而慢吸气。④屏气10秒，然后移开喷嘴，缓慢呼气	没有充分摇匀药物；颠倒喷嘴(向上)；喷药前未深呼气；吸气太快(药物容易沉积于口咽部)；吸后无屏气(减少肺部沉积率)；不间断连续多次吸入(用药过量)；吸入激素后没有漱口
定量压力气雾剂＋储雾罐	33%	提高吸药同步性，并降低雾粒流速，减少药物在咽部的沉积	装置体积较大；仍有抛射剂；塑料储雾罐可因静电作用影响吸入量	①取下MDI盖子，摇动MDI并插入储雾装置中，将储雾罐口器放入嘴中。②按压MDI一次，一个剂量的药物释放到储雾罐中，经储雾罐口器慢而深地吸气。③屏气约10秒，然后通过口器呼气，可重复呼吸数次。④从口中拿出装置，间隔约30秒，可再次吸下一个剂量	
干粉吸入器：都保	21%～32%	对患者的操作要求比MDI低，同步性高：肺部沉积率较MDI高；不需抛射剂，对患者无刺激性	吸气流速要求较高，不适合<6岁的儿童及严重哮喘发作；剂量定量不够准确：无准确的计数装置	①旋松并取下瓶盖。②拿直药瓶，一手握住中间，一手握住药瓶底部，向某一方向旋转，当听到"咔哒"一声时，表明一次剂量的药已装好。③先深呼气，用双唇包住吸嘴用力且深长地吸气。④屏气10秒，缓慢呼气	旋转底部没有到"咔哒"声；吸气前没有深呼气：吸后没有屏气；对着吸嘴呼气，易使药粉潮解：吸入激素后没有漱口
干粉吸入器：准纳器	11%～17%	吸气阻力较都保低，因此吸气流速要求也低；每个剂量都预先装在药囊中，剂量准确；不同的吸气流速下，输出剂量的稳定性好；药物用铝箔塑封包装，防潮性能好；有准确的计数装置	吸气流速要求仍比MDI高，不适合<4岁的儿童及严重哮喘发作	①用左手握住外壳，右手的大拇指放在拇指柄上，向外推动拇指柄直至完全打开，暴露吸嘴。②准纳器的吸嘴对着自己，向外推滑动杆一直至发出"咔哒"声，表明准纳器已做好吸药的准备。③先深呼气，然后将吸嘴放入口中，从准纳器深深地平稳地吸入药物。④将准纳器从口中拿出，继续屏气约10秒，关闭准纳器	没有将滑动杆推到底；吸气前没有深呼气；吸后没有屏气；吸入激素后没有漱口

（续表）

吸入装置	肺部沉积率	优点	缺点	使用方法	使用中的常见错误
射流雾化器	10%左右	对患者的操作要求低，只要平静呼吸即可；不含助推剂；吸入肺部的药量较高	雾化器费用较贵；有动力要求而携带不方便；疗效受患者的配合程度和装置影响	通过特制的气溶液发生装置，将水分和药物形成气溶胶的液体微滴或固体微粒通过面罩吸入	使用面罩时未将面罩罩住口鼻；使用口含嘴时含嘴太深入喉部；雾化吸入后没有漱口或洗脸

（王茜）

第四节 特殊患者应用镇咳、祛痰和平喘药

一、老年人用药

（一）镇咳药

老年人应尽量避免选用中枢性镇咳药，特别是阿片、吗啡和可待因等。尤其是 COPD 患者，如使用该类药物可能导致咳嗽中枢甚至呼吸中枢的过分抑制。外周性镇咳药主要是一些具有局部麻醉作用的药物，其作用为对呼吸道黏膜感受器产生麻醉，抑制咳嗽反射的向心冲动，从而缓解咳嗽，对老年人较为适用。

（二）祛痰药

老年人使用祛痰药时首先要了解痰液的性状，老年 COPD 缓解期患者大多咳无色黏液性或浆液性痰液，其组分以黏多糖纤维为主，因此应选用可使黏多糖分解和纤维断裂的制剂，如乙酰半胱氨酸或羧甲司坦，后者为口服制剂，便于老年患者服用一对于老年 COPD 急性发作期或其他呼吸道细菌感染患者，其痰液大多呈脓性，组分以脱氧核糖核酸为主，故应选用酶制剂如糜蛋白酶等，迅速降低脓痰黏度，从而使抗菌药物能充分发挥作用。此外尚有消除气道黏膜充血水肿的效果，对抗感染过程中脓痰尚未消失的老年患者可考虑使用。刺激性祛痰药如氯化铵等其 NH_4^+ 在肝内与 CO_2 合成尿素时释放 H^+，可使体液酸化，故对 COPD 伴呼吸性或代谢性酸中毒或肝功能减退的老年患者不利，目前使用较少。

（三）平喘药

老年人使用茶碱类消除较慢，剂量应偏低，8～10mg/(kg・d)[相当于氨茶碱 9.5～12mg/(kg・d)]即可。如同时使用红霉素或并发呼吸衰竭，茶碱剂量可降至 5～6mg/(kg・d)[相当于氨茶碱 6～7mg/(kg・d)]。老年人特别是伴有冠心病或低钾血症时，即使血药浓度不及 15mg/L，也可能出现异位心律(如室性心动过速)。对喘息严重而又不愿服药的老年患者可静脉给药。如 24 小时内未用过茶碱，首次负荷剂量用 4mg/kg(相当于氨茶碱 5mg/kg)。若 24 小时内用过茶碱无效，则首次剂量减半，静脉推注的速度要慢而均匀，25～30 分钟内推完。如果患者的肝肾功能尚可，以后维持量可按 0.4～0.6mg/(kg・h)[相当于氨茶碱 0.5～0.7mg/(kg・h)]的速度静脉滴注。在静脉使用茶碱时应注意监测其血药浓度，并结合个体反应特点及时调整用药剂量及给药频度。茶碱缓释片的溶解速率较慢，生物利用度低，但由于药物持久缓慢地释放，血药浓度在给药间歇期仍能维持一定水平，使峰谷浓度差距变小，适

合老年人服用。

$β_2$ 受体激动剂一般选择雾化吸入给药，但老年人特别是 COPD 患者的肺功能减退，吸入肺内的药量可能较一般成人少。$β_2$ 受体激动剂也可静脉给药，其血药浓度升高较快，对肺功能很差的患者可取代雾化吸入而达到快速平喘的目的，但副作用发生率增加，对老年人尤需谨慎使用并加强监护。由于 $β_2$ 受体激动剂的游离药物在体内清除较快，除非持续静脉滴注，否则疗效维持时间短暂，故静脉给药终止后，可以气雾剂吸入维持。尽管选择性长效 $β_2$ 受体激动剂(LABA)对心脏的不良反应相对较少，但大多老年人可能存在心脏供血不足或冠心病、高血压及心律失常等基础疾病，故在应用时应避免过大剂量使用，并严密监测其不良反应。

抗胆碱药抑制腺体分泌，使痰液变稠而难以咳出，还可引起心率增快、瞳孔扩大和尿潴留等副作用，故不宜用于纤毛－黏液清除功能减退、咳嗽无力的老年人，特别是患有前列腺肥大、膀胱排尿无力、青光眼或有心脏疾患的老年人。异丙托溴铵的副作用轻微(仅少数人诉有口干)而起效较快，对多数老年 COPD 患者尚较适合。

老年患者的肺功能明显减退，其吸入药量少，若病情急重或全身衰弱，仅局部小量用药病情难以扭转。所以可在全身应用糖皮质激素使病情基本控制后，加用气雾剂吸入，同时缓慢地减少全身糖皮质激素的用量。老年人吸入激素常易引起口腔、咽喉及气管，甚至蔓延至肺部的真菌(白念珠菌最常见)或其他条件致病菌感染，故要嘱咐患者每次吸药后充分漱口加以预防。老年患者由于肝肾功能减退，糖皮质激素在体内的消除速率减慢，因此口服或注射糖皮质激素的间隔时间可稍延长，或降低剂量，以减少因糖皮质激素用药剂量过大而引起的毒性反应及院内感染的机会。老年人自身肾上腺皮质的应激能力本来就弱，一旦 COPD 急性加重、喘息明显，甚至呼吸衰竭，此时则宜静脉给药。

二、孕妇或哺乳期妇女用药

孕妇应尽可能使用非药物疗法以避免药物对胎儿的损害，尽量避免使用对孕妇、胎儿的安全性尚不确定的药物。如病情确需用药，应将用药剂量尽量控制在最低水平，用药时间尽可能短；优先选择吸入方式给药，减少口服或注射用药。

氨茶碱的治疗浓度范围较窄，静脉注射用于控制哮喘发作的剂量可减弱子宫收缩力。同时由于妊娠期肝脏代谢下降，因此必须监测血或尿中的茶碱浓度，调整剂量，以免发生严重的不良反应。茶碱可通过胎盘屏障，母体和脐带血清中的茶碱浓度无显著性差异。孕妇的茶碱血药浓度应维持在 5～12μg/mL，当血药浓度达到 30μg/mL 时可引起严重中毒。妊娠后期，氨茶碱的清除率可能会下降 20%～35%，因此应密切监测血药浓度。研究证实妊娠期给予缓释茶碱(血药浓度为 5～12μg/mL)对孕妇是安全的。

$β_2$ 受体激动剂适用于妊娠期各种程度的哮喘患者，可作为轻度哮喘的一线用药。目前多采用定量吸入剂或溶液剂雾化治疗，最大优点是能迅速解除支气管痉挛，在妊娠早期吸入 $β_2$ 受体激动剂对孕妇或胎儿均安全，其不良反应主要有震颤、心动过速，可导致分娩期子宫张力降低和出血。但长期使用会导致高血压等严重不良反应并增加病死率，因此建议按需短期使用 $β_2$ 受体激动剂。

目前研究认为吸入抗胆碱能药物对妊娠期哮喘的治疗是安全的。吸入异丙托溴铵的循环吸收量极少，且无明显的中枢神经系统及全身不良反应，并且与 $β_2$ 受体激动剂、糖皮质激素和茶碱具有协同作用。

糖皮质激素通过胎盘进入胎儿血液循环的通透性较少，故有关孕妇服用糖皮质激素致胎儿不良后果的报道甚少。初始静脉给药，症状控制后可考虑雾化吸入。吸入激素可有效地抑制气道内的炎症细胞数量及其活性，由于在气道局部发挥作用，可明显降低全身用药的不良反应。患者每次吸药后应充分清洗口腔，以预防口腔念珠菌感染。

哺乳期妇女用药需避免对乳儿造成不良影响，因此应尽量选择不经乳汁分泌或经乳汁分泌的药量极少的药物。如药物经乳汁排泄较多，可能对乳儿造成影响，则应停止哺乳。部分呼吸系统疾病用药的妊娠、哺乳期风险评价见表1—15。

表1—15　部分呼吸系统疾病用药的妊娠、哺乳期风险评价

药品分类	药品名称	风险等级		说明
		孕妇	哺乳期	
镇咳药	可待因	C/D	可能适用	人类资料提示妊娠晚期使用存在风险。孕期如果长期使用或足月时大量使用风险等级为D。本品进入母乳中的量极少。美国儿科学会将可待因归类为母乳喂养适用的药物
	右美沙芬	C，适用	适用	现有资料尚不能表明右美沙芬对生殖有致畸作用。在孕期应避免使用含有乙醇的右美沙芬液体制剂，因为乙醇有致畸性。对于人类哺乳期使用本品尚未研究报道。本品的分子量小，可能进入乳汁中。不含乙醇的本品试剂在哺乳期使用可能是安全的
	氯化铵	B，适用	可能适用	未发现妊娠期应用氯化铵与严重或轻微的畸形有明确关系。无人类哺乳期应用本品的资料
祛痰药	乙酰半胱氨酸	B，适用	可能适用	乙酰半胱氨酸的分子量小，可以通过人类胎盘，也可经乳汁分泌。本品对实验动物没有致畸性和胚胎毒性，人类资料有限，作为对乙酰氨基酚短期过量用药的解毒剂经静脉给药，没有发现本品对胎儿有风险。目前没有关于在妊娠期将本品作为祛痰药使用的研究报道。目前没有哺乳期使用本品的报道
平喘药	茶碱	C，适用	适用	茶碱是一种治疗妊娠期患者哮喘和COPD的支气管扩张药。无茶碱与胎儿先天性缺陷相关的报道。茶碱可通过胎盘，脐带血中的药物浓度几乎和母体血浓度相当。茶碱可经乳汁分泌。除需要警惕母乳喂养的婴幼儿出现易激惹反应外，美国儿科学会认为使用茶碱后可母乳喂养
	氨茶碱	C，适用	适用	氨茶碱可迅速通过人体胎盘。只有在确认获益大于潜在的风险时，可将本品用于孕妇和哺乳期妇女
	二羟丙茶碱	C	可能适用	人类资料有限，无相关的动物生殖研究资料。本品可以分泌到乳汁中，乳汁和血清中的药物清除率相等。尽管本品可在乳汁中蓄积，但美国儿科学会认为二羟丙茶碱适用于母乳喂养
	沙丁胺醇	C	可能适用	沙丁胺醇似乎可以透过胎盘，但需进一步研究确认。尚不清楚是否经乳汁排出，无哺乳期妇女使用本品的相关经验。在确认获益大于潜在的风险时，可将本品用于孕妇和哺乳期妇女
	特布他林	B	可能适用	特布他林可迅速通过胎盘到达胎儿，孕期使用本品具有抑制宫缩的作用。还没有孕早期使用本品治疗支气管痉挛已发表的报道。动物实验资料显示低风险。特布他林可通过乳汁分泌
	非诺特罗	B	可能适用	尚无非诺特罗与先天缺陷有关的报道。无人类母乳喂养的相关资料

（续表）

药品分类	药品名称	风险等级		说明
		孕妇	哺乳期	
平喘药	沙美特罗	C，可能适用	可能适用	人类资料有限。吸入治疗量的沙美特罗，母血血浆中的药物浓度很低甚至检测不到，提示本品对胎儿的危险性可能很小。目前尚未探明在人类哺乳期服药本品的影响。但由于吸入治疗量的沙美特罗后母血中的浓度很低，因此本品也不太可能因哺乳产生较大的影响
	福莫特罗	C		尚无孕妇和哺乳期女性使用本品的大量病例报道和严格的对照研究。尚不清楚本品是否排泄进入乳汁中。经评估后，在确认获益大于潜在风险的前提下，可在孕妇和哺乳期妇女中使用本品
	异丙托溴铵	B		孕妇使用本品的文献仅限于病例报道。尚不清楚本品是否能透过胎盘。动物研究提示安全。亦不清楚本品是否排泄进入人乳汁中。但其吸入给药的循环吸收量极少，进入新生儿体内的异丙托溴铵不太可能达到有临床意义的程度
	扎鲁司特	B		无人类资料，动物实验资料提示低风险。目前尚不知本品是否能透过人类胎盘影响胎儿。扎鲁司特可被分泌至乳汁中。动物实验观察到本品具有致癌性，建议服药期间不应母乳喂养
	孟鲁司特	可能适用	可能适用	在动物中没有致畸性，人类资料有限。没有哺乳期适用本品的相关报道，估计可以分泌进入母乳中
	倍氯米松	C，适用	可能适用	对于那些需要糖皮质激素控制症状的慢性支气管哮喘患者，可给予二丙酸倍氯米松吸入给药。尚不清楚倍氯米松是否分泌进入乳汁中
	氟替卡松	C		尚无孕妇的使用本品的大量病例报道或严格对照研究，氟替卡松能否通过人体胎盘目前尚不明确，亦不清楚是否可以分泌进入乳汁中。经评估后，在确认获益大于潜在风险的前提下，可在孕妇和哺乳期妇女中使用本品
	布地奈德	B，适用	可能适用	无人类资料，动物实验资料提示有风险。但相对于控制不好的哮喘可能导致母亲、胎儿及新生儿的不良结局，治疗的好处大于药物导致的畸形或毒性的潜在风险。因此，对于需要吸入糖皮质激素的孕妇，为了控制她们的症状，应与其探讨治疗的风险与益处。吸入剂型的风险等级为B，口服剂型的风险等级为D。没有人类哺乳期间吸入使用本品的研究报告。相对低的分子量和高脂溶性提示本品可能会分泌至乳汁中
	奈多罗米	B	可能适用	尚无孕妇及哺乳期妇女使用本品的文献报道。本品能否通过人体胎盘和是否分泌进入乳汁中亦不清楚。考虑到给药剂量和给药途径，经评估后，在确认获益大于潜在风险的前提下，可在孕妇和哺乳期妇女中使用本品
	色甘酸钠	B，适用	可能适用	妊娠期吸入使用本品安全。无哺乳期使用本品的研究报道

三、幼儿用药

幼儿的新陈代谢旺盛，代谢产物排泄快，选择药物时应注意是否会影响生长发育、营养吸收等。口服给药为首选，注意牛奶、果汁等食物的影响；静脉给药虽然吸收完全，但对患儿的依从性较差。具体的用药剂量可用年龄折算法、体重折算法、体表面积折算法等计算得出。尤其幼儿的应激能力较差，易产生药物不良反应，因此在用药过程中应密切注意观察，及时处理。

（一）镇咳和祛痰药

咳嗽是机体排痰的正常生理功能，是一种保护性反射。70%～80%的儿童咳嗽是有痰咳嗽。儿童（尤其≤3岁）的呼吸系统发育未完善，无法像成人那样将痰液有效地咳出。另外，儿童的呼吸道较窄，纤毛运动能力较弱，炎症时黏膜肿胀，痰多不易咳出，容易出现呼吸道梗阻而导致呼吸困难。

根据这些特点，幼儿止咳药物的选择应该注意两个原则：一是祛痰，二是平喘。应当先祛痰再镇咳。如果咳嗽与哮喘有关，就先平喘，盲目服用镇咳药会掩盖病情而延误治疗。

很多情况下，患儿费力地咳嗽、咳痰，会刺激呼吸道黏膜产生新的分泌物；刺激越多，分泌物产生越多，痰就会源源不断。同时，咳嗽伴有咳痰时，受痰液的刺激，往往会出现剧烈而频繁的咳嗽，如果痰液过度黏稠不易咳出，就会咳嗽不止，甚至引起支气管毛细血管破裂。服用祛痰药稀释痰液，使之易于咳出，痰液就能减少，咳嗽就能减轻。而此时如果使用镇咳药，则可能抑制咳嗽反射，反而使痰液不易咳出。呼吸道的分泌物中有很多蛋白质成分，细菌会在痰液里快速繁殖，导致继发性感染，反而容易引起肺炎等更严重的呼吸道感染性疾病；而且痰液阻塞呼吸道，易引起气喘，导致缺氧，进一步损伤呼吸道。因此儿童咳嗽正确的处理方法应以消炎、祛痰为主，少用或不用镇咳药，尤其要慎用具有中枢性镇咳作用的镇咳药。幼儿对其比较敏感，稍一过量就可能引起中毒，长期使用还可能引起依赖性。

（二）平喘药

应用吸入型糖皮质激素，方案的制订需要根据患儿的年龄、患儿及家人对吸入疗法的配合等综合因素，从而选择最佳的药物种类、剂型、吸入量。目前应用于临床的吸入型糖皮质激素药物剂型分3类：气雾剂、粉雾剂、混悬剂。临床常用的儿童型吸入型糖皮质激素有丙酸倍氯米松气雾剂、丙酸倍氯米松干粉剂、布地奈德干粉吸入剂、布地奈德气雾剂等。在哮喘的长期治疗方案目前推荐联合吸入型糖皮质激素和长效 β_2 受体激动剂，通过两者间的协同效应，疗效颇佳而不良反应较少，但此类药物仅用于5岁以上的儿童，如沙美特罗替卡松和布地奈德福莫特罗。

急性发作期病情较重的患儿应早期口服糖皮质激素防止病情恶化。使用半衰期短的糖皮质激素，可用泼尼松，短程口服1～7天，1～2mg/(kg·d)，一般不超过30mg/d。但儿童哮喘应尽量采用吸入型糖皮质激素治疗。

在哮喘急性发作时或哮喘持续状态时，吸入药物已很困难，应使用静脉注射用糖皮质激素，以使病情能迅速得到控制和缓解。常用氢化可的松，每次5～10mg/kg或甲泼尼龙，每次1～2mg/kg，2～3次/d，疗程不超过5～7天，病情控制后可改为口服，尽早改为吸入型糖皮质激素。全身用糖皮质激素的副作用比较明显，主要是对下丘脑－垂体－肾上腺皮质轴的影响，可致肾上腺皮质萎缩，长期应用可导致库欣综合征。

短效 β_2 受体激动剂起效快，主张有症状时按需吸入，在常规剂量不能控制时一般不再增加剂量，对中、重度哮喘患儿应与抗炎药同时应用。长效 β_2 受体激动剂具有较高的亲脂性和对 β_2 受体的选择性，易于穿过细胞膜而持续起效，尤其对患儿夜间发作疗效较好。

白三烯受体拮抗剂可预防和减轻哮喘症状，对运动性哮喘和阿司匹林诱发的哮喘效果好，适用于6岁以上儿童哮喘的长期预防治疗，但不适用于哮喘发作期的解痉治疗。

（王茜）

第二章　上呼吸道、气管及支气管疾病

第一节　急性上呼吸道感染

急性上呼吸道感染是指自鼻腔至喉部之间急性炎症的概称，是呼吸道最常见的一种传染病。70%～90%由病毒引起，少数由细菌引起，细菌感染常继发于病毒感染之后。本病四季(多发于冬春季)、任何年龄均可发病，通过含有病毒的飞沫、雾滴或经污染的用具进行传播，多数为散发性，但常在气候突变时流行。由于病毒的类型较多，人体对各种病毒感染后产生的免疫力较弱且短暂，并无交叉免疫，同时在健康人群中有病毒携带者，故一个人 1 年内可有多次发病。

一、病因和发病机制

急性上呼吸道感染多由病毒引起。主要有流感病毒(甲、乙、丙)、副流感病毒、呼吸道合胞病毒、腺病毒、鼻病毒、艾柯病毒、柯萨奇病毒、麻疹病毒、风疹病毒。细菌感染可直接或继病毒感染之后发生，以溶血性链球菌为多见，其次为流感嗜血杆菌、肺炎球菌和葡萄球菌等。偶见革兰阴性杆菌。其感染的主要表现为鼻炎、咽喉炎或扁桃体炎。

急性上呼吸道感染常于机体抵抗力降低时发生，如受寒、劳累、淋雨等情况，原已存在或由外界侵入的病毒和(或)细菌迅速生长繁殖，导致感染。本病预后良好，有自限性，一般 5～7d 痊愈。常继发支气管炎、肺炎、鼻窦炎，少数人可并发急性心肌炎、肾炎、风湿热等。

二、诊断

(一)临床表现

根据病因不同，临床表现可有不同的类型。

1. 普通感冒　俗称“伤风”，又称急性鼻炎，以鼻咽部卡他症状为主要表现。成年人多数为鼻病毒引起，其次为副流感病毒、呼吸道合胞病毒、艾柯病毒、柯萨奇病毒等。起病较急，初期有咽干、咽痒或烧灼感，发病同时或数小时后，可有喷嚏、鼻塞、流清水样鼻涕，2～3d 或以后变稠。可伴咽痛，有时由于咽鼓管炎使听力减退，也可出现流泪、味觉迟钝、呼吸不畅、声嘶、少量咳嗽等。一般无发热及全身症状，或仅有低热、不适、轻度畏寒和头痛。检查可见鼻腔黏膜充血、水肿、有分泌物，咽部轻度充血。如无并发症，一般经 3～7d 痊愈。

2. 急性病毒性咽炎、喉炎　根据病毒对上、下呼吸道感染的解剖部位不同引起的炎症反应，临床可表现为咽炎、喉炎。

急性病毒性咽炎多由鼻病毒、腺病毒、流感病毒、副流感病毒以及肠病毒、呼吸道合胞病毒等引起。临床特征为咽部发痒和灼热感，当有咽下疼痛时，常提示有链球菌感染；咳嗽少见；流感病毒和腺病毒感染时可有发热和乏力。体检咽部明显充血和水肿，颌下淋巴结肿大且触痛。腺病毒咽炎可伴有结膜炎。

急性病毒性喉炎多由鼻病毒、流感病毒甲型、副流感病毒及腺病毒等引起。临床特征为声嘶、讲话困难、咳嗽时疼痛，常有发热、咽炎或咳嗽，体检可见喉部水肿、充血，局部淋巴结轻度肿大和触痛，可闻及喘息声。

3.疱疹性咽峡炎　常由柯萨奇病毒A引起，表现为明显咽痛、发热，病程约1周。检查可见咽充血，软腭、悬雍垂、咽及扁桃体表面有灰白色疱疹有浅表溃疡，周围有红晕。多于夏季发作，多见儿童，偶见于成年人。

4.咽结膜热　主要由腺病毒、柯萨奇病毒等引起。临床表现有发热、咽痛、畏光、流泪，咽及结膜明显充血。病程4～6d，常发生于夏季，游泳中传播。儿童多见。

5.细菌性咽一扁桃体炎　多由溶血性链球菌引起，其次为流感嗜血杆菌、肺炎球菌、葡萄球菌等引起。起病急，明显咽痛、畏寒、发热，体温可达39℃以上。查体可见咽部明显充血，扁桃体肿大、充血、表面有黄色点状渗出物，颌下淋巴结肿大、压痛，肺部无异常体征。

（二）实验室检查

1.血象　病毒性感染见白细胞计数正常或偏低，淋巴细胞比例升高。细菌感染有白细胞计数与中性粒细胞增多和核左移现象。

2.病毒和病毒抗原的测定　视需要可用免疫荧光法、酶联免疫吸附检测法、血清学诊断和病毒分离鉴定，以判断病毒的类型，区别病毒和细菌感染。

3.细菌学检查　可通过痰细菌培养或咽拭子细菌培养判断细菌类型并行药敏试验。

三、鉴别诊断

本病需与下列疾病鉴别。

1.变应性鼻炎　临床上很像普通感冒，所不同者起病急骤、鼻腔发痒、频繁喷嚏、流清水样鼻涕，发作与环境或气温突变有关，有时对异常气味亦可发作，经过数分钟至1～2h症状消失。检查：鼻黏膜苍白、水肿，鼻分泌物涂片可见嗜酸性粒细胞增多。

2.流行性感冒　常有明显的流行。起病急，全身症状较重，高热、全身酸痛、结膜炎症状明显，但鼻咽部症状较轻。取患者鼻洗液中黏膜上皮细胞的涂片标本，用荧光标记的流感病毒免疫血清染色，置荧光显微镜下检查，有助于早期诊断，或病毒分离或血清学诊断可供鉴别。

3.急性传染病前驱症状　如麻疹、脊髓灰质炎、脑炎等在患病初常有上呼吸道症状，在这些病的流行季节或流行区应密切观察，并进行必要的实验室检查，以资区别。

四、治疗

（一）病因治疗

1.抗病毒治疗　目前尚无特殊抗病毒药物。普通感冒及急性咽炎、喉炎主要选用吗啉胍和其他抗感冒药，如复方感冒灵、三九感冒冲剂、复方酚咖伪麻胶囊（力克舒）、复方盐酸伪麻黄碱缓释胶囊（康泰克）等；化学药物治疗病毒感染，尚不成熟。吗啉胍（ABOB）对流感病毒和呼吸道病毒有一定疗效。阿糖腺苷对腺病毒感染有一定效果。利福平能选择性抑制病毒RNA聚合酶，对流感病毒和腺病毒有一定的疗效。近年发现一种人工合成的、强有力的干扰素诱导药一聚肌苷酸一聚胞苷酸（简称polyl：C）可使人体产生干扰素，能抑制病毒的繁殖。

2.抗菌药物治疗　如有细菌感染（如细菌性咽一扁桃体炎等），可根据病原菌选用敏感的抗菌药物。经验用药常选青霉素、第一代头孢菌素、大环内酯类或氟喹诺酮类。单纯的病毒感染一般可不用抗生素；但由于常并发细菌感染，因此，临床上常用抗菌药物作为上呼吸道感染的主要治疗措施。

(二)对症治疗

病情较重或发热者或年老体弱者应卧床休息，忌烟，多饮水，室内保持空气流通。如有发热、头痛，可选用解热镇痛药如复方阿司匹林、索米痛片等口服。咽痛可用消炎喉片含服，局部雾化治疗。鼻塞、流鼻涕可用1%麻黄碱滴鼻等。

(三)并发症治疗

出现并发症时，按并发症治疗原则进行处理。

(王永生)

第二节　急性气管—支气管炎

急性气管—支气管炎为气管支气管树的急性炎症，临床主要症状有咳嗽和咳痰。病变局限于黏膜，病愈后支气管黏膜结构可以完全恢复正常，病程一般不超过1个月。冬季发病率高。老年人、小儿多见。尽管通常病情轻，但急性支气管炎在糖尿病和慢性肺或心脏患者中可能很严重，常继发气流阻塞，肺炎是严重的并发症。

一、病因和发病机制

1.感染　可以由病毒、细菌直接感染；也可因急性上呼吸道感染的细菌、病毒，在机体抵抗力降低时，乘机侵入支气管黏膜而引起炎症。常见的病原体有副流感病毒、流感病毒A和B、腺病毒、冠状病毒、呼吸道合胞病毒、柯萨奇病毒A21、鼻病毒、引起风疹和麻疹的病毒、肺炎支原体、肺炎衣原体、百日咳杆菌、肺炎链球菌、流感嗜血杆菌、葡萄球菌等。

2.物理、化学因素　如过冷空气、粉尘、烟雾或刺激性气体(氨气、氯气、硫化氢等)刺激气管黏膜引起炎症。

3.过敏反应　常见变应原有花粉、有机粉尘、真菌孢子、细菌蛋白质等，可引起支气管过敏性炎症。

二、诊断

(一)临床表现

1.症状

(1)起病较急，往往先有急性上呼吸道感染的症状：鼻卡他症状，不适，寒战，低热，背部和肌肉疼痛以及咽喉痛等。

(2)咳嗽：剧烈咳嗽的出现通常是支气管炎出现的信号，开始时干咳无痰，但几小时或几天后出现少量黏痰，稍后出现较多的黏液或黏液脓性痰，偶可痰中带血，有些患者有烧灼样胸骨后痛或胸骨后发紧感、气促，咳嗽时加重，咳嗽、咳痰可延续2～3周才消失。

(3)发热：急性气管—支气管炎可有不同程度的发热，38℃左右，多于3～5d降至正常，持续发热提示可能合并肺炎。

2.体征　急性支气管炎肺部体征较少。可以无任何肺部体征；呼吸音可增粗，可能闻及散在的高音调或低音调干啰音，偶然在肺底部闻及捻发音或湿啰音，但啰音位置常不固定，咳嗽后可减少或消失。持续存在的肺部局部体征提示支气管肺炎的发生。

(二)实验室检查

1. 血象　外周血白细胞分类及计数多无明显改变，但细菌感染较重时，白细胞总数和中性粒细胞增高。

2. 病原学检查　可通过痰培养行病原学检查，如细菌或支原体等。

3. X线胸片　正常或双肺纹理增粗/增多。

三、鉴别诊断

1. 流行性感冒　起病急骤，发热较高，全身中毒症状如全身酸痛、头痛、乏力等明显。常有流行病史，并依据病毒分离和血清学检查，可供鉴别。

2. 急性上呼吸道感染　鼻咽部症状较明显，一般无咳嗽、咳痰，肺部无异常体征。

3. 咳嗽变异性哮喘　常规抗炎、镇咳治疗无效，此时支气管痉挛尚不明显，肺部听诊尚难听到哮鸣音，可行支气管激发试验或诊断性应用解痉药进行鉴别。

4. 其他　如支气管肺炎、肺结核、肺癌、麻疹、百日咳等多种肺部疾病可伴有急性支气管炎的症状，应做相应详细检查，以资鉴别。

四、治疗

(一)一般治疗

休息、保暖、多饮水、足够的热量、室内保持良好的通风等。

(二)抗菌药物治疗

根据感染的病原体及药敏试验选择抗菌药物治疗。一般未得到病原菌阳性结果前可选用大环内酯类、青霉素类、头孢菌类(第一代、第二代)、氟喹诺酮类。多数患者用口服抗菌药物即可，症状较重者可用肌内注射或静脉滴注。

(三)对症治疗

如镇咳、祛痰、降温等。

(王永生)

第三节　弥漫性泛细支气管炎

弥漫性泛细支气管炎(diffuse panbronchiolitis，DPB)是以两肺弥漫性呼吸性细支气管及其周围慢性炎症为特征的独立性疾病。1969年由日本学者根据病理学改变首次报道。自1992年开始在东亚地区也确诊了一些病例，欧美报道病例极少，且其中一半是亚洲系人种，我国1996年首次报道。目前认为该病是东亚地区所特有的人种特异性疾病。本病常隐匿缓慢发病。发病可见于任何年龄，但多见于40～50岁的成年人。发病无性别差异。

一、病因

DPB的病因至今不明。但可能与以下因素有关。

1. 人种特异性及遗传基因　近年研究表明DPB发病有明显的人种差别，且部分患者有家族发病。此外，80%以上的DPB患者合并有慢性鼻窦炎或鼻窦炎支气管综合征(sinobronchial syndrome：SBS)，故认为DPB是一种多基因遗传倾向的疾病。最新研究结果表明，日本

DPB 患者与人体白细胞抗原(HLA)—B54 基因有高度的相关性;而在韩国 DPB 患者中 HLA—A11 与本病有高度的相关性。最近关于 DPB 病因学研究推测 DPB 可能与第 7 染色体上的 CETR(cystic fibrosis transmembrane conductance Regulator)基因突变、TAP(transporter associated with antigen processing)基因变异及黏蛋白基因 MUC5B 异常表达有关。

2.免疫系统异常　患者血冷凝集试验效价升高以及部分患者 IgA 增高,因此,DPB 可能与免疫系统异常有关。病理检查显示呼吸性细支气管区域主要为淋巴细胞、浆细胞浸润和聚集以及部分患者末梢血 CD4/CD8 比值增高等也说明 DPB 患者可能存在免疫功能紊乱。

3.慢性气道炎症与感染　部分 DPB 患者 BALF 中细胞总数、中性粒细胞以及白介素—8(IL—8)等升高提示本病存在慢性气道炎症病变。此外,由于 DPB 患者后期出现支气管扩张,继发铜绿假单胞菌感染、定植,产生的弹性硬蛋白酶和一些炎症介质,损伤气道上皮细胞和导致气道炎症。

二、病理

DPB 的病理学特征为以两肺呼吸性细支气管为中心的细支气管炎及细支气管周围炎。病变累及两肺呼吸性细支气管的全层。大体标本肉眼观察:肺表面及切面均可见弥漫性分布的浅黄色或灰白色 2～8mm 的小结节,结节大小较均匀,位于呼吸性细支气管区域,以两肺下叶多见。镜下所见:①在呼吸性细支气管管壁增厚,淋巴细胞、浆细胞、组织细胞等浸润,淋巴滤泡增生。部分患者由于息肉样肉芽组织充填于呼吸性细支气管腔内,导致管壁狭窄或闭塞。②呼吸性细支气管壁及周围的肺间质、肺泡隔、肺泡腔内可见吞噬脂肪的泡沫细胞的聚集。病情进展可见继发性支气管扩张和末梢气腔的过度膨胀。

三、临床表现

1.症状　DPB 患者主要表现为持续性咳嗽、咳痰,逐渐出现活动时呼吸困难。常出现下呼吸道感染,咳大量脓性痰,每日可达数百毫升。可发展为继发性支气管扩张,后期出现呼吸衰竭、肺动脉高压和慢性肺源性心脏病。

2.体征　胸部听诊可闻及捻发音,有时可闻及干啰音或哮鸣音,以两下肺明显。出现支气管扩张合并感染时啰音增多。部分患者可有杵状指。

3.合并慢性鼻窦炎　80%以上 DPB 患者都合并有或既往有慢性鼻窦炎,但部分患者无症状,仅在进行影像学检查时被发现。

四、辅助检查

1.胸部 X 线/肺部 CT　胸部 X 线可见弥漫性分布于两肺中、下肺野的颗粒样结节状阴影。颗粒样小结节的边缘模糊,直径多在 2mm 以下。随病情进展,可出现支气管扩张表现。肺部 CT 或胸部高分辨 CT(HRCT)可见在支气管血管分支尖端有小叶中心性颗粒样结节阴影,病情进展可见支气管扩张以及支气管管壁增厚。

2.肺功能检查　肺功能主要为阻塞性通气功能障碍,病情进展可伴有肺活量下降,残气量(率)增加,但通常弥散功能在正常范围内。部分患者可伴有轻、中度的限制性通气功能障碍或混合性通气功能障碍。第一秒用力呼气量占用力肺活量百分率<70%,肺活量占预计值的百分比<80%。残气量占预计值的百分比>150%或残气量占肺总量的百分比>45%。

3. 血气分析　发病初期即可发生低氧血症，进展期可有高碳酸血症。

4. 实验室检查　约 90%的患者血清冷凝集试验效价升高，多在 1∶64 以上，但支原体抗体多为阴性。部分患者可有血清 IgA、IgM 和血 CD4/CD8 比值增高，γ－球蛋白增高，红细胞沉降率增快，类风湿因子阳性，但非特异性。部分患者可有血清 HLA－B54 或 HLA－A11 阳性。痰细菌学检查可发现起病初期痰中多为流感嗜血杆菌及肺炎链球菌，晚期多为铜绿假单胞菌感染。

5. 慢性鼻窦炎的检查　应进行鼻窦 X 线片或 CT 检查，以确定有无鼻窦炎。

6. 病理检查　病理检查是确诊 DPB 的金标准。如果肺活检能发现典型的 DPB 病理学改变即可确诊。经支气管镜肺活检（TBLB）方法简便且安全，但常因标本取材少，而且不一定能取到呼吸性细支气管肺组织，有一定的局限性。如仍不能确诊，应行胸腔镜下肺活检或开胸肺活检，可提高本病的确诊率。

五、诊断及鉴别诊断

1. 临床诊断标准

（1）必要条件：①持续性咳嗽、咳痰、活动时呼吸困难。②目前或既往有慢性鼻窦炎。③胸部 X 线提示两肺弥漫性颗粒样结节状阴影或 CT 可见两肺弥漫性小叶中心性颗粒样结节状阴影。

（2）参考条件：①胸部间断性湿啰音。②第一秒用力呼气量用力肺活量百分率（FEV_1/FVC%）＜70%，动脉血氧分压（PaO_2）＜80mmHg。③血清冷凝集试验效价＞1∶64。

（3）临床诊断：①临床确诊：必要条件 1＋2＋3 加参考条件中 2 项以上。②临床高度可疑诊断：必要条件 1＋2＋3。③临床可疑诊断：必要条件 1＋2。

2. 病理确诊　肺组织病理学检查是诊断 DPB 的金标准。如果肺活检如能发现典型的 DPB 病理学改变即可确诊。

3. 鉴别诊断　本病应与慢性阻塞性肺疾病、支气管扩张症、肺间质纤维化等相鉴别。

（1）慢性阻塞性肺疾病：本病主要临床特点为长期咳嗽、咳痰、进行性呼吸困难。患者多见于老年男性，多有长期大量吸烟史。胸部 X 线可出现肺纹理增多、紊乱，呈条索状、斑点状阴影，以双下肺野明显。晚期肺充气过度，肺容积扩大，肋骨平举，肋间隙增宽，残根征象伴肺透明度增加，横膈低平下移，心影呈垂滴形，部分患者有肺大疱。胸部 CT 检查可确定小叶中心型或全小叶型肺气肿。肺功能检查为阻塞性通气功能障碍，FEV_1/FVC%下降和残气量（RV）增加更为显著，弥散功能可有降低。COPD 的病理改变为终末细支气管远端气腔持续性不均一扩大及肺泡壁的破坏，而 DPB 病理为局灶性肺充气过度，极少有肺泡破坏。DPB 虽有持续咳嗽、咳痰和活动时呼吸困难症状，但几乎所有患者存在慢性鼻窦炎，大部分患者血清冷凝集试验效价增高，而且 DPB 患者的肺弥散功能和顺应性通常在正常范围，其与 COPD 不同，此外，DPB 影像学胸部 X 线可见弥漫性分布两肺的颗粒样结节状阴影或胸部 CT 可见两肺弥漫性小叶中心性颗粒样结节状阴影也与 COPD 不符，可资鉴别。

（2）支气管扩张症：本病主要症状为慢性咳嗽、咳痰和反复咯血。肺部可闻及固定性持续不变的湿啰音。本病胸部 HRCT 可见多发囊状阴影及明确均匀的壁，然而支气管扩张的囊状阴影一般按支气管树分布，位于肺周围者较少，囊壁较厚，同时可见呈轨道征或纡曲扩张的支气管阴影。DPB 患者一般无咯血，晚期患者胸部 X 线可有支气管扩张改变，但 DPB 影像学主要表现为两肺弥漫性分布的颗粒样结节状阴影或 HRCT 显示两肺弥漫性小叶中心性颗粒样结节阴影。对可疑患者应进一步检查有无慢性鼻窦炎和血清冷凝集试验效价等，以除外在 DPB 的基础上合并继发性支气管扩张症。

(3)肺间质纤维化：本病最主要的症状是进行性加重的呼吸困难，其次为干咳。有 50%以上的患者双肺可闻及爆裂音，即 Velcro 音。胸片主要为间质性改变，早期可有磨玻璃影，此后可出现细结节样或网状结节影，易与 DPB 混淆，但肺间质纤维化有肺容积的缩小和网状、蜂窝状阴影。此外，肺间质纤维化有明显的肺弥散功能减低，而且病理可以与 DPB 不同，可资鉴别。

六、治疗

1. 治疗方案　一线方案为红霉素 250mg，每日 2 次。在用药后 1～3 个月通过临床症状、肺功能及影像学等确定是否有效。如服用红霉素 1～3 个月无效者，可选择使用二线方案。如 3 个月以上仍无效者应考虑是否为 DPB 患者。用药期间应注意复查肝功能等。

二线方案多用于出现红霉素的不良反应或药物相互拮抗作用或使用红霉素治疗无效者的患者。具体方案为：克拉霉素 250～500mg/d，每日口服 1～2 次；罗红霉素 150～300mg/d，每日口服 1～2 次。用药期间应注意复查肝功能等。

2. 疗程　早期 DPB 患者经 6 个月治疗后病情恢复正常者可考虑停药。进展期 DPB 患者，经 2 年治疗后病情稳定者可以停药。停药后复发者再用药仍有效。伴有严重肺功能障碍者的 DPB 患者需长期给药。

3. 急性加重的治疗　如果 DPB 患者出现发热、黄脓痰、痰量增加等急性加重情况时，多为铜绿假单胞菌等导致支气管扩张合并感染，此时应加用抗假单胞菌抗生素，如哌拉西林/他唑巴坦、环丙沙星、阿米卡星、头孢他啶、第四代头孢菌素、氨曲南、碳青霉烯类等抗生素治疗，并根据细菌学结果调整。此外，可给予对症治疗，如祛痰药、支气管扩张药及氧疗等。

七、预后

如果 DPB 患者能够得到早期诊断和规范治疗，预后良好。5 年生存率可达 91%。但长期反复发作或并发肺源性心脏病、呼吸衰竭者，预后不良。

（王永生）

第四节　慢性阻塞性肺疾病

慢性阻塞性肺疾病(chronic obstructive pulmonary disease，COPD)由于其患者数多、病死率高、社会经济负担重，已成为一个重要的公共卫生问题。目前 COPD 已成为世界范围内第四位导致患者死亡的原因。在我国，COPD 同样是严重危害人民健康的重要疾病之一，据流行病学资料显示，我国北方及部分中部地区 15 岁以上人群中 COPD 的发病率约为 3%，说明 COPD 在我国的患病率之高是十分惊人的。近年来，随着吸烟人数的增加，在西方女性及中国、埃及、印度、古巴、墨西哥及南非等国 COPD 的发病率有逐年增加的趋势。

一、定义

COPD是一种常见的可以预防和可以治疗的疾病，其特征是持续存在的不可逆气流受限。气流受限呈进行性发展，伴有气道和肺对有害颗粒或气体所致慢性炎症反应的增强。急性加重和合并症影响患者整体疾病的严重程度。

二、COPD与慢性支气管炎、肺气肿、哮喘的关系

COPD与慢性支气管炎、肺气肿的关系密切。慢性支气管炎是指除外其他引起慢性咳嗽的原因后，患者每年咳嗽、咳痰3个月以上并连续2年以上。肺气肿是指终末细支气管远端气腔的异常持久地扩张，并伴有细支气管和肺泡壁的破坏。当患者只有慢性支气管炎和(或)肺气肿，但无气流受限时，则不能诊断为COPD；一旦患者出现不可逆气流受限，则COPD诊断成立；无气流受限的慢性支气管炎可视为COPD的高危期。哮喘也具有气流阻塞，但其气流受限具有可逆性，而且哮喘的气道炎症不同于COPD。部分患者可能出现COPD合并哮喘，可表现为不完全气流受限，临床上难以区分。

三、危险因素及发病机制

(一)危险因素

COPD的危险因素包括宿主因素和环境因素，COPD的发生通常是这两种因素相互作用的结果。宿主因素研究最多的是α－1抗胰蛋白酶缺乏，但在我国尚无由α－1抗胰蛋白酶缺乏引起肺气肿的正式报道。目前其他参与COPD发病的基因尚未确定。环境因素包括：吸烟、职业性粉尘、化学物质、空气污染、感染等。其中，吸烟是COPD重要的发病因素，吸烟导致支气管上皮纤毛变短、不规则及运动障碍，不能有效清除有害颗粒，降低局部抵抗力，削弱吞噬细胞功能；吸烟者FEV_1年下降率快。

(二)发病机制

目前认为，COPD以气道、肺实质和肺血管的慢性炎症为特征，其中肺泡巨噬细胞、$CD8^+$ T细胞和中性粒细胞为主要的炎性细胞，这些细胞活化后释放多种炎性介质如白三烯B4、IL－8、TNF－α等，破坏肺结构并进一步促进中性粒细胞的炎症反应。另外，肺部的氧化/抗氧化及蛋白酶/抗蛋白酶失衡在COPD的发病中也起重要作用。

四、病理及病理生理

(一)病理

COPD的主要病理改变包括：①中央气道上皮炎性细胞浸润、腺体增大和杯状细胞增多致黏液分泌增加。②外周气道壁炎症损伤和炎症修复反复发生，导致气道重构、胶原沉积和瘢痕形成，进而致气道狭窄。③肺实质破坏、呼吸性支气管扩张和破坏、小叶中央型肺气肿，肺血管床破坏。④肺血管内膜增厚、平滑肌细胞增生、血管壁炎性细胞浸润，导致血管壁增厚。

(二)病理生理

COPD病理生理改变包括：黏液分泌增加、纤毛功能失调、肺过度充气、气体交换异常、气流受限、肺动脉高压和肺源性心脏病。随着COPD的进展，气道阻塞、肺实质破坏及肺血管床

减少等因素，导致肺气体交换容量减少，产生低氧血症，后期伴有高碳酸血症。长期低氧血症导致肺血管收缩、血管内膜增生、纤维化甚至闭塞，导致肺动脉高压。

五、临床表现

（一）症状

COPD 的症状好发于冬春寒冷季节，常有呼吸道反复感染史及急性加重史。首发症状为咳嗽，初期咳嗽呈间歇性，晨起重，以后早晚均有咳嗽，但夜间咳嗽并不显著，通常伴有咳少量黏液痰，清晨较多，合并感染时痰量增多、咳脓性痰，有时出现咳血痰或咯血，但少数患者仅为干咳，部分患者可无明显咳嗽症状。呼吸困难或气短是 COPD 的标志性症状，早期为活动后出现，后逐渐加重，以致日常活动甚至休息时也出现。部分患者可出现喘息和胸闷，晚期患者常有体重下降、食欲缺乏、精神抑郁或焦虑等。

（二）体征

早期可无明显体征。主要体征为：胸廓过度膨胀、前后径增大、剑突下胸骨下角增宽；呼吸变浅、频率增快、辅助呼吸肌参加呼吸运动，重症患者可出现胸腹矛盾运动；患者常采取缩唇呼吸以增加呼出气量、喜前倾坐位；严重低氧血症患者可出现皮肤黏膜发绀；伴右侧心力衰竭患者可出现下肢水肿、肝大。肺部叩诊呈过清音、心浊音界缩小、肝上界下移。听诊双肺呼吸音低，呼气延长，双肺底可闻及湿性啰音，双肺可闻及干啰音；心音遥远，剑突下心音较清晰响亮。

（三）肺功能检查

肺功能检查是判断气流受限的客观指标，且重复性好。事实上，气流受限是以 FEV_1 和 FEV_1/FVC 降低来确定的。吸入支气管扩张药后 $FEV_1<80\%$ 预计值且 $FEV_1/FVC<70\%$ 者，可判断为不完全可逆的气流受限。另外，由于气流受限导致肺过度充气，使 TLC、FRC 和 RV 增高，VC 减低，RV/TLC 增加。肺毛细血管及肺泡隔破坏导致弥散功能降低。

（四）胸部 X 线检查

COPD 早期可无异常，以后逐渐出现两肺纹理增粗、紊乱等非特异性改变；主要 X 线表现为肺过度充气：肺容积增大、肺野透光度增加、胸廓前后径增大、肋骨走向变平、膈肌低平、有时可见肺大疱；心脏呈悬垂狭长形，肺门血管呈残根状，肺野外周血管纹理纤细稀少。并发肺动脉高压和肺源性心脏病时，可有肺门血管影扩大、右下肺动脉增宽、肺动脉圆锥膨隆及右心室增大表现。

（五）血气分析

血气分析对晚期 COPD 患者十分重要，对 $FEV_1<40\%$ 预计值、急性加重期及具有呼吸衰竭或右侧心力衰竭征象患者均应做血气分析。COPD 患者血气异常首先表现为轻、中度低氧血症，随着疾病进展，低氧血症逐渐加重，并出现高碳酸血症。

（六）其他检查

低氧血症患者，可出现红细胞增多症，并发感染时，痰涂片可见大量中性粒细胞，痰培养可检出相应病原菌，COPD 患者常见的感染病原菌为肺炎链球菌、流感嗜血杆菌、卡他莫拉菌、肺炎克雷伯杆菌等。

胸部 CT 检查尤其是高分辨率 CT 检查可区别肺气肿类型、确定肺大疱大小和数量具有非常高的敏感性和特异性，对预计肺大疱切除术和肺减容手术的效果有一定价值。

六、诊断和鉴别诊断

依据病史、危险因素、体征及肺功能检查等综合分析诊断 COPD。肺功能检查提示不完全可逆的气流受限是诊断 COPD 的金标准。

COPD 应通过病史、体征、胸部 X 线表现等与哮喘、充血性心力衰竭、肺结核、支气管扩张等鉴别。COPD 与哮喘有时难以鉴别，尤其是部分哮喘患者发生气道重塑，导致气流受限的不可逆性；部分 COPD 患者可伴有气道高反应性，气流受限部分可逆，另外，尚有少部分患者两种疾病并存。此时，因根据患者临床表现及相关检查全面分析，必要时行支气管激发试验、支气管舒张试验和 PEF 变异率来进行鉴别(表 2—1)。

表 2—1　COPD 鉴别诊断要点

疾病	鉴别要点
COPD	中年以后起病 症状缓慢进展 有长期大量吸烟史 劳力性呼吸困难 不完全可逆性气流受限
哮喘	常在儿童或青少年起病 症状变异大、常常在夜间或早晨出现 常合并其他变态反应性疾病如变应性鼻炎、荨麻疹等 常有家族哮喘史 可逆性气流受限
充血性心力衰竭	听诊双肺底湿啰音 胸部 X 线检查有心脏增大表现 肺水肿 肺功能检查提示限制性障碍而无气流受限
支气管扩张	咳大量脓性痰 在病变相应部位可闻及湿性啰音 胸部 X 线/CT 可见扩张的支气管、支气管管壁增厚
肺结核	任何年龄均可发病 胸部 X 线检查提示肺浸润性病灶 微生物学检查可确诊

七、评估

COPD 评估的目的是确定疾病严重程度、疾病对患者健康状态的影响及未来风险，以决定患者治疗方案。COPD 评估包括患者目前症状严重程度、肺功能严重程度、急性加重风险及目前并发症情况。

(一)症状评估

GOLD 指南推荐使用改良英国 MRC 呼吸困难分级(modified british medical research council，mMRC)问卷(表 2—2)进行呼吸困难指数评分，或 COPD 评估测试问卷(COPD assessment test，CAT)进行生命质量评分。mMRC 与其他健康状态测试的相关性好，且能预测未来的病死可能性；COPD 评估测试(CAT)问卷的评估可靠性与圣乔治呼吸问卷(St

George's respiratory questionnaire，SGRQ）相似，对患者健康状况的评估结果可靠。当mMRC的级别为2级或2级以上、或者CAT的评分为10或10以上时，提示患者的症状评分高。

表2－2　mMRC呼吸困难严重程度评估问卷

级别	标准
mMRC 0级	除剧烈运动外，一般不出现呼吸困难
mMRC 1级	平路急行或上坡时出现气短
mMRC 2级	因为呼吸困难平路行走较同龄人慢或按自己的速度行走时必须停下来呼吸
mMRC 3级	平路行走100m或数分钟后即出现气短
mMRC 4级	因呼吸困难不能离开房间或穿脱衣服即出现呼吸困难

（二）气流受限严重程度分级

基于吸入支气管扩张药后FEV_1/FVC＜70％基础上，患者气流受限严重程度分级，见表2－3。

表2－3　气流受限严重程度分级

级别	分级标准
GOLD1：轻度	FEV_1≥80％预计值
GOLD2：中度	50％≤FEV_1＜80％预计值
GOLD3：重度	30％≤FEV_1＜50％预计值
GOLD4：极重度	FEV_1＜30％预计值

（三）急性加重的评估

急性加重一种急性起病的过程，其特征是患者呼吸系统症状恶化，超出日常的变异，并且导致需要改变药物方案。急性加重会引起肺功能的下降、健康状态的恶化和死亡风险增加，急性加重的发生也是评估COPD预后的内容。既往1年中急性加重2次或2次以上者，再次出现急性加重的发生率高。不同患者急性加重的发生率变化很大，急性加重风险的最佳预测指标是以往的急性加重病史，另外，气流受限恶化会导致急性加重的发生增多，20％的GOLD2（中度气流受限）患者经常发生需要使用抗生素和（或）激素治疗的急性加重，GOLD3（重度气流受限）和GOLD4（极重度气流受限）的患者发生急性加重的概率明显增加。由于急性加重导致肺功能下降、健康状态恶化和死亡风险增加，故评估急性加重风险被纳入COPD评估的一部分。

（四）并发症的评估

COPD常发生于长期吸烟的中年人。这些患者常常有各种与吸烟或老化相关的疾病。COPD本身也存在肺外的表现。如：体重减轻、营养不良和骨骼肌功能异常。COPD患者经常存在的其他并发症包括：心血管疾病、代谢综合征、骨质疏松、抑郁症和肺癌，COPD可以增加出现其他并发症的风险。轻度、中度或重度气流限制的患者均可以出现这些并发症，且这些并发症能影响COPD患者的病死率和住院率，因此，COPD患者应该常规筛查这些并发症，并给予合理治疗。

（五）综合评估

COPD对患者健康状态的影响包括：症状、肺功能和急性加重，因此，对COPD患者的综合评估应该包括这3个指标，其中肺功能和急性加重评估未来发生急性加重的危险度，根据这3个指标的评分，将患者分为A、B、C和D4类（表2－4）。在评估时，肺功能和急性加重的评分可以出现危险度的不一致的情况，当两者不一致时，取危险度高的作为评分。进行该综合评估时，先根据mMRC或CAT进行评分，当mMRC的级别低于2级或CAT评分低于10时，患者属于表格中左侧的组别A类或C类。当mMRC的级别≥2级或CAT评分≥10时，患者属于表格中右侧的组别B类或D类。过去1年急性加重次数≥2次为C类或D类，≤1次为A或B类。4类患者的具体情况如下：A类：较少的症状，低风险；B类：较多的症状，低风险；C类：较少的症状，高风险；D：较多的症状，高风险。

表2－4　COPD综合评估方法

气流受限	GOLD4	C	D	≥2	急性加重频率（次/年）
	GOLD3				
	GOLD2	A	B	≤1	
	GOLD1				
		mMRC 0～1	mMRC≥2		
		CAT<10	CAT≥10		

八、治疗

（一）稳定期的治疗

COPD稳定期的治疗目的是减轻患者症状和减少未来风险两个方面，前者包括减少症状、提高运动耐力和改善健康状况，或者包括防止疾病进展、预防和治疗急性加重、预防和治疗合并发症。

COPD稳定期的治疗措施包括减少危险因素（尤其是吸烟），加强患者的教育和管理及药物治疗等多个方面。药物治疗用于预防和控制症状，减少急性加重的频率和严重程度，提高运动耐力和改善患者生命质量。

GOLD（2011）推荐的治疗方法是个体化治疗，其措施是先进行病情的评估，其评估包括症状评估、肺功能分级、急性加重的风险和合并症情况，根据前3者组成的综合评估方法将COPD患者分为4类，不同组别采用不同的治疗方案。同时，根据并发症情况，再给予相应的治疗，这样就可以制订个体化的治疗方案。

在非药物治疗方面，所有患者均须戒烟，并推荐进行运动锻炼，根据当地情况选择流感疫苗和肺炎球菌疫苗接种。B类、C类和D类患者还须接受肺康复训练，但肺康复训练和运动锻炼的益处不应被过分夸大。在药物治疗方面，GOLD（2011）按照不同组别患者，分别推荐首选药物、首选替代药物和其他治疗药物（表2－5）。跟以往的GOLD不同，在GOLD（2011）中，肺功能分级后，尚需要根据患者的症状进一步分为高分组和低分组的，不同组别采用不同的治疗方案。

表 2－5　GOLD(2011)推荐的药物治疗方案

患者分类	首选治疗	首选替代治疗	其他
A	SAMA(必要时)或 SABA(必要时)	LAMA 或 LABA 或 SAMA＋SABA	茶碱
B	LAMA 或 LABA	LAMA＋LABA	SAMA 和(或)SABA SAMA＋SABA
C	ICS＋LABA 或 LAMA	LAMA＋LABA	PDE4－I SAMA 和(或)SABA SAMA＋SABA 茶碱
D	ICS＋LABA 或 LAMA	ICS＋LABA＋LAMA 或 ICS＋LABA＋PDE4－I 或 ICS＋LAMA LAMA＋LABA 或 LAMA＋PDE4－I	羧甲司坦 SAMA 和(或)SABA SABA＋SAMA 茶碱

SABA:短效 β_2 受体激动药;LABA:长效 β_2 受体激动药;SAMA:短效胆碱能拮抗药;LAMA:长效胆碱能拮抗药;ICS:吸入糖皮质激素;PDE4－I:磷酸二酯酶 4 抑制药

1. 支气管扩张药　支气管扩张药通过舒张支气管平滑肌、扩张支气管、促进肺的排空、改善肺过度充气状态,进而提高 FEV_1,改善患者运动耐力,是控制 COPD 症状的主要药物。目前常用的支气管扩张药包括 β_2 受体激动药、抗胆碱能药及甲基黄嘌呤药。联合应用不同作用机制和不同作用时间的支气管扩张药可增强支气管扩张作用而不良反应相当或减少。联合应用短效 β_2 受体激动药和抗胆碱能药可使 FEV_1 获得更大和更持久的改善;联合应用 β_2 受体激动药、抗胆碱能药和(或)甲基黄嘌呤类药,亦可改善患者肺功能和健康状态。常用支气管扩张药见表 2－6。

表 2－6　常用支气管扩张药

药物	吸入(μg)	雾化溶液(mg/mL)	口服	针剂(mg)	作用时间(h)
短效 β_2 激动药					
沙丁胺醇	100,200(MDI/DPI)	1	2.4mg	0.1,0.5	4～6
特布他林	400,500(DPI)	—	2.5mg	0.2,0.25	4～6
长效 β_2 受体激动药					
福莫特罗	4.5～12(MDI/DPI)	—	—	—	12＋
沙美特罗	25～50(MDI/DPI)	—	—	—	12＋
短效抗胆碱能药					
异丙托溴铵	20,40(MDI)	0.25～0.5			6～8
氧托溴铵	100(MDI)	1.5			6～9
长效抗胆碱能药					
噻托溴铵	18(DPI)				24＋
甲基黄嘌呤类药					
氨茶碱			100mg	500	不定,可达 24h
缓释茶碱			100～600mg		不定,可达 24h
复方制剂					
沙丁胺醇/异丙托溴铵	75/15(MDI)	0.75/4.5	—	—	6～8

2. 糖皮质激素　COPD 稳定期应用糖皮质激素治疗并不能阻止患者 FEV_1 的降低。有证据表明，对重度和极重度、反复急性加重患者规律应用中等剂量以上吸入激素治疗能降低患者急性加重频率和改善患者健康状态，联合应用吸入激素和长效 β_2 受体激动药的作用优于单用吸入激素。但目前长期应用吸入激素对 COPD 患者的安全性尚无定论。对 COPD 患者，不推荐长期应用口服激素治疗。目前常用的吸入激素有氟替卡松、布地奈德和倍氯米松。

3. 其他药物

(1)磷酸二酯酶 4 抑制药如罗氟司特(roflumilast)虽无支气管扩张作用，但与 LAMA 或 LABA 联用可改善患者肺功能，与吸入激素联用可减少急性加重。

(2)祛痰药：目前祛痰药的疗效并不确切，对于气道黏稠分泌物较多的患者，可以应用祛痰药以利于痰液排除和气道引流通畅。常用祛痰药有羧甲司坦、氨溴索、乙酰半胱氨酸等。

(3)抗氧化药：COPD 患者氧化应激作用增强，促进 COPD 的病理生理变化，应用 N－乙酰半胱氨酸等抗氧化药可降低疾病反复加重的频率。

(4)免疫治疗：流感疫苗具有减少 COPD 患者的严重程度和病死率，可每年注射 1～2 次。

4. 氧疗　对于极重度患者应进行长期家庭氧疗(long－term oxygen treatment，LTOT)，其应用指征为：①PaO_2＜55mmHg 或 SaO_2＜88％。②PaO_2 55～60mmHg，或 SaO_2＜89％伴有肺动脉高压、心力衰竭或红细胞增多症(血细胞比容＞55％)。LTOT 一般通过鼻导管给氧，流量 1～2L/min，吸氧时间＞15h/d。

5. 康复治疗　康复治疗包括呼吸生理治疗、肌肉训练、营养支持、精神治疗等。呼吸生理治疗包括帮助患者咳嗽、用力呼气以促进分泌物排除；使患者放松缩唇呼吸以克服急性呼吸困难等。肌肉训练包括全身肌肉及呼吸肌锻炼。营养支持应使患者达到理想体重。

6. 机械通气治疗　目前稳定期 COPD 患者是否需要应用机械通气治疗尚存在很大争论，对于合并Ⅱ呼吸衰竭的患者，联合对于应用无创正压通气(NIPPV)和 LTOT 对纠正 CO_2 潴留和减轻患者呼吸困难的作用明显优于单用 LTOT。

7. 外科治疗　对于部分 COPD 患者，根据患者不同情况，选择肺大疱切除术、肺减容手术或肺移植等。

(二)急性加重期的治疗

COPD 急性加重最常见的原因为气管－支气管树感染(主要为病毒或细菌感染)和空气污染，但仍有约 1/3 的患者加重的原因难以确定。肺炎、肺栓塞、气胸、肋骨骨折/胸部外伤、不恰当应用催眠镇静药、麻醉药、β 受体阻滞药、充血性心力衰竭、心律失常等可以引起与 COPD 急性加重类似的表现，应注意鉴别。

1. 抗生素　当患者呼吸困难加重、痰量增加及脓性痰时，应选用合适的抗生素治疗。COPD 患者继发感染常见的细菌有肺炎链球菌、流感嗜血杆菌、卡他莫拉菌、肺炎克雷伯杆菌等，所选抗生素抗菌谱应覆盖上述细菌。COPD 患者多有支气管、肺部感染反复发生和反复应用抗生素治疗的病史，部分患者合并有支气管扩张，因此，这些患者感染的细菌耐药情况较一般患者严重，因此，痰培养＋药敏对于指导抗生素的应用尤为重要。对于合并支气管扩张的患者，铜绿假单胞菌是常见的感染病原菌，选用抗生素时应注意选用能覆盖该菌的抗生素。另外，由于患者长期应用抗生素和激素，患者易继发真菌感染，宜采取预防和抗真菌措施。

2. 支气管扩张药　对于过去已经规律应用支气管扩张药的患者，当 COPD 急性加重时应适当增加以往支气管扩张药的量和频次，必要时联合应用 2 种或 2 种以上支气管扩张药。对于较严重患者，可给予数天大剂量支气管扩张药联合雾化吸入治疗。

3.糖皮质激素　全身使用糖皮质激素治疗可能加快病情缓解和肺功能恢复激素量，通常应用泼尼松 30～40mg/d，连续 7～14d，也可应用甲泼尼松龙静脉注射。近年来，国内外应用如布地奈德雾化悬液（普米克令舒）替代全身激素治疗儿童哮喘急性加重，起到部分替代全身激素的作用，但其在 COPD 急性加重的作用尚不清除。

4.控制性氧疗　氧疗是 COPD 加重期住院患者的基础治疗。无严重合并症的 COPD 加重期患者氧疗后较容易达到满意的氧合水平（PaO_2＞60mmHg 或 SaO_2＞90％），但氧疗 30min 后应复查血气以判断是否达到满意的氧合水平和有无引起 CO_2 潴留或酸中毒。

5.机械通气治疗　机械通气治疗的目的是改善患者的氧合、纠正 CO_2 潴留、减轻呼吸肌疲劳、减轻患者症状，进而减少患者的病死率。机械通气治疗包括无创机械通气和有创机械通气两种。

（1）无创机械通气：COPD 急性加重期住院患者应用 NIPPV 可以降低 $PaCO_2$、提高 PaO_2、减轻呼吸困难、降低气管插管率和有创通气的使用，缩短住院天数，降低患者病死率。其应用指征如下：中至重度呼吸困难，伴辅助呼吸肌参与呼吸并出现胸腹矛盾运动；中至重度酸中毒（pH＜7.30～7.35）及高碳酸血症（$PaCO_2$ 45～60mmHg）；呼吸＞25/min。排除标准：呼吸抑制或呼吸停止；心血管功能不稳定（低血压、心律失常、心肌梗死）；嗜睡、神志障碍，不能配合的患者；严重心血管并发症（低血压、休克、心力衰竭）；易误吸者；痰液黏稠和气道内有大量分泌物；近期颌面部手术或胃食管手术；头面部外伤，鼻咽部异常；极度肥胖及严重胃肠胀气。

（2）有创机械通气：在积极药物及 NIPPV 治疗后患者呼吸衰竭仍进行性恶化时应进行有创通气治疗，其应用指征为：重度呼吸困难，伴辅助呼吸肌参与呼吸并出现胸腹矛盾运动；呼吸＞35/min；威胁生命的低氧血症[PaO_2＜40mmHg 或氧合指数（PaO_2/FiO_2）＜200mmHg]；严重酸中毒（pH＜7.25）及高碳酸血症（$PaCO_2$＞60mmHg）；呼吸抑制或停止；嗜睡、神志障碍；严重心血管并发症（低血压、休克、心力衰竭）；其他严重并发症（代谢紊乱、脓毒血症、肺炎、肺栓塞、气压伤、大量胸腔积液）；NIPPV 治疗失败或存在 NIPPV 的排除指征。常用通气模式有辅助/控制通气（A/C）、压力支持通气（PSV）、同步间歇强制通气（SIMV）、SIMV＋PSV。由于 COPD 患者存在内源性呼气末正压（PEEPi），为减少 PEEPi 所致的吸气功耗增加和人一机对抗，常需加用外源性 PEEP（相当于 70％～80％PEEPi）。COPD 患者有时脱机较为困难，应根据患者具体情况决定脱机时间，应用 NIPPV 有利于患者早期脱机。

6.其他治疗　约有 50％COPD 住院患者其体重低于理想体重的 90％，而且大多有全身肌肉（尤其是膈肌）的消耗。目前认为低体重和肌肉消耗与 COPD 病死率的增高和临床一般情况的恶化有关，而针对低体重的有效治疗措施有助于改善生存率。因此，应加强营养支持治疗。对于卧床、红细胞增多症或脱水的患者，应考虑应用肝素或低分子肝素抗凝治疗。注意维持水、电解质平衡，治疗伴随疾病等。

（祖丽梅）

第五节　支气管哮喘

1995 年 WHO 和美国心肺血液病研究所共同发表了“全球哮喘防治的创议”（GINA），并经过多次的更新和修订，已成为指导全球哮喘防治的纲领性文件。GINA 将哮喘定义为“一种由多种细胞和细胞组分参与的慢性气道炎症疾病。这种炎症使易感者对各种激发因子具有气道高反应性，并可引起气道的缩窄，表现为反复发作性的喘息、呼吸困难、胸闷或咳嗽等症状，常在夜间和(或)清晨发作、加剧，常常出现广泛多变的可逆性气流受限，多数患者可自行缓解或经治疗缓解。”该定义对哮喘的本质、病理生理和临床特征进行了描述，使我们能正确地认识和防治哮喘。

一、病因与发病机制

目前已经认识到气道慢性炎症的形成过程是哮喘发病机制的中心环节。所以，GINA 的哮喘定义已经清楚地阐明了慢性气道炎症是气道高反应性和哮喘反复发作的关键原因。变应原是哮喘发病最重要的危险因素，变应原引起机体异常的免疫反应是哮喘慢性气道炎症形成最基本的过程。淋巴细胞、肥大细胞/嗜碱性粒细胞、嗜酸性粒细胞、中性粒细胞等免疫细胞和炎性细胞以及气道上皮等组织细胞与众多的炎性细胞因子、多肽、化学介质等相互作用参与了气道炎症的形成过程。但其中的一些详细的机制尚未完全阐明。其次，哮喘发病还与气道的神经控制机制异常有关。遗传也是影响哮喘发病的重要因素，哮喘发病是遗传与环境因素相互作用的结果。慢性气道炎症和神经控制机制异常等因素导致了气道高反应性，当哮喘患者接触外界的刺激诱发因素时，气道平滑肌会产生过度的收缩反应，接触变应原还会产生气道炎症反应以及黏液分泌增多等，在这些因素的共同作用下使气道阻塞加重，导致哮喘症状发作。

以上介绍的是哮喘发病具有共性的机制，实际上近年来的研究显示哮喘是一种有明显异质性的疾病。哮喘发病的危险因素、气道炎症类型、病理生理改变和临床表现等方面都有一些不同的表型(phenotypes)。不同临床表型的发病机制也存在一定的差异，对哮喘发病机制的认识还需要更多和更深入的研究来阐明。

二、诊断

(一)诊断标准

中华医学会呼吸病学分会 2008 年发表的“支气管哮喘防治指南”提出的诊断标准如下。

1. 反复发作喘息、气急、胸闷或咳嗽，多与接触变应原、冷空气、物理、化学性刺激以及病毒性上呼吸道感染、运动等有关。

2. 发作时在双肺可闻及散在或弥散性，以呼气相为主的哮鸣音，呼气相延长。

3. 上述症状和体征可经治疗缓解或自行缓解。

4. 除外其他疾病引起的喘息、气急、胸闷和咳嗽。

5. 临床表现不典型者(如无明显喘息或体征)应至少具备以下一项试验阳性。

(1)支气管激发试验或运动激发试验阳性。

(2)支气管舒张试验阳性。

(3)呼气流量峰值(PEF)日内(或 2 周)变异率≥20%。

哮喘的诊断并无“金标准”，哮喘的诊断主要是临床诊断。在临床诊断中病史是最具诊断参考价值的材料。哮喘最常见的症状喘息、气短、胸闷、咳嗽、咳痰本身不具备诊断价值。然而，以上症状可以被明显的外界因素如变应原、刺激性气体、运动和病毒感染所反复诱发，并常在夜间(包括清晨)发作是哮喘病史中最具诊断价值的材料。根据其临床特征多数患者均可以得到正确的临床诊断。但哮喘临床表现不典型是可借助辅助检查方法帮助诊断。辅助检查没有一项是诊断的“金标准”,所以,正确的诊断应该结合临床和辅助检查综合判断做出临床诊断,而不应该机械地依靠辅助检查。

(二)实验检查

多数哮喘通过仔细地询问病史,依靠典型的病史可以确定临床诊断。但当症状不典型时,需要通过诊断标准第5条中提出的试验来帮助诊断。对确定为哮喘的患者还需要变应原检测进行病因诊断和肺功能的通气功能测定以帮助评价哮喘严重程度。

1. 支气管激发试验　测定哮喘患者对组胺、乙酰甲胆碱等非特异性介质的气道反应性可以定性和定量的诊断支气管高反应性(BHR)。哮喘患者均存在BHR,无BHR可除外哮喘。但有BHR不能肯定为哮喘,变应性鼻炎,部分COPD、嗜酸性粒细胞增多症,近期呼吸道感染等也有不同程度的BHR。此外,也要注意因试验质控不好导致的假阴性和假阳性,因此,将试验结果结合临床表现进行综合判断才能获得正确的临床诊断。

2. 支气管舒张试验　对存在气道阻塞的患者(FEV_1<70%预计值)做激发试验有一定的危险,容易导致哮喘的发作,对此类患者可进行支气管舒张试验。方法为首先给患者测定FEV1,然后,吸入β_2受体激动药,20min再测定FEV_1。FEV_1增加≥12%且FEV_1增加绝对值≥200mL为阳性。试验的意义为,阳性提示气道阻塞可逆,哮喘的可能性大。但部分COPD患者也可能表现为舒张试验阳性需要进行鉴别。此外,支气管舒张试验阴性也不能除外哮喘。中、重度以上的患者支气管舒张试验阳性率较高,但轻度和间歇发作性哮喘患者阳性较低。因为轻度和间歇发作性患者的FEV_1已基本正常,使用支气管扩张药后FEV_1很难再改善。

3. PEF日间变异率　方法为在晨间和夜间用微型的呼气峰流速(PEF)仪测定PEF。根据公式计算其日间变异率。

$$\text{PEF日间变异率}(\%)=\frac{\text{PEF(晚)}-\text{PEF(晨)}}{1/2[\text{PEF(晚)}+\text{PEF(晨)}]}$$

由于哮喘患者存在气道高反应性。所以,PEF在晨间和夜间有一定的差异,是间接反映气道高反应性的指标。正常人的差异<20%,哮喘患者常>20%。日间变异率>20%可以帮助诊断,但阴性不能除外诊断。在使用PEF日间变异率进行诊断时应注意质控问题,PEF通常是患者自己测定,若患者掌握不好可能影响其测定结果的准确性。

4. 变应原诊断　有变应原皮试和血清中特异性IgE检测两种方法,但特异性不高。因为有约30%的特应性人群也可以呈阳性反应。变应原诊断不是诊断哮喘病的方法,其意义在于可以给哮喘提供病因学诊断,为防治哮喘发作提供依据。

(三)严重程度分级

一旦诊断确定后我们需要对患者的病情进行分级以利于患者的长期治疗。我国的哮喘防治指南将哮喘的病情评价分为:①病情严重程度的分级(表2-7):主要用于治疗前或初始治疗时严重程度的判断,在临床研究中更有其应用价值。②控制水平的分级(表2-8):这种分级方法更容易被临床医师掌握,有助于指导临床治疗,以取得更好的哮喘控制。分级主要依据患者的症状频次和肺功能的情况。

表 2－7　非急性发作期哮喘严重程度的估价

分级	临床特点
间隙状态(第 1 级)	症状＜每周 1 次 短暂出现 夜间哮喘症状≤每月 2 次 FEV_1 占预计值%≥80%或 PEF≥80%个人最佳值，PEF 或 FEV_1 变异率＜20%
轻度持续(第 2 级)	症状≥每周 1 次，但＜每日 1 次 可能影响活动和睡眠 夜间哮喘症状＞每月 2 次，但＜每周 1 次 FEV_1 占预计值%≥80%或 PEF≥80%个人最佳值，PEF 或 FEV_1 变异率 20%～30%
中度持续(第 3 级)	每日有症状 影响活动和睡眠 夜间哮喘症状≥每周 1 次 FEV_1 占预计值%60%～79%或 PEF60%～79%个人最佳值，PEF 或 FEV_1 变异率＞30%
重度持续(第 4 级)	每日有症状 频繁出现 经常出现夜间哮喘症状 体力活动受限 FEV_1 占预计值%＜60%或 PEF＜60%个人最佳值，PEF 或 FEV_1 变异率＞30%

表 2－8　哮喘控制水平分级

	完全控制(满足以下所有条件)	部分控制(在任何 1 周内出现以下 1～2 项特征)	未控制(在任何 1 周内)
白天症状	无(或≤2 次/周)	＞2 次/周	出现≥3 项部分控制特征
活动受限	无	有	
夜间症状/憋醒	无	有	
需要使用缓解药的次数	无(或≤2 次/周)	＞2 次/周	
肺功能(PEF 或 FEV_1)	正常或≥正常预计值/本人最佳值的 80%	＜正常预计值(或本人最佳值)的 80%	
急性发作	无	≥每年 1 次	在任何 1 周内出现 1 次

三、鉴别诊断

1. COPD　哮喘主要应与 COPD 鉴别，其鉴别要点，见表 2－9。40 岁以后发病的哮喘与 COPD 鉴别有时较为困难。哮喘与 COPD 都是常见的慢性疾病，少数患者可以同时合并这两种疾病。

表 2－9　哮喘与 COPD 的鉴别要点

	哮喘	COPD
发病年龄	多于婴幼儿时期	常＞40 岁
家族史	常有特应性家族史	多无特应性家族史
发作诱因	接触变应原、刺激气体、运动等	上呼吸道感染
发作缓解方式	多突然发作，自行或用药后很快缓解	发病较慢，治疗后逐渐缓解
发病季节	夏、秋季多发	冬春季多发
喘息特点	夜间、清晨多发	活动后出现，休息后缓解
症状	以喘息为主	咳嗽、咳痰为主
支气管舒张试验	多为阳性	多为阴性

2.心源性哮喘　急性左侧心力衰竭导致的心源性哮喘鉴别较为容易。心源性哮喘常有心脏病史、多在活动、劳累后，输液过快等诱因下出现，经利尿强心等处理后缓解，使用 β_2 受体激动药疗效不佳。过去没有心脏病和哮喘病史的老年患者突然出现喘息症状时，鉴别较为困难。需要特别注意排除心功能不全导致的喘息，不要误诊为哮喘。

3.气管狭窄　由于气管异物、肿瘤等因素造成的气管狭窄会出现喘息、呼吸困难等症状，不注意鉴别时可误诊为哮喘。气管狭窄表现为吸气性的呼吸困难，使用支气管扩张药效果不佳。用 CT 和支气管镜检查可以确诊。

4.癔症　与哮喘的鉴别点是：常见于青年女性，突然发作呼吸困难、喘息，常伴四肢发麻，但发作时肺部听诊无哮鸣音。用支气管扩张药治疗无效，症状可自行缓解。

5.变态反应性支气管肺曲菌病　是肺曲菌病的一种特殊类型，由曲菌感染导致的机体变态反应，引起患者的喘息、咳嗽、咳痰，症状与哮喘很相似。主要鉴别依靠痰液检查发现曲霉菌菌丝或支气管组织活检检查发现曲菌感染。此外，烟曲霉皮试阳性，血清抗曲霉特异性 IgE、IgG 抗体增高也可以帮助鉴别。

6.嗜酸性粒细胞增多症　病因不清楚，患者的主要表现有咳嗽、气短、胸闷、喘息等症状，并伴有一定程度的气道高反应性，容易与哮喘混淆。主要的鉴别点：嗜酸性粒细胞增多症患者外周血的嗜酸性粒细胞增多明显，分类常高达 20%～30%。哮喘的嗜酸性粒细胞比例大多<10%。

四、长期治疗

对哮喘的治疗目前大家已经形成了共识，即哮喘是一种慢性气道炎症性疾病需要长期治疗，而不应像过去那样以治疗急性加重为主。从理论上讲，目前哮喘仍是一种不能治愈的疾病，但循证医学的证据表明大多数哮喘患者经过规范的哮喘治疗都可以达到良好的哮喘控制，并且能维持控制状态。

（一）控制哮喘的目标

长期治疗的目的是控制哮喘，防止不可逆的气道阻塞和阻塞性肺气肿等并发症的发生。GINA 提出了 6 条控制哮喘的目标如下。

1.达到并维持哮喘症状的控制。

2.维持正常活动能力，包括体育锻炼。

3.维持肺功能尽可能地接近正常。

4.预防哮喘急性加重。

5.避免哮喘治疗药物的不良反应。

6.预防哮喘死亡。

GINA 提出的这一目标是哮喘患者比较理想的治疗目标。一项有 5000 多例患者参加的"获得哮喘最佳控制(GOAL)"的国际多中心临床试验的结果初步显示，经过 1 年的吸入激素或吸入激素联合长效 β_2 受体激动药治疗，有约 50%的患者可以达到 GINA 的哮喘控制目标，获得完全的哮喘控制，约 80%的患者可以接近 GINA 的哮喘控制目标，达到良好控制。

（二）长期治疗的药物

哮喘的长期治疗药物可以分为控制用药（controller medications）和缓解药物（reliever medications）两大类。

1.控制药物　其主要作用是消除气道炎症，预防哮喘发作，最终控制哮喘。所以，需要长期规律地使用。控制药物主要有以下几类。

(1)吸入激素:皮质类固醇激素是治疗哮喘的最好药物,吸入激素目前是作为治疗哮喘的一线用药,也是控制哮喘最重要的药物。在后面还要详细的介绍。

(2)色甘酸钠和尼多酸钠:色甘酸钠具有稳定肥大细胞膜的作用。有预防哮喘发作的作用。适用于轻、中度哮喘,使用后2周开始起作用,4～6周作用达最大。使用剂量和方法为每次20mg,每日4次。不良反应有咳嗽、头痛。

尼多酸钠是一种氯通道阻滞药,具有抑制肥大细胞释放炎性介质和气道内的感觉神经激活的作用,具有预防哮喘发作,减少哮喘症状,尤其是减少哮喘咳嗽症状的作用。其治疗作用与色甘酸钠相似。不良反应有咳嗽、头痛、特殊气味。

以上两种药物均为非激素类药物。特别适合于青少年使用,不影响青少年的发育生长。但其抗炎作用不及吸入激素,对重度哮喘疗效较差。

(3)长效支气管扩张药:对吸入较大剂量激素仍不能控制哮喘症状的患者,可以联合使用长效支气管扩张药控制症状,并能减少吸入激素的剂量。

①β_2受体激动药:有吸入和口服两种剂型。吸入剂型有沙美特罗(商品名:施立稳)、福莫特罗(formoterol)等。口服有:沙丁胺醇(商品名:全特宁等)、丙卡特罗、班布特罗等。长效β_2受体激动药以吸入剂型较为理想,口服剂型的不良反应发生率较高。

②长效茶碱:有缓释和控释两种剂型。其改善症状的作用不及长效β_2受体激动药,但茶碱有一定的抗炎作用。长期使用没有疗效减低的减敏作用。

(4)抗白三烯制剂:扎鲁司特 zafirlukast(安可来)、孟鲁司特 montelukast(顺尔宁)等。

白三烯(包括LTC_4、LTD_4、LTE_4、LTB_4)即过去称之为"慢反应物质",是重要的哮喘气道炎症介质,其主要作用是:增加微血管的通透性,促进黏液分泌,募集嗜酸性粒细胞在气道内聚集。目前的抗白三烯制剂主要有拮抗白三烯受体和抑制白三烯合成两类,前者的代表是扎鲁司特,后者有 Zileuton。

抗白三烯制剂有较强的抗炎作用及改善症状的作用。抗白三烯制剂没有激素类的不良反应,是较理想的抗哮喘药物。缺点是价格较贵。它在哮喘治疗中的地位定位于抗炎治疗的辅助用药,适用于轻中度持续哮喘。主要用于长期治疗预防哮喘发作,不适宜用于治疗哮喘急性发作。安可来的使用剂量和方法为每次20mg,每日2次。不良反应有轻微的胃肠道症状、头痛、转氨酶升高等。

(5)抗组胺药:过去这类药物,如氯苯那敏治疗哮喘的作用较差,现已很少用于治疗哮喘。但近年来问世的一些新一代的抗组胺药物,除了具有抗组胺的作用外,还有拮抗其他炎性介质和保护肥大细胞膜的作用。这类药物的代表有:氯雷他定(clarityne)、西替利嗪(cetirizine)、特非那丁(terfenadine)等。酮替芬也具有与抗组胺药物类似的作用,用于哮喘的预防治疗。抗组胺药在临床使用对变应性哮喘有一定的防治作用。但它们在哮喘长期治疗中的地位及作用仍有待进一步的研究。

酮替芬的常用剂量是1mg/d,每日2次。缺点是有嗜睡等中枢神经抑制作用。氯雷他定则无此不良反应,其使用方法为:10～20mg/d,每日1次。

(6)生物靶向药:尽管全球有多个单克隆抗体和小分子靶向药进入研发阶段,但是目前唯一被批准上市的是抗 IgE 单克隆抗体,也被 GINA 推荐作为第5级治疗的重要治疗手段之一。抗 IgE 单克隆抗体主要应用于血清 IgE 水平增高的经过吸入中高剂量糖皮质激素和 LABA 联合治疗后症状仍未控制的严重哮喘患者。目前在11～50岁的哮喘患者的治疗研究中尚未发现抗 IgE 治疗有明显不良反应，在 5 年的研究中亦未发现有明显不良反应，但是其长期治疗的潜在风险有待进一步观察，价格昂贵也使其临床应用受到限制。

2. 吸入激素　吸入的糖皮质激素与全身激素的性质有所不同。局部激素与全身激素最大的差别在于，吸入激素仅在支气管黏膜表面起作用，血循环中的浓度极低。所以，长期使用也不会出现明显的全身性不良反应。

(1)糖皮质激素的结构特点：皮质激素的基本结构为甾体环。目前临床上应用的皮质激素大多为半合成。天然的皮质激素多为 A 型结构，即 1，2 位碳原子之间以单键结合；而绝大多数人工合成制剂，都为不饱和的双键结合，称 B 型结构。糖皮质激素按其作用的不同可分为全身激素和局部激素。吸入激素与全身性激素的区别主要是类固醇结构 D 环上引入了亲脂性的基团，使其亲脂性明显增强，主要在用药局部起作用。

(2)药代动力学特点：吸入激素较全身激素的亲脂性明显增强，导致对激素受体的亲和力增强，解离时间延长；局部抗炎活性增强；与肝微粒体酶亲和力增强，首过代谢增加。由于这些特点，ICS 在肺内有高度的局部活性和极小的全身作用。ICS 经口腔吸入后，仅约 10%的药物进入肺内，80%以上残留在口咽部。其中多数经吞咽进入消化道。所以，ICS 的全身作用取决于胃肠道的吸收，即对激素生物利用度。其次是进入支气管内 ICS 的吸收入血循环。前者是最重要的因素。所以，生物利用度的大小是决定 ICS 全身性作用非常重要的指标。经胃肠道吸收的激素到肝脏后，多数可以代谢成为无生物活性的代谢物，称为肝的首过代谢作用(first－pass metabolism)。ICS 的口服生物利用度都很低。

(3)ICS 在肺的沉积：ICS 与全身用药的重要区别之一是药物的利用度有较大的差别，即使患者使用正确的方法吸入 ICS，也仅有部分药物在气道和肺内沉积，从而被利用。影响 ICS 在气道和肺内沉积的影响因素较多，如不同种类的 ICS、不同吸入装置、不同的剂型、药物的颗粒大小、患者操作技巧等。比较理想的药物颗粒大小为 2.5～5μm，药物颗粒过大会沉积在咽喉部，而不能到达远端气道；颗粒过小虽可以吸入到远端气道，甚至到达肺泡，但会随呼气时呼出。通常干粉剂的肺内沉积率大于 MDI。用 MDI 经储雾罐吸入也可以提高吸入效果，增加在肺内的沉积约 1 倍。训练患者正确使用吸入装置是保证药物疗效的基本前提。

(4)受体亲和力和局部的滞留：GR 的亲和力与 ICS 药理作用有直接关系。不同 ICS 有不同的受体亲和力，在常用的 ICS 中以 FP 最强、其次是 BDP 的代谢产物单丙酸倍氯米松(beclometha－sonemonopropionate，BMP)和 BUD。但 ICS 的药理作用除与受体亲和力有关外，还有其他的因素影响 ICS 的作用。ICS 在靶细胞局部的滞留时间也与药理作用有关。局部的滞留时间受 ICS 与 GR 的解离时间影响。FP 与 GR 解离的半衰期是 10.5h，是局部滞留时间最长的 ICS。

(5)清除：ICS 在肝分解、代谢。ICS 在肝的清除率主要受肝血流量的影响。因此，多数 ICS 在肝的清除率是大致相同的。ICS 清除半衰期则受肝清除率和组织分布的影响，所以，不同 ICS 的清除半衰期则不同。FP 的半衰期最长，其次是 BUD。清除半衰期决定 ICS 在体内的稳定浓度。清除半衰期长的药物若给药间歇短于半衰期则可能发生药物蓄积。FP 的半衰期较长在体内有一定的蓄积作用，应注意避免长期超大剂量使用。

(6)激素作用的分子机制：激素主要通过“关闭炎性基因”的表达，增加抗炎产物的基因转录来实现抗炎作用。肺内有广泛的 GR 分布，其中在气道上皮和支气管血管内皮细胞内的 GR 最为丰富。通常 GR 与 90kd 的热休克蛋白(hsp90)结合在一起，以失活状态存在于胞质之中。hsp90 起分子陪伴作用，使 GR 处于失活状态。激素分子通过扩散作用，跨过细胞膜进入胞质，与胞质内的 GR 结合。一旦激素与 GR 结合，hsp90 则分离。然后，GR－激素复合体转运至核内，与 DNA 特定的部位结合，影响基因转录。

GR－激素复合体进入胞核后，形成二聚体结合至 DNA 上被称为“糖皮质激素反应元件”(GRE)的位置，它位于激素反应基因启动子区的 5′端上游。激素与 GRE 的相互作用改变基因的转录，导致抗炎基因产物的转录增加或抑制“炎性基因”的转录。过去认为，激素关闭“炎性基因”是通过直接与“炎性基因”启动子上游的负性 GRE 结合而起作用。但在许多“炎性基因”启动子的上游却没有发现负性 GRE 序列。所以，现在认为激素关闭“炎性基因”可能是间接性调节的结果。许多炎性细胞因子的基因转录均需要细胞特异性的转录因子，如 NF－κB、AP－1 等活化、参与。激素关闭“炎性基因”的作用可能主要在抑制转录因子的水平上起作用，而不是直接作用于“炎性基因”。

(7)药理和临床作用

①对哮喘气道炎症的作用：激素本身无直接的支气管扩张作用，它主要通过改善支气管黏膜的炎症，改善气道阻塞。长期吸入激素可以明显地改善气道炎症，而且可以修复炎症导致的气道上皮损害。抗哮喘气道炎症是 ICS 最重要的药理作用，激素抗炎的作用强大而广泛。激素抗炎作用的机制主要与减少炎性细胞的数量，抑制炎性的细胞功能，抑制细胞因子、炎性介质的产生，并增加抗炎产物的合成等有关。激素还能直接抑制气道黏膜下黏液腺细胞的分泌，也能间接地通过增加皮质素－1 的合成，抑制黏液素(mucin)基因表达等机制减少黏液分泌。

②增加β肾上腺素能受体的数目：激素通过增加β肾上腺素能受体基因的转录增加其数量。激素能促进气道上皮细胞、平滑肌细胞的β肾上腺素能受体表达，防止长期应用β受体激动药造成的数量下调。

③降低气道高反应性(AHR)：长期吸入激素治疗可以降低哮喘患者对组胺、乙酰甲胆碱的高反应性，也能降低对变应原、运动、雾、冷空气、缓激肽、腺苷等刺激的反应性。在用药数周后 AHR 就可以得到改善，改善的程度在不同的患者之间是有所区别的，通常治疗后，患者对激发的剂量耐受可以增加 1～2 倍。但 ICS 治疗很难使气道反应性降至正常。

④改善哮喘症状：激素没有直接扩张支气管的作用，它可以通过改善气道炎症的作用改善哮喘症状。对哮喘急性加重的患者使用全身激素通常要在 4～6h 或以后才能使症状得到改善，因为激素主要通过影响炎症产物的基因转录来抑制气道炎症反应；从使用 ICS 到哮喘症状改善的时间就更长，需要数天，达到稳定的疗效则需要 1 个月以上。长期使用 ICS 还能有效地预防和减少哮喘发作，减少因急性哮喘发作而导致的死亡。

⑤改善肺功能：哮喘患者的气流受限(airflow limitation)除有支气管收缩的作用外，更重要的还有气道炎症的作用，尤其是中重度哮喘气道炎症是气流受限的主要原因。所以，长期适量的吸入激素可以显著地减少支气管黏膜的炎症、水肿，减少黏液的分泌，改善肺功能，防止气道重塑的发生。

⑥改善生命质量：哮喘症状不仅造成患者身体上的痛苦，也给患者带来身心的影响。近年来也开始用生命质量评分来判断哮喘给患者带来的影响。通过 ICS 治疗可以给患者在活动受限、症状影响、环境刺激和情绪作用等生命质量评分参数都带来好转，使生命质量得到显著的提高。

⑦剂量/药效关系：由于 ICS 给药方式的特殊性和激素作用机制的复杂性，激素的量/效关系也较复杂。对多数患者每日吸入 400μg BDP 相当剂量的 ICS 即可获得良好的临床疗效，

但患者对ICS疗效的个体差异也较大，需要根据个体情况调整ICS使用剂量。但相近ICS剂量之间的疗效没有显著差异。激素的剂量/反应曲线是一条弯曲的斜线。在小一中剂量时，疗效随着ICS的剂量增加而增加。但在大剂量范围内，剂量/疗效关系变得非常平坦，虽然ICS剂量的增加很多，但疗效增加却很小。在临床试验中ICS的剂量相差4倍以上，才显示出有统计学意义的临床疗效差别。所以，当患者在使用大剂量(＞800μg BDP/d)仍不能满意地控制哮喘症状时，再加大剂量的疗效改善有限。反而，不良反应却会明显增多。

(8)不良反应

①ICS不会造成库欣综合征等明显的全身性不良反应。对下丘脑一肾上腺皮质轴(PHA)功能的抑制和肾上腺皮质功能不足是激素最常见的不良反应，通常成年人吸入激素中等剂量(＜800μg BDP/d)，儿童吸入小剂量(＜400μg BDP/d或相当剂量)的ICS不会产生对PHA轴的抑制作用。但超过此剂量可能产生对PHA轴的抑制。近年有一些个案报道，长期使用大剂量ICS(＞1000μg FP/d)造成患儿肾上腺皮质功能不足，应引起重视。

其次，儿童哮喘使用ICS最关注的问题之一是对儿童发育、生长的影响。目前的资料表明长期使用小剂量(BUD＜400μg/d)的ICS对儿童的发育和生长无显著的影响。长期使用ICS的剂量过大时可能会有一定的影响。其他全身激素的不良反应，如骨质疏松、皮肤变薄、白内障和眼压增高等则少有发生。

②局部性不良反应常见的有声嘶、咽喉部不适、口腔真菌感染、口腔溃疡等。ICS的局部不良反应除与剂量相关外，还与口腔黏膜与局部激素的接触时间有关。每次用药后漱口可以减少此不良反应的发生。另外，可通过使用储雾罐以减少药物在口咽部的沉积而降低其发生率。

3. ICS的种类及剂型

(1)主要的ICS种类：目前，用于临床ICS有：氟尼缩松(Flunisolide，FLU)、曲安奈德(Triamcinolone Acetonide，TAA)、二丙酸倍氯米松(BDP)、布地奈德(BUD)、丙酸氟替卡松(FP)、糠酸莫米松(Mometasonefuroate，MF)、环索奈德等。这几种ICS临床使用的抗炎活性大小依次为：MF≈FP＞BUD＞BDP＞TAA＞FLU。GINA推荐它们在临床应用的剂量换算关系，见表2—10。但这并不代表每种ICS之间有清楚的剂量/疗效关系。

表2—10　常用ICS临床应用的剂量换算

吸入激素	相当的剂量(小剂量)	中等剂量	大剂量
氟替卡松	100～250μg	＞250～500μg	＞500～1000μg
布地奈德	200～400μg	＞400～800μg	＞800～1600μg
二丙酸倍氯米松	200～500μg	＞500～1000μg	＞1000～2000μg
糠酸莫米松	200μg	≥400μg	≥800μg
环索奈德	80～160μg	＞160～320μg	＞320～1280μg

二丙酸倍氯米松(BDP)是最早上市的ICS，主要是葛兰素史克公司生产的必可酮(Becotide)。必可酮的规格：50μg/揿、200揿/支；250μg/揿、80揿/支。目前已逐渐被其他ICS所取代。

布地奈德(BUD)商品名：普米克(pulmicort)为阿斯利康公司的产品。剂型有气雾剂、干粉剂和雾化溶液。气雾剂有3种规格：200μg/揿、100揿/支；100μg/揿、200揿/支；50μg/揿、200揿/支。干粉剂规格：200μg/喷、200喷/支。雾化溶液规格：1000μg/2mL/支、5支/盒。

丙酸氟替卡松(FP)是葛兰素史克公司推出的人工合成的ICS，商品名：辅舒酮。其抗炎活性约是BDP的2倍。口服FP的生物利用度仅为1%，而BUD和BDP分别为11%和20%。FP低生物利用度的原因是由于FP的低胃肠吸收率和完全的肝首过代谢作用的结果。

辅舒酮规格为125μg/揿、60揿/支。国内广泛使用的氟替卡松产品是含FP和沙美特罗的复方制剂：舒利迭干粉剂。它有3种规格：100μgFP/50μg沙美特罗/剂、60个剂量/盒；250μgFP/50μg沙美特罗/剂、60个剂量/盒和500μgFP/50μg沙美特罗/剂、60个剂量/盒。

糠酸莫米松（Mometasonefuroate，MF）是国外较新上市的ICS，其抗炎活性与FP大致相当。有文献报道MF每日1次用药和每日3次用药具有相似的疗效。如果每天仅使用1次可以更方便患者，但每天1次的疗法仍没有被公认。另外，即使应用大剂量MF（800μg bid），其对下丘脑－垂体－肾上腺轴（HPA）的抑制作用也较轻微，明显低于FP880μg bid和泼尼松10mg qd，而推荐最大治疗剂量400μg bid对HPA轴无明显抑制作用。因此，MF具有良好安全性，是治疗指数较高的ICS。

环索奈德（Ciclesonide，CIC）是新开发的一种非卤化的ICS，CIC本身是几乎无药物活性的前体药（pro－drug），只有被吸入肺内在酯酶作用下才转化为有活性形式的去异丁酰基环索奈德。前体药可减轻药物残存在口咽部所可能产生的局部不良反应和吸收后的全身性作用。此外CIC气雾剂的颗粒＜2μm，可以达到远端细支气管，甚至肺泡，在肺内的沉降率超过50%，远大于BUD和FP。GINA推荐使用的CIC剂量甚至低于FP，并不是因为CIC的药物活性更强，主要是在肺内的沉积率更高，是FP的2倍以上。

（2）剂型

①压力定量气雾剂（pMDI）：是采用四氟乙烷的化合物（HFA）作抛射推动剂将定量的药物抛射出装置。HFA是一种惰性气体，不破坏大气层，已替代对大气臭氧层有破坏作用的氟立昂（CFC）。HFA可用于吸入激素和$β_2$受体激动药的压力定量吸入器的抛射剂，对患者具有与CFC相似的疗效和一样的安全性和耐受性。目前市场上的压力定量吸入器（pMDI）的抛射剂多采用HFA。

②干粉剂（DPI）：舒利迭准纳器、普米克都保、必酮碟等干粉剂吸入的效果优于定量气雾剂，不需要手动和呼吸的协调配合。疗效明显优于气雾剂，而且吸入后在口咽部的残留明显少于气雾剂。所以，局部的不良反应也较少。缺点是必须要达到一定吸气流速才能将药物吸入肺内，所以，小孩和体弱的老年人吸入效果较差。保存时需注意防潮，药粉受潮后吸入效果降低。价格较定量气雾剂贵。

③雾化溶液：2mL普米克雾化溶液含普米克（布地奈德）1mg可以加入气动雾化器雾化给药。优点是能大剂量持续吸入，对患者呼吸配合的要求低，适合于不能使用MDI和DPI的婴幼儿和老年人。缺点是需要特殊的雾化器（气动雾化器），携带不方便，通常用于急诊使用。

4.吸入装置　ICS的吸入装置种类非常多。气雾剂主要用pMDI的装置，国内主要有葛兰素史克公司和阿斯利康公司的产品。而干粉剂的吸入装置不同差别较大，国内有葛兰素史克公司的准纳器（Accuhaler）、旋碟器（diskhaler），阿斯利康公司的普米克都保（Turbuhaler）等。国外还有Autohaler、Easi－breathe、Airmax、Aerohaler、Clickhaler、Spacehaler、Rotahaler等。

5.缓解药物　即缓解急性哮喘症状的药物，在介绍哮喘急性发作期治疗已做介绍。

6.变应原疫苗治疗　变应原疫苗治疗即过去所称的“变应原脱敏治疗”或“变应原提取物的免疫治疗。自1911年Noon应用此疗法治疗枯草热和变应性鼻炎之后，该疗法也用于治疗变应性哮喘。但对其疗效和安全性一直有争议。近年来，一些临床的随机双盲对照试验先后证明了该疗法对变应性哮喘的有效性。1998 年 WHO 建议将变应原提取物的免疫治疗命名为“变应原疫苗治疗”，并指出应采用标准化的变应原进行治疗。变应原疫苗治疗的基本方法是首先对哮喘患者进行变应原诊断。然后使用特异性的变应原提取物，从低浓度到高浓度进行皮下注射。变应原疫苗治疗的时间较长，往往需要 1～3 年或以上。由于变应原疫苗治疗仍有许多问题没解决，GINA 推荐仅在经严格控制环境中的变应原和积极的吸入激素治疗后仍无效的患者使用这种特异变应原免疫治疗。

近年来由于对 GINA 的宣传和推广，吸入激素已在全球成为哮喘治疗的主导疗法。这对过去以解除支气管痉挛为主的治疗是明显的进步。但由于吸入激素仍不能治愈哮喘，长期使用，尤其大剂量使用仍有一些局部和全身的不良反应。因此，吸入激素仍有其局限性，仍不是完美的理想治疗方法。所以，研究理想的哮喘治疗方法仍是今后需要长期努力的方向。

（三）治疗方案

GINA 和我国制定的哮喘长期治疗方案相似（表 2－11）。均是以吸入激素为主的治疗方案，并根据控制水平调整治疗级别。

表 2－11　基于哮喘控制水平的哮喘分级治疗方案

升级　　治疗级别　　降级

第 1 级	第 2 级	第 3 级	第 4 级	第 5 级
哮喘教育、环境控制				
按需使用短效 β_2 受体激动药	按需使用短效 β_2 受体激动药			
控制性药物	选用 1 种	选用 1 种	加用 1 种或以上	加用 1 种或 2 种
	低剂量的 ICS	低剂量的 ICS 加 LABA	中高剂量的 ICS 加 LABA	口服最小剂量的 ICS
	白三烯调节药	中高剂量的 ICS	白三烯调节药	抗 IgE 治疗
		低剂量的 ICS 加缓释茶碱		
		低剂量的 ICS 加缓释茶碱		

ICS：吸入糖皮质激素

经以上治疗后，达到哮喘控制并至少维持 3～6 个月后，可考虑逐渐地减少维持治疗的剂量，但吸入激素的减量不能太快。要确定好控制疗效的最低维持剂量，长期治疗。对吸入激素的总疗程，尚无一致的意见。由于吸入激素仍不能治愈哮喘，部分儿童哮喘到青春发育期后哮喘可以自行缓解，但成年人哮喘从理论上讲需要终身用药。即使经治疗达到控制哮喘的标准后停药仍有相当多的患者会复发。通常应至少每 3 个月评价一次哮喘控制的情况，根据病情调整治疗方案，使哮喘能控制在一理想的水平。

五、急性加重的处理

哮喘急性加重（哮喘发作）是指哮喘患者气短、胸闷、喘息、咳嗽等症状在短时间内进行性地加重。对哮喘的急性加重应该给予迅速地处理。正确处理哮喘的急性加重首先需要正确的判断病情的严重程度。

(一)病情严重程度评价

我国的哮喘急性加重期的严重程度分为轻、中、重度和危重，分度标准几乎完全参照 GINA 的标准。2003 版 GINA 将危重改为“呼吸接近停止”(表 2－12)。分度的标准主要依靠患者的症状、体征、PEF 值和血气指标。

表 2－12　哮喘急性发作期的严重度

参数	轻度	中度	重度	呼吸接近停止
气短	步行时	稍事活动	休息时	
体位	可以平卧	喜坐位	端坐呼吸	
谈话	连续成句	常中断	单字	不能讲话
精神状态	可有焦虑/尚安静	时有焦虑或烦躁	常有焦虑、烦躁	嗜睡或意识模糊
出汗	无	有	大汗淋漓	
呼吸频率	增快	增快	常＞30min	
辅助呼吸肌活动及三凹征	一般没有	可有	通常有	胸腹矛盾呼吸
哮鸣音	散在，呼吸末出现	响亮、弥漫	响亮、弥漫	无喘息
脉搏/min	＜100	100～120	＞120	＞120 或心动过缓
奇脉(mmHg)	无，＜10	可能有，10～25	常有，＞25	
吸入支气管扩张药后 PEF 值占预计值或本人正常最高值%	＞80%	60%～80%	＜60%	
PaO_2(吸空气)	正常，不必要测定	＞60mmHg	＜60mmHg	
$PaCO_2$	＜45mmHg	＜45mmHg	＞45mmHg	
$SaCO_2$	＞95%	91%～95%	＜90%	

GINA，2002

(二)自我管理

哮喘作为一种慢性疾病，会经历无数次的急性加重。加强对患者的宣传教育，使每个患者都掌握好自我处理的正确方法至关重要。按照 GINA 提出的哮喘管理的治疗原则，医师在给每个患者制订的长期治疗方案中应该包括急性加重的处理方法。

1. 病情严重程度评估　哮喘急性加重后患者首先应该对病情有大致的判断。对急性加重病情严重程度评估主要依靠患者的症状。有条件的患者可以自我测定 PEF。PEF 能更客观地反映病情的严重程度。对轻、中度的急性加重可以先自行处理。对重度和呼吸接近停止的急性加重或出现以下情况应急诊就医。①患者有致死性哮喘的危险因素。②重度急性哮喘使用短效 β_2 受体激动药后 PEF 仍低于预计值或本人最大值的 60%。③使用短效 β_2 受体激动药后症状不能迅速改善并维持 3h 以上。④经激素治疗 2～6h 或以后症状仍无改善。⑤哮喘症状继续恶化。

2. 治疗哮喘急性加重患者可首先按以下方法处理

(1)β_2 受体激动药：吸入短效 β_2 受体激动药是最有效和治疗反应最快的方法，应作为首选使用。对中度以下严重程度的急性加重，可以反复吸入短效 β_2 受体激动药。在开始的第 1h 内可每 20min 吸入 2～4 喷。以后根据病情酌情使用。轻度急性加重每 3～4h 吸入 2～4 喷。中度急性加重每 1～2h 需要 6～10 喷。

(2)激素对中度以上的急性哮喘可以使用口服泼尼松(0.5～1.0g/24h),或者使用短效 β_2 受体激动药治疗效果不佳均需要口服激素治疗。目前国内应用口服激素治疗哮喘急性加重很少,许多患者急性发作后主要依靠静脉给药治疗,这实际上是一个认识上的"盲点"。口服用药方便经济。通常使用激素需要4h以上才能起效,口服泼尼松的吸收非常快,与静脉用药差别不大。只要使用剂量足够对多数急性哮喘的疗效与静脉用药并无大的差别。甚至有文献报道口服激素治疗哮喘持续状态的疗效与静脉用药无显著差异。

(三)医院内治疗

1.吸氧 SaO_2<90%的患者需吸氧治疗。可用鼻导管或面罩给予充分饱和湿化的氧疗,吸氧浓度以30%～40%为宜。氧疗的目的应该是动脉血氧分压>8.0kPa(60mmHg),氧饱和度在90%以上。氧疗可在脉氧浓度监测的条件下进行,无 SaO_2 检测时建议最好尽早进行氧疗。

2.β_2 受体激动药

(1)气雾吸入法:对重度以上的患者最好用MDI加储雾罐或雾化器吸入给药。用MDI加储雾罐给药,可用短效 β_2 受体激动药6～10喷吸入。雾化器给药可使用沙丁胺醇(喘乐灵)5mg或叔丁喘宁2.5～10mg雾化溶液持续雾化吸入。雾化器最好以压缩氧为动力,这样可以同时给氧。在开始治疗时持续吸入比间歇给药更好。对大多数患者吸入给药与静脉给药和皮下注射同样有效,而且出现不良反应较少。

(2)全身给药:对无吸入给药条件或吸入给药反应不佳的患者可以用1‰肾上腺素0.3mL皮下注射。但高血压、心脏病患者需谨慎。

β受体激动药治疗的限制剂量是出现心动过速或心动过缓,肢体震颤。出现以上症状应减量或停药。

3.茶碱 对少数吸入 β_2 受体激动药疗效不佳者或无条件使用吸入 β_2 受体激动药的患者,可静脉给予氨茶碱。首剂可给5mg/kg的负荷量。若过去已用过氨茶碱或病史不清者应直接给予维持量。静脉注射最好用250mg氨茶碱加入100mL液体中在30min快速滴完,作为首剂负荷量。以后用0.5mg/(kg·h)静脉滴注作维持剂量,同时最好监测氨茶碱的血浓度,维持在10～15μg/mL较为理想。不能监测血浓度时用药,每日原则不超过0.8g。但氨茶碱的清除率受个体差异和其他药物等因素的影响较大,不能一概而论,需严密观察其毒性及不良反应。

二羟丙茶碱虽然平喘作用低于氨茶碱,但对心血管的不良反应仅是氨茶碱的1/10。故对老年人和心脏病患者使用较为安全。

4.胆碱能拮抗药 单独使用治疗急性哮喘的作用较弱,与 β_2 受体激动药联合使用有协同的扩张支气管的作用。在急诊处理时联合治疗比单独使用其中的一种药物疗效更好。

5.皮质激素 对住院患者应尽早使用全身激素。使用激素的剂量目前尚无统一的认识。应尽量使用短效制剂,如氢化可的松。用量一般200～300mg,每4～6h 1次。甲泼尼龙40～80mg静脉滴注,使用后症状改善不明显可每6～12h重复使用。甲泼尼龙在肺内的分布浓度较高,是目前治疗急性哮喘使用最广泛的全身激素。多数患者使用甲泼尼龙80～160mg/d即可,但不同患者对激素治疗反应存在一定差异,尤其是重症或激素依赖性哮喘需要使用的剂量会更大。而激素治疗的量效关系不是完全呈直线关系。所以,当初始治疗反应不佳时,激素的剂量往往需要加倍才能获得较好的疗效。

患者症状缓解、气道阻塞改善后，静脉使用激素可改为口服甲泼尼龙 30～60mg/d，在 5d 之内激素可以突然停药，否则逐渐减量更为恰当。在此过程中一定要注意检测气道阻塞改善的情况，即 FEV_1 或 PEFR 达到或接近正常或个人最佳值后，停用口服激素及其他治疗药物较为安全。否则，仅根据症状缓解停药，哮喘再发的可能性较大。

6.补液及纠正酸碱失衡 重症哮喘常有水分丧失需有补液。通常补液每 24h 2500～3000mL/m^2 足够纠正脱水。但对无脱水的患者应避免输入过多的液体。一般情况下，1500mL 生理盐水足够维持水化。过多的输液并不降低呼吸道分泌物的黏滞度，也不增加分泌物的清除。相反，如果过多的输液会增加血管内的静水压，降低血浆胶体渗透压，增加肺水肿的危险性。尤其是急性哮喘时胸腔内负压急剧升高，更容易促使液体渗出增加。大量补液时应注意补充钾、钠，防止低钾低钠。重症哮喘患者往往抗利尿激素分泌增加。

重症哮喘因缺氧、呼吸困难消耗过大等原因产生代谢性酸中毒。由于严重的气道阻塞使二氧化碳潴留又出现呼吸性酸中毒。呼吸性酸中毒并代谢性酸中毒可使 pH 急剧下降。严重酸中毒的主要危害是造成支气管对 β 激动药的反应性降低。其次，高碳酸血症可以增加脑血流量，加重脑水肿。通常把 pH 低于 7.2 作为补碱的指征。但补充碳酸氢钠中和氢离子后会产生 CO_2，加重二氧化碳潴留。若采用人工通气，改善呼吸以后随着二氧化碳排出，pH 可以迅速升高。若不能在短时间内迅速地改善呼吸，排出二氧化碳，可补充小剂量的碳酸氢钠，使 pH 升高至 7.2 以上即可。每次补充 5%的碳酸氢钠 60～80mL，补碱速度不宜过快，若补碱后复查血气，pH 仍在 7.2 以下，45min 以后还可再补相同的剂量的碳酸氢钠。

7.硫酸镁 静脉使用硫酸镁对急性哮喘有一定的支气管扩张作用，尤其是对重症哮喘和对初始治疗反应不佳的患者可能有一定益处。但硫酸镁在治疗急性哮喘中的作用仍有争议，GINA 不推荐将其作为常规治疗使用。主要不良反应是血管扩张及轻度的镇静作用。

8.抗生素应用 哮喘急性加重通常与细菌感染无关。所以，哮喘的急性加重不必要常规使用抗生素治疗。只要在有明显的细菌感染征象，如发热、咳黄色脓痰、胸片显示肺炎改变以及白细胞增多等时才可以考虑使用抗生素。在我国急性哮喘使用抗生素的情况仍比较普遍，这既浪费卫生资源、增加患者经济负担，也增加病原菌的耐药。

9.其他 用氦一氧混合气(60%～70%氦气＋30%～40%氧气)给重症患者经面罩或呼吸机吸入可以改善患者的通气及症状。Jonathan 等报道一组患者用氦－氧混合气治疗后，PCO_2 从 57.9mmHg 降至 47.5mmHg，pH 从 7.23 升至 7.32。气道内的气流有层流和湍流两种。层流产生的阻力小，喘流产生的阻力大。氦气的密度较氮气小，其黏滞度小，在气道内为层流形式。故可以降低气道内阻力，改善患者的通气。激素治疗急性哮喘需要一定的时间才能见效。所以，对急性重症哮喘治疗初期使用氦－氧混合气，可以作为激素发挥疗效之前的一种治疗措施。

(四)重症监护室的治疗

1.需要重症监护的标准

(1)重症哮喘对初始治疗缺乏反应或尽管经适当的治疗症状仍继续恶化的患者。

(2)出现意识模糊、昏迷、嗜睡或呼吸不好，接近呼吸停止。

(3)在氧疗的情况下仍有低氧血症[PaO_2＜60mmHg(8kPa)]和(或)$PaCO_2$＞45mmHg(6kPa)，或 SaO_2＜90%。

2.机械通气 重症哮喘目前尚无绝对的机械通气指征。通常的机械通气指征为：①神志改变出现昏迷。②患者躁动需使用镇静药才能继续进行治疗者。③潮气量急剧减少导致的通气不足。④进行性的 PaO_2 升高和 $PaCO_2$ 降低。⑤心跳、呼吸停止。

重症哮喘插管需要比较熟练的技巧。对躁动不安者可谨慎使用镇静药和肌肉松弛药。对重症哮喘目前常采用持续气道内正压通气(CPAP)和呼气末正压通气(PEEP)方式。重症哮喘在呼气末由于呼气肌收缩使胸内压增加,造成气道塌陷,使肺泡气排出受阻,肺容量增加在肺泡内产生正压,称为内源性 PEEP(PEEPi)。患者吸气时需增加吸气肌做功。如采用 PEEP 可避免气道过早塌陷,减少吸气肌做功。选择 PEEP 的大小目前看法不一。有人认为 PEEP 过小无益。但过大又可以加重病情,通常不宜超过 0.196kPa($20cmH_2O$)。使用机械通气应注意最大吸气压(PpK)不宜超过 $50cmH_2O$,否则易造成气压伤并影响循环功能。有报道,用潮气量为 8～12mL/kg 的所谓"控制性低通气"可以有效地减少气压伤和低血压。控制性低通气的代价是允许二氧化碳分压"适度"的增高。但二氧化碳分压多高是适度仍无统一意见。总的原则是二氧化碳分压的升高不对机体产生严重的后果即为适度。

(祖丽梅)

第六节　支气管扩张症

支气管扩张症(bronchiectasis)是常见的慢性支气管化脓性疾病,大多数继发于呼吸道感染和支气管阻塞,尤其是儿童和青年时期麻疹、百日咳后的支气管肺炎,由于破坏支气管管壁,形成管腔扩张和变形。临床表现为慢性咳嗽、咳大量脓痰和反复咯血。随着人民生活的改善,麻疹、百日咳疫苗的预防接种,以及抗生素的临床应用,已使本病的发病率大为减少。

一、病因及发病机制

支气管扩张的主要发因素为支气管一肺组织的感染和支气管阻塞。感染引起管腔黏膜的充血水肿、分泌物阻塞等,导致支气管引流不畅而加重感染。故两者互相影响,促使支气管扩张的发生和发展。儿童和青少年时期由于支气管尚未发育成熟,管腔较细、管壁较薄,感染易损伤支气管平滑肌和弹性纤维,咳嗽致管腔内压增高及胸腔负压的持续牵引作用,逐渐形成支气管扩张。肺结核、支气管肿瘤、异物及管外因素引起的支气管狭窄、阻塞,引起远端支气管一肺感染、肺不张,导致肺体积收缩和胸腔负压增大引起支气管扩张。先天性发育缺损及遗传因素引起的支气管扩张较少见,由于支气管软骨和纤毛细胞发育不良引起,常伴鼻窦炎和内脏转位,称为 Kartagener 综合征。支气管先天性发育障碍,如巨大气管－支气管症(trachobroncho－megaly),可能系先天性结缔组织异常、管壁薄弱所致的扩张。与遗传因素有关的肺囊性纤维化,由于支气管黏液腺分泌大量黏稠黏液,血清内可含有抑制支气管柱状上皮细胞纤毛活动物质;致分泌物潴留在支气管内,引起阻塞、肺不张和继发感染,诱发支气管扩。

二、病理

继发于支气管一肺组织炎性病变的支气管扩张多见于下叶,而左下叶支气管较细长,又受心脏血管的压迫,影响引流,易发生感染,更容易发病。舌叶支气管开口接近下叶背支,常因下叶感染而受累及,故左下叶与舌叶支气管扩张常同时存在。

支气管扩张的黏膜表面常有慢性溃疡，纤毛柱状上皮细胞鳞状上皮化生或萎缩，管壁弹力组织、肌层以及软骨受损伤，由纤维组织替代，管腔变形扩张。扩张形态可分为柱状和囊状两种，亦常混合存在。柱状扩张的管壁损害较轻，随着病变的发展，破坏严重，变为囊状扩张。亦可经过治疗使病变稳定或好转。常伴毛细血管扩张，或支气管动脉和肺动脉的终末支扩张与吻合，形成血管瘤，可出现反复大量咯血。

支气管扩张发生反复感染，其炎症蔓延到邻近肺实质，引起不同程度的肺炎、小脓肿或且小叶不张，以及伴有慢性支气管炎的病理改变，久之可形成肺纤维化和阻塞性肺气肿，还会加重支气管扩张。

三、病理生理

支气管扩张的早期病变轻且局限，由于肺的储备能力大，呼吸功能测定可在正常范围；病变范围较大时，可出现轻度阻塞性通气改变；当病变严重而广泛，使支气管周围肺纤维化，且累及胸膜或心包时，肺功能测定可表现为以阻塞性为主的混合性通气功能障碍，如肺活量减少、残气/肺总量比值相对增加、用力肺活量和第一秒用力呼气量占用力肺活量百分率减低、最大通气量减退。吸入气体分布不匀，支气管扩张区引流肺组织肺泡通气减少，而血流很少受到限制，使通气/血流比值小于正常，形成肺内的动静脉样分流，以及弥散功能障碍导致低氧血症。病变严重时，肺泡毛细血管广泛破坏，肺循环阻力增加，低氧血症引起肺小动脉痉挛，肺动脉高压，并发肺源性心脏病甚至右侧心力衰竭。

四、临床表现

多数患者在童年有麻疹、百日咳或支气管肺炎迁延不愈的病史，以后常有呼吸道反复发作的感染。其典型症状为慢性咳嗽伴大量脓痰和反复咯血。

慢性咳嗽伴大量脓性痰，痰量与体位改变有关，如晨起或入夜卧床时咳嗽痰量增多，呼吸道感染急性发作时，黄绿色脓痰明显增加，一日数百毫升，若有厌氧菌混合感染，则有臭味。收集痰液于玻璃瓶中分离为 4 层：上层为泡沫，下悬脓性成分，中为浑浊黏液，底层为坏死组织沉淀物。咯血可反复发生，程度不等，从小量痰血至大量咯血，咯血量与病情严重程度有时不一致，支气管扩张咯血后一般无明显中毒症状。有些患者因反复咯血，平时无咳嗽、脓痰等呼吸道症状，临床上称为“干性支气管扩张”。其支气管扩张多位于引流良好的部位，且不易感染。

慢性重症支气管扩张的肺功能严重障碍时，劳动力明显减退，稍活动即有气急、发绀、伴有杵状指(趾)。早期或干性支气管扩张可无异常肺部体征。病变重或继发感染时常可闻及下胸部、背部较粗的湿啰音；结核引起的支气管扩张多见于肩胛间区，咳嗽时可闻及干、湿啰音。

五、诊断

根据反复咳痰、咯血的病史和体征，再结合童年诱发支气管扩张的呼吸道感染病史，一般临床可做出诊断。进一步应做胸部 X 线检查，早期轻症患者胸片检查可无明显异常，或表现为局部肺纹理增多、增粗；典型的胸部 X 线表现为粗乱肺纹中有多个不规则的环状透亮阴影或卷发状阴影，感染时阴影内出现液平。CT 尤其是高分辨率 CT(HRCT)检查显示管壁增厚的柱状扩张，或成串成簇的囊样改变，并可准确判定病变范围，对指导手术治疗具有重要意义，甚至可替代/部分替代支气管碘油造影检查。支气管造影能确诊，并可明确支气管扩张的部位、性质和范围，以及病变严重的程度，对治疗，尤其对于考虑外科手术指征和切除范围提供重要参考依据。通过纤维支气管镜检查，或做局部支气管造影，可以明确出血、扩张或阻塞部位，还可进行局部灌洗，取得冲洗液做涂片革兰染色、细胞学检查或细菌培养等，对诊断和治疗也有帮助。

六、鉴别诊断

支气管扩张应与下列疾病做鉴别。

1.慢性支气管炎　多发生在中年以上的患者，好发在气候多变的冬、春季节。咳嗽、咳痰明显，多为白色黏液痰，很少脓性痰。两肺底有散在细的干、湿啰音。

2.肺脓肿　起病急，有高热、咳嗽、大量脓臭痰；X线检查可见局部浓密炎症阴影，中有空腔液平。急性肺脓肿经有效抗生素治疗后，炎症可完全消退吸收。若为慢性肺脓肿则以往有急性肺脓肿的病史。

3.肺结核　常有低热、盗汗等结核性全身中毒症状，干、湿啰音多位于上肺局部，X线胸片和痰结核菌检查可做出诊断。

4.先天性肺囊肿　X线检查可见多个边界纤细的圆形或椭圆形阴影，壁较薄，周围组织无浸润。支气管造影可助诊断。

七、治疗

支气管扩张的治疗主要是防治呼吸道的反复感染，其关键在于呼吸道保持引流通畅和有效的抗菌药物的治疗。

1.呼吸道通畅通过祛痰药稀释脓痰，再经体位引流清除痰液，以减少继发感染和减轻全身中毒症状。

(1)祛痰剂:可服用氨溴索、乙酰半胱氨酸等祛痰药。亦可用生理盐水超声雾化吸入使痰液变稀，必要时可加用支气管扩张药喷雾吸入，以缓解支气管痉挛，再做体位引流，以提高其疗效。

(2)体位引流:体位引流的作用有时较抗生素治疗更为重要，使病肺处于高位，其引流支气管开口向下可使痰液顺体位引流至气管而咳出。根据病变部位采取不同体位引流，每日2～4次，每次15～30min。体位引流时，间歇做深呼吸后用力咳，同时用手轻拍患部，可提高引流效果。在引流痰量较多的病例，应注意将痰液逐渐咳出，以防发生痰量过多涌出发生窒息，亦应注意避免过分增加患者呼吸和循环生理负担而发生意外。

2.控制感染　支气管扩张患者急性感染时需进行抗菌治疗，可选用β内酰胺类、喹诺酮类、氨基糖苷类等抗生素治疗。铜绿假单胞菌和厌氧菌是支气管扩张急性感染时常见病原菌，前者易在病变部位形成生物被膜，降低了抗生素的通透性。大环内酯类抗生素和喹诺酮类抗生素可抑制或破坏生物被膜胞外多糖，增强抗生素对被膜内座生菌的作用。在选用抗生素时应考虑抗铜绿假单胞菌抗生素如哌拉西林/他唑巴坦、环丙沙星、阿米卡星、头孢他啶、头孢哌酮/舒巴坦、第四代头孢菌素、氨曲南等单用和联合使用，感染严重时可选用碳青霉烯类抗生素，必要时联合大环内酯类抗生素。厌氧菌感染可选用甲硝唑、克林霉素等。必要时可经纤维支气管镜局部灌洗后，注入抗生素治疗。

3.手术治疗反复呼吸道急性感染和(或)大咯血患者，其病变范围不超过两叶肺，尤以局部性病变反复大咯血，经药物治疗不易控制，年龄40岁以下，全身情况良好，可根据病变范围做肺段或肺叶切除术。若病变很少，且症状不明显，或病变较广泛累及两侧肺，又伴呼吸功能严重损害的患者，则不宜做手术治疗。

4.咯血的处理　咯血的处理原则为镇静、休息、镇咳、止血，对于小量咯血患者，可应用云南白药、卡巴克洛口服，对中等量或大咯血患者，应采取患侧卧位或平卧位，应用垂体后叶素静脉注射，还可行支气管动脉栓塞治疗。

八、预防

防治麻疹、百日咳、支气管肺炎及肺结核等急、慢性呼吸道感染，对预防支气管扩张具有重要意义。

（王永生）

第七节　支气管结石症

支气管结石症(broncholithiasis)是指发生于支气管腔内或累及支气管腔的支气管壁内钙化颗粒或团块，大多由淋巴结结核钙化引起，尘肺、组织胞浆菌病、真菌感染、寄生虫感染等也可引起，可导致咯血、阻塞性肺炎及阻塞性肺不张等。发病率较低，为0.12%～1.30%，男多于女性，约为2∶1。

一、病因和发病机制

病因及发病机制尚不完全清楚。一般认为大多数支气管结石是在结核感染的基础上形成的，少数可由寄生虫、异物、尘肺、组织胞浆菌病和慢性化脓性炎症引起。慢性炎症、纤维化及钙化使增大淋巴结对支气管压迫，且随着心脏的搏动及呼吸运动的逐渐压迫、摩擦、侵蚀、嵌入管壁、甚至穿破支气管壁进入支气管腔而形成结石。紧邻支气管的淋巴结结核可直接累及支气管壁，甚至穿透支气管壁，发生干酪样坏死，最后钙盐沉着，形成支气管结石。支气管结石也可能以腔内异物或炎性分泌物作为核心发展而成。也有学者认为支气管软骨钙化后与支气管分离形成结石。结石的成分与骨骼相似，多为碳酸钙，少数为磷酸钙，右侧较左侧多见，这可能与支气管的解剖和淋巴结分布有关。结石最大直径可达3.0cm。重量最大者为3.07g。

二、诊断

(一)临床表现

1.咳嗽、咯血　为支气管结石症的常见症状，咳嗽常为刺激性，反复突发的咯血为其特征之一。可少量咯血，也可大量咯血。有时可咯出结石，咯石是支气管结石症的特异性表现，具有确诊价值。

2.胸痛　支气管结石症患者多有肺结核病史，常有胸膜粘连；支气管结石并发阻塞性肺炎时也可累及胸膜，故支气管结石症患者可出现胸痛，但不常见。

3. 呼吸困难　结石阻塞大气道时可出现呼吸困难。

4. 其他　支气管结石造成支气管狭窄时，局部可出现哮鸣音。

（二）胸部影像学检查

支气管结石症X线表现为肺门有钙化的淋巴结阴影，钙化的数目、位置在不同时间可有变化。结石阻塞支气管后可发生阻塞性肺炎或肺不张，相应肺组织内有斑片状阴影，体积缩小，结石阻塞的支气管远端发生支气管黏液栓后形成柱状、“V”形、“Y”形致密阴影。CT检查尤其是薄层螺旋CT扫描，可以清楚显示支气管腔内外的钙化灶，以及支气管的变形、狭窄、扩张及肺炎、肺不张等病变。支气管结石的钙化灶与支气管走行一致。钙化的结石影可呈单发或多发，肺门型者于肺门处，弥漫型见于双肺野内。结石大小可从数毫米到数厘米，呈钙化密度，边缘有的较完整，亦有钙化不均匀、边缘不规则者。

（三）支气管镜检查

支气管结石在支气管镜下观察可见局部支气管症膜充血、水肿，受累支气管开口或管腔被结石阻塞，表面覆盖白苔样假膜、脓性分泌物，周围包绕肉芽及炎性坏死组织。结石多为褐色或暗灰色，有些结石呈菜花样，但以活检钳触之可感觉到其坚硬质地。支气管镜检查见到结石是最有力的确诊依据。

三、鉴别诊断

1. 肺癌　支气管结石患者可表现咯血、阻塞性肺炎、肺不张，极易误诊为肺癌，因而对肺内钙化影较大，与支气管走行一致，且临床上有不明原因刺激性咳嗽，反复咯血，肺不张或肺感染迁延不愈时，应考虑支气管结石症，及早行纤维支气管镜检查。血清癌胚抗原检测、痰脱落细胞检查，也有助于鉴别。

2. 肺结核　长期结核中毒症状、痰抗酸杆菌检查、PPD试验、红细胞沉降率均有助于鉴别，但胸CT及支气管镜检查确定支气管腔内是否有结石存在，是最重要的鉴别依据。支气管结石与活动性肺结核也可合并存在。

四、治疗

支气管结石症的治疗应视位置、大小及继发病变而定。支气管结石症无症状者可不予治疗。有症状则根据情况予以非手术或手术治疗。非手术治疗首选纤维支气管镜取石术。纤维支气管镜能确定结石的部位数量及存在形式，对较小、易钳、易松动、段以上支气管内的结石钳除率高。即使钳夹失败的病例，经分离结石后，也较易咯出而避免手术切除，最大限度地保护了肺功能。对于结石过大者，可用激光碎石，然后将结石取出。但对肺门部嵌顿于气管壁内结石，取石时须观察有无搏动，不宜硬取，否则引起大出血及支气管瘘。

如结石已引起支气管壁破坏，结石远端的组织有炎症纤维化及支气管扩张等一系列不可逆病变或临床急需手术者，应考虑手术切除治疗。手术的适应证：①合并气管食管瘘。②持久或反复大咯血。③继发肺化脓症。④不能除外肺癌。常用术式为肺段或肺叶切除术，也有行支气管切开取石术的报道，原则上应尽量保留正常肺组织。

对于支气管结石症引起的咯血及阻塞性肺炎，酌情给予止血药物及抗感染药物治疗。

（王永生）

第三章　感染性肺疾病

第一节　细菌性肺炎

细菌性肺炎是机体防御功能减退时细菌侵入人体导致的肺部炎症。在成年人各种病原体所致肺炎中，细菌性肺炎约占80%。20世纪40年代抗生素问世前，细菌性肺炎对人类危害非常大，病死率很高。抗生素问世后，其预后显著改善。大量广谱甚至超广谱抗菌药物投入临床，使肺炎治愈率得到提高，但耐药菌引起的肺炎亦随之增多。新的抗菌药物的研制似乎难以跟上耐药细菌的发展，细菌性肺炎的治愈率也无法进一步提高。目前，社区获得性肺炎的病死率为5%～10%，院内感染肺炎的病死率则高达20%～50%。

一、肺炎球菌肺炎

肺炎球菌肺炎(pneumococcal pneumonia)是由肺炎球菌(pneumococcus)引起的急性肺部炎症，是社区获得性细菌性肺炎中最常见的肺炎，约占50%，在院内感染肺炎中仅占3%～10%，国外报道普通人群中肺炎球菌肺炎年发病率为20/10万，老年人群中发病率高达280/10万，国内尚无这方面的流行病学资料。

(一)病因及发病机制

肺炎球菌(pneumococcus)亦称肺炎链球菌(streptococcus pneumoniae)和肺炎双球菌，目前，多被称为肺炎链球菌。肺炎链球菌为革兰阳性球菌，常寄生于正常人呼吸道，尤其是在冬春季节呼吸道疾病流行期间，带菌率可达40%～70%。当呼吸道防御功能受到损害或全身抵抗力削弱时，大量细菌进入支气管肺泡，即可导致肺炎。本病多发生于冬春季，发病前常有上呼吸道感染、受寒、饥饿、疲劳、醉酒、吸入有害气体、外科手术、昏迷等诱因。该菌主要由其荚膜多糖致病，细菌侵入肺泡引起充血、水肿和渗出，随炎症渗液经肺泡间孔或呼吸性细支气管向邻近肺组织蔓延，可累及整个肺叶。大叶性肺炎中以肺炎链球菌肺炎最多见，但随着抗菌药物的广泛应用，肺炎链球菌肺炎呈典型的大叶性肺炎者已较少见。典型的大叶性肺炎链球菌肺炎病理改变有充血水肿期、红色肝变期、灰色肝变期和消散期。病变消散后肺组织结构多无损害，一般不遗留纤维化。极个别患者肺泡内纤维蛋白吸收不完全，甚至有成纤维细胞形成，而成为机化性肺炎。在老年人及婴幼儿可表现为支气管肺炎。5%～10%的患者可并发脓胸，细菌入血后尚可形成关节炎、心包炎、心内膜炎、腹膜炎及中耳炎等。少数可发生败血症和休克。抗生素的广泛应用使其引起的化脓性脑膜炎很少见。

(二)诊断

1.临床表现　肺炎球菌肺炎的症状和体征与大多数细菌性肺炎相似，主要表现为全身毒血症状和呼吸系统表现。严重者可有休克、呼吸衰竭等表现。在上呼吸道感染先驱症状出现时即开始使用抗菌药物者及病情非常轻者，临床表现可以不典型。

(1)约半数患者有上呼吸道感染的先驱症状。

(2)全身毒血症状：大多起病数急骤，有畏寒、寒战，继之高热，起病后数小时可达39～40℃，高峰在下午或傍晚，也可呈稽留热。可有全身肌肉酸痛。

(3)呼吸系统症状:起病数小时内即可有明显呼吸道症状,早期为干咳,渐有少量黏痰或脓性黏痰,典型者咳铁锈色痰,咯血少见。大部分病例累及胸膜,有针刺样胸痛,咳嗽及深呼吸时胸痛加重,如累及膈胸膜,疼痛放射至上腹部,易误诊为急腹症。

(4)消化系统表现:少数病例出现恶心、呕吐、腹痛、腹泻等消化道症状。重症患者可出现腹胀和肠胀气。

(5)严重感染可发生周围循环衰竭,甚至起病即表现休克。

(6)急性热病容:典型病例可表现有面颊绯红,鼻翼扇动,皮肤灼热、干燥,口角及鼻周单纯性疱疹。病变广泛者可有呼吸急促、发绀等表现。伴有败血症者,可有皮肤、黏膜出血点。心率加快,累及心肌者可表现心律失常。严重者表现有休克。

(7)肺部体征:典型病例可有肺实变体征及湿性啰音,累及胸膜时可听到胸膜摩擦音,或有胸腔积液体征。

2.实验室检查

(1)血常规:外周血细胞计数增多,通常为(10～30)$\times 10^9$/L,中性粒细胞在80%以上,呈核左移,可见中毒性颗粒。年老体弱、有慢性基础疾病导致免疫功能低下者,白细胞计数可正常,但中性粒细胞百分比常增高。

(2)痰液检查:痰涂片可见革兰阳性成对的或呈短链排列的球菌,在白细胞内者对诊断意义大。痰中可培养出肺炎球菌,并可进行药物敏感试验,指导临床治疗。必要时可经支气管镜以防污染毛刷或支气管肺泡灌洗采样进行细菌学检查。

(3)血培养:10%～20%的患者合并菌血症,其中部分患者可在血液中培养出致病菌。

(4)血生化检验:病情较重者可出现血清谷丙转氨酶和谷草转氨酶增高,极少数严重患者可出现尿素氮和肌酐增高。

(5)血气分析:肺部病变广泛者可出现动脉血氧分压(PaO_2)降低、二氧化碳分压($PaCO_2$)正常或降低,可有代谢性酸中毒改变。

(6)胸部X线检查:早期仅见纹理增多或淡薄、均匀阴影。典型表现为大叶性、肺段或亚肺段分布的均匀密度增高阴影。近年以肺段性病变多见。若病变累及胸膜时可有胸腔积液。给有效治疗,X线征2周之内迅速消散,但个别病例,尤其是老年患者消散较慢,可达3周以上。

(三)肺炎严重程度评估

对于确诊的社区获得性肺炎,需对病情的严重程度进行评估,决定是否住院治疗或收住ICU治疗。可以用CURB－65评分或肺炎严重度指数(pneumonia severity index,PSI)对病情进行评估。CURB－65评分相对简单,临床采纳较多。

欧洲CURB－65评分包括意识障碍(confusion,C)、尿素(urea,U)＞7mmol/L,呼吸频率(respiratoryrate,R)＞30/min,低血压(low blood pressure,B,收缩压＜90mmHg或舒张压＜60mmHg),年龄＞65岁,每项为1分。CURB－65评分≥2时建议住院;2009年英国胸科学会(BTS)的CAP指南建议CURB－65评分为0分或1分并且死亡风险较低时不需要住院治疗;1分或2分且死亡风险高,特别是2分的患者需住院治疗,评分为2分但死亡风险中等的患者可缩短住院时间或门诊督导;≥3分时需紧急住院;4分或5分时需入住ICU治疗。

美国肺炎严重度指数(PSI)分数计算及判断,见表3－1。

表 3－1　肺炎严重度指数(PSI)分数计算及判断

第一步：区分危险Ⅰ级和风险Ⅱ～Ⅳ级	
临床表现：	
年龄＞50 岁	是/否
意识改变	是/否
脉率≥125/min	是/否
呼吸频率＞30/min	是/否
收缩压＜90mmHg	是/否
体温＜35℃或≥40℃	是/否
既往病史：	
肿瘤疾病	是/否
充血性心力衰竭	是/否
脑血管疾病	是/否
肾病	是/否
肝病	是/否
若有任何一项“是”，进入第二步 若均为“否”即判断为风险Ⅰ级	
第二步：区分危险Ⅱ、Ⅲ、Ⅳ、Ⅴ级	
人口学因素：	分值
男性	＋年龄(周岁)
女性	＋年龄(周岁)－10
养老院居住者	＋10
合并症：	
肿瘤	＋30
肝病	＋20
充血性心力衰竭	＋10
脑血管疾病	＋10
肾病	＋10
体征：	
意识障碍	＋20
脉率≥125/min	＋20
呼吸频率＞30/min	＋20
收缩压＜90mmHg	＋15
体温＜35℃或≥40℃	＋10
实验室和影像学表现：	
动脉血 pH＜7.35	＋30
血尿素氮≥30mg/dl(9mmol/L)	＋20
血钠＜130mmol/L	＋20

（续表）

血糖≥250mg/dl(14mmol/L)	+10
血细胞比容<30%	+10
PaO_2<60mmHg	+10
胸腔积液	+10
Σ<70=风险Ⅱ级	
Σ71～90=风险Ⅲ级	
Σ91～130=风险Ⅳ级	
Σ>130=风险Ⅴ级	

风险Ⅰ级肺炎患者可在门诊口服抗菌药物治疗；风险Ⅱ～Ⅲ级患者可在门诊静脉给予抗菌药物治疗，必要时留院观察24h；风险Ⅳ～Ⅴ级肺炎患者应该住院治疗。

美国感染病学会/美国胸科协会IDSA/ATS制定了入住ICU标准：

2条主要标准　需要机械通气，感染性休克。

次要标准：①呼吸频率≥30/min。②PaO_2/FiO_2≤250。③多肺叶浸润。④意识障碍。⑤血尿素氮≥20mg/dl。⑥感染导致的白细胞减少，WBC<4.0×10^9/L。⑦血小板减少，血小板<10×10^9/L。⑧低体温，T<36℃。⑨低血压，需要液体复苏。

符合1条主要标准或3条以上次要标准考虑收住ICU治疗。

（四）鉴别诊断

1.干酪性肺炎　在少数进展迅速的肺结核患者，结核杆菌可导致肺部大量干酪坏死，其临床表现与肺炎链球菌导致的大叶性肺炎相似。但肺结核常有较长一段时间的低热、盗汗，痰中可找到抗酸杆菌，痰培养可有结核杆菌生长，痰结核杆菌PCR可扩增出特异性DNA片段，结核菌素试验阳性甚至强阳性，但须注意少数重症干酪性肺炎结核菌素试验可阴性。X线检查显示肺结核病灶多在双肺上叶的尖后段及下叶的背段，密度不均，病变下缘可呈“瓦盖样”征象，病灶久不消散，且可形成空洞和肺内播散。而肺炎球菌肺炎经过有效抗菌药物治疗3～5d，体温多能明显下降或恢复正常，肺内病灶也吸收较快。

2.其他病原体引起的肺炎葡萄球菌肺炎　起病常更加急骤，肺部易形成脓肿，易并发脓胸，外周血白细胞计数多在20×10^9/L以上，可高达50×10^9/L。克雷伯杆菌肺炎及其他革兰阴性杆菌肺炎常见于体弱、有慢性基础疾病或免疫功能低下者，多为院内继发感染，病情常较重。痰液、血或胸腔积液中细菌培养阳性是诊断不可缺少的依据。病毒和支原体肺炎一般病情较轻，白细胞无明显增加，临床过程、痰液病原体分离和血液免疫学试验对诊断有重要意义。SARS冠状病毒引起的肺炎病情进展迅速，易发生呼吸衰竭，外周血白细胞常不增高甚至降低，其传染性极强，血清中可检测出相关抗体，结合流行病学可明确诊断。

3.急性肺脓肿　早期表现与肺炎球菌肺炎相似，但随着病程发展，可咯出大量的脓臭痰。致病菌有金黄色葡萄球菌、克雷伯杆菌及其他革兰阴性杆菌、厌氧菌等，常为混合感染。大量脓痰排出后X线检查可显示脓腔和液平。

4.肺癌　少数周围型肺癌X线影像颇似肺炎，摄X线胸片时远离胶片的病灶更易呈现类似肺部炎症的表现，CT检查常可显示明确的块影。这类患者无肺炎的全身毒血症状，外周血白细胞计数正常，痰中找到癌细胞可确诊。中心型肺癌可引起阻塞性肺炎，经抗菌药物治疗炎症吸收后，肿瘤病灶可逐步显示清楚。肺癌可有肺门淋巴结肿大、肺不张等表现。年龄在40岁以上，近期在同一部位反复发生肺炎者，要高度警惕中心型肺癌，及时进行痰脱落细胞、支气管镜检查，有利于鉴别诊断。

5.其他疾病　肺炎表现有胸痛或胸腔积液时时，需与肺梗死、结核性渗出性胸膜炎鉴别。肺梗死有静脉血栓形成的基础，咯血较多见，无鼻翼及口周疱疹，心电图可见肺梗死特征性表现，肺部X线表现可见楔形密度增高影。结核性胸膜炎血象一般不增高，结核菌素试验阳性，胸腔积液有核细胞分类以单核细胞为主，而肺炎累及胸膜腔，胸腔积液中以多核细胞为主。膈胸膜受累时，需通过X线、腹部B超及其他相关检查与膈下脓肿、胆囊炎、胰腺炎等鉴别。

（五）治疗

1.对症支持治疗　患者应卧床休息，进食易消化饮食，补充足够热量和蛋白质。高热患者宜用物理降温，必要时可口服少量阿司匹林或其他解热药，同时应注意补充水分，根据病情决定补液的量和种类。除刺激性咳嗽者可给予镇咳药如可待因外，一般不用镇咳药，宜给予祛痰镇咳药如氯化铵、棕色合剂、氨溴索、厄多司坦、鲜竹沥等，必要时生理盐水加糜蛋白酶雾化吸入。老年人或慢性阻塞性肺疾病患者应注意保持呼吸道通畅，必要时配合应用支气管扩张药，缓解支气管痉挛，以利于痰液排出。有缺氧症状者给予鼻导管吸氧。

2.抗菌药物治疗　只要临床考虑细菌性肺炎诊断，不必等待确诊结果，也不必等待细菌培养结果，即应开始经验性抗菌药物治疗。痰涂片革兰染色查优势菌，可为经验性抗菌治疗提供一定帮助。一般采用抗菌谱主要针对革兰阳性菌的抗生素（如青霉素、林可霉素、克林霉素、红霉素、头孢唑林）与抗菌谱主要针对革兰阴性菌的抗菌药物（如哌拉西林、氨基糖苷类抗生素、第三代头孢菌素、喹诺酮类药等）联合应用。一旦确定为单纯的肺炎球菌肺炎，青霉素仍是首选药。对青霉素过敏者，克林霉素＋左氧氟沙星是非常好的选择。用药途径视病情轻重和有无并发症而定。青霉素一般剂量为240万U/d，分次肌内注射，病情稍重者，可用至（1000～1200）万U/d，分次静脉滴注。静脉滴注时，每次的量尽可能在1h内滴完，以达到有效的血药浓度，但大剂量应用青霉素时注意惊厥的发生。对青霉素过敏者可用红霉素1.2～1.8g/d，分次静脉滴注。也可用林可霉素或克林霉素1.8～2.4g/d，分次静脉滴注。克林霉素抗菌效果较林可霉素强4～8倍。重症者还可用头孢菌素如头孢唑林4～6g/d，头孢拉定4～6g/d等静脉滴注，但须注意8%～15%的患者对青霉素和头孢类药物有交叉过敏，故对青霉素过敏者应慎用头孢菌素。抗菌药物的疗程一般为5～7d，或热退后3d可停药。对于有慢性基础疾病者及耐药菌株引起的肺炎，抗菌药物使用时间可酌情延长。

近年来耐青霉素肺炎链球菌株的报道不断增多，且颇受关注，MIC≥0.1～1.0mg/L者为中度耐药，MIC≥2.0mg/L则为高度耐药，不同的地区或国家发生率不同，据报道，我国较低，而南非高达56%，一般认为，中度耐霉素肺炎链球菌感染者对青霉素或氨苄西林仍有效。高度耐青霉素肺炎链球菌（PRSP）感染者可选用去甲万古霉素1600mg/d，分2次静脉滴注，或选用万古霉素2000mg/d，分2次静脉滴注，可同时给予利福霉素钠1000mg/d，分2次静脉滴注。还可选用利奈唑胺1200mg/d，分2次静脉滴注或口服。

3.并发感染性休克的处理　病情严重，预后较差，应积极抢救治疗，其主要措施如下。

（1）补充血容量：一般静脉滴注右旋糖酐－40和平衡盐液补充血容量，维持收缩压在90～100mmHg、脉压＞30mmHg和适当尿排出量（＞30mL/h），若有条件监测中心静脉压，维持其在6～10cmH_2O为宜。

（2）血管活性药物的应用：输液中可加入适量的血管活性药物，使收缩压维持在

100mmHg,然后逐渐减量。血管活性药物有缩血管和扩血管两类。近年来以使用血管扩张药为主,收缩压严重下降时联合应用血管收缩药物以升高血压,调节组织灌注。常用药物有多巴胺、间羟胺、酚妥拉明、去甲肾上腺素、山莨菪碱等。具体使用须根据患者病情而定。

(3)控制感染:迅速、积极地控制感染是治疗肺炎并感染性休克的重要环节。抗生素选用原则为有效、强力及联合静脉给药,尽量根据致病菌的药敏试验结果选用抗生素。

(4)糖皮质激素的应用:对病情严重、中毒症状明显或经上述处理血压仍不回升者,在应用强有力抗生素前提下,可给予氢化可的松 100～200mg 或地塞米松 5～10mg 静脉滴注,一般在 24h 内可用氢化可的松 500～600mg 或相当量的其他糖皮质激素,病情好转迅速停药。

(5)纠正水、电解质和酸碱失衡:治疗过程中应密切监测血气分析结果和电解质变化,如发现酸碱及电解质失衡,应积极纠正。

(6)支持治疗:包括给氧、保暖、保持呼吸道的湿化和通畅,同时应保护心、脑、肾功能,防止多器官功能衰竭。为了提高机体抗菌能力,可给予静脉用人血丙种球蛋白 7.5g/d,静脉滴注,连用 3～4d。

4.其他发症的治疗　并发胸膜炎或脓胸时,应积极抽掉胸腔积液,必要时进行胸腔闭式引流。合并心肌损害及肝损害者可适当给予营养心肌药和保肝药,但更重要的是抗菌治疗,随着肺部感染的控制,中毒性心肌损害、肝损害可迅速恢复正常。病程中出现少量蛋白尿一般不需特殊处理,但选择抗菌药物时应尽可能避免选用有明显肾毒性的药物。

二、葡萄球菌肺炎

葡萄球菌肺炎(staphylococcus pneumonia)主要由金黄色葡萄球菌引起的肺急性化脓性炎症。病情严重,预后多较凶险,病死率高。细菌耐药率高。发病率近年有所增加,在社区获得性肺炎中约占 2%,在院内感染肺炎中约占 5.9%。

(一)病因和发病机制

葡萄球菌为革兰阳性菌,分为金黄色葡萄球菌、表皮葡萄球菌和柠檬色葡萄球菌,致人类感染的主要为金黄色葡萄球菌和凝固酶阴性的表皮葡萄球菌,腐生葡萄球菌虽可致病,但主要导致泌尿道感染。目前医院内感染金黄色葡萄球菌对青霉素 G 耐药率高达 90%以上,抗甲氧西林金黄色葡萄球菌和抗甲氧西林凝固酶阴性葡萄球菌(MRSA 和 MRSCN)亦在增加。虽表皮葡菌球菌致病性弱,但在院内感染肺炎的致病菌中也占一定比例,不容忽视。金黄色葡萄球菌肺炎分原发(吸入)性与继发(血源)性两类。前者经呼吸道感染,多见于婴幼儿,成年人多发生于体弱、免疫缺陷、呼吸道传染病、糖尿病、肺囊性纤维化以及应用激素、抗癌药物及其他免疫抑制药治疗者。长期应用广谱抗生素所致菌群失调时,耐药金黄色葡萄球菌也可借优势繁殖而致病。血源性葡萄球菌肺炎继发于葡萄球菌菌血症或败血症,由细菌栓子经血循环至肺引起,原发感染常为皮肤疖痈、毛囊炎、骨髓炎、蜂窝织炎及伤口感染,有时非常小的皮肤伤口感染也可导致葡萄球菌肺炎。少数情况下原发灶不明。主要病理变化为化脓性炎症,有单个或多发性脓腔,易形成张力性气囊肿,累及胸膜并发脓胸或脓气胸。

(二)诊断

葡萄球菌肺炎的临床表现与肺炎球菌肺炎较为相似。但起病更急,全身中毒症状更重,持续时间更长,更易发生休克。

1.全身毒血症状　起病急骤,病情发展迅速。寒战、高热,体温高达 39～40℃,呈稽留热,大汗淋漓。全身肌肉、关节酸痛，体质衰弱，精神萎靡，重者神志模糊，呼吸和脉搏增快，常并发循环衰竭。

2. 咳嗽、咳痰　吸入性感染者咳粉红色乳样或脓性痰，痰量可较多。血源性感染者咳嗽、咳脓痰少见。

3. 胸痛　因炎症多波及胸膜，故胸痛常见且明显，呈进行性加重，重者胸壁有明显触痛。

4. 呼吸困难　易出现呼吸困难、发绀及顽固性低氧血症。

5. 并发症　易并发感染性休克，可并发心肌损害而发生心功能不全。

6. 肺部体征　早期可无特殊体征，体征较少，常与严重的毒血症状和呼吸道症状不平行。双肺可出现湿啰音，病变融合则出现肺实变体征，脓胸时呈胸腔积液的体征。

（三）实验室检查

1. 血常规　白细胞计数增加，常为$(15\sim25)\times10^9/L$可高达$50\times10^9/L$，中性粒细胞比例增高，核左移，有中毒性颗粒。较易出现红细胞和血红蛋白下降。

2. 痰液检查　涂片革兰染色可见大量成堆的葡菌球菌和脓细胞，白细胞内发现球菌有诊断意义，痰培养有助诊断，血源性感染者血培养半数可呈阳性。

3. 血清学检查　血清胞壁酸抗体测定对金黄色葡萄球菌感染诊断有辅助意义。

4. X线检查　早期X线表现与临床表现不匹配，临床表现非常明显时，肺部X线改变可不明显。原发性感染者早期呈大片絮状、浓淡不匀的阴影，可呈节段或大叶分布，亦有成小叶性浸润，病变短期内变化很大，可在数小时内出现空洞或蜂窝状透亮区，或在阴影周围出现大小不等气囊肿。易出现胸腔积液，并常形成包裹性胸腔积液。血源性感染者常呈两肺多发斑片状或团块状阴影及多发性小的含液气囊肿，病变大小直径为1～3cm，有时类似于转移性肺癌。部分病例有胸膜病变之表现。

（四）鉴别诊断

1. 肺囊肿并感染　先天性肺囊肿并感染时，肺部的囊状改变可含有液平，类似于血源性金黄色葡萄球菌肺炎，但先天性肺囊肿既往多有反复肺部感染史，全身毒血症状相对较轻，不易引起脓胸，脓痰较多，而血源性葡萄球菌肺炎痰少。肺囊肿并感染血象白细胞计数及中性粒细胞只是一般增高。

2. 干酪样肺炎　干酪样肺炎在干酪物质排出后，在病变区域可形成多发“蚕蚀样”空洞，且中毒症状较重，血白细胞计数也可明显增高，甚至出现类白血病反应，需与葡萄球菌肺炎鉴别。干酪样肺炎痰多呈淡黄色或豆腐渣样，而吸入性葡萄球菌肺炎为黄色脓痰或脓血痰。干酪样肺炎以往常有长期低热、盗汗，有肺结核接触史，病变在肺上叶尖后段及下叶背段，痰中可找到抗酸杆菌，需要抗结核治疗病情才能好转。

3. 其他细菌引起的肺炎　全身毒血症状重，血象白细胞计数在$20\times10^9/L$以上，中性粒细胞在90%以上者，首先应考虑葡萄球菌肺炎可能，其次再考虑其他细菌引起的肺炎。肺部形成空洞者，以葡萄球菌肺炎多见，其次为克雷伯杆菌等革兰阴性球菌肺炎。双肺出现多发的含液气囊肿为血源性葡萄球菌肺炎的特征性改变，化脓性链球菌肺炎虽然也偶可形成气囊肿，但化脓性链球菌肺炎目前很少见，仅偶作为流行性感冒、水痘、百日咳的合并症出现，而其他细菌引起的肺炎一般无此变化。痰、血及胸腔积液中培养出葡萄球菌是最好的鉴别诊断依据。

4. 肺结核“合”并感染　在空洞性肺结核基础上合并一般细菌感染，当结核诊断不明确时，需与葡萄球菌肺炎鉴别。但结核多有长期低热、盗汗及咳嗽，并可有反复咯血史，痰中可找到抗酸杆菌。感染控制后，感染病灶可吸收，但结核病变继续存在，需抗结核治疗病情才能进一步得到控制。

（五）治疗

1. 抗菌药物治疗

(1)经验性治疗：根据社区感染、院内感染及当地近期药敏资料选择抗菌药物。为减少耐药菌产生，应联合用药。社区感染的葡萄球菌肺炎，可选用青霉素＋苯唑西林（新青霉素Ⅱ）或头孢唑林，对青霉素过敏者，可选用克林霉素＋左氧氟沙星，也可选择利福霉素钠和氨基糖苷类如阿米卡星 0.4～0.8g/d 等分次给药，治疗效果不佳时，换用去甲万古霉素或万古霉素等糖肽类抗生素。对于社区感染葡萄球菌肺炎严重病例，为避免 MRSA 感染延误治疗时机，也可直接选用糖肽类抗生素。选用青霉素时，剂量往往大于常规量，(600～2000)万 U/d。近年来，耐青霉素的菌株增多，院外感染分离的金黄色葡萄球菌株对青霉素的耐药率为 40%～85%，而院内感染分离的金黄色葡萄球菌株耐药率可高达 90%左右。需要注意的是碳青霉烯类抗生素（如亚胺培南/西拉司丁）虽然具有超广谱抗菌谱和超强抗菌能力，但单独应用时对金黄色葡萄球菌作用并不强，甚至对非耐药菌株作用也不够强，因此，考虑葡萄球菌感染时，不首选此类昂贵的抗生素。

(2)针对性治疗：根据药敏试验结果选择抗菌药物。如为甲氧西林敏感菌株，可选用苯唑西林或氯唑西林，或头孢唑林、头孢噻吩等。若对青霉素和头孢菌素过敏，可选用磷霉素、利福霉素、氟喹诺酮类、氨基糖苷类。如为耐甲氧西林菌株（MRSA），则首选糖肽类抗生素，并根据药敏结果可加用磷霉素、复方磺胺甲噁唑、利福霉素及氟喹诺酮类等。目前国内应用的糖肽类抗生素有万古霉素和去甲万古霉素，万古霉素，1～2g/d，分 2 次静脉滴注，国产去甲万古霉素与万古霉素作用相似，常规 1.6g/d，分 2 次静脉滴注。糖肽类抗生素可引起发热、皮疹、耳毒性及肾毒性等不良反应，使用应密切注意，有条件者可进行治疗药物监测，安全浓度范围为 20pg/mL 以下。目前国内应用的万古霉素和去甲万古霉素纯度均较高，不良反应并不多见。亦可选用利奈唑胺 1200mg/d，分 2 次静脉滴注或口服。

抗菌治疗的疗程视病情而定，无并发症者，疗程一般为 2～4 周，严重感染或有并发症如脓胸、心内膜炎者需 4～8 周或更长，中途往往需要更换抗菌药物，并应注意预防真菌感染。

2. 并发症治疗　并发脓胸时应彻底引流，并且胸膜腔内注射抗菌药物。并发气胸，肺被压缩＞30%时需抽气，必要时行闭式引流。并发脑膜炎时需加大苯唑西林或氯唑西林用量，为 12g/d；由于这两种抗生素透过血一脑屏障较差，严重病例宜选用万古霉素和利福平等。

3. 对症支持治疗　包括给氧、保暖、保持呼吸道的湿化和通畅，同时应保护心、脑、肾功能，防止多器官功能衰竭。对重症患者可给予静脉用人血丙种球蛋白，200～300mg/(kg・d)，连用 2～3d。对于消耗性贫血者，可输新鲜全血或成分输血。

三、化脓性链球菌肺炎

化脓性链球菌肺炎（streptococcus pyogen pneumonia）主要是由 A 族链球菌（group A streptococci）引起的肺部急性炎症。主要见于免疫功能缺损并较长时间使用广谱抗生素者，亦常为麻疹、百日咳、流行性感冒后的并发症，好发于冬季。据认为在抗生素问世前约占细菌性肺炎的 5%，目前更为少见。

（一）病因和发病机制

A 族链球菌也称为化脓性链球菌（streptococcus pyogen），为革兰阳性球菌，其磷脂壁酸与生物膜的高度亲和作用，M 蛋白的抗吞噬作用，溶血素、致热外毒素等毒性物质和透明质酸、链激酶等侵袭性物质都与其致病有关。化脓性链球菌是上呼吸道感染如急性咽喉炎、中耳炎的重要病原体。机体防御功能减退时，含化脓性链球菌的分泌物自上呼吸道吸入后常造成两侧肺下坠部分的感染，主要病理变化为支气管周围的肺实质炎症，发生水肿、实变，可有肺组织坏死和脓肿形成，也可出现肺气囊肿，累及胸膜可合并脓胸。

（二）诊断

1. 临床表现

（1）好发于冬季，小儿多在麻疹、水痘或百日咳之后，成年人在流行性感冒之后发病。

（2）全身毒血症状：起病急骤，有寒战、高热，可能由于菌血症少见（2%～15%），寒战较肺炎球菌肺炎少见。

（3）咳嗽、咳痰：痰呈脓性、血性或粉红色，多较稀薄。

（4）胸痛及呼吸困难：化脓性链球菌肺炎较易累及胸膜，甚至形成脓胸，故胸痛、呼吸困难较常见。

（5）肺部体征：可有双下肺呼吸音减弱及湿性啰音，合并胸膜腔积液者可出现相应的体征。

2. 化脓性链球菌肺炎的实验室检查

（1）血常规检查：血白细胞计数增加，中性粒细胞百分比增高，核左移，可见中毒颗粒。

（2）细菌学检查：痰涂片可见成对或链状排列的革兰阳性球菌。痰、胸腔积液、血培养分离出化脓性链球菌即可确诊本病。

（3）咽拭子化脓性链球菌抗原检测：可快速协助诊断。

（4）血清学检查：抗链球菌溶血素 O 的效价可明显升高。

（5）胸部 X 线检查：支气管肺炎伴大量胸腔积液为化脓性链球菌肺炎的常见表现，受累部位支气管周围出现不规则片状或斑点状模糊阴影，可有小块肺实变区伴小脓肿或肺不张，胸腔积液早期即可出现，病变消散时可出现肺气囊。

（三）鉴别诊断

由于化脓性链球菌肺炎可出现肺部气囊肿，因此，首先要与葡萄球菌肺炎鉴别。葡萄球菌肺炎起病更为急骤，病情重，预后凶险，化脓性链球菌肺炎相对较轻，预后较好，死亡率很低。葡萄球菌肺炎的气囊肿出现较早，而化脓性链球菌肺炎气囊肿出现较晚。与其他细菌肺炎一样，尚需与干酪样肺炎、肺脓肿、肺癌、肺癌合并阻塞性肺炎等相鉴别。

（四）治疗

1. 抗菌药物治疗

（1）首选青霉素：体外药敏试验至今尚未发现青霉素耐药株，故化脓性链球菌肺炎首选青霉素治疗，轻症患者，每日（120～160）万 U，分 2～3 次肌内注射，重症患者，可加大青霉素剂量静脉滴注，疗程不少于 2 周。对青霉素过敏者可选用克林霉素 1.8～2.4g/d，或红霉素 1.2～1.8g/d 分次静脉滴注。对上述药物不能耐受者可考虑用第一代头孢菌素类抗生素，如头孢唑林，但需注意部分患者与青霉素有交叉过敏。

（2）经验治疗时不宜选用氨基糖苷类、氯霉素，因为化脓性链球菌对其耐药。大环内酯类抗生素部分耐药，根据药敏结果选用。

2. 对症支持治疗　包括给氧、保暖、保持呼吸道的湿化和通畅，同时应保护心、脑、肾功能，防止多器官功能衰竭。合并胸腔积液时，积极抽液，必要时行胸腔闭式引流。

四、肠球菌肺炎

肠球菌肺炎系肠球菌(enterococcus)引起的急性肺化脓性炎症，在细菌性肺炎中占少数，多为院内感染。虽然痰中可分离出肠球菌，但确诊肠球菌肺炎者并不多，主要见于免疫功能缺损并长时间使用广谱抗菌药物者。

(一)病因及发病机制

肠球菌为革兰阳性菌，主要包括粪肠球菌(E. faecalis)、屎肠球菌(E. faecium)、坚忍肠球菌(E. durans)，为人消化道正常菌群，口咽部也能培养到粪肠球菌，致病力弱，一般情况不致病。当机体免疫功能长期受到损害时，如患恶性肿瘤、器官移植、免疫抑制及其他慢性疾病时，就有可能发生肠球菌感染，可引起菌血症、尿路感染，心内膜炎、皮肤、软组织及手术伤口感染等。寄殖于口咽部的肠球菌易被吸入呼吸道，特别是鼻饲营养及机械通气等治疗时，则可能引起肠球菌肺炎。其中，粪肠球菌致病的机会显著高于屎肠球菌和坚忍肠球菌。肠球菌一般不引起上呼吸道感染。

(二)诊断

1. 临床表现　有发热、咳嗽、咳脓痰、胸痛、气急等，与一般化脓菌所致肺炎无多大区别，无特征性。体征为肺炎实变体征。少数患者可合并肠球菌败血症，出现休克和弥散性血管内凝血，病情危重，可导致死亡。

2. 实验室检查

(1)血常规：血象检查白细胞计数和中性分类多升高。

(2)细菌血检查：合并菌血症或败血症时血细菌培养可阳性。临床上主要依靠防污染毛刷经纤维支气管镜下呼吸道取材或进行支气管肺泡灌洗(BAL)，取灌洗液做细菌定量培养及鉴定才能确诊。患者若有化脓性肺炎表现，且有机械通气及鼻饲营养治疗等侵入性操作史，临床上经用青霉素或头孢类抗生素治疗无效，应考虑肠球菌肺炎的可能，并进一步做细菌学检查。

(3)胸部X线检查：胸片检查可见斑片状密度增高影或大片密度增高影，即可呈支气管肺炎表现，也可呈大叶性肺炎表现。

(三)鉴别诊断

与其他细菌肺炎一样，肠球菌肺炎需与肺结核、肺脓肿、肺癌等进行鉴别。

(四)治疗

1. 抗菌药物治疗　可选择青霉素与氨基糖苷类抗生素联合应用，也可选择万古霉素与氨基糖苷类抗生素。但近10余年来，肠球菌的耐药性逐渐增加，国外耐万古霉素肠球菌菌株增多，其中屎肠球菌最为显著，且出现了多重耐药，因此，应根据细菌培养及药敏试验结果选择抗菌药物。国内肠球菌对万古霉素耐药者尚较少。2002年广州地区350株肠球菌药敏试验结果表明，肠球菌对替考拉宁、万古霉素、呋喃妥因的耐药率最低，粪肠球菌对氨苄西林和青霉素的耐药率相对较低，但其他肠球菌对氨苄西林和青霉素的耐药率较高，屎肠球菌对氯霉素的耐药率相对较低，肠球菌对庆大霉素、环丙沙星、链霉素的耐药率相对较高，对红霉素的耐药率很高。有报道，粪肠球菌和屎肠球菌对红霉素耐药率高达 78.8%和 95.3%。对青霉素和氨苄西林耐药、氨基糖苷类耐药、万古霉素耐药即多重耐药者，此类患者可选用利奈唑胺治疗。

2. 对症支持治疗　包括给氧、保暖、保持呼吸道的湿化和通畅，同时应保护心、脑、肾功能，防止多器官功能衰竭。

五、卡他莫拉菌肺炎

卡他莫拉菌肺炎（M catarrhlis pneumonia）是由条件致病菌卡他莫拉菌引起的急性肺部炎症。一般见于免疫受抑制的患者。现已证明，卡他莫拉菌是支气管肺感染中一种重要的条件致病菌，成为继流感嗜血杆菌、肺炎链球菌之后引起原有慢性肺部疾病患者肺部感染的第三位常见病原体。

（一）病因和发病机制

过去认为卡他莫拉菌无致病性，现已发现该菌可引起临床多种感染，而且产生 β—内酰胺酶菌株迅速增多。卡他莫拉菌为革兰阴性双球菌，呈咖啡豆状或四联状，偶见成堆排列，为人鼻咽部常见寄殖菌，健康人很少感染患病，在某些恶性肿瘤、血液病、糖尿病、慢性支气管炎、免疫缺陷性疾病患者中，以及使用糖皮质激素或免疫抑制药时，卡他莫拉菌可侵入下呼吸道导致感染，患者多为老年人，发病有明显季节性，冬末春初多发。

（二）诊断

1. 临床表现　主要表现为发热、咳嗽、咳脓痰、胸痛，重者可有寒战、呼吸困难等，与其他细菌性肺炎表现相似，但程度相对较轻。

2. 实验室检查

（1）血常规：白细胞计数大多在正常范围，中性粒细胞比例可轻度增高。

（2）胸部 X 线检查：无特异性，易受原有慢性肺部疾病改变的影响，一般可见局灶浸润阴影，主要累及下叶，部分表现支气管肺炎改变，有时可见胸腔积液。

（3）细菌学检查：咳痰定量培养细菌浓度 $\geqslant 10^7$ cfu/mL，或经气管支气管保护刷取样培养 $\geqslant 10^3$ cfu/mL 可确诊本病。

（三）鉴别诊断

1. 肺结核　卡他莫拉菌肺炎由于呼吸道症状及全身毒血症状大多相对较轻，而且血象可以正常，需与浸润性肺结核相鉴别。肺结核多累及肺上叶，而卡他莫拉菌肺炎多累及双下肺。长期低热、盗汗或咯血有利于肺结核诊断，结核菌素试验、痰找抗酸杆菌及痰结核杆菌 PCR 检测均有利于结核诊断。

2. 支原体肺炎　支原体肺炎中毒症状不重，血象不高，与卡他莫拉菌肺炎相似。但卡他莫拉菌肺炎一般发生在慢性疾病导致免疫功能减退的基础上，而支原体肺炎无此特点。支原体肺炎一般不咳脓性痰，仅咳少量白色黏痰，合并细菌感染例外。血液冷凝集试验及痰支原体培养、痰细菌培养有利于两者鉴别。

（四）治疗

1. 抗菌药物治疗　卡他莫拉菌对多种抗生素具有耐药性，目前几乎 100%的菌株产 β—内酰胺酶，并对青霉素、氨苄西林、阿莫西林耐药，对克林霉素、万古霉素、甲氧嘧啶耐药率亦高达 90%以上，对第一代头孢菌素的耐药株亦不断增多，但仍对第二、三代头孢菌素、大环内酯类、氯霉素、氨苄西林/舒巴坦复方制剂及喹诺酮类高度敏感。轻、中度感染者可选用红霉素类或第二代头孢菌素等，如红霉素 1～2g/d，分 3～4 次静脉滴注，也可用阿奇霉素 0.5g/d，一次性静脉滴注或口服。第二代头孢菌素中常用头孢呋辛钠（头孢呋肟、西力欣），4～6g/d，分 3～4 次稀释后静脉注射。重度感染者则可选用第三代头孢菌素，如头孢噻肟 4～6g/d，分 2 次静脉滴注，头孢曲松 2～4g/d，分 1～2 次静脉滴注。

2.对症支持治疗　包括给氧、保暖、保持呼吸道的湿化和通畅，同时应保护心、脑、肾功能，防止多器官功能衰竭。治疗基础疾病，如控制血糖。

六、脑膜炎奈瑟菌肺炎

脑膜炎奈瑟菌肺炎是由脑膜炎奈瑟菌（Neisseria meningitidis）引起肺部急性炎症。脑膜炎奈瑟菌主要引起流行性脑脊髓膜炎。有不少人认为脑膜炎奈瑟菌肺炎是继发于脑膜炎奈瑟菌败血症的一种少见的化脓性迁徙合并症。

（一）病因和发病机制

脑膜炎奈瑟菌又称脑膜炎双球菌，为需氧革兰阴性球菌，选择性培养基利于痰标本中脑膜炎奈瑟菌的分离和鉴定。根据菌体荚膜多糖，目前至少可分 13 种血清型。其中 A、C、X、Y、Z 和 W－135 型在临床上日趋重要，引起呼吸系统感染的血清型主要为 Y 型和 W－135 型。其主要通过飞沫直接从空气传播；呼吸道感染了流感病毒或腺病毒的人群更具有易感性。其病理改变为渗出性化脓性炎症，沿肺泡或支气管肺泡分布，个别呈大叶浸润甚至肺组织坏死和脓肿形成。

（二）诊断

1.临床表现　原发性脑膜炎奈瑟菌肺炎的临床表现与肺炎球菌肺炎类似，表现为咳嗽、咳脓痰或泡沫痰、胸痛、畏寒、高热，以及相伴出现的肺实变、湿啰音等体征变化。早期常有咽喉炎表现。X 线表现无特异性，可表现为支气管肺炎和大叶性肺炎，常见于下叶或右中叶，约 20%病例伴有胸腔积液。在人群集中的地方如军营、学校、托儿所或医院中同时出现许多细菌性肺炎病例时应警惕本病的可能。

2.实验室检查

（1）血常规：白细胞计数和中性粒细胞比例可轻度增高。

（2）痰液检查：痰涂片可发现中性粒细胞内有革兰阴性肾形双球菌，对诊断有重要参考价值。普通痰培养或鼻咽部、喉部拭子培养有时难以获得阳性结果，通过经支气管镜双套管保护刷刷检取样或进行支气管肺泡灌洗取样，或经气管插管直接吸出痰液进行培养，可提高阳性率。

（三）鉴别诊断

与其他细菌性肺炎一样，脑膜炎奈瑟菌肺炎需与浸润性肺结核、肺脓肿、肺癌等鉴别，也需要与其他细菌性肺炎鉴别。在人群集中的地方如军营、学校、托儿所或医院中同时出现许多细菌性肺炎病例时应警惕本病的可能。痰涂片中性粒细胞内有革兰阴性肾形双球菌，应高度怀疑脑膜炎奈瑟菌肺炎。痰细菌学检查、细胞学检查、结核菌素试验及抗感染治疗观察，均有利于其与肺结核、肺脓肿和肺癌的鉴别。

（四）治疗

1.抗菌药物治疗　常规应用青霉素 160 万～480 万 U/d，分 1～2 次肌内注射或静脉滴注，对大多数病例有效。并发脓胸或其他并发症患者仍可选用青霉素，但剂量应加大至640万U/d以上。对青霉素过敏者，可选用氯霉素，每日2～3g，分4～6次口服或静脉滴注，但最好在前3d使用时，每天检查血常规，3d后每3d检查血常规1次，发现白细胞计数下降速度过快或低于正常，应立即停止使用，以免发生粒细胞缺乏。第三代头孢菌素、磺胺嘧啶、利福平等对本病也有较好的疗效。

2.对症支持治疗　包括给氧、保暖、保持呼吸道的湿化和通畅，同时应保护心、脑、肾功能，防止多器官功能衰竭。

七、肺炎克雷伯杆菌肺炎

肺炎克雷伯杆菌（Klebsiella pneumoniae）又称肺炎杆菌或Friedlander杆菌，是最早被认识可引起肺炎的革兰阴性杆菌，为引起革兰阴性杆菌肺炎最常见的细菌，其所致肺炎占细菌性肺炎的1%～5%，在革兰阴性杆菌肺炎中占18%～64%。肺炎杆菌占医院内肺炎全部病原体的7%～11%。近年来，随着对肺炎杆菌高效抗菌药物如第三代头孢菌素、氟喹诺酮类药物的不断问世与推广和耐药严重的铜绿假单胞菌及其他假单胞菌、不动杆菌和阴沟杆菌等引起的肺炎比例增加，肺炎杆菌肺炎发病率有下降趋势。肺炎杆菌肺炎的病死率较高，一般为20%～50%。

（一）病因和发病机制

肺炎克雷伯杆菌属肠杆菌科克雷伯菌属，革兰染色阴性，兼性厌氧，不活动，常有荚膜。在普通培养基上生长迅速。根据荚膜抗原的不同，肺炎杆菌可分为78型。引起肺炎者以1～6型为多，但细菌型别与毒力无关。大多数社区及医院获得性肺炎杆菌肺炎是内源性感染，机体防御功能下降或醉酒后，口咽部寄殖菌或空气中含肺炎杆菌的气溶胶吸入下呼吸道即可导致肺炎。2%～25%正常人上呼吸道有肺炎杆菌寄殖。口咽部寄殖菌可源于其他住院带菌者。粪便、感染的泌尿道、口咽部等均也为肺炎杆菌的重要储存场所和产生交叉传播的来源。医务人员的手则是这些细菌的常见传播途径。胃液酸度下降可使胃内细菌显著增加，胃内细菌的逆向转移也可能是口咽部寄殖菌的重要来源。机体免疫功能下降如较长期使用激素和免疫抑制药，严重疾病包括糖尿病、慢性肝病、尿毒症、晚期癌症，某些侵入性检查、创伤性检查、创伤性治疗和手术等均可成为肺炎杆菌的易感因素。在原有肺部感染性疾病基础上发生肺炎杆菌感染一般被认为是继发性感染。原发性肺炎杆菌肺炎常呈大叶性分布，以上叶多见，特别是右上叶，也可为小叶性或两者兼有。继发性肺炎多为小叶性分布。因病变中渗出液黏稠而重，常使叶间隙下坠。肺炎杆菌肺炎时可导致肺泡壁破坏和纤维组织增生。肺部较大血管腔内血栓形成造成周围组织坏死、空洞、单个或多发性脓腔形成。病变累及胸膜、心包时，可引起渗出性或脓性积液，脓胸发生率约占25%。

（二）诊断

1.临床表现

（1）先驱症状：肺炎杆菌肺炎病前可有上呼吸道感染症状，部分患者有酗酒史。多数患者起病突然。也有发病较缓慢者，与肺结核相似。抗生素时代前，本病好发于冬季，但现在季节差别已不明显。

（2）全身毒血症表现：患者多呈急性病容，表现有寒战、发热，多数患者体温波动于39℃上下。早期全身衰弱较常见。严重者可有休克、黄疸、消耗性贫血等。

(3)呼吸道症状:主要表现为咳嗽、咳痰、呼吸困难等。痰液无臭,黏稠,痰量中等。典型的痰液为由血液和黏液混合成的砖红色胶胨样痰,但临床上并不多见。偶也有患者咳铁锈色痰或痰带血丝,或伴明显咯血。

(4)呼吸系统体征:常有呼吸困难甚至发绀,大叶性肺炎实变期,肺部检查可于相应部位发现实变体征,触觉震颤和语音传导增强,可有支气管样或支气管肺泡呼吸音。湿啰音常见。

2.实验室检查

(1)血常规:白细胞计数和中性粒细胞比例增多,核左移;白细胞减少者预后差。病情较重者可出现红细胞及血红蛋白减低等贫血表现。

(2)细菌学检查:痰涂片优势菌为革兰阴性杆菌,肺炎杆菌的多糖荚膜在痰涂片上常可见到。用型特异性血清做荚膜肿胀试验可成为早期、快速诊断肺炎杆菌肺炎的方法。痰培养可有肺炎杆菌生长。由于部分正常人口咽部也有肺炎杆菌寄殖,仅凭普通痰培养所分离的细菌不能区分肺炎的病原菌抑或口咽部寄殖菌。有认为连续2次以上经涂片筛选的痰标本分离到肺炎杆菌或定量培养分离的肺炎杆菌浓度>10^6 cfu/mL或半定量浓度为3+或4+,可诊断为肺炎杆菌肺炎。对重症、难治或免疫抑制病例,使用防污染下呼吸道标本采样技术如经环甲膜穿刺气管吸引、防污染双套管毛刷采样(PSB)、支气管肺泡灌洗(BAL)和经皮穿刺吸引等采取标本进行培养,分离出肺炎杆菌则可确诊本病。20%~60%肺炎杆菌肺炎血培养可分离出肺炎杆菌,较其他细菌肺炎并发菌血症机会为多。有胸腔积液者,应抽取胸腔积液进行细菌培养。

(3)胸部检查:X线表现包括大叶实变、小叶浸润和脓肿形成。大叶实变多位于右上叶,重而黏稠的炎性渗出物可使叶间裂呈弧形下坠。支气管肺炎的小叶浸润多见于有免疫功能抑制和慢性肺部疾病患者。约50%的社区获得性肺炎杆菌肺炎的小叶浸润病变可累及多个肺叶,16%~50%伴肺脓肿形成。肺炎恢复期可出现肺总量下降、纤维化和胸膜增厚。偶见肺炎后肺气肿。

(三)鉴别诊断

长期免疫功能低下发生肺炎,咳砖红色胶胨样痰,X线显示大叶性实变,病灶下缘呈弧形下坠等均为肺炎杆菌肺炎的相对特异性的表现,有利于与其他细菌性肺炎鉴别,但更重要的是要依靠微生物学检查与其他细菌性肺炎相鉴别。与其他细菌性肺炎一样,肺炎杆菌肺炎需与浸润性肺结核、肺脓肿、肺癌等鉴别。

(四)治疗

1.抗菌药物治疗　抗感染治疗是否及时、有效,直接影响患者的预后。抗生素时代之前,肺炎杆菌肺炎的病死率高达51%~97%。目前在抗菌药物治疗下,病死率仍有20%~30%,超过肺炎链球菌肺炎。对肺炎杆菌有效的抗菌药物较多,包括第一代至第四代头孢菌素、半合成青霉素、氨基糖苷类抗生素、氟喹诺酮类、碳青霉烯类和单环β一内酰胺类等。高效、低毒、价廉是择抗菌药物应考虑的重要因素。在确定诊断后应尽早开始经验性抗菌药物治疗,并积极进行细菌培养和药敏试验,根据药敏试验结果调整抗菌治疗方案。氨基糖苷类抗生素、头孢菌素、半合成青霉素是治疗肺炎杆菌肺炎的最常用药物。氨基糖苷类可选庆大霉素、妥布霉素或阿米卡星(丁胺卡那霉素),近年来,新氨基糖苷类抗生素的问世,明显减低了耳、肾毒性,临床应用安全性大大提高。一般选用一种氨基糖苷类抗生素与其他抗菌药物联合应用。成年人氨基糖苷类抗生素的常规用量如下:庆大霉素和妥布霉素,24万U/d(1mg=

1000U)，加入 500mL 液体中 1 次静脉滴注，药物浓度过高易产生过高的血峰浓度，增加耳毒性。阿米卡星，用量为 0.4～0.6g/d，肌内注射或静脉注射，1 次给药；新氨基糖苷类中的奈替米星和依替米星，0.2g/d，分 1～2 次静脉滴注，耳、肾毒性均不明显。氨基糖苷类不易穿透支气管黏膜和痰液，抗生素在支气管分泌物中的浓度仅为血浓度的 5%～40%，且痰液的酸性环境会明显降低抗生素的抗菌活性，故氨基糖苷类的临床疗效往往逊于体外药物敏感试验。头孢菌素以头孢唑林和头孢拉定为首选，剂量为 4～6g/d，分 2～4 次静脉滴注；也可用第二代头孢菌素如头孢呋辛、头孢孟多、头孢西丁等，剂量同第一代头孢菌素，总体疗效较佳，也可单用第三代头孢菌素包括头孢噻肟、头孢哌酮、头孢曲松和头孢他啶等，效果更强，毒性更低。青霉素类中氨苄西林耐药率虽高，但新一代的广谱青霉素如哌拉西林、替卡西林及其与酶抑制药混合的复合制剂对肺炎杆菌有较好的治疗效果，其中，以哌拉西林和他唑巴坦复合制剂抗菌效果为强，成年人重症肺炎杆菌肺炎，选用哌拉西林和他唑巴坦复合制剂，以其中的哌拉西林计，每日通常用量为 8～12g。对重症感染可采用 β—内酰胺类抗生素与氨基糖苷类联合使用，对多重耐药菌感染、难治性感染，可试用亚胺培南或氟喹诺酮类的环丙沙星、氧氟沙星、加替沙星或氨曲南等。亚胺培南，成年人 500mg，静脉滴注，1/8h；左氧氟沙星，成年人 200mg，静脉滴注，2/d；加替沙星，成年人 200mg/d，静脉滴注，2/d。肺炎杆菌的抗感染疗程宜长，通常为 3～4 周。

2.对症支持治疗　包括保持气道通畅，祛痰，镇咳，给氧，纠正水、电解质和酸碱失衡，补充营养等。祛痰可选用氨溴索、鲜竹沥、厄多司坦等口服，必要时可选用氨溴索(沐舒坦)静脉滴注。对于严重感染，可静脉滴注人血丙种球蛋白辅助治疗。

八、大肠埃希菌肺炎

大肠埃希菌肺炎是由大肠埃希菌引起的肺部急性炎症。在社区获得性革兰阴性杆菌肺炎中占 12%～45%，仅次于肺炎克雷伯杆菌和流感嗜血杆菌肺炎，占全部细菌性肺炎的 2.0%～3.3%。医院内大肠埃希菌肺炎的发病率为(4.2～9.0)/10000，占革兰阴性杆菌肺炎的 9.0%～15.0%。近年来大肠埃希菌肺炎发病率和病死率有明显下降趋势。

(一)病因和发病机制

大肠埃希菌系肠杆菌科、埃希菌属细菌，革兰染色阴性，兼性厌氧，营养要求低，在普通培养基上生长良好。该菌为肠道正常菌群，人和动物粪便中大量存在，广泛分布于自然界。自 20 世纪 80 年代后大肠埃希菌产超广谱 β—内酰胺酶(ESBLs)的比例迅速增加，国外报道 ESBLs 的产生率为 2.2%～28%，国内为 5%～32.4%。大肠埃希菌为条件致病菌。当机体免疫防御功能下降，吸入口咽部寄殖菌或由腹部脏器如胃肠道和泌尿生殖道感染，通过血行传播等。年老体弱者，有慢性基础疾病、气管插管、长期使用糖皮质激素及其他免疫抑制药治疗者，长期使用抗生素而致菌群失调者，以及其他免疫功能缺陷者，为本病的易感人群。大肠埃希菌性肺炎与其他革兰阴性菌肺炎相似，主要呈现肺下叶的支气管肺炎改变。可发生有肺小脓肿、胸腔积液甚至脓胸。炎症累及气管—支气管黏膜较少，提示血源性感染较多。

(二)诊断

1.临床表现　与一般急性肺炎相似，大肠埃希菌性肺炎也可表现寒战、发热、咳嗽、咳痰、胸痛、发绀及呼吸困难等。痰常为黏稠脓性，可有腥臭味。部分病例伴胃肠道症状如恶心、呕吐、腹痛、腹泻。严重病例可有嗜睡等意识障碍和末梢循环障碍。肺部体征可有双下肺呼吸音减低并有湿啰音，肺部实变体征少见。少数患者有胸腔积液的体征。

2.实验室检查　实验室检查示外周血白细胞和中性粒细胞增多，核左移。痰、胸腔积液、血液甚至尿等多种标本可培养分离出大肠埃希菌。X线表现为双肺多叶弥漫性斑片状浸润阴影，以两下肺为主，偶有实变征象。常可发现中等大小的脓腔形成和胸腔积液，约40%患者发生脓胸。

（三）鉴别诊断

大肠埃希菌肺炎临床表现、X线检查及血象变化等与其他革兰阴性杆菌肺炎类似，缺乏特征性，与其他革兰阴性杆菌肺炎的鉴别主要依靠病原学检查。痰涂片检查可区分病原体是否为革兰阴性杆菌，痰培养阳性应排除口咽部寄殖菌的污染，故首先应采取合格的痰标本，即痰涂片白细胞和上皮细胞比例＞2.5为合格痰。合格痰培养2次以上分离到大肠埃希菌且为优势菌，或定量培养分离菌浓度10^7cfu/mL，或采用经气管插管吸引、支气管肺泡灌洗、保护刷刷检等防污染下呼吸道标本采样技术采集到的标本分离到大肠埃希菌可确诊本病。如胸腔积液和血标本培养出大肠埃希菌也可确立诊断。条件允许时可使用DNA探针或PCR方法。若肺炎继发尿路感染，且尿路和痰培养大肠埃希菌均阳性时，则也有诊断价值。与其他细菌肺炎一样，需与肺结核、肺脓肿、肺癌及其他病原体引起的肺炎进行鉴别。

（四）治疗

1.一般治疗　镇咳、祛痰，适量补充液体，维持水、电解质和酸碱平衡。注意保暖，保证休息，进食足够营养和易消化的食物。缺氧时给予氧疗。积极处理原发病和基础疾病。

2.抗菌药物治疗

（1）β－内酰胺类：头孢菌素或半合成青霉素联合氨基糖苷类抗生素是治疗大肠埃希菌肺炎的常用治疗方案。头孢菌素国内曾以第一代的头孢唑林、头孢拉定及第二代的头孢呋辛应用较多，但近年来耐药比例迅速增加。第三代头孢菌素如头孢噻肟（2～12g/d）、头孢哌酮（2～8g/d）、头孢曲松（2～4g/d）、头孢他啶（2～6g/d）等，可作为对重症感染、难治性感染的经验性治疗的有利药物，可单用或与其他药物合用。半合成青霉素如哌拉西林及其与酶抑制药的混合的复合制剂如氨苄西林＋舒巴坦钠（6～12g/d）、哌拉西林＋他唑巴坦钠（13.5g/d）等对大肠埃希菌及其他革兰阴性杆菌有较好的杀菌作用。

（2）氨基糖苷类：成年人常规可应用庆大霉素24万U/d、妥布霉素24万U/d、阿米卡星0.4～0.6g/d、奈替米星0.2g/d、依替米星0.2g/d等均可用于大肠埃希菌肺炎的治疗，尤其是后两者，临床耐药率较低且不良反应较少，经验用药时可作首选联合用药之一，主张每日1次用药，老年人减量。

（3）氟喹诺酮类：环丙沙星（0.2～0.4g/d）、氧氟沙星（0.4～0.6g/d）、左氧氟沙星（0.2～0.4g/d）、司帕沙星（0.2g/d）、加替沙星（0.4g/d）、莫西沙星（0.4g/d）等对大肠埃希菌有强大的抗菌作用，对医院内获得性或耐药菌引起的大肠埃希菌肺炎也是比较理想的选用药物，但环丙沙星耐药明显增加。

经验治疗效果不佳或药物敏感试验与所选药物不符，则应调整抗菌药物。应尽可能行β－内酰胺酶及超广谱β－内酰胺酶（ESBLs）的检测，根据药敏结果选用敏感抗生素，但应注意对ESBLs阳性的大肠埃希菌，由于存在接种物效应（inoculum effect），即使体外药物敏感试验对某些β－内酰胺类抗生素敏感，但在体内应用时并不能取得预期的疗效。一旦确认为产ESBLs菌，则应认为其在临床上对所有头孢菌素类和氨曲南耐药，应尽量避免单用此类抗生素治疗。而且往往同时对氨基糖苷类抗生素及喹诺酮类抗生素同时耐药，此时可据药敏选用亚胺培南或含β—内酰胺酶抑制药的第三代头孢菌素、头霉烯类、阿米卡星及氟喹诺酮类抗生素治疗。必要时联合用药，抗生素的应用疗程为10～14d。

3.并发症治疗　对发生肺脓肿、胸腔积液或脓胸的患者应加大抗生素的剂量和疗程，脓胸形成者应进行引流，抗生素胸腔内注射，防止胸膜增厚及粘连。并发休克、心肺功能不全者，应给予相应处理，必要时给予机械通气治疗等，并加强护理，有条件者可住入呼吸监护病房。

九、变形杆菌肺炎

变形杆菌为为肠道正常菌群中的常见细菌，可引起泌尿道和腹部手术切口感染，少数情况下可引起肺炎甚至败血症。变形杆菌肺炎多继发于一些原发疾病，如糖尿病、慢性肺部疾病、肾疾病等。多为院内获得性感染，在院内感染中占3.4%～5.8%，在院内获得性革兰阴性杆菌肺炎中占7.5%～14%。

（一）病因和发病机制

变形杆菌为革兰阴性杆菌，无芽胞或荚膜，有周身鞭毛。存在于人类和各种野生动物的肠内，亦存在于粪肥、土壤和污水中。本属细菌血清型甚多，仅普通变形杆菌和奇异变形杆菌就有100多个血清型。医务人员的手部和器械是常见的传播方式。奇异变形杆菌为最见致病菌，产粘变形杆菌与人类致病无关。变形杆菌肺炎主要为院内获得性感染，以老年男性为主，好发于有慢性肺部疾病、酒精中毒、肾病、糖尿病的个体，其他易患因素包括长期应用抗菌药物、糖皮质激素、免疫抑制药等，另外，机械通气、ICU病房长期居留亦是易感因素。当机体防御功能减退时，咽部寄殖的变形杆菌吸入下呼吸道，当吸入的细菌达到一定量时，即可引起肺炎。也可通过污染的吸痰管直接带入下呼吸道。长期应用抗酸药或H_2受体拮抗药造成的偏碱环境也有利于变形杆菌的寄殖。也可为血源性感染。受累肺呈现实变，部分可见多发性肺脓肿，甚至大的脓腔，胸腔积液罕见，镜下可见肺泡腔内充满红细胞，以及单核细胞、巨噬细胞、中性粒细胞等。肺泡隔内的毛细血管呈中度充血，肺泡隔部分伴有纤维化形成。脓肿形成区肺泡隔完全破坏。

（二）诊断

1.临床表现　临床表现缺乏特异性，与多数肠杆菌科细菌性肺炎的表现类似。主要表现为寒战、发热、咳嗽、咳痰、胸痛、呼吸困难，可伴有神经系统症状，如昏迷、谵妄等。部分患者可以神经系统症状为首发表现。可有肺实变体征，如语颤增强，叩诊呈浊音，多数患者可闻及管性呼吸音，有时出现气管移位。胸腔积液体征罕见。

2.实验室检查

（1）血常规：白细胞总数明显升高，可见核左移现象，偶有贫血。

（2）细菌学检查：培养是确诊变形杆菌的主要依据。可采用TTA、PSB、BAL、LA等防污染下呼吸道标本采样技术采集标本。血培养阳性率极低。

（3）X线表现：缺乏特异性。血源性变形杆菌肺炎病变可发生于多个肺叶，吸入感染者病变多于上叶后段或下叶背段。表现为沿肺叶或肺段分布的渗出性病灶，部分患者受累肺叶的容积可缩小，致气管偏移。多发脓腔多见，有时可见到大的空腔。也可呈支气管肺炎表现。

（三）鉴别诊断

变形杆菌肺炎的临床表现与其他肠杆菌科细菌的临床表现类似，鉴别诊断主要依靠痰或其他呼吸道分泌物中病原菌的检查。

（四）治疗

1. 抗菌药物治疗

（1）第三代头孢菌素：在体外细菌学及药物敏感试验结果出来前，对革兰阴性杆菌肺炎尤其是院内获得性目前主张选用针对革兰阴性杆菌的第三代头孢菌素，或与氨基糖苷类抗生素合用。常用药物头孢曲松，2～4g/d，头孢他啶，2～6g/d，一个疗程 7～10d。

（2）氨基糖苷类：对奇异变形杆菌以外的细菌常为首选，最常使用的为阿米卡星，剂量为 0.4g/d，疗程 10～14d。但对有肾功能不全者或老年人宜选用不良反应轻的新氨基糖苷类，如奈替米星和依替米星，剂量均为 0.2g/d，一次静脉滴注，必要时酌情减量，并做血药浓度检测。可与第三代头孢菌素合用。

（3）喹诺酮类药物：可静脉应用环丙沙星（0.2～0.4g/d）、氧氟沙星（0.4～0.8g/d）、左氧氟沙星（0.2～0.4g/d）、司帕沙星（0.2g/d）、加替沙星（0.2～0.4g/d）及帕珠沙星（0.6g/d）等，一个疗程为 7～10d。

当取得病原学结果后，应及时根据药敏结果调整抗生素，选用敏感抗生素，对产超广谱 β－内酰胺酶（ESBLs）的菌株，可选用含 β－内酰胺酶抑制药的药物如氨卡西林/舒巴坦钠（6～12g/d）、哌拉西林/他唑巴坦（13.5g/d）、头孢哌酮/舒巴坦钠（2～8g/d），严重感染可选用亚胺培南（1.5～4g/d）。

2. 一般治疗　保持呼吸道通畅，吸氧，给予足够的营养和液体，以保持机体处于安全和稳定状态。积极处理基础疾病，如慢性肺部疾病、糖尿病、酒精中毒和肾病等，酌情使用人血丙种球蛋白，有利于改善患者机体状况，增加抵抗力。

十、铜绿假单胞菌肺炎

铜绿假单胞菌肺炎是由铜绿假单胞菌（pseudomonas aeruginosa，又称绿脓杆菌）引起的肺炎。在院内感染细菌性肺炎中占 10%～35%，在 ICU 病房中，尤其是气管插管或切开 72h 后发生的呼吸机相关肺炎，铜绿假单胞菌占 50%左右，为最常见的院内感染肺炎。在院外获得性肺炎中，铜绿假单胞菌感染较少见，但在某些免疫或防御功能低下的人群中的发病率较高。近年来，铜绿假单胞菌肺炎除发病率增高外，多重耐药菌感染有不断增加的趋势，造成治疗上的困难，病死率较高，已成为临床上常遇到的难治性肺炎之一。

（一）病因和发病机制

铜绿假单胞菌属于革兰阴性非发酵菌群，假单胞菌属。在自然界广泛分布，亦常寄殖于正常人呼吸道、胃肠道、皮肤等处。在医院环境中的医疗设备，如各种导管、人工呼吸器、湿化器、雾化器、床头柜、被褥、水龙头等均可分离到。在住院的患者中，尤其是应用广谱抗生素后和危重病患者，口咽部分离阳性率明显增加。其生物学特点是毒力强，但侵入力弱。通常在机体防御能力下降时致病，为条件致病菌。感染的途径包括口咽部含铜绿假单胞菌的分泌物吸入、外源性带菌气溶胶吸入及血行性肺部感染等。急性发病时，以吸入途径最常见。咽部铜绿假单胞菌丛生，或呼吸机管道带有细菌的液体，反流误吸入气道，形成感染。慢性反复感染患者，尤其是支气管扩张患者，内源性途径占主要地位。这些患者的气道内长期存在铜绿假单胞菌寄殖，当机体防御能力下降时，侵入气道形成感染。铜绿假单胞菌致病成分包括有内毒素、外毒素、色素、蛋白溶酶等。因此，急性感染时全身中毒症状明显，易形成化脓性炎症，并且易导致慢性感染和长期带菌。

（二）诊断

1.临床表现

（1）全身毒血症状：铜绿假单胞菌肺炎可以是急性起病，也可为慢性反复感染。急性起病者，常有寒战、高热、疲乏，较常有败血症样或休克表现。慢性反复感染者，全身症状可不明显，仅有部分患者出现发热、疲乏、食欲缺乏等。

（2）呼吸道症状：可有咳嗽、咳痰，咳脓痰较多，典型的痰液为翠绿色，较少见，痰可以有特殊的臭味。病变范围广者可有呼吸困难，严重者发生呼吸衰竭。

（3）其他症状：可出现心率相对缓慢，严重患者可有神志模糊，有败血症者可见中央坏死的出血性皮损。

2.实验室检查

（1）血常规：急性感染者白细胞计数及中性粒细胞比例增高，核左移。慢性感染者血白细胞计数及中性粒细胞比例多正常，血红蛋白及红细胞计数可低于正常。

（2）痰细菌学检查：获得痰液的方法对检查结果有明显的影响。咳出的痰易被上呼吸道正常菌群污染而影响其准确性，留痰前应先用生理盐水反复漱口，痰标本处理过程中避免外来污染。为避免上呼吸道污染，最好采用经纤维支气管镜双导管保护毛刷、支气管肺泡灌洗、经环甲膜穿刺抽吸等方法直接从下呼吸道取标本，也可经皮肺穿刺抽吸、开胸或胸腔镜肺活检取病变组织进行细菌培养。然而，有创伤性仅用于部分治疗有困难的病例或临床研究。革兰染色细菌形态、单克隆免疫荧光抗体检查病原体对铜绿假单胞菌有一定的快速诊断作用，但准确性并不能满足临床的要求，而且不能提供药敏资料。

（3）血和胸腔积液培养：凡是有重症肺炎表现的患者，均应做血培养。有胸腔积液时，应及时做胸腔积液细菌培养和药物敏感试验。其结果有确诊意义。

（4）胸部X线表现：以支气管肺炎型为常见，亦可表现为局部实变型和肺脓肿型。治疗不及时者易形成多发性的小脓肿，最终形成片状的机化性肺炎。慢性反复感染者多数伴有支气管扩张。

（三）鉴别诊断

1.与其他细菌引起的肺炎鉴别　典型的翠绿色痰，痰液、胸腔积液及血中培养出铜绿假单胞菌等是铜绿假单胞菌肺炎与其他细菌性肺炎鉴别的关键。然而，典型的翠绿色痰少见。铜绿假单胞菌肺炎一般为院内感染，或发生在有慢性基础疾病损害机体免疫功能的患者。

2.肺结核　铜绿假单胞菌肺炎多发生在免疫功能低下的患者，肺部可形成空洞，需与肺结核相鉴别，尤其需与肺结核基础上合并一般细菌感染进行鉴别。肺结核多累及肺上叶，而铜绿假单胞菌肺炎无固定的好发部位。长期低热、盗汗或咯血有利于肺结核诊断，结核菌素试验、痰找抗酸杆菌及痰结核杆菌 PCR 检测均有利于结核诊断。痰液、胸腔积液及血中培养出铜绿假单胞菌是铜绿假单胞菌肺炎确诊的依据。但要警惕肺结核基础上合并铜绿假单胞菌感染。

3.肺脓肿　急性肺脓肿起病急，可咳大量特征性的脓臭痰，血白细胞计数增加多较显著，多在 $20\times10^9/L$ 以上，可高达 $50\times10^9/L$。致病菌有金黄色葡萄球菌、克雷伯杆菌、厌氧菌及其他革兰阴性杆菌，常为混合感染，可发生在无慢性基础疾病的人，但多有疲劳、酗酒及受凉史。痰及血中病原体检查是鉴别的关键。

4.肺部真菌感染　铜绿假单胞菌肺炎和肺部真菌感染均多发生在免疫功能长期受损的患者及长期大量使用抗菌药物的患者，但肺部真菌感染多合并口腔真菌感染，可见花斑舌、口腔黏膜白斑和糜烂，咽拭子及痰涂片及培养可查到大量真菌。肺部真菌感染多咳白色痰，而铜绿假单胞菌肺炎咳黄色脓痰，典型者咳翠绿色脓痰。病原体检查是鉴别的关键。

（四）治疗

1.抗菌药物治疗　对铜绿假单胞菌有效的药物有以下几类。

（1）β一内酰胺类抗生素：这类药物种类比较多，包括：①半合成青霉素类：如哌拉西林（6～12g/d），羧苄西林和美洛西林等。②第三/四代头孢菌素类：如头孢他啶、头孢吡肟、头孢哌酮。③碳青霉烯类：如亚胺培南、美罗培南等。④单环类：如氨曲南。⑤β一内酰胺类药物与β一内酰胺酶抑制药组成的复合剂型，如头孢哌酮与舒巴坦、替卡西林与棒酸、哌拉西林与他唑巴坦等。

（2）氨基糖苷类抗生素：如妥布霉素、阿米卡量、庆大霉素、奈替米星及依替米星等。

（3）氟喹诺酮类抗菌药物：如环丙沙星、氧氟沙星、左氧氟沙星、加替沙星等。莫西沙星对铜绿假单胞菌肺炎有效率相对较低。

（4）多肽类抗生素：如多黏菌素 E，但通常仅作局部应用。

铜绿假单胞菌耐药菌株不断增多，而且容易出现继发性耐药，在 ICU 的患者中显得尤为突出，给治疗带来困难。对β一内酰胺类耐药的主要机制是产生β一内酰胺酶和外膜通透性改变。对氟喹诺酮类耐药的主要机制是 DNA 回旋酶变构和膜通透性降低。对氨基糖苷类耐药的最主要机制是产生钝化酶。铜绿假单胞菌耐药率达 16%～42%，而相对耐药率较低的药物有哌拉西林/他唑巴坦、亚胺培南、头孢他啶、头孢哌酮/舒巴坦、阿米卡星等。

对铜绿假单胞菌抗菌药物治疗的原则是早期、足量、联合、足疗程。首选半合成青霉素类（如哌拉西林）、第三代头孢菌素类（如头孢他啶）或碳青霉烯类（如亚胺培南）。亦可选用氟喹诺酮类（如环丙沙星、左氧氟沙星）、单环类（如氨曲南）、第四代头菌素（如头孢吡肟）、氨基糖苷类（如妥布霉素、阿米卡星）、头孢哌酮/舒巴坦、替卡西林/棒酸、哌拉西林/他唑巴坦等。对于易感人群的中重度急性肺炎，获得病原学资料前，经验用药应选用对铜绿假单胞菌有效的药物。首选β一内酰胺类。β一内酰胺类抗生素（除亚胺培南外）与酶抑制药合用通常能增加 20%左右的有效率。对于估计耐药率高（如长期应用多种抗生素）者、病情严重或治疗有困难者，应该联合用药。如无用药禁忌，首选β一内酰胺类药物与氨基糖苷类合用。也可氟喹诺酮类与氨基糖苷类合用或β一内酰胺类与氟喹诺酮类合用。早期有效的治疗是提高疗效的关键。疗程通常为 2 周左右，争取将细菌清除，避免形成慢性反复感染。慢性反复感染者，要根据药物敏感试验的结果来指导联合用药治疗。对于支气管扩张者，铜绿假单胞菌在气道内长期存在，症状持续，治疗困难，可采用“脉冲式”治疗方案。平时仅应用一般性和辅助性的治疗，如祛痰、低剂量大环内酯类药、缓释茶碱等，当有急性加重的征象时，及时给予 1 个疗程（2 周）的联合用药治疗。病情得到控制后（尽管还有一些持续的症状）停用针对性治疗的抗生素。亦有用多黏菌素雾化吸入长疗程治疗（常用剂量为 1%溶液 4mL，相当于 40mg，每日 3 次），认为可减少带菌率和急性加重。

2.难治性感染的处理　难治性铜绿假单胞菌肺炎常见于有基础肺疾病（COPD，支气管扩张，肺纤维化等）、人工通气、慢性心力衰竭或肾衰竭等的患者治疗比较困难。处理的原则是：①再次论证诊断的正确性，尤其是要注意排除肺部恶性肿瘤、肺栓塞、心力衰竭等类似肺炎表现的疾病。②寻找难治的原因，包括慢性心肺疾病、反流误吸、人工通气、引流不畅、过分使用抗酸药、药物选用不当、细菌耐药或混合感染、老年人、全身衰竭、长期卧床、糖尿病、慢性肝肾功能不全、免疫功能低下等。③积极处理引起难治的原因。积极治疗基础疾病的同时，使用气道扩张药和祛痰药，使气道通畅。有明显痰液阻塞者，及时用纤维支气管镜做吸引和冲洗，可同时做深部痰培养和局部滴药治疗。对于有反流误吸者，要注意气管插管套囊的密封性好（选用合适的插管或套管、合适的位置和压力），鼻饲前论证胃管的位置正确，半坐卧位缓慢给予鼻饲和使用胃肠动力药。④反复做痰病原菌的培养和药敏试验，指导抗菌药物的选用和调整。⑤提高免疫力，改善全身状态和心肾功能。可静脉应用人血丙种球蛋白提高机体免疫能力。改善心力衰竭或肾衰竭，减轻肺间质水肿，有利于肺炎的治疗。⑥理想的护理对严重感染者非常重要，包括口咽部护理、翻身拍背等。⑦对于慢性反复感染和长期带菌者，在常规治疗的基础上，可加用口服低剂量大环内酯类药物（例如红霉素 0.4～0.6g/d，或罗红霉素 0.3g/d，长期使用，可减少临床症状和急性加重。其机制可能与调整气道炎症反应和改变细菌膜的特性有关）、利福平（0.15g，3/d，14～21d，可减少复发）、雾化吸入妥布霉素（40～80mg，3/d）或多黏菌素 E（10～20mg，3/d），对提高疗效，减少带菌和减少急性加重有一定的辅助治疗作用。

十一、不动杆菌肺炎

不动杆菌（acinetobacter）是一种机会致病菌，可引起肺部炎症，往往发生在长期住院或机体抵抗力降低患者，如恶性肿瘤接受化学治疗、放射治疗时，糖皮质激素治疗，老年人及婴幼儿，病情较重。细菌在肺泡内、细支气管内繁殖侵袭引起下呼吸道黏膜及肺泡充血、肿胀、炎性渗出、白细胞浸润聚集、化脓性坏死形成空洞及纤维增生。本菌对多种常用抗生素耐药，治疗较困难，病死率较高。不动杆菌肺炎起病急骤，寒战、高热、体温可高达 40℃，热型不规则。咳嗽剧烈、痰黏稠、黄脓状，在肺部形成脓肿时可见大量黏稠脓痰，每天达数百毫升，少数患者痰中带血，呼吸困难明显。消化道症状常见为恶心、食欲缺乏、呕吐、腹泻。本病可多处感染。最多是泌尿道感染，出现尿痛、尿急等症状。

（一）病因及发病机制

不动杆菌是一属不发酵糖类的革兰阴性球杆菌或短杆菌。1954 年归于一个菌属即不动杆菌属。不动杆菌广泛分布于水、土壤、人体皮肤、口腔黏膜、呼吸道和泌尿生殖道中。尤其在医院环境中，医务人员与患者之间手接触很可能是导致流行的重要传播途径。不动杆菌呼吸道感染来自外源性，亦可为内源性。目前认为主要的还是呼吸道人工管道、雾化器面罩、湿化瓶、呼吸机管道等带入的不动杆菌造成呼吸道感染。

（二）诊断

1. 症状　起病急骤，寒战、高热、体温可高达 40℃，热型不规则。咳嗽剧烈、痰黏稠、黄脓状，在肺部形成脓肿时可见大量黏稠脓痰，每天达数百毫升，少数患者痰中带血，呼吸困难明显。消化道症状常见为恶心、食欲缺乏、呕吐、腹泻。本病可多处感染。最多是泌尿道感染，出现尿痛、尿急等症状。

2. 体征　继发性不动杆菌肺部感染者，多原有基础疾病或呼吸道感染。起病缓慢，在抗生素治疗下仍不见好转，临床感染症状加重，在临床上易疏忽。体征：全身衰竭明显，发绀、气促。有慢性肺脓肿或支气管扩张。感染时可有杵状指、贫血面容，胸部体检：呼吸音减低（患侧)及湿啰音,哮鸣音(两下肺多见),有脓胸时表现为胸腔积液体征,伴有败血症感染者可有脾大。

3.痰培养　连续2次以上痰培养有不动杆菌生长;不动杆菌为纯培养或优势菌。

4.血常规　白细胞分类计数升高,一般为(10～20)×10^9/L,中性粒细胞0.8～0.9,有时有肝功能异常。

5.胸部X线检查　肺中下野斑片阴影,少数为大片阴影,片状浓密影中见透亮区,呈多发性。部分患者有胸腔积液X线征象。

6.临床出现下列情况时应怀疑不动杆菌感染

(1)机体抵抗力下降的住院患者,监护病房患者,有人工气道及使用呼吸机治疗的患者中发生的感染或双重感染时。

(2)临床表现似为革兰阴性菌感染,但氨苄西林及头孢类抗生素等疗效不好时。

(3)长期使用多种抗生素呼吸道感染仍不能控制者。对可疑患者要反复留取分泌物或痰进行培养。

(三)鉴别诊断

1.铜绿假单胞菌肺炎　更多发生于支气管扩张、肺囊肿等结构性肺病基础上。典型的铜绿假单胞菌肺炎痰液为翠绿色,痰中反复培养出铜绿假单胞菌有助于鉴别。

2.肺炎杆菌肺炎　砖红色胶胨样痰及胸部X线显示叶间裂下坠均为肺炎杆菌肺炎,有助于不动杆菌肺炎与之鉴别,但表现典型者并不多见。反复痰培养出肺炎克雷伯杆菌有助两者鉴别。

3.其他革兰阴性杆菌　鉴别十分困难,主要依靠病原学检查。如细菌培养中同时有其他革兰阴性菌生长,可能为混合感染。此时应根据细菌数量来判断是否合并有不动杆菌感染。

(四)治疗

1.抗菌药物治疗　20世纪不动杆菌对庆大霉素、氨苄西林、头孢菌素、阿米卡星(丁胺卡那)、妥布霉素均较敏感,治疗以氨基糖苷类抗生素为主。但近年来,不动杆菌出现多重耐药株,新一代的喹诺酮类环丙沙星、氧氟沙星、依诺沙星均显示对不动杆菌有较高的抗菌活力。第三代头孢菌素,如头孢噻肟;及第四代头孢菌素,如头孢吡肟、头孢匹罗可用于不动杆菌肺炎。由于鲍曼不动杆菌易发生耐药,抗菌治疗时应联合用药。对于耐药鲍曼不动杆菌,可选用头孢哌酮/舒巴坦＋碳青霉烯类或磷霉素,也可选择氨苄西林/舒巴坦＋环丙沙星等,其中舒巴坦每日用量应达到4～6g。可酌情选用替加环素、多黏菌素、单独的舒巴坦、米诺环素等与其他抗菌药物联用。笔者曾采用哌拉西林/舒巴坦联合氨基糖苷类治疗耐药鲍曼不动杆菌肺炎获得成功,舒巴坦每日用量为4.5g,其中1例尚联合第三种抗菌药物利福霉素钠,0.5g,静脉滴注,3/d。

2.一般治疗　此类患者多全身衰竭明显,营养支持较为重要,应酌情补充脂类、氨基酸、维生素、血浆、新鲜血液等,可静脉用人血丙种球蛋白。

(五)并发症及预后

可并发脑膜炎和全身感染。由于不动杆菌耐药性日趋严重,诊断治疗不及时,病死率较一般细菌感染高,重症感染病死率高达30%,国内报道病死率为20%。

(六)预防

不动杆菌的暴发流行主要发生在院内,主要预防措施是:

1. 积极治疗原发病。

2. 避免抗菌药物的滥用和长期应用。

3. ICU、RICU 病房要严格消毒各种呼吸治疗器械，呼吸机内部管道也应消毒。

4. 呼吸病室要注意空气的消毒。整理床铺时尽可能不要扬起灰尘，床单、被褥要及时更换，特别是有分泌物污染的用品要及时清洗消毒、更换。

5. 严格医务人员乃至陪员手的卫生，每接触一次患者都要洗手或用乙醇擦手消毒。

6. 对有不动杆菌感染或原有感染患者的遗物用品应彻底清洗消毒，特别是患者用过的气管套管和其他呼吸管道要认真洗消。

7. 常规监测不动杆菌，及时发现不动杆菌的感染，并进行隔离治疗。

十二、军团菌肺炎

军团菌肺炎(Legionnaries pneumonia)是指由军团杆菌引起的急性肺炎，为全身军团病最常见的表现形式。军团菌感染最易累及的脏器为肺，其次为胃肠道和神经系统，少数还可累及肾、心及皮肤。国内军团菌肺炎占细菌性肺炎的 1%～16%，平均 5%，为社区获得性肺炎 3 种常见细菌之一。军团菌感染暴发时侵袭率高达 30%。院内感染细菌肺炎中，军团菌肺炎约占 10%。

(一)病因和发病机制

军团菌为革兰阴性杆菌，不形成芽胞，无荚膜，可运动，有 1～2 根极鞭毛和侧鞭毛，其外膜的某些磷脂成分可引起溶血反应，脂多糖可引起特异性血清学反应。军团菌在普通细菌培养基上难以生长，目前多用 BCYE 琼脂培养基。军团菌属于军团菌科，其中只有军团菌属。目前已经发现的军团菌有 40 多种 60 多个不同血清型，但只有不到 50%可引起人类疾病，最常见的是嗜肺军团菌(L. pneumophila)。嗜肺军团菌有 14 个血清型，90%的军团菌病是由嗜肺军团菌感染引起的，其中嗜肺军团菌血清型 1～6 型占感染率的 85%。军团菌为条件致病菌。军团病在夏末秋初为高发季节，任何年龄人群均可发病，免疫功能低下者为好发人群，可暴发流行。可以通过饮水及气溶胶吸入传播和感染人群。

军团菌进入肺终末细支气管和肺泡后被巨噬细胞吞噬。军团菌可抑制巨噬细胞吞噬体和溶酶体的融合，从而使军团菌能在巨噬细胞内生长繁殖，最终破坏巨噬细胞，军团菌释放出来产生下一轮吞噬及释放，如此可导致肺泡上皮和血管内皮的损害，并伴随水肿液和纤维素的渗出，同时有不同程度的巨噬细胞和中性粒细胞浸润。细菌产生毒素，可引起出血、细胞溶解、坏死、血细胞的功能异常等。细菌可逆行至较大的细支气管及大气道，也可扩展至肺间质、胸膜、淋巴管，还可能随淋巴管进入循环而形成全身感染。本病的病变分布范围、破坏程度取决于宿主的抵抗力、病原菌的毒力及感染的菌量，可表现为支气管肺炎，大叶性肺炎，空洞形成直至全身多系统损害。肺外病变主要包括军团菌直接引起的病变，如化脓性心脏炎、肌病、中枢神经系统损伤以及肝、肾功能异常和弥散性血管内凝血(DIC)等。

(二)诊断

1. 临床表现

(1)全身毒血症状：潜伏期 2～10d。90%以上有骤起的发热，多为 39.5～40℃，50%以上持续高热≥40℃。发热常伴随相对缓脉。3/4 患者伴随寒战。多有头痛、乏力、肌痛等。

(2)呼吸系统表现：早期轻度干咳，3～4d 后咳嗽加重，咳少量黏痰，痰中可带少量血丝或血痰,咳稠厚黄脓痰很少见。部分患者出现胸痛、胸闷和呼吸困难,可表现为进行性呼吸困难。早期肺部可闻及湿啰音,部分可闻及哮鸣音。可有少量胸腔积液,随着肺部炎症的发展,可出现肺实变体征。

(3)消化道症状:早期消化道症状明显,表现为无痛性腹泻,水样便,无脓血便。1/4 患者有恶心、呕吐。腹腔脓肿罕见。

(4)神经系统症状:较为常见,可表现为轻度的神志改变,如焦虑、反应迟钝,少数可出现谵妄、昏迷、精神错乱和癫痫大发作等症。

(5)部分患者可出现关节痛和肌痛。

(6)军团菌肺炎可出现以下并发症:心脏军团病、急性肾衰竭、肌炎、休克、DIC、闭塞性细支气管炎或闭塞性细支气管炎伴机化性肺炎。

2.实验室检查

(1)血常规:白细胞计数中度升高,严重者可高达 $30\times10^9/L$ 或低于 $4.0\times10^9/L$,中性粒细胞比例增高,红细胞沉降率明显增快,严重者血小板减少。

(2)尿常规:50%患者有蛋白尿,部分患者可出现血尿和颗粒管型。

(3)肝功能:肝功能损害主要表现为转氨酶的轻度升高,乳酸脱氢酶、碱性磷酸酶也可升高,少数患者可表现为黄疸。

(4)血电解质:电解质紊乱主要表现为低钠、低钙、低磷;低钠血症最为突出,为本病的重要的特征性表现之一。

(5)呼吸道分泌物涂片染色检查:革兰染色军团菌常不着色,或呈小而细长的革兰阴性杆菌。Giemsa 染色可见细胞内或细胞外淡紫色细长细菌。Gimenez 染色时军团菌被染成红色,背景为蓝色。改良抗酸染色也可检出军团菌,故有时可误诊为肺结核。痰涂片革兰染色见较多中性粒细胞而未见细菌时提示有军团菌感染的可能。

(6)军团菌培养:气道分泌物,血、痰、胸腔积液、支气管肺泡灌洗液(BALF)等标本以酵母浸膏培养基(BCYE 培养基)进行培养,一般 3~5d 可见菌落。由于军团菌生长条件要求严格,培养阳性率较低;因此,虽然细菌培养是军团菌肺炎最可靠的诊断方法,但仍无法满足临床诊断的需要。

(7)细菌抗原检测:直接荧光抗体法(DFA)检测细菌抗原,有利于早期诊断,但有交叉反应。军团菌抗原的测定,主要包括酶联免疫吸附试验(ELISA),放射免疫测定(RIA)、反相间接血凝试验以及乳胶凝集试验等。

(8)PCR 和基因探针检测军团菌特异性 DNA 片段:对嗜肺军团菌以外的军团菌检出率高,对嗜肺军团菌本身检出率低,故对军团菌肺炎诊断价值有限。

(9)血清特异性抗体检测:一般抗体需 4~9 周才能达到有诊断意义的水平,仅 25%~40%患者第 1 周呈有意义升高。一次军团菌感染后抗体升高可持续数月甚至数年。检测方法主要有间接免疫荧光(IFA)、ELISA、微量凝集试验与试管凝集试验,以 IFA 最常用。

(10)尿抗原检测:80%的患者检测出尿中军团菌抗原,并具有抗生素治疗几天后仍可检测出阳性结果的优点。

(11)胸部 X 线表现:开始主要表现为双肺片状肺泡浸润,少数免疫抑制患者早期也可见到间质浸润。病变继续发展,50%患者出现邻近肺叶受累,并可累及到对侧。免疫功能低下的严重患者可现空洞和肺脓肿改变。30%患者有少量胸腔积液,少数患者可先于肺野浸润灶出现。肺部病灶的吸收较一般肺炎缓慢，在临床治疗有效时X线表现病变仍呈进展状态为其X线表现特征之一。20%患者至2周病变才明显吸收，1～2个月阴影方完全消散，少数患者可延迟至数月，可残留少量条索状阴影。

3.诊断标准　1992年我国制定的军团菌肺炎诊断标准(试行)为：军团菌肺炎是一种革兰阴性杆菌(军团菌)引起的肺部炎症。诊断军团菌肺炎主要依据如下。

(1)临床表现：发热、寒战、咳嗽、胸痛等呼吸道感染症状。

(2)X线胸片具有炎症性阴影。

(3)呼吸道分泌物、痰、血或胸腔积液在药用炭酵母浸液琼脂培养基(BCYE)或其他特殊培养基培养，军团菌生长。

(4)呼吸道分泌物直接免疫荧光法检查阳性。

(5)血间接荧光法(IFA)检查前后2次抗体滴度呈4倍或以上增高，达1∶128或以上；血试管凝集试验(TAT)检测前后2次抗体滴度呈4倍或以上增高，达1∶160或以上；血微量凝集试验检测前后2次抗体滴度呈4倍或以上增高，达1∶64或以上。

凡具有(1)(2)同时又具有(3)(4)(5)项中任何一项者诊断为军团菌肺炎。

注：对于间接荧光抗体试验或试管凝集试验效价仅1次增高(IFA>1∶256，TAT>1∶320)，同时有临床及X线胸片炎症表现的病例可考虑为可疑军团菌肺炎。

(三)鉴别诊断

1.支原体肺炎　支原体肺炎多见于儿童及青年，军团菌肺炎多见于老年人及慢性病患者；支原体肺炎患者多为低热或中度发热，血象正常，军团菌肺炎多有高热过程，且全身多系统表现多见，血象白细胞计数及中性粒细胞比例可增高；支原体肺炎血冷凝集试验多呈阳性，痰中可培养出支原体；军团菌肺炎血清中可检测出特异性抗体，呼吸道分泌物可培养出军团菌。

2.衣原体肺炎　包括肺炎衣原体肺炎和鹦鹉热衣原体肺炎。肺炎衣原体肺炎全身中毒症状不明显，呼吸道症状相对较轻。鹦鹉热衣原体肺炎全身中毒症状较重，与军团菌肺炎类似，但有明确的与鸟类接触史。支气管分泌物接种鸡胚及小鼠或组织培养中分离衣原体、血清学检测有利于鉴别。

3.Q热肺炎　由立克次体引起的Q热肺炎的呼吸系统症状、消化系统症状及全身中毒症状与军团菌类似，并可表现相对缓脉。但Q热肺炎外周血白细胞计数多正常。流行病学资料及血清学检查是鉴别的关键。

4.病毒性肺炎　SARS冠状病毒导致的肺炎称为严重呼吸障碍综合征，具有很强的传染性，也表现为高热、咳嗽、呼吸困难，易出现ARDS及多器官功能障碍，病死率较高。根据流行地区生活史或接触史，结合临床表现、大环内酯类抗生素治疗无效及血清抗体检测可进行鉴别。其他病毒性肺炎多发生于儿童，注意防治继发细菌感染，大多可痊愈，大环内酯类抗生素治疗无效及血清学检查为主要鉴别手段。

5.与其他细菌性肺炎鉴别　有时军团菌肺炎可合并其他细菌感染，甚至合并化脓性细菌感染。对于某些肺炎患者，虽然常规革兰染色发现有关致病菌，若患者呼吸系统症状相对较少，而全身症状明显，多系统受累，并且大环内酯和喹诺酮类以外的抗菌药物治疗效果较差，应考虑合并军团菌肺炎的可能。

6.肺栓塞及肺梗死　可有胸痛、少量咯血及呼吸困难，并且在老年人、慢性心肺疾病及恶性肿瘤患者多发，与军团菌肺炎类似。但军团菌肺炎常有乏力、食欲缺乏、嗜睡，而在肺栓塞者少见，肺栓塞发热多为中度或低热。相关实验室检查可鉴别。

7. 其他　有明显神经、精神症状和严重呕吐、腹泻者，应与中枢神经系统感染及急性胃肠炎相鉴别。

（四）治疗

1. 一般处理原则　轻症患者可在门诊口服大环内酯和新喹诺酮类药物治疗，中、重度患者应住院治疗。有慢性基础疾病的患者也应住院治疗。有以下表现者，提示病情危重，应收人监护病房：①呼吸急促：呼吸频率＞30/min。②持续高热：体温＞38.5℃。③休克：收缩压＜90mmHg，舒张压＜60mmHg。④神志异常：嗜睡、谵妄、惊厥、昏迷等。⑤急性肾功能不全：尿量＜20mL/h 或＜80mL/4h。⑥X 线胸片示双肺受累或多叶肺受累、入院后 48h 内肺部浸润增加 50%以上。⑦实验室检查：WBC＜4.0×10^9/L 或＞30.0×10^9/L，$PaCO_2$＞50mmHg，PaO_2＜60mmHg。

2. 病原学治疗

（1）大环内酯类抗生素：以往治疗军团菌肺炎的经典药物是红霉素，2～4g/d，疗程一般为10～14d。在这个治疗剂量下，消化系统的不良反应十分常见，在更高的治疗剂量下约有 1/4 的患者出现耳毒性。新合成的大环内酯类抗生素的不良反应较红霉素为轻，其在酸性环境中稳定，生物利用度高，目前常用的有阿奇霉素、克拉霉素。阿奇霉素半衰期长达 48h 以上，成年人常用 0.25g/d，连续口服 2 周；也可 0.5g/d，口服 6d，停 4d，再服 6d；对于重症患者应静脉滴注。克拉霉素，成年人 0.5g/d，分 2 次口服，疗程 2～3 周。

（2）喹诺酮类抗菌药物：喹诺酮类药物的药敏试验表明对军团菌均具有良好的抗菌活性和较低 MIC。治疗军团菌病的有效剂量分别为：环丙沙星 400mg/d，左氧氟沙星 500mg/d，莫西沙星 400mg/d，疗程 7～14d；氧氟沙星 400～800mg/d，培氟沙星 800mg/d 和司帕沙星第 1d 400mg，此后 200mg/d，疗程 10～14d；帕珠沙星 600～1000mg/d，加替沙星 400～600mg/d，疗程 10～14d。嗜肺军团菌对喹诺酮类药物的耐药现象比较少见。

（3）其他抗菌药物：利福平是一种对细胞内和细胞外军团菌均具有明显抗菌效应的药物。由于利福平可产生耐药性，因此，临床上不推荐单药治疗。仅在一些严重的军团菌病例，特别是在免疫受损宿主，利福平协同其他抗菌药物进行治疗。成年人可用利福平，1.2g/d，分 2 次口服，重症患者可用利福霉素钠，1.0～1.5g/d，分 2 次静脉滴注。β—内酰胺类和氨基糖苷类抗生素，其中一些药物具有良好的细胞内抗菌活性，如亚胺培南和庆大霉素等。复方磺胺甲噁唑、四环素族和氯霉素也有体内外研究和临床应用报道，但由于其抗菌活性明显低于大环内酯类、喹诺酮类和利福平等药物而很少应用。

（4）联合用药：病情较重者可联合用药。大环内酯类与喹诺酮类药联合，大环内酯类与利福霉素类联合，喹诺酮类与利福霉素类联合均可。有学者发现，在体外红霉素和利福平具有协同效应。环丙沙星加红霉素，或利福平加环丙沙星也可观察到同样的协同效应。临床观察结果发现，红霉素和利福平联合治疗可明显改善免疫抑制患者的预后。其他抗菌药物联合治疗的报道目前仍十分少见。

3. 对症治疗和并发症治疗　纠正低氧血症、酸碱及水、电解质失衡，抗休克。对严重呼吸衰竭进行机械通气治疗。渗出性胸膜炎可穿刺抽液或引流。急性肾衰竭时应做血液透析治疗。

（五）军团菌肺炎的预后

体质好、无慢性基础疾病、并经大环内酯类抗生素治疗者病死率约 7%，免疫功能障碍和未接受大环内酯类抗生素治疗者，病死率可高达 80%。早期确诊，并及时正确治疗者，免疫功能正常者病死率由 25%降至 7%，而免疫功能障碍者则由 80%降至 25%。正确使用抗菌药物治疗者，肺功能可完全恢复正常，少数患者可遗留肺纤维化。

（罗建江）

第二节 厌氧菌肺胸膜感染

厌氧菌肺炎是由厌氧菌引起的肺部急性化脓性炎症，多为吸入性混合感染，常形成肺脓肿或并发脓胸。有报道 62%～100%的吸入性肺炎有厌氧菌感染。脓胸中厌氧菌感染占 25%～40%，个别高达 76%。社区获得性肺炎中厌氧菌感染达 21%～23%，院内感染肺炎厌氧菌感染为 35%。

一、病因及发病机制

厌氧菌系指在其生长繁殖过程中对氧耐受性较差，只能在乏氧条件下生长的细菌。正常人的口腔、鼻咽部、皮肤、消化道和生殖道均有大量厌氧菌寄殖，为人体正常菌群的组成部分。厌氧菌通常分为 4 大类：①厌氧球菌：包括革兰阳性消化链球菌、消化球菌、厌氧性链球菌和革兰阴性韦荣球菌属。消化链球菌在肺胸膜感染中常见。②革兰阴性厌氧杆菌：包括类杆菌属、梭杆菌属、纤毛菌属，在肺胸膜感染中以类杆菌属多见。在类杆菌属中常见的有脆弱类杆菌、产黑色素类杆菌、口腔类杆菌。梭杆菌属中有核粒梭菌、坏死梭杆菌和死亡梭杆菌。③革兰阳性无芽胞杆菌：包括丙酸杆菌属、真杆菌属、乳杆菌属、放线菌属和双歧杆菌属，肺部感染中常见的为真杆菌、丙酸杆菌和迟缓优杆菌。④梭状芽胞杆菌：包括肉毒杆菌、艰难梭菌、产气荚膜梭菌、破伤风杆菌等，极少引起肺部感染。

机体厌氧菌感染多属内源性感染。口腔或上呼吸道寄殖厌氧菌吸入到细支气管造成支气管部分或完全阻塞，可进一步发展成肺胸膜厌氧菌感染。膈下病灶的直接蔓延以及化脓性血栓性静脉炎的脓性血栓脱落导致的血源性感染也可造成肺厌氧菌感染。离开正常寄殖部位的厌氧菌若进入感染部位，便可使组织产生损伤、坏死。坏死组织则更有利于厌氧菌繁殖生长，形成厌氧菌感染的恶性循环。临床上，厌氧菌感染常与需氧菌和兼性厌氧菌形成混合感染。吸入性肺炎、肺脓肿、支气管扩张和脓胸为肺胸膜厌氧菌感染的主要形式。需氧菌在生长繁殖的同时必然消耗感染部位的氧，因此，混合感染更有利于厌氧菌的生长。吸入性厌氧菌肺炎多呈节段性分布，初期肺泡壁水肿和中性粒细胞等炎性细胞浸润，伴有肺间质炎症及中度单核细胞反应。一般经过 7～16d 可发展成坏死性肺炎和肺脓肿，可向胸膜腔溃破形成脓胸。

二、诊断

（一）病史

吸入感染者多有醉酒、意识障碍、吞咽困难等易造成误吸的病史。发病多见于 50 岁以上男性和老年人。单纯厌氧菌肺炎潜伏期为 3～5d，肺脓肿和脓胸潜伏期一般为 2 周。

（二）临床表现

1.全身毒血症状　通常有寒战、发热、乏力，可有高热，也可中等程度发热。

2.呼吸系统表现　咳嗽，咳黄色脓痰。痰有恶臭味为厌氧菌肺炎的特征，痰或胸液有恶臭见于50%～70%的肺脓肿或脓胸，单纯厌氧菌肺炎仅有4%咳恶臭脓痰。部分患者可出现不同程度的咯血，波及胸膜或形成脓胸者有胸痛，病变范围广及大量胸腔积液者可出现呼吸困难。体格检查病变肺区域可叩诊浊音或实音、呼吸音减低、湿啰音。可有胸腔积液的体征。

3.其他症状　约50%肺脓肿或脓胸患者可表现消瘦和贫血，慢性肺脓肿者可有杵状指。

（三）实验室检查

1.血常规　白细胞计数和中性粒细胞比例增高，发生肺脓肿及脓胸者尤为明显，白细胞总数平均分别为$15\times10^9/L$和$22\times10^9/L$，在单纯性厌氧菌肺炎患者平均为$13\times10^9/L$，很少超过$15\times10^9/L$。部分患者血红蛋白及红细胞数低于正常。

2.病原学检查　采用双套管双塞保护刷从下呼吸道取分泌物或抽胸腔积液及血液进行厌氧菌培养，标本不宜暴露于空气中。采用气相色谱法检测厌氧菌的挥发性脂肪酸，迅速简便，可用于筛选和临床用药的初步参考。

3.胸部X线检查　表现为沿肺段分布的均匀、浓密的实变影，多见于上叶后段、下叶背段。血行感染常为双侧斑片状影或均匀实变影，下叶多见，可伴有脓胸或脓气胸。

三、鉴别诊断

1.与其他细菌性肺炎鉴别　急性感染与其他细菌引起的急性肺炎表现相似。有报道对比了46例厌氧菌肺炎和46例肺炎球菌肺炎临床表现，发现两组患者在年龄、胸部X线、外周血白细胞计数等方面无明显差别。患者有误吸史，痰和胸腔积液有恶臭味，肺部有空洞病变，并且常规细菌学检查结果阴性，多提示厌氧菌肺炎的可能。单纯厌氧菌肺炎寒战相对少见。

2.肺结核　慢性肺部厌氧菌感染中毒症状不重，肺部可形成空洞，需与肺结核鉴别。肺结核空洞也可并发厌氧菌感染。肺结核以往多有长期低热、盗汗，痰中可找到抗酸杆菌，痰培养有结核杆菌生长，抗厌氧菌药物治疗效果不明显。需要注意的是，硝基咪唑类抗厌氧菌药物对结核杆菌有一定抑制作用，因此，抗厌氧菌治疗病情有所好转时，仍应警惕结核的可能。

3.肺部肿瘤　肺部肿瘤导致气道狭窄，可引起阻塞性肺炎，癌性空洞也可继发厌氧菌感染，均需与厌氧菌肺炎鉴别。肺癌空洞多为偏心空洞，内壁凹凸不平。痰找癌细胞及支气管镜检查均有利于肺癌的诊断。

四、治疗

厌氧菌肺炎及时取得细菌培养和药物敏感试验结果较为困难，故一般根据临床表现采取经验性治疗。但应尽可能获得厌氧菌培养及药敏试验结果，以便治疗失败时调整抗菌治疗方案。厌氧菌肺炎治疗以全身与局部抗菌药物治疗为主，必要时配合外科治疗。

（一）抗菌药物治疗

1.硝基咪唑类药物　以往普遍应用的为甲硝唑，也称灭滴灵，新合成的有替硝唑和奥硝唑。

进入厌氧菌的甲硝唑被还原为硝基环，继而阻断厌氧菌DNA的合成，使细菌死亡。目前仍为临床治疗厌氧菌肺炎的首选药物。脆弱类杆菌、产黑色素类杆菌、梭杆菌、消化球菌、消化链球菌、产气荚膜梭菌以及芽胞菌属等厌氧菌均对甲硝唑高度敏感，且不易产生耐药。但放线菌属、丙酸杆菌属、乳酸杆菌属等对甲硝唑耐药。有资料表明，约40%厌氧菌感染患者单纯以甲硝唑治疗无效。原因可能为混合感染，甲硝唑耐药的微需氧和需氧性细菌感染在此混合感染中发挥主要作用，故单纯甲硝唑治疗无效。甲硝唑生物利用度高达82%，口服吸收完全可获得与静脉应用等量药物相同的血药浓度。治疗剂量甲硝唑的不良反应轻微，最常见胃肠道反应，可达5%～10%。其他不良反应为舌灼热感或口腔金属样异味。较严重的不良反应为神经系统表现，如头痛、嗜睡、抽搐、肢体麻木和共济失调，可能与甲硝唑易透过血一脑屏障有关。另外，嗜酒者可发生与甲硝唑相关性戒酒样反应。甲硝唑治疗厌氧菌肺炎静脉滴注首次冲击量为15mg/kg，维持量为7.5mg/kg，2～3/d。亦可7.5mg/kg静脉滴注，1/6h。口服剂量为0.6～1.2g/d，分2～3次。

替硝唑为20世纪60年代后期由美国辉瑞公司开发的新硝基咪唑类衍生物，比甲硝唑疗效更高、耐受性更好。对革兰阴性厌氧菌如脆弱类杆菌、梭状菌属和韦荣球菌的作用较甲硝唑强，较甲硝唑的抗菌作用约强2倍。微需氧菌如弯曲杆菌、大肠埃希菌对该药中度敏感。革兰阳性厌氧菌如消化链球菌对本品敏感。其对梭状芽胞杆菌的作用较甲硝唑差。放线菌属和丙酸杆菌属对其耐药。该药口服吸收完全，口服或静脉给药的半衰期为12～14h。与甲硝唑比较，替硝唑有吸收快、血浓度高、持续时间长的特点。替硝唑的不良反应较少而轻。偶有恶心、呕吐、食欲缺乏、口腔异味、皮疹、头痛、白细胞减少等。若应用替硝唑期间饮用含乙醇的饮料，可也出现戒酒样反应。妊娠早期及哺乳期应避免应用。成年人口服0.5～1.0g/次，2/d，首剂加倍。静脉滴注400～800mg，2/d。也可选用奥硝唑。

由于硝基咪唑类药物仅对厌氧菌有效而对其他需氧菌无效，故而常应与其他抗菌药物联合应用，才可能有效控制混合感染。

2.氯霉素　除少数产气荚膜梭菌外，氯霉素几乎对所有厌氧菌均肯定有效，且在组织和体液中浓度较高。但氯霉素可致骨髓抑制，后果常较严重。氯霉素造成的再生障碍性贫血一般多发生在口服用药后，偶尔见于长期氯霉素滴眼后。注射应用氯霉素而发生再生障碍性贫血者极为罕见。所以，目前对胸腔和中枢神经系统等特殊体腔的厌氧菌感染，氯霉素仍为良好的选用药物。某些厌氧菌可产生氯霉素灭活酶而使其失效。常用剂量为2g/d，分次静脉滴注。值得注意的是，静脉滴注氯霉素后，在体内迅速水解为游离活性型氯霉素。由于水解作用不恒定、不完全，其血药浓度约为口服相同剂量的70%，且血药浓度波动范围较大。

3.青霉素　青霉素对消化球菌、产气荚膜杆菌、梭形杆菌和放线菌较敏感，为治疗厌氧菌感染的主要药物之一。然而，目前临床主要的厌氧菌脆弱类杆菌产β一内酰胺酶率高达90%而对青霉素耐药。另外，产黑色素类杆菌亦对青霉素耐药。加之新的有效的抗厌氧菌药物的相继出现，使青霉素的抗厌氧菌地位受到影响。但对于临床上肺胸膜青霉素敏感厌氧菌感染者，青霉素以其价格低廉、不良反应少仍不失为可选药物。治疗厌氧菌肺炎青霉素剂量多为(600～1000)万U/d，分次静脉滴注。

4.亚胺培南一西拉司丁钠　亚胺培南为具有碳青霉烯环的硫霉素类抗生素，西拉司丁主要防止亚胺培南的肾毒性。亚胺培南一西拉司丁钠是目前最强的抗厌氧菌药物。对所有厌氧菌的抗菌活性等于或超过甲硝唑，优于克林霉素。比头孢西丁的作用强50倍以上。对产酶率高达90%的脆弱类杆菌的敏感率为100%。同时，该药对绝大多数细菌均有较强的抗菌活性，也是目前抗菌谱最广、活性最强的抗菌药物。静脉注射亚胺培南500mg＋西司他丁

500mg 后 20～30min，亚胺培南的血 Cmax 可达 33mg/L，半衰期为 1h。肾功能减退半衰期可延长，该药经血液透析可清除。不良反应偶见恶性、呕吐、血清转氨酶升高、血白细胞降低。如原有中枢神经系统病变、老年患者或肾功能不全患者给药剂量超过 4g/d，可发生癫痫。成年人常规用量为 1.5～3g/d，分 2～3 次静脉滴注。

5. 替卡西林＋棒酸（复方替卡西林） 脆弱类杆菌产生 β一内酰胺酶一直是临床上治疗该菌不理想的原因之一。替卡西林与 β一内酰胺酶抑制药棒酸的联合制剂复方替卡西林可耐受 β一内酰胺酶而不被其破坏同时保留了广谱的抗菌活性，适用于有混合感染的肺胸膜厌氧菌感染的治疗。成年人常用剂量每次 3.2g，每天 3～4 次静脉滴注。对青霉素过敏者禁用。

6. 头霉素类抗生素 头霉素类的化学结构特点为在头孢烯母核的 7 位碳上加一个甲氧基，其他结构与头孢菌素类似，因此，有人将其列入第二代头孢菌素。该类药物与其他 β一内酰胺类药物的一个主要不同点为其具有较强的抗厌氧菌活性。该类药中头孢西丁对厌氧菌具有高度抗菌活性，并对需氧革兰阴性杆菌有较强抗菌活性，故适用于需氧菌与厌氧菌的混合感染，成年人常用剂量为 1～2g，6～8h 1 次。头孢替坦对多数革兰阳性菌和革兰阴性杆菌具有抗菌作用，对厌氧菌的抗菌活性与头孢西丁相似，半衰期较长，为 3.3h，常用剂量为 0.5～1.0g，1/12h。头孢美唑对消化链球菌、消化球菌和拟杆菌属厌氧菌具有抗菌活性，但较头孢西丁作用差，成年人 1～4g/d，分 3～4 次肌内注射，严重感染 3～8g，分 2 次静脉注射或滴注。拉氧头孢（噻吗灵）抗菌谱较广，对厌氧菌亦具有抗菌活性，对脆弱类杆菌的作用较头孢西丁强 2～3 倍，对其他厌氧菌的作用与头孢西丁相似，该药半衰期 2.3h，成人常用 2～4g/d，静脉注射或滴注。该药可干扰维生素 K 代谢而致出血倾向，应引起临床注意。

7. 克林霉素 林可霉素类主要有林可霉素和克林霉素（氯林可霉素），两者均有抗厌氧菌活性。克林霉素对消化球菌、消化链球菌类杆菌、梭形杆菌、丙酸杆菌、双歧杆菌和多数放线菌等多种厌氧菌高度敏感，但对艰难梭菌、产气荚膜梭菌耐药。对厌氧菌肺炎，克林霉素较青霉素更为有效。由于林可霉素类抗生素对革兰阴性杆菌无抗菌活性，因而在治疗有混合感染的肺胸膜厌氧菌感染时应同时与其他抗需氧性革兰阴性杆菌的药物联合用药。因该药对艰难梭菌无效，故长期应用易导致艰难梭菌感染的假膜性肠炎。治疗厌氧菌肺炎，成年人常用 0.6～1.2g/d，分 2 次静脉滴注，严重感染 1.2～2.4g/d，分 2～3 次静脉滴注。

8. 红霉素 红霉素对除脆弱类杆菌和梭杆菌属以外的各类厌氧菌均具有较强抗菌活性，尤对消化球菌和消化链球菌等革兰阳性球菌疗效更好，但其抗厌氧菌作用较克林霉素为差，且两者间有交叉耐药性。

9. 万古霉素 对革兰阳性厌氧球菌和杆菌有较强抗菌活性，但对革兰阴性杆菌无效。该药尤对长期广谱抗生素应用过程中因菌群失调时艰难梭菌所致的假膜性肠炎具有极好疗效，为其特点。用法及剂量为 2g/d，分次口服，疗程 7～10d。

10. 氟喹诺酮类抗菌药物 多数目前临床常用的氟喹诺酮类抗菌药物如环丙沙星、氧氟沙星、氟罗沙星、洛美沙星、培氟沙星、依诺沙星和左氧氟沙星对厌氧菌的抗菌活性很弱。而新一代氟喹诺酮类抗菌药物如司帕沙星、格帕沙星对厌氧菌有中等强度的体外抗菌活性。

尽管近年来有效的抗厌氧菌药物不断开发用于临床，可供选择的抗厌氧菌药物较前日趋增多，但最常用的方案为甲硝唑/替硝唑＋青霉素，病情相对较轻者也可单用青霉素或克林霉素。肺厌氧菌感染的治疗时间至少应持续到肺部浸润病灶清除或仅遗留小的稳定残留病灶为止。厌氧菌肺胸膜感染一旦形成肺脓肿，病程会更长。若治疗不彻底易复发。故通常厌氧菌肺胸膜感染的疗程不宜短于6～12周。

(二)局部治疗

局部治疗的目的在于破坏厌氧菌的生存环境,促进全身抗厌氧菌药物的作用。对于肺脓肿和脓胸,应积极进行引流。引流方法主要有①体位引流:可根据肺部病变位置采取相应的引流体位。一般为足高头低位,每次15min,每天2～3次。对脓痰量多且身体衰弱者,在行体位引流时应警惕大量痰液涌出导致窒息的可能。②必要时可经纤维支气管镜于病变部位吸引并冲洗,并可局部灌注抗生素。具体方法为:将纤维支气管镜插至病变相应部位的支气管,尽量将脓性分泌物吸引干净。将纤维支气管镜前端嵌入段或亚段支气管开口。经纤维支气管镜吸引管分次灌注生理盐水,每次25～50mL,反复冲洗,回收量以不低于30mL为宜,对于支气管明显缩小,灌注生理盐水不能吸出者,不易继续灌注。可酌情经支气管向病变部位直接注入抗菌药物。③必要时可应用支气管扩张药治疗。对于脓胸应进行胸腔闭式引流,未能及时进行有效引流常常是造成病变迁延不愈的主要原因之一,如脓液黏稠致使引流不畅,可以生理盐水低压冲洗胸腔,并可适当胸腔注入抗生素。当每日引流量和脓腔均<50mL时,可考虑拔管。脓液或坏死组织的清除不仅使病变本身减轻而且破坏厌氧环境不利于厌氧菌的生长。

(三)外科治疗

对于厌氧菌感染形成慢性肺脓肿或脓胸者常需行外科手术治疗。厌氧菌肺胸膜感染需手术治疗者占10%～12%。厌氧菌肺部感染的外科适应证主要为:①非手术治疗失败的慢性肺脓肿(>3个月),空腔壁纤维化病变属不可逆者。②肺脓肿伴难以控制的大咯血者。③厌氧菌脓胸脓液黏稠不易引流和慢性脓胸形成者。外科手术的方法包括肺叶切除术、开放式胸腔引流术和胸膜剥离术。

(四)营养支持治疗

厌氧菌肺炎形成肺脓肿或脓胸者,消耗较大,需加强营养支持治疗。可静脉应用氨基酸、脂肪乳,鼓励患者多进食高蛋白食物,必要时鼻饲营养。

(王永生)

第三节　肺部真菌病

一、肺念珠菌病

肺念珠菌病(pulmonary candidiasis)或称念珠菌肺炎(candida pneumonia)是由念珠菌引起的急性、亚急性或慢性肺部感染,也常包括支气管念珠菌病,可统称为支气管肺念珠菌病(bronchopulmonary candidiasis)。本病一般发生于免疫功能障碍或长期大量使用广谱抗菌药物者。

(一)病因及发病机制

肺念珠菌病的病原菌主要为白念珠菌,其次是热带念珠菌和克柔念珠菌。近平滑念珠菌、皱褶念珠菌、高里念珠菌、葡萄牙念珠菌和星形念珠菌也有报道。念珠菌常存在于人类皮肤、口腔、胃肠道和阴道等处,一般不致病,但在一定条件下可引起内源性感染。外源性感染主要来源于食物、饮料及医护人员手上的带菌。肺念珠菌病主要通过吸入感染引起,即寄殖于口腔和上呼吸道的念珠菌在机体防御机制削弱时吸入支气管肺泡所致。其次，也可通过血源性感染播散至肺。极少数为新生儿出生时经过产道时获得感染。各种基础疾病或长期应用免疫抑制药物使机体免疫功能受损时，均可能感染后发病。念珠菌入侵支气管肺组织后由酵母相转为菌丝相，大量繁殖，并夹杂有芽生孢子，引起以多核细胞浸润为主的急性炎症反应，可形成多发小脓肿。慢性经过者，则出现纤维组织增生和肉芽肿病变。

（二）诊断

1.病史　多数患者有使用广谱抗生素、激素、免疫抑制药和体内放置导管的病史，或患有糖尿病、肝硬化、慢性阻塞性肺疾病等导致免疫功能低下的基础疾病。

2.临床表现

（1）全身症状：肺炎型患者可有畏寒、持续发热，可表现为高热，支气管炎型患者多不发热。

（2）呼吸道症状：咳嗽、咳痰，多为白色黏稠痰，典型者呈乳白色，可有由菌丝及真菌碎片组成的胶胨样小块状物，偶有痰带血，痰也可呈脓性。合并胸膜炎者有胸痛和呼吸困难。严重病例可发生呼吸衰竭。

（3）肺部体征：病变广泛者肺部可有湿啰音。

（4）其他表现：可有皮肤丘疹或结节样皮损、内眼炎、肌炎、关节炎、骨髓炎、肝脾脓肿和心包炎等表现。血源感染者可出现败血症和休克。

3.实验室检查

（1）血常规：白细胞计数及中性粒细胞比例可轻度增高，病情轻者，血象可正常。

（2）病原学检查：痰、胸腔积液、血液中可培养出念珠菌，临床诊断常需连续3次以上痰培养有白念珠菌生长。痰或胸腔积液涂片直接镜检发现大量菌丝和成群芽胞有诊断意义，如痰中只见芽胞，则可能为寄殖真菌。菌丝的存在表示念珠菌处于致病状态。组织学检查可发现念珠菌。

（3）血清甘露糖测定：念珠菌胞壁的糖原及甘露聚糖水解后形成甘露糖，因此，血源播散性念珠菌病血清甘露糖多＞800ng/mL，非播散性者多为600～800ng/mL，非念珠菌病者则＜600ng/mL。

（4）胸部X线检查：支气管炎型两肺中下野纹理增粗。肺炎型两肺中下野有弥漫点状或小片状阴影，也可病变融合成大片状肺炎阴影，时有变化起伏，还可有多发性脓肿。可有胸腔积液表现。

4.肺念珠菌病分型　肺念珠菌病分为支气管炎型、支气管－肺炎型和肺炎型3种类型。

（三）鉴别诊断

1.细菌性肺炎　细菌性肺炎痰多为黄色脓痰或脓血痰，血白细胞计数及中性粒细胞增高常较显著，一般抗菌药物治疗病情迅速好转。肺念珠菌病多发生在长期使用糖皮质激素、免疫抑制药及大剂量广谱抗菌药物的基础上，咳白色黏稠痰，典型者咳乳白色痰或痰中有胶胨样小块状物，痰中可查到菌丝及成群真菌芽胞，一般抗菌药物治疗无效，且常合并口腔真菌感染。

2.肺结核　肺结核易发生在免疫功能低下者，多咳白痰或血痰，血象一般不增高，临床表现有时与肺念珠菌病类似。但肺结核多有接触史，有长期低热、盗汗，结核菌素试验阳性甚至强阳性，痰涂片可查到抗酸杆菌，抗结核治疗有效。

3. 卡氏肺孢子虫病　两者均多发生在免疫功能受抑制的患者，但肺念珠菌病更多见，并可发生在大量使用广谱抗菌药物的患者。鉴别主要依靠病原体检查。卡氏肺孢子虫病用磺胺类药物治疗有效，而肺念珠菌病抗真菌治疗有效。

（四）治疗

1. 清除诱因　有利于病情的控制。轻症患者在解除诱发诱因（如广谱抗生素、激素、免疫抑制药和体内放置的导管）后，有时能自行好转。

2. 抗真菌治疗

(1)酮康唑：成年人常规 200mg/d，顿服，疗效不好时可增加至 400mg/d，顿服，疗程 1～2 个月。由于其胃肠道反应及肝毒性较明显，目前已逐渐被氟康唑所代替。

(2)氟康唑：第一天 400mg，以后 200mg/d，口服或静脉滴注，疗程 4 周或症状消失后 2 周，严重者必须静脉滴注 400mg/d，甚至 800mg/d，病情稳定后改为口服。每天使用 400mg 氟康唑，临床上很少发现肝功能损害。氟康唑为目前最常用的治疗肺念珠菌的药物。

(3)两性霉素 B：氟康唑治疗无效时可选用两性霉素 B，开始 1～2mg/d，以后逐日递增至 1mg/(kg・d)，加入到 5%葡萄糖注射液中静脉滴注，疗程 6～12 周，总剂量 2～3g。不良反应较多，并且较重，主要有肝、肾功能损害，心律失常，消化道不适以及寒战、发热等。

(4)两性霉素 B 脂质体：两性霉素 B 脂质体不良反应较两性霉素 B 明显减少，且疗效与两性霉素 B 相当。两性霉素 B 脂质体一方面可以充分发挥它的天然靶向性优势，即较多地分布在肝、脾、肺，而在其他脏器内的浓度较低，尤其在肾组织内浓度低。这是由于脂质体进入人体内即被巨噬细胞作为外界异物吞噬的天然倾向产生的，其中以肝、脾中的网状内皮细胞吞噬为主。另一方面，两性霉素 B 脂质体是内含有两性霉素 B 的双层脂质体，其胆固醇成分可增强药物的稳定性，使两性霉素 B 尽可能在疏水层中保留最大的含量，降低与人体细胞中胆固醇的结合而增强对真菌细胞麦角固醇的结合，从而发挥两性霉素 B 的最大杀菌能力。用法用量：起始剂量为 0.1mg/(kg・d)，用注射用水稀释溶解并振荡摇匀后加至 5%葡萄糖 500mL 内静脉滴注，滴速不得超过 30 滴/min；如无不良反应，第二日开始剂量增加 0.25～0.50mg/(kg・d)，剂量逐日递增至 1～3mg/(kg・d)。输液浓度≤0.15mg/mL 为宜；总剂量为 1～5g。不良反应有肝酶值升高、嗜睡、呼吸困难和低钾血症等，发生率<5%。肾毒性明显减少，与输液有关的毒性反应如发热、寒战、恶心仍可发生，但发生率要比传统两性霉素 B 低。

(5)伊曲康唑：200～400mg，分 1～2 次口服。对于病情较重者，也可静脉滴注。用法为第 1、2d 每日 2 次，每次 200mg，静脉滴注 1h；从第 3d 起，每日 1 次，每次 200mg，静脉滴注 1h。静脉用药超过 14d 的安全性尚不清楚。伊曲康唑除引起胃肠道不良反应、头晕、外周神经病变、粒细胞减少外，尚可导致心功能减退，甚至引起充血性心力衰竭和肺水肿，不宜与钙通道拮抗药合用。

(6)卡泊芬净(caspofungin)：对氟康唑不敏感的非白念珠菌引起的肺部感染，可应用卡泊芬净，疗效与两性霉素 B 和伊曲康唑相似，但不良反应少而轻，长期使用耐受性好，但价格更贵。常用剂量：第一天 70mg，随后 50mg/d，缓慢静脉滴注。对于口咽部念珠菌感染，可口服给药，50mg/d。不良反应为皮疹、皮肤潮红、瘙痒、热感、发热、面部水肿、支气管痉挛、静脉炎、恶心、呕吐等，也可见转氨酶和碱性磷酸酶升高、血钾降低、嗜酸性粒细胞增多、尿蛋白增高、尿红细胞增多等。不宜与环孢素合用，孕妇和哺乳期妇女慎用。对本品过敏者禁用。

(7)伏立康唑(voriconazole)：本品是一种广谱的三唑类抗真菌药，其适应证如下：治疗侵袭性曲霉病;治疗对氟康唑耐药的念珠菌引起的严重侵袭性感染(包括克柔念珠菌);治疗由足放线病菌属和镰刀菌属引起的严重感染。本品应主要用于治疗免疫缺陷患者中进行性的、可能威胁生命的感染。

成年人用药静脉滴注和口服的互换用法无论是静脉滴注或口服给药,首次给药时第一天均应给予首次负荷剂量,以使其血药浓度在给药第一天即接近于稳态浓度。由于口服片剂的生物利用度很高(96%),所以,在有临床指征时静脉滴注和口服两种给药途径可以互换。

静脉滴注:负荷剂量(第 1 个 24h)每 12h 给药 1 次,每次 6mg/kg(适用于第 1 个 24h);维持剂量(开始用药 24h 后)每日给药 2 次,每次 4mg/kg。

口服:患者体重≥40kg,负荷剂量(第 1 个 24h)每 12h 给药 1 次,每次 400mg;维持剂量(开始用药 24h 后)每日给药 2 次,每次 200mg。静脉滴注和口服给药尚可以进行序贯治疗,此时口服给药无须给予负荷剂量,因为此前静脉滴注给药已经使伏立康唑血药浓度达稳态。

疗程:疗程视患者用药后的临床和微生物学反应而定。静脉用药的疗程不宜超过 6 个月。

剂量调整:在使用本品治疗过程中,医师应当严密监测其潜在的不良反应,并根据患者具体情况及时调整药物方案。①静脉给药:如果患者不能耐受每日 2 次,每次 4mg/kg 静脉滴注,可减为每日 2 次,每次 3mg/kg。与苯妥因或利福平合用时,建议伏立康唑的静脉维持剂量增加为每日静脉滴注 2 次,每次 5mg/kg。②口服给药:如果患者治疗反应欠佳,口服给药的维持剂量可以增加到每日 2 次,每次 300mg;体重<40kg 的患者剂量调整为每日 2 次,每次 150mg。如果患者不能耐受上述较高的剂量,口服给药的维持剂量可以每次减 50mg,逐渐减到每日 2 次,每次 200mg(体重<40kg 的患者减到每日 2 次,每次 100mg)。

3. 其他治疗　对于抗真菌药物治疗无效者,可给予集落细胞刺激因子皮下或肌内注射,提高白细胞,增强其吞噬真菌的能力。

二、肺曲霉病

曲霉病(aspergillosis)是由曲霉属真菌引起的一组疾病,可累及皮肤、黏膜、眼、外耳道、鼻窦、肺、脑、胃肠道、神经系统和骨骼。肺曲霉病(pulmonary aspergillosis)主要由烟曲霉引起,偶有黄曲霉和黑曲霉引起者。肺曲霉病有变态反应性支气管肺曲霉病、曲霉球及侵袭性曲霉病 3 种表现形式。

(一)病因及发病机制

曲霉菌是一种具有隔菌丝的真菌,直径 2～4μm。曲霉菌广泛存在于自然界中,农民、家禽饲养者或酿造车间工人常因接触发霉的谷物、饮料,吸入曲霉菌后而致病。曲霉菌也常寄生在上呼吸道,机体免疫力低下者吸入下呼吸道后即可致病。肺曲霉病大多数为继发感染,原发者极为少见。当大量吸入曲霉孢子时可引起急性气管支气管炎或肺炎。肺曲霉病除了外源性吸入感染外,也可经皮肤伤口接种而感染,经血循环播散至肺部。曲霉菌进入肺部除引起炎症外,还可导致过敏反应。侵袭性曲霉病病理表现为急性坏死性出血性肺炎,先为浸润,随之化脓,进而形成肉芽肿。菌丝在肺内增殖并侵入血管,可导致坏死性血管炎,可形成血栓或菌栓,可导致肺栓塞及其他部位栓塞,并可导致血行播散。

(二)诊断

1. 病史　侵袭性曲霉病患者多有免疫功能低下的基础疾病,如:肺结核、支气管扩张症、白血病、肺癌、糖尿病、大面积烧伤、器官抑制、粒细胞缺乏症等。变态反应性支气管肺曲霉病者免疫功能可以不降低，但有吸入发霉物质的过程。

2.临床表现　临床上主要有以下3种类型，各型临床表现有所不同。

（1）曲霉球：曲霉菌寄生在肺囊肿、支气管扩张、肺结核空洞等慢性肺部疾病所形成的空腔内繁殖、储积，与纤维蛋白和黏膜细胞凝聚即成为曲霉球，在X线下可见在原有的慢性空洞内有球形密度增高影，随体位改变而在空腔内移动。患者无明显全身症状，但有反复咳嗽和咯血。

（2）变态反应性支气管肺曲霉病：对曲霉菌过敏者吸入大量孢子后，发生支气管和肺部炎症，并伴随过敏反应表现。可出现畏寒、发热、乏力、有刺激性咳嗽，咳棕黄色脓痰，有时带血，可发生明显的喘息，双肺可闻及哮鸣音。

（3）侵袭性肺曲霉病：病情多较严重。可有发热、咳嗽、咳脓性痰、胸痛、咯血和呼吸困难，并有播散至其他器官引起的相应症状和体征。X线早期为浸润或结节状阴影，常融合成实变或坏死形成空洞；或出现类似“温和的”肺梗死阴影。少数有胸腔积液。

3.实验室检查

（1）病原学检查：确诊有赖于病原体培养和组织学检查，反复痰涂片或经纤维支气管镜刷检取样，可以见到菌丝和直径2～3μm的圆形棕色或暗绿色孢子，顶端膨大如菊花状。培养出现灰绿色芽生菌落，镜检证实有分孢子和成链的孢子。

（2）痰检：变态反应型者痰中可见大量嗜酸性粒细胞。

（3）GM试验：GM是曲霉菌细胞壁上的一种多糖抗原，由核心和侧链两部分构成，核心为α—（1—2）（1—6）—糖苷键连接成的甘露聚糖，侧链主要由4～5个呋喃半乳糖组成。当曲霉菌在组织中侵袭、生长时可释放进入血循环。GM释放量与菌量成正比，可以反映感染程度。GM试验是检测血清中半乳甘露聚糖，主要适用于侵袭性曲霉菌感染的早期诊断。GM试验检测时间短，3～4h可报告结果，敏感性和特异性高，可较好地运用于曲霉菌的早期诊断。连续检测GM可作为治疗疗效的监测。在造血干细胞移植患者中的诊断敏感性高。值得注意的是，以下情况可出现假阳性：①使用半合成青霉素尤其是哌拉西林/他唑巴坦。②新生儿和儿童。③血液透析。④自身免疫性肝炎等。⑤食用可能含有GM的牛奶等高蛋白食物和污染的大米等。以下情况可出现假阴性：①释放入血循环中的曲霉菌GM（包括甘露聚糖）并不持续存在而是会很快清除。②以前使用了抗真菌药物。③病情不严重。④非粒细胞缺乏的患者。

（4）曲霉菌抗原皮试：用曲霉菌浸出液进行皮试，可出现阳性反应。

（5）血清IgE检测：血清总IgE可高达1000ng/mL以上。

（三）鉴别诊断

1.支气管哮喘　变态反应性支气管肺曲霉病可表现有咳嗽、喘息等支气管哮喘的症状，需与一般的支气管哮喘鉴别。变态反应性支气管肺曲霉病多有翻弄发霉稻草、纸张等物质的历史，痰多为棕黄色脓痰，并可有痰带血，痰中可查到真菌孢子，曲霉菌抗原皮试阳性。

2.肺癌　曲霉球患者肺部空洞病灶内的球形病灶类似于“癌岛”，并且患者可有咯血表现，需与肺癌鉴别。侵袭性曲霉病肺部病变也可表现为肺部单发或多发的类球形病灶，并可伴随全身多脏器受累，需与肺癌广泛转移相鉴别。曲霉球患者的肺部空洞内的球形病灶可随体位变动，痰中可找到菌丝和孢子，肺活检组织学检查可见到菌丝。

3. 其他原因引起的肺栓塞　肺曲霉病可合并其他脏器的曲霉菌感染，曲霉菌丝侵入血管可形成栓子，导致肺栓塞，需与下肢静脉血栓栓子脱落等造成的肺栓塞鉴别。曲霉病的菌丝栓子造成肺栓塞常合并皮肤及其他脏器的栓塞，这是因为肺曲霉病也可在肺静脉内形成菌丝栓子，脱落后进入体循环造成栓塞。但曲霉病合并栓塞血中可培养出曲霉菌，肺部除栓塞表现外有浸润性病灶或脓肿等表现，并且全身中毒症状较重，可表现高热，而一般肺栓塞仅有低热，并常有长期卧床或下肢静脉炎等病史。病变部位的组织活检有利于鉴别。

4. 其他病原体引起的支气管炎和肺炎　肺曲霉病尚需与细菌性肺炎、支原体肺炎及肺寄生虫病等鉴别，可临床症状、影像学表现、实验检查结果及治疗反应情况等进行鉴别，病原学检查是鉴别的关键。

（四）治疗

1. 曲霉球　无症状或症状轻微者可进行观察，也可通过支气管镜局部反复灌注伊曲康唑治疗。氟康唑全身应用对曲霉菌无效，但我们曾通过支气管镜局部灌注氟康唑治疗曲菌球使病灶消失，提示局部高浓度氟康唑对曲霉菌可能有效，但也不除外局部反复灌注药物改变了曲霉菌生存环境，使曲霉菌无法继续生长，病灶逐步消失。对于反复咯血者，应争取手术治疗。

2. 变态反应性支气管肺曲霉病　糖皮质激素可抑制变态反应、减少痰液，使支气管管腔不利于曲霉菌种植，既有利于缓解急性加重期症状，又能减轻或防止永久性损害的发生，如支气管扩张、不可逆性气道阻塞和肺纤维化。口服泼尼松 0.5mg/(kg・d)，2 周后改为隔日 1 次，维持 2～3 个月。也可联合应用两性霉素 B，雾化吸入治疗。可用地塞米松 2.5mg 和两性霉素 B 5mg 加入生理盐水 10mL 中雾化吸入，每日 2 次，共 1 个月。对顽固性患者应经支气管镜进行支气管冲洗。

3. 侵袭性肺曲霉病　主要采用抗真菌药物治疗。两性霉素 B 为首选药。两性霉素 B 开始 0.6mg/(kg・d)，以后逐日递增至 1mg/(kg・d)，加入到 5%葡萄糖注射液中静脉滴注，疗程 6～12 周，总剂量 2～4g。不良反应较多，并且较重，主要有肝、肾功能损害，心律失常，消化道不适以及寒战、发热等。两性霉素 B 脂质体不良反应明显减少，且疗效与两性霉素 B 相当，应积极选用。两性霉素 B 脂质体一方面可以充分发挥它的天然靶向性优势，即较多地分布在肝、脾、肺，而在其他脏器内的浓度较低，尤其在肾组织内浓度低。这是由于脂质体进入人体内即被巨噬细胞作为外界异物吞噬的天然倾向产生的，其中以肝、脾中的网状内皮细胞吞噬为主。另一方面，两性霉素 B 脂质体是内含有两性霉素 B 的双层脂质体，其胆固醇成分可增强药物的稳定性，使两性霉素 B 尽可能在疏水层中保留最大的含量，降低与人体细胞中胆固醇的结合而增强对真菌细胞麦角固醇的结合，从而发挥两性霉素 B 的最大杀菌能力。用法用量：起始剂量为 0.1mg/(kg・d)，用注射用水稀释溶解并振荡摇匀后加至 5%葡萄糖 500mL 内静脉滴注，滴速不得超过 30 滴/min；如无不良反应，第二日开始剂量增加 0.25～0.50mg/(kg・d)，剂量逐日递增至 1～3mg/(kg・d)。输液浓度≤0.15mg/mL 为宜；总剂量为 1～5g。两性霉素 B 甚至还可增到 7mg/(kg・d)，而不良反应仍较轻。有报道发现肝酶值升高、嗜睡、呼吸困难和低钾血症等不良反应的发生率低于 5%。因联合应用利福平有协同作用，故可给予利福平 450mg/d，空腹一次口服。也可联合应用氟胞嘧啶。伊曲康唑抗真菌活性强，对曲霉感染具有良好疗效，常用量为 400mg/d，分 2 次服用，对于重症患者可静脉滴注 200mg，q12h，3 次后改为 1/d。

对两性霉素 B、两性霉素 B 脂质体、伊曲康唑耐药的侵袭性肺曲霉病，可应用卡泊芬净(caspofungin)，疗效与两性霉素 B 和伊曲康唑相似，但不良反应少而轻。常用剂量：第一天 70mg，随后 50mg/d，缓慢静脉滴注。不良反应为皮疹、皮肤潮红、瘙痒、热感、发热、面部水肿、支气管痉挛、静脉炎、恶心、呕吐等，也有呼吸困难、皮疹恶化等过敏反应的报道，也可见转氨酶和碱性磷酸酶升高、血钾降低、嗜酸性粒细胞增多、尿蛋白增高、尿红细胞增多等。不宜与环孢素合用，孕妇和哺乳期妇女慎用。对本品过敏者禁用。

也可选用伏立康唑治疗，静脉滴注：负荷剂量(第 1 个 24h)每 12h 给药 1 次，每次 6mg/kg(适用于第 1 个 24h)；维持剂量(开始用药 24h 后)每日给药 2 次，每次 4mg/kg，口服：患者体重＞40kg，负荷剂量(第 1 个 24h)每 12h 给药 1 次，每次 400mg；维持剂量(开始用药 24h 后)每日给药 2 次，每次 200mg。静脉滴注和口服给药尚可以进行序贯治疗，此时口服给药无须给予负荷剂量，因为此前静脉滴注给药已经使伏立康唑血药浓度达稳态。疗程视患者用药后的临床和微生物学反应而定。静脉用药的疗程不宜超过 6 个月。

对顽固性或复发性、侵袭性肺曲霉病者，若病灶局限，可做部分肺切除。

三、肺隐球菌病

肺隐球菌病(pulmonary cryptococcosis)是由新型隐球菌(Cryptococcus neoformans)引起的肺部真菌病，常合并脑膜等其他部位的感染。在免疫功能正常的机体，肺部新型隐球菌感染大多只能导致自限性的肺部孤立病变。脑膜炎为新型隐球菌感染更为常见的表现，并且也是新型隐球菌感染常见的死因。在免疫功能缺陷的患者，肺隐球菌病更易合并脑膜炎，病情多较严重。

(一)病因及发病机制

新型隐球菌是一种在自然界广泛存在的有荚膜包绕的酵母菌，常存在于鸟粪、鼠粪、土壤、空气、水果、蔬菜中，一般不寄生于人体。感染途径可能有以下 3 种：①吸入空气中的新型隐球菌孢子为主要途径，鸽粪中的病菌是人类隐球菌病的重要来源，在肺部造形成感染灶后，也可经肺入血循环到机体其他部位，形成新的感染灶。②进食污染食物，可造成肠道感染，或通过肠黏膜入血播散至全身。③破损的皮肤黏膜直接接触感染也可入血播散至全身。健康人感染时可自愈，或病灶仅仅局限于肺部。人的免疫功能低下为其发病的重要原因。可经血行播散至全身，倾向于累及中枢神经系统，以隐球菌脑膜炎最常见。也可侵犯皮肤、骨骼、前列腺、心、肝、眼等，但较少见。感染部位很少炎症反应，这是其病理变化的主要特征。

(二)诊断

1.临床表现

(1)全身毒血症状：原发性肺部感染一般症状较轻，约有 1/3 病例无症状。患者可表现发热、盗汗、乏力，高热罕见，一般为低热。

(2)呼吸道症状：初发常有上呼吸道感染症状，进而咳嗽、咳黏液痰。偶有咯血和胸膜炎症。在 HIV 感染的患者隐球菌感染常为播散性，重症患者可有呼吸困难，并可能发生 ARDS。部分患者无呼吸道症状，于胸部 X 线检查时意外发现肺部病变，可被误诊为肿瘤。

(3)肺部体征：多数患者肺部无异常体征，少数病变范围广泛者肺部可闻及湿啰音。

(4)其他表现：皮肤、脑膜和前列腺常同时受累，可出现相应的表现。

2.实验室检查

(1)血常规:白细胞计数多正常,少数患者中性粒细胞比例增高。

(2)病原体检查:支气管肺泡灌洗液离心沉淀物涂片或痰涂片墨汁染色,可见圆形厚壁孢子,可有出芽现象,孢子内有反光颗粒。若痰涂片或培养找到隐球菌可提示诊断。组织活检可做最后诊断。播散性隐球菌病可做脑脊液、血、尿、皮肤损害的脓液等涂片及培养检查,也可行淋巴结活检。肺部被隐球菌感染后,病变可被纤维组织包围,形成肺隐球菌球,或治愈而不留瘢痕,也可血性播散引起中枢神经系统或全身各系统的感染。原发性肺隐球菌病单独存在时,除痰中可查到菌体外,脑脊液、血、尿、粪、骨髓等多途径检查均不能发现菌体。

(3)免疫学检测:血清抗体检测无临床诊断意义。乳胶凝集试验检测隐球菌抗原对中枢神经系统隐球菌感染具有很高诊断价值,也可采用该法检测痰液、胸腔积液及支气管肺泡灌洗液中的隐球菌抗原,具有辅助诊断价值,对于 HIV/AIDS 合并肺隐球菌病者,血抗原检测阳性率可高达 99%。

(4)胸部 X 线检查:胸片显示双肺下部纹理增加或孤立的结节状阴影,偶有空洞形成。急性间质性炎症可表现为弥漫性浸润或粟粒样病灶,需与肺癌、肺结核和卡氏肺囊虫感染鉴别。也有学者观察到肺隐球菌感染可在任何肺叶出现任何类型的浸润、结节病灶。

(三)鉴别诊断

1.肺癌　肺隐球菌病可表现为肺部孤立的结节病灶,并且可出现咯血,需与肺癌鉴别。曾有报道 1 例右肺尖隐球菌病引起霍纳综合征,酷似肺癌。肺隐球菌病的结节病灶为自限性,不会进行性增大,而肺癌结节病灶会逐渐增大。对于肺部孤立结节病灶的肺隐球菌并常需肺穿刺活检及开胸活检才能确定诊断。

2.肺结核　肺隐球菌病可表现低热、盗汗、咯血,肺部影像学检查可表现为结核好发部位的浸润影,可有空洞形成,也可呈双肺弥漫性细结节病灶,故有时与肺结核难以鉴别。临床诊断肺结核经过充分抗结核治疗无效时应考虑到肺隐球菌病的可能。结核菌素试验、痰中病原体检查、血中隐球菌抗原检测及经支气管镜肺活检等均有利于两者鉴别。

3.卡氏肺孢子虫病　肺隐球菌病和卡氏肺孢子虫病均易发生于免疫功能低下的患者,双肺均可呈现粟粒状病灶、斑片影、胸腔积液等,但卡氏肺孢子虫病双肺弥漫性病变多呈向心性分布。肺隐球菌病全身中毒症状少而轻,卡氏肺孢子虫病用复方磺胺甲噁唑治疗有效。鉴别主要依靠痰、胸腔积液、支气管肺泡灌洗液中病原体检查。

(四)治疗

对于单纯有呼吸道隐球菌寄殖的慢性阻塞性肺疾病患者,无肺部受侵犯的依据时,应定期随访。对胸片显示肺实质受侵犯,呼吸道分泌物培养分离出隐球菌的患者应积极治疗,防止发生血源性播散。对于免疫功能低下的患者,由于肺隐球菌病极易播散至中枢神经系统,在脑脊液尚无异常改变时即可开始系统治疗。两性霉素 B 和氟胞嘧啶有协同作用。

1.两性霉素 B　首次剂量为 1mg,次日为 3mg,第 3d 为 5mg,以后成年人每日增加 5mg(儿童为 1～2mg),直至每日 0.6～1mg/kg。疗程为 2～3 个月或更长,总剂量为 1.5～3g,最多不超过 10g。本品不良反应大。为尽量避免不良反应,给药时注意以下几点:①输液速度宜慢,每分钟 20～30 滴,如有反应,可再慢一些。可在输入脱水药降颅内压后接着输入两性霉素 B。②药物应避光。③用 5%的葡萄糖液稀释(宜先用蒸馏水将两性霉素 B 稀释为每毫升含 5mg),不宜用生理盐水稀释,以免发生沉淀。④药液中加入地塞米松 2～5mg 或氢化可的松 50mg。⑤输液前肌内注射异丙嗪 25mg。

两性霉素 B 鞘内注射须慎重，因有 63%的病例鞘内注射后产生中枢神经系统不良反应。有学者认为，脑脊液菌体计数在 $280/mm^2$ 以下时，一般不用鞘内注射，若病情严重，或脑脊液内菌体长期存在时，可鞘内给药。一般以 0.1mg 开始，逐渐增加至每次最大量 1mg。隔日或 3d 注射 1 次。鞘内给药时应加入地塞米松 1～2mg，用脑脊液混合后缓慢注入。

两性霉素 B 脂质体为新问世的与两性霉素 B 抗真菌效果类似的抗真菌药，但其不良反应明显少于普通的两性霉素 B。脂质体两性霉素 B 用量为 3～5mg/(kg・d)，必要时还可增到 7mg/(kg・d)，静脉滴注。有报道发现肝酶值升高、嗜睡、呼吸困难和低钾血症等不良反应的发生率低于 5%。肾毒性明显减少，与输液有关的毒性反应如发热、寒战、恶心仍可发生，但发生率要比传统两性霉素 B 低。

2. 氟胞嘧啶　常用剂量为 50～150mg/(kg・d)，分 3～4 次口服。也可用 1%氟胞嘧啶注射液静脉滴入，其不良反应较小，可有恶心、呕吐、皮疹、寒战、尿素氮增高、肝功能障碍等。对原发性肺隐球菌病或其他隐球菌病合并有肺部感染者，可加用两性霉素 B 超声雾化吸入，浓度为 0.125%，每日喷雾吸入 2 次。两性霉素 B 与氟胞嘧啶联合治疗肺隐球菌病，疗程通常为 3～6 周，也有主张 2～3 个月或更长。

3. 氟康唑　免疫抑制者及免疫正常轻至中度隐球菌肺炎者，静脉滴注或口服氟康唑，400mg/d，单次给药，疗程 6～12 个月。而免疫抑制患者及免疫正常重症隐球菌肺炎按照中枢神经系统感染治疗方案进行，疗程 12 个月。重症患者还可与两性霉素 B 脂质体联合治疗。

4. 伊曲康唑　200～400mg，分 1～2 次口服。对于病情较重者，也可静脉滴注。用法为第 1、2d 每日 2 次，每次 200mg，静脉滴注 1h；从第 3d 起，每日 1 次，每次 200mg，静脉滴注 1h。静脉用药超过 14d 的安全性尚不清楚。伊曲康唑除引起胃肠道不良反应、头晕、外周神经病变、粒细胞减少外，尚可导致心功能减退，甚至引起充血性心力衰竭和肺水肿，不宜与钙通道拮抗药合用。

隐球菌肺炎首选氟康唑治疗。必要时可选用或联用两性霉素 B 脂质体，也可选用伊曲康唑。伏立康唑对隐球菌有效，但较昂贵。卡泊芬净及米卡芬净对隐球菌无效。

对于肺局限性病灶而内科治疗无效，不能控制症状者，可手术切除。在治疗期间，应对病原体检查阳性的体液继续每周检查，直到连续 4 次阴性为止。当体液真菌学检查和隐球菌抗原滴定度均已阴性时，观察应以 X 线胸片为准。

四、肺毛霉菌病

肺毛霉病(pulmonary mucormycosis)由毛霉目中的一些致病性真菌引起的肺部急性化脓性感染。毛霉目中引起毛霉病的主要为毛霉菌属，较少见的还有其他菌属如根霉和犁头霉。虫霉目真菌极少引起肺部感染，偶见播散性感染累及肺部，其表现与毛霉病类似。一般而言，毛霉多侵犯下呼吸道，而根霉多侵犯上呼吸道和鼻窦。

(一)病因和发病机制

毛霉目真菌广泛存在于土壤、空气、粪便、食品及其他各种霉变物中，并可寄殖于口咽部。毛霉属中的总状毛霉、微小毛霉和卷枝毛霉，根霉属中的米根霉和少根霉等是较常见的条件致病真菌。肺毛霉病主要通过呼吸道吸入感染，由吸入毛霉孢子引起，少数也可从肠道和皮肤感染播散至肺。多见于糖尿病、白血病、淋巴瘤、粒细胞缺乏症、器官移植及 HIV 感染者，也有慢性阻塞性肺疾病长期使用广谱抗菌药物和糖皮质激素的患者发生肺毛霉病。肺毛霉菌病可以为原发,也可以继发,常继发于鼻窦病变。病原体释放的弹力酶样蛋白水解酶使真菌极易侵犯血管。病理改变以局部缺血性、出血性坏死为主,可能与菌丝引起小动脉血栓形成有关。临床特征为侵犯快。从鼻黏膜及其下组织处开始生长,很快破坏组织,直接侵入脑部。当侵入血管时则可形成血栓。眼及中枢神经系统毛霉菌病可起源于鼻窦,致眼区呈严重蜂窝织炎,可直接侵入脑和脑膜,而于 2～10d 死亡。也可以同样速度侵入肺,出现呼吸道症状,当累及肺动脉时可引起致命性的大咯血。

(二)诊断

1.临床表现

(1)全身毒血症状:病初多为低热,肺部病变加重或播散至脑可出现高热、乏力。全身播散者,尤其是大脑受累者,可在 2 周内死亡。

(2)呼吸系统症状:感染往往由鼻开始,先出现鼻窦隐痛,鼻塞、流黏鼻涕。随后出现咳嗽、咳痰、胸闷、气急。咯血较常见,肺动脉可受累而发生大咯血。胸膜受累时出现剧烈胸痛。

(3)其他表现:可出现眼部受累表现,如患侧眼球运动减弱、球结膜充血水肿、眼眶周围软组织坏死等。可出现硬腭处黏膜坏死。累及皮肤、胃、肾,可出现相应表现。

2.实验室检查

(1)血常规:白细胞计数及中性粒细胞比例可正常,但多数为轻度增高。感染重者,白细胞计数也可高达 40×10^9/L,中性粒细胞比例可达 90%以上。

(2)病原体检查:痰涂片镜检可见宽大、几乎不分隔的菌丝。痰培养菌落生长快,多呈长毛样。临床上通过组织活检病理诊断的病例更多见,在组织切片中镜检可发现病原体。

(3)胸部 X 线检查:呈多发的小片状阴影,可迅速融合成大片实变,常有空洞形成。可出现肺栓塞的楔形病灶。偶尔肺部病变呈小结节状。侵犯胸膜、心包、横膈时可出现相应的 X 线征象。

(三)鉴别诊断

1.与其他原因引起的肺栓塞鉴别　肺毛霉病有咳嗽、咯血、胸痛等症状,可有肺栓塞表现,需与下肢静脉血栓脱落等原因引起的肺栓塞鉴别。前者多有免疫功能下降或长期使用免疫抑制药的基础,可有体循环动脉多发栓塞表现,如皮肤栓塞,可见皮肤局部发黑,坏死。后者多有长期卧床或下肢静脉炎的病史,一般不合并体循环动脉栓塞表现。前者在痰及血中可查到毛霉菌。

2.肺结核　肺结核一般无血管栓塞表现。肺结核痰中可找到抗酸杆菌,痰培养有结核杆菌生长。而肺毛霉病痰及血中可找到或培养分离出毛霉菌。肺结核患者结核菌素试验阳性,长期使用免疫抑制药的结核患者,若 PPD 阴性,其外周血淋巴细胞 γ 干扰素释放试验(如 T－SPOT)可呈阳性,抗结核治疗有效。

(四)治疗

本病发展多迅速,病情严重,预后差。诊断明确后立即进行抗真菌药物治疗。两性霉素 B 为首选药。两性霉素 B 开始 0.6mg/(kg·d),以后逐日递增至 1mg/(kg·d),加入到 5%葡萄糖注射液中静脉滴注,疗程 6～12 周,总剂量 2～4g。不良反应较多,并且较重,主要有肝、肾功能损害,心律失常,消化道不适以及寒战、发热等。

有条件者使用两性霉素 B 脂质体。脂质体两性霉素 B 用量为 3～5mg/(kg·d),甚至还可增到 7mg/(kg·d)，该药不良反应明显比两性霉素 B 少。

伊曲康唑抗真菌活性强，对毛霉菌感染有效，常用量为 400mg/d，分 2 次服用，对于重症患者可静脉滴注 200mg，1/12h，3 次后改为 1/d。

同时应积极治疗原发病，如切除病灶、清创坏死组织、鼻窦或脓肿引流、治疗糖尿病酮症酸中毒、营养支持治疗等。克霉唑、咪康唑等也可选用。对易感患者应适当隔离，以防止交叉感染。局限性慢性肺部病灶，或“毛霉菌球”可做肺叶切除。并于术前、术后给予抗真菌。

五、肺奴卡菌病

肺奴卡菌病(pulmonary nocardiosis)是由奴卡菌(Nocardia)引起的肺化脓性肉芽肿性疾病，是全身奴卡菌病最常见的表现形式。奴卡菌病可以是局限性或播散性、亚急性或慢性化脓性疾病，可累及脑、肾、心包、心肌、肝、脾、淋巴结及皮肤等。肺奴卡菌病和系统性奴卡菌病约占全部奴卡菌病的 85%。约 50%的肺奴卡菌病有肺外病变，而肺奴卡菌病引起播散者仅占 1/5。奴卡菌病大多见于成年人，男女比例约 2∶1。

(一)病因和发病机制

奴卡菌为放线菌科的一属。奴卡菌不是真正的真菌，为“类真菌”，其生长繁殖过程中可形成菌丝，但最终菌丝断裂，成为杆菌或球菌。已知奴卡菌有 9 种，其中 3 种肯定能引起人类疾病，包括星形奴卡菌(N. asteroides)、巴西奴卡菌(N. brasiliensis)和 Otitidis 奴卡菌变种(N. otitidiscavarum，旧称豚鼠奴卡菌)，以前两者常见。奴卡菌为革兰阳性杆菌，部分耐酸。

奴卡菌寄生于土壤腐物中，可在空气中形成菌丝体，人吸入菌丝片段是主要传染途径，亦可经破损皮肤或消化道进入人体引起感染。淋巴瘤、器官移植和 AIDS 患者属本病高危人群。奴卡菌病在肺泡蛋白沉着症、结核病、慢性肉芽肿病、酒精中毒、糖尿病患者亦较常见。主要病理改变为化脓性肉芽肿伴大量中性粒细胞、浆细胞、组织细胞浸润，组织坏死并形成脓肿，且趋于融合。在脓肿内可发现菌丝，后者聚集形成疏松颗粒，菌鞘不明显。肺组织可呈急性、亚急性或慢性化脓性病变，表现为融合性支气管肺炎、肺实变、坏死性肺炎伴空洞形成，并常累及胸膜产生胸腔积液、脓胸，偶可侵犯胸壁形成瘘管。肺内病变亦可直接侵犯心包和纵隔，甚至压迫上腔静脉。少数病例经血行播散，最常侵犯脑组织，形成脑脓肿；其次是肾。心、肝、脾、淋巴结偶可受累。

(二)诊断

1. 临床表现

(1)全身症状：起病缓急不一。免疫功能低下者常呈急性起病。有发热、疲乏无力、厌食等。

(2)呼吸道症状：有咳嗽，黏稠脓痰，量通常不多，可出现胸痛、气急、咯血等。胸壁有时可见瘘管。凡肺化脓性病变伴脓胸，特别是伴胸壁瘘管者，应高度警惕本病可能性。未治疗或治疗延误则转成慢性，出现类似肺结核病的慢性感染的相应表现。

2. 实验室检查

(1)血常规：白细胞多为轻中度升高，一般为$(10\sim25)\times10^9/L$，中性粒细胞比例也升高。部分患者白细胞及中性粒细胞比例也可正常。

(2)胸部 X 线检查：双肺呈现炎症浸润、实变、单发或多发结节状阴影，经常有脓肿和空洞形成，偶见厚壁空洞。病变分布以两下叶多见，亦可呈粟粒样或弥漫性间质性浸润，极少钙化和纤维化，约 1/3 患者并发脓胸。

(3)病原体检查：痰、下呼吸道分泌物或胸腔积液可培养分离出奴卡菌。

(4)肺活组织病理检查：有化脓性炎症，无巨细胞或干酪样坏死，革兰染色在脓疡内可见分散的分枝细菌丝或由菌丝组成的硫黄颗粒。

(三)鉴别诊断

1. 肺结核　临床拟诊肺结核而抗结核治疗无效时，应考虑肺部真菌感染的可能性，特别是伴有"脑瘤"症状或多发性皮肤脓肿时，应考虑血源感染的肺奴卡菌病的可能性，但肺结核可合并结核性脓胸，不恰当的胸腔闭式引流也可形成胸壁瘘管。肺结核患者结核菌素试验阳性，而肺奴卡菌病结核菌素试验多为阴性。病原体检查是鉴别的关键。

2. 慢性肺化脓症　急性化脓性肺炎治疗不及时或治疗无效时可转变为慢性肺化脓症，病灶内有多发性脓肿，抗细菌治疗效果差，需与肺奴卡菌病鉴别。胸壁若出现瘘管或有脑部定位症状和体征，多提示肺奴卡菌病。肺奴卡菌病痰中可查到奴卡菌。

3. 支气管扩张症　支气管扩张症病史多较长，反复咳嗽、大量脓痰，并多有咯血，但急性加重时经过抗菌药物治疗多可迅速好转，肺部一般无空洞，胸 CT 检查可见扩张的支气管影。肺奴卡菌病肺部一般有空洞，一般抗菌药物治疗无效，胸壁可出现瘘管，痰及瘘管分泌物中可查到奴卡菌。

(四)治疗

首选磺胺类药，磺胺嘧啶 6～12g/d，分 4～6 次口服，1 个月后适当减量，疗程半年。复方磺胺甲噁唑亦可选择。氨苄西林或阿米卡星联合应用治疗奴卡菌病可能有协同作用。若磺胺药过敏，大环内酯和 β－内酰胺抗生素亦可选用。阿奇霉素，成年人 0.5g/d，顿服或静脉滴注，由于其半衰期长达 48h 以上，连续应用 4～6d，应停用 3～4d 再继续使用，如此可反复应用。克拉霉素，成年人 0.5g/d，分 2 次口服，罗红霉素，成年人 0.3～0.45g/d，分 2～3 次口服。局限性慢性肺脓肿偶尔需要手术治疗。

六、肺放线菌

肺放线菌(pulmonary actinomycosis)是放线菌引起的肺部慢性化脓性肉芽肿性疾病，以脓肿和多发性瘘管形成、脓液中含颗粒或革兰阳性菌丝构成的团聚状物为其特征。肺放线菌病和颈面部及腹部放线菌病为放线菌病的三大常见类型。放线菌病见于世界各地，确切发病率不清楚，据认为是"虽不常见，但绝非罕见"。

(一)病因及发病机制

放线菌类(Actinomycetales)属于细菌，其可形成纤细分枝菌丝，其中致病性放线菌引起的感染在临床和病理上酷似真菌，被称为"类真菌"。引起人类致病的主要是以色列放线菌，是一种厌氧菌，只能在厌氧、微需氧或兼性厌氧条件下、高营养培养基上生长。低倍镜下呈蜘蛛样菌落，有分枝纤细的菌丝体。自然界土壤、蔬菜或其他植物中未分离到人类致病的放线菌，而健康人口腔黏膜、牙垢、龋齿和扁桃体隐窝内常有本菌寄殖。口腔内放线菌吸入可造成肺部原发性感染，而颈面部放线菌病下行感染、腹部特别是肝放线菌病上行感染或食管放线菌病蔓延可造成继发性肺部放线菌感染。病理上主要表现为化脓性肉芽肿，伴多发性小脓肿形成，病变具有向周围组织扩散的特征，经常累及胸膜导致胸膜炎或脓胸，且易穿破胸壁形成脓肿，破溃穿透皮肤产生多个瘘管。可侵犯邻近组织如纵隔或其他器官。血行播散很少见。

（二）诊断

1.临床表现 起病常较隐匿或呈慢性经过。早期有咳嗽、咳黏稠脓性痰或血痰、乏力、盗汗和发热。晚期则呈现慢性感染的消耗性表现如消瘦、杵状指(趾)、贫血、低蛋白血症等。病变侵犯纵隔偶可出现上腔静脉压迫综合征。合并胸腔积液和脓胸时则有相应体征及胸壁多发性瘘管，且可蔓延至健侧胸壁。有时侵犯心包和膈肌。偶播散至脑引起神经系统症状体征。

2.实验室检查

(1)血常规：白细胞计数可以轻中度升高，中性粒细胞比例也可升高，但多数患者白细胞计数及中性粒细胞比例正常。红细胞计数及血红蛋白可降低。

(2)胸部X线检查：双肺门区或下叶不规则浸润性病灶，相互融合则成大片实变，常有空洞形成。病变或单侧或双侧。若累及肋骨、脊柱则有骨膜炎、骨质破坏或新骨形成。

(3)病原体检查：可进行痰液检查，也可经纤维支气管镜取下呼吸道分泌物或进行活检。标本中发现淡黄"硫黄颗粒"、革兰阳性放线菌丝，即可诊断。厌氧培养分离到以色列放线菌则可确诊。痰标本虽然可以发现硫黄颗粒，但不易发现本菌。

（三）鉴别诊断

1.肺结核 临床拟诊肺结核而抗结核治疗无效时，应考虑肺部放线菌感染的可能性，若有胸壁瘘管形成，则放线菌感染的可能性更大。放线菌病结核菌素试验一般为阴性，而在肺结核患者多为阳性。放线菌病在痰液及脓液中可发现"硫黄颗粒"。肺结核痰中可找到抗酸杆菌，而放线菌病痰及脓液涂片可查到革兰阳性放线菌，培养可分离出以色列放线菌。

2.慢性肺化脓症 急性化脓性肺炎治疗不及时或治疗无效时可转变为慢性肺化脓症，病灶内有多发性脓肿，抗细菌治疗效果差，需与肺放线菌病鉴别。胸壁若出现瘘管或有多脏器受累，多提示肺放线菌病。病原体检查是鉴别的关键。

3.肺胸膜阿米巴病 阿米巴病和放线菌病均可先出现肝受累，随后穿透膈肌波及肺。阿米巴病可咳出巧克力色血痰，而放线菌病多咳黄色黏稠脓痰，痰中可有黄色颗粒，可咳少量血痰。阿米巴肝脓肿穿刺可抽出巧克力色脓液。阿米巴病痰液、脓液或活检组织中可查到滋养体，而放线菌病可查到放线菌。

（四）治疗

首选青霉素，剂量宜大，疗程要长。可静脉滴注青霉素(100～200)万U/d，严重病例可增加至1000万U/d。病情稳定改口服青霉素制剂，疗程3～6个月或更长，直至病灶痊愈。其他抗生素如林可霉素、阿奇霉素、克拉霉素、磺胺嘧啶等亦可选用。此外，应注意保证引流通畅。肺或肋骨破坏性病灶导致明显症状者应予手术切除。

七、肺组织胞浆菌病

肺组织胞浆菌病(pulmonary histoplasmosis)是由荚膜组织胞浆菌(histoplasma capsulatum)引起的肺部感染，可导致系统性播散。本病属于地方性真菌病，主要流行于美国中部俄亥俄河和密西西比河流域，居民感染率(皮试阳性)达80%。其他地方有散发性病例报道，国内亦有少数报道，均为组织学提示诊断。目前，肺组织胞浆菌病也是AIDS患者的并发症。

（一）病因和发病机制

荚膜组织胞浆菌系双相真菌，在组织内呈酵母型，室温下生长则呈菌丝型，后者传染性甚强。本菌存在于流行区土壤中，最初发现于有大量腐败的鸟尸体和蝙蝠粪的土壤中。人吸入病原菌后在肺部先产生感染，并激发机体的细胞免疫。再次吸入本菌，可免于发病或不治自愈。免疫功能低下宿主吸入大量组织胞浆菌后，则可引起较严重的肺部病变。被肺泡巨噬细胞吞噬的荚膜组织胞浆菌仍可在细胞内存活，可经肺门淋巴管引流至肺门淋巴结，亦可通过血液引起全身播散，如肝、脾、肾上腺、骨髓、关节、心瓣膜、中枢神经系统等均可受累。病原体偶尔可由皮肤黏膜及胃肠道入侵机体。动物与人、人与人之间不传染。

（二）诊断

1. 本病为地方性真菌病，患者常有流行区的居留史。

2. 肺组织胞浆菌病的临床表现　大多组织胞浆菌感染者无临床症状，有症状者多以肺部表现为主，少数表现为肺外组织胞浆菌病，只有约 0.2%形成播散型组织胞浆菌病并多以死亡告终。肺组织胞浆菌病通常分为 4 型。

(1)无症状型：流行区 90%～95%患者属此型。患者无症状，但组织胞浆菌皮试阳性，X 线显示肺部多数钙化灶。患者免疫功能多为正常。

(2)急性肺病型：常发生于流行区居民或到过流行区的人群，表现为急性流感样症状，约 10%发生关节病及结节性红斑。少数严重病例犹如急性粟粒性肺结核，有高热、咳嗽、呼吸困难和低氧血症，并可发展为急性呼吸窘迫综合征；亦可有体重下降、肝功能损害等。X 线示广泛结节状阴影，严重者呈弥漫性肺浸润，常伴肺门、纵隔淋巴结肿大。病变多呈自限性，肺部遗留纤维钙化灶。极少数病例纵隔肿大的肉芽肿性淋巴结压迫支气管、血管或食管，引起相应症状，偶尔亦可侵犯心包。严重纵隔感染愈合后的纤维钙化灶同样可以压迫毗邻器官，产生相应表现。

(3)慢性肺病型：见于 20～60 岁成年人，或紧随急性感染后，或一开始便呈现慢性过程，也可出现在一个相当长的慢性隐伏期后而被发现。主要症状和 X 线表现酷似肺结核。

(4)播散型：多见于细胞免疫功能低下者，病原菌经网状内皮系统播散，引起全身严重感染中毒症状，患者有发热、寒战、贫血、消瘦，全身淋巴结增大，肝脾进行性肿大，迅速导致全身衰竭而死亡。

3. 组织胞浆菌的实验室检查

(1)血常规：白细胞计数及中性粒细胞多为正常，少数轻度增高或低于正常。可出现轻度贫血。

(2)组织胞浆菌素皮试：适用于普查，在非流行区有一定的诊断价值，皮试阳性表示过去或现在有感染。

(3)血清学检查：血清抗体及抗原检测对本病有辅助诊断价值，但血清抗体检测应在组织胞浆菌素皮试前进行，以免出现假阳性。组织胞浆菌糖原抗原(HAP)检测阳性提示活动性感染，无假阳性。对免疫缺陷的患者更具有诊断价值。

(4)病原体检查：痰、尿、血、骨髓、胸腔积液及其他分泌物涂片或培养分离出荚膜组织胞浆菌，可以确诊。病理组织切片发现 2～4μm 大小的酵母型菌有诊断价值，但需与其他酵母性真菌相鉴别。

（三）鉴别诊断

1. 结核病　血行播散性结核病可出现发热、肝脾大、全身淋巴结肿大、贫血等，需与播散型组织胞浆菌病鉴别。急性及慢性肺病型组织胞浆菌病肺部 X 线表现可与肺结核相似，并可出现钙化,需与继发型肺结核鉴别。结核病抗结核治疗有效,而组织胞浆菌病抗结核无效。结核菌素试验、抗酸杆菌检测、组织胞浆菌检查及组织胞浆菌抗原检测等均有利于鉴别。

2.肺癌及纵隔肿瘤　肺组织胞浆菌病胸部X线检查可显示双肺结节影,并且累及纵隔可出现气管、食管及上腔静脉受压表现,并有消瘦、贫血等消耗表现,需与肺癌及纵隔肿瘤鉴别。肺癌的肺部结节影进行性增大,痰中可查到癌细胞,支气管镜检查及经皮肺穿刺活检有利于鉴别。组织胞浆菌病纵隔病变最后多可形成钙化,组织胞浆菌抗原检测、血清抗体检测及活组织检查均有利于鉴别。

(四)治疗

部分轻症患者不需要抗真菌药物治疗,只需注意休息,加强营养。对于重症者以两性霉素B疗效最佳,也可用氟胞嘧啶、酮康唑及克霉唑等。

1.急性肺型　急性肺型患者,症状持续2周以上,用两性霉素B,总剂量0.8～1.0g;有条件者使用两性霉素B脂质体,可减少不良反应。肺部病变伴严重肺功能减退者,给予泼尼松60～80mg/d。

2.播散型　对非AIDS、轻至中度的播散性组织胞浆菌病,可选用伊曲康唑200～400mg/d。严重的播散性组织胞浆菌病给予两性霉素B,成年人1个疗程(10周)总量2.0g,分次静脉滴注;最好应用两性霉素B脂质体。脂质体两性霉素B用量为3～5mg/(kg·d),必要时还可增到7mg/(kg·d),静脉滴注。显效后换用伊曲康唑,疗程至少2个月。对AIDS合并播散性组织胞浆菌病者可选用AmB/LAmB治疗,临床显效后换用伊曲康唑400mg/d,疗程6周以上,最后伊曲康唑200mg/d维持终身。

3.慢性肺型　慢性肺型,尤其是有空洞者,播散型内科治疗无效伴持续咯血或继发感染,或因肺组织破坏引起症状,宜手术切除。术前术后需做抗组织胞浆菌药物治疗。注意提高机体免疫力。

八、肺球孢子菌病

球孢子菌病(coccidioidomycosis)是由粗球孢子菌(Coccidioides immitis)引起的肺或其他器官的真菌病。肺是球孢子菌的侵入门户,也是最常受累的器官。临床分为原发性和进行性。原发性为急性、自限性呼吸道感染,多呈良性、自限性经过;而进行性表现为慢性、常为致死性全身感染。本病为地方性真菌病,流行于美国西南部或墨西哥、中美洲、南美洲一带。国内报道很少,有吸毒者感染后全身播散死于脑膜炎的报道。

(一)病因及发病机制

粗球孢子菌为双相性真菌。排出体外的菌在自然界腐物上生长发芽,延伸分枝,形成分节菌丝型,后者传染性极强。多在干燥、多尘的夏、秋季节发病。家畜与野生动物可因吸入分节孢子而受感染。人类多因与土壤接触或吸入污染的空气而感染。动物与人或人与人之间不传染本病。吸入被孢子污染的空气后,在肺内造成以肉芽肿形成为特征的局限性肺炎。10%～25%的患者出现肺门淋巴结肿大。少数患者出现胸膜炎。若患者免疫功能特别低下,可能引起血行播散。部分病例可引起空洞或肉芽肿,可形成肺纤维化。

(二)诊断

1.本病为地方性真菌病,患者常有流行区的居留史。

2.临床表现

(1)呼吸道症状:吸入孢子后 7～28d 才起病。大部分人群只有轻度的上呼吸道感染症状,如发热、咽痛、头痛等,较重时可有咳嗽、咯血、食欲缺乏及腹痛等。严重肺部感染或形成肺部急性粟粒性播散灶时,可导致急性呼吸窘迫综合征。

(2)过敏表现:少数患者可出现对球孢子菌过敏的症状,如结节性红斑或多形性红斑、荨麻疹、猩红热或麻疹样皮疹。

(3)其他表现:全身性播散可累及脑膜、泌尿生殖系统、肌肉、皮肤、骨骼等,出现相应的表现。

3.实验室检查

(1)血常规:轻症者白细胞计数及中性粒细胞比例正常,急性进展形成化脓性病灶者白细胞计数及中性粒细胞比例增高。

(2)胸部 X 线检查:双肺改变以上叶多见,有大片状或斑片状浸润。偶有空洞形成。少数病例可有钙化。10%～25%有肺门淋巴结肿大。可有少量胸腔积液,3%有大量胸腔积液。

(3)病原体检查:痰、穿刺液、纤维支气管镜标本、胸膜活检标本,经氢氧化钾处理涂片可见圆形厚壁,含内孢子的球体,在葡萄糖蛋白胨琼脂上培养 1 周有菌丝型菌落生长。肺球孢子菌培养阳性对诊断具有特殊的意义。痰培养阳性率为 40%～60%,纤维支气管镜标本阳性率较高。

(4)血清学检查:血清学方法检测球孢子菌抗体极少假阳性,乳胶凝集试验敏感性达 90%,常用于初筛。补体结合试验检测 IgG 抗体,感染第 4 周有 50%患者阳性,第 8 周 90%患者阳性,6～8 个月消失。抗体滴度与疾病严重程度相关。试管沉淀试验检测 IgM 抗体感染第 1 周有 50%患者阳性,适用于早期诊断。

(5)活组织检查:病理组织活检可查到病灶内或细胞内球孢子菌。

(6)球孢子菌做皮试:在流行区域内,用球孢子菌做皮试(48h 内＞5mm 为阳性)对筛选感染患者有一定意义。

(7)支气管镜检查:在艾滋病患者中球孢子菌病的一个不太常见的特征是较大的(如银币大小)的支气管内膜溃疡。其有特异性诊断意义。

(8)基因探针诊断:特异性基因探针已应用于肺球孢子菌病的快速诊断,48h 可获结果。

(三)鉴别诊断

本病应与结核病、肿瘤、其他深部真菌病如芽生菌病、隐球菌病、孢子丝菌病、组织胞浆菌病和放线菌病等相鉴别。

(四)治疗

大多数球孢子菌病为轻症患者,可自愈,不需特殊治疗。肺部感染严重或播散病例、或有合并免疫功能低下者,都应积极治疗。可用两性霉素 B 治疗,最初的试验剂量以 1mg 两性霉素 B 溶于 5%葡萄糖液中达到 0.1mg/mL 的浓度,缓慢静注 15～30min 后观察是否出现过敏反应。以后逐渐增量至 1mg/kg,一般以 1h 内注射最佳。若患者有肾功能不全,血清肌酐水平升高,超过 220mmol/L,注射速度应减慢至 4～6h。两性霉素 B 的血浆半衰期为 24h,故可以每日或隔日使用。总剂量 1～2g。理想的控制标准是:胸片病变有吸收,培养和活检中球孢子菌检验阴性,补体凝集抗体效价在原有基础上下降 4 倍以上。治疗疗程通常需要 10～12 周或更长。有条件者应使用两性霉素 B 脂质体,可明显减少不良反应。脂质体两性霉素 B 用量为 3～5mg/(kg·d)，必要时还可增到 7mg/(kg·d)，静脉滴注。可联合应用氟胞嘧啶。也可口服伊曲康唑(斯皮仁诺)100～400mg/d，连续 3～24 个月；氟康唑 400mg/d，至少 8 个月。对于病情较重者，也可静脉滴注伊曲康唑，用法为第 1、2d 每日 2 次，每次 200mg，静脉滴注 1h；从第 3d 起，每日 1 次，每次 200mg，静脉滴注 1h。静脉用药超过 14d 的安全性尚不清楚。伊曲康唑除引起胃肠道不良反应、头晕、外周神经病变、粒细胞减少外，尚可导致心功能减退，甚至引起充血性心力衰竭和肺水肿，不宜与钙通道拮抗药合用。

对于肺结节病灶、空洞、脓疡、特别是治疗中病灶继续扩大，合并反复咯血等，应考虑手术切除。患者的分泌物应严格消毒，以防污染。

九、副球孢子菌病

副球孢子菌病(paracoccidioidomycosis)是由巴西副球孢子菌(Paracoccidioides brasiliensis)引起的一种慢性化脓性肉芽肿性深部真菌病，是地方性真菌病之一。主要流行于南美洲潮湿的亚热带山区森林地带，特别是巴西、委内瑞拉和哥伦比亚。许多国家均有发病的报道，国内尚未见报道。

(一)病因及发病机制

副球孢子菌是一种双相型真菌。可感染健康人，基本上均为呼吸道吸入感染。肺部形成感染后，可经淋巴或血行途径播散至皮肤、黏膜和全身各脏器，肠道和肝、脾最常受累，也可播散至中枢神经系统、泌尿生殖系统和肌肉、软骨等处。某些患者在原发感染数年后才出现远处播散。主要病理改变为慢性化脓性肉芽肿。

(二)诊断

1. 本病为地方性真菌病，患者常有流行区的居留史。

2. 临床表现　本病分为 4 型，各型有不同表现：①良性肺病型：几乎无症状或症状轻微，肺部 X 线检查可见浸润和钙化，生前很少被诊断。②进展性肺病型：表现有咳嗽、乏力、消瘦、发热、腹痛、气急、咯血。胸部 X 线检查示结节性或浸润性阴影，多位于双下肺野，常为双侧，约 1/3 患者有空洞，一般无钙化，胸膜很少受累。③黏膜皮肤淋巴管型：有皮肤黏膜损害和淋巴结肿大。④系统性播散型：肺部病原菌经血道或淋巴道播散至内脏器官及肌肉骨骼，出现相应的症状。

3. 实验室检查

(1)直接镜检：痰液、脓液、穿刺物等各种标本直接涂片可见圆形、厚壁，直径 10μm 左右的芽生孢子。

(2)培养：易生长，但需加入抗生素(放线菌酮)以防止细菌过度生长。

(3)血清学试验：可检测抗体和抗原，后者更适合于 AIDS 患者，因为这些患者很少能产生抗体。

(三)鉴别诊断

本病需与结核病、黑热病、组织胞浆菌病和肿瘤等疾病相鉴别。

(四)治疗

1. 磺胺药　60%以上的患者治疗成功。磺胺嘧啶每 6h 给药 1 次，成年人每天的总量为 3～5g，儿童 0.2g/kg。也可选磺胺林(长效磺胺)每 12h 1 次，成年人每天总量为 1g。治疗应至少持续 3 年，过早中止治疗可致治疗失败和对磺胺药耐药。复发率约为 15%。治疗失败的患者中耐药率为20%～30%。患者对磺胺药的耐受性较好。少数患者有结晶尿和血尿，可通过增加水的摄入或饮用重碳酸盐水来减少这一不良反应。其他不良反应还有白细胞减少、皮疹、发热、光敏反应和胃肠道反应等。

2.两性霉素B　对副球孢子菌十分有效。可用作严重病例的初始治疗，在临床改善后可改用吡咯类抗真菌药物和磺胺类药物。AMB从静脉途径每天给药，剂量为0.25～1.2mg/(kg·d)，用至累计剂量1.5g，以后用3年磺胺类药物或使用常规剂量的吡咯类药物。有条件者可使用脂质体两性霉素B，用量为3～5mg/(kg·d)，必要时还可增到7mg/(kg·d)，静脉滴注。

3.酮康唑　在体外，副球孢子菌对酮康唑高度敏感。酮康唑已用于治疗副球孢子菌病并取得了较好的疗效。但由于其肝毒性大，目前仅作为备选药物。连续用药1年的临床治愈率达90%以上，复发率低于10%。对于复发的患者可再用该药治疗。酮康唑200～400mg/d，口服，疗程1年。胃酸降低或同时服用利福平的患者易致治疗失败。

4.伊曲康唑　伊曲康唑100～200mg/d，口服，连用6个月，对93%以上的患者有效。病变广泛者初期可静脉滴注，该药应餐后服用。不良反应较少见。对于病情较重者，也可静脉滴注。用法为第1、2d每日2次，每次200mg，静脉滴注1h；从第3d起，每日1次，每次200mg，静脉滴注1h。静脉用药超过14d的安全性尚不清楚。伊曲康唑除引起胃肠道不良反应、头晕、外周神经病变、粒细胞减少外，尚可导致心功能减退，甚至引起充血性心力衰竭和肺水肿，不宜与钙通道拮抗药合用。

5.氟康唑　氟康唑的用法为400mg/d，至少用数月。该药的疗效可能不如伊曲康唑，仅用于肾或中枢神经系统受累的患者。

6.外科手术　口腔、喉头和气管的纤维性狭窄或脑部的肉芽肿须采取手术治疗。

十、肺芽生菌病

芽生菌病(blastomycosis)是由皮炎芽生菌(Blastomyces dermatidis)引起的一种慢性肉芽肿性及化脓性疾病，可侵犯身体的任何部位，主要累及皮肤、肺和骨骼。本病属于地方性真菌病，主要发生在美国和加拿大，英国和墨西哥等地也有少数散发病例，我国已见数例报道。

(一)病因及发病机制

皮炎芽生菌是一种双相真菌，存在于土壤中。主要通过吸入感染，肺通常是原发感染部位。可播散至全身各脏器，主要侵犯皮肤和骨骼。偶尔可通过皮肤的接触而感染，引起接种性芽生菌病。肺部病变呈多形性，可出现从急性渗出性炎症到慢性增殖性炎症的各种病理改变，后者是本病的典型表现。

(二)诊断

1.肺芽生菌病为地方性真菌病，患者常有流行区的居留史。

2.临床表现

(1)全身中毒症状：原发性有症状型肺芽生菌病常表现为突然起病，高热，寒战，肌肉和关节酸痛。部分患者低热或无发热。

(2)呼吸道症状：病初多为干咳，随后咳痰，常为黏液脓性痰，偶有血痰，可出现胸痛。部分患者仅有轻咳。免疫功能低下者，病情进展迅速，数天内可发展为爆发性双侧肺炎和急性呼吸窘迫综合征。

(3)其他表现:皮肤、骨骼受累有相应的临床表现。T细胞功能障碍者,感染常十分严重,难以治愈,易播散至多脏器并迅速进展,可发生脑膜播散。

3. 实验室检查

(1)血常规:白细胞计数及中性粒细胞比例多为正常。

(2)胸部X线检查:可有肺部病灶和(或)肺门、纵隔淋巴结肿大,某些病例极似原发性肺结核。多数可自愈,少数转为亚急性或慢性甚至播散至全身。严重患者双肺可出现广泛浸润病变。

(3)病原体检查:血液、胸腔积液、痰液或其他分泌物的直接镜检,可见双壁圆形8～20μm大小的单芽孢子,芽颈较粗。培养较易生长,但生长缓慢,常规的培养需数周。

(4)活组织病理检查:组织病理学检查也是建立诊断的良好方法,但需做PAS染色、六胺银染色等特殊染色。

(5)血清学试验:血清抗原及特异性抗体检测,特异性高而敏感性较差。

(三)鉴别诊断

肺芽生菌病需与肺结核、组织胞浆菌病、结节病、放线菌病、奴卡菌病等疾病相鉴别,主要依靠病原体检查、血清学检查、病理活检等鉴别,结核菌素试验及诊断性抗结核治疗也是鉴别肺芽生菌病和肺结核的有效手段。

(四)治疗

对于肺部病灶广泛、有严重低氧血症的急性肺芽生菌病患者应立即予两性霉素B治疗,但是否所有急性皮炎芽生菌病患者都需要治疗尚无定论,因为许多轻中度患者无须治疗可自愈。

伊曲康唑对绝大多数肺皮炎芽生菌病,包括急性、亚急性、慢性和非脑膜播散患者均有良好疗效。常用的剂量是400mg/d,分2次口服,疗程6个月,偶尔需要更长的疗程。氟康唑的疗效可能也比伊曲康唑差,可用于不能耐受或不吸收伊曲康唑的患者。此外,氟康唑透过血一脑屏障的能力强,因此,大剂量的氟康唑对于中枢神经系统皮炎芽生菌病可能具有较好的疗效。

两性霉素B仅用于少数严重的患者,包括肺部弥漫性浸润、严重的中毒症状、严重气体交换障碍和迅速播散者。对于严重感染,可采取序贯治疗的方式。先用AMB治疗达到临床改善,常用总量为500～1000mg,随后用伊曲康唑治疗6个月。

AIDS患者发生肺芽生菌病,预后较差。与组织胞浆菌病类似,即使患者对初始的诱导治疗反应良好也不能永久治愈。严重的病例可能早期就死亡。可使用序贯治疗方案。先用AMB诱导治疗至临床控制,然后用伊曲康唑终身维持治疗。某些免疫抑制程度较轻的轻中度患者,可从发病时始用伊曲康唑治疗。

长期应用糖皮质激素和器官移植受者可能获得最终治愈。治疗方案通常为两性霉素B总量2.0g和伊曲康唑至少12个月,或两性霉素B用至临床改善接着用伊曲康唑6～12个月。两性霉素B的肾毒性是接受环孢素治疗的移植受者的一个特殊问题。脂质体两性霉素B肾毒性明显降低,疗效与常规两性霉素B相仿。伊曲康唑用作初始治疗可避免肾毒性。但伊曲康唑与许多药物有相互作用,与环孢素同用可增加环孢素的血药浓度。氟康唑的药物相互作用相对较少。

(王永生)

第四节 病毒性肺炎

一、流感病毒性肺炎

流感病毒性肺炎是由流感病毒(Influenza virus)吸入下呼吸道导致的肺部急性炎症。常在流行性感冒后同时发生,多见于年幼者、孕妇及老年人,流感易发生于左心房压力增高如二尖瓣狭窄者,但亦可发生于正常人,为直接而严重的肺部病毒感染。可继发细菌感染。

(一)病因及发病机制

流感病毒属正黏病毒科,系 RNA 病毒,呈球形或细长形,直径 80～120nm。其内部的致密核心系由 8 个片段组成的单链 RNA 和蛋白质组成的核蛋白,其外膜表面有血凝素和神经氨酸酶构成的糖蛋白突起。血凝素是流感病毒主要表面抗原,抗血凝素抗体能中和病毒。抗神经氨酸酶抗体可限制流感病毒的释放,减少感染的发生。根据核蛋白的特异性流感病毒可分甲、乙、丙 3 型。甲型病毒易发生基因片段重排致抗原变异,产生新的亚种和变种,引起世界性大流行;乙型病毒多仅发生基因片段点突变,引起抗原变异较小,只形成变种,常造成局部暴发和流行;丙型无抗原变异,仅以散在形式出现。

流感病毒主要通过空气飞沫传播。人群对流感病毒普遍易感,感染后免疫亦维持不长。含有流感病毒的飞沫吸入下呼吸道后,病毒神经氨酸酶破坏神经氨酸,糖蛋白受体暴露,并与病毒血凝素结合,病毒吸附于呼吸道纤毛上皮细胞,随后侵入上皮细胞内进行复制,大量呼吸道黏膜上皮细胞受染,引起黏膜上皮退行性改变,细胞最终坏死、崩解、脱落。病变向下蔓延,引起支气管壁弥漫性淋巴细胞浸润、充血、水肿,肺间质水肿,肺泡内充满由红细胞、单核细胞、巨噬细胞和纤维素组成的水肿液。Ⅰ型和Ⅱ型细胞脱落,透明膜形成,呈现浆液性出血性支气管肺炎。并发细菌感染时,可出现肺叶的实变、脓肿及间质性肺炎等。

(二)诊断

1.流行病学　流感流行期间患病。

2.临床表现

(1)流感症状:病初常有一般的流感症状,如起病急骤,咳嗽、咽痛,伴有发热、头痛、肌痛。

(2)流感病毒性肺炎的全身中毒症状:患者流感症状出现后高热不退。继发细菌感染也常导致持续高热或症状一度减轻后又复加重。

(3)呼吸道症状:可有剧烈咳嗽,痰量常很少,可出现咯血。肺部病变范围广泛者可出现气急、发绀。继发细菌性肺炎时,痰转为脓性。肺炎链球菌、金黄色葡萄球菌、流感嗜血杆菌等为继发性肺炎常见的病原菌。继发细菌感染多见于慢性心、肺疾病患者、慢性代谢性疾病以及慢性肾病患者,可导致基础疾病的恶化。

(4)肺部体征:体格检查时双肺呼吸音低,在病变相应部位可闻及干、湿啰音,但无实变体征。继发细菌感染时可出现肺实变。

3.实验室检查

(1)血常规:血白细胞计数变化大,早期常低,以后可正常或轻度增多。在显著的病毒或细菌感染时,可发生严重的白细胞减少。当白细胞计数超过 $15\times10^9/L$ 时,常提示存在继发细菌感染。

(2)病原体检查:取痰液等分泌物以及肺组织,利用组织细胞培养或卵黄囊培养技术分离流感病毒,此为确诊的重要手段,但常需 48～72h。用免疫荧光技术及酶联免疫吸附技术可自早期组织培养或鼻咽部洗液的脱落细胞中检出病毒抗原,快速且敏感度高,有早期诊断价值。

(3)血清学检查:检测方法包括血凝抑制试验、补体结合试验,用当前国内代表毒株或当地新分离的病毒株检测急性期和恢复期血清抗体,升高 4 倍以上有诊断价值。

(4)胸部 X 线检查:病初可见沿肺门向周边走向的炎症浸润,以后出现散在片状、絮状影,常分布于多个肺野,晚期则呈融合改变,多集中于肺野的内中带,类似肺水肿。

(三)鉴别诊断

1. SARS 冠状病毒性肺炎　即严重急性呼吸道综合征,是由 SARS 冠状病毒引起的肺部急性炎症,具有极强的传染性,发生严重呼吸衰竭并最终死亡的概率较大。流感病毒性肺炎在流感流行期间发生,并且主要发生于年幼、孕妇及老年人,而 SARS 冠状病毒性肺炎多有流行区生活史,可发生于任何人群,病情恶化较流感病毒性肺炎快,死亡率高。流感病毒性肺炎的鼻塞、流涕、咽痛等上呼吸道症状明显,而 SARS 冠状病毒性肺炎无明显的上呼吸道症状。血清抗体检测、病毒培养分离结果是完全区别两者的手段。

2. 支原体肺炎　支原体肺炎外周血白细胞计数及中性粒细胞不增高,咳嗽较重,痰少,双肺可出现散在片、絮状密度增高影,与流感病毒性肺炎相似。但支原体肺炎一般无高热,多为中、低热,有自限性,大环内酯类抗生素治疗有效,冷凝集试验及痰支原体培养有利于鉴别。

3. 其他病毒引起的肺炎　麻疹病毒性肺炎及水痘病毒性肺炎有相应的接触史,并有相应的皮肤损害,而巨细胞病性毒肺炎多发生于新生儿、幼儿及长期应用免疫抑制药等免疫功能不健全的人群。血清抗体检测及病毒培养分离是鉴别的重要手段。

(四)治疗和预防

1. 一般治疗　流感病毒肺炎的治疗主要是维持肺部的氧合功能,吸氧,必要时机械通气给氧。对高热、中毒症状较重者需给予输液及物理降温,其他治疗包括卧床休息、多饮水、防治继发细菌感染及镇咳祛痰等对症治疗。合并有细菌性感染时宜及早使用合适抗菌药物。

2. 抗病毒治疗　抗病毒药如金刚烷胺、金刚乙胺仅用于甲型流感病毒的早期预防及治疗,因此类药物仅阻止流感病毒进入细胞,对已入胞的病毒则无效,故需早期应用才能减轻症状,缩短病程。有关金刚烷胺在流感病毒性肺炎治疗中可否改善生存、缩短病程尚无肯定意见,但临床专家仍建议使用。金刚烷胺每日 100～200mg,分 2 次服用,疗程 5～7d,由于其经肾排泄,并有可能引起兴奋、眩晕、共济失调等,故肾功能不全、中枢神经系统疾病及 65 岁以上者慎用。也可使用神经氨酸酶抑制药奥司他韦(oseltamivir)抗病毒,每天服用 2 次,每次 75mg。奥司他韦主要的不良反应为消化道的不适,包括恶心、呕吐、腹泻、腹痛等,其次是呼吸系统的不良反应,包括支气管炎、咳嗽等,此外,还有中枢神经系统的不良反应,如眩晕、头痛、失眠、疲劳等,可能导致精神异常。抗病毒也可应用干扰素治疗。

3. 吸氧及机械通气　重症流感病毒性肺炎并呼吸衰竭时,主要是维持肺部的氧合功能,吸氧,必要时提供呼吸支持。并发休克者,注意补液、应用血管活性药物和纠正酸中毒等。

4. 预防　患者应隔离,防止交叉感染。应用减毒活疫苗及灭活疫苗有一定预防作用,因每次流感流行的毒株常有变异,疫苗毒株最好尽可能与流行期的毒株接近。金刚烷胺、金刚乙胺预防 A 型流感有一定效果,早期应用可减少流感病毒性肺炎的发生,对 B 型流感则无效,因此,流行早期需确定流行株型别。也可试用中草药预防。

二、麻疹病毒性肺炎

麻疹病毒性肺炎(measles pneumonia)是由麻疹病毒(Measles vims)引起的传染性肺部急性炎症,为麻疹的常见并发症。发病多见于5岁以下儿童,一年四季均可发病,而以冬、春季为多见。

(一)病因和发病机制

麻疹病毒主要经呼吸道传播,亦可自结膜侵入或通过接触感染。发病多见于5岁以下儿童,6个月以内婴儿由于在母体获得免疫力,一般不易感染。普种麻疹减毒活疫苗以来,该病的发病率已大为降低。体弱多病、营养不良和免疫功能低下者麻疹病毒性肺炎的发生率增加,如肿瘤患者患麻疹58%并发麻疹肺炎,艾滋病患者患麻疹则有82%患有麻疹肺炎。

麻疹病毒可侵犯整个呼吸道黏膜并产生肺炎,可发生于麻疹出疹前期和发疹期,免疫功能低下的幼儿常无皮疹。由于呼吸道黏膜的广泛损害,故常伴发细菌感染,多发生于营养不良、体弱的儿童。致病菌以肺炎链球菌、金黄色葡萄球菌和流感嗜血杆菌为常见,其中以金黄色葡萄球菌尤为多见,有时并发脓胸或脓气胸。病情多较严重。病灶迁延不愈可产生支气管扩张症。少数患儿尚可并发腺病毒感染。麻疹同时并发细菌感染和腺病毒感染时,病情则更为严重,常为麻疹肺炎导致死亡的重要原因。

(二)诊断

1.流行病学　患者2～3周有麻疹接触史。

2.临床表现

(1)麻疹表现:有发热、流涕、流泪、干咳、结膜充血等症状。起病2～3d首先在口腔颊黏膜出现麻疹黏膜斑,1～2d后,耳后发际出现散在的斑丘疹,以后迅速发展至面颈部、躯干,自四肢近端向远端扩展,直至手心、脚底。

(2)麻疹肺炎表现:并发肺炎时麻疹患儿呼吸道症状明显加重,常高热持续不退,咳嗽加剧,呼吸急促、鼻翼扇动、发绀。肺部可闻及干、湿啰音。热退、皮疹隐退时,大多肺炎亦逐渐消散。免疫力低下者可发生巨细胞肺炎,病情常迁延不愈。并发细菌性肺炎时,体温居高不退,或热退后又发热,咳嗽、咳痰加重,并出现黄色脓痰。并发脓胸时可出现胸痛、呼吸困难加重。

3.实验室检查

(1)血常规:血白细胞计数变化大,早期常低,以后可正常或轻度增多。在显著的病毒或细菌感染时,可发生严重的白细胞减少。白细胞计数高于正常,常提示存在继发细菌感染。

(2)胸部X线检查:胸片显示双肺弥漫性细支气管和肺间质炎症改变,肺纹理增多,并有网状结节阴影或小片浸润阴影。非典型麻疹巨细胞肺炎的肺实变范围呈节段性,偶见大叶性。肺部结节直径可达6mm,常伴肺门淋巴结肿大和胸腔积液。肺部炎症和胸腔积液多于短期内吸收,肺结节或块状病灶则吸收缓慢,甚至1～2年或以后开始吸收。继发性细菌感染的炎症浸润常为肺段分布的支气管肺炎,多位于一侧或双侧肺部的下叶。

(3)痰及鼻咽部分泌物检查:鼻咽部分泌物、痰涂片做瑞氏法染色光镜下可观察到多核巨细胞,可检测出麻疹病毒荧光抗原。

(4)病原体检查:组织培养中可分离到麻疹病毒。

(5)血清学检查:急性期和恢复期做血凝抑制、酶联免疫吸附试验检测麻疹IgG,麻疹补体结合试验检测 IgM,敏感性、特异性均较高,有早期诊断价值。特异性抗体有 4 倍以上增高,有助于诊断。

(三)鉴别诊断

麻疹病毒肺炎发生于麻疹患者,多有明确的麻疹接触史,有麻疹的典型皮疹及发病经过,有利于麻疹肺炎与其他各种病原体肺炎鉴别。血清抗体检测、呼吸道分泌物麻疹病毒抗原检测及麻疹病毒的培养分离均是鉴别两者的重要手段。

(四)治疗和预防

对麻疹病毒至今尚无特异的抗病毒药物。麻疹病毒性肺炎治疗主要为对症、支持疗法和预防治疗并发症。采用适当抗生素预防继发性细菌感染。已并发细菌性肺部感染患者,应针对致病菌并结合药物敏感试验选用抗生素,伴发喉炎出现喉梗阻时,除予氧疗外,应结合病情考虑做气管插管或气管切开术,以改善通气。广泛接种减毒麻疹活疫苗,已经使麻疹很少发生,麻疹肺炎则更为少见。由于麻疹肺炎的病情严重,特别是继发性细菌感染和腺病毒感染肺炎的病死率高,临床上应警惕这些并发症的存在,以便尽早做出诊断和处理。

三、水痘病毒性肺炎

水痘病毒性肺炎(varicella pneumonia)是由水痘病毒(Varicella－Zoste rvirus)引起的肺炎,为水痘的并发症。水痘并发肺炎的发生率为 4%,正常儿童水痘并发肺炎的发生率低,而成年人则较为常见,发生率为 10%～34%。免疫功能低下时,水痘并发肺炎机会则更多,老年患者由于严重肺炎常可导致呼吸衰竭,甚至死亡,严重感染的妊娠妇女病死率可高达 45%。

(一)病因及发病机制

水痘病毒也称水痘一带状疱疹病毒,为双链 DNA 病毒,直径 150～200nm。水痘多发生于幼儿,常流行于托儿所、幼儿园等儿童聚集的团体中,6 个月以内婴儿已自母体获得抗体,故而极少发病。病毒吸入后在鼻咽部黏膜生长繁殖,侵入血液,可能在单核巨噬细胞中复制,进而产生病毒血症和全身病变。病毒主要侵犯皮肤,在躯干、四肢先后分批出现典型皮疹,在同部位出现斑疹、丘疹、水痘和结痂,皮疹发展甚快,短者仅数小时即可转变为水疱。重症感染累及肺或其他器官如脑、肝、肾、消化道,偶可产生心肌炎或关节炎。水痘肺炎的病理表现和其他病毒性肺炎相仿,主要引起广泛性间质性肺炎,病变可累及咽喉部、气管、支气管黏膜和肺实质。细支气管周围和肺间质有以单核细胞为主的炎症浸润。肺充血、肿胀,在脱落的肺间质细胞内常能见到核内包涵体,肺泡内充满纤维蛋白,有时有透明膜形成,肺泡内常有灶性坏死实变区和血管损伤性出血,胸膜受累产生结节状物,类似水痘皮疹,并产生胸腔积液,以双侧为多见。肺和胸膜结节坏死灶随病变的吸收愈合而逐渐钙化。

(二)诊断

1.流行病学 有水痘接触史。

2.临床表现

(1)水痘表现:潜伏期为 10～24d,在躯干、四肢先后分批出现典型皮疹,在同部位出现斑疹、丘疹、水痘和结痂,皮疹发展甚快,短者仅数小时即可转变为水疱。

(2)肺炎表现:肺炎症状多发生于出疹后 2～6d,亦可出现于出疹前或出疹后 10d。少数患者症状轻微,可于数日后恢复。多数有高热、咳嗽、咯血和胸痛,严重时出现进行性呼吸困难、发绀,甚至导致死亡。继发细菌感染时咳脓性痰。体检肺部体征少,可闻及哮鸣音或湿啰音，极少发现肺实变体征，常与胸部X线征象所示肺部病变不相称。

3.实验室检查

(1)胸部X线检查：双肺呈弥漫性结节浸润或网织状阴影，病灶可融合呈广泛浸润灶影，常分布于肺门或肺底部。可出现两侧胸腔积液征象。病变较轻者多于1～2周吸收，亦有延长至数月才吸收者，最后可能遗留散在的钙化灶。

(2)病原体检查：可取新鲜疱疹内液体做电镜检查见疱疹病毒颗粒，或取疱疹内液体接种人胚羊膜组织做病毒分离。

(3)补体结合试验、间接荧光抗体测定有助诊断。

(三)鉴别诊断

对于水痘病毒性肺炎，临床上依靠水痘接触史、特殊的皮损一般即可与其他病毒性肺炎区别开。

(四)治疗及预防

1.对症和支持治疗　退热、镇咳，有咯血者应用止血药物，有呼吸困难及发绀时，吸氧，严重呼吸衰竭时进行机械通气。注意补充营养。可应用干扰素治疗。

2.抗病毒药物治疗　阿昔洛韦治疗有一定效果，其为一种抗DNA病毒药物，用量为10mg/kg，每8h 1次，静脉注射，5d为1个疗程，多数患者于用药24～48h或以后退热，症状改善。

3.其他处理　糖皮质激素一般忌用，因其他原因应用激素者，如病情许可，尽量减至生理量，必要时考虑停用。

患者需要采取呼吸道隔离，直至疱疹结痂。接触过水痘患者的儿童可肌内注射人血丙种球蛋白或带状疱疹免疫球蛋白，可减轻症状，有一定预防作用。对于有接触史的免疫功能低下者及孕妇可给予阿昔洛韦静脉注射或应用水痘病毒减毒疫苗进行预防。

四、巨细胞病毒性肺炎

巨细胞病毒肺炎是由人类巨细胞病毒(human cytomegalovirus，HCMV)引起的肺部急性炎症。一般发生于新生儿、幼儿及有基础疾病导致免疫功能低下的机体。巨细胞病毒感染可累及人体各组织、器官，以肺最易受累。巨细胞病毒在人群中可广泛传播，感染的症状轻重不一，多为无症状的隐性感染，严重时可引起重症肺炎，导致呼吸衰竭而危及生命。

(一)病因和发病机制

人类巨细胞病毒(human cytomegalovirus，HCMV)属疱疹病毒科，呈球形，直径200nm。核心为双股线性DNA，有严格的种特异性，仅在人二倍体成纤维细胞中缓慢生长和传代。

巨细胞病毒通过接触传染。患者和隐性感染者的唾液、呼吸道分泌物、尿液、子宫颈分泌物等均可能含有巨细胞病毒。有报道，成年人血清中约80%能检出巨细胞病毒抗体。肾移植患者约70%有巨细胞病毒感染。在健康人中，巨细胞病毒在体内呈潜伏状态，机体免疫防御功能减退时体内巨细胞病毒隐性感染活化且容易重新获得感染。各种原因导致免疫功能低下的机体易患本病。近年来，器官移植病例增多，特别是肾移植、骨髓移植术后常并发严重的巨细胞病毒感染，且常引起病毒血症和严重的肺炎，多发生于器官移植后1～4个月，病死率高。据报道，骨髓移植后50%左右产生肺部弥漫性间质性肺炎，其中约1/3巨细胞病毒感染是唯一的原因。有一组肾移植患者，30%发生巨细胞病毒感染，其中40%产生肺炎，50%肺炎患者死亡。肺部巨细胞病毒感染后，由于机体免疫力进一步降低，肺部常可继发细菌、真菌或原虫特别是卡氏肺孢子虫以及其他病毒感染，为导致死亡的重要原因。

巨细胞病毒肺炎患者肺部可见间质性炎症或灶性坏死等病变。受感染的肺泡上皮细胞明显增大，这种巨细胞较其他细胞体积增大3～4倍，细胞核内有嗜酸性包涵体，染色体被推向周围，形成果眼状特征性改变。CMV尚可同时感染其他器官如脑、肝、胃肠道，引起同样病理改变。外周血中可出现大量异常淋巴细胞。CMV还可活化多克隆B淋巴细胞，产生类风湿因子及其他自身抗体。

（二）诊断

1. 有免疫功能低下的基础　新生儿、幼儿免疫功能尚不完善，恶性肿瘤化学治疗及放射治疗后，器官移植后长期使用免疫抑制药等，均使免疫功能处于低下状态，易感染巨细胞病毒并发展成肺炎。

2. 临床表现

（1）成年人肺部巨细胞病毒感染通常先有上呼吸道感染症状。

（2）全身中毒症状：常有发热，关节、肌肉疼痛。

（3）呼吸道症状：多有阵发性干咳。继发细菌感染时可咳出脓性痰。呼吸困难较常见，严重时，出现进行性呼吸困难和发绀。器官移植后，并发肺部严重巨细胞病毒感染者易发生严重呼吸衰竭而致死。

（4）其他表现：CMV可侵袭全身多个器官，累及消化系统时可出现肝炎，食管、胃、肠溃疡导致出血或穿孔。累及视网膜可出现视网膜病变，导致失明。患者可出现腹胀、直立性低血压等。输入带有巨细胞病毒的新鲜血液而被感染者的临床表现极似传染性单核细胞增多症，但其嗜异性凝集试验为阴性。

3. 实验室检查

（1）血常规：血白细胞和血小板可减少，外周血中可出现异常淋巴细胞。

（2）胸部X线检查：病初双肺可无异常。随后可逐渐出现两侧弥漫性间质性肺炎或肺泡浸润，常开始于肺的外周部位，肺底常被累及。骨髓移植患者早期尚可出现两肺粟粒样病变及结节状阴影，偶出现胸腔积液征象，并发细菌性或真菌感染时出现明显的肺实变。

（3）免疫学检测：可检测血液及支气管肺泡灌洗液中的CMV抗原。血清抗体检测技术，由于仅为CMV感染提供间接证据，且敏感性较差，不能早期诊断。由于CMV肺炎好发人群是免疫低下者，抗体产生常受抑制，因而血清抗体检测临床价值有限。

（4）分子生物学检测：可通过PCR、反转录PCR及分子杂交技术检测血液及支气管肺泡灌洗液中的巨细胞病毒特异性DNA片段及mRNA，可有效诊断活动性CMV感染。然而血中检测到成分无定位意义，也不能排除是CMV感染基础上并发一般肺炎。支气管肺泡灌洗液中检测到CMV包涵体、抗原、DNA、mRNA，特异性更高。

（5）病原体检测：直接检查CMV包涵体，或电镜检查病毒颗粒，或进行细胞培养分离。通过免疫荧光染色技术检测外周血多形核粒细胞中的晚期抗原结构pp65有较高的特异性及敏感性，定量分析2×10^5个外周血白细胞中的CMV阳性细胞数水平，可预测CMV肺炎的发生及预后，指导治疗。

（三）鉴别诊断

1. 血行播散性肺结核　巨细胞病毒性肺炎和血行播散性肺结核均易发生在免疫功能低

下的患者，均可出现高热、咳嗽及气急。但巨细胞病毒性肺炎更易出现严重呼吸困难，病情进展更为迅速。血行播散性肺结核经过抗结核治疗，体温可恢复正常，而巨细胞病毒性肺炎需抗病毒治疗才有可能控制病情。结核菌素试验往往均为阴性，无鉴别价值。血清免疫学检测、血及支气管肺泡灌洗液病原体相关的分子生物学检测均有利于鉴别，病毒的细胞培养和结核杆菌培养最有鉴别价值。

2. 肺部真菌感染　主要通过各种真菌检查及巨细胞病毒相关检查进行鉴别。口腔出现大量的白斑、溃疡等真菌感染的表现，往往易合并肺部真菌感染。必要时进行诊断性抗真菌治疗和抗病毒治疗。

(四)治疗和预防

抗病毒治疗　目前尚无特效药物治疗。干扰素、阿糖腺苷、阿昔洛韦的疗效均不肯定。更昔洛韦系鸟嘌呤核苷的衍生物，为 CMV－DNA 多聚酶的选择性抑制药，对 CMV 的活性比阿昔洛韦强 10～100 倍，但单独用于 CMV 肺炎疗效较差，与 CMV 免疫球蛋白联合应用可显著提高临床有效率。应用干扰素、高效价免疫球蛋白以及病毒减毒活疫苗的预防效果尚有争议。隔离患者，对其分泌物的适当处理以及输血和器官移植供者进行 CMV 检测，在本病的预防上亦甚为重要。

五、SARS 冠状病毒性肺炎

传染性 SARS 冠状病毒性肺炎也称传染性非典型肺炎，世界卫生组织将其命名为严重急性呼吸综合征(sever acute respiratory syndrome，SARS)，是由 SARS 冠状病毒(SARS－Cov)引起的一种严重的急性传染性肺炎。该病于 2002 年 11 月在我国广东首次发生，于 2003 年上半年在我国发生暴发流行，并波及 30 多个国家和地区。SARS 传染性强，病死率为 6.5%～7%，在老年患者病死率高达 50%。大多数患者能痊愈，不遗留后遗症。

(一)病因及发病机制

SARS 冠状病毒是于 2003 年新发现的病毒，属于嵌套病毒目中的冠状病毒科，为单股正链 RNA 病毒。临床上，多数冠状病毒引起轻度和自愈性疾病，主要表现为上呼吸道感染，也可累及胃肠道和神经系统，无明显的传染性。SARS 冠状病毒不同于其他冠状病毒，在临床上主要引起肺部急性炎症，严重时可发生呼吸衰竭而危及生命，也可累及胃肠道和神经系统，并且传染性非常强。不同地区的 SARS 冠状病毒株其基因序列不完全相同，提示 SARS 冠状病毒突变率高。SARS 患者的呼吸道分泌物、粪便及尿液中均可含有 SARS 冠状病毒，粪便和尿液中的病毒在常温下是稳定的，至少存活 1～2d，腹泻患者粪便中的病毒可存活 4d，当暴露于常用的各种消毒剂和固定剂后，病毒即失去感染性。在 4℃和－80℃条件下，病毒可存活非常长的时间，在常温下 2d，病毒可减少 90%。

SARS 主要通过呼吸道飞沫传播。SARS 冠状病毒吸入下呼吸道后，在肺泡内产生激烈细胞免疫反应，导致弥漫性肺泡及细支气管炎症，严重时发生肺水肿、肺出血及透明膜形成，引起肺换气功能障碍，导致呼吸衰竭，甚至发生 ARDS 而死亡。有研究表明，SARS 冠状病毒除主要感染肺组织内的Ⅰ、Ⅱ型肺泡上皮细胞、巨噬细胞、小血管内皮细胞外，尚可感染肾小管上皮细胞、心肌细胞、胃肠黏膜上皮及腺上皮细胞、肾上腺实质细胞及少数淋巴细胞、睾丸曲细精管上皮及间质细胞，可能导致相应脏器功能损害。少数患者肺部病灶发展过程中形成纤维化。

（二）诊断

1.流行病学基础　患者有在SARS冠状病毒肺炎流行区工作和生活的历史是诊断SARS冠状病毒性肺炎的重要依据。

2.临床表现

（1）全身中毒症状：几乎所有患者表现为急性起病，常以发热为首发症状，体温多在38℃以上，呈弛张热或不规则发热，可伴有畏寒、头痛、关节酸痛、全身酸痛、乏力、胸痛等。少数患者不以发热为首发症状，尤其是近期有手术史或基础疾病的患者。

（2）呼吸系统症状和体征：早期干咳，随后咳少量白色黏痰，少数患者可有痰带血丝，继发细菌感染可出现黄色脓痰。少数患者（约20%）可有咽痛、流涕。绝大多数患者有不同程度的胸闷和呼吸困难，约40%的患者出现严重呼吸困难，发绀。多数患者肺部体征不明显，部分患者肺部可闻及湿啰音，并可出现肺实变体征。少数患者出现气胸和皮下气肿。

（3）其他症状和体征：少数患者可出现恶心、呕吐、腹泻。

3.实验室检查

（1）血常规：病初淋巴细胞绝对数常减少。白细胞总数及中性粒细胞多为正常或减少，继发细菌感染时可增高。在呼吸道症状的极期，半数以上患者白细胞减少，血小板减少至正常下限值。

（2）血清酶检测：血清肌酸激酶、乳酸脱氢酶、转氨酶均可增高，而且增高越明显，预后越差。

（3）免疫学检查：血清特异性抗体检测有利于诊断，出现临床症状21d后血清中可检测出抗SARS冠状病毒抗体。SARS患者$CD4^+$和$CD8^+$淋巴细胞计数均低于正常人，病情严重者$CD4^+$淋巴细胞减少更为明显。

（4）分子生物学检测：利用PCR技术可从痰液、血液等标本中扩增出SARS冠状病毒特异性DNA片段，但阳性率较低。

（5）病毒分离培养：患者的痰液、粪便及血液均可进行病毒的组织培养和分离。

（6）胸部X线检查：肺部可出现斑片状、小片状、大片状密度增高影，典型者为淡薄的云雾状密度增高影，可仅在单侧肺出现单发病灶，也可有双肺多发病灶，病灶可在数十小时内迅速增加，双肺也可呈大片磨玻璃样改变或大片致密影，一般无空洞及胸腔积液，但合并肺结核或继发细菌感染者例外。痊愈后绝大多数患者肺部不遗留纤维化，少数病变广泛或继发感染者肺部有纤维化。

（三）鉴别诊断

1.肺炎支原体肺炎肺炎　支原体肺炎偶尔也可造成小的暴发，表现为干咳或少量白色黏痰为主，血象白细胞计数及中性粒细胞比例不增高，也属于非典型肺炎。但支原体肺炎全身中毒症状较轻，一般为中等程度发热及低热，肺部病变进展远不如SARS冠状病毒性肺炎迅速，极少导致死亡，有自限性，大环内酯类抗生素（阿奇霉素、罗红霉素、克拉霉素及红霉素）及新喹诺酮类抗菌药治疗效果良好。血冷凝集试验及痰支原体培养有利于鉴别。

2.衣原体肺炎　肺炎衣原体肺炎患者常为老年人及20岁以下青少年，起病1个月内可有本病患者接触史，可引起小流行，四季散发。临床上无症状及轻症患者较多。起病缓，初期发热、咽痛，数日后体温渐升，咳嗽、咳痰、头身痛、胸闷，肺部常可闻及湿啰音。鼻窦有压痛。血白细胞正常或稍高，定量免疫荧光试验多见双份血清效价上升4倍以上，冷凝反应效价

1∶32以上，咽拭子可分离到病原菌。X线检查可见肺部单一节段性浸润，点状改变，以右肺及肺下叶多见，可呈游走性。大环内酯类及新喹诺酮类抗菌药物治疗有效。

3. 军团菌肺炎　军团菌肺炎可表现发热、咳嗽、呼吸困难，并可出现腹泻，β-内酰胺类及氨基糖苷类抗菌药物治疗无效，与SARS冠状病毒类似。但军团菌肺炎胸痛及胸腔积液相对多见，并且，易合并中枢神经症状，血象白细胞计数及中性粒细胞比例常增高。血清抗体检测及直接免疫荧光法检测痰中军团菌有利于鉴别，大环内酯类及新喹诺酮类抗菌药物对军团菌肺炎治疗有效。军团菌肺炎无传染性，仅群集活动的人群中可以形成小的暴发，但不造成广泛流行。

4. 流感病毒性肺炎　冬春季高发，急性起病，但上呼吸道卡他症状较为明显，体检可见面颊潮红，结膜充血和眼球压痛，咽充血，口腔黏膜可有疱疹。实验室检查白细胞正常、减少或略增加，淋巴细胞可增加，胸部X线检查病初可见沿肺门向周边走向的炎症浸润，以后出现散在性片状、絮状影，常分布于多个肺野，晚期则呈融合改变，多集中于肺野的内中带，类似肺水肿。痰中病毒抗原检测、血清抗体检测及病毒分离培养有助于鉴别。

5. 禽流感　到过大量家禽、飞鸟病死的地区，患者有家禽、飞鸟的接触史，通过呼吸道和胃肠道传播，一般不发生人与人之间传播，因此，不会像SARS冠状病毒性肺炎一样造成迅速而广泛的流行。潜伏期一般在7d以内，早期症状类似普通流感，少数患者病情进展迅速，可出现重症肺炎、急性呼吸窘迫综合征、肺出血、肾衰竭、败血症、休克等。实验室检查白细胞计数升高或者正常，淋巴细胞大多减少，血小板正常。影像学显示50%患者单侧或双侧肺炎，少数伴胸腔积液。治疗以对症和抗流感病毒为主。血清特异性抗体检测及病毒分离培养有利于鉴别。

6. 其他病毒性肺炎　包括腺病毒、鼻病毒、冠状病毒、呼吸道合胞病毒等。多发生于冬春季，散发或暴发流行。在儿童和成年人中均可发生，人与人之间通过飞沫传播。咳嗽以干咳为主，少量黏痰或血丝痰。儿童起病急，免疫力低下的患者症状较为严重，可迅速出现呼吸困难、发绀和肺实变体征。实验室检查白细胞减少，淋巴细胞相对增加。X线检查肺部以间质改变为主，可有斑点状、片状或均匀的斑片状阴影。可双侧同时出现，也可单侧多段发病，偶有胸腔积液。

7. 真菌性肺炎　真菌性肺炎常见于长时间使用广谱抗菌药物或免疫抑制药者，艾滋病、糖尿病、淋巴瘤、白血病及器官移植患者等易患此病。可发热、寒战、咳嗽、咯血或咳痰。常合并口腔真菌感染。肺部可有湿啰音和哮鸣音。实验室检查白细胞计数升高或者正常，部分患者可出现嗜酸性粒细胞增多。X线胸片多数表现为两肺野散在的斑片状阴影，中下肺为主，也可表现为灶性斑片状阴影或大叶性改变。真菌培养阳性。抗真菌治疗有效。

8. 艾滋病合并肺部感染　又称免疫损害宿主肺炎，患者往往有机体免疫损害的表现，有与艾滋病患者性交或输血液制品的历史，HIV检测呈阳性。

（四）治疗

1. 一般性治疗　住院隔离，卧床休息。适当补充液体及维生素，避免用力和剧烈咳嗽，密切观察病情变化，多数患者在发病后14d内都可能属于进展期，定期复查X线胸片（早期复查间隔时间不超过3d）、心、肝、肾功能等，每天进行无创血氧饱和度监测。

2. 对症治疗

（1）有发热超过38.5℃者，全身酸痛明显者，可使用解热镇痛药，高热者给予冰敷、酒精擦浴等物理降温措施。

(2)咳嗽、咳痰者给予镇咳、祛痰药。无痰或干咳频繁时,给可待因或复方桔梗片,睡前口服,以避免剧咳。两种镇咳药交替服用,防止产生依赖性。

(3)心、肝、肾等器官功能损害者,进行相应的处理。为防止药物毒性或病毒可能造成的肝损伤,可适当应用保肝药,如还原型谷胱甘肽、甘草酸二胺注射液或胶囊等。最近研究表明复方甘草酸苷既可保肝降酶,又可抑制 SARS－CoV 复制。

(4)氧疗:是综合治疗的关键,应持续鼻管给氧(包括睡眠时间),暂停时间应不超过30min,流量为 3～5L/min,直到病情缓解。使用无创正压通气首选鼻罩 CPAP 的方法,常用压力水平为 4～10cmH_2O。推荐使用无创正压通气的标准:呼吸次数＞30/min;吸氧 3～5L/min条件下,SaO_2＜93%或氧合指数＜200mmHg。对有胸闷、呼吸困难或达到重症诊断标准者,必须进行监护。必要时,行气管切开、插管或人工呼吸。一旦出现休克或 MODS,应及时做相应的处理。

(5)支持疗法:对年老、体弱、贫血或白细胞数过低,或起病后饮食摄大量明显减少,或缺氧症状明显患者,可少量输新鲜血液 100mL。重者根据病情可再次输血,直至病情好转。适当补充体液,控制输液总量,速度要慢,避免增加心肺负担。可应用入血球蛋白或白蛋白。

(6)保护心肌:用 1,6－二磷酸果糖注射液 10g,静脉滴注,1～2/d;肌苷注射液 400mg,静脉滴注,1/d;注射用复合辅酶粉针剂 2 支,溶解于 10%葡萄糖注射液中,静脉滴注,1/d。

(7)改善微循环:可减轻肺内动－静脉分流状况。可常规给予抗凝血、溶栓及扩血管治疗,如右旋糖酐－40(500mL 静脉滴注,1/d)、小剂量阿司匹林(50mg 口服,1/d)、钙拮抗药(盐酸氟桂利嗪 10mg,1/d)、川芎嗪(80mg 静脉滴注)等,并鼓励患者多饮水。

3.抗菌药物治疗　为防止继发肺部细菌感染加重病情,宜早期选用大环内酯类、氟喹诺酮类、β－内酰胺类等抗菌药物,如果痰培养或临床上提示有耐药球菌感染,可选用(去甲)万古霉素等。

4.糖皮质激素的应用　对于有严重中毒症状和重症患者。应有规律使用糖皮质激素,具体剂量根据病情来调整。儿童慎用。成年人常用甲泼尼龙 80～320mg/d,分 2 次静脉滴注。长时间大量使用糖皮质激素易造成继发感染、消化道出血、骨质疏松及股骨头坏死等,尤其是股骨头坏死在大剂量应用甲泼尼龙后发生率较高,给患者带来的痛苦也大,因此,在病情允许的前提下,应尽可能应用相对较小的剂量,尽可能早撤除激素,并可同时适当补充钙剂。

5.抗病毒治疗　选用对 RNA 病毒有效及广谱抗病毒药。利巴韦林:负荷量为 2g 静脉注射,然后 1g 每 6h 1 次,连续 4d;再用 0.5g 每 8h 1 次,连续 6d。根据患者情况亦可采用口服治疗。可选用干扰素:300 万 U/d,连用 5～10d。尚可选用膦甲酸钠、聚肌苷酸－聚胞苷酸、转移因子、胸腺肽等。必要时可试用 SARS 康复者的血清进行治疗。

6.其他治疗　可酌情选用中药治疗,对于有焦虑、紧张、抑郁等心理障碍的患者,应进行心理治疗,对于呼吸困难明显者,应避免使其兴奋及激动,而应让其安静休息。

六、高致病性人禽流感病毒肺炎

高致病性人禽流感病毒肺炎由某些跨越物种传播的禽甲型流感病毒亚型感染并发的肺炎,多表现为急性呼吸道症状,严重者可发生多器官功能障碍(MODS)。WHO 警告此疾病可能是人类潜在威胁最大的疾病之一。

（一）病因机制

禽流感病毒属正黏病毒科甲型流感病毒属，病死率高，故称为高致病性禽流感病毒。迄今的证据表明此病毒通过禽－人传播，可能存在环境－人传播，还有少数未得到证据支持的人－人传播，家族成员聚集发病可能由共同暴露所致。病毒致严重的肺损伤伴弥漫性肺泡损害，包括肺泡腔充满纤维蛋白性渗出物和红细胞、透明膜形成、血管充血、肺间质淋巴细胞浸润和反应性成纤维细胞增生。

（二）诊断

与患病禽类有密切接触史，在1周内出现临床表现者。

多在接触病原体后2～4d发病，主要表现为发热，体温多持续在39℃以上，可伴流涕、鼻塞、咳嗽、咽痛、头痛、肌肉酸痛和全身不适等感冒症状。

部分患者可有恶心、腹痛、腹泻、稀水样便等消化道症状。病情进展迅速，出现高热不退，肺炎的临床表现，并发急性肺损伤、急性呼吸窘迫综合征（ARDS）、肺出血、胸腔积液、全血细胞减少、多脏器功能衰竭、休克及瑞氏（Reye）综合征等多种并发症。

发病早期外周血白细胞总数正常或降低，淋巴细胞比例减少。

影像学检查特点为肺内动态变化快，迅速进展为弥漫病变，较快出现ARDS。具体可表现为肺内片状影。肺内病变进展迅速，1～2d即可有明显变化，上、下肺均可呈大片状磨玻璃样影及肺实变影像，病变后期为双肺弥漫性实变影，可合并胸腔积液。

呼吸道分泌物标本采用甲型流感病毒和H亚型单克隆抗体抗原检测阳性为疑似病例，从患者呼吸道分泌物标本中分离出特定病毒或采用RT－PCR法检测到禽流感H亚型病毒基因，且发病初期和恢复期双份血清抗禽流感病毒抗体滴度有4倍或以上升高为确诊病例。

（三）鉴别诊断

1.细菌性肺炎　咳痰症状更明显，有寒战、高热、胸痛等症状，肺实变体征明显。白细胞或中性粒细胞百分比显著升高。影像学按肺小叶、肺段或肺叶分步，病灶变化相对缓慢，一般5～6d，以实变为主。痰及血中分离病原菌可阳性。经抗生素治疗2周左右明显吸收。

2.支原体、衣原体肺炎　以阵发性刺激性咳嗽为主，咳少量黏痰或黏液脓性痰，病情一般较轻，发展缓慢，且通常可自愈。影像学变化呈现多样性，可有局限或广泛的片状模糊影，以磨玻璃样改变为主，也可为肺实变，可按或不按肺叶及肺段分步。影像学变化相对高致病性人禽流感病毒肺炎进展较慢，一般为3～4d。少数患者红细胞冷凝集滴度效价在1∶500以上。

3.传染性非典型性肺炎（SARS）　与SARS患者密切接触或传染给他人的病史，SARS病原学检测阳性，影像学以磨玻璃样改变为主，一般不按肺单位分布。

（四）治疗原则

1.对疑似和确诊患者立即进行隔离。

2.对症治疗　可应用解热药、缓解鼻黏膜充血药、镇咳祛痰药等。儿童忌用阿司匹林或含阿司匹林以及其他水杨酸制剂的药物，避免引起儿童Reye综合征。

3.抗流感病毒治疗　应在发病48h内试用抗流感病毒药物。

（1）神经氨酸酶抑制药：奥司他韦（oseltamivir，达菲），为新型抗流感病毒药物，试验研究表明对禽流感病毒H5N1和H9N2有抑制作用，成年人剂量每日150mg，儿童剂量每日3mg/kg，分2次口服，疗程5d。

(2)离子通道 M_2 阻滞药：金刚烷胺(amantadine)和金刚乙胺(rimantadine)。金刚烷胺和金刚乙胺可抑制禽流感病毒株的复制。早期应用可阻止病情发展、减轻病情、改善预后。金刚烷胺成年人剂量每日 100～200mg，儿童每日 5mg/kg，分 2 次口服，疗程 5d。治疗过程中应注意中枢神经系统和胃肠道不良反应。肾功能受损者酌减剂量。有癫痫病史者忌用。

4. 可配合清热、解毒、化湿、扶正祛邪为主的中医药治疗。

5. 加强支持治疗和预防并发症　注意休息、多饮水、增加营养，给易于消化的饮食。密切观察、监测并预防并发症。抗菌药物应在明确或有充分证据提示继发细菌感染时使用。

6. 重症患者的治疗　重症或发生肺炎的患者应入院治疗，对出现呼吸功能障碍者给予吸氧及其他呼吸支持，发生其他并发症患者应积极采取相应治疗。

七、其他病毒性肺炎

除前述常见病毒性肺炎外，其他病毒如呼吸道合胞病毒、副流感病毒、腺病毒、鼻病毒等也可引起肺炎。呼吸道合胞病毒肺炎在 6 个月以下婴儿发病率最高，婴幼儿肺炎住院者本病毒感染占 25%，细支气管炎中占 5%。副流感病毒有 1 型、2 型、3 型、4 型 4 个血清型，引起肺炎的主要是 3 型。引起肺炎的腺病毒在我国以 3 型和 7 型最为多见。国内资料表明，小儿下呼吸道感染病原体中，腺病毒和呼吸道合胞病毒分别占第一和第二位。

(一)病因和发病机制

病因主要为呼吸道合胞病毒、副流感病毒、腺病毒、鼻病毒等。病毒通过飞沫与接触传播，一年四季均可发生，但多见于冬春病毒疾病流行季节。多发于儿童，成年人偶发，但免疫功能低下的成年人也易受感染产生肺炎。婴幼儿、高龄或原有慢性心肺疾病及免疫低下者患病毒性肺炎后，病情常较重，甚至导致死亡。我国北方腺病毒肺炎病死率在 5%以上，呼吸道合胞病毒肺炎病死率约免疫抑制患者伴呼吸道合胞病毒感染病死率可达 30%左右。先天性心脏病婴儿伴发呼吸道合胞病毒感染时，病死率可达 39%。

全身或呼吸道局部免疫功能低下，上呼吸道病毒感染向下蔓延即可导致病毒性肺炎。主要病理改变为细支气管及其周围炎和间质性肺炎。小支气管和细支气管黏膜水肿，上皮细胞坏死和脱落，管壁和管周淋巴细胞及组织细胞的浸润。肺泡壁和肺间质均有大量单核细胞浸润，部分肺泡腔可充满脱落的上皮细胞和水肿液，严重者有透明膜形成或肺泡内血性渗出。肺炎病灶多为局灶性或广泛弥漫性，偶呈实变。严重时可出现以细支气管为中心的肺泡组织的片状坏死。肺泡细胞及巨噬细胞内可见病毒包涵体。合胞病毒引起者，肺泡腔内可见散在的多核巨细胞。腺病毒肺炎常可出现肺实变，以左下叶最多见，并可超出单个肺叶，实变以外的肺组织可有明显肺气肿。继发细菌性肺炎时，在肺泡腔内可见大量以中性粒细胞为主的炎性细胞浸润。严重者可伴有小脓肿形成、纤维素性或化脓性胸膜炎及广泛的出血。肺炎经久不愈，可出现肺纤维化和支气管扩张。

(二)诊断

1. 临床表现　绝大部分病毒性肺炎患者先有咽痛、鼻塞、流涕、发热、头痛等上呼吸道感染症状。随后出现咳嗽，多呈阵发性干咳，气急、胸痛、持续高热。婴幼儿以及存在免疫缺损患者，病情多较严重，有持续的高热、剧烈咳嗽、血痰、心悸、气促、呼吸困难和发绀等。病毒性肺炎体征常不明显，有些患者双下肺可闻及细湿啰音。严重者可见三凹征和鼻翼扇动，肺部可闻及较广泛的干、湿啰音，并可出现 ARDS、心力衰竭和急性肾衰竭。腺病毒肺炎约 50%以上病例尚有呕吐、腹胀、腹泻等消化道症状。呼吸道合胞病毒肺炎患者约2/3病例有一过性高热，阵发性连声剧咳、喘息症状明显。皮肤偶可发现红色斑疹，肺部可闻及较多湿啰音和哮鸣音，亦可出现肺实变体征。

2.实验室检查

(1)胸部X线检查：双肺改变常与症状不相称，往往症状严重而无明显的X线表现。一般以间质性肺炎为主。可见肺纹理增多，小片状或广泛浸润，病情严重者显示双肺弥漫性结节性浸润，但大叶实变及胸腔积液者均不多见。呼吸道合胞病毒肺炎的常有肺门阴影扩大，肺纹理增粗，在支气管周围有小片状阴影，或有间质病变，肺气肿明显；腺病毒肺炎肺局部有小点状、不规则网状阴影，可融合成片状浸润灶，严重者两肺呈弥漫性浸润阴影。

(2)血常规：血白细胞计数一般正常，也可稍高或偏低。红细胞沉降率往往正常。继发细菌性感染时白细胞总数和中性粒细胞均增高。

(3)痰液检查：痰涂片所见的白细胞以单核细胞占大多数，若无继发细菌感染，痰培养无致病细菌生长。呼吸道分泌物中细胞核内的包涵体可提示病毒感染，但并非一定来自肺部，需在发病早期收集下呼吸道分泌物或肺活检标本做培养分离病毒，亦可免疫荧光和酶联免疫吸附试验测定呼吸道分泌物中病毒抗原，阳性率可达85%～90%。

(4)病原学检查：包括病毒分离、血清学检查以及病毒抗原的检测。

(5)血清学检查：常用的方法是检测血液中特异性IgG抗体，如补体结合试验、血凝抑制试验、中和试验，但仅能作为回顾性诊断，并无早期诊断价值。目前已有报道，采用急性期单份血清检测合胞病毒、副流感病毒的特异性IgM抗体，敏感性、特异性均较高，弥补了双份血清诊断的不足，可作为早期诊断指标。

(三)鉴别诊断

主要是与细菌性肺炎、支原体、衣原体呼吸系统感染及某些传染病相鉴别。值得注意的是，在呼吸道病毒感染的基础上，呼吸道自身的防御功能及全身抵抗力均不同程度地受到削弱，故较易继发肺部的细菌感染。其中以肺炎链球菌、金黄色葡萄球菌、流感嗜血杆菌以及溶血性链球菌为多见。一般多发于病毒感染热退后1～4d，全身中毒症状及呼吸系统症状再度加重者要考虑继发细菌性肺炎。

(四)治疗

治疗采用以对症治疗为主的综合疗法。利巴韦林具广谱抗病毒功能，对呼吸道合胞病毒、腺病毒、副流感病毒均有效。阿昔洛韦(无环鸟苷)为一化学合成的抗病毒药，阿糖腺苷为嘌呤核苷类化合物，均具有广泛的抗病毒作用。临床主要用于疱疹病毒、水痘病毒感染，尤其是免疫缺陷或应用免疫抑制药者感染。

重症病毒性肺炎可静脉滴注干扰素，疗程3～5d。通过面罩、氧帐或雾化器吸入利巴韦林，药物浓度为每毫升蒸馏水中含利巴韦林20mg，每天治疗12～18h，2～5d为1个疗程，亦可每次100mg，加蒸馏水20mL，雾化吸入，每日2次，连续5～7d，可改善症状和提高血氧饱和度。另外，静滴高效价免疫球蛋白应用可使排毒时间明显缩短，提高血氧饱和度。有报道采用初乳提取slgA，经雾化治疗婴幼儿呼吸道合胞病毒感染，也取得良好效果。胸腺素、转移因子等，亦可用于一些重症病毒性肺炎治疗。亦可试用板蓝根、黄芪、金银花、大青叶、贯众、菊花等中草药。

一般治疗需注意保暖，预防交叉感染，给予足量维生素及蛋白质，酌情静脉输液及吸氧。

及时纠正水、电解质和酸碱失衡。保持呼吸道通畅，及时消除上呼吸道分泌物等，必要时机械通气治疗。对于合并细菌感染者，应及时给予抗菌药物治疗，尽可能根据药物敏感试验结果选择药物。

（董红晨）

第五节　立克次体肺炎

立克次体是寄生于细胞内，生物学特性介于细菌和病毒之间的一类原核细胞型微生物。光镜下可见其呈多球杆状。与人类感染有关的主要为立克次体属、埃立克体属、柯克斯体属和巴通体属。国内流行的立克次体病主要为流行性斑疹伤寒、地方性斑疹伤寒、Q热和恙虫病等，其中引起肺炎者以斑疹伤寒和Q热较为重要。

一、斑疹伤寒立克次体肺炎

斑疹伤寒包括流行性斑疹伤寒（epidemic typhus）和地方性斑疹伤寒（endemic typhus），分别由普氏立克次体和莫氏立克次体引起，并发肺炎的主要为流行性斑疹伤寒，而地方性斑疹伤寒可并发支气管炎，一般不并发肺炎。

（一）病因和发病机制

流行性斑疹伤寒的患者是传染源，体虱是主要的传播媒介。体虱吸入患者带病原体的血液后，其排出的粪便即含病原体。当叮咬健康人时，粪便中立克次体由皮损处侵入人体，部分因用牙咬虱使其从口腔黏膜侵入或虱粪干燥后形成气溶胶经呼吸道、结膜侵入人体。立克次体先在局部细胞内生长繁殖，继而造成立克次体血症侵入各组织器官，形成典型的增生性、血栓性或坏死性血管炎和血管周围炎性肉芽肿（也称斑疹伤寒结节），此种病变累及全身，尤以皮肤的真皮、心肌、肺、脑、肝、肾、肾上腺等处受累明显，引起各种相应的临床症状。病原体释放的毒素引起各种中毒症状。发病后2周，血管病变最突出，如毛细血管通透性增加、血管栓塞及瘀斑等，可能与继发迟发性变态反应有关。在肺部发生支气管肺炎的病理变化，主要表现为局部充血、水肿、肺泡内渗出、实变，富含单核细胞、淋巴细胞、浆细胞、红细胞及少量中性粒细胞。姬姆萨或革兰染色组织切片，显示肺泡间质增生伴大量单核细胞浸润。在支气管上皮、单核细胞中可存在大量立克次体。可继发细菌感染，以肺炎球菌多见。

（二）诊断

1. 患者有在斑疹伤寒流行的地区生活史。

2. 临床表现

（1）全身中毒症状：本病潜伏期为5～15d。大部分起病急骤，有高热、寒战、头痛、肌肉酸痛等全身中毒症状。

（2）呼吸系统表现：起病数日后出现明显咳嗽，多为干咳或少量黏稠痰，伴胸闷气短、呼吸加快，随着病情的加重，呼吸困难加重和发绀。双肺可闻及湿啰音或捻发音。严重者出现心力衰竭、肺水肿的表现。

（3）其他表现：全身皮疹见于80%以上的患者，结膜和脸部充血。常有剧烈头痛、反应迟钝、谵妄、双手震颤等神经系统表现，也可有恶心、呕吐、腹胀、腹痛、便秘等消化系统症状。并发中毒性心肌炎时可出现奔马律、心律失常。严重者出现周围循环衰竭和肾衰竭表现。

3.实验室检查

(1)血液化验:白细胞计数多在正常范围,少数高于 $10\times10^9/L$,偶有在 $50\times10^9/L$ 以下。血小板计数下降、嗜酸性粒细胞显著减少或消失。

(2)血清学试验

①外－斐反应:流行性斑疹伤寒患者对变形杆菌 OX19 菌株可产生较高效价的凝集反应,常在第 2 周可达最高峰(1∶320 以上)。

②补体结合试验:以颗粒性立克次体抗原做补体结合试验,不仅具有群特异性,还有种特异性,可用以区别流行性斑疹伤寒和地方性斑疹伤寒。

③立克次体凝集试验:特异性高,阳性反应较外－斐反应为早,可用以区别其他立克次体病如恙虫病、Q 热等。地方性斑疹伤寒的阳性反应相对较弱。

(3)分子生物学检查:用 DNA 探针技术或 PCR 方法检测标本中的普氏立克次体特异性 DNA,具有快速、敏感、特异性强等优点。

(4)动物接种:豚鼠对普氏立克次体敏感,发病早期的患者血液接种于雄性豚鼠腹腔,7～10d 或以后豚鼠发热,腹膜刮片检查胞质内可找到大量病原体,豚鼠阴囊仅有轻度发红,并无明显肿胀,以区别于地方性斑疹伤寒。

(5)胸部 X 线检查:无特征性改变,可显示肺部斑点状或斑片状渗出性密度增高阴影,具有一般肺炎或支气管肺炎影像,偶见叶、段性肺实变阴影。

(三)鉴别诊断

1.钩端螺旋体病　由钩端螺旋体引起的累及全身多脏器的疾病,肺易受累及。患者可出现高热、肌肉酸痛、咽痛、咳嗽、呼吸困难等,双肺可出现弥漫性点片状密度增高影,与斑疹伤寒立克次体肺炎类似,但钩端螺旋体病有接触疫水的历史,咯血多见,可发生大咯血而危及生命,青霉素治疗有效。病原体检测、血清学试验及 DNA 探针和 PCR 检测钩端螺旋体特异 DNA 片段等有助于鉴别。

2.细菌性肺炎　细菌性肺炎咳黄痰多见,血象白细胞计数及中性粒细胞比例增高明显。而斑疹伤寒立克次体肺炎皮疹多见。病原体检测、血清学试验及流行病学资料有助于鉴别。

3.流感病毒性肺炎　流感病毒性肺炎是由流感病毒吸入下呼吸道导致的肺部急性炎症,均在流行性感冒基础上发生,多见于年幼者、孕妇及老年人。血象白细胞计数多减低或正常。抗菌药物治疗无效,血清学检查及病毒培养分离有助于鉴别。

(四)治疗

1.一般处理　镇痛、镇静、补充足够的水分、口腔护理。

2.抗生素治疗　氯霉素、四环素、多西环素均有特效。四环素用量为 2g/d,分 4 次口服。多西环素(强力霉素)也可以替代氯霉素或四环素,成年人量 200mg/d,2 次分服。国内尚有用每天 200mg 顿服取得良好疗效的报道。疗程一般为 1 周,或体温正常 1～2d 或以后停药。氯霉素 1.5～2g/d,分 3～4 次口服,3～6d 为 1 个疗程,注意观察血白细胞计数变化,发现迅速下降应及时停用氯霉素。伴发细菌感染应根据痰菌培养及药敏结果选用有效抗生素。

3.重症患者处理　对于昏迷、吞咽及呼吸困难、大小便失禁者应加强护理,予以鼻饲、吸氧,必要时行气管插管、机械通气,并确保呼吸道通畅。并发心力衰竭、休克时,应积极纠正心力衰竭、抗休克。

地方性斑疹伤寒为鼠蚤传播的急性传染病,以并发支气管炎为多见,极少发生肺部感染。

其临床特征与流行性斑疹伤寒相似，但病情较轻，病程较短，皮疹很少呈出血性。

二、Q 热肺炎

Q 热肺炎是由贝纳立克次体(也称伯氏立克次体、Q 热立克次体)引起的 Q 热在肺部的炎症表现。Q 热于 1935 年在澳大利亚首次发现，由于当时原因不明，故以 query(疑问)首个字母命名为 Q 热。临床表现主要为突然发热、头痛、全身酸痛及咳嗽、咳痰、呼吸困难等，呼吸道感染是主要传播途径。一般在病程中无皮疹、外－斐反应呈阴性，因而有别于其他立克次体病。

(一)病因及发病机制

贝纳立克次体在自然界分布极广，存在于蜱、野生啮齿动物、家畜、鸟类等体内。家畜是人类 Q 热的主要传染源，受染动物多外观健康，其排泄物中长期带有贝纳立克次体。主要以气溶胶形式经呼吸道吸入后传播，少数为接触传播。人与人之间很少发生传播，仅个别可通过交互使用雾化吸入装置或输血而发生。消化道途径传播少见。人群对贝纳立克次体虽然普遍易感，但感染后临床发病并不多。大部分患者表现为隐性感染。我国 Q 热发生肺炎的概率约为 56%，一般病程 1～2 周，也可长达 1 年以上成为慢性 Q 热。

贝纳立克次体侵入机体后，先在局部单核细胞内生长繁殖，继而进入血液循环形成立克次体血症，并累及小血管和向心、肝、肺、肾、脑等脏器播散形成炎症。个别病例肺部病变为弥漫性以大叶分布的炎症浸润。在肺泡巨噬细胞内可见到贝纳立克次体。由于巨噬细胞、淋巴细胞、浆细胞的浸润，可见肺泡壁增厚、充血水肿及肺泡间隔坏死等改变。细支气管黏膜也可出现坏死及炎性浸润。

(二)诊断

1. 患者有 Q 热流行地区生活史。

2. 临床表现

(1)全身中毒症状：Q 热的潜伏期为 2～5 周，但多为 20d 左右。临床上起病急，高热，多为弛张热伴寒战、严重头痛及全身肌肉酸痛。

(2)呼吸系统表现：多于起病 4～5d 或以后出现干咳，可有少量黏痰。15%～45%患者有胸痛及呼吸困难等胸膜炎表现。体格检查肺部可闻及细湿啰音，有时具有肺实变体征。少数患者尚可出现咽痛。

(3)其他表现：可出现恶心、呕吐、腹泻、腹痛及肝脾大等，尚可表现有精神错乱、相对缓脉等，其他脏器如肝、心脏、眼、血管受累可出现相应表现。

3. 实验室检查

(1)血常规：急性期外周血白细胞多正常，或轻度增高伴轻度核左移。

(2)痰液检查：痰液经革兰染色，主要显示大量的单核细胞，也有淋巴细胞及少量中性粒细胞等。痰液可培养分离到贝纳立克次体。

(3)病原学检查：可从患者血、尿、痰、脑脊液和胸腔积液中培养分离到贝纳立克次体。将临床标本接种豚鼠、田鼠或鸡胚。利用免疫荧光抗体技术或通过电镜，可直接观察组织中或巨噬细胞内的贝纳立克次体。Q 热肺炎患者可经纤维支气管镜肺活检和支气管肺泡灌洗获得标本，对活检组织及灌洗回收液中的肺泡巨噬细胞进行贝纳立克次体检测。取发热的病人血液 2～3mL 接种于豚鼠腹腔内，动物发热后处死，做脾压印涂片检查，可见存在于胞质内的病原体。也可用鸡胚卵黄囊或组织培养分离病原体。须在有条件的实验室中进行,以免感染传播。

(4)血清学检查:患者起病后2～4周血中出现特异性抗体,其检测方法包括补体结合试验、微量血液凝集试验、酶联免疫吸附试验(ELISA)和微量免疫荧光技术等,IgG抗体的急性期水平较恢复期增高并超过4倍以上则有诊断意义。特异性IgM抗体也可经ELISA方法检测,该抗体可在发病后持续17周以上,具有一定的诊断价值。本病外一斐反应阴性。贝纳立克次体感染后在不同时期产生两种不同的抗原多糖相,并产生不同的相应抗体。在急性期仅产生抗Ⅱ相抗原的抗体,而慢性期产生抗Ⅰ相抗原的抗体。

(5)分子生物学检测:目前可用DNA探针和PCR技术检测标本中贝纳立克次体DNA,特异性强,敏感性高,并可鉴别贝纳立克次体的急、慢性感染。

(三)鉴别诊断

1.兔热病　为土拉杆菌引起的急性传染病,患者多有猎杀野兔的经过,表现发热、皮肤溃疡、局部淋巴结肿大、结膜充血和溃疡等,呼吸道吸入感染者可导致支气管肺炎,严重者偶在肺部形成脓肿。血象白细胞计数及中性粒细胞比例多正常或轻度增高。脓性分泌物、血液、痰液及淋巴结穿刺物可培养出土拉杆菌,上述标本接种于豚鼠腹腔内,豚鼠于5～10d死亡,内脏中可分离出病原菌。血清特异性抗体检测、凝集试验及皮内试验有助于鉴别。Q热肺炎无皮肤溃疡及明显淋巴结肿大等表现。

2.支原体肺炎　支原体肺炎外周血白细胞计数及中性粒细胞不增高,咳嗽较重,痰少,双肺可出现散在片、絮状密度增高影,与Q热肺炎相似。但支原体肺炎多为中、低热,有自限性,大环内酯类抗生素治疗有效。Q热流行病学资料、痰支原体培养、贝纳立克次体检查、血清特异性抗体检测有利于鉴别。

3.军团菌肺炎　军团菌肺炎可表现发热、咳嗽、呼吸困难,并可出现腹泻,可出现胸膜炎,易合并中枢神经症状,与Q热肺炎相似。血清抗体检测及直接免疫荧光法检测痰中军团菌有利于鉴别,大环内酯类及新喹诺酮类抗菌药物对军团菌肺炎治疗有效。根据Q热肺炎的流行病学资料、病原体检查及特异性血清抗体检测有利于鉴别。

4.衣原体肺炎　肺炎衣原体肺炎患者常为老年人及20岁以下青少年,起病1个月内可有本病患者接触史,可引起小流行,四季散发。临床上无症状及轻症患者较多。起病缓,初期发热、咽痛,数日后体温渐升,咳嗽、咳痰、头身痛、胸闷,肺部常可闻及湿啰音。鼻窦有压痛。血白细胞正常或稍高,定量免疫荧光试验多见双份血清效价上升4倍以上,冷凝反应效价1∶32以上,咽拭子可分离到病原菌。X线检查可见肺部单一节段性浸润,点状改变,以右肺及肺下叶多见,可呈游走性。大环内酯类及新喹诺酮类抗菌药物治疗有效。

5.流感病毒肺炎　冬春季高发,急性起病,但上呼吸道卡他症状较为明显,体检可见面颊潮红,结膜充血和眼球压痛,咽充血,口腔黏膜可有疱疹。实验室检查白细胞正常、减少或略增加,淋巴细胞可增加,胸部X线检查病初可见沿肺门向周边走向的炎症浸润,以后出现散在性片状、絮状影,常分布于多个肺野,晚期则呈融合改变,多集中于肺野的内中带,类似肺水肿。痰中病毒抗原检测、血清抗体检测及病毒分离培养有助于鉴别。

此外,Q热肺炎尚需与单核细胞增多症、组织浆细胞病、钩端螺旋体病、弓形虫病、伤寒、结核病、心内膜炎等鉴别。

（四）治疗

四环素、氯霉素和多西环素对本病疗效好，也可用利福平、红霉素、复方磺胺甲噁唑。四环素，2g/d，分4次口服，疗程2周。可用多西环素（强力霉素）替代氯霉素或四环素，成年人量200mg/d，2次分服，疗程10d。氯霉素1.5～2g/d，分3～4次口服，2周为1个疗程，注意观察血白细胞计数变化，发现迅速下降应及时停用氯霉素。红霉素，2g/d，分4次口服。对慢性Q热可采用四环素或多西环素联合复方磺胺甲噁唑（2片/次，2/d）或利福平（450mg/d）治疗，疗程数天至数月。其他治疗同其他立克次体病。

Q热肺炎应加强预防。饮用牛奶必须经煮沸或巴斯德消毒。对患者应严格隔离，对其痰液及排泄物进行消毒。对流行区接触家畜及屠宰场、生奶加工、实验室操作人员进行疫苗接种，必要时予以预防性药物治疗。处理患者的血、尿、痰、衣物、尸检标本时应戴手套、口罩。

（董红晨）

第六节　肺炎支原体肺炎

支原体肺炎是由肺炎支原体（mycoplasma pneumoniae）所引起的呼吸道和肺部的急性炎症。过去病因不明时被称为原发性非典型肺炎。1962年明确支原体为其病因后定名为肺炎支原体肺炎。支原体肺炎占非细菌性肺炎的1/3以上，约占各种原因肺炎的10%。秋冬季节发病较多，但季节性差异不显著。主要见于儿童和青年人（约占71%）。

一、病因和发病机制

支原体是大小介于细菌和病毒之间，兼性厌氧、能独立生活的最小微生物，大小为10μm×200μm，丝状。目前发现的支原体有150种，其中5种对人有致病性。引起人类肺炎的主要是肺炎支原体。1986年以来陆续有报道发酵支原体incog－nitus株可引起类似ARDS的致死性呼吸道感染。肺炎支原体是通过呼吸道传播，健康人吸入含肺炎支原体飞沫即可引起肺部感染。肺炎支原体的致病性可能与患者对病原体或代谢产物的过敏反应有关。肺炎支原体肺炎的主要病变为急性气管－支气管炎、毛细支气管炎、支气管肺炎、间质性肺炎。气道黏膜充血、水肿，上皮坏死、脱落。多为表浅感染，支气管腔内有中性粒细胞和巨噬细胞，病变可侵犯黏膜下层和支气管周围，产生淋巴细胞和浆细胞浸润。肺泡内可含有少量单核细胞为主的渗出液，可并发灶性肺不张、肺实变、肺气肿。毛细血管明显充血，肺间质主要为中性粒细胞和大单核细胞浸润。少数肺炎支原体肺炎可发生肺脓肿、肺囊肿、肺门淋巴结肿大、纵隔肿块、胸膜增厚等。宿主免疫反应强烈可能为肺炎支原体感染易引起肺炎以及某些肺外并发症的主要原因。肺支原体肺炎为自限性疾病，但少数并发严重肺外并发症或发生呼吸衰竭者可危及生命。

二、诊断

（一）临床表现

1.症状　潜伏期2～3周，多数起病缓慢，发病初可有乏力、头痛、咽痛、鼻塞、流涕、畏寒、发热、肌肉酸痛、食欲缺乏、恶心呕吐等。2～3d或以后出现明显咳嗽、胸骨后不适。多为阵发性刺激性呛咳，可咳少量黏痰或黏液脓性痰，偶有痰中带血。发热多为中低热，少数表现高热。发热可持续1～3周。咳嗽时间可长达6周。

2.体征　咽部充血，少数有鼻窦炎、结膜炎体征，颈淋巴结可肿大。病变广泛患者可有发绀。约25%患者可出现斑丘疹、红斑或口唇疱疹。约50%患者吸气末可闻及干、湿啰音。少数呈肺实变体征。可合并出血性鼓膜炎、胃肠炎、溶血性贫血、关节炎、血小板减少性紫癜、心包炎、心肌炎、肝炎等，偶可合并周围神经炎、脑膜炎、脑炎、小脑共济失调等神经系统表现。

(二)实验室检查

1.血常规　白细胞计数及中性粒细胞比例多为正常，约5%的患者轻度增高。淋巴细胞轻度增多。

2.血清学检查　是诊断肺炎支原体感染最好的方法。约50%患者红细胞冷凝集试验阳性，滴定效价在1∶32以上，恢复期效价4倍增加的意义大。补体结合试验适合于支原体肺炎急性期及恢复期的抗体检测。抗体上升4倍提示近期有感染，而持续高抗体效价仅提示既往或近期感染。免疫荧光试验检测肺支原体肺炎患者血清中肺炎支原体特异性抗体，肺炎支原体IgM效价≥1∶16和肺炎支原体IgG效价上升4倍可判定为阳性结果。该方法敏感性为87%，特异性为81%。μ－链捕获ELISA法在发病后1周即可检出特异性IgM，10～30d达高峰，12～16周转为阴性。诊断较补体结合试验提前，特异性为80%～100%，敏感性为71%。红细胞IgM捕获检定(red－cell IgM capture assay)，肺炎支原体特异性IgM的敏感性为89%，特异性为93%。

3.支原体抗原及核酸检查　肺炎支原体抗原直接检测和特异性核酸检测有助于诊断。固相酶免疫技术ELISA法，多克隆抗体免疫荧光法，单克隆抗体免疫印迹法，直接检测呼吸道分泌物或痰液肺炎支原体抗原。核酸杂交技术和聚合酶链反应技术可直接检测痰、咽拭子、或支气管分泌物中肺炎支原体特异性核酸，用于肺炎支原体的早期诊断。

4.病原学检查　痰及咽拭子等标本中可培养分离出肺炎支原体。痰、鼻和咽拭子、胸腔积液、脑脊液、皮肤病灶、受累组织、脓液等培养可获肺炎支原体。能培养和分离出肺炎支原体对诊断有决定性意义。

5.胸部X线检查　肺部病变较多而症状及体征相对较轻不成比例。肺部病变早期为间质性肺炎，肺纹理增加及网织状阴影，后发展为斑点状或片状均匀的模糊阴影，近肺门较深。亦可表现为肺门附近向外伸展的扇形阴影。75%～90%的病灶发生在下叶，约50%为单叶或单肺段分布。有时浸润广泛、有实变。肺部病变2～3周吸收，偶有延缓至4～6周者。可发生少量胸膜腔积液，一般需3～4周吸收。双侧性或大量胸腔积液极为少见。

三、鉴别诊断

(一)衣原体肺炎

肺炎衣原体肺炎临床表现与支原体肺炎类似。但患者常为老年人及20岁以下青少年，起病1个月内可有本病患者接触史，常合并鼻窦炎。鹦鹉热衣原体肺炎一般有鸟类接触史。鉴别诊断主要依靠血清特异性抗体检测和病原体培养分离。

(二)军团菌肺炎

军团菌肺炎可表现发热、咳嗽、呼吸困难，并可出现腹泻，β－内酰胺类及氨基糖苷类抗菌药物治疗无效，而对大环内酯类和氟喹诺酮类抗菌药物治疗有效，与支原体肺炎类似。但军团菌肺炎胸痛及胸腔积液相对多见，高热也较多见，血象白细胞计数及中性粒细胞比例常增高。血清抗体检测及直接免疫荧光法检测痰中军团菌有利于军团菌肺炎诊断，而冷凝集试验及支原体培养有利于支原体肺炎的诊断。

（三）病毒性肺炎

包括腺病毒、鼻病毒、冠状病毒、呼吸道合胞病毒等。多发生于冬春季，散发或暴发流行。在儿童和成年人中均可发生，人与人之间通过飞沫传播。咳嗽以干咳为主，少量黏痰或血丝痰。X线检查肺部以间质改变为主，可有斑点状、片状或均匀的斑片状阴影。与支原体肺炎类似。但病毒性肺炎高热相对多见，在儿童及免疫功能低下者病情常较重。鉴别主要依靠血清特异性抗体和病毒培养分离、支原体培养等。

四、治疗

（一）一般治疗

注意保暖，卧床休息，供给足量的蛋白质、维生素、热量和水分。不能进食或进食少者，可考虑给予氨基酸、脂肪乳等。注意及时纠正电解质和酸碱失衡。重症者应注意保持呼吸道通畅。

（二）抗支原体治疗

首选大环内酯类抗生素。如红霉素每日 1.5g，分 3 次口服；交沙霉素每日 1.2～1.8g，分 3 次口服。新的大环内酯类抗生素如罗红霉素、克拉霉素、阿奇霉素等具有组织浓度高、半衰期长，抗菌作用更强、胃肠道反应小等优点。罗红霉素 150mg，2/d，或克拉霉素 250mg，2/d，疗程均为 10～14d。阿奇霉素，500mg/d，顿服，连用 5～6d，可收到满意疗效。严重病例可静脉滴注红霉素，每日 1.5g，延长疗程至 21d；也可静脉滴注阿奇霉素，500mg/d，连用 5～6d 后停用 3～4d，可重复应用同等剂量阿奇霉素。也可每天静脉滴注阿奇霉素 0.25g，连用 10d。静脉滴注红霉素易致血栓性静脉炎，加小剂量糖皮质激素，可望缓解。静脉滴注阿奇霉素血栓性静脉炎少见。红霉素可能引起肝损害，故肝病者忌用。

对于肝功能不全或其他原因不宜使用大环内酯类抗生素时，可选用氟喹诺酮类药物治疗肺支原体肺炎，肝损害相对较小，疗程 7～10d，重症病例可延长至 2～3 周，临床疗效好。随着肺炎支原体对大环内酯耐药率的增高，氟喹诺酮治疗支原体肺炎越来越受重视。常用氟喹诺酮类如环丙沙星、氧氟沙星、左氧氟沙星、司帕沙星、莫西沙星等，均可采用。环丙沙星静脉滴注为每次 0.2g，2/d，也可口服每次 0.25g，2/d。氧氟沙星每次 0.2g，口服或静脉滴注，2/d。左氧氟沙星每次 0.1～0.2g，口服或静脉滴注，2/d。司帕沙星首日 0.2/d，以后 0.1g/d，顿服。帕珠沙星，0.6g，分 2 次静脉滴注。喹诺酮类药物不良反应主要为胃肠道反应，可有血清转氨酶增高、末梢神经水肿、皮肤瘙痒、发疹等过敏反应。个别患者可能出现失眠、焦虑、紧张、欣快、幻觉、震颤，甚至癫痫样发作。对儿童关节软骨发育可能有影响。因此，有癫痫等中枢神经疾病者忌用，孕妇、授乳妇女、儿童不宜使用。应注意环丙沙星与茶碱合用时，后者的代谢清除率降低，容易发生茶碱中毒。左氧氟沙星、司帕沙星对茶碱代谢无明显影响。司帕沙星临床疗效高，不良反应轻微，但应注意少数患者可能出现光敏反应。盐酸莫西沙星有效率更高，0.4g/d，口服或静脉滴注。若口服给药，为减少患者对不良反应的感受，可建议患者每晚晚餐后服用。

（三）对症治疗

全身中毒症状明显或有肺外并发症的患者，早期短程应用地塞米松可迅速改善临床症状、缩短疗程。对阵发性呛咳者，应适当给予镇咳药物和雾化吸入治疗，如喷他维林、复方甘草合剂，必要时可口服复方桔梗片或磷酸可待因。高热者以物理降温为宜，无效者可临时服用解热药。有呼吸困难缺氧者应给予氧疗。消化道症状明显时，如恶心、呕吐等可给予多潘立酮或莫沙必利口服。有消化出血者应加用西咪替丁 400mg 静脉滴注，2～3/d，或法莫替丁 20mg 静脉滴注，2/d。

（四）并发症处理

并发自身免疫性溶血性贫血时，应加用糖皮质激素治疗，如泼尼松每日 40～60mg，分 2～3 次口服，或氢化可的松每日 200～400mg 或地塞米松每日 10～20mg，分次静脉滴注。对自身免疫性溶血性贫血患者还应输注经生理盐水洗涤过的或冷冻的浓缩红细胞，同时应注意保护肾功能。发生血小板减少性紫癜者，除给予糖皮质激素治疗外，重者可考虑行血浆置换疗法，以除去血浆中的抗体，然后输入浓缩的血小板悬液。有雷诺现象者，可加用扩血管药治疗。

发生弥散性血管内凝血（DIC）时，在积极抗感染、纠正低血容量及酸中毒、改善缺氧和解除微血管痉挛等的同时，可酌情应用抗血小板聚集药物，如右旋糖酐－40、复方丹参注射液、右旋糖酐－10、阿司匹林等。在 DIC 的高凝期和消耗性低凝期（患者有出血、休克、血小板进行性减少、皮肤瘀斑及发绀等），则选用肝素（每日 50～400mg）抗凝血治疗。使用肝素期间，必须监测凝血时间及凝血活酶时间等，以调整治疗方案。在使用肝素抗凝治疗的基础上，可以补充凝血因子（洗涤过的红细胞悬液和血小板悬液等），并可适当选用抗纤溶药物。

对免疫复合物性间质性肾炎和肾小球肾炎等，可予糖皮质激素、利尿药及对症处理，发生急性肾衰竭时予透析治疗。

有中枢神经系统异常时如脑膜炎、脊髓炎、脑肉芽肿性血管炎、小脑共济失调、多发性神经根炎、癫痫发作、精神失常等，可根据病情考虑使用糖皮质激素、镇静药、脱水药、维生素、脑细胞营养药等及对症处理。

发生心包炎或心肌心包炎、急性心功能不全、心脏节律或传导异常（包括完全性房室传导阻滞）、心包积液等，应给予相应的处理，如糖皮质激素、能量合剂、心肌营养药、强心药、利尿药、血管活性药物、抗心律失常药等。心包积液量大，引起心脏压迫症状时可行心包穿刺抽液减压，以缓解症状。

出现感染性休克时应积极补液扩容，给予血管活性药物，维持血压及重要脏器的血流灌注，纠正水及电解质失衡，根据血气分析结果，纠正酸碱失衡，短期使用糖皮质激素。

肺炎支原体感染可同时合并呼吸道病毒感染（如流感病毒或腺病毒）或细菌（包括军团菌）感染。如继发细菌感染，则可根据病原学检查，选用针对性的抗生素治疗。

肺不张者通过抗感染治疗、体位引流等处理多能复张，不能复张者可行经纤维支气管镜支气管局部用药及冲洗。急性呼吸窘迫综合征发生时，积极进行机械通气治疗。

（赵鹏）

第七节　衣原体肺炎

衣原体（chlamydia）是一群光镜下可见的寄生于宿主细胞内的微生物，但不同于病毒，有由黏肽组成的细胞壁，含 DNA 和 RNA 两种核酸。用姬姆萨染色观察呈球形，革兰染色阴性。其特殊的生长周期中有原体和始体两种不同颗粒结构。对广谱抗生素敏感。衣原体属包括沙眼衣原体(chlamydia trachomatis)、鹦鹉热衣原体(C. psittacosis)、肺炎衣原体(C. pneumoniae)和牲畜衣原体(C. pecorum)4 个不同的种。其中牲畜衣原体仅感染牛和羊,尚无引起人类疾病的报道。

一、肺炎衣原体肺炎

肺炎衣原体肺炎是由肺炎衣原体导致的肺实质急性炎症,在衣原体肺炎中最常见。肺炎衣原体也可导致上呼吸道感染及急性气管支气管炎。血清流行病调查显示人类的肺炎衣原体感染是世界普遍性的,与人口密度有正向关系。儿童感染率在 20%左右,随着年龄的增长感染率迅速上升,青壮年可达 50%～60%,老年 70%～80%。感染率没有性别差异,四季均可发生。

(一)病因和发病机制

肺炎衣原体形态不一,原体直径约 0.38μm,网状体直径约 0.51μm。有与其他衣原体不同的种抗原。肺炎衣原体为新发现的衣原体,是目前临床上最常引起呼吸道和肺实质感染的一种衣原体,不存在动物中间宿主。肺炎衣原体传染途径是通过呼吸道飞沫传播。因此,在半封闭的环境如家庭、学校、军队以及其他人口集中的工作区域可存在小范围的流行。5 岁以下儿童极少感染,8 岁以上儿童及青年为易感人群。流行期间 70%～75%的易感者可被感染,感染后产生的免疫力很弱。肺炎衣原体的感染还可能与哮喘、冠状动脉粥样硬化性心脏病、慢性阻塞性肺疾病的急性发作和恶化有关。目前,肺炎衣原体已是继肺炎双球菌和流感嗜血杆菌之后引起社区获得性肺炎的主要病原体,与嗜肺军团菌和肺炎支原体一起成为社区获得性肺炎的 3 种非典型病原体。

(二)诊断

1. 临床表现

(1)全身中毒症状:肺炎衣原体感染的潜伏期为 15～23d,可有发热、头痛、乏力,多为中低热,少数高热。

(2)呼吸系统表现:表现有咽痛、咳嗽,干咳为主,可咳少量白色黏痰,偶有少量血丝痰。继发细菌感染,可咳较多脓性痰。少数病情较重者可有呼吸困难和发绀。病变肺叶可闻及湿啰音。老年肺炎衣原体肺炎患者临床表现可能较为严重,尤其是合并细菌感染或存在慢性阻塞性肺疾病等基础疾病时,可导致病情加重,出现严重呼吸困难,有时是致死性的。可合并上呼吸道感染表现,如鼻窦炎、中耳炎和咽炎。

2. 实验室检查

(1)血常规:大多数患者白细胞计数及中性粒细胞比例正常,少数患者轻度增高。

(2)X 线胸片:多数表现为双肺斑点状或斑片状密度增高影,少数表现为大片密度增高影。

(3)病原体检查:可进行肺炎衣原体的培养,取鼻咽部或咽后壁拭子、气管和支气管吸出物、肺泡灌洗液等标本培养。最近有报道经胰酶和(或)乙二胺四乙酸钠(EDTA)处理后的标本肺炎衣原体分离率大大提高。分离物可用肺炎衣原体种特异性单克隆抗体进行鉴定。但由于肺炎衣原体的培养要求高,一般实验室难以做到。

(4)肺炎衣原体特异性 DNA 片段扩增:应用 PCR 对呼吸道分泌物进行肺炎衣原体特异

性 DNA 片段扩增，对诊断有很大帮助，但需要注意质量控制，防止出现假阳性结果。

(5)微量免疫荧光试验(MIF)：是目前国际上标准的且是最常用的肺炎衣原体血清学诊断方法，除性病门诊患者和性工作者特定人群外，肺炎衣原体肺炎的 MIF 血清学诊断可使用肺炎衣原体单一抗原，即不需要同时检测沙眼衣原体和鹦鹉热衣原体抗体。血清学诊断标准为：MIF 试验 IgG≥1∶512 和(或)IgM≥1∶32，在排除类风湿因子(RF)所致的假阳性后可诊断为近期感染，双份血清抗体滴度 4 倍或以上升高也诊断为近期感染。

(三)鉴别诊断

1. 鹦鹉热衣原体肺炎　鹦鹉热衣原体肺炎多有鸟类接触史，而肺炎衣原体肺炎则无。衣原体培养鉴定、血清种特异性抗体检测、特异性补体结合试验等是鉴别的关键。

2. 支原体肺炎　支原体肺炎外周血白细胞计数及中性粒细胞不增高，咳嗽较重，痰少，双肺可出现散在片、絮状密度增高影，与肺炎衣原体肺炎相似。痰支原体培养、衣原体培养、血清特异性抗体检测有利于鉴别。

3. 军团菌肺炎　军团菌肺炎可表现发热、咳嗽、呼吸困难，血象白细胞计数及中性粒细胞比例轻度增高，与肺炎衣原体肺炎类似。军团菌培养鉴定、衣原体培养、血清特异性抗体检测均有利于鉴别。

4. 流感病毒性肺炎　冬春季高发，急性起病，全身毒血症状较肺炎衣原体肺炎重，且上呼吸道卡他症状较为明显，体检可见面颊潮红，结膜充血和眼球压痛，咽充血，口腔黏膜可有疱疹。实验室检查白细胞正常、减少或略增加，淋巴细胞可增加，胸部 X 线检查病初可见沿肺门向周边走向的炎症浸润，以后出现散在性片状、絮状影，常分布于多个肺野，晚期则呈融合改变，多集中于肺野的内中带，类似肺水肿。痰中病毒抗原检测、血清抗体检测及病毒分离培养有助于鉴别。

(四)治疗

1. 对症支持治疗　休息，适当补充维生素和液体，呼吸困难和发绀者吸氧。

2. 抗衣原体治疗　大环内酯类抗生素治疗有效。红霉素剂量为 2.0g/d，分 4 次口服。红霉素疗程不少于 3 周。可使用阿奇霉素、罗红霉素、克拉霉素等新大环内酯类抗生素，生物利用度更高，不良反应较小，但疗程有待于临床观察总结。有报道使用阿奇霉素，0.5g/d，前 5d 静脉滴注，随后 5d 口服，疗效确切，但应注意阿奇霉素半衰期长达 48h 以上，最好间歇给药，避免蓄积中毒。氟喹诺酮类抗菌药物如左氧氟沙星、司帕沙星等对肺炎衣原体有效，对于合并肝功能不全而不宜使用大环内酯类抗生素时或大环内酯疗效差时可选用，如盐酸莫西沙星，0.4g/d，口服或静脉滴注。对于感染严重者也可联合应用大环内酯类和氟喹诺酮类抗菌药物，但须注意对心脏 Q—T 间期的影响。对于成年人衣原体肺炎，新喹诺酮类抗菌谱广，能够覆盖社区获得性肺炎的常见病原体，药动学也有很大改善，已经开始取代红霉素，在肺炎衣原体肺炎的治疗中逐渐占据了主导地位。

二、鹦鹉热衣原体肺炎

鹦鹉热衣原体肺炎是吸入鹦鹉热衣原体感染引起的急性肺部炎症，为鹦鹉热最常见的表现。该病绝大多数为散发，发病与季节无明显关系。人感染鹦鹉热衣原体后，持续带病原体可长达 10 年之久。

（一）病因和发病机制

鹦鹉热衣原体的宿主最早被认为是鹦鹉，因此，由其导致的疾病被称为鹦鹉热。实际上雀类、鸽、鸭等190余种鸟类均可传播此病。目前人类的鹦鹉热并不常见，且通常发生于接触受染鸟类（职业性的暴露或宠鸟）者。禽类的饲养和加工业是职业性鹦鹉热感染的主要来源。受鹦鹉热衣原体感染的鸟类通常累及肠道，病原体经粪便排出体外。鹦鹉热衣原体对外界的抵抗力很强，在干燥的鸟粪中可存活数月。鸟一人的感染方式是气溶胶呼吸道吸入。有报道鹦鹉热衣原体存在人一人传播途径，但罕见。鹦鹉热衣原体吸入呼吸道，经血道侵入肝、脾等网状内皮系统，在单核吞噬细胞内繁殖后，再经血行播散至肺和其他器官。肺内病变常始于肺门区域，在血管周围产生炎症，并向周围扩散引起小叶性和间质性肺炎，以肺叶和肺段的下垂部位明显，细支气管及支气管上皮发生脱屑和坏死。早期肺泡内充满中性粒细胞和水肿渗出液，随后被单核细胞所代替，病变部位可产生实变和少量出血，肺间质有淋巴细胞浸润，可出现肺门淋巴结肿大。少数可累及胸膜。肝可出现局部坏死，常有脾大，心、肾、神经系统及消化道均可受累。

（二）诊断

1. 临床表现

（1）全身中毒症状：鹦鹉热潜伏期为1～2周，也可长达4周。可以只有轻度的或一过性的流感样症状，也可以是急性发病，出现寒战、高热，体温逐渐升高，第1周内可达40℃，伴相对缓脉、乏力、肌肉关节痛、头痛、畏光、鼻出血等，可出现类似伤寒的玫瑰疹。

（2）呼吸系统表现：表现有咳嗽，多为干咳，也可咳少量白色黏痰，可出现少量咯血，肺部病变范围广泛者可出现呼吸困难，肺部病变区域可闻及湿啰音。

（3）其他症状：累及消化系统者可出现恶心、呕吐、腹痛等，可有肝脾大，神经系统受累可出现嗜睡、谵妄、木僵、抽搐等。

2. 实验室检查

（1）血常规：白细胞计数及中性粒细胞比例多为正常，偶有轻度增高。

（2）病原体检查：最可靠的方法是进行鹦鹉热衣原体的培养，取鼻咽部或咽后壁拭子、气管和支气管吸出物、肺泡灌洗液等标本培养，分离物可用鹦鹉热衣原体种特异性单克隆抗体进行鉴定。

（3）分子生物学检查：应用PCR从呼吸道分泌物扩增鹦鹉热衣原体特异性DNA片段，对诊断有很大帮助，但需要注意质量控制，防止出现假阳性结果。

（4）血清学检查：微量免疫荧光试验（MIF）是目前国际上标准的且是最常用的衣原体血清学诊断方法，但在鹦鹉热衣原体做诊断时应谨慎，除患者具有病鸟接触史以外，血清标本应同时检测沙眼衣原体、肺炎衣原体和鹦鹉热衣原体抗体并比较抗体滴度，以滴度最高作为感染的衣原体种，从而确定是否是鹦鹉热衣原体，因为3个衣原体种之间可能存在血清学交叉反应，鹦鹉热衣原体肺炎的临床症状类似于肺炎衣原体肺炎，但前者的发病率远远低于后者。血清学诊断标准为：MIF试验IgG≥1∶512和（或）IgM≥1∶32，在排除类风湿因子（RF）所致的假阳性后可诊断为近期感染，双份血清抗体滴度4倍或以上升高也可诊断为近期感染。

（5）胸部X线检查：双肺可出现多发的斑点状、斑片状密度增高影，偶见双肺粟粒样结节影及少量胸腔积液，肺实变少见。肺内病变吸收缓慢，有报道治疗7周后仍有50%患者病灶不能完全吸收。

（三）鉴别诊断

1. 支原体肺炎　支原体肺炎外周血白细胞计数及中性粒细胞不增高，咳嗽较重，痰少，双肺可出现散在片、絮状密度增高影，与鹦鹉热衣原体肺炎相似。后者易发生高热。痰支原体培养、衣原体培养、血清特异性抗体检测及鸟类接触史有利于鉴别。

2. 病毒性肺炎　病毒性肺炎的临床症状和 X 线胸片改变与鹦鹉热衣原体肺炎相似。鉴别诊断主要依赖于病原学及血清学检查。

（四）治疗及预防

1. 抗衣原体治疗　肺炎衣原体感染的治疗与肺炎支原体相似，但疗程相对较长。首选红霉素，2g/d，分 4 次口服；或多西环素，首剂 0.2g，以后每次 0.1g，2/d，疗程均为 21d。一般用药后 24～48h 体温下降，症状开始缓解。部分病例可复发。如果没有禁忌，可进行第 2 个疗程治疗。使用新大环内酯类抗生素治疗，生物利用度更高，不良反应少，但临床应用经验尚少。如克拉霉素，每次 0.5g，2/d，疗程 21d；阿奇霉素，0.5g/d，顿服，连用 5～6d 或以后，间隔 3～4d 再服（半衰期长达 48h 以上，避免蓄积中毒）；罗红霉素，3g/d，分 2 次口服。尚可应用利福平，0.45g/d，分 3 次口服；左氧氟沙星，0.4g/d，分 2 次口服。盐酸莫西沙星，0.4g/d，口服或静脉滴注。

2. 对症支持治疗　休息，补充能量、液体及维生素。抽搐者给予镇静药，呼吸困难者吸氧治疗，严重缺氧者进行机械通气治疗。

3. 预防　鹦鹉热有可能发生人与人之间传播，因此，患者应予隔离，痰液需消毒。避免接触感染的鹦鹉等鸟类或禽类可预防感染，禽类加工业的工人尤其应注意防护。加强国际进口检疫和玩赏鸟类的管理，如发现有病动物可屠杀处理，或隔离治疗，如在饲料中加金霉素，或用四环素或金霉素浸泡种子等，均有治疗作用。

三、沙眼衣原体肺炎

沙眼衣原体肺炎（chlamydia trachomat pneumonia）是由沙眼衣原体引起的肺部炎症。沙眼衣原体主要是人类沙眼和生殖系统感染的病原，偶可引起新生儿和成年人免疫抑制者的肺部感染。

（一）病因和发病机制

沙眼衣原体是引起人类沙眼、性病淋巴肉芽肿、包涵体性结膜炎，生殖道感染的常见病原体，由其导致的肺炎主要见于儿童，尤其是新生儿，在极少数情况下，沙眼衣原体也引起免疫缺陷成年人患者的呼吸道感染，甚至正常成年人的社区获得性肺炎。新生儿可在产道内感染，其他人可能通过接触或吸入感染。

（二）诊断

1. 沙眼衣原体肺炎的临床表现　沙眼衣原体新生儿肺炎大多数无发热，起始症状通常是鼻炎、伴鼻腔黏液性分泌物和鼻塞。随后发展为断续的咳嗽，呼吸急促，可闻及肺部啰音，可伴有心肌炎和胸腔积液。50%患儿可伴有急性包涵体性结膜炎。成年人免疫抑制患者可见咽炎、支气管炎和肺炎等呼吸道感染，可有干咳、发热、肌痛、寒战、咯血和胸痛。

2. 实验室检查

（1）血常规：白细胞计数及中性粒细胞比例多为正常，少数情况下增高。

（2）胸部 X 线检查：双肺显示为间质浸润，亦可见支气管肺炎或网状、结节样阴影。

(3)沙眼衣原体的培养：取鼻咽部或咽后壁拭子、气管和支气管吸出物、肺泡灌洗液等标本培养，新生儿沙眼衣原体肺炎可同时取眼结膜刮屑物培养和(或)涂片直接荧光法(DFA)检测沙眼衣原体。分离物可用沙眼衣原体种特异性单克隆抗体进行鉴定。

(4)分子生物学检查：应用PCR从呼吸道分泌物扩增沙眼衣原体特异性DNA片段对诊断有很大帮助，但需要注意质量控制，防止出现假阳性结果。

(5)血清学检查：微量免疫荧光试验(MIF)是目前国际上标准的且是最常用的沙眼衣原体血清学诊断方法，尤其适用于新生儿和婴儿沙眼衣原体肺炎的诊断，因为可检测出患儿血清中存在高水平的非母体IgM抗体(不通过胎盘屏障)。血清学诊断标准为：MIF试验IgG≥1∶512和(或)IgM≥1∶32，在排除类风湿因子(RF)所致的假阳性后可诊断为近期感染，双份血清抗体滴度4倍或以上升高也诊断为近期感染。

(三)鉴别诊断

沙眼衣原体肺炎的临床症状、体征及胸部X线表现与病毒性肺炎或支原体肺炎相似，鉴别诊断主要依靠病原体检查、血清特异性抗体检查等。

(四)治疗及预防

1.抗衣原体治疗　沙眼衣原体肺部感染的治疗主要为红霉素或四环素(不用于孕妇和儿童)类口服，新生儿和婴儿的用量为红霉素每日40mg/kg或琥乙红霉素每日40mg/kg。国内有报道应用罗红霉素治疗儿童沙眼衣原体肺炎，罗红霉素分散片5～8mg/kg，分2次口服，对照组用红霉素50mg/kg，分3次口服，疗程均为10d，结果罗红霉素组总有效率97%，明显高于对照组的59%，且罗红霉素组未见明显不良反应。亦可用磺胺甲噁唑每日100mg/kg，疗程2～3周。成年人红霉素口服的用量为每日2g，疗程2周；亦可用多西环素(100mg，2/d)治疗，疗程1～2周；或用氧氟沙星，300mg，2/d，疗程1周；莫西沙星，0.4g/d，口服或静脉滴注。对轻症感染，阿奇霉素1g顿服亦有效。

2.对症支持治疗　休息，补充能量、液体及维生素。抽搐者给予镇静药，呼吸困难者吸氧治疗，严重缺氧者进行机械通气治疗。

3.预防　孕妇如有沙眼衣原体生殖器官感染，产前进行治疗是预防新生儿感染的最佳方法。红霉素对胎儿无明显毒性，可用于治疗，亦可选用琥乙红霉素。新生儿出生后，立即涂红霉素眼膏，可有效预防结膜炎；如无症状，应在出生后第3周做胸部透视，以排除婴幼儿衣原体无症状肺炎。

(赵鹏)

第四章　肺栓塞

第一节　概述

肺栓塞(pulmonary embolism,PE)是指非正常进入体静脉循环的物质如空气、脂肪、羊水、细菌栓子、肿瘤栓子以及深静脉血栓(deep venous thrombosis,DVT)等嵌塞肺血管所产生的一系列临床综合征。临床上最常见和最重要的是深静脉血栓形成所引起的肺血栓栓塞症(pulmonary thromboembolism,PTE),目前所说的肺栓塞实际上是指肺血栓栓塞症。深静脉血栓形成和肺血栓栓塞症是同一疾病在不同部位、不同阶段的不同表现,可统称静脉血栓栓塞症(venous thromboembolism,VTE)。近来也有认为肺栓塞不是一个疾病,而是静脉血栓形成的一个并发症,多数是由于深静脉血栓所致。正常情况下,静脉循环系统不断有微血栓(由红细胞、血小板和纤维素聚集而成)形成和溶解。实际上各科的医生都可能会碰到具有血栓形成危险因素的患者,因而每一个医生都有可能碰到肺栓塞的患者。

肺栓塞是一个常见病,也是一个潜在的致死性疾病。多数死于肺栓塞的患者在发病后的几个小时内死亡。尽管近年来在诊断方面取得长足进步,一个很重要的问题仍然存在,就是肺栓塞的诊断往往是滞后的。作为猝死的原因,大面积肺栓塞仅次于心源性猝死,排在第二位。及时诊断和治疗可以避免肺栓塞导致的死亡和复发。肺栓塞很容易被漏诊,因为肺栓塞的症状和体征都是非特异性的。不经治疗,首次肺栓塞存活下来的患者约三分之一死于其后肺栓塞的复发。

肺栓塞可以是急性的也可以是慢性的。病理学上急性肺栓塞是指栓子位于血管腔的中央或者是将一条血管完全堵塞。急性肺栓塞往往导致受累的血管扩张;慢性血栓栓塞的特点是栓子为同心圆状或偏心状态,而且和血管壁紧密相邻,血栓使动脉的直径减少,血栓栓子内可以看到重新开通的证据,有时候可以看到动脉蹼。

根据栓子位置和所处的动脉分支,肺栓塞可分为中央型或外周型。中央血管区域包括主肺动脉、左和右肺动脉主干和所有肺叶动脉。如果肺栓塞累及左和右的肺动脉或者导致血流动力学不稳则称之为大面积肺栓塞。外周血管区域包括所有肺叶的段和亚段以远的动脉。

肺栓塞的临床症状和体征是非特异性的,因此如果患者有血栓栓塞的危险因素,出现不能解释的呼吸困难、呼吸加快、胸闷而被怀疑有肺栓塞,就必须进行一系列的诊断检查,直到诊断被确定或者被排除,或者其他的诊断被确立。常规的实验室检查缺乏特异性,对确立肺栓塞的诊断没有帮助,但可以提示其他疾病的线索。

肺栓塞症状的多样性使患者和临床医生都可能错过这个可以治愈的疾病的最佳诊治时机。典型的肺栓塞症状如胸膜性胸痛、气短和低氧很少出现。对因肺栓塞而意外死亡的患者的研究显示,意外死亡者往往表现为模糊的、顽固的、不舒服的非特异性症状,42%的患者在死亡前几周看过医生而未得到及时诊断。

肺动脉造影曾经是诊断肺栓塞的金标准,但随着有更高的灵敏度和特异性的CT肺动脉造影的推广,前者现在已经很少使用了。对所有高度怀疑有DVT或者肺栓塞患者,需马上进行抗凝治疗,不能因为等待诊断检查结果而延误抗凝治疗。长期的抗凝治疗对于预防DVT

和肺栓塞的复发非常重要，普遍的共识是 3～6 个月。

20 世纪 80 年代后期以来 VTE 最明显的进展是强调预防。每个大的医疗机构都需要制订预防 VTE 的预案。制订预案的三大原则是：确定高危人群，确定危险性增加的时间段，制订有效、低风险的预防措施。

羊水栓塞和脂肪栓塞主要是因羊水或脂肪进入血液循环导致多个器官系统的过敏、炎症连锁反应的临床症候群，与肺血管堵塞本身没有太多的直接关系，在诊断和治疗上也大不相同。

气体栓塞系因气体进入血管内所致，主要是一个医源性的问题，可以导致严重的并发症甚至死亡。气体栓塞可以发生于几乎所有临床各专业的诊疗手术操作，所有的医生都应该认识这个问题的重要性。

（老景东）

第二节　病理解剖和病理生理

一、病理解剖

尸体解剖常发现在生前未诊断的肺血栓栓塞，特别是高龄、肥胖、充血性心力衰竭、卧床、大手术后或重大创伤的患者。约有一半病例肺栓塞是导致死亡的原因。

19 世纪 Virchow 首先描述了发生静脉血栓栓塞症的诱因。任何造成静脉血液淤滞、静脉血管壁损伤、血液高凝状态的因素都是导致静脉血栓栓塞症的诱因。手术后或产后的血栓形成与创伤诱发的血小板增加有关。血栓常发生于盆部或大腿的深静脉的分支。这些部位的血流因卧床而变得缓慢，当血栓延伸到达股部静脉主干时，就容易破碎，栓子随血流到达肺部产生栓塞。前列腺周围的静脉丛是肺栓塞的另一重要来源，容易形成多发小栓塞。该部位的局部炎症、心力衰竭所致的局部血流变慢，都可以促使血栓形成。有研究显示，到达肺部的血栓 86％途经下腔静脉，3％途经上腔静脉，3％来自心脏，8％为弥漫性血栓栓塞。

（一）栓子的分布

兔血栓模型的实验显示，将血凝块注入兔的体静脉后，栓子在肺的分布取决于其大小和肺动脉的解剖。大的栓子停留在肺动脉主干，中等大小的栓子多数不成比例地分布在后基底段的血管。在男性患者，肺梗死多发于下叶的后基底段。其原因主要在于其解剖结构特征：肺动脉有大的轴向主干，以一定的角度分出分支，最后终结于后基底段。因此沿轴流移动的栓子易在后基底段停留。

（二）新鲜血栓和陈旧血栓

大的栓子突然嵌入肺动脉主干可使血液循环实际上陷于停顿，从栓子间隙渗过的小量血流不足以充满左心室并维持正常的体循环动脉血压以及脑动脉和冠状动脉血供，患者会发生猝死。尸体解剖可发现栓子呈卷绕状态，骑跨在肺动脉主干的分叉处。右心和腔静脉扩张，左心房左心室收缩，肺外观苍白。在肺动脉内形成的血栓不呈卷绕状，如果把在原位形成的栓子取出，其外观不呈卷绕状，其直径与形成血栓部位的血管内径相对应。其表面有相应血管静脉瓣的印痕。

生前形成的血栓，不管是原位形成的还是转移来的栓子，其表面均可见红白相间的条纹，分别代表血小板和混有红细胞的纤维素的沉着。这有助于鉴别死后形成的血凝块。

新鲜的血栓易碎，沿肺动脉分支，几天后血栓就可以机化并牢固地黏附于血管壁。在4～6周内，血栓为纤维组织所代替，管腔可重新开通。一些血栓可以消失，被认为是纤维素溶解的结果。有时可见薄的纤维组织带，横跨于大的肺动脉腔内，为以往有过血栓栓塞的唯一证据。更多的情况下，小动脉内腔因管壁重建而形成多个腔道。

（三）肺梗死

同其他梗死一样，肺梗死也往往呈楔形。在梗死灶的尖端可发现堵塞的肺动脉；梗死的底部位于胸膜。肺叶的边缘也往往受累，则梗死灶呈菱形而非楔形。任何部位的肺都可受累，但梗死最常见于基底部，肺梗死多数为多发性。

1.部分和完全梗死　完全梗死的组织不可能恢复，愈合过程只能通过修复（而不是吸收），最终形成纤维瘢痕。这种情况仅占肺梗死的少数。多数梗死可完全吸收，提示肺组织并没有受到不可逆的损害，梗死仅仅是部分的。多数情况下，尽管供血的肺动脉被完全堵塞，肺组织仍然可以避免出现部分的失活状态。其解释是肺组织有双重血液供应，而且肺组织不完全靠血流供氧，因此真正的梗死罕见。即使是部分梗死，除了肺动脉血供停止，还需要其他的因素共同参与起作用，主要是因心功能不全影响支气管动脉供血。虽然正常情况下支气管动脉仅提供小量血流到外周肺组织，但在肺动脉血流停止时，支气管动脉供血可大大增加。出现肺梗死常见的临床情况是患者有心衰且不能下床，这类患者易发生血栓栓塞，同时支气管动脉供血也不良。在没有静脉被动充血的情况下，肺梗死很少发生。

部分梗死开始时表现为水肿，但在48小时内毛细血管破裂，导致广泛出血、肿胀，外观坚实和深红色，病灶边缘清楚。在梗死灶与健康组织交界处产生急性炎症，受累区域胸膜面纤维素渗出。镜下肺泡腔内充满红细胞，但肺泡壁完整，肺组织的基本结构也无改变。X线检查往往发现病灶迅速完全的吸收。如果患者因再次大面积栓塞而死亡，在原有梗死部位也仅发现有血红素沉着的巨噬细胞，没有其他异常。少数情况下可发现坏死灶，提示为真正的梗死，修复就需通过机化完成。修复过程缓慢，病灶苍白，收缩，最终成为难以发现的瘢痕。

2.感染性栓子　腹腔感染、静脉导管感染或累及右心瓣膜的细菌性心内膜炎，可产生感染性梗死。可迅速产生化脓，类似一般肺脓肿。少数开始为无菌的肺梗死可因失活组织被空气中的细菌所污染而形成脓肿。

3.肺静脉梗死　与肺动脉堵塞所致的梗死相比，肺静脉梗死非常罕见。其主要原因是肺的静脉引流有着非常丰富的侧支循环，所报道的少数病例是由于硬化性纵隔类；其他病因包括左心房黏液瘤，二尖瓣狭窄所致左心房血栓形成，肺切除后所致静脉血栓，以及肺癌。梗死类似于肺动脉堵塞所致者。慢性静脉阻塞，见于肺静脉阻塞性疾病者，可导致肺纤维化。这些瘢痕区域富含亚铁血红素，可能代表愈合的静脉梗死。

（四）非血栓性肺栓塞

包括脂肪和其他组织栓塞。因不成功的心肺复苏或创伤骨折的死亡者，尸体解剖可见骨髓堵塞小的肺动脉。其他创伤性栓塞包括脑组织、肝组织、胆汁，或很罕见的动脉胆固醇结晶。后者被认为是由于出血所致，其他则没有临床意义，仅仅为一种尸检的偶然发现。更重要的情况与脂肪栓塞有关，其原因是严重创伤，使骨髓或软组织的小脂肪球进入血液循环。如果有质量良好的冰冻切片，几乎都可以在小的肺动脉中被发现。一般无症状，但大约1%～5%脂肪栓塞的患者可出现全身或呼吸系统症状，称为脂肪栓塞综合征。有时骨髓梗死是由血红蛋白病所致，造成脂肪或骨髓栓塞。

二、病理生理

急性肺栓塞同时影响循环和气体交换，因压力超负荷导致的右心衰竭被认为是严重肺栓塞导致死亡的主要原因。

（一）呼吸功能

肺栓塞对呼吸功能的影响是增加肺泡死腔、低氧、过度通气。其他影响包括肺梗死部位表面活性物质的丢失，急性肺栓塞患者动脉血低氧血症常见，但并不都会出现。低氧血症的机制包括通气/血流失调、肺内分流、心输出量降低、因卵圆孔开放而产生的心内分流。

呼吸衰竭：肺栓塞所致的呼吸衰竭主要是血流动力学紊乱的结果。心输出量降低导致混合静脉血氧饱和度降低。此外，流经由阻塞血管供血的肺单位的血液，与流经血管通畅而血流过多的区域的血液相混合，形成通气/血流比例不匹配，造成低氧。在大约1/3患者，超声心动图可发现通过卵圆孔有右→左分流，这是由于右一左心房之间的压力阶差逆转所致，可导致严重的低氧血症，增加逆向栓塞和脑卒中的危险。

（二）心肌炎症反应

肺栓塞过度的神经内分泌激活可以是右心室壁张力异常和循环休克两者共同作用的结果。48小时内死亡的肺栓塞患者心室心肌有大量炎症细胞浸润，可能是因为肺栓塞诱发的“心肌炎”导致高水平的肾上腺素分泌所致。这种炎症反应或可以解释有些肺栓塞患者急性期过后24～48小时出现继发性血流动力学不稳，但有些患者也可能是由于肺栓塞早期复发所致。

血液循环中心肌损害生物标志物水平的升高和肺栓塞早期不良结局有关，提示在肺栓塞急性期，右心缺血具有病理生理上的意义。尽管肺栓塞后右心室梗死不常见，氧的供求关系的不平衡可以损害心肌细胞，进一步降低心肌收缩力。

（三）肺动脉高压和右心衰竭

肺动脉血管床横截面积被血栓堵塞超过30%～50%，才会引起肺动脉高压。肺栓塞早期肺动脉阻力的升高，是由于血栓素A_2和血清素释放介导的肺动脉收缩所致。这种情况可通过血管舒张药逆转。肺动脉解剖上的堵塞和血管收缩导致肺动脉阻力升高，肺动脉顺应性降低。

根据Frank—Starling原理，肺血管阻力的突然升高导致右心室扩张，从而改变右心肌肉的收缩特性。右心压力和容量的增加导致心室壁张力升高和心肌细胞伸张，右心收缩时间延长，诱发神经激素的激活而产生正性肌力和正性时相刺激。这些代偿机制以及全身血管的收缩作用，增加肺动脉压，改善受阻塞的肺血管床的血流，因此可以暂时地稳定全身血压。但这种即时适应的程度有限，因为较弱的薄壁的右心室不能使平均肺动脉压维持在40mmHg以上水平。

右心室收缩时间延长至左心室舒张早期可导致室间隔向左膨出。两个心室的不协调可因右束支传导阻滞的产生而加剧。其结果是，左心室在舒张早期充盈受阻，这可导致心输出量的下降，产生系统低血压和血流动力学不稳定。

（四）肺泡出血

即使栓塞不影响血流动力学，远端小的栓塞形成肺泡出血区域，可导致咯血、胸膜炎和胸腔积液，往往是轻度的。这些临床表现被称之为“肺梗死”。一般对换气功能影响轻微，除非原有心肺的基础病。

（五）血栓的吸收

开始抗凝治疗后2周内血栓迅速吸收；然而影像学的改变可持续数月甚至数年。如果初始的血栓不能溶解，或者有复发性血栓栓塞，可产生慢性血栓栓塞性肺动脉高压。

（老景东）

第三节　症状和体征

一、症状

肺栓塞的症状和体征缺乏特异性，不易迅速诊断。PIOPED研究发现下列表现为肺栓塞的常见症状：呼吸困难（73%）、胸膜痛（66%）、咳嗽（37%）、咯血（13%）。低血压或休克罕见，其出现提示中央性肺栓塞或（和）血流动力储备功能严重受损。晕厥不常见，也不一定伴随血流动力学不稳定。有些患者，可能出现不典型的症状：抽搐，晕厥，腹痛，发热，有痰咳嗽，喘息，新出现的心房纤颤，年老者意识改变。多数肺栓塞的患者就诊时无明显的症状。对因肺栓塞而意外死亡的患者的研究显示，患者往往表现为模糊的顽固的不舒服的症状。42%的患者在死亡前几周看过医生但得不到诊断。

胸痛为常见症状，往往是由于远端栓塞产生肺梗死而引起胸膜刺激所致，因而栓子也可能较小。在中央性肺栓塞，胸痛的性质可类似心绞痛，需要与急性冠脉综合征（ACS）和主动脉夹层相鉴别。胸膜痛而不能用其他原因解释，要注意肺栓塞。在以胸膜痛为主诉而看急诊的平时活动正常的年轻人中，21%被发现有肺栓塞，这些患者往往没有其他典型的症状和体征，也没有已知的肺栓塞危险因素，因而往往未被重视，未作详尽的检查，而被作出一个非特异性的诊断，如胸部神经肌肉痛或胸膜炎。

中央性肺栓塞可导致急性、严重的呼吸困难；小的外周性肺栓塞，呼吸困难可以为轻度和暂时性。原有心力衰竭或慢性肺病的患者，呼吸困难的加重可以是肺栓塞唯一的表现。

14%的患者可出现低于39℃的发热，但发热超过39.5℃的不常见。

国内多中心临床研究516例结果显示，呼吸困难是肺栓塞最常见的临床症状，其次为胸痛；所谓肺栓塞三联征：呼吸困难、胸痛、咯血同时存在者仅占20%；晕厥最常发生在大面积和次大面积肺栓塞中，占22.8%。提示存在晕厥时，往往是病情较重的表现；24.0%的肺栓塞患者有发热，多为低热（表4－1）。

表 4－1　急性肺血栓栓塞症临床症状发生率(%)

n=516	总计	溶栓治疗组	抗凝治疗组
呼吸困难	88.6	93.5	84.1
胸痛	59.9	55.3	64.1
心绞痛样胸痛	30.0	31.7	28.5
胸膜炎性胸痛	45.2	37.8	51.9
咳嗽	56.2	57.3	55.2
咯血	26.0	26.0	25.9
心悸	32.9	43.5	23.3
晕厥	13.0	22.8	4.1
惊恐、濒死感	15.3	24.0	7.4

诊断的关键是提高警惕，注意寻找血栓栓塞的危险因素。危险因素越多，肺栓塞的可能性就越大。根据 PIOPEDⅡ的研究，有下列情况要注意肺栓塞的可能：过去 1 个月内乘坐交通工具超过 4 小时，过去 3 个月内作过手术，活动性恶性肿瘤，目前或以往患血栓性静脉炎，近 3 个月下肢和盆部创伤史，近 3 个月有留置中央静脉导管史，脑卒中，瘫痪或麻痹，以往有过肺栓塞，心衰，慢性阻塞性肺疾病。然而，高达 30%的肺栓塞患者找不到诱因。

对于不能用其他诊断解释的呼吸系统症状，都应怀疑是否有肺栓塞，应进行一系列的诊断试验，直到诊断被确定或者被排除，或者其他诊断被确立。

二、体征

肺栓塞患者的体征可有很大的不同，为方便描述，可分 4 种情况：大面积肺栓塞，急性肺梗死，急性肺栓塞而没有梗死，多发性肺栓塞或血栓。

1. 大面积肺栓塞　大面积肺栓塞的临床表现有：濒死感，焦虑、胸骨后不适、晕厥、休克和急性肺心病的表现。胸部不适/胸痛通常被描述为突然发作、具有压迫感、激烈的和无放射性的。胸痛常常与严重心绞痛或胸主动脉夹层动脉瘤难以鉴别。

大面积肺栓塞患者多处于休克状态。血压降低，四肢血流灌注差，心跳快，呼吸促，患者衰弱，苍白，多汗，尿少，意识改变。有肺动脉高压的征象：左侧第二肋间隙可扪及搏动，P_2 亢进，右心室 S_3 奔马律，胸骨左缘收缩期杂音，吸气相增强(三尖瓣反流)。

大面积肺栓塞的定义是根据血流动力学指标和心肌受损害的指标，而不是根据栓子的大小和位置。因前者与预后不良有关。CT 扫描诊断肺栓塞的研究结果显示，中央性阻塞与不良的预后并不相关，但新的多中心研究显示血栓的位置并非不重要：Vedovati MC 等的研究发现，在 579 例肺栓塞的患者中，中央性阻塞与死亡或临床恶化没有相关。然而，对一组血流动力学稳定的 516 例患者的研究发现，位于中央的栓塞是导致全因死亡或临床恶化的独立危险因素，而位于段或亚段的肺栓塞危险性低。因此，CT 扫描血栓的解剖定位对血流动力学稳定的肺栓塞患者的风险评估还是重要的。

2. 急性肺梗死　大约 10%的患者血栓堵塞外周肺动脉，导致肺实质梗死。这些患者表现为急性起病的胸膜性胸痛，气短和咯血。尽管在临床上肺梗死胸痛和缺血性心绞痛不能鉴别，正常心电图和对吸入硝酸甘油无反应可除外心绞痛。急性肺梗死患者患侧胸廓活动受限，可扪及或听到胸膜摩擦音，甚至局部压痛。也可出现胸腔积液的体征：叩诊浊音，呼吸音降低。

3. 没有肺梗死的急性肺栓塞　没有肺梗死的肺栓塞患者没有特异性体征，常有心动过速和呼吸加快，有时可出现胸膜痛、细湿啰音、局部哮鸣音。

4. 多发性肺栓塞或血栓　多发性肺血栓和栓塞的患者可出现肺动脉高压的体征。患者可有颈静脉压升高，右心室抬举，胸骨左缘第二肋间可扪及搏动，右心室 S_3 奔马律，胸骨左缘收缩期杂音，吸气时增强，肝大，腹腔积液，下垂部凹陷性水肿。这些征象并非肺栓塞所特有，需要仔细的鉴别诊断。

国内溶栓与抗凝治疗多中心临床研究 516 例的临床体征见表 4－2。

表 4－2　急性肺血栓栓塞症临床体征发生率(%)

n=516	总计	溶栓治疗组	抗凝治疗组
发绀	34.5	45.9	24.1
颈静脉充盈	20.2	31.7	9.6
湿啰音	25.4	24.4	26.3
哮鸣音	8.5	8.9	8.1
三尖瓣区杂音	7.8	13.0	3.0
P_2 亢进	41.9	63.0	22.6
单侧或双下肢水肿	28.9	29.7	28.1
下肢静脉曲张	13.6	13.8	13.3
体温＞37.2℃	24.0	21.5	26.3
脉搏≥100 次/min	28.1	37.0	20.0
体循环收缩压＜90mmHg	10.3	21.5	0
呼吸＞20 次/min	51.7	63.4	41.1

三、儿童肺栓塞

与成人相比，儿童肺栓塞临床表现更加不明显。可能因儿童有较大的储备能力，更能耐受血流动力学和肺的变化。

因儿童肺栓塞罕见，可能存在诊断过低的情况。同样道理，有关儿童肺栓塞的诊断和治疗的信息也多数是根据成人的实践推论出来的。

约 50%儿童肺栓塞的患者有咳嗽和气促，大约 30%肺栓塞的儿童有咯血，少数可能听到爆裂音。发绀和低氧不常见，如出现发绀提示大面积栓塞导致明显的通气/血流失调和全身低氧。也有病例报告大面积肺栓塞儿童的血氧饱和度正常。

胸膜摩擦音和胸膜痛，提示栓塞部位在外周血管。肺动脉高压和右心衰竭的体征包括 P_2 亢进，右心室抬举，颈静脉怒张和低血压。肺血管床至少堵塞达 60%才会出现肺动脉压升局。

奔马律的出现意味着心衰，周围性水肿提示充血性心力衰竭。也可听到多种心脏杂音，如三尖瓣反流杂音，提示肺动脉高压。

非特异性症状发热不常见，多汗提示交感神经激惹，镰刀细胞病的患儿时有其他器官受累的表现，包括急性脾脏阻断症危象，阴茎持续勃起，贫血和脑卒中。

肺栓塞临床表现的多样性使患者和医生都可能因疏忽导致漏诊。在美国，每年漏诊的患者高达 40 万；大约 10 万死亡可因及时的诊断和治疗而避免，需要鉴别的范围很广泛，对每一怀疑肺栓塞的患者都应认真考虑。只存在确诊为其他疾病，或者肺栓塞可以有把握的排除时，才可以停止相关检查。

四、深静脉血栓形成的症状和体征

深静脉血栓(DVT)堤静脉血栓栓塞(VTE)的一种表现，虽然大多数 DVT 是隐性的且可以自行溶解，但DVT伴随的大面积肺栓塞可导致死亡。

DVT的典型症状是肢体肿胀和疼痛，症状可轻可重，可单侧或双侧，也可以没有症状。肿胀是最具特异性的症状。位于盆腔、髂静脉分叉或下腔静脉的血栓可导致双下肢水肿。不完全阻塞的高位血栓可导致双下肢轻度水肿，这些都容易被误认为是由于右心衰竭，液体潴留，或者肝肾疾病导致的下垂部水肿。

腿痛见于50%的病例，但缺乏特异性。压痛可见于75%的DVT患者，但同样缺乏特异性。压痛多局限于小腿肌肉，或沿大腿内侧深静脉行程部位。其他部位的疼痛和(或)压痛往往不支持DVT的诊断，多数为其他原因所致。DVT所致的疼痛或压痛的严重程度与血栓的部位、大小及范围往往没有直接关系。血栓形成部位表面的皮肤可出现红斑和热感。如果血栓位于小腿肌肉静脉丛内，可产生Homans征阳性：患肢伸直，足突然背屈，可引起小腿深部肌肉疼痛。

表浅静脉血栓性静脉炎的特点是皮下可扪及静脉段，呈索状硬结，有压痛。如果没有静脉曲张或其他明显诱因(如静脉导管，静脉注射毒品，软组织损伤)，40%的表浅静脉血栓性静脉炎可伴有DVT。延伸到隐股交界处的表浅静脉血栓性静脉炎也伴随高的DVT风险。

发病1～2周后，患肢可出现浅静脉显露或曲张。严重的下肢深静脉血栓患者，可出现股白肿甚至股青肿。

股白肿：全下肢明显肿胀、剧痛，股三角区、腘窝、小腿后方均有压痛。皮肤苍白，体温升高和脉率加速。

股青肿：是下肢静脉血栓中最严重的情况，由于髂股静脉及其侧支全部为血栓所阻塞，使静脉回流严重受阻，组织张力升高，导致下肢动脉痉挛，肢体缺血。临床表现为患肢剧痛，皮肤发亮呈紫色、皮温低伴有水疱，足背动脉搏动消失，全身反应强烈，体温升高。如不及时处理，可发生休克和静脉性坏疽。

慢性期可发生栓后综合征(post－thrombotic syndrome，PTS)，是指首发下肢深静脉血栓后数月至数年后出现的一系列临床症候群。症状从轻度红斑、局部硬块到明显的下肢严重肿胀和溃疡，站立时加重，抬高患肢时减轻。

下肢DVT诊断的Wells评分见表4－3。

表4－3　下肢DVT诊断的Wells评分

病史及临床表现	评分
活动性肿瘤(正在治疗，或者近6个月内作过治疗或姑息治疗)	1
瘫痪或近期下肢石膏固定	1
近期卧床>3天或近4周内大手术	1
沿深静脉走向的局部压痛	1
全下肢水肿	1
与健侧相比，小腿肿胀大于3cm	1
既往有DVT病史	1
凹陷性水肿(比无症状一侧下肢明显)	1
表浅静脉的侧支循环(非静脉曲张)	1
其他诊断的可能性大于DVT的可能性	－2

注：临床可能性：低度≤0分；中度1～2分；高度≥3分。若双侧下肢均有症状，以症状严重的一侧为准

(老景东)

第四节 实验室检查

一、D—二聚体检查

急性血栓形成时，因为同时激活了凝血和溶栓机制，血浆二聚体水平升高。D—二聚体测定有很高的阴性预测价值，如D—二聚体正常则肺栓塞或DVT的可能性都不大。另一方面，很多其他情况下也可以产生溶栓，如癌症、炎症、出血、创伤、外科手术和组织坏死。因而，D—二聚体升高的阳性预测价值低，D—二聚体测定对确定肺栓塞的诊断没价值。

定量酶联免疫测定（ELISA）或ELISA衍生的测定方法诊断的灵敏度为95%以上，属于高度灵敏检查。高灵敏检查设备有VIDAS D—（ELISA测定，bioMerieux）和Tinaquant test（免疫浊度测定Roche）。血流动力学稳定，临床评分肺栓塞概率为低或中的患者，D—二聚体正常，不抗凝，3个月血栓栓塞危险性为0.14%（95%CI 0.05～0.41）。因此对于临床评分肺栓塞概率为中或低的患者，可以排除肺栓塞。在急诊科，用ELISA方法测定的D—二聚体阴性，结合临床概率，可将30%的怀疑肺栓塞的患者排除，而无须做进一步检查。

乳胶法定量测定和全血凝集法测定的D—二聚体灵敏度<95%，属于中度灵敏。结局研究中，这些测定对临床预测概率为低或者肺栓塞不可能的患者，可以安全地排除肺栓塞但对临床预测概率为中度的患者排除肺栓塞的安全性尚未确定。床边检测（point of care tests）方法的灵敏度为中度，尚缺乏针对肺栓塞结局的研究。最近有一个以社区医疗为对象的研究，使用简易D—二聚体测定，临床预测肺栓塞不可能且D—二聚体阴性的患者，3个月血栓栓塞的危险是1.5%，见表4—4。

表4—4 不同的D—二聚体检测方法对排除急性PE的价值

研究	D—二聚体检测方法	病例数（n）	PE患病率	根据D—二聚体和临床概率排除PE的例数[a]n（%）	3个月的血栓栓塞风险%（95%CI）
Carrier，2009（荟萃分析）	Vidas	5622	22	2246（40）	0.1（0.0～0.4）
Kearon，2006；Wells，2001	SlmpliRed	2056	12	797（39）	0.0（0.0～0.5）
Leolercq，2003；ren Wolde，2004；van Belle，2006	TinaquantT	3508	21	1123（32）	0.4（0.0～1.0）

注：CI=可信区间；PE=肺栓塞；[a]临床概率中或低，或者PE可能性小

下列患者D—二聚体特异性差：临床评分肺栓塞概率为高；因其他原因住院，住院期间怀疑肺栓塞；65岁以上；妊娠妇女；肿瘤；急性心肌梗死；肺炎和心功能衰竭等。多数住院期间怀疑肺栓塞的患者不需要做D—二聚体测定。D—二聚体对怀疑肺栓塞患者的特异性随着年龄的增长而降低，对80岁以上的患者降至10%。有证据显示使用经年龄校正的阈值可改善结果。荟萃分析显示，50岁以上患者使用校正的阈值（年龄×10μg/L），可使特异性增加34%～46%，同时保留97%以上的灵敏度。一个多中心、前瞻性研究对3346例患者使用年龄校正的阈值的结果进行了评估。年龄校正的D—二聚体正常的患者不做CT肺动脉造影，不做治疗，随访3个月。结果显示，766例年龄超过75岁的患者中，673例临床评分肺栓塞概率不高，根

据测得的D—二聚体结果，使用年龄校正的阈值（而不是“标准”的阈值 500μg/L），使可以排除PE的患者从43人增加到200人，而假阴性结果没有增加。D—二聚体在癌症患者、住院患者、妊娠期者中也增高。因此，对于有上述情况的患者，需要检查D—二聚体来排除1例肺栓塞所需检查的患者人数，从急诊科的3人增加到10人以上。在这种情况下，D—二聚体检查的阴性病例价值仍高。

临床评分肺栓塞概率为高的患者，不必做D—二聚体测定，直接进行影像学检查。因为对这些患者，D—二聚体的阴性预测价值很低。

因特异性很差，D—二聚体检查对确诊血栓栓塞性疾病无帮助。然而，如果患者D—二聚体阳性，在鉴别诊断中要包括VTE的可能性。D—二聚体检查在儿童中的应用也未经全面的研究。对儿童的一个小样本的研究发现40%的患者D—二聚体阴性。一个回顾性研究证明来诊时86%的儿童D—二聚体升高。

二、其他检查

1. 白细胞计数　肺栓塞患者白细胞可正常或升高，但很少超过 $20\times10^9/L$。

2. 缺血修饰白蛋白　缺血修饰白蛋白（ischemia—Modified Albumin，IMA）是有可能代替D—二聚体的检查，其诊断肺栓塞的灵敏度是93%，特异性是75%。在一个比较IMA和D—二聚体的诊断价值的研究中，IMA结合Wells和日内瓦概率评分在总的灵敏度和阴性预测价值方面有优势。特别是IMA的阳性预测价值优于D—二聚体。IMA不能单独用于确诊肺栓塞。

3. 动脉血气分析　肺栓塞患者典型的动脉气分析表现为低氧、低二氧化碳和呼吸性碱中毒。对于不同的患者群体，低氧血症预测肺栓塞的价值有很大的不同。对高危患者，如术后患者，如果能够除外其他呼吸系统疾病，PaO_2 降低加上呼吸困难对肺栓塞有很高的预测价值。而对于普通社区人群，PaO_2 和肺泡—动脉血氧分压差对肺栓塞的诊断有一定的帮助但预测价值低。

与多数教科书所表述的不同，对临床上怀疑肺栓塞的普通人群，动脉血氧分压测定预测价值为零甚至为负数。这也似乎与一般人的直觉相违背，但事实确是如此。这是因为很多临床表现类似肺栓塞的疾病如COPD、肺炎、充血性心力衰竭，比起肺栓塞更容易引起低氧。因此，血氧水平反而对肺栓塞具相反的预测价值。在多数情况下，小于一半的被怀疑有肺栓塞症状的患者最终确诊为肺栓塞。在这个人群中，如果选择一个合理的 PaO_2 水平作为阈值，那么 PaO_2 高于阈值水平的患者肺栓塞的发病率高于 PaO_2 低于阈值的患者。这是一个实例，在数学上可以得到证实：如果一个正态分布的人群的发病率低于50%，其结果均为此。

相反地，在一个肺栓塞发病率很高而其他呼吸系统疾病发病率很低的群体，如矫形外科术后突然发生气促的患者，低氧血症强烈提示肺栓塞。

上述有关 PaO_2 的讨论，也适用于肺泡—动脉氧分压差。脉搏测氧仪特别不敏感，多数肺栓塞的患者均为阴性，不能用该指标来决定其他检查的选项。

4. 心电图检查　肺栓塞最常见的心电图异常是心动过速和非特异性的STAT波异常。一般仅在严重肺栓塞才出现右心室高负荷：二导联P波高尖（肺性P波），电轴右偏，右束支传导阻滞，$S_1Q_3T_3$ 改变(图 4－1)，心房纤颤。心电图 $S_1Q_3T_3$ 的改变是非特异性的，也不灵敏。确诊肺栓塞的患者只有 20％有上述的典型的心电图异常改变。如果发现有上述心电图异常，可以支持肺栓塞的诊断，但阴性结果对排除肺栓塞没有价值。

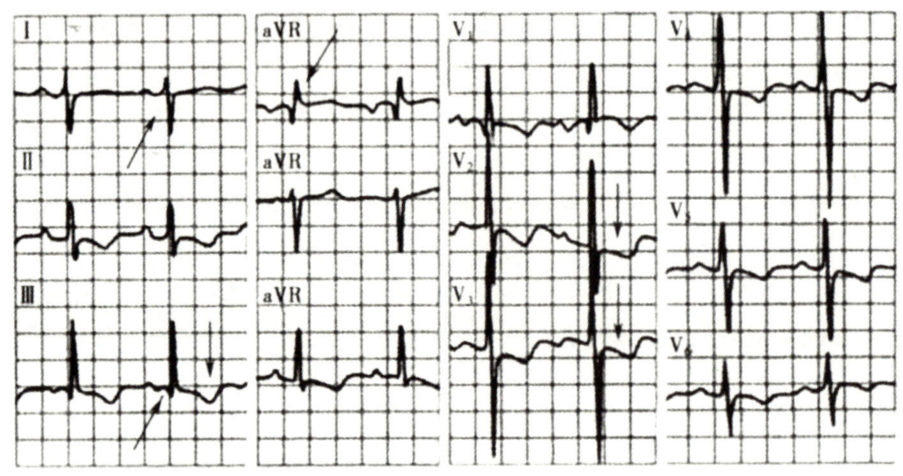

图 4－1　栓塞心电图 $S_1Q_3T_3$ 的改变

（老景东）

第五节　影像学检查

一、CT 肺动脉造影

(一)CT 肺动脉造影诊断肺栓塞的灵敏度和特异性

自从具有高的空间和时间分辨率的多排螺旋 CT(MDCT)被广泛使用以来，多排 CT 肺动脉造影(MDCTA)已经成为怀疑肺栓塞患者肺动脉成像的首选方法。它可以显示至少达肺段的肺动脉。PIOPEDⅡ研究显示 MDCTA(主要为 4 排)诊断肺栓塞的灵敏度为 83％，特异性为 96％。诊断亚段肺动脉栓塞准确性较差，其原因主要是空间分辨率的局限性。MDCTA 还可以评估右心室的大小，有助于判断预后；MDCTA 还有助于鉴别诊断：如肺肿块、肺炎、肺气肿、胸腔积液和纵隔疾病等。

(二)肺栓塞的影像征象

肺栓塞在 MDCTA 的直接征象是在纵隔窗观察到增强肺动脉中栓子所致的充盈缺损、管腔狭窄及阻塞。充盈缺损可以位于中心、偏心或附壁(图 4－2)，造成管腔不同程度的狭窄或完全阻塞。间接征象包括 CT 平扫出现“马赛克”征、肺出血、肺梗死及继发性肺炎等改变。

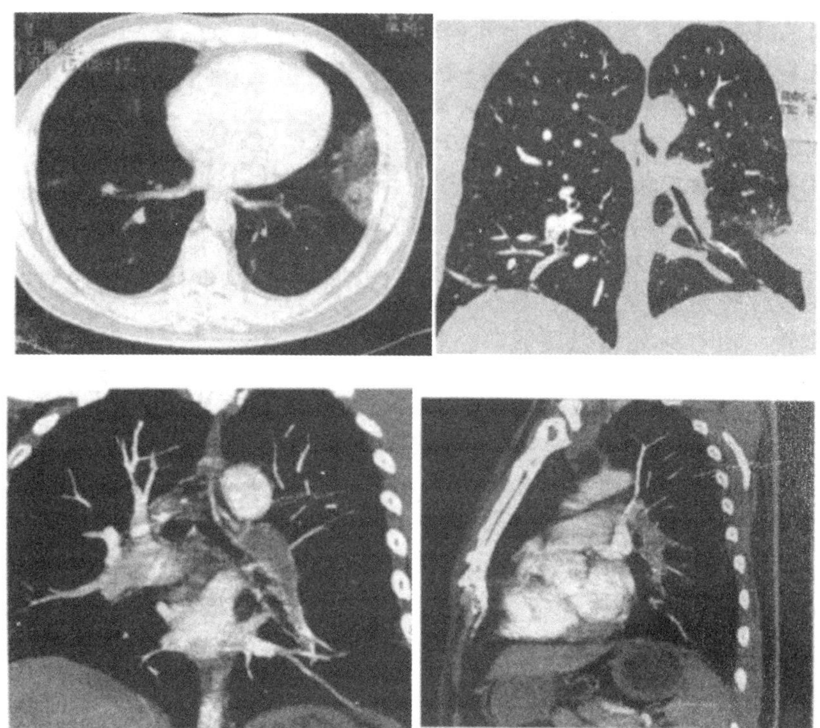

图 4—2　肺栓塞的 CT 征象

患者男，46 岁，就诊前 2 个月撞伤左下肢后肿痛，无骨折，无须制动。1 个月前出现进行性活动后气促。左下胸痛 4 天，咯血 1 天。CT 平扫左下肺可见典型的楔形阴影，底部贴胸膜，尖端指向肺门。造影可见左下肺动脉主干及部分分支充盈缺损

（三）CT 肺动脉造影诊断肺栓塞的准确性

MDCTA 必须与临床相结合，才能提高诊断的准确性。例如在排除肺栓塞方面，如果根据 Wells 评分患者肺栓塞的临床概率为低或中，MDCTA 阴性有很高的阴性预测价值（分别为 96%和 89%）；但对临床评分肺栓塞概率为高的患者，MDCTA 阴性预测率仅为 60%。在确定诊断方面也一样，如果临床预测概率为中或高，MDCTA 阳性预测价值也高（92%～96%），但对临床预测肺栓塞概率低的患者，CT 阳性的预测价值明显降低（58%）。因此，面对临床预测概率和 MDCTA 结果不一致的患者，临床医生应特别小心。

对于临床评分肺栓塞概率高而 MDCTA 阴性的患者，是否需要做进一步检查存在争议。如上所述，对临床评分肺栓塞概率高的患者，阴性的 MDCTA 结果其阴性预测价值仅为 60%，因此 PIOPEDⅡ研究报告建议需要做进一步检查，如：下肢静脉超声（CUS）、肺核素显像、数字减影肺动脉造影（DSA）等。MDCTA 显示栓塞的部位也很重要。如果栓塞位于肺段或其近端水平，加上患者临床评分为概率高，则是确诊的有力证据；如果凝块局限于段或亚段肺动脉水平，在这种远端水平不同观察者之间符合率低。更加需要结合临床。在这种情况下 CUS 可能发挥作用。可以确定患者有没有需要治疗的 DVT。随着空间和时间分辨率更高的 MDCT 的广泛应用，诊断远端栓塞的准确性已有明显提高。对于孤立的亚段的肺栓塞而没有近端 DVT 的患者，是否需要治疗，需要个体化考虑。应权衡治疗和出血的风险而做出决定。

CT 偶然发现临床上未曾怀疑的肺栓塞越来越常见。占所有胸部 CT 检查的 1%～2%，多数见于癌症患者，也见于阵发性房颤、心力衰竭或有过房颤历史的患者。没有足够的证据

来决定这些偶然发现的肺栓塞是否应该抗凝，多数专家同意肺叶或更近端有血栓的癌症患者必须抗凝。

（四）CT 静脉造影

CT 静脉造影曾是疑诊肺栓塞患者诊断 DVT 的简单方法，因可与 MDCTA 同一次操作完成，只需注射一次造影剂。在 PIOPEDⅡ研究中，MDCTA 同时做 CT 静脉造影使诊断肺栓塞的灵敏度从 83％增加到 90％，特异性不变(95％左右)。然而，相应的阴性预测价值并没有增加。需要考虑的另一个问题是 CT 静脉造影使放射量明显增加(表 4－5)，特别是对年轻女性。PIOPEDⅡ研究显示，对有 DVT 症状或体征的患者 CT 静脉造影和 CUS 检查的结果相似，因此在需要做 CT 静脉造影时，可用 CUS 代替。PIOPEDⅡ研究结果也不建议常规做盆腔静脉造影，因未发现肺栓塞或 DVT 患者因为不做盆腔静脉造影而被漏诊。

表 4－5　常用检查射线辐射量

检查项目	有效全身剂量(mSv)
胸部正侧位片	0.07
灌注扫描	0.8
通气/灌注扫描	1.2～2.0
CT 血管造影	1.6～8.3
CT 静脉造影	5.7
肺数字减影血管造影	3.2～30.1
每年的背景辐射	2.5
放射科人员每年最大允许辐射量	50
放射科人员每年平均允许辐射量	20

（五）特殊情况下的 CT 肺动脉造影

1. 碘造影剂过敏　对碘造影剂过敏的患者，首先应根据临床评分加 D－二聚体检查看能否除外肺栓塞。轻度碘过敏患者可在做 MDCTA 前用激素治疗。严重碘过敏患者，可选肺核素扫描和静脉超声检查。或连续静脉超声检查和钆喷酸葡胺(gadolinium)增强 MR 血管造影。

2. 妊娠　妊娠可使血浆 D－二聚体水平升高，但其检查仍有意义。静脉超声可检测出 13％～29％怀疑或确诊肺栓塞的患者有静脉血栓，一些研究者推荐肺扫描，而另一些则主张 MDCTA。有认为 16 排 CT 血管造影对胎儿的放射剂量是：零月 0.24～0.47mGy，三个月 0.61～0.66mGy，与通气/灌注扫描相差无几：零月 0.25～0.36mGY，三个月 0.31～0.32mGy。也有认为 CT 血管造影对胎儿的辐射量少于灌注扫描(0.01mGy 对 0.12mGy)。总而，有关孕妇影像学检查的选择，必须根据临床状况，权衡利弊作出个体化的决定。

3. 肾功能不全　对肾功能不全的患者，应尽量先根据临床评分和 D－二聚体检查作初筛，必要时先选静脉超声检查，肺灌注扫描，或连续静脉超声检查。PIOPEDⅡ研究中，824 位做过 MDCTA 的患者，1 例(0.1％)产生肾衰竭，如果患者肌酐清除率仅轻微升高，是否做 MDCTA 取决于临床判断。一般认为应该首选非离子造影剂，因非离子造影剂比离子造影剂肾毒性低，容易被耐受。但也有报道认为两者差别不大。在使用造影剂前先用等张碳酸氢钠溶液补充液体，比用等张氯化钠预防肾衰竭更有效。方法是在造影剂注射前用等张碳酸氢钠溶液以 3mL/(kg·h)速度滴注 1 小时，注射完造影剂后再以 1mL/(kg·h)速度滴注 6 小时。

在使用造影剂前应停用非甾体类抗炎药、双嘧达莫和二甲双胍，在可能的情况下越早停药越好。

（六）过度诊断问题

研究显示，常规应用CT肺动脉造影可导致过度诊断。过度诊断肺栓塞导致过度的抗凝治疗，是药物相关死亡的首要原因。

从CT肺动脉造影开始临床应用的1998年到2006年，肺栓塞发病率增加80%，但期间死亡率并无明显下降。在这一期间，美国成年人肺栓塞检出率从62.1/10万升高至112.3/10万，但肺栓塞死亡率仅从12.3/10万降低为11.9/10万。这意味着增加诊断的肺栓塞病例在临床上并不重要。但是，这些患者若未及时诊断，在今后的进程中是否会发展成慢性血栓栓塞性肺动脉高压，或由于诊断率的增加使得CTEPH的发病率下降，需要在以后的研究中加以关注。

二、放射性核素肺显像

（一）原理

通气一灌注显像（V/Q扫描）已被确认为可以诊断PE。该方法安全，很少发生过敏反应。检查的原理是用锝－99m标记的大分子聚合白蛋白静脉注射，堵塞小部分的肺毛细血管，通过闪烁照相来评估肺的灌注。通气扫描用的核素是氙－133或锝－99m标记的气雾，或锝－99m标记的微碳颗粒（Technegas）。同时做通气/灌注扫描的目的是增加特异性：在急性肺栓塞，低血流灌注区域的通气应该是正常的（不匹配）。根据国际放射保护委员会，中等身材成人作一次肺扫描需用100MBq的锝大分子聚合白蛋白，所接受的射线量为1.1mSv，大大低于MDCTA（2～6mSv）。

（二）适应对象

因不用造影剂且放射量较低，V/Q扫描适于在下列情况使用：临床概率低且胸片正常的门诊患者，年轻（尤其是女性）患者，妊娠，有造影剂诱发过敏性休克和严重变态反应历史，严重肾功能不全，骨髓瘤，副球蛋白血症。

（三）诊断标准

根据PIOPEDⅠ的研究，将肺核素显像的结果分成下列情况：正常或接近正常，肺栓塞可能性低、中（不能诊断）和高。PIOPEDⅡ的研究将肺灌注扫描的结果分类法做了修订，分为高度可能、中度可能、低度可能和非常低的可能，决定可能性高低的依据是有多少个肺段出现灌注缺损，以及缺损的大小：大灌注缺损：缺损超过肺段的75%；中度灌注缺损：缺损占肺段的25%～75%；小灌注缺损：缺损小于肺段的25%。具体诊断标准如下：

1.高可能性　①两个肺段有大的灌注缺损而没有相应的胸片或通气图像异常。②一个肺段有大的灌注缺损加上两个肺段有中度灌注缺损而没有相应的胸片或通气图像异常。③四个肺段有中度灌注缺损而没有相应的胸片或通气图像异常。

2.中可能性　①两个以下的肺段有大灌注缺损到一个以上的肺段有中度灌注缺损，没有相应的胸片或通气图像异常。②在下肺有多个相匹配的通气/血流缺损同时有胸片肺实质阴影。③单个匹配的中度通气/血流缺损同时胸部照片正常。④相匹配的通气/灌注缺损同时胸片有少量胸积液。⑤难以归类为正常，低或高概率的异常。

3.低可能性　①多个相匹配的通气/灌注缺损，不论大小，胸片正常。②多个相匹配的通气/灌注缺损，胸片上，中肺叶有实质阴影。③相匹配的通气/灌注缺损和大量的胸腔积液。④任何灌注缺损同时胸片肺实质有大的阴影。⑤被正常灌注的肺所包围的缺损(条纹征)。⑥多于三个小的肺段灌注缺损，同时胸部照片正常。⑦非肺段性灌注缺损(心脏肥大、主动脉压迫、肺门增大)。

4.非常低的可能性　有三个肺段有小的充盈缺损而胸片正常。

正常的灌注表现是没有充盈缺损而且肺灌注轮廓跟胸片所见一致。

(四)临床意义

高可能性的V/Q结果可以诊断肺栓塞，正常的灌注结果可排除肺栓塞。前瞻性临床结局研究显示，灌注正常的患者不作抗凝治疗是安全的。胸片正常的患者灌注扫描发现缺损则提示不匹配，可不必做通气扫描。非常低可能性的V/Q扫描结果同时患者的Wells评分提示肺栓塞的临床概率低，能可靠的排除肺栓塞。儿童肺灌注扫描的图像一般都比较均匀，所以灌注图像发现有充盈缺损诊断肺栓塞的意义要比成人大。

V/Q检查的缺点是相当大部分患者的检查结果为无确诊价值的中度可能性，这样的结果提示要做进一步检查。为克服该缺点，提出多种办法，主要是结合临床概率。优点是可以诊断MDCTA不能发现的肺多发性小动脉栓塞。

最近用单光子发射计算机断层技术(SPECT)获得的图像，结合或不结合低剂量CT，可减少不能诊断的V/Q结果的比例。有的SPECT还带有自动诊断肺栓塞的计算程序。但这些方法尚需大规模前瞻性研究来确定其应用价值。

三、其他影像学检查

(一)胸部照片

多数肺栓塞的患者，胸部照片可以发现异常，但是这些异常多数是非特异性的。肺栓塞的典型胸片的表现是：底部贴近胸膜尖端指向肺门的楔形阴影，或者是局部血管稀疏(Westermark征)。这些征象可提示有肺栓塞但是并不常见。

其他征象包括：中央肺动脉隆鼓，心脏影特别是右心增大，肺水肿，结合有关的临床表现，这些征象可以被认为是符合急性肺心病。新出现的严重气促和低氧血症的患者，如果胸片正常，没有支气管痉挛或者心脏分流的临床表现，高度提示肺栓塞。

胸片不能用于确诊或者排除肺栓塞，但是胸片结合心电图可以有助于其他疾病的诊断。胸片是排除胸痛其他原因的最有效的检查。肺栓塞患者初期胸部照片多数正常，但是在后期可以出现肺动脉扩张和突然的截断，肺不张，肺实质的阴影，少量的胸腔积液和膈肌升高。

(二)肺动脉造影和数字减影血管造影(DSA)

肺动脉造影曾经是诊断肺栓塞的金标准。注入碘造影剂后，分别对每侧肺照正、侧位和斜位照片。典型表现是充盈缺损或血管突然截断。可疑征象为双轨征。造影前V/Q扫描异常发现有助于确定病变区域。动脉造影一般是安全的，因造影操作导致的死亡少于0.5%，并发症的发生率少于5%。长期肺动脉高压和右心衰竭的患者检查风险增高。动脉造影阴性，即使是假阴性，可以排除有临床意义的肺栓塞。

尽管肺动脉造影长期以来是诊断肺栓塞的金标准，因其更具创伤性，同时操作难度大于CT肺动脉造影，因而迅速被后者所代替。目前肺动脉造影较多地被用于急性肺栓塞的引导经皮导管治疗。对于能够憋气的患者，数字减影血管造影(DSA)可减少造影剂的用量，很好地显示周围肺动脉;DSA 可显示亚段肺动脉内小至 1～2mm 的血栓,但在这个水平不同观察者判断的差异颇大。肺栓塞的间接征象,如造影剂血流慢、局部低灌注、肺静脉血流延迟或减少,其价值尚未经确认因而不能用于诊断。Miller 评分可用于定量血管腔阻塞的程度。因心脏跳动的影响,DSA 对主肺动脉的显影较差。

肺动脉造影阳性发现则可确诊,不管检查是否很全面。然而阴性结果必须有完善的检查:双侧全肺血管树都显影。这需要使导管进入肺动脉的每一分支并注射造影剂,同时对每个区域多角度照片。

血管造影不能显示小的栓塞,但在生前肺动脉造影阴性的患者尸体解剖小动脉栓塞很常见。这些小动脉栓塞可引起胸膜性胸痛和少量无菌性胸积液,即使患者 V/Q 扫描和肺动脉造影结果均正常。

多数患者肺栓塞是一个多次复发性疾病,在被怀疑肺栓塞时已经有大的和小的栓塞存在。在这种情况下 V/Q 扫描和肺动脉造影至少能检测到部分栓塞。

肺动脉造影能比 MDCTA 更详细地显示亚段血管,尽管仍存在小血管相互重叠的问题。但对孤立的亚段肺栓塞不同观察者之间的符合率仅为 45%。

肺动脉造影时应一直监测血流动力学指标,可用于评估肺栓塞的严重程度,同时可提示其他的心脏疾病。对血流动力学不稳的患者,应减少造影剂的用量,避免非选择性注射。

(三)磁共振血管造影(MRA)

磁共振血管造影是通过静脉注射钆(gadolinium)来实现的。磁共振检查可通过标准的常规检查或者是门控自旋回波技术(gated spinecho techniques)来发现肺栓塞。肺栓塞表现为在肺动脉内有强度增高的信号。通过一系列的核磁照片可以把由于血流变慢所造成的信号增强与真正的肺栓塞相区别,然而在有肺动脉高压时鉴别还是有困难。

PIOPEDⅢ研究评估磁共振检查在肺栓塞诊断中的应。结果发现磁共振血管造影获得理想照片的百分比仅为 25%,范围为 11%～52%。将质量不理想的照片加在一起,磁共振血管造影诊断 57%(59/104)的肺栓塞。质量好的磁共振动脉造影诊断肺栓塞的灵敏度为 78%,特异性为 99%。质量好的磁共振动脉造影加 MR 静脉造影的灵敏度为 92%,特异性为 96%,但仅 52%的患者(194/370)获理想的照片。PIOPEDⅢ研究的结论是,磁共振肺动脉造影应该只限于在常规开展该项目且检查质量好的中心,对常规检查有禁忌的患者进行。如果患者能获得高质量的照片,磁共振肺动脉造影加磁共振静脉造影比单纯磁共振肺动脉造影灵敏度高,但同时获得两个部位的高质量图像更困难。

有报道含钆的显影剂[钆喷酸葡胺(magnevist)、钆贝葡胺(multihance)、钆双胺(omniscan)、钆弗塞胺(optimarnce)、加多利道(prohance)]与肾源性系统性纤维化(NSF)或肾源性致纤维化性皮肤病(NFD)有关。该病可发生于有中度到终末期肾病的患者,在用含有钆的显影剂来做磁共振增强或磁共振血管造影以后发生。

NSF、NFD 是非常顽固的,有时候是可以导致死亡的疾病。典型的 NSF、NFD 的表现是皮肤有烧灼感,痒,肿胀,变硬或者变紧,眼睛的白部有黄色的斑点,关节变硬,上肢、手、腿脚活动受限或不能伸直。髋部和肋骨深部疼痛。肌肉软弱。

有关儿童怀疑肺栓塞的 MRI 的诊断资料很少。当前使用 MRI 来诊断儿童肺栓塞只能被认为是一种探讨。

新的血池显影剂和呼吸导航技术可能增加 MRA 诊断肺栓塞的价值。

总而，磁共振血管造影虽然前景乐观，但目前尚不适合用于临床常规检查，因其灵敏度低，不能诊断的 MRA 结果比例太高，多数急诊未能提供该服务。

四、超声检查

(一)超声心动图

急性肺栓塞可导致右心室超负荷和功能不全，可通过超声心动图发现。由于右心室独特的几何结构，目前没有专门的超声心动图指标可迅速而可靠地反映右心室的大小和功能。这是为什么在不同的研究中诊断肺栓塞的超声心动图指标有所不同的原因。超声心动图的阴性预测价值为 40%～50%，因此阴性结果不能排除肺栓塞。另一方面，右心室超负荷或功能不全也可能是由于心脏或其他系统疾病所致。

右心室扩张至少见于 25%的肺栓塞患者。不管是通过超声心动图还是 CT，均对疾病严重程度的分层有帮助。超声心动图征象，包括异常的右心室射血征象：肺动脉瓣的血流频谱加速时间小于 60 毫秒，三尖瓣反流瞬时压差小于 60mmHg(所谓 60－60 征)；右心室心尖部的收缩功能保留，而右心室游离壁运动减弱("McConnell 征")，都有较高的阳性预测价值，即使是原有心肺系统疾病的患者。对于因右心梗死而出现类似 McConnell 征的右心室游离壁活动降低或消失的患者，为避免出现假阳性，需寻找压力超负荷的更多证据。测定三尖瓣环收缩期位移(tricuspid annulus plane systolic excursion，TAPSE)也有帮助，正常值>1.6cm。根据多普勒组织成像和室壁张力推算的新的右心功能指标，急性肺栓塞患者也可以发生改变，但这些指标是非特异性的，血流动力学稳定的患者，即使有肺栓塞，也可以正常。

在怀疑肺栓塞而血流动力学正常、血压正常(非高危)的患者，不推荐在其诊断路径中加入超声心动图。而对于怀疑为高危肺栓塞的患者，如果超声心动图没发现右心室超负荷或功能不全，则可以肯定血流动力学的不稳定并非由肺栓塞所致。超声心动图可以通过检查有无心脏压塞，急性瓣膜功能不全，严重的全左心室或部分左心室功能不全，主动脉夹层，或低血容量，有助于休克原因的进一步鉴别诊断。相反，对临床高度怀疑肺栓塞同时有血流动力学不稳的患者，如果超声心动图检查证明确实有右心压力超负荷和功能不全，而紧急 CTPA 又不可行的话，可以进行紧急肺栓塞再灌注治疗。

床边超声心动图发现有右心室扩张对于诊断肺栓塞的灵敏度是 50%，特异性是 98%。阳性和阴性的预测价值均为 88%。15 例确诊肺栓塞同时有右心室扩张的患者，血栓多数位于近端；而多数确诊肺栓塞而右心和左心的比例正常的患者，血栓多数在远端血管。

在未经选择的肺栓塞患者，经胸或经食管超声心动图可发现少于 4%的患者有右心内移动血栓，但在重症监护机构右心内移动血栓发生率可高达 18%。右心移动血栓的发现可确诊肺栓塞，而且多伴右心功能不全和早期死亡。在特别的情况下可通过经食管超声检测主肺动脉有无血栓，这对血流动力学不稳的患者可能有确诊价值，因这类患者多数有双侧中央肺动脉血栓。

在一些怀疑急性 PE 的患者，超声心动图可检测到与急性右心室压力超负荷的程度不成比例的右心室室壁增厚和(或)三尖瓣关闭不全反流速度。出现这种情况，在鉴别诊断中应包括慢性肺动脉高压，特别是慢性血栓栓塞性肺动脉高压(CTEPH)。

(二)静脉多普勒超声

在用超声检查 DVT 的时候，探头放在皮肤上，用力向下压迫所要检查的静脉。正常的静脉很容易受到压迫而萎陷，完全关闭。如果静脉内有血栓，静脉就不会因超声波探头的压迫而完全萎陷。带有肌层的动脉不会被压至完全萎陷。压迫超声诊断 DVT 唯一经过认证的诊断标准是：静脉不能够被完全压陷，提示静脉内有血栓存在。血流减慢这个指标并不可靠。

多数肺栓塞患者血栓来源于下肢的深静脉，在一个有静脉造影的研究中，70%确诊肺栓塞的患者被发现有 DVT。目前大多用超声静脉检查代替静脉造影诊断 DVT。对有症状的 DVT 患者，压迫静脉超声检查（CUS）的灵敏度大于 90%，特异性大约为 95%。肺栓塞患者 30%～50%CUS 检查显示有 DVT。临床怀疑有肺栓塞的患者如果 CUS 发现有近端 DVT，则可进行抗凝治疗，没有必要做进一步的检查。

最近有两个研究评估临床怀疑有肺栓塞同时 D一二聚体阳性的患者能够通过 CUS 发现 DVT 的比例。完整的 CUS 检查发现有 DVT 的患者数量几乎是单纯做近端静脉 CUS 患者诊断量的两倍，但是远端 DVT 的患者有相当大的部分（26%～36%）经过 CT 肺动脉造影没有发现肺栓塞。相比之下，近端 CUS 的阳性结果，对肺栓塞有很高的预测价值。对 524 例患者同时做 CT 肺动脉造影和 CUS 的比较研究发现，CUS 诊断肺栓塞的灵敏度是 39%，特异性是 99%。有腿部症状和体征的怀疑肺栓塞的患者与腿部没有症状的患者相比，CUS 的阳性率较高。

应注意的是超声多普勒检查阴性并不能排除 DVT，因为很多 DVT 发生于多普勒超声不能探及的深静脉。超声多普勒检查要作出 DVT 的阴性报告，必须对整个静脉系统的每条静脉每一厘米都做压迫试验。有三分之二的肺栓塞患者 DVT 的部位不可能通过超声多普勒显示，所以超声多普勒结果阴性并不能明显降低肺栓塞的可能性。

（张伟）

第六节　诊断策略

一、临床概率的评估和诊断路线图

（一）临床概率的评估

肺栓塞的症状和体征缺乏特异性。患者由于不能解释的呼吸困难、呼吸加快、胸痛，或存在危险因素而被怀疑肺栓塞，必须进行一系列的检查，直到诊断被确定或排除，或证实为其他疾病。常规实验室检查的结果缺乏特异性，对肺栓塞的诊断帮助不大，但有助于诊断其他疾病。检查项目的选择要考虑下列因素：临床怀疑程度的高低，患者的身体状况，医院开展的检查项目，碘造影剂过敏的危险，接触放射线的危险以及费用，肺栓塞的单个症状、体征或常规检查结果对诊断肺栓塞缺乏灵敏度和特异性，但将这些资料结合起来加上临床判断，可将怀疑肺栓塞的患者分成为概率不同的组，为进一步检查方法的选择提供依据。

PIOPEDⅡ的结论强调临床评分的重要性，并认为临床评分应在影像学检查之前进行。Wells 评分已被美国多个学术团体，包括内科医师学会和美国家庭医师学会采用作为 VTE 诊断指南中预测患 VTE 概率的方法。Wells 评分法，是根据病史、体检发现等对患者患 DVT 或 PE 的概率作出评估。将患者患肺栓塞的概率分为高、中、低三级。如果根据 Wells 评分患肺栓塞的概率为低或中度，应做 D一二聚体检查，如果 D一二聚体检查结果为阴性，可以排除肺栓塞。如 D一二聚体检查结果为阳性，则需要做进一步检查。简化的 Wells 评分将肺栓塞的概率分为可能和不可能，又称两级 Wells 评分法。Wells 评分法不管是三级方法（将 PE 分为低、中、高），还是二级方法（PE 可能或不可能），都已经过广泛的检验确认有效。该方法简单，所用指标容易获得。修改版的评分也简单并标准化，经临床验证实其有效性较高，见表 4—6。前瞻性研究 1239 名疑似 PE 患者，临床概率分别为低、中、高的患者，PE 发生率分别为 3.4％、27.8％、78.4％。二级分类法中被判定为肺栓塞不可能者有 12％确诊肺栓。

表 4—6　肺栓塞概率的临床评分

指标	评分	
Wells 评分法	最初版本	简化版
既往肺栓塞或深静脉血栓	1.5	1
心率≥100 次/分	1.5	1
过去四周内手术或制动	1.5	1
咯血	1	1
活动性癌症	1	1
深静脉血栓的临床征象	3	1
其他诊断的可能性比肺栓塞小	3	1
临床可能性		
三级评分		
低概率	0～1	不适用
中概率	2～6	不适用
高概率	≥7	不适用
二级评分		
肺栓塞不可能	0～4	0～1
肺栓塞可能	≥5	≥2
修正的 Geneva 评分法	最初版本	简化版
既往肺栓塞或深静脉血栓	3	1
心率:75～94 次/分	3	1
≥95 次/分	5	2
过去一个月内手术或骨折	2	1
咯血	2	1
活动性癌症	2	1
单侧下肢痛	3	1
下肢深静脉触痛和单侧下肢水肿	4	1
年龄＞65 岁	1	1
临床可能性		
三级评分		
低可能性	0～3	0～1
中度可能性	4～10	2～4
高度可能性	≥11	≥5
二级评分		
不可能肺栓塞	0～5	0～2
可能肺栓塞	≥6	≥3

（二）检查项目的诊断价值及其循证医学证据等级

考虑到在不同医疗机构的设备和医生的专业水准存在差异，诊断方法可能有所不同。将可供选择的各种检查项目的循证医学证据列举如下：

1. CT 肺动脉造影　Wells 评分肺栓塞临床概率中或低或者是肺栓塞不可能的患者，正常的 MDCTA 安全排除肺栓塞（ESC Ⅰ A）。

Wells 评分肺栓塞临床概率高的患者或者是肺栓塞可能的患者，正常的 MDCTA 也可以排除肺栓塞，但证据级别较低（ESC Ⅱ aB）。根据 PIOPED Ⅱ 研究结果，这类患者阴性 MDCTA 结果其阴性预测价值仅为 60%，建议需要做进一步检查，如：下肢静脉超声（CUS）、肺核素显像、DSA 等；MDCTA 发现有肺段或其近端有血栓可确诊肺栓塞（ESC Ⅰ B）；MDCTA 如只发现有单个亚段的血栓，需要做进一步的检查来确诊肺栓塞（ESC Ⅱ bC）。

2. 通气灌注扫描　灌注扫描图像正常可以排除肺栓塞（ESC Ⅰ A）；高可能性 V/Q 扫描可确诊肺栓塞（ESC Ⅱ aB）；中可能性（非诊断性）V/Q 扫描，加上下肢近端静脉 CUS 无异常，临床概率低或者是肺栓塞不可能，可以排除肺栓塞（ESC Ⅱ aB）。

3. 下肢压迫静脉超声（CDS）　经选择的怀疑肺栓塞患者可考虑做下肢静脉 CUS，寻找有没有 DVT，如果结果阳性，可以避免进一步影像学检查（ESC Ⅱ bB）；CUS 显示有近端 DVT，临床上有肺栓塞的表现，可以确诊肺栓塞（ESC Ⅰ B）；假如 CUS 显示仅有远端的 DVT，需要做进一步检查来确诊肺栓塞（ESC Ⅱ aB）。

4. 肺动脉造影　如果临床评估和无创性影像学检查结果不相符，可以考虑肺动脉造影（ESC Ⅱ bC）。不能用 MRA 来排除肺栓塞（ESC Ⅲ a）。

（三）诊断路线图

大样本的病例研究显示，因怀疑肺栓塞而做检查的患者，最终确诊为肺栓塞的比例不太高（10%～35%），因此有必要实施诊断路线图，以避免让过多的患者做不必要的影像学检查，同时又防止漏诊。这些路线图已经在被怀疑肺栓塞的不同患者群体（急诊患者、住院患者，以及社区患者）身上得到验证。不遵循诊断路线图而不抗凝可显著增加静脉血栓栓塞死亡率和 3 个月随访的心脏性猝死。最直接的诊断流程是首先将怀疑肺栓塞患者分为有休克和没有休克或低血压，两者应采用不同的诊断路线图。

1. 有休克或低血压的可疑肺栓塞　疑似高危肺栓塞的患者往往病情危急，患者表现为休克或低血压等症状，临床评分肺栓塞的概率通常很高。鉴别诊断包括急性瓣膜功能障碍、心脏压塞、急性冠脉综合征（ACS）和主动脉夹层。在这种情况下，如果急性肺栓塞是导致患者的血流动力学的失代偿的原因，床边经胸超声心动图检查是最有用的初始检查（ESC Ⅱ bC）。若血流动力学失代偿是由急性肺栓塞引起，超声可发现肺动脉高压和右心功能不全。对于非常危重的患者，如果超声心动图发现右心室功能不全，而送患者到放射科做造影危险度又极高，可考虑马上进行再灌注治疗。罕见情况下超声心动图检查可发现右心室内血栓。如果有辅助床边成像检查技术，包括经食管超声成像，可直接显示肺动脉主干及其主分支的血栓。床边静脉压迫超声检查，可检测近端深静脉血栓。一旦患者病情通过支持治疗稳定，应争取做 CT 肺动脉造影确诊（ESC Ⅰ C）。

对于因怀疑 ACS 且病情不稳定而被直接送入导管室的患者，诊断过程中如果排除 ACS，而且临床上有肺栓塞的可能，可考虑肺动脉造影，特别是当经皮导管导向治疗可能是一个治疗的选择时（ESC Ⅱ bC）。

2. 怀疑肺栓塞而不伴有休克或低血压　CT 肺动脉造影已成为诊断疑似 PE 的主要胸部成像检查，但是由于大多数疑似 PE 的患者最终都证实没有肺栓塞，CT 不应该成为患者一线检查。

对于急诊患者,血浆 D－二聚体测定结合临床概率评估是重要的初筛检查,可排除大约30%的患者,这些患者不做抗凝治疗 3 个月内血栓栓塞发生率<1%。临床评分肺栓塞概率高的患者不需 D－二聚体检测,直接做 MDCTA 检查。因对于概率高的患者 D－二聚体阴性预测价值低。MDCTA 在段水平肺动脉发现栓塞,可以诊断肺栓塞。

要注意少数肺栓塞患者主要表现为低氧性呼吸衰竭,这可能是由于栓塞主要部位为远端小肺动脉,导致通气/血流失调,而引起低氧。对这些患者 CT 肺动脉造影并不能发现异常,核素肺灌注扫描有助于确定诊断。

3.不确定的领域　尽管肺栓塞的诊断已取得相当大的进展,若干不确定的领域依然存在。MDCTA 发现亚段充盈缺损的诊断价值和临床意义仍存在争议。一个最近的回顾性分析两组怀疑肺栓塞的患者显示,亚段肺栓塞组和亚段近端肺栓塞组结局(三个月复发和患者死亡率)相似,结局很大程度上取决于共患病。亚段肺栓塞的定义尚待明确,单个亚段血栓和多个亚段血栓临床意义也可能不同。

有证据显示肺栓塞存在过度诊断。随机对照研究表明,尽管 CT 比 V/Q 扫描更频繁发现肺栓塞,但是 3 个月的结局是相似的,不论采用哪种诊断方法。美国的数据显示,引入 CT 后肺栓塞发病率上升 80%,但对死亡率没有明显影响。

一些专家认为,CT 偶然发现的肺栓塞(临床未怀疑)应该治疗,特别是癌症患者,近端血栓。但支持这一建议的确凿证据仍然缺乏。

"三排除"CT(triple rule－out CT,TRO CT)冠状动脉造影是近年来出现的一种技术,该技术需要使用双源 CT 或心电门控 64 排 CT。可以无创地在检查冠状动脉的同时,显示肺动脉、胸主动脉和胸腔内其他结构。因此可以在急诊科用于非创伤性胸痛患者的鉴别诊断。特别适用于临床上冠状动脉综合征的可能性为低或中度,而肺栓塞和主动脉夹层也在鉴别诊断之列时。对 11 个研究,涵盖 3539 患者(791TRO,2748 非 TRO)的荟萃分析结果显示,"三排除"CT 对诊断冠脉疾病准确性很高。但考虑到纳入对象被诊断肺栓塞或主动脉夹层的比率低(<1%),以及增加接触射线和对比剂的风险,目前不主张 TRO CT 的广泛推广。

二、严重程度分层

确诊肺栓塞后,根据院内早期死亡或 30 天死亡率的风险进行严重程度分层,对治疗方案的选择具有重要意义。首先根据患者有没有休克或低血压分为高危或非高危,再根据临床表现,是否有右心功能不全和生物标志物异常将非高危患者细分为中危和低危。中危患者还可以进一步细分为中高危和中低危。

(一)严重程度分层的指标

1.临床指标　急性右心室功能不全是评估急性肺栓塞严重程度的一个重要因素。急性右心衰导致的持续性低血压和心源性休克也是早期死亡的高危因素。此外,晕厥、心动过速、年龄>70 岁、收缩压<90mmHg、呼吸频率>20 次/min、肿瘤、慢性心衰和慢性阻塞性肺疾病(COPD)均提示预后不良。同时有 DVT 也是预测 3 个月内死亡率的独立危险因素。

在各种评估急性肺栓塞预后的评分中肺栓塞严重指数(pulmonary embolism severity index,PESI)评分应用最广泛。PESI 评分的突出特点是能较准确地鉴别出 30 天内死亡率低(PESI 评分Ⅰ～Ⅱ级)的患者。一个关于急性肺栓塞治疗的随机研究将低 PESI 评分作为将患者纳入家庭治疗组的指标。

由于原始 PESI 使用复杂，现已被简化并通过认证（表 4－7）。对于肺栓塞患者，简化 PESI 与休克指数（心率除以收缩压）相比，能更准确地定量 30 天死亡率，简化 PESI 0 级至少能和根据影像学和生物学标志物的旧版 ESC 指南一样准确地诊断低危患者。sPESI 与结合肌钙蛋白能更好地评估预后，尤其对于低危患者。

表 4－7　原始和简化 PESI 评分

临床指标	原始版本	简化版本
年龄	岁数（年）	1 分（年龄＞80 岁）
男性	＋10 分	—
癌症	＋30 分	1 分
慢性心衰	＋10 分	1 分
慢性肺疾病	＋10 分	1 分
脉搏 110 次/min	＋20 分	1 分
收缩压＜100mmHg	＋30 分	1 分
呼吸频率＞30 次/min	＋20 分	—
体温＜36.0℃	＋20 分	—
意识变化	＋60 分	—
表动血氧饱和度＜90％	＋20 分	1 分
	危险分层	
	Ⅰ级：≤65 分	0 分＝30 天死亡率 1.0％
	30 天死亡率（0～1.6％）	（95％CI 0.0～2.1％）
	Ⅱ级：66～85 分	≥1 分＝30 天死亡率 10.9％
	低死亡率（1.7％～3.5％）	（95％CI 8.5～13.2％）
	Ⅲ级：86～105 分	
	中死亡率（3.2％～7.1％）	
	Ⅳ级：106～125 分	
	高死亡率（4.0％～11.4％）	
	Ⅴ级：＞125 分	
	非常高死亡率（10.0％～24.5％）	

2.影像学指标　虽然对怀疑肺栓塞而血流动力学正常、血压正常的（非高危）患者，不推荐在其诊断路线图中加入超声心动图。但对已确诊肺栓塞的患者，超声心动图可以用于肺栓塞严重程度的分层。右心室功能不全是肺栓塞患者预后不良的独立危险因素。超过 25％的肺栓塞患者超声心动图检查可发现右心室功能不全。

提示右心室功能不全的超声心动图指标存在差异而且难以标准化，目前用于肺栓塞患者危险分层的指标包括右心室扩张、RV/LV 直径比增大，右心室游离壁运动功能减退，三尖瓣反流速度增加，三尖瓣环收缩位移（TAPSE，正常＞1.6cm）降低。此外，超声心动图还可发现通过卵圆孔的右向左分流及右心血栓的存在，这两者都与急性肺栓塞患者的死亡率增加相关。

通过 CT 血管造影的四腔心层面检测右心室扩大（舒张末期右心室与左心室内径的比

值)可作为右心室功能不全的一个指标(图 4－3)。一项包含 457 例患者的前瞻性多中心队列研究证实右心室扩大对评估预后的价值。有右心室功能障碍和无右心室功能障碍的患者住院死亡率或临床恶化率分别为 44 例和 8 例(14.5% vs 5.2%；P＜0.004)。无论是在总的人群(HR3.5；95%CI 1.6～7.7；P＝0.002)，还是血流动力学稳定的患者(HR 3.8；95%CI 1.3～10.9；P＝0.007)，右心室功能不全是住院不良事件增加的独立预测因素。

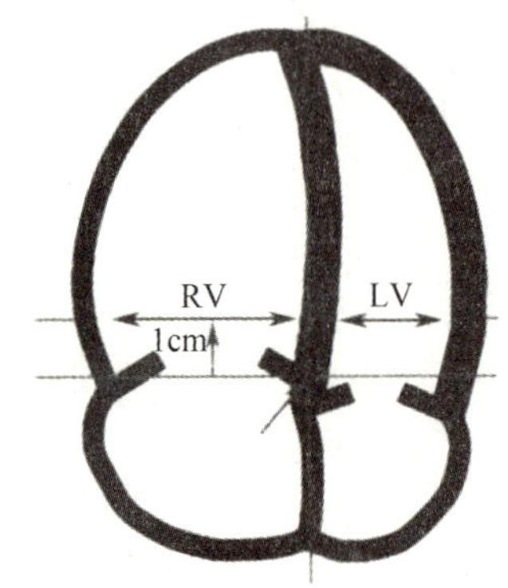

图 4－3　超声心动图右心扩大示意图

3.右心功能不全标志物　右心室压力超负荷使心肌过度拉伸，导致脑钠肽(brain natriuretic peptide，BNP)或其前体 N－末端脑钠肽(NT－proBNP)的释放。尽管其既不灵敏又缺乏特异性，肺栓塞患者脑钠肽有升高的倾向。对 2213 例血流动力学稳定的患者的病例对照研究显示，脑钠肽测定预测头 3 个月致命或非致命复发的灵敏度和特异性分别仅为 60%和 62%。一项荟萃分析显示，如果患者脑钠肽水平＞100pg/mL 或 N－末端脑钠肽＞600ng/L，与低于阈值者相比，住院全因死亡率分别升高 6 倍和 16 倍。另一个较小的研究显示，血清脑钠肽水平＞90pg/mL 者并发症增多，比如需要心肺复苏、机械通气或使用升压药，以至死亡。

低浓度 BNP 或 NT－proBNP 具有高的阴性预测价值，可以区分出短期预后良好的患者。血流动力学稳定同时 N－末端脑钠肽水平低的肺栓塞患者可以早期出院或门诊治疗。

血浆脑钠肽水平可反映急性肺栓塞血流动力学失代偿和右心室功能不全的严重程度。荟萃分析显示，未经选择的 1132 例急性肺栓塞患者入院时，51%脑钠肽、N－末端脑钠肽升高。这些患者早期死亡的危险为 10%(95%CI 8.0～13)，预后不良的危险为 23%(95%CI 20～26)。

4.心肌损伤标志物　大面积肺栓塞死亡患者尸检可发现穿壁性右心梗死，尽管冠状动脉通畅。入院时血浆肌钙蛋白升高与肺栓塞预后差相关。但是，需要进一步的研究，以明确哪些肺栓塞患者可从肌钙蛋白检查中获益。

对 1985 例患者的荟萃分析发现约 50%的急性肺栓塞患者心脏肌钙蛋白 I 或 T 升高。对未经选择或者是血流动力学稳定的患者，肌钙蛋白 I 或 T 浓度升高与高死亡率相关，OR 分别为 9.44(95%CI 4.14～21.49)和 5.90(95%CI 2.68～12.95)。也有报道认为肌钙蛋白升高对评估血压正常患者的预后作用有限。肌钙蛋白升高对肺栓塞相关的早期死亡率的阳性预测价值仅为 12%～44%；而阴性预测价值高，不论其检测方法和采用的阈值如何。最近开发的高灵敏度检测方法可以提高肌钙蛋白对预后的评估价值，特别是在排除短期不良结局方面。多中心前瞻性队列研究 526 例血压正常的肺栓塞患者，如果高敏方法测定肌钙蛋白 T 浓度低于 14pg/mL，对不良结局的阴性预测价值为 98%，类似 sPESI。

心脏型脂肪酸结合蛋白：心脏型脂肪酸结合蛋白（H－FABP）是心肌损伤的早期标志物，也被发现对急性肺栓塞具有预测预后的价值。在血压正常的患者中，循环 H－FABP 水平≥6ng/mL 对 30 天不良结局的阳性预测值为 28%，阴性预测值为 99%。根据心动过速、晕厥和床边 H－FABP 的阳性试验结果得出的评分，评估预后的价值与超声心动图右心室功能不全相类似。

5. 其他（非心脏）指标　肾功能指标：急性肺栓塞患者血清肌酐水平升高和肾小球滤过率降低与 30 天全因死亡率相关。提示急性肾损伤的指标中性粒细胞明胶酶相关脂质运载蛋白（NGAL）和胱抑素 C，也有预测预后的价值。

D－二聚体：有研究显示 D－二聚体浓度升高与短期死亡率升高有关。D－二聚体水平＜1500ng/mL 对排除 3 个月全因死亡率的阴性预测值为 99%。

瘦蛋白（Leptin）：瘦蛋白是肺栓塞患者心血管事件危险因素的另一个指标。Dallas 等对 264 例急性肺栓塞患者的研究显示，瘦蛋白水平与不良事件的危险呈负相关。对瘦蛋白的临床应用需要做更多的研究。Scherz 等对因急性肺栓塞而住院的一个大样本的研究显示，患者就诊时常有低钠血症，而且伴随 30 天死亡率和再入院率的升高。

（二）严重程度分层

在评估急性肺栓塞患者的早期（住院期间或三十天内）结局的时候，必须同时考虑肺栓塞相关的危险和患者的临床状态，以及共患疾病等。各级临床危险水平的定义见表 4－8。

表 4－8　基于早期死亡率的急性肺栓塞患者风险分层

早期死亡危险		危险指标和评分			
		休克或低血压	PESI Ⅲ～Ⅳ或 sPESI≥1[a]	影像学右心室功能不全征象[b]	心脏实验室生物标志物[c]
高		＋	（＋）[d]	＋	（＋）[d]
中	中高	－	＋	两者均阳性	
	中低	－	＋	一个阳性或均阴性	
低		－	－	选择性，如检测，应两者均阴性	

注：[a]PESI Ⅲ～Ⅴ级：30 天死亡率中到极高；sPESI≥1 分：死亡风险高；

[b]RV 功能不全超声诊断标准：右心室扩张和（或）舒张期末 RV/LV 比例增高（0.9 或 1.0）；游离右心室心壁活动度降低；CT 血管造影：舒张期末 RV/LV 比例增高（0.9 或 1.0）；

[c]心肌损害指标：血浆心肌肌钙蛋白 I 或 T 升高；心衰指标：利钠肽升高；

[d]低血压或休克患者不需计算 PESI，也不需实验室检查

如果怀疑肺栓塞的患者就诊时血流动力学不稳定、休克或低血压，应该立即确定为高危患者。这些患者应该按急诊诊治路线图进行检查，如果肺栓塞被确诊，应马上实行药物（或者必要时外科手术或介入）再灌注治疗。

没有休克或低血压的患者属非高危患者。肺栓塞确诊后应作进一步的危险程度分层，以便制订治疗策略。危险评估应采用经过认证的临床评分。PESI 评分或简化 PESI 评分（sPESI）是被广泛采用的评分方法（表 4－7），可区分出中危和低危的患者。大概 1/3 急性肺栓塞患者属于低危患者，其相应 PESI 评分为Ⅰ～Ⅱ级，或 sPESI 评分为 0 分。注册登记和队列研究显示，PESI 评分为Ⅲ～Ⅴ级的患者三十天死亡率高达 24.5%。sPESI 评分≥1 三十天死亡率高达 11%。因此，血压正常加上 PESI 评分≥Ⅲ或 sPESI 评分≥1 的患者被归类为中危患者。对于这组患者，必须根据右心室对急性压力超负荷的反应进一步分类。如果超声心动图

或CT血管造影显示有右心室功能不全，同时有心脏的生物标志物（特别是肌钙蛋白）的升高，患者属于中高危。对这些患者应密切观察以及时发现可能出现的血流动力学失代偿，及时进行紧急再灌注治疗。如果超声心动图或CT血管造影显示右心室功能正常和（或）心脏生物标志物正常，患者属于中低危。

根据注册登记和队列研究，如果患者PESI评分为Ⅰ～Ⅱ级，或sPESI评分为0分，但同时有心脏生物标志物升高或有右心室功能不全的影像学证据，也应归类于中低危。尽管如此，对PESI评分属低危或sPESI为0患者，并不需要考虑常规影像学检查或血生物标志物检查，因目前没有证据显示检查结果会改变治疗策略。

（老景东）

第七节　治疗策略

一、一般治疗

首先要区分高危和非高危患者。高危患者需全面监护，包括呼吸和血流动力学监测，必要时给以呼吸支持。大部分肺栓塞患者不需要入住重症监护室，除非是大面积肺栓塞或原有心肺基础病。需要准确调整输注肝素剂量及监测其效果的患者也应入住监护室，不能在普通病房进行。保持大便通畅，避免过度用力；对于有焦虑和惊恐症状的患者应予安慰并适当使用镇静剂；胸痛者可予止痛剂；如果预期需溶栓治疗，应慎重考虑中心静脉置管、反复静脉穿刺或动脉内穿刺抽血，针刺活检等有创性操作。

长期以来观点是要防止栓子再次脱落，深静脉血栓患者应绝对卧床休息。近来越来越多的研究证明早期活动对DVT患者并没害处。ACCP有关血栓栓塞指南第9版推荐只要可行，DVT患者尽早下床活动优于卧床休息（Grade 2C）。Zhenlei Liu等对包括3269患者的13个研究的荟萃分析显示，与卧床休息相比，正在接受抗凝治疗的急性DVT患者早期活动并不导致新的肺栓塞、DVT进展、DVT相关死亡的发生率增加。而且，对起病时局部有中到重度疼痛的患者，早期活动可使疼痛更快消失。

（一）氧疗和呼吸支持

肺栓塞的患者经常出现低氧血症和低碳酸血症，但大多数为中度。卵圆孔未闭患者当右心房压力超过左心房时可发生右－左分流，加重低氧血症。低氧血症通常可通过鼻导管或面罩吸氧纠正。需要机械通气时要尽量减轻正压通气对血流动力学的不良影响，因正压通气可减少静脉回流，同时加重右心衰竭，特别是大面积肺栓塞的患者。要谨慎使用呼气末正压（PEEP）。使用低潮气量（大约6mL/kg去脂体重），使吸气末气道平台压保持低于30cmH_2O（1cmH_2O＝0.098Pa）。实施机械通气应通过气管插管，尽量避免气管切开，以免在抗凝或溶栓过程中出现局部大量出血。

对猪的实验显示体外心肺支持可能对大面积肺栓塞有效。零星的病例报告也支持这一观点。

（二）血流动力学支持

急性右心功能衰竭伴输出量降低是高危肺栓塞患者最主要的死亡原因。支持治疗十分重要。静脉补液对肺栓塞低血压的患者可能有益也可能有害。对狗的研究显示，积极补液扩容不但没有益处，还可能进一步损害右心室功能，其机制是心肌过度机械性伸张或通过反射机制抑制右心室功能。另一方面，可在密切观察收缩压和舒张压情况下试用少量液体冲击试验，一旦情况恶化应立即停止。对血压正常而心脏排血指数低的患者，适当地(500mL)液体补充可增加心脏排血指数。

大面积肺栓塞患者正在进行或者等待再灌注治疗的同时，常常需用升压药。去甲肾上腺素可以通过直接正性肌力作用改善右心功能，同时通过外周血管α受体激动作用，改善右心室冠脉灌注和升高收缩压。其使用仅限于有低血压的患者。根据一系列小规模研究结果，血压正常而心排血指数降低的肺栓塞患者，可考虑使用多巴酚丁胺和(或)多巴胺；但是如果心脏排血指数高于生理水平，可产生血流再分配，从完全(或部分)阻塞血管分流到没阻塞的血管，加重通气一灌注失调。肾上腺素同时具有去甲肾上腺素和多巴酚丁胺的优点，而没有后者的全身血管扩张作用。对肺栓塞合并休克的患者更加适合。

血管扩张剂可降低肺动脉压和肺血管阻力，但缺乏特异性，因通过静脉给药时药物并非仅作用于肺血管系统。根据小规模临床研究，大面积肺栓塞患者吸入一氧化氮可以改善血流动力学和气体交换。左西孟旦(Levosimendan)与肌钙蛋白相结合，使钙离子诱导的心肌收缩所必需的心肌纤维蛋白的空间构型得以稳定，从而使心肌收缩力增加，而心率、心肌耗氧无明显变化。同时具有扩血管作用，通过激活三磷酸腺苷(ATP)敏感的钾通道使血管扩张，使心脏前负荷降低，对治疗心力衰竭有利。初步数据显示，左西孟旦可增强急性肺栓塞患者右心室收缩能和舒张肺动脉，恢复右心室和肺动脉的协调。

二、治疗策略

(一)休克患者

有休克或低血压的肺栓塞患者院内死亡的风险很高，尤其是在入院后的头几个小时。除了血流动力学和呼吸支持，普通肝素静脉注射是初始抗凝治疗的首选(ESC Ⅰ C)，因为低分子肝素或磺达肝癸钠没有在低血压和休克患者身上作过研究，且起效慢，不能迅速达到有效的抗凝作用。

初始再灌注治疗，特别是系统溶栓，是高危肺栓塞患者首选的治疗方法(ESC Ⅰ B)。有溶栓禁忌证的患者，以及经溶栓治疗血流动力学状态没有改善的患者，如果有足够专业水准的外科团队和资源，推荐作外科栓子切除术(ESC Ⅰ C)。如果有足够专业水准的介入治疗团队和资源，也可考虑行经皮导管治疗(ESC Ⅱ C)。在这些情况下，应该由一个跨学科的团队，包括呼吸科医师、胸外科医师、介入专科医师讨论决定治疗方案。

(二)中危肺栓塞

临床评分肺栓塞概率为高或中的患者，在进行确诊检查的同时推荐立即予以胃肠外抗凝治疗(ESC Ⅰ C)。对于大多数没有休克或低血压的急性肺栓塞，如果没有严重的肾功能不全，根据体重确定剂量的低分子肝素或磺达肝癸钠皮下注射，是治疗的首选(ESC Ⅰ A)。推荐胃肠外抗凝治疗同时联合维生素K拮抗剂，目标INR2.5(2～3)。

PESI分级为PESI Ⅲ～Ⅳ或sPESI≥1属于中危患者。对这类患者是否需要溶栓一直存在争议。为解决这个问题，PEITHO(the Pulmonary Embolism Thrombolysis)研究探讨血压正常的中危急性肺栓塞患者溶栓治疗的疗效和安全性。该试验为随机双盲试验，比较溶栓药替奈普酶(tenecteplase)加肝素或安慰剂加肝素治疗中危肺栓塞患者的结果。主要结局终点是随机后7天内死亡或血流动力学失代偿，主要安全终点是随机后7天的颅外大出血、缺血性或出血性脑卒中。替奈普酶组的506例患者中13例(2.6%)死亡或出现血流动力学失代偿，安慰剂组499患者，28例(5.6%)死亡或出现血流动力学失代偿(OR 0.44，95%CI 0.23～0.87，P=0.02)。从随机开始到第7天期间替奈普酶组死亡6例(1.2%)，安慰剂组死亡9例(1.8%)(P=0.42)。替奈普酶组颅外出血32例(6.3%)，安慰剂组6例(1.2%)(P<0.001)。替奈普酶组脑卒中12例(2.4%)，其中出血性脑卒中10例；安慰剂组脑卒中1例(0.2%)，为出血性(P=0.003)。在第30天，替奈普酶组总共死亡12例(2.4%)，安慰剂组16例(3.2%)(P=0.42)。结论是对中危肺栓塞患者，迅速溶栓治疗可以预防血流动力学失代偿，但增加大出血和脑卒中的危险。基于上述研究结果，ESC2014版指南建议对中危急性肺栓塞患者进一步分层，细分为中高危和中低危。推荐对中高危患者密切监测，早期发现血流动力学失代偿征象，及时进行补救性再灌注治疗(ESC Ⅰ C)：首选溶栓治疗(Ⅱ aB)。中低危肺栓塞患者应选择抗凝治疗。目前证据并不支持再灌注为主要的治疗手段。同样也没有任何证据支持卧床休息对这些患者的临床预后有任何的帮助作用。

有研究显示，对75岁或以上的ST段升高的心肌梗死患者，如果溶栓药剂量减少一半，没有发生颅内出血。这种降低剂量的策略也可考虑用于中危肺栓塞，值得进一步研究。

超声辅助导管局部溶栓也可以降低溶栓药物用量同时可取得相当的疗效。超声波本身不能溶栓，但可使交织在一起的纤维素纤维产生可逆性解体和分离，使溶栓药物易于渗入；此外，超声压力波也有助于溶栓药物的渗透。Kucher N的研究显示，中危肺栓塞患者使用超声辅助导管局部溶栓，在24小时逆转右心室扩张方面，优于单纯肝素抗凝，而不增加出血并发症。值得进一步研究。

(三)低危肺栓塞

PESI分级为Ⅰ或Ⅱ级，或者sPESI分级为0级的患者，属低危肺栓塞，如果患者及家属理解，可以早期出院或者门诊治疗。但要注意的是，尽管目前指南认为对PESI评分属低危或sPESI为0患者，并不需要常规影像学检查右心功能或做血液生物标志物检查，但如果被发现有心脏生物标志物升高或有右心室功能不全的影像学证据，也应被归于中低危，则不适宜门诊治疗。Vinson D R等对2010—2012年急诊低危肺栓塞患者进行回顾性多中心队列研究。比较对门诊治疗有相对禁忌证和没有相对禁忌证的患者5天和30天的结局，包括大出血、静脉血栓栓塞复发和全因死亡率。总共有423例成人低危急性肺栓塞。其中271例(64.1%)没有门诊治疗相对禁忌证，152例(35.9%)有至少一个相对禁忌证。结果：没有禁忌证组5天内没有一例发生不良事件，有禁忌证组有2例(1.3%，95%CI 0.1%～5.0%)。在30天期间，没有禁忌证组5例出现不良事件(1.8%，95%CI 0.7%～4.4%)(2例血栓栓塞复发和3例大出血)，有禁忌证组9例(5.9%，95%CI 2.7%～10.9%，P<0.05)。结论：到急诊就诊的低危肺栓塞患者大约有2/3可以适合门诊治疗。门诊治疗相对禁忌证有3种类型：①肺栓塞相关因素。②患肺栓塞以外的疾病而需要住院治疗。③对治疗的依从性和随访的障碍，嗜酒或吸毒，精神病或老年性痴呆，社会问题，没有家，没有电话，或者是联系住址过远。

(四)深静脉血栓形成的治疗原则

深静脉血栓形成治疗的主要目标是防止肺栓塞，减少并发症，防止或尽量降低血栓形成后综合征(PTS)的风险。

抗凝治疗是DVT的主要治疗手段，其他治疗包括：药物溶栓、血管外科介入治疗、物理措施(弹性压力袜和行走)。

抗凝治疗主要药物是普通肝素和低分子肝素和华法林。间接Ⅹa因子抑制剂(如磺达肝癸钠):剂量个体差异小,每日1次,无需监测,对肾功能影响小于低分子肝素,疗效和安全性与依诺肝素相类似。直接Ⅹa因子抑制剂(如利伐沙班):服用更加简便,单药治疗急性DVT与标准治疗(低分子肝素与华法林合用)疗效相当。而且出血并发症减少,也可用于高危人群。

单次静脉溶栓治疗可改善静脉血栓的再通率,但目前已不再推荐,因为出血性并发症增高,死亡风险也略有增加。而且PTS的发生率也无明显改善。美国胸科医师学院(ACCP)的共识指南推荐溶栓治疗只适用于有肢体缺血或血管衰竭的大范围髂股静脉血栓形成患者。

经皮介入治疗包括导管定向溶栓,机械取栓,血管成形术和(或)受阻塞静脉的支架植入术。

导管定向溶栓的出血风险与全身溶栓相类似。导管溶栓是否优于抗凝尚未作过研究。在介入治疗中机械取栓可优先考虑,因为可以更快地使血栓堵塞部位再通,降低溶栓药的剂量,因此出血风险可能会降低。介入治疗的适应证包括比较少见的股青肿,有症状的下腔静脉血栓形成,单靠抗凝治疗效果差,或有症状的出血风险较低的髂股或股腘DVT患者。

推荐抗凝治疗疗程为3～12个月,取决于血栓的部位和危险因素是否持续存在。如果深静脉血栓复发,或者存在慢性高凝状态,或者出现危及生命的PE,推荐终身抗凝治疗。这种治疗方案累计出血并发症小于12%。

(老景东)

第八节　抗凝治疗

一、抗凝药物

推荐对急性肺栓塞患者行抗凝治疗,其目的是预防早期死亡以及VTE的早期复发。标准的抗凝疗程至少3个月,包含最初急性期5～10天的胃肠外抗凝治疗,可选用普通肝素、低分子肝素或磺达肝癸钠。胃肠外抗凝药应该与维生素K拮抗剂在一开始时就重叠使用,也可在胃肠外抗凝药使用一周后接着用新型口服抗凝药物达比加群或依度沙班。新型口服抗凝药利伐沙班或阿哌沙班可在一开始时就单独使用,也可在使用普通肝素、低分子肝素或磺达肝癸钠1～2天后使用。如果用于急性期治疗,利伐沙班在头3周内,阿哌沙班在头7天内必须增加剂量。对一些患者,在评估复发和出血风险后,有可能需要超过3个月的长时间或终身抗凝治疗。

(一)胃肠外抗凝药

对于临床评分肺栓塞概率为中、高的患者,在等待检查结果时,应立即开始胃肠外抗凝治疗(ESCⅠC)。可静脉注射普通肝素,皮下注射低分子肝素或磺达肝癸钠。对于肺栓塞的初始治疗,低分子肝素或磺达肝癸钠优于普通肝素,因为严重出血或肝素诱导血小板减少的发生率较低。

1.普通肝素　对于可能需要再灌注治疗或有严重肾损害(肌酐清除率＜30mL/min),或严重肥胖,皮下吸收有问题的患者,推荐首选普通肝素。因普通肝素半衰期短,容易监控抗凝效果,必要时可以快速被鱼精蛋白所拮抗。普通肝素剂量需根据APTT调整(表4－9)。在某些临床情况下,例如可能需要内科或外科有创操作或小手术,临床医生往往优先选择静脉注射普通肝素，因其半衰期短，方便暂时停止抗凝治疗，以减少手术过程中的出血风险。虽然这种策略缺乏支持证据，但不失为一种合理的选择。

表 4－9　按公斤体重计算静脉给予肝素的剂量

开始剂量			
负荷剂量：80U/kg			
维持剂量：18U/(kg·h)	6 小时测定 APTT		
随后调整剂量			
APTT(秒)	剂量变化[U/(kg·h)]	其他措施	下次 APTT(小时)
＜35(＜1.2 倍正常值)	＋4	增加一次冲击量 80U/kg	6
35～45(1.2～1.5 倍正常值)	＋2	增加一次冲击量 40U/kg	6
46～70(1.5～2.3 倍正常值)	0	0	6
71～90(2.3～3.0 倍正常值)	－2	0	6
＞90(＞3 倍正常值)	－3	停药 1 小时	6

肝素治疗的疗效取决于在治疗的第一个 24 小时内达到肝素治疗的临界水平。达到肝素治疗的临界水平的标志是达到基础值的 1.5 倍或正常范围的上限。这一水平与硫酸鱼精蛋白滴定法测定的 0.2～0.4U/mL，以及抗因子Ⅹ分析法测定的 0.3～0.6U/mL 的肝素水平相对应。各实验室应确定达到治疗水平的最低肝素浓度，其方法是测定 APTT，让每批次凝血活酶试剂测定的 APTT 均与 0.2U/mL 的最低肝素治疗浓度相对应。

普通肝素用法是：先用 80U/kg，或 5000U 的肝素静脉注射，以后静脉滴注 18U/(kg·h)或 1300U/h，以迅速达到并保持在治疗肝素水平的 APTT 的目标值。随机对照研究显示，按体重方法给药可更快达到治疗 APTT 的目标值，也较少出现复发或出血的并发症。也可选用有监测的固定剂量普通肝素皮下注射的方案。

2. 低分子肝素　批准用于治疗急性肺栓塞的低分子肝素及其用法见表 4－10。美国 ACCP 建议低分子肝素治疗急性 PE 或 DVT 患者采用每天一次给药，优于每天两次(2C 级)。荟萃分析显示两者在死亡率、VTE 复发和大出血方面的结局相似，先决条件是每天总的剂量必需相同。然而，由于资料的不精确性和不一致性，证据质量较低。

表 4－10　低分子肝素和戊多糖(磺达肝癸钠)用于治疗肺栓塞的推荐剂量

药物	剂量	间隔
依诺肝素 enoxaparin	1.0mg/kg 或 1.5mg/kg[a]	每 12 小时一次 一天一次[a]
亭扎肝素 tinzaparin	175U/kg	一天一次
达肝素钠 dalteparin	100IU/kg[b] 或 200IU/kg[b]	每 12 小时一次[b] 一天一次[b]
那曲肝素[c]nadroparin[c]	86IU/kg 或 171IU/kg	每 12 小时一次 一天一次
磺达肝癸钠 fondaparinux	5mg(体重＜50kg)；7.5mg(体重 50～100kg)；10mg(体重＞100kg)	一天一次

注：用药途径均为皮下注射；低分子肝素治疗每天一次的方案优于每日两次(2C 级)；[a] 依诺肝素在美国及一些欧洲国家(不是所有欧洲国家)，被批准以注射剂量为 1.5mg/kg，每天一次用于住院肺栓塞患者的治疗；[b] 对于癌症患者，第一个月的注射剂量为 200IU/kg(最大剂量为 18000IU)每天一次，然后以 150IU/kg 每天一次治疗 5 个月。此期结束后，维生素 K 拮抗剂或低分子肝素终身应用或直至癌症治愈；[c] 那曲肝素在部分但不是所有欧洲同家被批准用于治疗肺栓塞

低分子肝素不需常规监测，但对孕妇需定期监测抗凝血因子Ⅹa 的活性。抗凝血因子Ⅹa

活性峰值测定时间应该是在最后一次注射后4小时测定，谷值测定时间是下一次注射低分子肝素之前。目标范围是：每日两次用药：0.6～1.0IU/mL；每日一次用药：1.0～2.0IU/mL。

对急性肺栓塞患者，磺达肝癸钠作为初始治疗优于普通肝素静脉注射（2B级）和皮下注射（2C级）。磺达肝癸钠是选择性因子Ⅹa抑制剂，根据体重决定剂量，每天一次皮下注射，不需要监测。在没有溶栓治疗指征的急性肺栓塞患者中使用磺达肝癸钠治疗，VTE复发和大出血的发生率与静脉注射普通肝素相似。未有报道磺达肝癸钠诱发血小板减少的病例。磺达肝癸钠禁止用于严重肾功能不全（肌酐清除率＜30mL/min）的患者，因可产生积蓄而增加出血的风险。积蓄也可发生在中度肾功能不全（肌酐清除率30～50mL/min）的患者，因此对这些患者剂量应减少50%。

（二）维生素K拮抗剂——华法林

50多年来维生素K拮抗剂一直是口服抗凝药的金标准，华法林目前仍然是治疗肺栓塞的最主要抗凝药物。华法林通过干扰维生素K依赖的凝血因子Ⅱ、Ⅶ、Ⅸ、Ⅹ的活化而发挥抗凝血作用。此外，华法林还能抑制抗凝蛋白调节素C和S的作用，因而有短暂的促凝血作用。华法林经胃肠道迅速吸收，作用高峰在用药后36～72小时才出现，难以调节。在血液循环中与血浆蛋白（主要是白蛋白）结合，在肝脏中两种异构体通过不同途径代谢。监测华法林疗效及副作用的指标是INR，中文称为国际标准化比值，是从凝血酶原时间（PT）和测定试剂的国际敏感指数（ISI）推算出来的，INR＝（患者PT/正常对照PT）×ISI，采用INR使不同实验室和不同试剂测定的PT具有可比性，便于统一用药标准。

华法林对体内已合成的维生素K依赖的凝血因子没有抑制作用，只有当这些凝血因子代谢后，华法林才能发挥抗凝作用。给药后需数天才能达到最佳抗凝效果。ACCP指南推荐维生素K拮抗剂如华法林应与胃肠外抗凝药在同一天开始使用（1B级）。肠外抗凝药应与华法林一起使用至少5天，直到INR达到为2.0为止。

华法林起始剂量国内主张首剂3～5mg口服，在接下来的5～7天根据INR调整每日剂量，目标为使INR水平在2.0～3.0之间。一般维持量为1.5～3.0mg。国外使用剂量较高：起始剂量年轻（＜60岁）或健康门诊患者为每次10mg，在年长和住院患者为每次5mg。住院患者口服华法林2～3天后开始每日或隔日监测INR，直到INR达到治疗目标值并维持至少2天。此后，根据INR结果的稳定性，数天至每周监测一次。出院后可每4周监测一次。门诊患者剂量稳定前应数天至每周监测一次，当INR稳定后，可每4周监测一次。美国胸科医师协会第9版抗栓指南建议，如果华法林的剂量和INR值的关系已经较长时间稳定。接受维生素K拮抗剂治疗的患者，建议INR监测频率一直到12周，而不是每4周（Grade 2B）。如需调整剂量，应重复前面所述的监测频率，直到剂量再次稳定。老年患者华法林清除减少，同时患其他疾病或合并用药较多，应加强监测。

治疗过程中剂量调整应谨慎，频繁调整剂量会使INR波动。INR连续测得结果位于目标范围之外再开始调整剂量，一次轻度升高或降低可不必急于改变剂量，而应寻找原因。华法林剂量调整幅度较小时，可计算每周剂量，比调整每日剂量更为精确。对于从前有着稳定INR值的接受维生素K拮抗剂治疗的患者，单次INR超出治疗范围减低或增加0.5，建议维持原剂量不变，然后1～2周内监测INR（Grade 2C）。INR如超过目标范围，可升高或降低原剂量的5%～20%（用1mg规格华法林便于剂量调整）。调整剂量后注意加强监测。如INR一直稳定，偶尔波动且幅度不超过INR目标范围上下0.5，可不必调整剂量，可数天或1～2周酌情复查INR。

华法林治疗期间 INR 超范围和(或)出血的处理：

1. INR 高于治疗 INR 范围，但小于 4.5，无出血，无须快速逆转 INR。降低剂量或取消一次剂量，每日监测 INR，直到 INR 达标。

2. INR 4.5～10，无出血　取消 1～2 次剂量，监测 INR，重新调整剂量。2012 ACCP 指南建议反对常规使用维生素 K_1(植物甲萘醌)。2008 ACCP 指南建议考虑维生素 1～2.5mg 口服一次。其他推荐：维生素 1mg 口服或 0.5mg 静脉注射。应使 INR 在 24 小时内降低。

3. INR>10，无出血　暂停华法林，监测 INR，重新调整剂量。2012 ACCP 指南推荐维生素 K_1 口服(未指定剂量)；2008 ACCP 指南建议给予维生素 K_1 2.5～5mg 口服一次。如果在 24～48 小时内观察到 INR 下降，继续监测 INR，必要时再给一次维生素 K_1。其他推荐：维生素 K_1 2～2.5mg 口服，或 0.5～1mg，静脉注射。

4. 轻微出血，任何 INR 升高　暂停华法林，监测 INR，重新调整剂量，考虑维生素 K_1 2.5～5mg 口服一次；如有必要可 24 小时后重复。

5. 大出血，任何 INR 升高　暂停华法林，监测 INR，重新调整剂量，2012 ACCP 指南推荐用人凝血酶原复合物(PCC)加维生素 K_1 5～10mg，静脉注射，为减少对维生素 K_1 的过敏的反应，可将药物加进 50mL 液体，使用输液泵在 20 分钟内输注。也可以考虑用新鲜冰冻血浆(FFP)或补充重组凝血因子Ⅶa(rⅦa)。

注：高剂量的维生素 K(例如≥10mg)可产生一周或更长时间的华法林抵抗；对需要长期抗凝治疗的临床状况(例如，心房颤动的血栓预防)，可考虑使用肝素，低分子肝素，或直接凝血酶抑制剂。

6. 危及生命的出血和 INR 升高　停用华法林，给予新鲜冰冻血浆和维生素 K 10mg 缓慢静脉滴注，必要时根据 INR 重复使用。

华法林的量效关系受遗传和环境等因素影响。与白种人比较，中国人对华法林的耐受剂量明显较低，目前已发现数个基因多态性与华法林剂量相关，主要是细胞色素 P4502C9 和 VKORC1。药物遗传学路线图结合了患者的基因类型和临床信息，可根据这些整合的信息调整华法林的剂量。2012 年发表的一个试验表明，与传统方法相比，药物遗传学方法确定华法林剂量可使一个月中 INR 值绝对超范围减少 10%，主要是 INR 值<1.5 出现的次数减少。这个改善与 DVT 发生率降低 66%相对应。2013 年发表了三个大型随机对比临床研究。三个研究都用开始治疗的头 4～12 周 INR 在治疗范围内的时间百分比(TTR)来反映抗凝治疗的质量，作为主要终点指标。在 455 例患者中，使用床边检测的华法林的基因引导用药方案，与传统的 3 天负荷剂量方案相比，头 12 周的 TTR 提高(67.4% vs 60.3%；$P<0.001$)。INR 到达治疗水平的中位时间从 29 天下降到 21 天。另一项对 1015 例患者的研究，比较了 1 种华法林负荷剂量的确定方法：基于基因类型数据加上临床变量和单纯基于临床资料相比，以治疗 4～28 天期间的 TTR 作为评判标准，2 组并无明显差别。

总之，研究结果表明临床资料加药物遗传学检查不能提高抗凝质量。也提示根据患者临床资料决定剂量优于固定剂量方案。必须强调优化组织结构，及时反馈 INR 测定结果用于个体化的剂量调整。

药物、饮食、多种疾病状态均可影响华法林的抗凝作用。至少 186 种食物或药物被报告与华法林有相互作用。临床上证明有明显相互作用的有常用的 26 种药物和食物，包括 6 种抗生素和 5 种心血管药。最常见的药物包括：胺碘酮、某些抗生素、解热镇痛药、抑酸药以及某些中成药等。避免使用 NSAIDs(包括环氧化酶－2 选择性的 NSAIDs)、特定的抗生素

(Grade 2C)。尽量避免使用抗血小板制剂，除非是服用抗血小板药的益处明显大于出血危害，比如机械瓣膜患者、ACS患者或近期冠脉支架或搭桥患者(Grade 2C)。努力保持患者充分的抗凝，因为当华法林治疗不充分，促凝血因素首先恢复。对口服华法林比较难以保持充分抗凝的患者，要求限制食用含维生素K的食物。

如果患者适合停止维生素K拮抗剂治疗，建议骤停(迅速停止)，而不是逐渐减小剂量停用。

二、新型口服抗凝药

新型非维生素K依赖的口服抗凝药(NOACs)治疗急性期肺栓塞或VTE的Ⅲ期临床试验的设计和主要结果见表4—11。试验结果显示，新型口服抗凝药疗效不亚于传统的肝素/维生素K拮抗剂方案，而且可能更安全，特别在大出血方面。在所有的对照研究中，维生素K拮抗剂治疗都达到高的TTR值。研究对象中也包括了相对年轻的患者，但很少有肿瘤患者。目前利伐沙班、达比加群、阿哌沙班、依度沙班均已被美国FDA和欧盟批准用于治疗VTE。NOACs临床应用的经验有限，仍然在不断的积累过程中。

表4—11　非维生素K依赖的新型口服抗凝药(NOACs)Ⅲ期临床试验结果

药物	试验	设计	治疗和剂量	疗程	患者	疗效终点	安全终点
达比加群	RE—COVER	双盲双模拟	依诺肝素/达比加群(150mg，bid)[a]对依诺肝素/华法林	6个月	急性VTE的2539例患者	再发VTE或致死性PE达比加群2.4%对华法林2.1%	严重出血 达比加群1.6%对华法林1.9%
	HE—COVER Ⅱ	双盲双模拟	依诺肝素/达比加群(150mg，bid)[a]对依诺肝素/华法林	6个月	急性VTE的2589例患者	再发VTE或致死性PE达比加群2.3%对华法林2.2%	严重出血 达比加群组15例患者对华法林组22例患者
利伐沙班	EIN-STEIN—DVT	标签公开	利伐沙班(15mg，一日2次)3周，随后20mg，od对依诺肝素/华法林	3、6、12个月	急性DVT的3449例患者	再发VTE或致死性PE利伐沙班组2.1%对华法林组3.0%	严重出血或CRNM 利伐沙班组8.1%对华法林组8.1%
	EIN-STEIN—PE	标签公开	利伐沙班(15mg，bid)3周，随后20mg，od对依诺肝素/华法林	3、6、12个月	急性PE的4832例患者	再发VTE或致死性PE利伐沙班组2.1%对华法林组1.8%	严重或CRNM出血 利伐沙班组10.3%对华法林组11.4%
阿哌沙班	AMPLI-FY	双盲双模拟	阿哌沙班(10mg，bid)7天，随后5mg，bid对依诺肝素/华法林	6个月	急性DVT和(或)PE的5395例患者	再发VTE或致死性PE阿哌沙班组2.3%对华法林组2.7%	严重出血 阿哌沙班0.6%对华法林1.8%
依度沙班	Hokusai—VTE2	双盲双模拟	低分子肝素/依度沙班60mg，od；30mg，od(肌酐清除率30～50mL/min或体重<60kg)对UFH或低分子肝素/华法林	不定的3～12个月	急性DVT和(或)PE的8240例患者	再发VTE或致死性PE依度沙班组3.2%对华法林组3.5%	严重出血或CRNM 依度沙班组8.5%对华法林组10.3%

注：bid=每日两次；CRNM=有临床意义的非严重；DVT=深静脉血栓形成；每日一次；PE=肺栓塞；UFH=普通肝素；VTE=静脉血栓栓塞；[a]达比加群的批准剂量为150mg，bid和110mg，bid

（一）达比加群酯

达比加群酯（dabigatran etexilate，Pradaxa）于2014年被美国FDA批准用于DVT和肺栓塞的治疗和VTE的预防。该药为一药物前体，口服后经肝脏酯酶转化为活性代谢物，可直接抑制凝血酶（因子Ⅱa），包括游离及与血凝块结合的凝血酶。RE－COVER研究将达比加群治疗VTE与华法林作了比较。主要终点是6个月确诊的有症状的VTE的复发率，共纳入2539例患者。两组患者都进行了平均10天的肠外抗凝治疗。疗效终点达比加群并不亚于华法林（HR 1.10，95％CI 0.65～1.84）。严重出血两者无明显差别，但一般出血达比加群组较少（HR 0.71，95％CI 0.59～0.85）。RE－COVERⅡ研究纳入2589例患者，也证实了这些结果（主要疗效结局：HR 1.08，95％CI 0.64～1.80；严重出血：HR 0.69，95％CI 0.36～1.32）（表4－11）。合并RE－COVER受试人群，疗效的HR是1.09（95％CI 0.76～1.57），严重出血的HR是0.73（95％CI 0.48～1.11）。达比加群酯血浆峰浓度时间为1.5～2.0小时，达平台后其半衰期为14～17小时，生物利用度7.2％，部分经肝脏代谢，从粪便中排泄，与细胞色素P450不相关，无拮抗剂，约80％经肾脏排泄，因而有显著肾功能损害的患者禁用。

对13个随机对照试验的荟萃分析表明，达比加群可使总的心肌梗死的风险增加34％，该风险主要是在与华法林作对比（增加41％）时呈现的。目前对使用较少剂量的达比加群（110mg，一日2次）能否降低心肌梗死的风险尚未有结论。

（二）利伐沙班

利伐沙班（rivaroxaban）是Ⅹa因子直接抑制剂，于2012年12月被美国FDA批准用于肺栓塞和DVT的治疗和预防复发。在EINSTEIN－DVT和EINSTEIN－PE试验中，使用随机的、开放标签、非劣效设计，比较单用利伐沙班（15mg，每日两次3周，随后20mg，每日一次）的疗法与伊诺肝素/华法林治疗VTE的疗效和安全性。EINSTEIN－PE试验纳入4832例有症状的急性肺栓塞患者，伴有或不伴有DVT。主要疗效结局是有症状的VTE的复发，利伐沙班并不劣于标准治疗（HR 1.12，95％CI 0.75～1.68）。两组主要安全结局（严重出血或有临床意义的非严重出血）发生率相似（利伐沙班HR 0.90，95％CI 0.76～1.07）（表4－11），但与标准治疗组相比，利伐沙班组的严重出血较少（1.1％ vs 2.2％，HR 0.49，95％CI 0.31～0.79），特别是对于老年人和有中度肾衰竭的患者。

（三）阿哌沙班

阿哌沙班（apixaban）为Ⅹa因子直接抑制剂，抗凝活性不依赖于抗凝血酶，直接结合Ⅹa因子的活性部位而发挥作用。可单独使用而不必先与肝素类重叠使用。阿哌沙班于2014年8月被批准用于肺栓塞的治疗。AMPLIFY研究比较了口服阿哌沙班（10mg，每日2次，用7天，随后5mg，每日2次）和常规治疗（伊诺肝素/华法林）的结果。纳入5395例患者，其中1836例有肺栓塞。主要疗效终点是有症状VTE的复发或VTE相关死亡。主要安全结局是大出血或大出血加有临床意义的非严重出血。主要疗效结局显示阿哌沙班并不次于常规治疗（RR 0.84，95％CI 0.60～1.18）。与常规治疗相比，阿哌沙班的大出血发生率较低（RR 0.31，95％CI 0.17～0.55，P＜0.001）（表4－11）。大出血和有临床意义的非严重出血的发生率在阿哌沙班组为4.3％，常规治疗组为9.7％（RR 0.44，95％CI 0.36～0.55，P＜0.001）。

（四）依度沙班

依度沙班（edoxaban）也属凝血因子Ⅹa抑制剂，2015年1月被FDA批准用于DYT和肺栓塞的治疗。Hokusai－VTE 研究对 8240 例先接受了至少 5 天普通肝素治疗的急性 VTE 患者(其中 3319 例有急性 PE),比较依度沙班和常规治疗的结果(表 4－11)。患者接受依度沙班 60mg 每日一次(肌酐清除率 30～50mL/min 或体重＜60kg 者剂量减为 30mg,每日一次)或华法林。用药 3～12 个月,所有患者随访 12 个月。主要疗效结局为有症状 VTE 的复发或致死性肺栓塞,依度沙班不亚于华法林(HR 0.89,95%CI 0.70～1.13)。主要安全结局严重出血或有临床意义的非严重出血,依度沙班组发生率较低(HR 0.81,95%CI 0.71～0.94,P＝0.604)。在 938 例急性肺栓塞和 NT－proBNP 升高(≥500pg/mL)的患者中,依度沙班组 VTE 复发率为 3.3%,华法林组为 6.2%(HR 0.52,95%CI 0.28～0.98)。依度沙班不亚于高质量的标准华法林治疗,对各种 VTE 患者,包括严重肺栓塞的患者均较少导致出血。

虽然新型抗凝药的临床研发取得了突破性进展,然而要完全取代华法林及注射用抗凝剂尚有许多待解决的问题:①新药价格较高。②缺乏测试抗凝活性的试验。③缺乏特异性拮抗剂。④对高危的 PE、中重度肾功能损害及老年患者的应用资料较少。⑤多数临床试验和随访期较短(不足 2 年),长期疗效及安全性均有待进一步的循证医学证据的积累。

三、抗凝治疗的疗程及并发症

(一)急性肺栓塞抗凝治疗的疗程

对首次有诱因的血栓栓塞患者,如卧床、手术、创伤,应该接受华法林治疗至少 3 个月。对于首次特发性(无诱因)血栓栓塞。2 个抗凝治疗研究均未发现 3 个月和 6 个月的抗凝治疗在复发率方面有什么差别。目前对这些患者推荐抗凝治疗至少 3 个月,3 个月后是否继续抗凝需要重新评估。

美国胸科医师协会第 9 版抗栓指南推荐对所有特发性血栓栓塞患者抗凝治疗 3 个月,而不是更短,3 个月后作延续抗凝治疗的风险－获益评估(1B 级)。对首次特发性 VTE 事件且出血风险为中低度的患者应延长抗凝疗程(2B 级)。对首次 VTE 事件且出血风险为高的患者抗凝疗程限于 3 个月(1B 级)。

对第二次特发性肺栓塞且出血风险为低或中的患者推荐延长抗凝治疗(分别为 1B 和 2B 级)。对第二次特发性肺栓塞且出血风险为高的患者,选择 3 个月的抗凝,不延长抗凝(2B 级)。

对有过肺栓塞同时存在不可逆危险因素,如抗凝血酶Ⅲ,蛋白 S 和蛋白 C 缺乏,因子Ⅴ莱顿突变,或者存在抗磷脂抗体,应长期抗凝。

有活动性肿瘤的肺栓塞患者因其肺栓塞和 DVT 复发的危险持续增高,其长期治疗是一个挑战。ACCP 的第 9 版指南推荐,如果肿瘤患者出血风险为中低度,应给予延续抗凝治疗而不是 3 个月的治疗。如果有活动性肿瘤同时出血风险高,仍然建议延续抗凝治疗,尽管支持证据较少(2B 级)。对肿瘤患者肺栓塞的长期治疗,推荐优先选用低分子肝素,维生素 K 拮抗剂如华法林。但有些肿瘤患者不愿选用低分子肝素,因为需要注射以及费用问题。对这些患者推荐选用维生素 K 拮抗剂如华法林,而不是达比加群或利伐沙班(2C 级)。

(二)抗凝治疗禁忌证

抗凝治疗的禁忌证包括大的活动性消化性溃疡,最近外科手术,创伤,颅内出血,裂孔疝,严重肝肾功能不全,凝血功能障碍,未控制的高血压,感染性心内膜炎,肝素过敏,妊娠,视网膜病变,以及酒精中毒。对于确诊急性肺栓塞的患者,以上的禁忌证均属于相对禁忌证,在抗凝之前要考虑患者的风险/获益比。

(三)抗凝治疗的并发症

1.出血　出血是抗凝治疗最重要的并发症,可以表现为皮肤紫斑、咯血、血尿,或穿刺部位、胃肠道和阴道出血。年龄越大出血的风险就越大,应当检查血小板计数和其他凝血指标。

应用肝素过程中如出现严重的出血,除了支持疗法和输新鲜血外,还可给予抗肝素治疗。普通肝素的抗凝作用可以被鱼精蛋白中和。鱼精蛋白能与肝素结合而形成稳定的盐。1mg 鱼精蛋白可中和大约 100U 普通肝素。因此 5000U 的肝素大约需要 50mg 鱼精蛋白来中和。当静脉滴注肝素时,因为肝素的半衰期短(约 60 分钟),只需把前几小时给予的肝素剂量计算在内。如:普通肝素 1250U/h 静脉滴注的患者要中和肝素的抗凝作用约需要鱼精蛋白 30mg。APTT 值可评估抗肝素治疗的效果。应用低分子肝素一旦出现出血,停药后凝血能较快恢复,必要时用硫酸鱼精蛋白 0.6mg 可拮抗 LMWH 0.1mL。应用鱼精蛋白有时可出现低血压和窦性心动过缓等严重不良反应,通过减慢给药速度(>1～3 分钟)可减少其发生。有输精管切除史、含鱼精蛋白胰岛素注射史、对鱼有过敏史的患者,形成抗鱼精蛋白抗体和发生过敏反应的风险增加。鱼精蛋白过敏风险较高的患者可预先给予糖皮质激素和抗组胺药物。

华法林过量引起的出血,停药 2 天凝血功能可恢复,如同时应用维生素 K_1 10mg 皮下或静脉注射,24 小时内可终止抗凝作用;紧急情况下,输新鲜血浆或浓缩凝血因子能迅速终止出血。

2.皮肤坏死　华法林可引起一些不良皮肤反应,如瘀斑、紫癜、出血性坏死、斑丘疹或水泡样荨麻疹隆起,皮肤坏死。Kipen 于 1961 年发现美国第 1 例皮肤坏死并发症,迄今报道已达 300 例,发生率为 0.01%～0.1%。常先表现为麻木或压迫感,伴边界不清的红斑。病灶突起疼痛,局限,常呈出血或红斑,在真皮和皮下层出现水肿,呈橘皮样征象。在最初 24 小时,在受累皮肤范围内出现瘀点和出血性大泡,后者提示损害已属不可逆性,全层皮肤坏死是不可避免的终末期结果。痂皮脱落后留有深及皮下脂肪层的缺损,范围小的可自行愈合,较大的常需清创和植皮治疗。本并发症常见于中年围绝经期妇女。一旦出现,应立即停用华法林。

3.肝素过敏　肝素、低分子肝素来源于猪黏膜提取物,里面不可避免的会有一些杂质、过敏原,可引起过敏反应。由抗凝药引发的严重肝素过敏反应虽然临床较少见,但由于此类药物使用广泛,一旦发生过敏反应会对患者的治疗策略、安全带来诸多困扰。

轻症患者常表现为皮肤潮红、发痒、心悸、皮疹,严重者可出现呼吸困难,休克或死亡。一旦发生应立即停用肝素,尽可能的多饮水。轻度的口服抗过敏药物如氯雷他定,部分需要加口服抗炎药物如泼尼松,重度需要静脉使用糖皮质激素,皮疹常需局部处理。

磺达肝癸钠是纯化学合成的高亲和力的戊糖结构,完全为化学合成,不含来源于动物的成分,减少了病原微生物污染和过敏的潜在风险,在临床疗效和安全性方面有着明显的优势。

四、肝素诱导血小板减少

肝素诱导血小板减少症(HIT)是肝素治疗的并发症,有 2 个类型。1 型发生于使用肝素

2天后，继续使用肝素血小板计数可恢复正常。是由于肝素对血小板的直接激活所致，属于非免疫性疾病。2型是一种免疫性疾病，通常发生在使用肝素后4～10天期间，主要病变为血栓性并发症，血栓多数累及肢体，严重者可危及生命。在医疗实践中，肝素诱导血小板减少症通常是指2型HIT。

（一）发病机制

HIT是免疫介导的药物不良反应，导致静脉和动脉血栓形成风险的升高。肝素可诱发IgG抗体形成，抗体可识别在血小板表面形成的血小板因子4(PF4)和肝素的多分子复合物。这些复合物与血小板的FcⅡa(IgG)受体相结合，导致血小板的激活并释放促凝血的血小板微粒。最终的结果是凝血酶的大量形成，静脉和动脉血栓形成，为HIT的典型表现。HIT的危险因素包括肝素的种类和使用时间，患者的易感性，创伤严重程度，性别。肝素/PF4复合物的化学计量上的不同被认为可以解释HIT在接受普通肝素(UFH)的患者比接受低分子肝素或磺达肝癸钠患者相比高10倍的原因。接受心脏或矫形外科手术同时使用普通肝素的患者HIT的风险(1%～5%)比内科或产科患者(0.1%～1%)高。女性HIT的风险大约是男性的两倍。HIT发病率与不同患者群体及所用的肝素的关系见表4－12。

表4－12　根据患者群体及所用肝素估计HIT发病率

患者群体(用药至少4天)	HIT发病率(%)
术后患者	
肝素，预防剂量	1～5
肝素，治疗剂量	1～5
肝素，冲管	0.1～1
LMWH，预防或治疗剂量	0.1～1
心脏手术患者	1～3
内科患者	
癌症患者	1
肝素，预防或治疗剂量	0.1～1
LMWH，预防或治疗剂量	0.6
ICU患者	0.4
肝素，冲管	<0.1
产科患者	<0.1

（二）临床表现

当正在接受肝素治疗的患者出现血小板计数减少，特别是如果下降超过基数的50%，即使血小板计数仍高于正常低值150×10^9/L，必须怀疑HIT。临床上，HIT可表现为在肝素注射部位的皮肤病变，或在肝素静脉注射后出现急性全身性反应：寒战、发热、呼吸困难、胸痛。

不像其他类型的血小板减少症，HIT一般不会导致明显出血。相反，最常表现为静脉血栓栓塞症，如深静脉血栓形成、肺栓塞；也可表现为动脉血栓形成，如心肌梗死。因此，该病有时被称为肝素诱导血小板减少症伴血栓形成(heparin－induced thrombocytopenia and thrombosis，HITT)。

HIT患者血小板下降发生于开始用肝素后第5至10天(用肝素的第一天＝0天)，特别是当肝素在围术期使用时，为 HIT 的典型表现。“爆发性 HIT”指的是血小板计数在 24 小时内突然下降，发生在那些最近，通常在过去的一个月，有时长达 100 天之前用过肝素，体内已经产生循环的 HIT 抗体的患者。有时血小板减少可于停用肝素后 3 周发生(延迟性 HIT)。虽然血小板减少是 HIT 最常见的表现，高达 25%的 HIT 患者血栓形成先于血小板减少。

虽然约 50%的接受心脏手术的患者可产生 HIT 抗体，只有 1%～2%会发生临床 HIT(血小板减少伴或不伴血栓形成)。在一般情况下，体外循环(CPB)术后血小板计数马上下降约 38%，术后 1～2 天继续下降，然后以连续的方式上升到超过术前水平。下列两种情况应注意心脏术后 HIT 的可能：术后 4 天(手术当天＝0 天)以上出现的血小板计数下降，以及术后持续 4 天以上的血小板减少。

HIT 最常见的并发症是静脉血栓形成。17%～55%未经治疗的血小板减少的患者发展为 DVT 或肺栓塞。动脉血栓事件，包括肢体动脉血栓形成，血栓性脑卒中，心肌梗死(MI)也可发生，但较少见(3%～10%)。心脏手术后，大多数 HIT 相关的血栓事件为动脉性。

HIT 较少见的表现有：静脉性肢体坏疽、肝素注射部位发生坏死性皮肤病变、肾上腺出血性坏死(由于肾上腺静脉血栓形成)，和在肝素静脉注射后 30 分钟内出现急性全身反应：发热/寒战、心动过速、高血压、呼吸困难、心跳呼吸骤停。HIT 也可以并发弥散性血管内凝血，其严重程度足以耗尽纤维蛋白原。尽管有严重血小板减少，最低值很少低于 20×10^9/L。瘀斑或出血的其他表现罕见。

(三)肝素诱导血小板减少的实验室检查

有多种实验室检查项目被用于 HIT 的诊断。专业凝血实验室有八种不同的检查项目。根据测定的终点这些检查可分为两大类：①抗原测定，检测 HIT 抗体的存在。②功能测定，检测在有肝素存在时血小板被 HIT 抗体活化的证据。有 HIT 抗体形成(血清转化)的患者中只有小部分出现血小板减少，更小部分出现血栓。抗原检测最常用酶联免疫吸附试验(ELISA)，检测对 PF4/肝素或 PF4/聚磺酸盐起反应的抗体，对诊断 HIT 非常灵敏，因其检测的是血清转化。然而所检测的抗体并不全都导致临床 HIT。因此，这些检测方法的特异性仅为中等。相比之下，功能分析如血清素释放试验(SRA)和肝素诱导的血小板活化(HIPA)，因为只检测能激活血小板的抗体，对诊断 HIT 灵敏而且特异性提高。

经洗涤血小板 SRA 和 HIPA 是公认的 HIT 标准检测方法。然而，这些检查只是在少数中心才能进行，因技术要求高，需要抽取已知有反应的供体的人血小板，SRA 需要使用辐射。大多数临床中心使用市售的 ELISA 试剂盒，不存在这些限制。该法的主要缺点是可能造成过度诊断，因不致病的抗体也可被检测出。仅检测 IgG 抗体的 ELISA 试剂盒诊断 HIT 有较好的特异性。因 IgM 和 IgA 抗体并不导致 HIT。

HIT 恢复期的患者，从血小板的完全恢复到 HIT 抗体的消失之间会有几周的时间滞后(亚急性 HIT)，特别是当用 ELISA 血清学检测时。这些患者如果重新使用肝素可能有产生爆发型 HIT 的风险，除非洗涤血小板 SRA 或 HIPA 是阴性，ELISA 结果仅仅是弱阳性，或者强阳性是由不能激活血小板的 IgM 或 IgA 抗体的存在所致。

比 ELISA 更快出结果(15 分钟 vs 3.5 小时)的商业抗原的检测设备已进入市场。这些检测方法的一种——ID－PaGIA 肝素/PF4 抗体试验(DiaMed)，是一种凝胶离心测定法，利用抗体与抗原(PF4/heparin)包被的高密度红色聚苯乙烯珠相结合。这个方法可以在任何一个使用凝胶离心系统进行红细胞抗体筛选的血库进行。

（四）肝素诱导血小板减少的诊断和鉴别诊断

肝素诱导的血小板减少症（HIT）的诊断较为困难，漏诊和过度诊断都存在潜在的危险：漏诊 HIT 可增加血栓形成风险，导致需要截肢，甚至死亡；而误诊可能导致大出血（对血小板减少的患者换用另外一种抗凝药），或血栓形成（不必要地停用肝素治疗）。肝素诱导的血小板减少症有下列 3 个特点，有助于与其他原因引起的血小板减少相鉴别：①血小板减少出现的时间：大多数患者血小板计数减少发生于肝素治疗的第 5～14 天。②血小板减少的严重程度通常是轻度至中度，血小板计数很少低于 $15\times10^9/L$。③血小板减少的同时出现大静脉或大动脉的血栓形成，高达 25％的患者血栓形成早于血小板减少。

HIT 的诊断需结合临床表现、血小板减少和实验室 HIT 抗体的检查。由于 HIT 实验室检查的结果往往滞后，而对患者处理的决策往往必须立即作出（不作治疗血栓形成的发生率大约是每天 5％）。另一方面，实验室经常发现 HIT 抗体，但不能据此诊断 HIT。因此，临床评估在 HIT 的诊断中起着重要的作用。

Cuker A 等报道使用临床预测系统（4Ts 评分）来帮助确定发生 HIT 的概率（表 4－13）。回顾和荟萃分析发现，4Ts 评分为低概率者可以排除 HIT，其阴性预测值为 0.998（95％CI 0.970～1.000）；评分为中概率的阳性预测值为 0.14（95％CI 0.09～0.22）；高概率的阳性预测值为 0.64（95％CI 0.40～0.82）。Berry 对外科 ICU 患者的回顾性研究发现，4Ts 评分为低概率者实验室检查结果 8.6％HIT 抗体阳性；而评分为 6～8 分的高概率者有 57％HIT 抗体阴性。他们的结论是，不应该单纯依赖 4Ts 来决定 HIT 的检验或治疗。

表 4－13　肝素诱导血小板减少症的 4Ts 评分

4Ts 评分	评分		
	2 分	1 分	0 分
血小板减少	下降＞50％加上最低血小板≥20×10^9～$100\times10^9/L$	下降 30％～50％或最低血小板 10×10^9～$19\times10^9/L$	下降＜30％或最低血小板＜$10\times10^9/L$
发生血小板降低的时间	肯定是在第 5～10 天发生；如果过去 30 天内用过肝素，则≤1 天	可符合在第 5～10 天，但不肯定（如没作血小板计数）；10 天后或者≤1 天，如果过去 30～100 天用过肝素。	≤4 天，最近没用过肝素
血栓形成或其他症状	证实有新的血栓形成；皮肤坏死；使用普通肝素后发生急性全身反应	进行性或复发性血栓；非坏死性皮肤红斑性病变；怀疑血栓形成（未证实）	无
血小板减少的其他原因	没有	可能	肯定

注：评分和相应患 HIT 的概率：1～3 分：低概率；4～5 分：中概率；6～8 分：高概率

HIT 的鉴别诊断包括：脓毒症合并弥散性血管内凝血（DIC）；肝脏疾病导致脾功能亢进；其他药物所致血小板减少；免疫性血小板减少性紫癜（ITP）；其他血小板减少性疾病（例如输血后紫癜）；血液稀释（例如大量输血）。

（五）治疗

一旦怀疑肝素诱导血小板减少症，应马上停用所有的肝素制剂及含肝素产品，包括导管肝素冲洗和肝素涂层导管，并代之以非肝素抗凝治疗，即使临床上血栓并不明显。HIT 患者，不管有没有血栓形成，应选用重组水蛭素（lepirudin）、阿加曲班（argatroban）、达那肝素（danaparoid）（表 4－14），不应该继续使用肝素、低分子肝素、维生素 K 拮抗剂（1C）。

表 4－14　用于治疗 HIT 的抗凝药

特征	重组水蛭素（lepirudin）	阿加曲班（argatroban）	达那肝素（danaparoid）	比伐卢定（bivalirudin）	磺达肝癸钠（fondaparinux）
靶目标	凝血酶	凝血酶	因子Ⅹa（为主）	凝血酶	因子Ⅹa
半衰期	80 分钟	40～50 分钟	24 小时	25 分钟	17～20 小时
清除	肾	肝胆	肾	酶（80％） 肾（20％）	肾
批准用于 HIT 患者[a]	治疗	治疗/PCI	治疗	PCI/心脏手术	无
用法	IV，SC	IV	IV，SC	IV	SC
监测	APTT	APTT	抗－Ⅹa 水平	APTT	抗－Ⅹa 水平
	蝰蛇毒凝血时间（ECT）（大剂量）	活化凝血时间（ACT）		蝰蛇毒凝血时间或活化凝血时间（ACT 或 ECT）（大剂量）	
对 INR 影响	＋	＋＋＋	0	＋＋	0
免疫学特征	40％～60％重组水蛭素抗体[b]	无	5％与 HIT 抗体有交叉反应[c]	可能与抗重组水蛭素抗体交叉反应	可导致 HIT[d]
拮抗剂	无	无	无	无	无
通过胎盘	不清楚[e]	不清楚[e]	否[e]	不清楚[e]	是[e]
可否透析	高通量透析器	20％	是	25％	20％

注：ACT＝活化凝血时间（activated clotting time）；ECT＝蝰蛇毒凝血时间（ecarin clotting time）；IV＝静脉注射（intravenous infusion）；SC＝皮下注射（subcutaneous injection）；[a] 部分国家；[b] 有报道致死性变态反应，因此患者只能使用该药一次；[c] 临床意义不清楚，不常规推荐作交叉反应试验；[d] 仅病例报告；[e]FDA 妊娠级别 B

在 HIT 患者，华法林可能产生微血栓。这些患者的 INR 通常大于 4，相当于严重的蛋白 C 的消耗。华法林的使用应推迟，直到血小板明显恢复。如果在诊断 HIT 时已经开始维生素 K 拮抗剂，指南建议停止使用，同时给予维生素 K（2C 级）。如果 HIT 已被证实，必须等到血小板计数恢复到至少 150×10^9/L 才可以使用维生素 K 拮抗剂（1C 级），而且必须从低剂量开始（例如华法林 5mg），同时使用非肝素类抗凝药至少五天，直至 INR 到达目标范围（1C 级）。如果有血栓形成的 HIT 患者有肾衰竭，应选用阿加曲班，优于其他非肝素抗凝剂（2C 级）。不同临床情况下肝素诱导血小板减少的治疗见表 4－15。

表 4—15 不同临床情况下肝素诱导血小板减少的处理

		人群	措施	级别
接受肝素治疗患者 HIT 的筛查				
2.1		HIT 风险>1%	从第 4 天到第 14 天，或直到肝素结束，每 2～3 天作血小板计数	2C
		HIT 风险<1%	不必监测血小板计数	2C
HITT(HIT 伴血栓栓塞)的处理				
3.1		高度怀疑或确诊 HIT 伴血栓栓塞(HITT)	非肝素类抗凝血药：重组水蛭素，阿加曲班，达那肝素，不继续使用肝素或 LMWH 或开始/继续使用 VKA	1C
3.2			肾功能正常：阿加曲班、重组水蛭素、达那肝素。肾功能不全：阿加曲班	2C
3.3			血小板严重减少者，仅在有出血或需要作侵入性操作，出血风险高时才输血小板	2C
3.4	3.4.1	高度怀疑或确诊 HIT 伴血栓栓塞(HITT)	反对血小板显著升高(至少达 150×10^9/L)之前开始 VKA，同时 VKA 以较低的剂量(华法林最高 5mg)，而不是较高剂量开始	1C
	3.4.2			
3.5			诊断 HIT 时 VKA 治疗已经开始，应给予拮抗剂维生素 K	2C
			确诊 HIT 的患者，推荐 VKA 与非肝素类抗凝药重叠至少 5 天，直到 INR 达标；推荐在非肝素类抗凝药的作用消失后，复查 INR	1C
单纯 HIT(HIT 而没有血栓栓塞)的处理				
4.1		高度怀疑或确诊 HIT，没有血栓栓塞(HITT)	推荐：重组水蛭素，阿加曲班，达那肝素，不推荐继续使用肝素或低分子肝素或启用/继续使用 VKA	1C
4.2			肾功能正常，建议：阿加曲班、重组水蛭素、达那肝素	2C
特别情况下急性 HIT(PT 减少，HIT 抗体+)和亚急性 HIT(PT 恢复，HIT 抗体−)的处理				
5.1	5.1.1	紧急心脏手术	比伐卢定，不用其他非肝素类抗凝药，不用肝素加上抗血小板药	2C
	5.1.2	非紧急心脏手术	推迟手术，直到 HIT 消失，HIT 抗体阴性	2C
5.2		经皮冠脉介入	比伐卢定(2B 级)、阿加曲班(2C 级)	
5.3	5.3.1	肾脏替代治疗	阿加曲班，达那肝素，不用其他非肝素类抗凝剂	2C
	5.3.2	HIT 的既往史需持续肾脏替代治疗或导管夹管	局部使用枸橼酸盐，而不是肝素或低分子肝素	2C
5.4		妊娠	达那肝素，不用其他非肝素类抗凝剂。(2C)。仅在没有达那肝素时才使用重组水蛭素或磺达肝癸钠(2C)	
有 HIT 既往史患者的处理				
6.1	6.1.1	肝素抗体已消失，心脏手术	肝素，只能短期使用，不用非肝素类抗凝剂	2C
	6.1.2	肝素抗体未消失，心脏手术	非肝素类抗凝药比伐卢定(见 5.1.1)，而不是肝素或低分子肝素	2C
6.2		肝素抗体已消失，需要接受心导管检查或经皮冠脉介入	比伐卢定(2B 级)，阿加曲班(2C 级)	
6.3		急性血栓形成(与 HIT 无关)，肾功能正常	全治疗剂量的磺达肝癸钠，直至实现向 VKA 的过渡	2C

注：HIT：肝素诱导血小板减少；HITT：肝素诱导血小板减少伴血栓形成；LMWH：低分子肝素；PT：血小板；VKA：维生素 K 拮抗剂

(六)预后

肝素诱导的血小板减少症的死亡率高达20%,另外20%的患者存活但遗留严重的并发症,包括肢体的缺损或脑卒中后遗症。近来在早期诊断和治疗方面的进步已导致预后的改善,但死亡率和并发症率仍高达6%~10%。

(老景东)

第九节　溶栓治疗

一、溶栓治疗的适应证和禁忌证

(一)溶栓治疗的适应证

溶栓治疗的适应证是急性肺栓塞合并血流动力学不稳定,收缩压<90mmHg,或者较基础值下降40mmHg,持续15分钟以上。同时出血风险低。美国胸科医师协会抗栓指南第9版建议对急性肺栓塞合并低血压(收缩压<90mmHg)而且出血风险低的患者,给予系统性溶栓治疗,优于没有全身溶栓治疗(2C级)。欧洲心脏病学会2014年版肺栓塞诊疗指南推荐对高危肺栓塞患者进行溶栓治疗。溶栓治疗比单用普通肝素抗凝治疗可更快地恢复肺血流灌注,早期解除肺血管阻塞,加快肺动脉压力和肺血管阻力的下降,改善右心室功能。溶栓治疗对血流动力学的益处仅局限于最初几天,在存活的病例中,治疗后一星期的差别便不再明显。因此,有溶栓指征的病例宜尽早进行,症状出现后48小时内溶栓效果最佳。溶栓时间窗通常定为出现症状14天以内。

对没有血流动力学损害的中危肺栓塞患者溶栓治疗的利弊多年来仍然存在争议。一项专门针对中危肺栓塞患者溶栓治疗的PEITHO研究,是一多中心、随机双盲对照研究,比较肝素加替奈普酶和肝素加安慰剂治疗的结果。纳入对象为急性肺栓塞,经超声心动图或CT肺动脉造影(CTPA)证实有右心功能不全,同时经肌钙蛋白I或T检测证实有心肌损伤的患者,共纳入1006例。主要疗效终点是:随机后7天内全因死亡或血流动力学失代偿,主要安全性终点是大出血和脑卒中,结果见表4-16。该研究的结论显示,对中危肺栓塞患者,溶栓治疗可以预防血流动力学失代偿,但增加大出血和脑卒中的危险,特别是75岁以上的患者。为了对比溶栓治疗与抗凝治疗对急性肺栓塞,包括中危肺栓塞的患者在存活率方面的获益和出血的危险。Chatterjee S等对从开始有溶栓治疗到2014年4月10日的医疗文献数据库PubMed、the Cochrane Library、EMBASE等进行搜索,找到16个符合条件的随机对照试验(RCTs),共2115例患者的资料进行荟萃分析。其中低危肺栓塞210例(9.93%),中危肺栓塞1499例(70.87%),高危肺栓塞31例(1.47%),不能归类385例(18.20%)。结果发现溶栓治疗可降低全因死亡率,在平均81.7天的随访期间,溶栓治疗队列死亡率2.17%(23/1061),抗凝治疗队列死亡率3.89%(41/1054)(OR 0.53,95%CI 0.32~0.88)。NNT(number needed to treat)=59,要救活一个患者需治疗59个患者。溶栓治疗组的大出血发生率9.24%(98/1061),抗凝组3.42%(36/1054),溶栓治疗具有较大的大出血风险(OR 2.73,95%CI 1.91~3.91),NNH(number needed to harm)=18,平均每18例溶检治疗就出现一例大出血。溶栓组颅内出血发生率1.46%(15/1024),抗凝组0.19%(2/1019),(OR 4.63,95%CI 1.78~12.04,NNH 78,95%CI 48~206)。但对65岁或以下的患者,大出血发生率并没有明显上升(OR 1.25,95%CI 0.50~3.14)。结论是:对于急性肺栓塞,包括血流动力学稳定而有右心室功能不全(中高危肺栓塞)的患者,溶栓治疗降低全因死亡率,但增加大出血和颅内出血的危险。该结论并不适用于没有右心室功能不全的血流动力学稳定的患者。

表4—16 中危肺栓塞溶栓治疗PEITHO研究主要结果

	替奈普酶(n=506)	安慰剂(n=499)	比值比(95%CI)	P
疗效终点				
死亡或血流动力学失代偿例数(百分比)	13(2.6)	28(5.6)	0.44(0.23~0.87)	0.02
全因死亡例数(百分比)	6(1.2)	9(1.8)	0.65(0.23~1.85)	0.42
血流动力学失代偿例数(百分比)	8(1.6)	25(5.0)	0.30(0.14~0.68)	0.002
安全性终点				
颅脑外大出血例数(百分比)	32(6.3)	6(1.2)	5.55(2.3~13.39)	<0.001
脑卒中例数(百分比)	12(2.4)	1(0.2)	12.1(1.57~93.39)	0.003
出血性脑卒中例数(百分比)	10(2.0)	1(0.2)		

基于上述研究结果,2014年版欧洲心脏病学会肺栓塞指南对有关中危肺栓塞的治疗作了修订。2008年指南对非高危肺栓塞患者不推荐常规溶栓治疗,但对经选择的中危患者,全面评估出血风险之后,也可考虑溶栓。该指南仅提到“经选择的中危患者”,而并没有具体讲明如何选择,这就给临床医生留下了很大的酌情空间。2014年版指南修改为对中危肺栓塞患者应进一步分层,细分为中高危和中低危。根据PEITHO研究,对中高危肺栓塞患者进行溶栓治疗与抗凝治疗相比,可以预防血流动力学失代偿,但同时也增加出血的危险,推荐对中高危患者密切监测,早期发现血流动力学失代偿的征象,及时进行补救性再灌注治疗(ⅠC):首选溶栓疗治疗(Ⅱa B)。对中低危肺栓塞患者不考虑溶栓治疗。而美国胸内科医师学会(ACCP)有关抗栓指南第九版(2012)则提出对没有低血压的肺栓塞患者,如果出血风险低,开始时的临床表现和开始抗凝后的病程提示出现低血压的危险性高,建议溶栓治疗(2C)。是否溶栓,关键是要评估肺栓塞的严重程度、预后、出血的危险性。大多数没有低血压的急性肺栓塞患者不推荐溶栓(1C)。这些指南,虽然比以往版本有所细化,但总的来说可操作性并不强。对具体患者,还是需要根据临床医生的经验、医院的条件、患者的整体情况,权衡利弊,以个案为基础作出决定。

(二)溶栓治疗的禁忌证

溶栓治疗的禁忌证见表4—17。重症监护病区的患者更容易出现出血的并发症,这是因为重症监护的患者可能存在潜在的、临床未发现的出血部位,如已形成血凝块的上消化道出血。全身溶栓治疗就会把这些“好”的栓子溶解,导致出血并发症。此外,溶栓治疗还可增加留置导管危重患者出血的危险。

表 4－17 溶栓治疗的禁忌证

绝对禁忌证[a]
·任何时候的出血性卒中或来源不明的卒中
·近 6 个月内缺血性脑卒中
·中枢神经系统损伤或肿瘤
·近 3 周内重大外伤/手术/头部创伤
·近一个月内消化道出血
·已知的出血风险
相对禁忌证
·近 6 个月内短暂性脑缺血性卒中
·口服抗凝治疗
·妊娠或产后一周内
·不能压迫部位的穿刺
·创伤复苏
·顽固高血压(收缩压大于 180mmHg)
·晚期肝病
·感染性心内膜炎
·活动性消化性溃疡

注：[a] 如果存在可能立即危及生命的高危肺栓塞，溶栓治疗的绝对禁忌证均变为相对禁忌证

二、溶栓药物

(一)溶栓药物的分类

目前使用的溶栓药物是丝氨酸蛋白酶，通过将纤维蛋白溶酶原转换成为纤维蛋白溶酶而起作用。纤维蛋白溶酶分解血凝块中的纤维蛋白原和纤维蛋白，发挥溶解血凝块的作用。

溶栓疗法的应用始于 1933 年，当时发现某些链球菌菌株(β－溶血性链球菌)肉汤培养物的滤液能溶解纤维蛋白凝块。链激酶最初的临床应用是纤维素性胸膜炎、血胸和结核性脑膜炎。1958 年链激酶首次被用于急性心肌梗死(AMI)，才改变了其应用方向。1986 年意大利的 GISSI 研究才确定链激酶治疗急性心肌梗死的疗效。

1947 年首次报道人尿具有纤溶的潜力，其活性成分被命名为尿激酶。与链激酶不同，尿激酶不具抗原性，能直接激活纤溶酶原，形成纤维蛋白溶酶。

组织型纤溶酶原激活剂(tPA)是一种存在于血管内皮细胞的天然纤溶剂，参与血栓形成和溶栓之间的平衡。tPA 对纤维素有明显的特异性和亲和力。在血栓部位，tPA 和纤维素表面的纤溶酶原相结合，诱发结构的变化，促使纤溶酶原转化为纤维蛋白溶酶，溶解血栓。

溶栓药物有时也被称为血浆纤维蛋白溶酶原激活剂，有 2 大类：

1. 纤维蛋白特异性溶栓药　该类药物在有纤维蛋白存在时，与纤溶酶原的亲和力可增至 600 倍左右，而无纤维蛋白存在时，纤溶酶原活性很少被激活，所以引起出血的不良反应明显减少。目前该类药物的代表有阿替普酶(alteplase，rt－PA)，瑞替普酶(reteplase，r－PA)和替奈普酶(tenecteplase)。

2. 非纤维蛋白特异性溶栓药　第一代的溶栓药都属于非纤维蛋白特异性的溶栓药，其激活纤溶酶原的作用不受纤维蛋白的影响，所以引起出血及严重出血等不良反应较多。包括尿激酶、链激酶、尿激酶原（prourokinase）。

（二）纤维蛋白特异性溶栓药

1. 阿替普酶（rt—PA）　阿替普酶是第一个重组组织型纤溶酶原激活剂，与天然的 rt—PA 相同。在体内，组织型纤溶酶原激活剂由血管内皮细胞合成。它是生理的溶栓剂，可以预防体内过多的血栓形成。

阿替普酶具纤维蛋白特异性，其血浆半衰期 4～6 分钟。常被用于冠状动脉血栓、肺栓塞和急性缺血性脑卒中（AIS）的治疗。阿替普酶已被 FDA 批准用于治疗 ST 段抬高心肌梗死（STEMI）、AIS、急性大面积肺栓塞和中央静脉导管堵塞的溶栓，也是目前是唯一被批准用于 AIS 溶栓的药物。

理论上，阿替普酶只是在纤维蛋白凝块的表面才有效。然而在实践中它有系统性溶解血栓的作用，血液循环中可发现中量的纤维蛋白降解产物，具有相当大的全身性出血的风险。阿替普酶在必要时可以重复使用，没有抗原性，几乎从未发现有过敏反应。

2. 瑞替普酶（r—PA）　瑞替普酶是第二代重组组织型纤溶酶原激活剂。瑞替普酶起作用更快，出血风险比第一代阿替普酶低。它是一种合成的非糖基化的 rt—PA 突变蛋白，含有天然 rt—PA 527 个氨基酸中的 355 个。该药是在大肠杆菌中通过 DNA 重组技术而产生的。

瑞替普酶不像天然 rt—PA 那样与纤维蛋白紧密结合，它可以更自由地扩散通过血凝块，而不是像 rt—PA 那样仅仅与血栓表面结合。在高浓度，瑞替普酶不会与纤维蛋白溶酶原竞争纤维蛋白结合部位，从而使纤维蛋白溶酶原可以在血凝块部位转化成为能溶解血栓的纤维蛋白溶酶。这些特性有助于解释使用瑞替普酶患者血块溶解比使用阿替普酶患者更快。

对分子的生化改造使瑞替普酶的半衰期延长（约 13～16 分钟），可以静脉注射。FDA 批准瑞替普酶用于急性心肌梗死，用法是 2 次静脉注射，每次 10U，在 2 分钟内注完，相隔 30 分钟。瑞替普酶这样的给药方法比阿替普酶更方便快捷，后者静脉注射后需静脉滴注。跟阿替普酶一样，瑞替普酶不具抗原性，必要时可以重复使用；几乎从未发现任何过敏反应。

3. 替奈普酶（tenecteplase）　美国 FDA 在 2000 年批准替奈普酶用于临床溶栓治疗，是最新被批准的溶栓药。它是用中国仓鼠卵巢细胞利用重组 DNA 技术而产生。其作用机制类似于阿替普酶，目前用于急性心肌梗死的治疗。

替奈普酶是包含 527 个氨基酸的糖蛋白（GP），经过对氨基酸分子数的不断修改而成。包括以苏氨酸代替谷氨酰胺，天门冬酰胺代替谷氨酰胺，以及在蛋白酶结构区域氨基酸的四丙氨酸置换。这些变化使替奈普酶血浆半衰期延长，对纤维蛋白的特异性增强。替奈普酶的半衰期可长达 130 分钟。主要通过肝脏代谢。此外，氨基酸修改的结果使替奈普酶可以一次注射用药，同时对纤维蛋白有高的特异性，出血副作用减少。

ASSENT—2 试验比较替奈普酶和阿替普酶治疗急性心肌梗死的疗效和安全性。发现使用替奈普酶 30 天的死亡率并不高于阿替普酶替奈普酶出血并发症较少，大出血较少（4.66％ vs 5.94％），并且较少需要输血（4.25％ vs 5.49％）。颅内出血率相似（0.93％ vs 0.94％）。随访研究表明，2 个治疗组 1 年后死亡率相似。

4. 去氨普酶（desmoteplase）　去氨普酶是一种新的纤溶酶原激活剂，最初在吸血蝙蝠的硬纤维唾液腺中发现。与其他纤溶酶原激活剂相比具有纤维蛋白特异性高、半衰期长、没有神经毒性和不活化β淀粉样蛋白等优点。

（三）非纤维蛋白特异性溶栓药

1.尿激酶　尿激酶是介入放射科医师最熟悉的溶栓药，也常用于外周血管内血栓和被堵塞的导管的溶栓治疗。

尿激酶是一种由肾实质细胞产生的生理溶栓剂。不像链激酶，尿激酶直接裂解纤溶酶原产生纤溶酶。如果从人尿中提纯，约需要1500L的尿液才能生产足够一个患者用的尿激酶。商品尿激酶也可通过组织培养生产，也可利用大肠杆菌培养通过重组DNA技术生产。

目前美国FDA批准的尿激酶使用指征只有大面积肺栓塞和肺栓塞伴血流动力学不稳定。但目前大量医疗机构也用其来作静脉和动脉血栓的局部溶栓。在血浆中，尿激酶半衰期约20分钟。过敏反应罕见，可以反复给药而无抗原性的问题。

2.链激酶　链激酶由β一溶血性链球菌产生。其本身并不是一个纤溶酶原激活剂，它与血液循环中的游离纤溶酶原（或纤溶酶）结合形成复合物，可以将额外的纤溶酶原转化为纤溶酶。在有纤维蛋白存在时链激酶活性并不增强。使用放射性链激酶研究证明有2种不同的清除率，“快”的半衰期约18分钟，“慢”的大约为83分钟。负荷量250000IU，超过30分钟静脉输注，继以100000IU/h，持续静脉滴注12～24小时。同时给予抗组织胺药物和氢化可的松以降低免疫反应。副作用包括寒战、发热、恶心，皮疹常见（20％）。大约10％的病例在治疗过程中或治疗后不久可发生血压和心率下降。晚期并发症包括紫癜、呼吸窘迫综合征、血清病、吉兰一巴雷综合征、血管炎、肾或肝功能不全。应用时必须备用肾上腺素和复苏器械。

由于链激酶是从链球菌所产生，链激酶通常不能在6个月内重复使用，因为它具有高度抗原性和高水平的抗链球菌抗体。链激酶是最便宜的溶栓药。但其高发的不良反应限制了其临床应用。

三、溶栓治疗的实施

（一）溶栓药物的选择和用法

目前美国FDA和欧洲心脏病学会（ESC）批准用于肺栓塞溶栓治疗的药物只有阿替普酶、尿激酶和链激酶，其使用方法见表4—18。

表4—18　肺栓塞溶栓方案

链激酶（streptokinase）	负荷量250000IU，30分钟内静脉滴注，继以100000IU/h，持续静脉滴注12～24小时
	快速方案：1500000IU，静脉滴注2小时
尿激酶（urokinase）	负荷剂量4400IU/kg，10分钟静脉推注，然后4400IU/（kg·h），静脉滴注12～24小时
	快速方案：3000000IU，静脉滴注2个小时
阿替普酶（rt—PA）	2小时内静脉滴注100mg；或者
	15分钟内0.6mg/kg（最大剂量50mg）

肺栓塞患者病情可迅速恶化，因此首选起作用快的阿替普酶，多个对比研究显示，阿替普酶2小时滴注比尿激酶或链激酶12小时滴注更有效而且见效更快。对尿激酶和链激酶也首选2小时的快速滴注方案，优于12～24小时的静脉滴注方案。在所有溶栓药中链激酶是最没有优势的，因其具有抗原性和其他副作用，导致大量患者因副作用而需要停药。

1.阿替普酶　FDA批准阿替普酶治疗肺栓塞的剂量为100mg，用法是连续输注2小时。先用15mg静脉注射，然后85mg在2小时内滴完。在滴注阿替普酶期间必需停止肝素滴注。

一些中心更喜欢用加速的 90 分钟的方案，似乎比 2 小时输注起效更快，更安全有效。对于体重小于 67kg 的患者，先静脉注射 15mg，然后 0.75mg/kg 在接下来的 30 分钟内给药（最大剂量 50mg），和 0.50mg/kg 在接下来的 60 分钟内给药（最大剂量 35mg）。对于体重超过 67kg 的患者，100mg 的剂量分为：先静脉注射 15mg，接下来的 30 分钟滴注 50mg，其后 60 分钟内滴注 35mg。

国内肺栓塞规范化诊治方法研究课题组阿替普酶的用法是：50mg 静脉点滴 2 小时或 100mg 静脉点滴 2 小时。认为 2 种剂量在疗效方面没什么差别，但 50mg 的治疗方案较 100mg 出血的发生率低。Zhang 等的系统和荟萃分析发现，低剂量 rt－PA（0.6mg/kg，最大 50mg 或固定剂量 50mg 静脉滴注 2 小时）与标准剂量（100mg 静脉滴注 2 小时）相比，标准剂量组有更多的大出血事件[OR 0.33，95%CI 0.12～0.91，P＝0.94，I(2)＝0%]，而肺栓塞复发或全因死亡率 2 组差别无统计学意义。Brandt K 等对 PubMed 从 1966 年 1 月到 2015 年的文献复习发现，TPA 导致的大出血并发症是剂量依赖性的，可发生于 6.4%的患者。临床试验证明低剂量 TPA 的安全性和疗效，尤其是对于低体重（小于 65kg）和有右心室功能不全的患者。此外，有病例报告低剂量 TPA 安全地用于出血风险高的患者，包括老年人、孕妇和手术患者。

在阿替普酶滴注结束或将近结束，APTT 小于基础值的 2 倍时，开始胃肠外抗凝治疗。

2. 瑞替普酶（reteplase）　FDA 尚未批准瑞替普酶用于急性心肌梗死以外的疾病，但瑞替普酶仍被广泛用于急性深静脉血栓和肺栓塞的治疗，所用剂量与批准用于急性心肌梗死患者相同：静脉注射 2 次，每次 10U，相隔 30 分钟。一个比较瑞替普酶和阿替普酶的前瞻随机研究发现：瑞替普酶组在用药后 1.5 小时总肺动脉阻力下降，而阿替普酶需要 2 小时。也有研究将阿替普酶分别与瑞替普酶和去氨普酶进行比较，结果是在血流动力学指标方面没大差别。

3. 尿激酶和链激酶的用法　见表 4－18。

（二）溶栓药与抗凝药的衔接问题

使用链激酶或尿激酶溶栓时，必须停止滴注普通肝素。溶栓治疗结束后，应每隔 2～4 小时监测 APTT，待 APTT 小于基础值的 2 倍或＜80 秒时，开始规范化肝素治疗。考虑到溶栓治疗潜在的出血危险以及可能需要马上停止或逆转肝素的抗凝效果，ESC 2014 年肺栓塞指南认为合理的做法是溶栓结束后，先用普通肝素继续抗凝几个小时，再转换为 LMWH 或磺达肝癸钠。可持续静脉滴注肝素（不必用负荷剂量），监测 APTT 使其维持在对照值的 1.5～2.5 倍。病情改善，血流动力学稳定后，可改为低分子肝素，此时不用检查 APIT。在用肝素或低分子肝素的同时，可以口服华法林。当 INR 达到 2.0～3.0 后，停用肝素或低分子肝素。开始溶栓时如果患者正在使用 LMWH 或磺达肝癸钠，则溶栓后普通肝素的滴注必须推迟至末次 LMWH 注射后 12 小时（LMWH 注射每天 2 次），或 LMWH 或磺达肝癸钠注射后 24 小时（LMWH 或磺达肝癸钠注射每天 1 次）。

（三）溶栓注意事项

1. 患者应绝对卧床休息。溶栓前常规检查血常规、血型、出凝血时间、活化部分凝血酶时间（APTT）、肝肾功能及血气分析等；配血并做好输血准备。在溶栓治疗前，对于曾经做动静脉穿刺的部位需要进行加压包扎，防止溶栓后发生出血。

2. 在溶栓过程中及溶栓治疗后需要密切监测患者的神志情况及肢体活动情况，以判断有无脑出血的发生。溶栓前要保留外周血管套管针，避免反复血管穿刺，溶栓期间应避免肌注和穿刺。确需穿刺深静脉时以动脉穿刺法进行，尽量不穿透血管的后壁。穿刺后需要充分压迫止血，压迫部位应在皮肤穿刺点的略上方，以防止未压到血管穿刺部位而发生局部血肿。需机械通气的患者，勿行气管切开。

3.溶栓后3天内需要每日监测血红蛋白、红细胞及尿常规和大便潜血等，以及时发现难以察觉的内脏出血，尤其是腹膜后出血。一旦发现血红蛋白有明显的下降，需要积极寻找原因，并采取相应措施。

4.溶栓治疗疗效的判断　溶栓治疗是否有效要根据患者血流动力学和氧合情况判断，而不是根据影像学检查栓子是否减少来判断。溶栓过程中要监测患者的症状、生命体征和氧合功能。如果溶栓后患者的血压逐渐恢复正常，血氧分压上升，则说明溶栓有效。溶栓后24小时可复查超声心动图，如果右心室缩小，估测的肺动脉压力降低，右心室壁运动幅度增大，进一步说明溶栓有效。不建议用心电图，CTPA作为判断疗效的指标。

5.二次溶栓问题　通常急性肺栓塞只需进行一次溶栓治疗即可取得理想效果。二次溶栓的情况非常少见。

当第一次溶栓血流动力学和氧合恢复后，如果再次出现血流动力学和氧合的异常，考虑为栓子再次脱落所致，可考虑进行第二次溶栓。

首次溶栓后，如果血流动力学稳定，则继续抗凝治疗，不必急于复查CT肺动脉造影，即使CTPA发现肺动脉血栓负荷仍较大，建议仍继续抗凝治疗。

如果首次溶栓后血流动力学仍不稳定，则应在第二次溶栓或手术取栓之间权衡。与第二次溶栓相关的问题如指征、时机、方案等目前尚无统一的共识。如果首次溶栓治疗效果不满意但不适合作介入治疗，或溶栓治疗后出现新的较大面积的肺栓塞，或医院不具备介入治疗的条件，加上首次溶栓时未发生出血并发症，可考虑第二次溶栓。第二次溶栓应在首次溶栓复查后，通常是在第一次溶栓结束后24小时，存在上述情况时进行。除链激酶外，第二次溶栓可使用与第一次相同的溶栓药，也可以更换另一种，剂量通常小于第一次。

6.肺栓塞并发咯血，如具备下列情况仍可考虑溶栓，①血流动力学不稳。②无溶栓禁忌证或潜在性出血性疾病。此时应常规配血，准备新鲜冷冻血浆和对抗纤溶酶原活性的药物如氨基己酸等。

(四)经验性溶栓和心肺复苏过程中的溶栓问题

1.经验性溶栓　如前所述，溶栓应尽可能在确诊的前提下进行。但对某些血流动力学不稳的患者必要时可作经验性溶栓，特别是当临床上肺栓塞可能性非常高：存在肺血栓栓塞的高危因素，有相关的体征：颈静脉充盈或怒张，不对称下肢水肿；胸片除外肺水肿，张力性气胸；超声心动图除外左心疾病，有右心增大，肺动脉高压。其他疾病可能性不大，而患者病情进行性恶化，不大可能存活到完成确诊检查时，可在签署知情同意后给予经验性溶栓。然而，经验性溶栓应仅限于有上述情况的个案，因为很多其他疾病(包括主动脉夹层)的临床表现也类似肺栓塞，但不可能从溶栓治疗获益。

2.心肺复苏过程中的溶栓问题　心肺复苏(CPR)成功率极低，在医院内为15%～25%，医院外不足5%。由于70%的猝死是由急性心肌梗死或肺栓塞所致，而心跳骤停本身也可激发系统性凝血，因此有认为CPR时进行溶栓可能使患者受益。一些病例报告，回顾性分析和前瞻性研究表明，心脏骤停患者使用溶栓治疗效果良好。国内王辰等报道一例48岁的女性患者因大隐静脉曲张手术，发生大面积肺栓塞导致心跳骤停，经 90 分钟积极心肺复苏心跳仍未能恢复。后经 50mg 阿替普酶(rt—PA)溶栓，心跳迅速恢复。患者出院而无神经系统或其他后遗症。作者查阅 PubMed 数据库仅发现 11 例围术期大面积肺栓塞导致心脏骤停病例，存活率为 88.9%。溶栓或抗凝前心肺复苏的时间是 15～90 分钟。结论是：在对围术期继发于大面积肺栓塞的心脏骤停患者进行心肺复苏的过程中，溶栓治疗对于恢复自主循环是有帮助的，即使是经较长时间的心肺复苏。

总之，对于发生于院内的、临床上确诊或高度怀疑继发于大面积肺栓塞的心跳骤停，在心肺复苏的同时给予溶栓治疗，已经有较多的证据和共识。英国胸科学会有关怀疑急性肺栓塞处理的指南推荐，溶栓是大面积肺栓塞的一线治疗(B)，在面临心跳骤停的情况下，可单凭临床表现决定进行溶栓(B)：推荐 50mg 阿替普酶静脉注射(C)。在有足够的专业水准的医院也可考虑有创的方法(碎栓及下腔静脉滤器)(C)。

对于发生于医院外的心跳骤停，目前没有足够的证据支持在作心肺复苏的同时常规使用溶栓药物 Bernd W 等对院外心跳骤停进行了多中心双盲随机研究，比较在心肺复苏时加用替奈普酶(不同时加抗凝药或阿司匹林)，与安慰剂疗效作比较。主要终点为 30 天存活率，次要终点为血液循环的恢复，入院 24 小时存活率，存活出院和神经系统后遗症。结论是在对院外心跳骤停患者进行心肺复苏时，加用替奈普酶与安慰剂组相比，并不改善结局。

四、溶栓治疗的并发症及其处理

溶栓治疗的并发症包括出血、过敏反应、栓塞、脑卒中，和再灌注心律失常等，临床医生必须做好准备，及时处理并发症。

(一)出血

溶栓治疗最主要的并发症是出血。出血可发生于任何部位。最危险的并发症是颅内出血(ICH)，但严重的出血可发生在身体的任何部位。出血的危险因素包括：高龄，低体重，未控制的高血压和脉压升高，最近脑卒中或手术，出血体质，重度充血性心力衰竭。纤溶药物过量可引起严重的出血性并发症，过量常发生于给低体重的患者以全剂量的溶栓药时。

1. 轻度出血　包括皮肤、黏膜出血点。肉眼及镜下血尿或小量咯血、呕血等。穿刺或注射部位少量瘀斑不作为并发症。

2. 大出血　大出血的定义是：①致命性出血；和(或)：②重要部位或器官：颅内，椎管内，眼内，腹膜后，关节内，心包出血，肌肉与筋膜间室综合征；和(或)：③出血导致血红蛋白降低 20g/L(1.24mmol/L)或更多，或导致需要输全血或红细胞 2 单位或以上。

大量咯血或消化道大出血、腹膜后出血等引起失血性低血压或休克，需要输血。较为隐匿的出血为腹膜后出血，当出现不明原因的血红蛋白降低时应注意有无腹膜后出血的可能性。

3. 危及生命部位的出血　包括颅内、蛛网膜下腔、纵隔内或心包出血。临床上最严重的出血是颅内出血，肺栓塞溶栓治疗颅内出血发生率大约 1.9%～2.2%。年长和合并症的存在使出血的风险增高。PEITHO 试验显示中危肺栓塞患者替奈普酶溶栓出血性脑卒中发生率为 2%，安慰剂组为 0.2%。严重的非颅内出血事件替奈普酶组与安慰剂组相比也明显增加(6.3% vs 1.5%，P=0.001)。这些结果强调需要改善溶栓治疗的安全性。目前正在研究的对策包括减少溶栓药的剂量，以及超声辅助导管局部溶栓。一个包括 121 例患者的研究中，在中危肺栓塞患者中使用减少阿替普酶剂量的对策安全有效。而另一个纳入118例有着血流动力学不稳定或大面积肺梗死的患者的试验报告了相似的结果。

(二)变态反应

多见于链激酶(SK)或重组链激酶(rSK),表现为血压下降、皮肤药疹、发热和关节疼痛等。曾被链球菌感染者可产生抗链激酶抗体,并维持4～6个月,因而在感染后半年内使用链激酶更易出现上述不良反应。重组链激酶的使用以及缩短疗程使不良反应明显减少。

(三)溶栓并发症的处理

1.出血　小量出血,如牙龈、结膜等部位的小量出血,可不必停用溶栓抗凝药物,同时密切观察出血情况。

如果溶栓治疗的患者出现严重出血性并发症,应马上停止溶栓药和抗凝药。给予支持治疗,包括扩容和补充血液因子。如果可行,应直接在局部加压来控制出血。如果患者已经接受过肝素,应使用硫酸鱼精蛋白来逆转肝素的影响。每1mg硫酸鱼精蛋白可中和约100U的肝素。

如果出血是在溶栓结束后发生,应根据具体情况决定是否继续抗凝治疗。对于出血后何时可以恢复使用抗凝药物,目前没有指南可以遵循。需要注意的是,在处理出血的时候,应每日考虑何时可以开始抗凝治疗,一旦出血稳定,应尽早抗凝治疗,抗凝过晚可能会导致患者的血栓不能完全溶解,以致后期出现慢性血栓栓塞性肺动脉高压。

2.颅内及其他重要脏器出血　肺栓塞溶栓治疗颅内出血发生率大约1.9%～2.2%。对出血风险较高的而临床上又必须溶栓的患者,可参考急性缺血性卒中(AIS)接受溶栓治疗的患者的做法:不断进行神经和心血管状态的再评估。在组织型纤溶酶原激活酶输注期间及输注后2小时,必需每15分钟检查血压,此后6小时每30分钟测量,以后16个小时每小时测量。严密的血压监测是预防并发症的关键。如果患者神经功能状态有恶化的迹象,应停止溶栓治疗并紧急CT检查,并请相关专家紧急会诊。

氨基己酸是纤溶药物的特异性解毒剂。在成人中,第一个小时用4～5g氨基己酸加250mL液体静脉输注,然后以每小时1g的速度持续输注。持续大约8小时,或直到出血情况得到控制为止。新鲜冰冻血浆、冷沉淀,或两者都可以用来补充纤维蛋白和凝血因子。除非出现危及生命的出血,不应该使用氨基己酸,因为它能抑制自身纤溶活性,促进血栓形成和终端器官的损害。该药还可以加重弥散性血管内凝血(DIC),包括并发于肝素诱导的血小板减少症的DIC。

3.皮疹及发热等应停用溶栓药物,并给予地塞米松,抗过敏药治疗。同时继续使用抗凝药物治疗。

(周向辉)

第十节　特别情况下的肺栓塞

一、妊娠期肺栓塞的诊断和治疗

(一)概述

深静脉血栓形成和肺栓塞常发生在整个妊娠期间及产后6～12周,在产后期间肺栓塞的风险更高，尤其是在剖宫产手术后。肺栓塞是导致发达国家妊娠相关孕产妇死亡的主要原因，目前在欧美国家由于肺栓塞致孕妇死亡率大约为十万分之 1.1 至 1.5。所以，妊娠期及时诊断及治疗肺栓塞尤为重要。

（二）妊娠肺栓塞的诊断

正常孕妇会有呼吸困难、气促、心悸等表现，这与肺栓塞的表现很相似，所以应当慎重解释这些症状。妊娠期肺栓塞的诊断与非妊娠期的诊断方法是相似的。因为在整个孕期 D－二聚体的水平生理性升高，对妊娠期测定 D－二聚体的诊断价值存在争议。但是 D－二聚体阴性对 Wells 评分肺栓塞可能为中、低的孕妇，其对肺栓塞的排除价值和非妊娠患者是一样的。妊娠期肺栓塞诊断检查，应选择那些诊断意义较大，同时又能尽量避免或减少射线对胎儿及母体的影响的项目。美国胸科学会（ATS）和胸部放射学会（STR）有关怀疑肺栓塞孕妇检查的联合指南推荐，怀疑肺栓塞的孕妇的检查应遵循以下原则：

1. 对怀疑肺栓塞且有深静脉血栓形成的症状及体征的孕妇，建议做双下肢加压超声（CUS）检查，如果结果阳性，即开始抗凝治疗；结果阴性，需进一步检查。

2. 对怀疑肺栓塞但没有深静脉血栓形成的症状及体征的孕妇，建议做有关肺部血管的检查，不做下肢加压超声（CUS）检查。

3. 对怀疑肺栓塞的孕妇，建议用胸部 X 线检查（CXR）作为有辐射的影像学检查的第一步。

4. 对怀疑肺栓塞且胸部 X 线检查正常的孕妇，建议用肺灌注扫描作为接下来的检查方法，而不是首选 CT 肺动脉造影（CTPA）。

5. 对怀疑肺栓塞的孕妇，而 V/Q 扫描又无法诊断，建议做进一步检查，而不是单凭临床表现作处理；建议采用 CT 肺动脉造影，而不是数字减影肺动脉造影（DSA）。

6. 对怀疑肺栓塞且胸部 X 线检查有异常的孕妇，建议采用 CT 肺动脉造影作为接下来的检查方法，而不是选用肺灌注扫描。

在妊娠期间由于怀疑肺栓塞而需进行检查时，胎儿及母体乳腺对电离射线的暴露是值得考虑的问题，尽管这个问题与错过一个可以致命的诊断相比可以被放在次要地位，特别是对怀疑高危肺栓塞的孕妇尤其如此。此外，对孕妇误诊为肺栓塞也是充满风险，因为这将导致母亲和胎儿遭受不必要的抗凝治疗的风险，将影响到分娩，未来避孕和未来妊娠期间的血栓预防。所以需要衡量获益与风险比。

用不同诊断方法对胎儿及母体的射线暴露见表 4－19，对胎儿危害的危险阈值是 50mSv，所有放射检查都应低于这个值。尽管如此，当考虑获益时，肺灌注显像应作为首选，而不是 CT，因为这样可避免由于 CT 造影使女性乳腺吸收高剂量射线。肺灌注显像诊断阳性率大约是 80%，正常灌注显像和阴性 CT 结果对排除孕妇肺栓塞具有同样的安全性。在妊娠期间选择性肺动脉造影会给胎儿带来非常高剂量的射线辐射，所以也应避免。

表 4—19 诊断肺栓塞检查估计放射线吸收量

检查	胎儿射线吸收量(mSv)	母亲射线吸收量(mSv)
胸部照片	<0.01	0.01
锝—99m 标记白蛋白肺灌注扫描		
低剂量:40MBq	0.11～0.20	0.28～0.50
高剂量:200MBq	0.20～0.60	1.20
通气肺扫描	0.10～0.30	<0.01
CT 血管造影	0.24～0.66	10～70

注:mSv=milisievert(毫西弗特)

(三)妊娠肺栓塞的治疗

妊娠肺栓塞的治疗基础是肝素抗凝,因为肝素不通过胎盘屏障,且在乳汁未被大量发现。越来越多的经验提示低分子肝素对孕妇也是安全的,治疗应包括根据体重调整低分子肝素的剂量,但在极端体重或肾病患者应通过测定抗Ⅹa 来调整低分子肝素的剂量。妊娠不禁用普通肝素,但需要监测 APTT,长时间使用可能会引起骨质疏松。磺达肝癸钠由于缺乏相关资料,不建议应用于孕妇。维生素 K 拮抗剂禁止使用,华法林可以通过胎盘屏障,在妊娠头三个月使用可引起胎儿畸形,在妊娠晚期可引起胎儿或新生儿出血,也可引起胎盘早期剥离。华法林在整个妊娠期间使用都可能导致胎儿中枢神经系统异常。新型口服抗凝药禁用于妊娠肺栓塞患者。

分娩的管理需要特别小心,除非低分子肝素在分娩前已停用至少 12 小时,不能采用硬膜外麻醉,拔除硬膜外导管 12～24 小时后才可继续抗凝。分娩过程中产科医生与麻醉科医生要密切配合,采纳内科医生的建议。

分娩后,可用维生素 K 拮抗剂代替肝素抗凝,产后抗凝治疗至少维持 6 周,总的抗凝疗程至少 3 个月。维生素 K 拮抗剂可以用于哺乳期妇女。

有报道对 28 名妊娠肺栓塞妇女进行溶栓治疗,主要是用阿替普酶,剂量为 100mg,2 小时静脉滴注。患者的并发症风险与非妊娠人群相似。除非是在危急的情况下,围产期不应作溶栓治疗。

二、癌症和肺栓塞

(一)概述

癌症患者患静脉血栓栓塞(VTE)风险是普通人群的 4 倍。据统计约有 17%癌症患者合并静脉血栓栓塞。尽管发生 VTE 最大绝对值见于肺癌、结肠癌、前列腺癌,VTE 相对风险在多发性骨髓瘤、脑和胰腺癌最高,分别为健康对照人群的 46、20 和 16 倍。在转移期,胃癌、膀胱癌、子宫癌、肾癌和肺癌 VTE 的发生率也很高。

接受化疗的患者经校正的 VTE 风险是健康人群的 6 倍多。然而,不推荐给门诊化疗患者常规预防性抗凝,除非是多发性骨髓瘤使用沙利度胺或来那度胺治疗的患者。对长期留置中心静脉导管的癌症患者,使用低分子肝素或维生素 K 拮抗剂预防血栓是无效的。

与健康人群相比,癌症患者手术后 6 周 VTE 的风险增加超过 90 倍,仅次于髋关节和膝关节置换术后 VTE 的风险。癌症手术后第 4～12 个月 VTE 发生率还保持提升(可高达 30 倍)。因此保持警惕是必要的,尽管目前推荐预防性抗凝仅仅覆盖癌症术后头 30 天。

（二）诊断

临床上评估肺栓塞的概率时，恶性肿瘤是一个考虑因素。D－二聚体结果阴性具有与非癌症患者相同的诊断价值。另一方面，D－二聚体在许多癌症患者中都有非特异性地升高。在一项研究中，将 D－二聚体阈值提高到 700mg/L，或使用参考年龄的阈值，可使癌症患者排除肺栓塞的比例从 8.4％分别增加到 13％和 12％。相应的假阴性率在可接受范围。该策略有待进一步验证。

CTPA 的广泛使用已经导致发现越来越多的癌症患者有无症状的肺栓塞。其临床意义尚不清楚，特别是如果栓塞局限于段或亚段肺动脉；鉴于无对照的研究发现不良结局的发生率高，推荐对恶性肿瘤患者被无意发现的肺栓塞采取与有症状的肺栓塞患者相同的治疗策略。

（三）癌症患者肺栓塞的治疗

抗凝治疗：对癌症合并急性肺栓塞的患者，除非是高危肺栓塞，放考虑在头 3～6 个月持续使用低分子肝素。与早期过渡到维生素 K 拮抗剂的方案相比，延长低分子肝素使用可使 VTE 复发风险下降 50％，而没有增加出血的风险。磺达肝癸钠或新型口服抗凝药治疗癌症相关肺栓塞还缺少证据。

长期治疗策略包括继续使用低分子肝素，桥接维生素 K 拮抗剂，或停止抗凝。具体方法应以个案为基础决定，包括考虑抗癌治疗是否成功、VTE 复发的风险、出血风险和患者的喜好。应定期重新评估长期抗凝治疗的收益与风险比。

正在用维生素 K 拮抗剂或低分子肝素治疗的癌症患者出现 VTE 复发，处理的方法是使用最高允许剂量的低分子肝素，或选择放置腔静脉滤器。当由于出血而不可能抗凝时应首选放置腔静脉滤器；然而在不抗凝的情况下滤器血栓形成的风险对于癌症患者特别高。最近一个对有 DVT 或肺栓塞的癌症患者的前瞻、随机试验发现，在用磺达肝癸钠抗凝的基础上，放置腔静脉滤器临床上没有获益。

（四）癌症患者肺栓塞的预后

癌症是急性肺栓塞预后不良的一个危险因素。对 570 名肺栓塞患者的多因素方差分析显示，癌症的存在使 30 天的死亡、休克，或肺栓塞复发率增加三倍。RIETE 研究显示，有癌症和无癌症的肺栓塞患者相比，3 个月全因死亡率分别为 26.4％和 4.1％（P＜0.001）。在超过 35000 例的静脉血栓栓塞的患者，癌症是全因死亡率和肺栓塞相关死亡率的最强的独立危险因素。不良的结局是由于抗凝治疗期间出血风险增加，以及高的 VTE 复发率所致。

Louzada ML 等对 543 例癌症肺栓塞患者复发的风险作了评估，并在独立的另外 819 例患者中作了验证。建立了一个评分方法。该评分包括 4 个独立的预测因素：性别、原发肿瘤部位、分期和以前的 VTE。在这个模型中，得分总和介于－3 和 3 分之间。分数≤0 的患者属于低风险（≤4.5％），分数＞1 者为复发高风险（≥19％）。

（五）隐匿性癌症表现为不明原因的肺栓塞

大约 10％表现为无诱因肺栓塞的患者在未来 5～10 年被发现有癌症，且大多数出现在诊断肺栓塞后第 1～2 年。不明原因肺栓塞后是否需要筛查隐匿性癌症还未有充分证据。如作筛查，建议应限于仔细的病史、体格检查、基本实验室检查和胸部 X 线检查。

（周向辉）

第十一节 非血栓性肺栓塞

一、脂肪栓塞

脂肪栓塞和脂肪栓塞综合征:脂肪栓塞和脂肪栓塞综合征(FES)是两个不同的概念。脂肪栓塞是指脂肪小滴进入血液循环的状态,可有或没有临床症状,重大创伤患者脂肪栓塞发生率可接近90%。脂肪栓塞综合征是一个临床诊断,是因直径为10～40μm的脂肪小滴进入血液循环并导致多个器官系统的炎症连锁反应的临床症候群,其发病率估算在3%～4%之间,并发症和死亡率都很高。因此,快速诊断和治疗脂肪栓塞综合征对患者的生存至关重要。

FES主要是靠临床诊断。典型的临床表现是在创伤、长骨骨折,或骨髓内手术后几天出现呼吸困难、皮肤瘀斑和认知功能障碍。治疗主要靠支持疗法。因此要做好预防,早期诊断,及时对症治疗。脂肪栓塞综合征相关死亡率为10%～20%。

(一)病因

脂肪栓塞综合征的病因有:创伤(见于90%的病例)、急性胰腺炎、糖尿病、烧伤、关节重建、抽脂术、体外循环、减压病、肠外脂肪输注、镰状细胞病危象、病理性骨折等。

(二)流行病学与预后

创伤患者有90%发生脂肪栓塞。FES见于2%～5%长骨骨折患者。FES的发生率与创伤的严重程度及长骨骨折的数量成正比。随着骨折积极的开放手术治疗,其发生率有大幅度下降。但FES仍然是骨折后威胁患者生命的严重并发症。

FES的病程难以预测,因为该综合征往往呈亚临床状态,或者被创伤或其他疾病的症状所掩盖。低氧和神经系统症状包括昏迷可持续数天或数周。

与急性呼吸窘迫综合征相类似,肺部异常通常在1年内完全吸收,可遗留弥散功能障碍。神经系统后遗症包括细微的人格改变,记忆和认知功能障碍,长期损害。

如果没有早期发现并采取积极治疗措施,FES的预后差。如能早期发现并治疗,一般预后良好,死亡率低于10%。

(三)病理生理

脂肪栓塞及其如何演变成为FES确切机制尚未完全明了。重大创伤后,包括择期外科手术如长骨骨髓内打钉,肺循环几乎都会发生无症状的脂肪栓塞,这已通过超声心动图得到证实。但脂肪栓塞发展为FES罕见,见于0.5%～11%的病例。重大创伤造成持续的机械损伤,诱发一系列生化反应。脂肪栓子的释放导致微血管阻塞,引发炎症反应,临床表现为皮肤、肺和神经功能障碍。

肺部的表现类似急性呼吸窘迫综合征(AHDS),几乎见于所有FES患者,通常是FES的早期表现,一般在创伤后24小时内出现。其发生机制是游离脂肪酸被脂蛋白脂肪酶水解,在局部释放有毒介质,导致肺泡毛细血管内皮细胞损伤,血管通透性增加,肺泡出血水肿,引起呼吸衰竭和急性呼吸窘迫综合征。

普通人群约20%～30%卵圆孔未闭;这可解释为什么脂肪栓子可以通过肺循环进入体循环而产生FES的全身表现,尤其是累及脑和肾。由于脑部血管的堵塞,患者出现严重的脑病,局部脑水肿,白质改变。

（四）临床表现

脂肪栓塞患者的病史包括：严重钝性创伤，常导致长骨骨折、骨盆骨折，或两者都有；择期长骨矫形外科手术或心胸手术；肠外脂肪输注；近期用过皮质类固醇。

肺部表现：创伤后12～72小时由于肺通气/灌注异常可出现呼吸急促，呼吸困难，缺氧。出现全身炎症反应综合征（SIRS）的症状可能预示着FES。

神经系统表现：不能用头部外伤解释的神经系统症状，最初表现为不安或迟钝，后来可出现谵妄、抽搐或昏迷，纠正缺氧往往对这些症状不起作用。检眼镜检查可发现视网膜出血和动脉内小脂肪球。

皮肤表现：在患者的上半身，特别是在两侧腋部、胸部前外侧、颈前部、脐周等处出现红褐色的不可扪及的瘀点。结膜下和口腔也可有出血、瘀点。瘀点的解剖学基础与大脑、肺等其他受累器官所观察到的相似，显微镜检查显示脂肪滴阻塞毛细血管，并且被小血管周围出血所包围。这些瘀斑可见于20%～50%患者，在创伤24～36小时内出现，并且迅速消失。结合病史，具诊断意义。

（五）辅助检查

1.实验室检查　血液检查：血小板减少、贫血、低纤维蛋白原血症支持FES的诊断，但缺乏特异性。

动脉血气分析：可发现肺分流量增加，肺泡－动脉血氧分压差增加，如果无法用其他原因解释，特别是当发生在与脂肪栓塞有关的指标事件24～48小时内，高度提示脂肪栓塞综合征（FES）。

与脂肪有关的检查：初步研究发现，从楔入肺动脉的导管抽取肺毛细血管血进行细胞学检查发现小脂肪球，有利于高危患者FES的早期诊断。尿液脂肪染色对诊断FES，或评估FES的风险不够灵敏也缺乏特异性。创伤后尿液发现小脂肪球常见。

支气管肺泡灌洗脂肪染色：支气管肺泡灌洗（BAL）标本已经在外伤患者和镰状细胞病合并急性胸部综合征的患者进行过评估，结果不一。脂质体通常出现在创伤性和非创伤性呼吸衰竭患者；如果使用BAL研究的标准阈值：5%含脂肪的巨噬细胞，将导致检查结果特异性过低。为了提高特异性，有些作者建议将阈值提高到30%。目前，使用BAL来帮助FES的诊断或预测其可能性仍有争议。

2.影像学检查　临床症状出现后24～48小时内一系列胸片可显示双肺进行性弥漫性浸润。有精神状态改变的患者，头颅CT平扫可能正常，也可出现与微血管损伤相符合的弥漫性白质点状出血。胸部CT检查可能正常。也可以出现符合肺挫伤、急性肺损伤、急性呼吸窘迫综合征（ARDS）的改变。严重创伤患者胸部CT发现小结节状阴影或磨玻璃影提示脂肪栓塞。

3.超声检查　有报道5例创伤患者，两例长骨骨折患者在打钉术期间进行颅内多普勒超声监测。损伤后4天内均可检测到脑微栓子信号。

经食管超声心动图（TEE）可用来评估骨髓钻孔打钉手术期间释放到血液中的骨髓内容物的数量。流经右心室的强回声物质的密度与动脉血氧饱和度降低的程度相关。TEE检测到的反复阵雨式的栓子，与右心和肺动脉压力的增高相关。也有发现骨髓内容物通过未闭的卵圆孔引起栓塞。然而，通过TEE获得的栓塞的证据与临床上FES的实际发病并不相关。

4.其他检查　可疑肺栓塞时可进行肺通气/灌注成像。结果可正常或显示有亚段灌注缺损。检查对炎症刺激易感有关的基因多态性类型可能有助于识别FES高危患者。尚未证实针对炎症分子靶向特异性抗体治疗的疗效。

（六）诊断和鉴别诊断

与血栓性肺栓塞的诊断不同，脂肪栓塞综合征的影像学检查或肺通气/灌注扫描并无特异性改变，诊断主要依靠临床判断。1974年Gurd和Wilson建立了脂肪栓塞综合征的诊断标准，至今仍在临床上广泛使用：主要标准：①呼吸功能不全的症状和影像学证据。②与颅脑损伤或其他疾病无关的神经系统症状。③点状皮疹。次要标准：心动过速（心率＞110次/min），发热（温度＞38.5℃），视网膜脂肪或瘀点，肾功能不全，黄疸，血红蛋白水平急剧下降，血小板突然减少，红细胞沉降率升高，脂肪微球蛋白血症。脂肪栓塞综合征的诊断包括至少一个主要标准和四个次要标准。

出现全身炎症反应综合征（SIRS）的症状可能预示着FES。创伤后12～72小时由于肺通气灌注的异常可出现呼吸急促、呼吸困难、缺氧。在创伤24～36小时内，上半身可出现红褐色的不可扪及的瘀点，特别是在腋下。这些瘀斑发生在20%～50%的患者，并且迅速消失，结合病史，具诊断意义。结膜下和口腔也可以出现出血、瘀点。

在作出脂肪栓塞综合征（FES）的诊断之前，应排除其他有特效治疗或危及生命的疾病。头颅CT可排除颅内病变；应仔细寻找病原体，必要时经验性使用抗生素，直到感染性疾病被排除。主要鉴别诊断包括肺栓塞和特发性血小板减少性紫癜。

（七）治疗

脂肪栓塞和脂肪栓塞综合征（FES）没有特效药物治疗，支持疗法也未经过足够的随机对照试验证实。肝素、低分子右旋糖酐和皮质激素也没有被证明有助于降低发病率和死亡率，但甲泼尼龙用于预防可能有好处。目前脂肪栓塞的治疗措施是支持疗法，包括：维持足够的氧合，必要时气管插管机械通气，并采取肺开放策略如气道压力释放机械通气（APRV）；补充液体，根据需要补充血液制品，维持血流动力学稳定；预防深静脉血栓形成和应激性消化道出血；营养支持。小心地使用晶体液、胶体液和利尿剂；血容量不足可导致休克和器官功能障碍，但容量超负荷也可能加重缺氧。

1.糖皮质激素　糖皮质激素具有抗炎作用，对各种代谢有深刻的影响。国内经验认为应用大剂量激素治疗效果可靠。刘安庆等对1998—2007年共28例FES的回顾性分析，认为首选大剂量地塞米松，剂量每天100～200mg，应用越早效果越好。这些观点有待随机对照试验的证实。

2.液体补充　等渗晶体液：等渗氯化钠溶液和乳酸林格液都是等渗的晶体溶液，是初始补充血容量的标准治疗。可扩大血管内和间质液体的容量。通常情况下，所补充的等渗液约30%留在血管内；因此，要维持足够的循环血容量需要补充大量液体。

两种液体都是等渗的，其扩容量作用也相同。两者相比可观察到在代谢方面存在一些差别，但多数情况下这些差别没有临床意义。用等渗氯化钠溶液或乳酸林格液扩容对血流动力学、FES的发病率和（或）死亡率的影响没有差别。

胶体溶液：胶体液通过提高血渗透压使血浆容量增加。输注的胶体液约50%保持在血管内，其扩大血浆容量的作用大于等渗晶体液。有利于减轻或预防肺水肿和脑水肿。白蛋白已被推荐用于容量复苏，5%溶液用于扩大血容量，25%溶液用于提高胶体渗透压。有利于扩大血浆容量和维持心脏输出量。白蛋白也可与脂肪酸结合，从而可能降低肺损伤的程度。

对高危患者(如长骨骨折和多发性创伤患者)进行血氧饱和度监测,可能在早期发现氧饱和度的下降,及时给予氧疗和预防性类固醇使用,从而降低缺氧性损伤和并发 FES 的概率。

3. 手术治疗 推荐早期稳定骨折的长骨,以减少骨髓栓子进入静脉系统的机会。已证明在 24 小时内刚性固定可使 FES 的发生率减少 5 倍。

(八)预防

FES 的病理生理机制仍不十分清楚,必须重视外伤后的预防的措施。在患者抢救过程中,对长骨骨折的处理需十分小心,尽量少搬动,伤肢尽快用夹板固定。早期制动能减少骨折端活动及组织再损伤,可降低 FES 发生率。

20 世纪 70 年代末后期几个研究试图证实甲泼尼龙作为“膜稳定剂”降低 FES 发病率的作用,但后续的研究未能重现这些结果。目前也没有确切的证据,支持甲泼尼龙优于任何其他糖皮质激素。

一个对长骨骨折患者预防性使用皮质类固醇的荟萃分析发现 104 个随机试验,其中只有 7 个研究符合纳入标准。虽然对汇总的 389 例患者的分析发现,糖皮质激素的应用使 FES 的风险减少 78%,但这些研究使用的是 70 年代的标准,质量较差。

有研究显示使用肝素可减少肺损伤和血管内凝血的程度,尽管存在出血和血管内脂肪分解的风险;然而,这种治疗方法未被证明有显著的统计学意义。

乙醇可以减少脂肪溶解,葡萄糖可以降低游离脂肪酸动员,均曾被用作预防措施。但目前极少有证据支持这些药物在 FES 的使用。

二、静脉空气栓塞

气体栓塞系气体进入血管结构所致,主要是一个医源性的临床问题,可以导致严重的并发症甚至死亡。

由于气体栓塞可以发生于几乎所有临床各专业的诊疗手术操作,相关人员都应该认识这个问题的重要性。在大多数情况下,气体栓塞是空气栓塞,但其他医用气体也可发生栓塞,如二氧化碳、一氧化二氮和氮气。气体栓塞有两大类,静脉栓塞和动脉栓塞,其差别在于气体进入血管的途径和最终停留部位的不同。

(一)病理生理

静脉空气栓塞(VAE)的发生必须存在气体进入静脉系统的 2 个条件:①空气/气体源和血管结构之间(如静脉没有萎陷的切口)直接相通。②必须存在有利于空气进入血液循环的压力梯度(血管内为负压)。

决定静脉空气栓塞的症状和死亡率的关键因素是进入血液循环气体的量和速度,以及意外发生时患者的体位。

一般情况下,少量的空气在毛细管床内破碎并被血液循环所吸收,而不产生症状。传统上,一般认为,需要超过 5mL/kg 的空气进入静脉腔,才会产生有意义的损伤(休克或心脏骤停)。然而,有报道少至 20mL 的空气,相当于未有液体充盈的输液管内的空气量,被注进静脉而致病的报道。2mL 或 3mL 的空气进入脑循环可以致命。0.5mL 的空气进到冠状动脉的左前降支可以导致室颤。空气进入静脉的部位离右心室越近,致死的空气量就越低。

迅速或大量的空气进入全身静脉循环大大增加右心室的负荷,特别是当肺动脉压显著上升时。这种肺动脉压力的升高可以导致右心室流出道梗阻,进一步影响肺静脉回流到左心。

肺静脉回流减少会导致左心室前负荷降低，心输出量减少，最终导致系统性循环衰竭。

静脉空气栓塞经常导致快速性心律失常，但也可发生慢性心律失常。

大量空气迅速进入［>0.30mL/(kg·min)］静脉循环系统可使肺血管过滤空气的能力丧失，引起一系列的细胞变化。空气栓塞可影响肺血管，导致肺血管严重的炎症反应，包括内皮损伤、血小板、纤维蛋白、中性粒细胞和脂肪滴的聚集。继发性损伤是由于补体的激活、炎症介质和自由基的释放，导致毛细血管渗漏和最终的非心源性肺水肿。

肺血管阻力的增高和通气灌注不匹配，使肺内右一左分流增加，肺泡死腔增加，导致动脉低氧和高碳酸血症。

静脉空气栓塞可以并发体动脉栓塞。由于空气通过异常的结构如心房或心室间隔缺损，未闭的卵圆孔，肺动一静脉畸形等途径直接进入体动脉系统而发生。这可导致矛盾性动脉栓塞(paradoxical embolization)。在坐位时进行医疗操作可增加矛盾性动脉栓塞的风险。

（二）流行病学

由于静脉空气栓塞的症状和体征缺乏特异性，确诊比较困难，导致 VAE 准确发病率尚不清楚。中心静脉导管相关的 VAE 发生率在 1/3000～1/47 之间。并发于神经外科手术的静脉空气栓塞估计在 10％～80％。严重肺挫伤静脉空气栓塞发病率估计在 4％～14％之间。静脉空气栓塞发病率没有种族差异，也未发现性别和年龄的差异。

VAE 可能致命，多累及神经系统、呼吸系统、心血管系统。导管所致 VAE 相关死亡率可高达 30％。在一个严重肺挫伤 61 例的报道中，VAE 相关死亡率在钝性创伤组为 80％，穿透性伤组为 48％。创伤性 VAE 的发病率和死亡率，与非创伤性 VAE 相类似，不仅取决于创伤的严重程度，也与空气进入的容量和速度、潜在的心脏疾病、患者的体位置有关。

对坐位神经外科手术的回顾性研究，Ganslandt 等人发现 VAE 严重并发症的发生率较低。在这项研究中，600 人因后颅窝或颈段脊髓疾病接受手术治疗，19％发生 VAE，然而，只有 3.3％的患者出现严重 VAE 相关并发症，如氧分压或血压下降。仅有 3 例(0.5％)因 VAE 而必须停止手术。没有 VAE 相关死亡发生。

（三）病因

静脉空气栓塞最常见的原因是医源性的。

1.外科手术　外科手术是静脉空气栓塞的主要原因。神经外科手术，特别是进行 Fowler 坐位手术，耳鼻咽喉科手术是最常见并发静脉空气栓塞的两种手术。

轻度或无症状的静脉空气栓塞的发生率，在神经外科俯卧位行颈椎椎板切除术患者，估计为 10％左右，Fowler 坐位后颅窝骨性连接修复手术为 80％。

当手术伤口位置高于右心房水平 5cm 以上，都存在发生静脉空气栓塞的风险。手术野有多条大的不受压迫的静脉，也增加静脉空气栓塞的风险，特别是在颈部手术、打开硬膜窦的开颅手术。

其他手术也可以由于体位的关系而导致 VAE，包括颅面外科手术、牙科植入手术、血管手术（动脉内膜切除术）、肝移植、矫形外科手术（髋关节置换、脊柱手术、关节镜），侧卧位开胸手术，头低脚高位的泌尿生殖系统手术，涉及丰富血管的肿瘤/畸形手术，创伤血管萎陷情况下的手术。

产科/妇科手术和腹腔镜手术也存在静脉空气栓塞的风险。有报道 VAE 风险均大于 50％。剖宫产分娩时 VAE 风险最高的时刻是当子宫被移出腹腔时。腹腔镜手术 VAE 的风险可能是由于手术操作意外地打开血管通道，而不是简单的由气腹并发症所致。这两种手术均已有直接由于VAE所导致的手术中死亡的报道。尽管如此，腹腔镜手术和剖宫产手术过程中静脉空气栓塞的风险仍经常被忽视。

在手术过程中吹气或输气是静脉空气栓塞的另一个原因，包括关节镜手术、CO_2 宫腔镜、腹腔镜、尿道手术。妊娠和围产期性交，可导致气体进入子宫肌层血管。

2. 诊断操作和静脉导管停留　静脉空气栓塞也可能由于医源性形成的压力梯度使空气进入静脉所致。可产生压力梯度的操作包括腰椎穿刺、外周静脉和中心静脉置管。

静脉导管插入可能导致危及生命的静脉空气栓塞，而且并未引起足够的重视。包括中心导管、肺动脉导管、血液透析导管和 Hickman(长期)导管。空气栓塞可发生在导管插入、停留到拔出之间的任何时间点。如果14号针两端的空气和静脉血之间的压力梯度达 $5cmH_2O$，空气能以每秒100mL的速度进入静脉系统。如果以这个速度进入的空气达到300～500mL，可以导致死亡。某些因素可增加导管相关VAE的风险，包括：导管断裂或导管连接脱落(占60%～90%)；导管插入或拔除过程中没有封闭针管和(或)输液导管；塑料引导鞘自动密封阀失灵；中心静脉导管拔除后，导管通道仍然存在；在插入或移除导管过程中深吸气，增加了负压；低血容量、中心静脉压低；患者直立位使中心静脉压降低。

有关注射造影剂所致的医源性空气栓塞资料很少，但一旦发生就是严重的并发症。很少有病例报告，一般认为实际发生数目可能比所报道的高。

3. 机械通气　机械通气时使用的正压通气使患者处在气压伤的危险中，也可发生动脉和(或)静脉空气栓塞。由于气腔过度膨胀而发生肺泡破裂，肺血管的完整性遭受破坏，气体可进入血液循环。这种并发症可以发生于多种疾病；然而最常见的是急性呼吸窘迫综合征和新生儿肺透明膜病。由于同样的原因，使用水下呼吸器的潜水员也可因肺泡扩张而发生VAE。估计每100000次潜水可发生7次减压病和空气栓塞。

(四)临床表现

1. 病史　大多数静脉空气栓塞未被诊断，因临床表现缺乏特异性。症状可类似于心脏、肺和神经系统病变，因此必须保持高度警惕，才能及时作出诊断和治疗。越来越多的医疗操作被发现存在发生VAE的潜在危险，几乎涵盖临床各科。必须认识这些操作，以便及时诊断或排除VAE。应特别注意下列病史：最近的外科手术，尤其是神经外科、耳鼻咽喉科、心血管、骨科手术；潜水旅行，减压伤或减压病的历史；头面部、颈部、胸部和(或)腹部钝伤或穿透伤；侵入性治疗和(或)诊断操作，如中心静脉置管术、腰椎穿刺、高压输注药物、血液制品和(或)静脉造影剂；留置血液透析导管或其他中心静脉导管；使用呼吸机正压通气；围产期、产后性交；摄入过氧化氢(罕见)。

2. 症状　多数静脉空气栓塞病例是亚临床的，没有明显症状。清醒患者出现急性呼吸困难，持续咳嗽，“喘气”反射(当有空气进入肺循环时引起急性低氧血症所致)，头晕/眩晕，恶心，胸骨后疼痛，焦虑/定向障碍/世界末日感。

严重病例的特征是循环衰竭和(或)受累器官的急性血管功能不全，包括脑、脊髓、心脏和皮肤。症状严重程度在很大程度上取决于产生VAE的气体的速度和量。

患者的呼吸状况：自主呼吸(产生胸腔负压)或正在接受正压通气也很重要，这2个状况均可产生压力梯度而有利于空气进入血液循环。临床表现也取决于事件发生时患者的体位。一般情况下，如果患者处于坐姿，气体会通过颈内静脉逆行到大脑循环，导致颅内压增高而产生神经系统症状。在卧位时，气体易进入右心室和肺循环，引起肺动脉高压和系统低血压。

如果发生右→左分流，如卵圆孔未闭，可产生动脉空气栓塞。动脉空气栓塞可以堵塞冠状动脉或脑动脉，导致心肌梗死或脑卒中。

3. 体征

(1)心血管：心律失常（心动过速/心动过缓）。"水车"轮样杂音——短时响亮机器样搅拌音，由于右心室血液与空气混合所致，在心前区位置听诊最佳。颈静脉怒张，低血压，心肌缺血改变，非特异性 ST 段和 T 波改变和(或)右心劳损，肺动脉高压，中心静脉压升高，休克/循环衰竭。

(2)呼吸系统：听诊可闻及啰音、喘鸣音，呼吸急促、咯血、发绀、呼气末二氧化碳下降、动脉血氧饱和度和张力下降、高碳酸血症、肺血管阻力和气道压力增高、肺水肿、呼吸停止。

(3)神经系统：意识状态急性改变、抽搐、短暂/永久性局灶性症状（无力，感觉异常，肢体瘫痪）、丧失意识、虚脱、昏迷（继发于脑水肿）。

(4)眼科：检眼镜检查可显示视网膜血管有气泡。

(5)皮肤：浅表血管捻发感（大量气体栓塞则不出现），网状青斑。

4. 实验室检查　常规实验室检查对诊断 VAE 既不敏感又缺乏特异性，检查的目的主要是评估空气栓塞所导致的相关终端器官的损害和功能不全：液体外渗进入发炎的组织，可使实验结果类似于血容量降低；动脉血气分析常显示继发于右至左分流的低氧血症，通气/血流不匹配所致的高碳酸血症，代谢性酸中毒；也可出现类似典型肺栓塞的改变：低氧、$PaCO_2$ 水平降低和呼吸性碱中毒。

5. 影像学检查　经食管超声心动图（TEE）检测右心室流出道或大的肺静脉内的空气的灵敏度最高。低至 0.02mL/kg 的空气静脉注射可以被检测到。TEE 还具有识别反常空气栓塞（PAE）的优点，多普勒可以通过声音检测静脉空气栓塞（VAE）。超声心动图，不管是经胸（TTE）还是经食管（TEE），不仅可用于 VAE 的诊断，也有助于了解心脏有无畸形，容量状态，肺动脉压和心肌收缩力，从而有助于排除产生低血压、呼吸困难的其他原因，有利于患者的进一步治疗。床旁 TTE 在急症医学的使用已经越来越普遍。

经心前区多普勒超声是检测静脉空气栓塞最敏感的无创方法。这种方法能检测低至 0.12mL空气栓塞（0.05mL/kg）。经颅多普勒超声检查可用于检测脑微栓子。

胸片可正常，有时可发现肺动脉系统有气体，肺动脉扩张，局部缺血（Westermark 征）和(或)肺水肿。

颅脑 MRI 可显示在受累的组织中水浓度增加，但单靠这一征象对气体栓塞的诊断不可靠。

6. 其他检查　心电图（ECG）无特异性。改变类似静脉血栓栓塞症，包括心动过速、右心室超负荷、ST 段压低。还可能出现短暂性心肌缺血表现。

潮气末二氧化碳（$ETCO_2$）、VAE 导致 V/Q 不匹配、生理死腔增加，使 $ETCO_2$ 下降。$ETCO_2$ 下降 2mmHg 可提示 VAE。这一改变是非特异性的，也可见于其他疾病，如肺栓塞、大量失血、低血压、上气道阻塞、用口呼吸，探测器还存在响应时间慢的问题。

血管空气栓塞检测方法的比较见表 4－20。

表4－20　血管空气栓塞检测方法的比较

方法	灵敏度(mL/kg)	普及程度	侵入性	限制
TEE	高(0.0.2)	低	高	需要专长，贵，有创
心前区多普勒	高(0.05)	中	无	肥胖患者
肺动脉导管	高(0.25)	中	高	固定距离，开口小
TCD	高	中	无	需要专长
ETN_2	中(0.5)	低	无	N_2O、低血压
$ETCO_2$	中(0.5)	中	无	肺疾病
氧饱和度	低	高	无	后期改变
直接观察	低	高	无	无生理资料
食管听诊器	低(1.5)	高	低	后期改变
心电图	低(1.25)	高	低	后期改变

注：$ETCO_2$：潮气呼气末二氧化碳；ETN_2：潮气呼气末氮气；TCD：经颅多普勒；TEE：经食管超声

（五）诊断和鉴别诊断

要注意有关病史。所谓“磨坊水轮杂音”，是由于气体存在于心腔和大血管内所产生的溅水音；常常可以通过心前区或食管听诊发现。因肺动脉阻塞导致肺通气/灌注比例失调，呼气二氧化碳记录图可显示呼气末二氧化碳水平下降。多普勒超声，特别是经食管超声心动图，是一个灵敏的、实用的检测手段。

鉴别诊断包括急性主动脉夹层、急性冠脉综合征、心绞痛急性发作、急性支气管痉挛、心源性休克、脑灌注下降、减压病、心房扑动、心力衰竭、缺氧脑损伤、脑内或蛛网膜下腔出血、低血糖、气胸、肺血栓栓塞症、脑卒中等。

（六）治疗

1.急救处理　紧急处理包括气源的寻找，预防进一步的空气进入（通过夹紧或去除导管），减少已进入的空气容量，血流动力学支持。如果在到达急诊科之前已怀疑静脉空气栓塞，在运送过程中应让患者采取左侧卧位。

对严重呼吸窘迫、顽固低氧、嗜睡或昏迷的患者，为了维持足够的氧合和通气，应给100%氧并且气管插管。高浓度（100%）氧气有助于减少气泡内的氮含量而使气泡变小。

立即将患者置于左侧卧位和头低脚高体位，这有助于防止空气通过右心进入肺动脉，导致右心室流出道梗阻（空气锁）。如果需要做心肺复苏术，将患者仰卧，头置于下垂位置。

可试行通过已经停留在右心房中的中心静脉导管直接从静脉循环中清除空气。然而，目前没有证据支持在VAE诱发血流动力学不稳定的情况下紧急导管插入作空气抽吸。如有必要，启动心肺复苏，除了维持心脏的输出，心肺复苏术还可以将大的气泡变成较小的气泡，进入肺血管，从而改善心输出量。即使在不需要心肺复苏的情况下，进行封闭的胸部按压同样有效。动物研究表明，心脏按摩的好处等同于左侧卧位，以及心内吸出空气。

2.支持治疗　支持治疗包括液体复苏（增加血管内容积，增加静脉压和静脉回流）。有证据表明，气体栓塞可能导致相对性血液浓缩，增加血黏度而进一步影响血液循环。低血容量与相对贫血相比，更容易造成危害。动物实验证明，中度血液稀释使血细胞比容为30%时，可降低神经系统的损伤。晶体液易引起脑水肿；因此，首选用胶体液来稀释血液。其他支持治疗包括升压药和机械通气。

在动物研究中，使用全氟化碳（fp－43）已被证明可以促进气泡的重吸收和空气在血液中的溶解，从而降低全身和冠状静脉空气栓塞的神经和心血管并发症。然而，这些获益并未在患者中得到证实。

3.高压氧治疗　考虑转移到高压氧舱（HBOT）治疗。特别是对于脑动脉气栓塞。适应症包括心血管不稳定、神经系统症状。潜在的好处是压缩现有的气泡，建立一个高扩散梯度，以加快现有的气泡的吸收，改善缺血组织的氧合，并降低颅内压。一旦静脉空气栓塞被诊断，推荐立即高压氧治疗。已有报道迅速转移到高压氧治疗中心可以降低脑空气栓塞患者的死亡率。如需转移首选地面运输。如果航空运输无法避免，应尽量降低飞行高度。

从 VAE 的发生到开始高压氧治疗的最佳时间还不清楚。在一个对 1980—1999 年因静脉或动脉气栓塞接受高压氧治疗的 86 例患者的回顾性研究中，Blanc 等指出，高压氧治疗最佳时间窗是空气栓塞发生后 6 小时内。虽然时间是决定疗效的重要因素，也有报道超过 6 小时使用仍有好处。也有报道认为高压氧治疗对各种原因的气栓塞均有效。Droghetti L 等报道一例肾内窥镜碎石术中发生气栓塞的病例，患者为 36 岁男性，手术时俯卧位，头部和腿低位，超声碎石开始后 10 分钟，呼出气二氧化碳监测显示 P_ECO_2 从 4kPa 降至 2.9kPa 然后 1.8kPa，SpO_2 从 100%降低至 86%，收缩压从 120mmHg 降低至 96mmHg。因潮气量和气道压力没有变化，考虑上述改变并非由于气道阻塞所致，怀疑空气栓塞。立即给纯氧人工呼吸，2～3 分钟后将患者置于仰卧位，停止手术，患者恢复清醒。呼吸空气时 SpO_2 升至 100%。7 小时后患者诉恶心，9 小时后，患者突然双目失明，眼科检查发现眼底无异常；视网膜血管和视盘均为正常。脑部磁共振包括弥散加权成像（DW－MRI）未见脑缺血改变。基于临床表现，高度怀疑反常性空气栓塞。患者被迅速转移到高压氧中心。从失明到开始高压氧治疗为 5 小时。经过第一次 8 小时的高压氧治疗，患者视力开始恢复，可以看到阴影。30 小时后，脑 MRI 复查和单光子发射断层成像（SPET）检查均证实缺血性改变。

（七）预防

通过适当改变体位以减少压力梯度，用液体冲洗手术野以避免空气与静脉直接接触，静脉补充液体以增加静脉压。减少可能的空气入口处与右心房之间的压力梯度对预防 VAE 非常重要。在机械通气，中心导管的插入、拔出和操作时，应采取措施以尽量减少空气栓塞的危险。应实施以下干预措施：

1.机械通气时尽量减少气道压力以预防气压伤。

2.为预防静脉空气栓塞如何正确使用 PEEP 尚存在争议，PEEP 可影响血流动力学状况，不能防止空气栓塞，并可能增加反常栓塞的风险。

3.导管插入前先纠正低血容量。

4.导管插入/拔除时关闭针头接口。

5.在不使用时所有连接中央导管的联通保持关闭/锁定，从导管抽血时使用螺旋式锁口注射器。

6.在导管插入/取出时，将患者置于仰卧头低位，插入部位水平应在右心房 5cm 以下。如果患者清醒，让患者深吸气后憋气，或做 Valsalva 动作，可以增加中心静脉压。

三、其他非血栓性栓塞

（一）肿瘤性栓塞

1.病因和病理　肿瘤性栓塞多由于血供丰富的恶性肿瘤的脱落碎片或癌细胞团经静脉或淋巴管进入肺循环所致，实际上是癌肿的血行转移。25%死于肿瘤的患者可以见到肿瘤栓子，其中不到 1/4 病例出现明显的有栓子引起的呼吸道症状。常见的肿瘤有肾上腺瘤、甲状腺瘤、胰腺肿瘤、肝细胞癌以及心房黏液瘤等。而肺癌、乳腺癌的碎片多沿淋巴管播散，发生阻塞。和血栓性栓塞比较起来，瘤栓多累及中小肺动脉，巨块型栓塞少见。肿瘤栓子在肺循环中存在时间较长，肉眼一般看不到，且主要为多发性，可形成“粟粒性”肺栓塞。

2.临床表现　早期或栓塞面积较小时多无症状，尤其没有特征性的表现。广泛的瘤栓栓塞较大肺动脉分支时，可迅速出现肺动脉高压、急性肺心病或右心衰竭等急性肺栓塞的表现。X线肺野可正常或出现多发性结节样浸润影，肺门影常增大。恶性肿瘤患者若出现肺栓塞表现，高度提示肿瘤栓塞；当肺动脉高压和右心衰竭患者没有任何可见的深静脉血栓形成的证据时，应想到粟粒性肿瘤肺栓塞的可能。

3.治疗　应积极治疗原发癌肿，多以化疗为主并辅以支持和对症治疗。肝素治疗无效。酌情对原发癌灶行手术或放疗。

（二）脓毒栓塞

Hussey 和 Katz 在 1945 年首次描述脓毒性肺栓塞(septic pulmonary emboli)。肺循环的脓毒性栓塞是相对罕见的事件，脓毒性肺栓子来自外周静脉脓毒血栓性静脉炎或右心室心内膜炎的感染性凝血块。至少一半病例的病因是静脉吸毒者三尖瓣感染性心内膜炎，其余病例一半来自内源性栓子，另一半来自外源性栓子。内源性外周栓子最常见的原因是因生产或流产发生的盆腔血栓性静脉炎。深静脉血栓性静脉炎与蜂窝组织炎、骨髓炎或皮下脓肿以及来自于头或颈部感染的颈静脉栓塞性静脉炎有关。中心静脉导管、血透分流器和起搏器金属线等血管内装置感染通常引起脓毒血栓性静脉炎，并产生栓子。注射违禁药物使用的外源污染材料也可以产生脓毒性肺栓塞综合征。随着 ICU 监测性导管的频繁使用，脓毒性肺栓塞综合征作为重症监护的并发症更多地被认识。受污染的肺动脉导管与右心心内膜炎的高发病率有关。需要强调的是，肺动脉瓣可以被单独感染，也可以与三尖瓣联合感染引起脓毒性栓子赘生物。孤立的肺动脉瓣心内膜炎几乎都是由于受污染的肺动脉导管引起。

脓毒性肺栓塞常伴随肺梗死。梗死通常不是由侧支循环内的小肺栓子引起，而是与脓毒性肺栓子相关的炎症改变造成侧支血流减慢，导致梗死和脓肿的形成。脓毒性肺栓塞综合征的大部分表现是由于明显的血管闭塞以及相关炎症反应造成。

脓毒性肺栓塞综合征与小肺栓塞不同，前者常伴感染性血栓静脉炎，表现为发热、寒战和胸膜性胸痛；后者症状轻微，出现短暂，呼吸困难并不是主要临床表现，常见咯血，但大咯血罕见。体检常能发现脓毒性血栓性静脉炎的起始部位。痰和血培养尽管阳性变化较大，但实验室检查支持脓毒血症。金黄色葡萄球菌是最常见的病原菌，随着大量免疫功能低下患者的增长和内置导管以及血管假体植入，导致厌氧革兰阳性、阴性细菌，多形杆状菌和真菌感染的发生率上升。

胸部 X 线片是诊断脓毒性肺栓塞所必需的，许多危重患者怀疑脓毒性肺栓塞就是源自于胸部 X 线片。胸部 X 线片常显示双侧多发结节性高密度影，多发生在下叶，大小从几毫米到几厘米，连续几天分批出现新的结节性高密度影。化脓性结节性高密度影扩大，空洞化，或表现以胸膜为底的类楔形的致密影。随着时间延长，肺门和纵隔淋巴结肿大，出现胸膜渗出。

脓毒性肺栓塞由内科和外科联合治疗，外科治疗主要根据脓毒性血栓静脉炎的部位以及单纯内科治疗的反应决定。一般内科支持治疗包括吸氧和止痛，明显心肺功能不全的患者需要重症监护。合理选用抗生素和拔除静脉导管适合于所有的患者。无心脏栓子患者应给予肝素治疗，最佳的抗凝时间尚不清楚。许多因脓毒性血栓静脉炎而不稳定性发热的患者，直到肝素化才退热。持续发热、血培养阳性和持续脓毒性肺栓子应视为内科治疗失败，应考虑脓肿切开引流，行血管切除和静脉结扎术。违规腹股沟静脉注射引起的股静脉脓毒性血栓静脉炎常伴发深部筋膜脓肿，进行切开引流前应先行 B 超或螺旋 CT 扫描检查。若有胸腔积液，应抽取胸水送检查；如果并发肺水肿，应放置胸导管引流。右心内膜炎如果抗生素治疗效果不佳，应行外科手术。肝素不适合右心内膜炎的治疗。

预后取决于患者总的内科状况和原发脓毒血症过程，大部分患者无长期的静脉或肺的后遗症。

（三）异物肺栓塞

随着介入技术的广泛使用，异物肺栓塞大大地增加。异物肺栓塞指在临床上进行介入性诊疗操作时，由于器械碎片、静脉造影剂或与器械有关的血栓形成之后血栓脱落阻塞肺动脉及其分支所引起。心脏起搏器留置线断片、中心静脉导管或肺动脉漂浮导管断片、静脉滤器支架断片以及上述器械周围形成的血栓脱落等均可成为栓子来源。关节成形术中丙烯酸水泥进入血液循环会引起异物性肺栓塞。这类肺栓塞与一般肺血栓栓塞症的症状相似，也可以没有任何症状，临床上应提高对器械相关性的异物肺栓塞的认识。对一些无症状的起搏器置入或长期静脉导管留置的患者，应定期行胸部 X 线、超声心动图检查，对可疑患者行肺部、CT 造影检查；对下腔静脉滤器置入的患者，定期行下腔静脉造影以利于早期诊断。器械性异物肺栓塞的治疗应行介入或手术取出栓塞器械或碎片，对合并有血栓形成者，应行抗凝或溶栓治疗。提高器械的性能和质量以及正确的操作是避免或减少器械相关性肺栓塞的关键。

（周向辉）

第十二节　肺动脉高压

一、肺动脉高压的定义和分类

（一）定义

肺动脉高压是指肺动脉压力升高超过一定界值的一种血流动力学和病理生理状态，可导致右心衰竭，可以是一种独立的疾病，也可并发于其他疾病，还可以是综合征。其血流动力学诊断标准为：海平面静息状态下，右心导管检测肺动脉平均压≥25mmHg。各类型肺动脉高压的血流动力学定义见表 4－21。肺动脉高压是一种常见病、多发病，且致残率和病死率均很高，应引起人们的高度重视。

表 4－21　肺动脉高压的血流动力学定义

定义	标准[a]	临床分型[b]
肺动脉高压(pH)	PAPm≥25mmHg	全部
毛细血管前肺动脉高压	PAPm≥25mmHg PAWP≤15mmHg	1. 动脉性肺动脉高压 3. 肺部疾病所致 pH 4. 慢性血栓栓塞性 pH 5. 原因不明和(或)多原因 pH
毛细血管后肺动脉高压	PAPm≥25mmHg PAWP＞15mmHg	2. 左心疾病相关性 pH 5. 原因不明和(或)多原因 pH
单独毛细血管后肺动脉高压(Ipc－PH)	DPC＜7mmHg 和(或)PVR≤3WU[c]	
复合毛细血管后肺动脉高压(Cpc－PH)	DPG≥7mmHg 和(或)PVR＞3WU[c]	

注：CO＝心输出量；DPG＝舒张期压力梯度(舒张期 PAP－平均 PAWP)；mPAP＝平均肺动脉压；PAWP＝肺动脉嵌入压；pH＝肺动脉高压；PVR＝肺血管阻力；WU＝Wood 单位；[a] 所有数值均在静息时测定；[b] 根据表 4－22；[c]WU 单位＝dyn・s・cm^{-5}/80

（二）分类

肺动脉高压分为两大类：①特发性肺动脉高压。②有明确病因或危险因素的继发性肺动脉高压。1998 年第二届世界肺动脉高压会议建立了肺动脉高压的临床分类，把有类似的病理及血流动力学特征和治疗方法的肺动脉高压归为同一类。2013 年 2 月，在法国尼斯召开了第五届世界肺高血压会议，达成一致意见：在维持原来的总体方案基础上进行了修改和更新(表 4－22)。

表 4－22　肺动脉高压的尼斯分类

1.动脉性肺动脉高压
1.1　特发性肺动脉高压(IPAH)
1.2　遗传性肺动脉高压(HPAH) 1.2.1　BMPR2 1.2.2　ALK－1,ENG,SMAD9,CAV1,KCNK3 1.2.3　未知
1.3　药物和毒素相关性肺动脉高压
1.4　疾病相关性肺动脉高压(APAH) 1.4.1　结缔组织病 1.4.2　HIV 感染 1.4.3　门静脉高压 1.4.4　先天性心脏病 1.4.5　血吸虫病
1'.肺静脉闭塞性疾病和(或)肺毛细血管瘤病
1".新生儿持续性肺动脉高压(PPHN)
2.左心疾病相关性肺动脉高压
2.1　左室收缩功能不全
2.2　左心室舒张功能不全
2.3　心脏瓣膜病
2.4　先天性/后天性左心流入/流出道梗阻/先天性心肌病
2.5　先天性/后天性肺静脉狭窄
3.肺部疾病和(或)缺氧相关性肺动脉高压
3.1　慢性阻塞性肺疾病
3.2　间质性肺疾病
3.3　伴有混合限制性和阻塞性通气功能障碍的其他肺疾病
3.4　呼吸睡眠障碍
3.5　肺泡低通气疾病
3.6　慢性高原病
3.7　肺发育不良性疾病
4.慢性血栓栓塞和其他肺动脉阻塞性疾病
4.1　慢性血栓栓塞性肺动脉高压(CTEPH)
4.2　其他肺动脉阻塞 4.2.1　血管肉瘤 4.2.2　血管内其他肿瘤 4.2.3　动脉炎 4.2.4　先天性肺动脉狭窄 4.2.5　寄生虫(棘球蚴病)
5.原因不明或多种因素所致的肺动脉高压
5.1　血液系统疾病:慢性溶血性贫血、骨髓增生性疾病、脾切除
5.2　全身性疾病:结节病、肺组织细胞增生症、淋巴管平滑肌瘤病,神经纤维瘤病
5.3　代谢性疾病:糖原累积病、戈谢病、甲状腺功能紊乱
5.4　其他:肺肿瘤栓塞性微血管病,纤维化性纵隔炎,慢性肾功能衰竭(伴/不伴透析),肺段肺动脉高压

根据这个分类，IPAH 代表肺血管疾病的一种类型，称为动脉性肺动脉高压（Ⅰ组 pH，或 PAH），以区别于左心疾病相关肺动脉高压，肺部疾病和（或）缺氧相关肺动脉高压，慢性血栓栓塞和其他肺动脉阻塞性肺动脉高压等。动脉性肺动脉高压可以原因不明（IPAH），也可以与遗传、药物及毒素，以及某些疾病如结缔组织病、HIV 感染、门脉高压等疾病相关或并存，称为相关性肺动脉高压（associated PAH，APAH）。

二、特发性肺动脉高压的临床表现和诊断

原发性肺动脉高压（primary pulmonary hypertension，PPH）是一种罕见疾病，以原因不明的肺动脉压力升高为特征。也被称为毛细血管前肺动脉高压，目前多主张称为特发性肺动脉高压（idiopathic pulmonary arterial hypertension，IPAH），未经治疗的 IPAH 可导致右心衰竭。

（一）流行病学

美国每年大约 125～150 人死于 IPAH，发病率约每年 2～6 例 A00 万人口。APAH 的患病率和发病率均明显高于 IPAH。其他地方发病率与美国相接近，但患病率存在着差异。法国的一个 IPAH 注册登记研究发现其患病率约为 6 例/100 万人口。IPAH 发病率男女比例为 1∶(2～9)，不同治疗中心统计数据有所不同。美国男女发病平均比例接近 1∶4。女性发病率高的原因尚不清楚，通常年轻育龄妇女易发病。IPAH 也见于 50～70 岁，或者更老人群。

（二）预后

IPAH 不能治愈。未经治疗的 IPAH 可死于右心衰竭。20 世纪 90 年代以前，可供选择的治疗手段有限。直到前列环素类药、内皮素受体拮抗剂、磷酸二酯酶－5 抑制剂以及其他新型药物的出现，IPAH 和 IPAH 类疾病患者的预后才有了较大的改观。

未经治疗的 IPAH 3 年生存率约为 41%。在一项长期持续静脉注射前列环素治疗的研究中，3 年生存率可提高到约 63%。随着新的治疗方法的开展，特别是联合治疗，生存率有望进一步改善。

（三）病因

据严格的定义 IPAH 是病因不明的。然而，近年来发现下列因素与 IPAH 有关：结缔组织病，肝硬化，服用减肥药，服用 α－肾上腺素能兴奋剂如可卡因，苯丙胺，艾滋病感染等。但这些因素如何诱发或导致肺动脉高压仍然不清楚。

（四）病理生理

IPAH 患者的病理生理机制尚不很清楚。可能是某些刺激如：激素、机械等作用于血管内皮细胞，增加肺血管对损伤刺激的易感性，从而引起一系列的连锁反应，导致血管瘢痕形成、血管内皮细胞功能障碍、内膜和中层（平滑肌）增殖。

以前被认为有 IPAH 的患者，实际上 15%～20%有家族型 PAH，涉及至少一种基因缺陷。最常见的基因缺陷 BMPR2 是基因。但有 PAH 家族史的患者能检测到该基因突变的只有 1/3。这表明可能存在其他基因异常和（或）其他外部因素导致肺动脉高压。

2013 年，发现 KCNK3 基因有 6 种基因突变，似乎都与肺动脉高压有关，6 种突变都与钾

离子通道功能丧失有关。同时也发现这些基因突变导致的PAH可以用药物进行治疗。

肺动脉高压的尼斯分类列出下列与PAH有关的基因BMPR2、ALK1、ENG、SMAD9、CAV1、KCNK3。

在IPAH(可能还有APAH)早期,由于右心室负荷增加,肺动脉压力升高,可产生血栓性肺小动脉病。血栓性肺小动脉病的特点是在小的肌性小动脉有原位血栓形成。后期随着肺动脉压力持续升高,发展成为丛性肺小动脉病。其主要特征是肺血管重塑、血管内膜纤维化和正常血管内皮细胞结构被纤维组织所代替。

(五)临床表现

1.症状　早期无特异性症状,临床上早期诊断比较困难。从出现症状到明确诊断平均需要2年。最常见症状依次为:呼吸困难(60%)、虚弱(19%)、反复晕厥(13%)。其他的症状包括易疲劳、嗜睡、食欲减退、胸痛、右上腹疼痛。较少见的症状有咳嗽、咯血、声嘶。女性比男性更容易出现症状。

2.体征　不同患者体征差异较大,主要是肺动脉高压和右心功能不全的表现,取决于病情严重程度。肺动脉瓣区第二心音亢进,出现严重的右心室功能不全时第二心音固定分裂;偶尔可触及第二心音。肺动脉瓣反流可闻及Graham Steell杂音。三尖瓣反流杂音,右心室抬举。容量负荷增加,右心室衰竭,两者兼有时可见颈静脉搏动;常因重度三尖瓣关闭不全出现大V波。右心室S_3奔马律提示严重右心衰竭。

其他体征:肝大、可触及搏动和肝颈征阳性。肺动脉高压未经治疗,失代偿期右心衰竭加重,常见有腹腔积液、胸腔积液。肺体查往往正常。肢体可呈现不同程度的凹陷性水肿。卧床的患者可有骶前水肿。

(六)辅助检查

1.实验室检查

(1)排除自身免疫性疾病:血清学检查包括:类风湿因子(RF)、抗中性粒细胞胞浆抗体(ANCA)、抗拓扑异构酶抗体(scl70)。多达40%的IPAH患者抗核抗体(ANA)阳性,但没有自身免疫性疾病的临床表现。大多数结缔组织病相关性肺动脉高压的诊断是基于其临床表现,如典型的体征。血清学结果通常用于辅助确诊。

(2)促甲状腺激素:对IPAH的检查应包括促甲状腺激素,因为IPAH患者常常出现异常。甲状腺异常可以产生或加剧类似IPAH的症状。此外,甲状腺功能亢进本身也可使肺动脉压升高。

(3)B型钠尿肽:IPAH患者B型利钠肽(BNP)和N－BNP增高,增高的程度似乎可用于判断预后。但BNP的变化是否也可用于预测病情仍有争议。

(4)肝功能和肝炎病毒标志物:排除肝炎肝硬化所致肺动脉高压。

(5)HIV抗体:排除HIV感染所致肺动脉高压。

(6)血气分析:早期正常,但重症患者有低氧血症和低碳酸血症。

(7)凝血酶原时间与活性:少数患者可有高凝状态。

2.心电图　肺动脉高压患者往往有心电图异常:右心房肥大,电轴右偏,右心室肥大,胸前导联可出现ST段压低,T波倒置。有时,可有不完全性右束支传导阻滞。但部分特发性肺动脉高压的患者也可以没有异常心电图表现。因此，心电图结果正常不排除 PAH 的诊断。

3. 胸片　胸部 X 线片是呼吸困难患者诊断评估的第一步；对多数肺动脉高压患者胸片检查并不能帮助发现病因。但可用于排除肺间质和肺实质病变。

IPAH 患者胸片典型表现是肺门肺动脉主干明显扩张，外周突然变细形成截断现象；右心房、右心室扩大，表现为右心影明显增大。

4. 超声心动图　超声心动图异常是肺动脉高压最早的线索，推荐其作为高风险人群（如结缔组织病患者）IPAH 的筛查工具。超声心动图可以评估右心和左心功能、估测肺动脉收缩压，并可排除先天性心脏病或心脏瓣膜性疾病引起的肺动脉高压。超声心动图还可以提供一些有助于肺动脉高压分型的征象（如：1 组、2 组等）。IPAH 患者超声心动图可显示在收缩和舒张期室间隔平坦（D 型左心室）（图 4－4），右心室扩大和肥厚，右心室功能降低，肺动脉瓣反流，三尖瓣反流（TR）。TR 压差常被用来估计右心室收缩压，从而评估肺动脉高压的风险（表 4－23）。M 型超声心动图，肺动脉瓣收缩早中期切迹与右心室功能及血流动力学较差有关。合并心包积液提示预后不良。大约三分之一的肺动脉高压患者，超声心动图显示右向左分流的卵圆孔未闭。

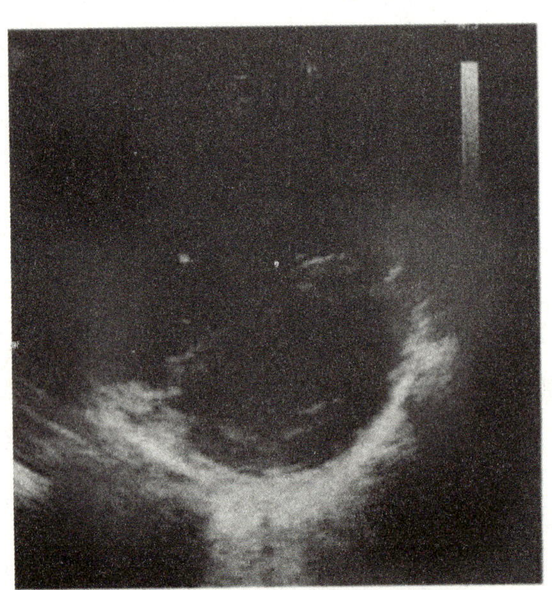

图 4－4　二维超声心动图短轴图像

显示因右心室负荷增加室间隔回声平坦

表 4－23　怀疑肺动脉高压患者超声心动图估计肺动脉高压的风险

三尖瓣反流峰流速(m/s)	pH 的其他超声征象	超声心动图 pH 的可能性
≤2.8 或测不出	无	低
≤2.8 或测不出	有	中
2.9～3.4	无	
2.9～3.4	有	高
>3.4	不需要	

5. 胸部 CT　CT 可显示主肺动脉及左右肺动脉均扩张，右心肥厚与扩张。经 CT 肺动脉

造影(CTPA)可以帮助排除血栓栓塞性肺动脉高压。高分辨率CT扫描可以帮助排除间质性肺疾病。

6.肺通气/灌注核素显像 肺通气/灌注核素显像(V/Q)是排除慢性血栓栓塞性肺动脉高压的首选方法,因为它对慢性肺栓塞比CT更灵敏。

肺功能 IPAH患者可有轻度限制性通气功能障碍和弥散功能减低。肺功能检查可用于排除能导致肺动脉高压的重度肺实质或气道疾病。

7.运动试验 6分钟步行试验常被用于代替正式的心肺功能运动试验,评估IPAH的严重程度。它简单和相对容易执行,但缺乏特异性,不能辨别功能受损的原因。

最大摄氧量(VO_{2max})反映人体最大有氧代谢能力和心肺储备能力。配合通气功能检查,有助于确定肺血管对运动能力的限制,鉴别运动功能受限是由于肺血管病、心脏功能不全、阻塞性肺疾病或左心功能不全所致。

IPAH患者运动试验结果:最大摄氧量、氧脉搏、二氧化碳通气当量(呼气量与二氧化碳产生量比值)、死腔通气比例(VD/VT)、无氧阈,都有不同程度的异常改变。

8.多导睡眠监测 对可疑患者进行睡眠监测,排除睡眠呼吸暂停所致的缺氧性肺动脉高压。

9.肺动脉造影 有时为了肯定地排除血栓栓塞性疾病,需作肺动脉造影。虽然肺动脉高压和(或)右心衰竭的患者进行肺动脉造影风险较高,但谨慎操作一般认为是安全的。

10.心导管 右心导管检查是诊断肺动脉高压的金标准,可用来确定肺动脉高压的分类,包括特发性肺动脉高压。所有疑似IPAH的患者都应该进行右心导管检查。因为涉及治疗,需要排除左心疾病,包括心脏舒张功能障碍。右心导管还可测定肺血管的反应性,预测及滴定大剂量钙通道阻滞剂(CCB)的起始治疗剂量。

(七)诊断

1.诊断方法的选择 IPAH患者早期无特异性症状,临床上早期诊断比较困难。从出现症状到明确诊断平均需要2年。怀疑肺动脉高压患者需行心导管检查来确诊肺动脉高压,排除继发因素引起的肺动脉高压才能诊断IPAH。ESC 2015肺动脉高压诊疗指南推荐下列检查用于肺动脉高压的诊断评估:超声心动图应作为怀疑pH患者一线的非侵入性检查(1C);不明原因pH的患者应作肺核素通气/灌注或灌注显像以排除CTEPH(1C);CTEPH的诊断应包括CT肺动脉造影(1C)。所有PAH患者应作常规生物化学、血液学、免疫学、HIV检测,甲状腺功能测试,有助于排除相关的疾病(1C)。推荐腹部超声筛查门静脉高压症(1C)。推荐在PAH的初始评估时做肺功能检查包括弥散功能检查(1C)。所有pH患者均应考虑肺部高分辨CT(Ⅱa)。PAH患者不推荐开胸或胸腔镜肺活检(Ⅲ)。诊断流程见图4—5。

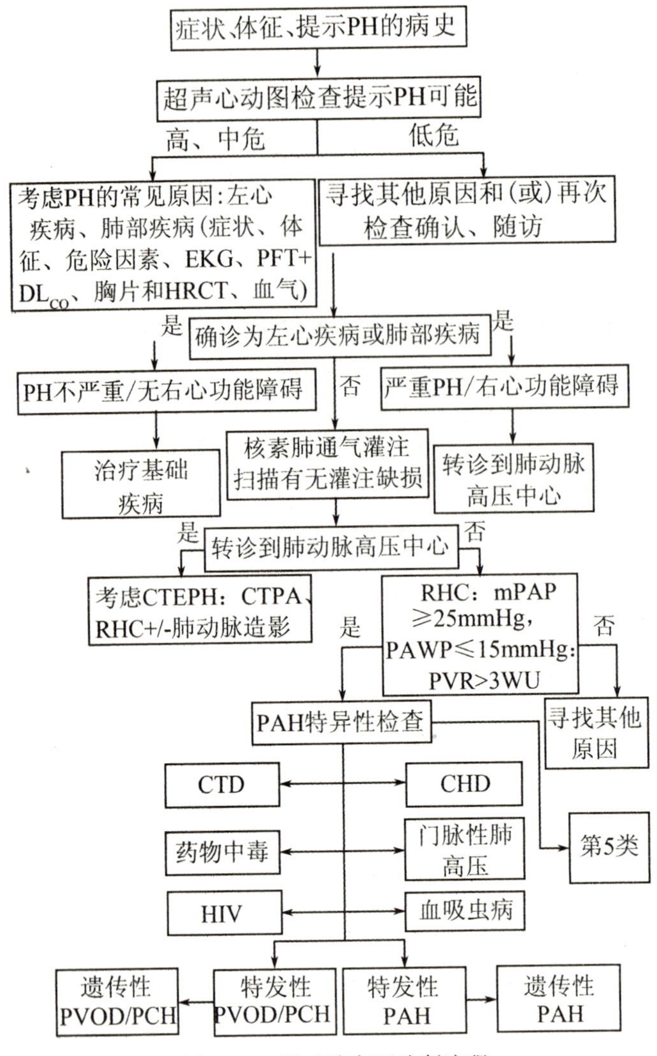

图 4—5　肺动脉高压诊断流程

pH＝肺高压；PA 肺动脉高压；PFT＝肺功能试验；DL_{CO}＝一氧化碳弥散功能；HRCT＝高分辨 CT；CTPA＝CT 肺动脉造影；RHC＝右心导管；CTEPH＝慢性血栓栓塞性肺动脉高压；PAWP＝肺小动脉嵌顿压；PVR＝肺血管阻力；CTD＝组缔组织病；CHD＝先天性心脏病；HIV＝人类免疫缺陷病毒；PVOD＝肺静脉闭塞病；PCH＝肺毛细血管瘤病

2. 肺动脉高压严重程度分级和风险评估　传统上，IPAH 严重程度的分级采用纽约心脏协会/世界卫生组织功能分类进行分级，但该分级系统因主要靠主观指标，因此具有局限性。

其他评估疾病严重程度方法，包括右心导管检查测定血流动力学指标、运动试验(例如：最大摄氧量，6 分钟步行试验)，和体格检查时发现的心功能衰竭严重程度的体征(表 4—24)。

表4－24 特发性肺动脉高压严重程度的评估

预后决定因素[a]（估计一年死亡率）	低位（<5%）	中危（5%～10%）	高危（>10%）
右心衰临床表现	无	无	有
症状进展	无	慢	快
晕厥	无	偶有晕厥[b]	反复晕厥[c]
WHO功能分级	Ⅰ、Ⅱ	Ⅲ	Ⅳ
6MWD	>440m	165～440	<165m
心肺运动实验	VO_{2max}>15mL(min·kg) (>65%预计值) VE/VCO_2 斜率<36	VO_{2max} 11～15mL(min·kg) (35%～65%预计值) VE/VCO_2 斜率36～44.9	VO_{2max}<11mL(min·kg) (<35%预计值) VE/VCO_2 斜率≥45
N端脑钠肽激素原	BNP<50ng/L NT－proBNP<300ng/L	BNP50～300ng/L NT－proBNP300～1400ng/L	BNP>300ng/L NT－proBNP>1400ng/L
影像（超声，CMR）	RA面积<$18cm^2$ 没有心包积液	RA面积 18～$26cm^2$ 没有或少量心包积液	RA面积>$26cm^2$ 有心包积液
血流动力学	<8mmHg CI≥2.5L/(min·m^2) SvO_2>65%	RAP8～14mmHg CI2.0～2.4L/(min·m^2) SvO_2 60%～65%	RAP>14mmHg CI<2.01/(min·m^2) SvO_2<60

注：6MWD＝6分钟步行距离；BNP＝脑钠肽；CI＝心脏指数；CMR＝心脏磁共振；NT－proBNP＝N末端脑钠肽前体；RA＝右心房；RAP＝右心脏压力；SvO_2＝混合静脉血氧饱和度；VE/VCO_2＝二氧化碳通气当量；VO_{2max}＝最大摄氧量；WHO＝世界卫生组织；

[a]变量及其阈值是根据专家意见，可提供预后的信息，并可用于指导治疗决策。但在应用到具体患者时必须小心。此外，这些变量及其阈值主要是根据对IPAH的研究得出的，可能不一定适用于其他类型的PAH；

[b]或剧烈运动时偶尔发生晕厥，或偶有体位性晕厥，而在其他方面稳定的患者；

[c]反复发作的晕厥，即使轻微或日常身体活动

三、特发性肺动脉高压的治疗

近十年来PAH患者的治疗已经有了长足的进展，手段更加多样化，疗效的证据不断增多。对PAH患者的治疗再也不能被视为简单的药物治疗，而是一个复杂的策略，包括对病情严重程度和对治疗反应的评估，以及对潜在的并发症的处理。因为IPAH比较罕见，目前国际上的指南均强调应将患者转介到有经验的肺动脉高压治疗中心。近年来美国已经设计并启动肺动脉高压治疗中心（PH Care Centers，PHCC）认证计划，以提高肺动脉高压的诊疗质量。

PAH的治疗策略可分为三个主要步骤：①基本处理包括一般措施：体育活动和监督康复，妊娠，节育和绝经后激素治疗，择期手术，感染预防、心理支持、治疗的依从性，遗传咨询和旅行咨询，支持疗法：口服抗凝药，利尿剂，氧疗，地高辛，转诊到专门的肺动脉高压诊疗中心，作急性血管反应试验以明确是否有指征作长期钙通道阻滞剂（CCBs）治疗。②第二步包括对有血管反应的患者高剂量的CCB初始治疗，和根据危险分级对没反应者选用经批准的药物组合进行治疗。③第三步与初始治疗的效果有关；如果效果不理想，考虑联合用药和肺移植。

（一）一般措施和基础治疗

推荐PAH患者应避免妊娠（ESCⅠ）；推荐PAH患者作预防流感和肺炎球菌感染的免疫接种（ESCⅠ）；推荐给予PAH患者心理支持（ESCⅠ）；PAH患者如需择期手术，可能的话应选择硬膜外麻醉，而不是全身麻醉（ESCⅡ）；对PAH患者不推荐可导致症状加重的过度的体力活动（ESCⅢ）。

PAH患者缺铁常见，需纠正贫血和（或）缺铁状态（ESC Ⅱ bC）；除非同时患有高血压、冠心病或左心衰竭而需要，不推荐PAH患者使用血管紧张素转换酶抑制剂、血管紧张素－2受体拮抗剂、β－受体阻滞剂和伊伐布雷定（ivabradine）（ESC Ⅲ C）。

饮食上没有特别建议，但有慢性右心衰竭的患者应采用低钠和较少的液体量饮食。服用华法林的患者必须禁吃含维生素K的食品，如绿色叶菜类蔬菜、菌类蔬菜。

活动方面有关心肺康复治疗的资料很少。一般认为肺动脉高压和心脏衰竭的患者应该在避免症状加重的前提下进行轻微的有氧运动，避免完全卧床休息。对体力下降的接受药物治疗的患者，实行监督运动训练（ESC Ⅱ a）。

1.抗凝治疗　尸检发现IPAH患者血管血栓性病变患病率较高。也有报道这些患者凝血和纤溶系统异常。这些患者因心衰和制动等因素使静脉血栓栓塞的危险增高。单因素和多因素分析结果显示：多种病理亚型的IPAH患者加用抗凝治疗，生存率都有改善。然而，这些研究仅仅是同顾性分析，并没有随机、对照临床试验；因此，这些意见大部分只是共识，而不是基于前瞻性的循证医学研究所得出的结论。IPAH、HPAH和食欲抑制药所致PAH患者可考虑口服抗凝药（ESC Ⅱ bC）；没有抗凝治疗禁忌证患者，应该使用华法林，维持国际标准化比值（INR）在1.5～2之间。

2.地高辛　地高辛可用于有右心衰竭的患者以改善右心功能。但对肺动脉高压的治疗还未有随机对照临床试验。

3.利尿剂　PAH患者如有右心衰竭和液体潴留，推荐用利尿剂治疗（ESC Ⅰ C）。使用袢利尿剂（如呋塞米、布美他尼）需要补充钾并密切监测血钾浓度。保钾利尿剂可改善因使用利尿剂引起的顽固性低钾血症。同时监测肾功能和血容量，避免引起肾前性肾功能不全。

4.氧疗　虽然氧疗已被证明可以降低PAH患者的肺血管阻力，没有随机研究表明长期氧疗有好处。大多数的PAH患者，除非是患先天性心脏病和肺循环一体循环分流，以及有卵圆孔未闭，在静息时仅有轻度的低氧血症有研究显示，夜间氧疗并不改变晚期艾森曼格综合征患者的自然史。静息时有低血氧的患者应予吸氧。如果有证据显示吸氧可以纠正运动性低氧，可考虑在活动时吸氧。

对WHO功能分级为Ⅲ和Ⅳ和持续动脉血氧分压＜60mmHg的患者，在空中旅行期间应给予吸氧（ESC Ⅱ a）。在海拔1500～2000m之间就开始出现轻度缺氧，一般客机机舱压力相当于海拔1600～2500m。

（二）特异性治疗药物

1.钙通道阻滞剂　直到2000年左右，钙通道阻滞剂（CCBs）一直是应用最广泛的治疗IPAH的药物。钙通道阻滞剂可作用于肺血管平滑肌、扩张肺血管、降低肺动脉压。

一项对长期使用钙通道阻滞剂治疗IPAH是否获益的研究显示：只有急性血管扩张反应阳性的IPAH患者，长期使用CCB治疗才能获益。实质上这部分患者很少，不到IPAH的5%。

急性血管扩张试验：急性血管扩张应该仅在肺动脉高压治疗中心进行。对象是怀疑有IPAH、HPAH和DPAH的患者。急性血管扩张反应阳性的定义是吸入血管扩张剂后mPAP下降10mmHg或mPAP降低到等于或低于40mmHg，伴随或不伴随心输出量的下降。推荐用一氧化氮（ESC Ⅰ C）作血管扩张试验，也可静脉注射依前列醇（epoprostenol）（ESC Ⅰ C）、腺苷（adenosine）（ESC Ⅱ aC）或伊洛前列素（iloprost）（ESC Ⅱ bC）吸入，不推荐口服或静脉注射CCBs作激发试验（ESC Ⅲ C）。值得注意的是，急性血管扩张反应阳性者，使用CCB类药物长期治疗能够获益者不到50%。使用CCB类药物治疗IPAH的过程中必需密切观察。

对急性血管扩张反应阳性的稳定期的IPAH患者，需使用高剂量CCB类药物进行治疗。在使用高剂量CCB治疗之前，必需通过口服CCB试验来确定是否有血管扩张的作用，同时确定总的有效剂量。该试验必需在重症监护室内，留置球囊漂浮导管下进行。患者每小时口服硝苯地平(静息时有心动过速者可同时服用地尔硫䓬)直至肺动脉压和肺血管阻力降低20%，或出现系统低血压或其他不良影响，不能继续服药为止。将开始达到疗效的硝苯地平剂量的一半确定为每天的有效剂量，将全天剂量分为每6～8小时给药一次。通常硝苯地平每天剂量为240mg(120～240mg)，地尔硫䓬(diltiazem)每天为900mg(240～900mg)。氨氯地平(amlodipine)每天20mg。治疗应从低剂量开始，如缓释硝苯地平30mg，一天2次，地尔硫䓬60mg，每日3次，氨氯地平2.5mg，每天一次，逐步增加剂量，一直到可耐受的最大剂量为止，影响剂量增加的因素通常是低血压和下肢外周性水肿。

对心功能为WHO－FCⅠ或Ⅱ级的IPAH、HPAH和DPAH患者，经高剂量的钙通道阻滞剂治疗后血流动力学有明显改善(近乎正常)，推荐继续治疗(ⅠC)。对心功能为WHO－FCⅢ或Ⅳ级的IPAH，或者经用钙通道阻滞剂治疗后血流动力学无明显改善(近乎正常)的患者，必需用特异性药物治疗(ⅠC)。

治疗过程中应密切观察疗效和注意安全性。治疗3～4个月后应该做一次完整的重新评估，包括右心导管检查。CCBs撤药时要谨慎，有报道停用血管扩张剂治疗后肺动脉压反弹性增高。没有做过血管扩张试验或者试验结果阴性的患者，不应该给予CCB治疗，因可能产生严重的副作用，如低血压、晕厥和右心衰竭。有明显右心衰竭证据的患者应限制使用钙通道阻滞剂。心脏指数$<2L/(min \cdot m^2)$或右心房压力$>15mmHg$，是使用CCB治疗的禁忌证，因可能使右心室衰竭恶化。

2.磷酸二酯酶－5抑制剂　肺血管系统含有大量的磷酸二酯酶－5，临床上磷酸二酯酶－5抑制剂可使肺血管舒张，因此可用于治疗肺动脉高压。已批准使用的磷酸二酯酶－5抑制剂有西地那非、他达拉非和伐地那非。

(1)西地那非(sildenafil)：对照研究评估了西地那非治疗278例1类肺动脉高压的疗效，疗程为12周，结果显示西地那非可以改善6分钟步行距离，降低平均肺动脉压，降低WHO功能分级并维持一年时间。批准使用的剂量为20mg/次，口服，每天3次。副作用主要与血管扩张有关：头痛、潮红、鼻出血。

(2)他达拉非(tadalafil)：他达拉非用于治疗特发性肺动脉高压的证据级别是ⅠB。可以改善功能分类为1类的肺动脉高压患者的运动耐力。他达拉非的剂量是每天2.5、10、20或40mg。副作用轻微，与西地那非相似。

(3)伐地那非(vardenafil)：伐地那非是一种目前正在研究的新型磷酸二酯酶－5抑制剂。已证明该药可以改善肺动脉高压患者的6分钟步行距离。伐地那非的剂量是5mg每天2次，副作用与西地那非相似。

3.内皮素受体拮抗剂　已经证明PAH患者血浆和肺组织存在内皮素系统的活化。肺血管平滑肌上有内皮素受体A、B两个特定的受体亚型，内皮素－1具有直接收缩血管作用，引起血管平滑肌细胞增殖，同时是一种炎症介质。它通过ETA和ETB受体介导起作用，前者介导持续血管收缩和血管平滑肌细胞增殖，后者介导内皮素清除和内皮细胞产生一氧化氮和前列环素。

(1)波生坦(bosentan)：波生坦对内皮素受体A和B均有拮抗作用。特发性肺动脉高压或硬皮病相关肺动脉高压患者口服波生坦治疗可显著增加6分钟步行距离。波生坦同时可改善心脏指数、右心室收缩功能以及左心室功能；还可以减少临床恶化(定义为死亡、肺移植，或住院治疗)。约10%患者可出现肝转氨酶升高,与剂量相关,减少剂量或停药可逆转。用药期间应每月监测肝功能。

(2)安贝生坦(ambrisentan):安贝生坦与内皮素受体A结合。临床试验显示可改善IPAH和继发于结缔组织病和HIV感染的PAH患者的症状、运动能力、血流动力学和出现临床恶化的时间。然而,由于存在相关风险,使用受到限制。肝功能异常的发生率为0.8%~3%,外周水肿发生率增加。

(3)马西替坦(macitentan):马西替坦是在2013年10月经美国FDA批准使用的双重内皮素受体拮抗剂。SERAPHIN研究表明,马西替坦可明显降低肺动脉高压患者发生临床事件的风险。马西替坦10mg/d可减少45%的肺动脉高压患者的主要临床终点事件,包括死亡、开始静脉注射或皮下注射前列环素或肺动脉高压恶化(P<0.001)。使用马西替坦最大获益是减少肺动脉高压恶化。马西替坦3mg/d也可以改善肺动脉高压患者临床结局(P=0.001)。

4.前列环素类

(1)依前列醇(epoprostenol):静注依前列醇可使血管平滑肌松弛并抑制其生长,同时通过增加细胞内的环腺苷酸(cAMP)浓度抑制血小板聚集,有利于预防肺血管的重塑。

依前列醇静脉注射后马上起作用,半衰期短,仅3~5分钟。因此需要通过永久隧道导管用便携式输液泵持续静脉输注。一项前瞻、随机、开放标签,包含81例肺动脉高压患者的临床研究证实,使用依前列醇12周后,肺动脉高压患者6分钟步行距离改善,平均肺动脉压下降8%。然而,没有长期的随机临床试验评估依前列醇治疗肺动脉高压的疗效。178例肺动脉高压患者队列研究显示,与传统治疗方法比较,静脉注射依前列醇治疗可改善患者的运动耐量,改善血流动力学,提高长期生存率。依前列醇对左-右分流先天性心脏病、门静脉高压与HIV感染相关的肺动脉高压也有效。

依前列醇初始剂量是2~4ng/(kg·min),最佳剂量不同个体之间有差异,大多数患者剂量为20~40ng/(kg·min)。依前列醇常见的副作用包括下颌疼痛、头痛、腹泻、脸部潮红、腿痛、恶心等。这些副作用相对较轻,和剂量相关。其他并发症包括导管相关败血症、泵衰竭或中心静脉导管脱落。药物突然中断可能危及生命。美国FDA批准依前列醇用于治疗IPAH。

(2)曲前列环素(treprostinil):曲前列环素化学上稳定,可以在室温下静脉注射,也可以连续皮下微量泵输注。一项多中心随机试验评价了470例肺动脉高压患者分别接受曲前列环素或安慰剂治疗12周以上,显示接受曲前列环素治疗的患者6分钟步行距离增加,呼吸困难缓解、血流动力学改善。对122例肺动脉高压或慢性血栓栓塞性肺动脉高压患者的多中心回顾性研究证实,曲前列环素治疗时间超过3年,长期生存率显著提高。

McLaughlin等的一项随机对照试验证明:212例肺动脉高压的患者经波生坦或西地那非治疗后仍有症状,吸入曲前列环素可以改善运动耐力和生活质量。曲前列环素初始剂量是1~2ng/(kg·min),皮下注射,最佳剂量因人而异,大多数剂量20~80ng/(kg·min)。副作用随剂量增加而产生,主要为局部部位疼痛、潮红、头痛。

2013年12月,美国FDA批准曲前列环素缓释片(orenitram)用于治疗肺动脉高压。FREEDOM-M研究显示,其与安慰剂相比,肺动脉高压患者每天2次服用曲前列环素可提高6分钟步行距离+23m(P=0.013)。对未经治疗的PAH患者用曲前列环素治疗的随机对照研究显示,用最高剂量时6分钟步行距离增加26m,用谷剂量时改善17m。

(3)伊洛前列素(iloprost)伊洛前列素是一种化学性质稳定的前列环素类似物,可通过吸入装置产生的气溶胶粒子，吸入后沉积于肺泡而起作用。它的缺点是作用时间短，因此，必须每天吸入 6～9 次。剂量为 2.5～5μg/吸，中位数 30μg/d。203 例肺动脉高压患者接受 12 周的伊洛前列素治疗，6 分钟步行距离增加、改善 NYHA 心功能分级和血流动力学。不良反应包括咳嗽、低血压以及血管舒张导致晕厥。吸入伊洛前列素治疗的长期疗效仍令人失望，因为目前唯一的一项试验显示：与传统疗法相比，该试验退出率较高，且并没有改善生存率。伊洛前列素持续静脉给药在一个小系列的研究显示对 PAH 和 CTEPH 患者的疗效与依前列醇相似。口服伊洛前列素对 PAH 的疗效未作过研究。

(4)贝前列素(beraprost)：贝前列素是第一个化学性质稳定、口服有效的前列环素类似物。最常见的不良反应为头痛、脸红、下巴疼痛和腹泻。

(5)Selexipag：Selexipag 是可口服的选择性前列环素的 IP 受体激动剂。一个事件驱动的 3 期随机对照研究共纳入 1156 例患者，结果显示 Selexipag 单用或与 ERAs 和(或)PDE－5i 合用可降低 40％(危险比 0.60，P＜0.001)的复合终点(包括发病率和死亡率，全因死亡率，PAH 恶化而需要住院，PAH 恶化导致需肺移植或房间隔造口术，需要注射前列腺素或长期氧疗和 PAH 的进展恶化)。

5. 可溶性鸟苷酸环化酶(SGC)激动剂　利奥西呱(riodguat)是一种新型可溶性鸟苷酸环化酶激活剂。

治疗肺动脉高压特异性药物的适用范围(WHO－FC)及其推荐的级别见表 4－25。

表 4－25　肺动脉高压(1 组)单药治疗的循证医学级别

措施/治疗			级别[a]/水平[b]					
			WHO－FCⅡ		WHO－FCⅢ		WHO－FCⅣ	
钙通道阻滞剂			Ⅰ	C[d]	Ⅰ	C[d]	—	—
内皮素受体拮抗剂	安贝生坦(ambrisentan)		Ⅰ	A	Ⅰ	A	Ⅱb	C
	波生坦(bosentan)		Ⅰ	A	Ⅰ	A	Ⅱb	C
	马西替坦[e](macitentan)		Ⅰ	B	Ⅰ	B	Ⅱb	C
磷酸二酯酶－5 抑制剂	西地那非(sildenafil)		Ⅰ	A	Ⅰ	A	Ⅱb	C
	他达拉非(tadalafil)		Ⅰ	B	Ⅰ	B	Ⅱb	C
	伐地那非[g](vardenafil)		Ⅱb	B	Ⅱb	B	Ⅱb	C
鸟苷酸环化酶激动剂	利奥西呱(riociguat)		Ⅰ	B	Ⅰ	B	Ⅱb	C
前列环素	伊前列醇(epoprostenol)	静脉注射[e]	—	—	Ⅰ	A	Ⅰ	A
			—	—	Ⅰ	B	Ⅱb	C
	伊洛前列素(iloprost)	吸入	—	—	Ⅱa	C	Ⅱb	C
		静脉注射[e]	—	—	Ⅰ	B	Ⅱb	C
	曲前列环素(treprostinil)	皮下注射	—	—	Ⅰ	B	Ⅱb	C
		吸入[g]	—	—	Ⅱa	C	—	—
	曲前列环素(treprostinil)	静脉注射[f]	—	—	Ⅱb	B	—	—
	贝前列素[g](beraprost	口服[g]	—	—	Ⅱb	B	—	—
IP 受体激动剂	Selexipag(口服)[g]		Ⅰ	B	Ⅰ	B	—	—

注：WHO－FC：世界卫生组织功能分级；[a] 推荐级别；[b] 推荐证据水平；[d] 限于急性血管反应试验阳性者；[e] 在随机对照试验中以出现临床恶化的时间为主要终点，或显示可使全因死亡率降低的药物；[f] 用于不能耐受皮下注射的患者；[g] 该药在 2015 ESC 指南出版时欧洲药品管理局(EMA)尚未批准使用

（三）特异性药物的联合治疗

已知PAH的发病机制涉及3个不同的信号传递通道：前列环素通道（前列环素类），内皮素通道（内皮素受体拮抗剂）和NO通道（磷酸二酯酶－5抑制剂和鸟苷酸环化酶激动剂）。对于单药治疗效果不佳的患者，可以考虑选择不同作用机制的药物联合治疗。

有关联合用药的经验不断增加，对包括858例药物联合治疗的6个随机对照研究（RCT）的荟萃分析显示，与对照组相比，联合治疗可减少临床恶化（RR＝0.48，95％CI 0.26～0.91，P＝0.023），使6MWD增加22m，平均PAP、RAP、PVR降低。严重不良事件发生率两组相似（RR1.17，95％CI 0.40～3.42，P＝0.77）。全因死亡率无显著减少。然而，RCT显示药物治疗组患者的病死率相对较低，虽然未达到具统计学意义的水平。

可以一开始就用联合治疗，也可以序贯使用。不管是临床研究或临床实践，都优先选用序贯联合治疗：先给单药治疗，如果疗效不佳或病情恶化，再加用第二或第二种药物。总之，治疗的策略主要是根据疾病的严重程度。

1.对未经治疗的无症状的PAH患者（WHO FCⅠ）和存在患PAH高风险的患者，ACCP指南建议：持续监测症状，一旦出现提示疾病进展的症状则开始药物治疗（ACCP CB级）。

2.建议对PAH患者积极治疗导致pH的可能的原因（如，睡眠呼吸暂停和高血压）（ACCP CB级）。

3.对CCBs治疗有禁忌证、无效或不能耐受的IPAH患者，ACCP指南推荐使用世界卫生组织改良纽约心脏协会（NYHA）功能分级（WHO FC）来指导治疗。按心功能分级的血管扩张治疗选择如下：

（1）WHO FCⅡ：开始时可用单药治疗：内皮素受体拮抗剂、磷酸二酯酶－5抑制剂或利奥西呱。

（2）未经治疗的WHO FCⅢ：开始治疗可用ERA、PDE－5i或利奥西呱单药治疗。

（3）未经治疗的WHO FCⅢ，快速进展或存在提示预后差的其他标志物——静脉注射前列腺素类。

（4）WHO FCⅢ曾经治疗，快速进展或提示预后差的其他标志物——静脉或吸入前列腺素类。

（5）未经治疗的WHO FCⅣ：静脉注射前列腺素类。如果无法使用静脉注射前列腺素类药治疗，可使用吸入前列腺素与ERA联合使用。

肺动脉高压（1组）药物联合治疗和序贯治疗的循证医学级别见表4－26和4－27。

表4－26　肺动脉高压（1组）药物联合治疗的循证医学级别

措施/治疗	级别[a]/水平[b]					
	WHO－FCⅡ		WHO－FCⅢ		WHO－FCⅣ	
安贝生坦＋他达拉非[d]	Ⅰ	B	Ⅰ	B	Ⅱb	C
其他ERA＋PDE－5i	Ⅱa	C	Ⅱa	C	Ⅱb	C
波生坦＋西地那非＋依前列醇iv	—	—	Ⅱa	C	Ⅱa	C
波生坦＋依前列醇iv	—	—/	Ⅱa	C	Ⅱa	C
其他ERA或PDE－5i＋曲前列素sc			Ⅱb	C	Ⅱb	C
其他ERA或PDE－5i＋其他前列素环素类			Ⅱb	C	Ⅱb	C

注：ERA：内皮素受体拮抗剂；PDE－5i：磷酸二酯酶－5抑制剂；WHO－FC：世界卫生组织功能分级；sc＝皮下注射；iv＝静脉注射；[a]推荐级别；[b]证据水平；[d]在随机对照试验中以出现临床恶化的时间为主要终点，或显示可使全因死亡率降低的药物（前瞻性研究）

表 4－27　肺动脉高压(1 组)药物联合治疗的循证医学级别

措施/治疗	级别[a]/水平[b]					
	WHO－FCⅡ		WHO－FCⅢ		WHO－FCⅣ	
先:西地那非[d] 后:马西替坦	Ⅰ	B	Ⅰ	B	Ⅱa	C
先:波生坦 后:利奥西呱	Ⅰ	B	Ⅰ	B	Ⅱa	C
先:ERA 和(或)PDE－5id[d] 后:Selexipag[e]	Ⅰ	B	Ⅰ	B	Ⅱa	C
先:依前列醇 后:西地那非	—	—	Ⅰ	B	Ⅱa	C
先:西地那非或波生坦 后:曲前列环素吸入	Ⅱa	B	Ⅱa	B	Ⅱa	C
先:波生坦 后:伊洛前列环素吸入	Ⅱb	B	Ⅱb	B	Ⅱb	C
先:波生坦 后:他达拉非	Ⅱa	C	Ⅱa	C	Ⅱa	C
先:西地那非 后:安贝生坦	Ⅱb	C	Ⅱb	C	Ⅱb	C
先:依前列醇 后:波生坦	—	—	Ⅱb	C	Ⅱb	C
先:西地那非 后:波生坦	Ⅱb	C	Ⅱb	C	Ⅱb	C
先:波生坦 后:西地那非	Ⅱb	C	Ⅱb	C	Ⅱb	C
其他 2 药组合	Ⅱb	C	Ⅱb	C	Ⅱb	C
其他 3 药组合	Ⅱb	C	Ⅱb	C	Ⅱb	C
先:西地那非或(或)其他 PDE－5i 后:利奥西呱	Ⅲ	B	Ⅲ	B	Ⅲ	B

注:ERA:内皮素受体拮抗剂;PDE－5i:磷酸二脂酶 5－抑制剂;WHO－FC:世界卫生组织功能分级;[a] 推荐级别;[b] 证据水平;[d] 在随机对照试验中以出现临床恶化的时间为主要终点,或显示可使全因死亡率降低的药物;[e] 该药在 2015 ESC 指南出版时欧洲药品管理局(EMA)尚未批准使用

(四)肺移植

特异性治疗药物的出现已经使需要作肺移植的重度 PAH 患者的比例降低,或者使肺移植计划推迟。PAH 移植后 5 年生存率为 45％～50％,最近的数据显示,5 年生存率提高到 52％～75％,10 年生存率到 45％～66％。

对药物治疗没有反应的患者可行单肺或双肺移植。即使是严重的右心功能不全也不主张同时进行心肺移植;但这取决于移植机构。对于给予最强的药物治疗但预后较差的患者应推荐移植治疗(图 4－6)。

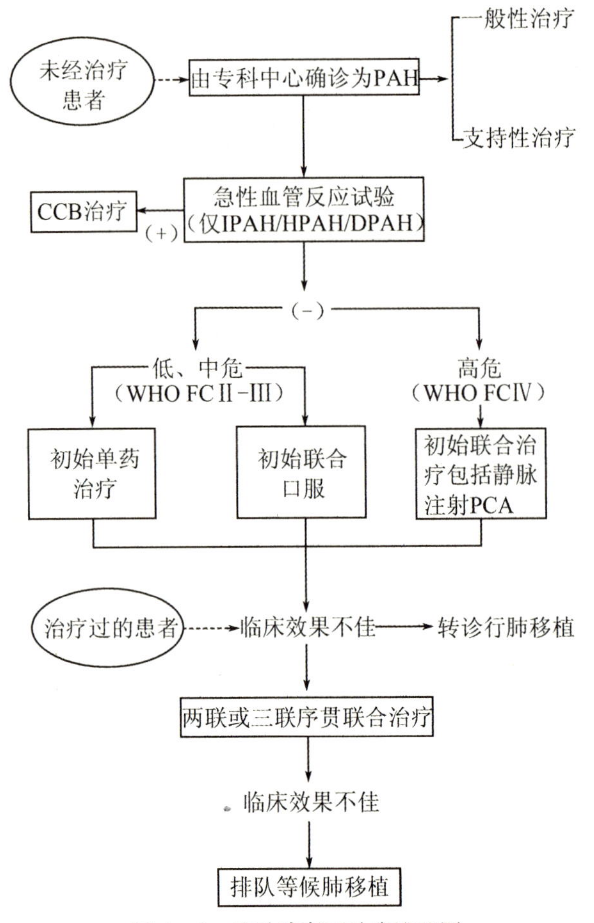

图 4－6　肺动脉高压治疗流程图

CCB＝钙通道阻滞剂；DPAH＝药物性 PAH；HPAH＝遗传性 PAH；IPAH＝特发性 PAH；i. v. ＝静脉注射；PAH＝肺动脉高压；PCA＝前列腺素类药；WHO－FC＝WHO 功能分级

房间隔造口术是一种姑息性手术，对病情恶化的患者会有一定的改善。该手术主要是让心房间出现右向左分流，尽管这样使氧饱和度降低，但从整体上可给全身的组织提供更多的氧。

（五）随访

目前，扩张血管的治疗没有精确的剂量调整方法。要经常进行体检，重点放在心脏衰竭症状和药物不良反应上。

超声心动图用于连续监测右心室、右心房压力梯度的变化和左、右心室腔的大小。其他无创方式（例如，电子束 CT 测量心脏腔室的大小）的测量结果与血流动力学改善相关。

心肺运动试验、连续有创血流动力学检测、6 分钟步行试验已用于监测 IPAH 患者的疾病状态。

四、慢性血栓栓塞性肺动脉高压的流行病学和病理生理

慢性血栓栓塞性肺动脉高压（chronic thromboembolic pulmonary hypertension，CTEPH）是一次或多次反复发生的血栓栓塞事件，使肺血管床阻塞、肺血流阻力增加、肺动脉

压力进行性增高，最终导致右心功能衰竭的一种严重威胁生命的疾病。根据肺动脉高压的尼斯分类，CTEPH 被规入动脉性肺动脉高压的第四组。

（一）流行病学和自然史

资料显示英国 CTEPH 的年发病率大约为 5/100 万。CTEPH 的主要原因为肺栓塞，在有症状的肺栓塞事件后的头两年 CTEPH 累计发病率为 0.1%～9.1%。对连续 314 例急性肺栓塞存活患者的随访显示，2.7%～8.8%的患者进展为 CTEPH。部分患者未找到急性肺栓塞的依据，主要原因是肺栓塞可以没有明显症状，而有症状的肺栓塞又经常被漏诊及误诊。相当部分患者在急性 PTE 后，肺动脉解剖结构及血液动力学不能完全恢复正常。

CTEPH 患者可通过手术干预可以治愈。和其他类型的肺动脉高压（PAH）一样，CTEPH 患者若未得到正确而及时的治疗，可发展为右心衰竭甚至死亡。Riedel 等报道：若患者确诊时平均肺动脉压≥30mmHg，其死亡率增加；若高于 40mmHg，5 年生存率为 30%；若高于 50mmHg，5 年生存率仅为 10%。传统上对不能手术的 CTEPH 的患者仅推荐终生抗凝治疗。由于认识到肺动脉高血压患者肺组织的病理变化也见于 CTEPH 患者，以及新的治疗肺动脉高压药物的开发，对肺动脉高压，包括 CTEPH 的药物治疗的热情空前高涨。CTEPH 患者，包括非手术患者的预后也有所改善。英国的一个中心报道 2001—2006 年累计 469 例 CTEPH 患者的预后。从诊断之日起 1 年和 3 年生存率：手术患者分别为 88%和 76%，非手术患者分别为 82%和 70%，P=0.023。后 3 年预后好于前 3 年，特别是非手术患者。

目前的证据不支持对肺栓塞后患者常规筛查 CTEPH，相当数量 CTEPH 病例没有急性肺栓塞的病史。

（二）病理生理和术后分型

1.病理生理　目前的证据显示 CTEPH 主要是由肺血栓栓塞所致。根据一个国际注册研究，80%CTEPH 患者有既往的 PTE 历史。约 35%～45%的 CTEPH 患者下肢多普勒超声检查可发现 DVT 证据。证实 CTEPH 是由血栓栓塞性疾病引起。

CTEPH 的危险因素见表 4－28。急性肺栓塞时抗凝不足，大块血栓，残余血栓和静脉血栓栓塞的复发，可能与 CTEPH 的形成有关。另一方面，CTEPH 的危险因素与 VTE 也不完全相同。易栓因素中仅有几个与 CTEPH 有关，包括狼疮抗凝物和抗磷脂抗体，凝血因子Ⅷ的升高。有些患者在肺栓塞后可产生肺血管的重塑的过程，该过程受感染、炎症、血液循环中和停留在血管内的祖细胞、甲状腺激素替代治疗，或恶性肿瘤等的影响。血液高凝状态，“黏”的红细胞，血小板计数升高，“不能清除的”纤维蛋白原等可能进一步促使 CTEPH 患者肺动脉的闭塞。此外，非血浆性危险因素，如脾切除、治疗脑积水的室房分流、炎症性肠病、慢性骨髓炎等均伴有较高的 CTEPH 发病率且与较差的预后有关。

表 4－28　CTEPH 的危险因素

肺栓塞的危险因素 复发性肺栓塞或无诱因肺栓塞 检查肺栓塞时发现大的肺灌注缺损 诊断肺栓塞时年轻或年老 肺栓塞开始时肺动脉收缩压大于 50mmHg 急性肺栓塞后 6 个月超声心动图复查持续肺动脉 高压
慢性病 外科心脏手术分流，心脏起搏器或除颤器导线感染 脾切除术后 慢性炎性疾病 甲状腺替代疗法 癌症
凝血因子 狼疮抗凝抗体或抗磷脂抗体 第Ⅷ因子水平升高 纤维蛋白原血病
遗传因素 O 型以外的 ABO 血型 HLA 多态性 内源性纤溶异常

2. 病理变化　最初的栓子被纤维组织所代替，并与肺动脉血管的内膜和中层合成一体，这些组织可沿肺动脉向段和亚段肺动脉分支延伸，受累的肺动脉可完全堵塞，也可部分重开形成新的通道。

CTEPH 和特发性肺动脉高压（IPAH）均具有管腔内斑块形成的特点，但两者的斑块组成却不相同。CTEPH 的斑块由具有“髓样核”的纤维组织和新生血管组成，其中“髓样核”由机化血栓和新鲜血栓共同构成，斑块还包括糖蛋白免疫活性物质。IPAH 的斑块却没有上述血栓性物质。CTEPH 和 IPAH 的肺动脉管壁均出现明显重塑，类似于粥样硬化的体循环动脉的重塑：动脉管壁扩张、管壁不规则以及中膜变薄。除了大的肺血管的阻塞，CTEPH 的病理生理学还包括肺微血管病，这可能是在某些病例，肺血管内膜切除术效果不佳的原因。产生微血管病的原因可能是先前未受影响的血管处于高流量或高压状态，或因缺氧、感染或炎症所致。

血栓栓塞复发或原位血栓形成，是导致 CTEPH 患者血液动力学紊乱进展的主要原因。不管有无血栓栓塞复发或原位血栓形成，CTEPH 患者血液动力学紊乱的进展速度基本一致。可能进展的主要原因是肺血管重塑及高压性肺动脉病。CTEPH 的血管阻塞多为双侧性，但也有单侧受累的报道。

3. CTEPH 的手术分型　美国圣地亚哥医学中心基于 CTEPH 手术后病变的解剖位置以及血管壁的病理改变，将慢性血栓栓塞性肺动脉高压分为四大类型，这种分型方案可以用于预测肺动脉血栓内膜剥脱术手术的预后。

（1）CTEPH Ⅰ型：Ⅰ型也称为中央型，其病变为新鲜血栓病变，主要位于主肺动脉或者叶动脉，其远端为增厚的肺动脉内膜，这种类型约占 CTEPH 的 25%。

(2)CTEPH Ⅱ型：Ⅱ型也属中央型，主要病变为肺段近端的肺动脉的内膜增厚及纤维化，但不伴有血栓病变存在。或可见主肺动脉或叶动脉网状结构，此型约占 CTEPH 的 40%。

(3)CTEPH Ⅲ型(外周型)：Ⅲ型是仅在肺段动脉以远端的肺血管内膜增厚或纤维化，切开肺动脉时看不到血管狭窄，肺动脉内膜的剥脱要单独在每个段或者亚段进行，此型约占 CTEPH 的 30%。

(4)CTEPH Ⅳ型：Ⅳ型病变是指远端微小血管病变，未见明显的血栓栓塞，它不是经典的 CTEPH，也不是手术所能治愈的。虽然该型可出现因血流淤滞而造成的继发性血栓形成，但主要是原发性微小血管病变。

一些患者，特别是那些单侧肺动脉完全阻塞患者，静息时肺血流动力学可以正常，尽管已有症状。这些患者也应该被诊断为 CTEPH 并按其治疗。目前还没有合适的术语来描述这种类型的慢性血栓栓塞性肺血管病。

五、慢性血栓栓塞性肺动脉高压的临床表现和诊断

(一)临床表现

1. 症状　疾病初期常常无症状。在一次或多次急性肺栓塞后出现下列症状：逐渐加重的运动后呼吸困难及运动耐力降低。症状无特异性，与其他心肺疾病如冠心病、运动性哮喘，甚至心因性呼吸困难相似。从肺栓塞到出现肺动脉高压症状的时间为数月到数年。疾病晚期出现右心衰竭征如疲倦、心悸、昏厥、水肿、咯血。63%患者没有急性肺栓塞病史。

诊断 CTEPH 时患者的平均年龄是 63 岁，男女比例相当。儿科病例罕见。早期诊断比较困难。在有经验的中心，患者出现症状到确定诊断之间的平均时间为 14 个月。症状类似急性肺栓塞，或特发性肺动脉高压(IPAH)；不同的是水肿和咯血多见于 CTEPH，而晕厥则 IPAH 更常见。

2. 体征　与其他原因引起的肺动脉高压相同，主要为右心室增大及肺动脉高压，包括剑突下心脏搏动增强、心界向右扩大、肺动脉瓣区第二心音增强分裂、强度可变的三尖瓣区杂音、右心室 S_3 或 S_4 奔马律。右心功能衰竭的体征有颈静脉充盈怒张、肝颈静脉回流征阳性、肝大、腹腔积液、下肢水肿、下肢慢性静脉淤积性皮炎及发绀等体征。

约 30%CTEPH 患者在肺外周(主要肺下叶)可听到高调的肺血流杂音，其原因为血流通过部分阻塞或再通的栓塞处产生涡流。其他能导致肺动脉狭窄的疾病如肺动脉肉瘤、先天性肺动脉狭窄和肺血管炎亦可闻及类似杂音。这种杂音不出现于 IPAH 病例。

(二)实验室及其他检查

1. 胸部 X 线平片　可见肺动脉段增宽、右心室增大所致胸骨后间隙缩小、肺动脉分支末端不成比例变细，低灌注区血管纹理减少。

2. 胸部高分辨 CT 平扫　相对特异性改变有肺动脉扩张，灌注不均匀所致的马赛克征(图 4－7)。虽然马赛克征在 CTEPH 常见，它也可以见于 12%的特发性肺动脉高压患者。平扫的主要作用是了解肺实质情况，有没有肺气肿、支气管疾病或间质性疾病，以及梗死，血管和心包异常，胸壁畸形等。

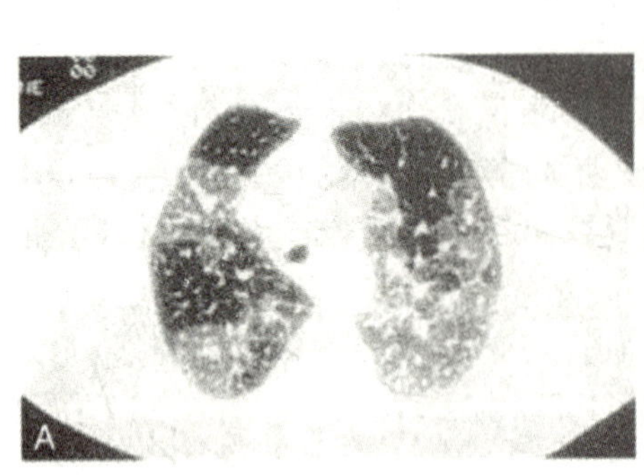

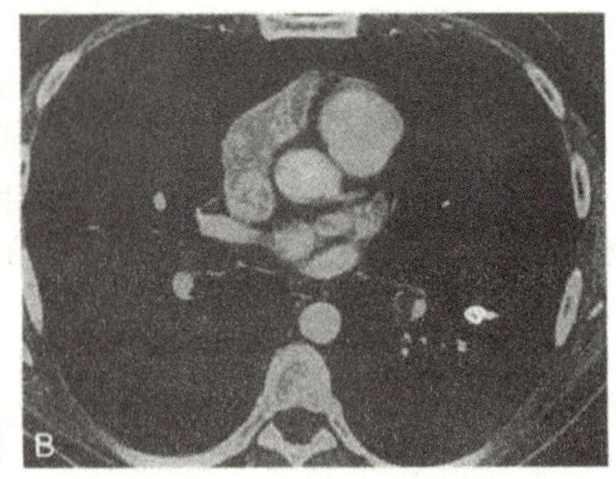

图 4－7　CTEPH 患者肺实质呈马赛克征改变(A)，MDCTA 显示左下肺动脉、右下肺动脉内附壁充盈缺损(B)

3. V/Q 肺扫描　MDCTA 是诊断急性肺栓塞的首选，但对于 CTEPH 则首选 V/Q 肺扫描，诊断的灵敏度为 96%～97%，特异性为 90%～95%。肺 V/Q 显像可见典型的呈肺段分布的肺血流灌注缺损，而通气显像正常。其他原因的 PAH 肺 V/Q 显像通常正常或仅有亚段缺损伴斑片状改变。与肺动脉造影相比，肺 V/Q 显像通常低估肺动脉阻塞的程度，因此，如果有临床症状，即使单一肺段的不匹配缺损也应考虑 CTEPH 的诊断。而对于 IPAH 和肺静脉闭塞性疾病，灌注扫描或正常，或表现为亚段缺损。

4. 多排 CT 肺动脉造影(MDCTA)　MDCTA 是经确认的诊断 CTEPH 的影像学方法，特征性表现是：位置偏离中心的栓子，血栓中心隧道样改变或部分再通，动脉腔狭窄或蹼，动脉突然变细。但 MDCTA 正常并不能排除 CTEPH。CT 血管造影还有助于发现并发症，如肺动脉扩张，导致对左主冠状动脉的压迫。

5. 肺动脉造影(PAA)　PAA 可明确有无 CTEPH，同时可以帮助确定能否手术。测量血流动力学及氧动力学指标，评估手术风险及术后肺动脉压可能恢复的程度。目前，PAA 仅用于拟行 PEA 而凭 CT 或 MR 不能确定手术方案的患者。单侧选择性肺动脉造影的前后位和侧位照片，可显示病变的细节，包括肺动脉内蹼和带，或袋状改变，管壁不规则狭窄，动脉瘤，血管是否完全堵阻塞，以及支气管侧支循环，见图 4－8。

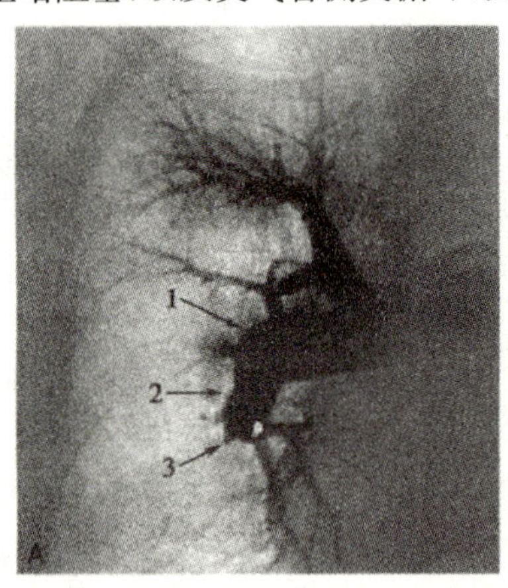

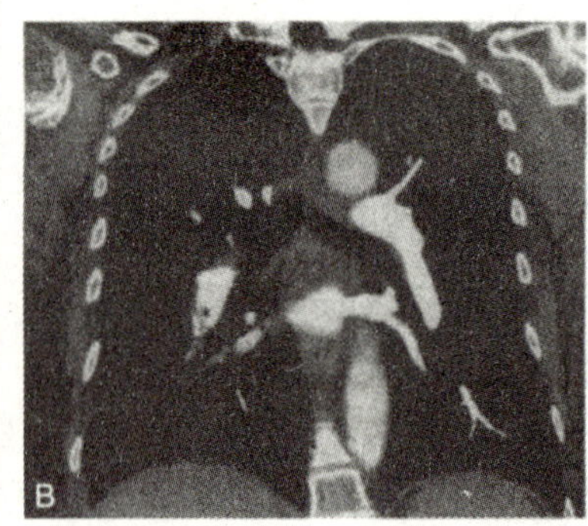

图 4－8　右侧肺动脉造影照片

A：CTEPH 典型改变：1. 血管突然变细；2. 管壁不规则；3. 肺动脉阻塞所致囊状停流；B：MDCTA 显示因显示部分溶解形成的肺动脉腔内网 *

6. 超声心动图(UCG)经胸超声多普勒　有助于区别其他心脏疾病引起的继发性肺动脉

高压。并能估计肺动脉压升高的程度及右心室功能。CTEPH 超声多普勒表现：右心房、右心室扩大、右心室收缩功能异常、三尖瓣反流、房室间隔左移、左心室缩小、左心收缩或舒张功能异常。其中右心室肥厚（右心室游离壁增厚，厚度＞5mm）是区别急性 PTE 与 CTEPH 的重要依据。由于运动能显著增加肺动脉高压程度，因此当静息超声检查未发现明显异常而临床又高度怀疑时，可在运动时进行超声检查以辅助诊断。急性肺栓塞后 6 周应常规行 UCG 检查，以明确是否存在持久的肺动脉高压和右心功能障碍。

7. 肺功能及血气分析　肺功能无特异性改变，如果没有其他基础病，可呈现轻度限制性和（或）阻塞性通气功能障碍或完全正常。弥散功能中度下降，一般为正常预计值的 60％，血氧饱和度约 90％，肺泡－动脉氧分压差加大（平均 47～50mmHg）。低氧血症主要源于 V/Q 比例失调及左心受压所致的心输出量下降引起的混合静脉血氧分压下降，部分患者存在原有潜在未闭的卵圆孔开放，出现右－左分流，加重低氧血症，运动时更加明显。

CTTTH 诊断的路线图见图 4－9。右心导管检查是重要的诊断手段。对准备手术者，肺血管阻力测定有助于评估预后。

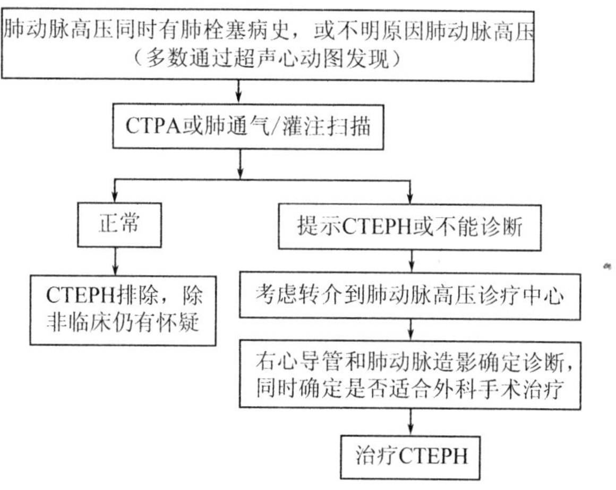

图 4－9　慢性血栓栓塞性肺动脉高压（CTEPH）诊断流程

8. 磁共振肺血管成像（MRPA）　MRPA 成像仍被认为比 CT 差，一般应在有经验的中心选用。CTEPH 表现为中央肺动脉扩张，能直接看到附在血管壁上的血栓物质，血管壁增厚、肺段动脉连续性中断、肺动脉近段向远段的异常变细、肺段动脉管径不一致、腔内网状影以及肺实质内的不均匀强化。MRPA 诊断 CTEPH 在段及亚段肺动脉的敏感度分别达 100％和 93％，横断面影像描述血栓栓塞的效果优于 PAA。MRPA 还可提供心脏射血分数、肺动脉血流峰速度等血流动力学数据。

9. 肺纤维血管镜　大约 30％的 CTEPH 患者单靠肺动脉造影还不能评估手术的可行性。部分患者可能需要血管镜检查。血管镜为外径 3mm 的纤维血管内窥镜，通过血管鞘管在 X 线引导下进入肺动脉对血管腔内进行检查。血管镜的前端带有 CO_2 充气的球囊，充气后可阻断血流以便血管壁成像。CTEPH 的镜下典型改变为血管内壁粗糙、凹陷、内膜斑块、条索或网状纤维横贯管腔、隧道样改变或部分再通。PAA 确定为不能手术的 CTEPH 患者，通过血管镜检查后大约 60％接受了手术治疗。

（三）诊断

诊断 CTEPH 必需先作至少 3 个月的有效抗凝治疗，目的是排除可能的“亚急性”肺栓塞。诊断慢性血栓栓塞肺动脉高压通常包括：

1. 经胸超声心动图和经右心导管术证明存在肺动脉高压，且肺动脉收缩压＞40mmHg 和平均肺动脉压力≥25mmHg。

2. 有效抗凝治疗 3 个月后，肺血管造影或肺 V/Q 显像仍显示肺叶、肺段或亚段肺动脉存在持续阻塞。

3. 肺毛细血管楔压≤15mmHg。排除包括左心室疾病在内的其他原因造成的肺动脉高压。

CTEPH 诊断流程见图 4－6。

（四）鉴别诊断

CTEPH 需与以下疾病鉴别：

1. 特发性肺动脉高压。

2. 肺动脉内占位性病变　如肺动脉血管平滑肌瘤及肺动脉平滑肌肉瘤，也可引起肺动脉阻塞，导致肺动脉高压，且在 CTPA、PAA、MRPA 等检查上也表现为肺动脉内充盈缺损，与 CTEPH 鉴别十分困难。肺动脉血管肿瘤阴影大小可向外超过肺动脉血管壁的范围，体积增大时可表现为肺部阴影，确诊有赖于病理检查。

3. 结缔组织疾病所致的 PAH　许多结缔组织疾病可引起 PAH，常见的引起 PAH 的结缔组织病有：硬皮病（弥漫型及局限型）、系统性红斑狼疮、混合结缔组织病、类风湿关节炎、多发性肌炎、皮肌炎等。

4. 肺大血管动脉炎或 Takayasu 动脉炎。

5. 引起呼吸困难的其他心肺疾病　如冠心病、风湿性心脏病及先天性心脏病，也可出现运动后呼吸困难。心电图及心脏超声检查可鉴别。应注意部分 CTEPH 患者由于肺动脉高压、右心房压力升高，导致卵圆孔开放，出现右向左分流，易误诊为先天性卵圆孔未闭。支气管哮喘及慢性阻塞性肺疾病也可表现为呼吸困难，但通过病史、症状体征、肺功能及胸部影像学检查可与 CTEPH 相鉴别。

此外，约 5%CTEPH 为单侧病变，必需与血管外压性疾病如纵隔或肺门淋巴结肿大、纵隔纤维化、肺癌、原发肺血管肿瘤如肉瘤等相鉴别。近端肺动脉狭窄也可见于动脉炎及先天性狭窄。

六、慢性血栓栓塞性肺动脉高压的治疗和预后

2011 年 AHA 指南建议：①CTEPH 患者一旦明确诊断，即使临床症状很轻，均应第一时间进行肺动脉内膜剥脱术可行性评估（证据类别Ⅰb）。②CTEPH 患者一旦明确诊断，只要无禁忌证，均应接受抗凝治疗（证据类别Ⅰc）。③非手术治疗的 CTEPH 患者（存在并发症或患者拒绝手术）或术后仍有肺动脉高压的患者可考虑应用肺动脉高压靶向药物治疗（证据类别、Ⅱb 级，证据级别 B）。④对于诊断明确且可能准备在有经验的医院行外科手术的 CTEPH 患者，不应该用靶向药物治疗代替手术，也不能因此而延迟作手术评估（证据类别Ⅲ级，b）。

（一）手术治疗

肺动脉血栓内膜剥脱术（PEA）是治疗的首选。欧洲专业诊疗中心住院死亡率已低至 4.7%。多数患者术后症状明显缓解，血流动力学接近正常。CTEPH 是能够通过手术治愈的

肺动脉高压性疾病。成功的肺动脉血栓内膜剥脱术治疗 3 年存活率大约 80%，术后能明显改善患者的肺功能状态、血流动力学、右心室功能等指标，大大提升患者的生存年限，减轻或者消除症状，提高生活质量。

（二）药物治疗

CTEPH 的药物治疗包括抗凝药、利尿剂和氧疗。推荐终身抗凝治疗，即使在 PEA 术后。

药物不能有效治疗 CTEPH，它仅限于不能手术治疗的 CTEPH 患者。任何药物疗效均有限，口服药物潜在性治疗对象：无法行肺动脉内膜剥脱术者；手术未能恢复接近正常的血流动力学的慢性血栓栓塞性肺动脉高压患者；PEA 术后存在持续或残余肺动脉高压患者。

1. 主要针对改善右心衰竭，降低肺动脉阻力

（1）前列环素类：不仅能扩张血管降低肺动脉压，长期应用还可逆转肺血管重塑，常用的前列环素如依前列醇，CTEPH 患者长期使用该药，平均可使肺血管阻力降低 28%，心功能明显改善，但该药物半衰期短，需持续静脉滴注。现已有半衰期长能皮下注射的曲罗尼尔和吸入性的伊洛前列素。伊洛前列素吸入 3 个月后 NYHA 分级和 6 分钟步行距离均明显改善，术后立即吸入伊洛前列素可显著降低平均肺血管阻力，提高术后生存率。

（2）内皮素受体拮抗剂：研究表明，内皮素－1 参与肺动脉高压的形成，是导致肺动脉高压的重要原因。内皮素受体拮抗剂能有效阻断内皮素－1 与内皮素 A 受体和内皮素 B 受体结合，抑制内皮素－1 的作用，扩张肺小动脉，降低肺血管阻力，并有效降低内源性肺血管收缩，从而达到治疗肺动脉高压的目的。多项临床试验结果证实内皮素受体拮抗剂可改善肺动脉高压患者的临床症状和血流动力学指标，提高运动耐量，改善生活质量和存活率。常用非选择性内皮素受体拮抗剂波生坦 125mg 或 250mg，一天 2 次，口服。

（3）磷酸二酯酶－5 抑制剂：西地那非是肺血管扩张剂一氧化氮（NO）和前列环素类似物的关键介质，能有效扩张肺血管。不能手术的 CTEPH 患者口服西地那非 6 个月能有效改善血流动力学指标，提高活动耐力。常用西地那非 20～80mg，一天 3 次，研究表明不同剂量的西地那非均可降低平均肺动脉压、改善心功能分级和 6 分钟步行距离。

（4）可溶性鸟苷酸环化酶激活剂：利奥西呱（riociguat），唯一获美国食品管理局（FDA）批准用于不能接受手术或术后复发的 CTEPH 患者的新型可溶性鸟苷酸环化酶激活剂。给 446 例经筛选的不能手术的慢性血栓栓塞性肺动脉高压或在 PEA 术后仍有持续或残余肺动脉高压的患者中的 261 例使用利奥西呱 16 周，6 分钟步行距离平均增加 39m（$P<0.001$；主要终点），肺血管阻力最小平方平均差 246dyn・cm/s^5（$P<0.001$，次要终点）；到出现临床恶化时间无变化。利奥西呱副作用包括低血压、头晕、头痛、消化不良、腹泻，使用时剂量应逐渐增加，初始剂量为 0.5mg 或 1mg，一天 3 次，若没有低血压表现，可每 2 周调整一次剂量，最大可增加至 2.5mg，一天 3 次。利奥西呱不能与硝酸盐类或磷酸二酯酶 5 抑制剂联用，孕妇禁用。利奥西呱被批准用于治疗成人持续性或术后复发性 CTEPH，或不能手术的 CTEPH，以提高运动能力和 WHO 功能分级。对批准用于 PAH 药物的标签以外的使用，或给血流动力学异常风险高的患者在 PEA 前过渡性使用利奥西呱，目前还缺乏证据。

2. 抗凝治疗　大多数 CTEPH 或 PEA 术后的 CTEPH 患者需要终身抗凝治疗，临床常用华法林，根据国际标准化比值调整剂量，维持 INR 2.0～3.0。严重右心衰竭、肝功能异常可用肝素，以避免新的原位血栓和栓塞性疾病的发生。

3. 其他治疗　对于 NYHA 心功能Ⅲ～Ⅳ级、无手术指征，或 PEA 术后残留肺动脉高压

的 CTEPH 患者可行肺移植术或肺血管球囊扩张术治疗；反复发生下肢深静脉血栓脱落，可放置下腔静脉滤器。CTEPH 治疗流程见图 4－10。

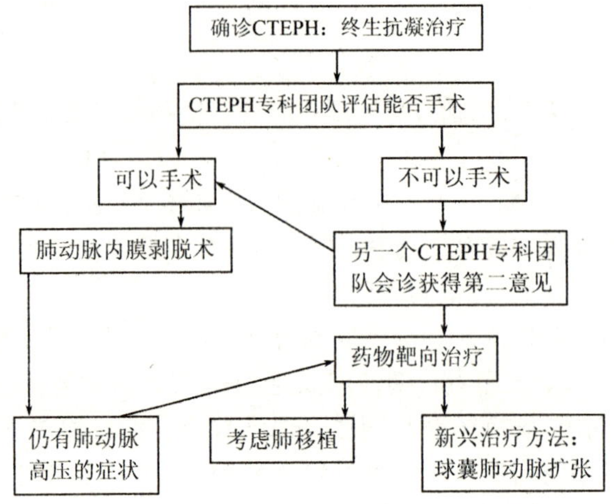

图 4－10　慢性血栓栓塞性肺动脉高压治疗流程

（三）预后

CTEPH 患者行 PEA 长期存活率大于药物治疗和肺移植，术后 3 个月心功能、气体交换、临床症状得到明显改善；术后 2 年活动耐量逐步改善。目前围术期死亡率约 7.6％，影响死亡率的因素有年龄、NYHA 分级、受累血管数目、右心房压，主要死亡原因为再灌注肺水肿、术后持续肺动脉高压和右心衰竭。

（周向辉）

第五章　间质性肺疾病

第一节　间质性肺疾病的概念和分类

一、间质性肺疾病的概念

间质性肺疾病(interstitial lung disease,ILD)是一组以肺泡单位的炎症和间质纤维化为基本病变的异质性非肿瘤和非感染性肺部疾病的总称,现又称为弥漫性实质性肺病(diffuse parenchymal lung disease,DPLD)。ILD最初是在1975年美国第18届Aspen肺科讨论会以间质性肺疾病(ILD)作为征集临床研究课题时开始使用这一术语。此后,ILD被广泛用于相关的文献和书籍之中。1985年《希氏内科学》和1987年《哈氏内科学》都在使用这一术语介绍相关疾病。1999年英国胸科学会《弥漫性实质性肺病诊断和治疗指南》中,选用弥漫性实质性肺疾病的术语替代ILD,2002年美国胸科学会/欧洲呼吸学会选用弥漫性实质性肺疾病,视其为ILD的同义词。在2008年英国胸科学会的最新相关指南中又重新选择了ILD的术语。在国内,更多医师知晓的术语为ILD,本书仍然选择ILD。笔者认为,在理解其准确含义的前提下,可将ILD和弥漫性实质性肺疾病视为同义词。

在解剖上,肺间质是指肺泡上皮细胞与毛细血管内皮细胞基底膜之间的间隙(图5—1),含肺泡隔内血管和淋巴周围组织,并包括细支气管和支气管周围组织。以往认为,ILD是指肺泡上皮基底膜与毛细血管内皮基底膜间隙发生的病变,认为病变的靶位及起始部位位于肺间质,最初为了与肺泡腔内实质性病变如病原体引起的肺炎相区别,提出了间质性肺疾病的命名。现在认为,ILD病变起始部位与肺泡上皮细胞和肺泡炎有关,其病变不仅累及位于肺泡—毛细血管基膜之间的肺间质,同时也累及细支气管、肺泡实质、血管、淋巴管和胸膜等。因此,先后有学者建议用“弥漫性肺炎症疾病”、“弥漫性浸润型肺疾病”和“弥漫性实质性肺疾病”等多个术语来替代ILD。目前弥漫性实质性肺疾病(DPLD)逐渐地成为描述这类疾病更流行的术语,但也有不少专家和学者仍然喜欢使用ILD或弥漫性肺疾病(diffuse lung disease)。

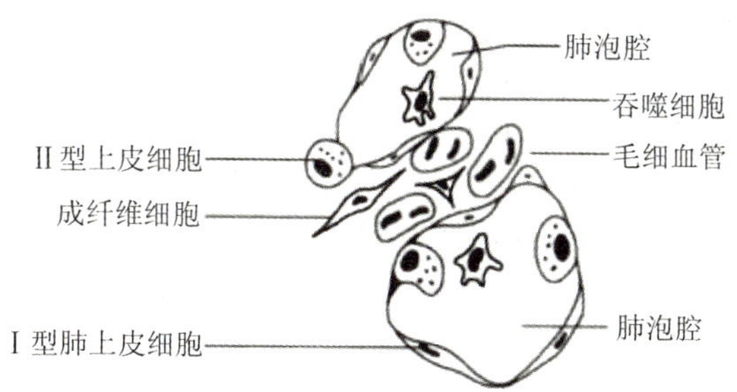

图5—1　“肺泡—毛细血管—肺间质”结构示意图

肺间质病变时往往影响到肺实质,即肺泡壁、毛细血管及终末细支气管等。但表现为弥漫性肺疾病如弥漫性肺泡出血、肺水肿、肺泡微结石症及肺泡蛋白沉着症等。其病变主要在肺泡腔,累及肺间质成分很少,使用“间质性肺疾病”这一术语会在概念上产生误导。

笔者认为,间质性肺疾病是由各种病因所导致的弥漫性肺"间质一实质"病变总称。间质性肺疾病的概念应包括两个方面的内涵:①不包括肿瘤性和感染性病因所致的"类"间质性肺疾病的临床一放射表现,在临床上应充分予以排除。②病变累及肺组织全部,包括肺间质和肺实质。由此可见,目前普遍将间质性肺疾病定义为弥漫性实质性肺疾病(diffuse parenchymal lung disease,DPLD)的认识并不全面。2002 年《美国胸科学会/欧洲呼吸学会共识》中将特发性间质性肺炎(idiopathic interstitial pneumonia,IIP)定义为弥漫性实质性肺疾病(DPLD)中的一组疾病也并非完全正确,容易造成临床的误解,易于使临床医师对间质性肺疾病的认识从一个极端(间质性肺病变)走向另一个极端(实质性肺病变)。就"特发性间质性肺炎(IIP)"这一名称本身而言,"特发"意味着原因不明,"间质性肺炎"表明病变可累及的部位既包括肺间质,又有肺实质,所以,如果能将"弥漫性实质性肺疾病(DPLD)"更名为"弥漫性间一实质性肺疾病(diffuse interstitial parenchymal lung disease,DIPLD)",则会更能准确反映出这类疾病"临床一影像一病理"的本来面目。

能够引起 ILD 的病因十分广泛,按其病因类型大致包括免疫性、药物性、理化因素、特发性等。但有些特殊类型的肿瘤(肺淋巴管癌病、肺淋巴瘤和肺泡细胞癌等)甚或特殊病原体所致的肺内感染也表现"类"ILD 的临床一放射学表现(如结核杆菌、肺孢子菌及巨细胞病毒等),这些由特殊类型肿瘤或感染所致的间质性"样"肺疾病,并不建议纳入 ILD 的范畴,但在诊断及鉴别诊断中要充分重视,应该首先考虑排除。与肺气肿、慢性阻塞性肺疾病等弥漫性肺疾病相比,由于 ILD 在病因和发病机制方面尚有更多未解之谜,在诊断和治疗方面仍十分棘手,因此,在呼吸系统疾病中,ILD 仍是诊断和治疗"疑点"最多、"难度"最大的一类疾病。随着对弥漫性间质性肺疾病"临床一放射一病理"实体的不断深入理解,我国相关领域的临床医师和研究者对之也渐入佳境,现阶段依据我们自己所掌握的临床、放射和病理资料,可以与欧美等发达国家相关的专家共同进行深入探讨和研究。就其概念及内在的含义而言,不同国家地区的专家学者对之仍有着不同的理解和认识,存在着不同程度的争议,相信随着研究的深入和发展,对 ILD 的命名会日臻完善,逐步接近准确的疾病实体定义。

二、间质性肺疾病分类

自 1935 年 Hamman 和 Rich 首次描述弥漫性肺间质纤维化以来,已有 200 种以上的相关疾病囊括在 ILD 之下,其中不少疾病并不常见,甚至罕见。对 ILD 如此之多的病种如何进行合理的分类,也一直是临床医师和研究者多年来面临的挑战。一个好的疾病分类系统应该反映疾病的病因、病理、生理、临床和预后的相关信息,但 ILD 涉及的疾病多达 200 余种,许多疾病病因不明;某些疾病可以慢性也可以急性,即使在同一亚类的疾病,疾病的进展速度和病理生理变化也不一样;对 ILD 而言,ILD 的合理分类也是相当困难。

将 ILD 按已知病因与未知病因的分类,系经典教科书分类,在 1985 年《希氏内科学》和 1987 年《哈氏内科学》都使用"间质性肺疾病"术语,将 ILD 按已知病因与未知病因进行分类。引起 ILD 的病因十分广泛,按其病因类型大致包括免疫性、药物性、理化因素、原发性和特发性等(表 5-1)。

表 5－1　间质性肺疾病病因分类

病因分类	临床疾病
风湿免疫性疾病	系统性硬化症、多发性肌炎－皮肌炎、系统性红斑狼疮、类风湿关节炎、混合性结缔组织病、干燥综合征、强直性脊柱炎等
药物或治疗相关性疾病	抗心律失常药(胺碘酮、妥卡胺、普萘洛尔、利多卡因)、抗炎药物(金制剂、青霉胺)、抗惊厥药物(苯妥英钠)、化疗药物(丝裂霉素、博莱霉素、环磷酰胺、苯丁酸氮芥、甲氨蝶呤、硫唑嘌呤、卡莫司汀、丙卡巴肼)、维生素(L－色氨酸)、放疗、氧中毒、百草枯、毒麻药品、柳氮磺胺吡啶、呋喃妥因等
职业和环境相关性疾病	
吸入无机粉尘	矽肺、石棉肺、硬金属肺病、煤尘肺、铍尘肺、氧化铝肺、滑石粉肺、铁尘肺、锡尘肺等
吸入有机物颗粒	饲鸟者肺、农民肺等
原发性(未分类型)疾病	
肿瘤性疾病	肺淋巴管癌病、支气管肺泡癌、肺淋巴瘤、卡波西肉瘤等
先天性缺陷	戈谢病、神经纤维瘤病、结节硬化症、家族性肺纤维化等
其他	结节病、肺朗格汉斯细胞组织细胞增多症、淀粉样变、肺血管炎、脂质性肺炎、淋巴管肌瘤病、骨髓移植、呼吸性细支气管炎、嗜酸性粒细胞性肺炎、肺泡蛋白沉着症、弥漫性肺泡出血综合征、肺泡微结石症、转移性钙化等
特发性纤维化性疾病	特发性肺纤维化、家族性肺纤维化、急性间质性肺炎、脱屑性间质性肺炎、非特异性间质性肺炎、淋巴细胞性间质性肺炎、自身免疫性肺纤维化(炎性肠病、原发性胆管硬化、特发性血小板减少性紫癜、自身免疫性溶血性贫血)等

根据病因对疾病进行分类无疑是最理想的方法，可提示建立特异性的病因诊断，给予针对性病因治疗。但遗憾的是，大部分的 ILD 病因迄今不明，未知病因的 ILD 具体疾病病种繁多，罕见病种也不在少数，临床医师难于逐一掌握，诊断中易遗漏。

对理化、职业性、药物性和风湿免疫病所致的间质性肺疾病诊断相对容易，而对原发性和特发性间质性肺疾病仅基于临床表现往往难以作出诊断，需依据组织病理结合“临床－放射”表现确诊。ILD 病理类型的确定在临床上不仅对临床诊断重要，还可有助于临床评估疾病的进展、对糖皮质激素的反应和预后。可根据肺组织损伤和修复的组织病理表现的特点进行 ILD 分类(表 5－2)。也可根据病理表现的类型与糖皮质激素的反应对 ILD 进行分类。有些病理类型对激素的反应较好，有些 ILD 的病理类型仅有时对激素反应有效，而有些病理类型则较差或无反应。因此，临床医师应尽可能对经临床－放射难以确诊的 ILD 患者行肺组织活检，尤其是有些急性非感染性间质性肺疾病，如能明确其病理类型(表 5－2)，则将十分有助于判定患者的临床预后，并及时给予正确的临床干预治疗。

表 5－2　间质性肺疾病的组织病理类型和相关疾病

病理类型	临床相关疾病
弥漫性肺泡损伤	急性呼吸窘迫综合征、药物性肺损伤(细胞毒性药物、海洛因、可卡因、百草枯、阿司匹林等)、毒性气体吸入、放射治疗、氧中毒、结缔组织病、急性间质性肺炎
机化性肺炎	隐原性机化性肺炎、弥漫性肺泡损伤、弥漫性肺泡出血、药物性(胺碘酮、可卡因等)、结缔组织病、过敏性肺泡炎、嗜酸性粒细胞性肺炎、韦格纳肉芽肿病等
脱屑性间质肺炎	特发性、结缔组织病、呼吸性细支气管炎、肺朗格汉斯细胞组织细胞增多症、石棉肺、硬金属性尘肺(如钴尘肺)、戈谢病、药物性(呋喃妥因、胺碘酮)等
非特异性间质性肺炎	特发性、结缔组织病、药物性、过敏性肺泡炎、弥漫性肺泡损伤等
普通型间质性肺炎	特发性肺纤维化、结缔组织病、石棉肺、慢性过敏性肺泡炎、淋巴细胞性间质性肺炎、慢性吸入性肺炎、慢性放射性肺炎、慢性嗜酸性粒细胞性肺炎、含铁血黄素沉着症、神经纤维瘤病、肺泡蛋白沉着症等
蜂窝肺	普通型间质性肺炎相关性疾病、结节病、肺朗格汉斯细胞组织细胞增多症
淋巴细胞性间质性肺炎	特发性、低球蛋白血症、自身免疫性疾病(包括桥本氏甲状腺炎、红斑狼疮、原发性胆管性肝硬化、干燥综合征、重症肌无力和慢性活动性肝炎)、异体骨髓移植
嗜酸性粒细胞性肺炎	特发性、急慢性嗜酸性粒细胞性肺炎、热带丝虫病嗜酸性粒细胞增多症、寄生虫感染、过敏性支气管肺曲菌病、过敏性肉芽肿性血管炎、高嗜酸性粒细胞综合征、L－色氨酸
肺泡蛋白沉着	肺泡蛋白沉着症、急性矽肺、铝尘肺、获得性免疫缺陷综合征、骨髓异常增生
弥漫性肺泡出血	
伴毛细血管炎	肉芽肿性多血管炎、显微镜下多血管炎、系统性红斑狼疮、多发性肌炎、硬化症、风湿性关节炎、混合结缔组织病、肺移植、异体骨髓移植、药物性(视黄酸、丙硫脲嘧啶、苯妥英钠)、白塞病、冷球蛋白血症、血小板减少性紫癜、非免疫介导的肾小球肾炎、免疫复合物性肾小球肾炎
无毛细血管炎	特发性肺含铁血黄素沉着症、系统性红斑狼疮、肺肾出血综合征、弥漫性肺泡损伤、肺静脉闭塞病、二尖瓣狭窄、淋巴管肌瘤病
淀粉样沉着	原发性淀粉样变、多发性骨髓瘤、淋巴细胞性间质性肺炎
肉芽肿	结节病、过敏性肺泡炎、肺朗格汉斯细胞组织细胞增多症、矽肺、静脉性滑石肺、铍肺、淋巴细胞性间质性肺炎等

在 ILD 中，一种疾病可表现为几种组织病理类型的改变，同一组织病理类型由不同的病因所致，这种病理与疾病既有相关，又交叉重叠的现象也很普遍。临床实际工作中，有组织病理诊断的间质性肺疾病不到 20%，并非每个间质性肺疾病患者需要或有条件接受肺组织活检。以组织病理学特点为基础的分类方法在临床实际的应川和对临床治疗的指导方面受到限制。

1999 年英国胸科学会《弥漫性实质性肺疾病的诊断和治疗指南》中，根据临床起病方式、药物使用及肺外器官系统累及，将间质性肺疾病分为：①急性间质性肺疾病(排除感染)。②发作性间质性肺疾病(与急性有交叉)。③慢性间质性肺疾病(与职业性、环境因素和药物等有关)。④慢性间质性肺疾病(伴有系统性疾病)。⑤慢性间质性肺疾病(特发性，局限于肺或无明显识别的暴露)。

该分类基于临床角度，临床医师比较容易理解和把握，但有明显不足，如仅依据起病方式和特定器官累及，将多种病因各异，临床、病理、影像学及预后完全不同的疾病归在一类。如特发性肺纤维化(IPF)与其他疾病如淋巴管肌瘤病(LAM)、肺泡蛋白沉着症(PAP)等合并在一类,而LAM和PAP的病理生理与IPF/UIP或脱屑性间质性肺炎(DIP)没有任何相同之处,同归在同一类疾病之中。这一方法的分类并不能提供这些疾病实体有关临床、病理、影像学的信息。

2002年美国胸科学会(ATS)和欧洲呼吸学会(ERS)组织世界各地呼吸、放射和病理专家进行广泛文献复习和多次讨论,提出了简单明了的框架分类(图5—2),该分类用弥漫性实质性肺疾病(DPLD)术语将间质性肺疾病分为四大类:①已明病因:职业、环境因素、放射性、药物及结缔组织病等。②肉芽肿病:如结节病及过敏性肺炎等。③未明病因:LAM、PLCH及PAP等。④特发性间质性肺炎(IIP)。

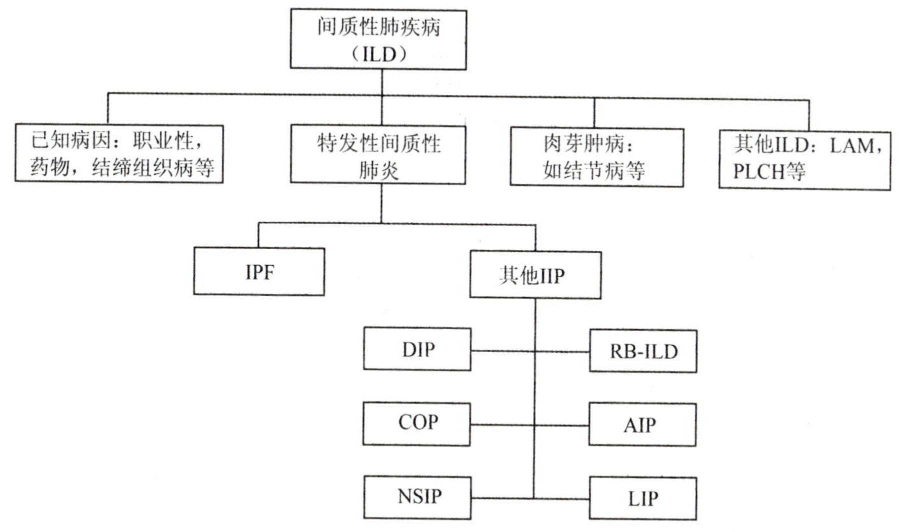

图5—2　2002年ATS/ERS的ILD分类

2002年ATS/ERS提出的ILD框架分类,如今被文献和书籍广泛引用,基于该分类提出的临床诊断路径得到临床医师认同。

三、特发性间质性肺炎分类

在ILD框架分类中,2002年ATS/ERS将特发性间质性肺炎(IIPs)单独列出,明确了IIPs在ILD中的地位,用特发性间质性肺炎术语替代特发性肺纤维化。IIPs包含了7种独立的疾病实体:①特发性肺纤维化(IPF/UIP)。②非特异性间质性肺炎(NSIP)。③隐原性机化性肺炎(COP)。④急性间质性肺炎(AIP)。⑤呼吸性细支气管炎伴间质性肺病(RB—ILD)。⑥脱屑性间质性肺炎(DIP)。⑦淋巴细胞性间质性肺炎(LIP)。其相应的组织学类型分别是UIP型、NSIP型、机化性肺炎(OP)型、弥漫性肺泡损伤(diffuse alveolar damage,DAD)型、呼吸性细支气管炎(respiratory bronchiolitis,RB)型、DIP型和LIP型。

该分类框架中的IIP,与以往学者提出的相关间质性肺炎的病理分类(表5—3)有相互联系,也有所区别。如1969年Liebow等间质性肺炎分类中,巨细胞间质性肺炎(giant cell interstitial pneumonia,GIP)被排除在该分类之外,因目前明确了GIP是与暴露于硬金属有关的职业性尘肺,不符合IIP原因不明、特发性的定义。而BIP及BOOP,则建议称为隐原性机化性肺炎(COP)。在该分类中,IIP的各个型不再是单纯病理诊断的名称,而是有独特临床—

影像—病理特征的独立疾病实体。虽然各个疾病实体有许多共同的特点，但相互间的临床—影像—病理又有区别。

表 5—3　特发性间质性肺炎分类的演变

Liebow(1969 年)	Katzenstein （1997 年）	Muller(1997 年)	ATS/ERS	
			组织学类型（2002 年）	临床—影像—病理诊断(2002 年）
普通型间质性肺炎	普通型间质性肺炎	普通型间质性肺炎	普通型间质性肺炎	特发性肺纤维化
	非特异性间质性肺炎	非特异性间质性肺炎	非特异性间质性肺炎	非特异性间质性肺炎（暂定）
脱屑性间质性肺炎	脱屑性间质性肺炎/呼吸性细支气管炎伴间质性肺病	脱屑性间质性肺炎	脱屑性间质性肺炎 呼吸性细支气管炎	脱屑性间质性肺炎 呼吸性细支气管炎伴间质性肺病
闭塞性细支气管炎伴间质性肺炎		闭塞性细支气管炎伴机化性肺炎	机化性肺炎	隐原性机化性肺炎
	急性间质性肺炎	急性间质性肺炎	弥漫性肺泡损伤	急性间质性肺炎
淋巴细胞性间质性肺炎			淋巴细胞性间质性肺炎	淋巴细胞性间质性肺炎
巨细胞间质性肺炎				

2002 年 ATS/ERS 建议病理诊断用类型(pattern)，某种程度上降低了病理在 IIPs 的诊断中绝对价值，强调最终 IIP 的诊断需要由临床、放射和病理三方面医师共同会诊讨论后做出，单纯由临床医师、放射科医师和病理科医师作出诊断都有可能是片面的，IIPs 诊断需要临床、影像学和病理检查相结合。

2002 年 ATS/ERS 的 IIP 分类提出后 10 多年间，一系列新的研究成果丰富了对 IIP 的认识。近年来陆续有专家学者指出，该分类依据使用的文献为 2001 年前发表，应根据现有的相关进展对该框架分类进行修订。2013 年，ATS/ERS 发布了特发性间质性肺炎(IIP)国际多学科分类更新(表 5—4)。

表 5—4　2013 年与 2002 年 IIP 分类比较

2013 年 HP 分类	2002 年 IIP 分类
主要的特发性间质性肺炎(major IIP)	
特发性肺纤维化	特发性肺纤维化
特发性非特异性间质性肺炎	非特异性间质性肺炎(暂定)
隐原性机化性肺炎	隐原性机化性肺炎
脱屑性间质性肺炎	脱屑性间质性肺炎
呼吸性细支气管炎伴间质性肺病	呼吸性细支气管炎伴间质性肺病
急性间质性肺炎	急性间质性肺炎
罕见特发性间质性肺炎(rare IIP)	
淋巴细胞性间质性肺炎	淋巴细胞性间质性肺炎
特发性胸膜肺实质弹力增生症	
不能分类的特发性间质性肺炎(unclassifiable IIP)	

2013 年 IIP 分类虽然基本上沿用了 2002 年 IIP 分类标准中的大部分类型(表 5—4)，但

还是有一些比较重大的更新。

1. 对于特发性肺纤维化，特发性肺纤维化(IPF)是这类疾病的唯一临床诊断术语，不再应用隐源性致纤维化肺泡炎的名称。

2. 确定特发性非特异性间质性肺炎(NSIP)是一个独立的疾病实体，不再是“临时性”诊断。

3. 将 IIP 分为 3 类　主要的 IIP、罕见的 IIP 和不能分类的 IIP。

4. 主要 IIP 分为慢性致纤维化性间质性肺炎(包括 IPF 和 NSIP)、吸烟相关性间质性肺炎(呼吸性细支气管炎并间质性肺病和脱屑性间质性肺炎)和急性/亚急性 IIP(隐原性机化性肺炎和急性间质性肺炎)。

5. 在罕见 IIP 中，除 LIP 外，新增加了特发性胸膜肺实质弹力增生症(IPPFE)。

6. 提出了两种罕见的病理类型：急性纤维素性机化性肺炎(AFOP)和气道中心型间质性肺炎(bronchiolocentric patterns of interstitial pneumonia)。

7. 新增加了 IIP 疾病行为(disease behavior classification)分类及临床监测和处理策略(表 5—5)。

表 5—5　IIP 的疾病行为分类及处理策略

分类	临床疾病行为	治疗目的	监测和处理策略
1	可逆性或自限性(如大多 RB—ILD)	去除可能的原因	短期(3～6 个月)观察判断疾病进展
2	伴有进展危险因素的可逆性疾病(某些 NSIP、DIP 和 COP)	积极治疗取得初始效果，然后合理的长期治疗	短期观察证实治疗有效，长期观察保证治疗效果稳定
3	伴有部分残留的稳定病变(某些 NSIP)	维持目前状态	长期观察评估疾病病程
4	具有潜在稳定可能的进展性、不可逆病变(某些纤维化性非特异性间质性肺炎)	预防进展	长期观察评估疾病病程
5	即使积极治疗，仍呈不可逆、进展性病变(IPF，部分纤维化型非特异性间质性肺炎)	延缓疾病进展	长期观察评估疾病病程，判定肺移植或有效辅助治疗方法

8. 总结了 IIP 的分子生物学和基因学研究成果。

2013 年 IIP 分类中提出，IIP 的诊断过程中，需要呼吸科医师和放射科医师，必要时还需要有病理学家等多学科参与及相互讨论。多学科讨论时必须结合包括临床表现、职业暴露史、吸烟史、合并症、肺功能以及实验室检查结果等在内的临床资料和患者的影像学资料。IIP 修订版指出，诊断 IIP 除多学科讨论外，需要综合研究者的经验和患者所有的病例资料，强调了需要在一定地域内建立高水平的多学科讨论中心来接诊这类患者。

ILD 占呼吸系统疾病就诊患者总数的 15%，ILD 中的疾病并不常见，不少疾病罕见，对该类疾病诊断经验丰富的医师也不多。2002 年 ATS/ERS 的 ILD 框架分类，简洁明了，并依据分类提出了相应的临床诊断途径，有其独特和新颖之处，故提出后很快被多数临床医师和研究者接受。虽然合理的归纳分类可以确保临床所遇到的疾病状态不至于遗漏，并能将鉴别诊断的范围缩小到最小，但更关键的是临床医师对这些疾病中的每一种不同疾病实体的不同临床表现都应具备一定基本的知识和了解，以缩小鉴别诊断范围。通过病史询问包括全面的系统回顾、仔细的体格检查、适当的实验室检查以及对胸部影像学进行认真仔细地阅读分析等，都可以缩小鉴别诊断的范围，为确切的诊断建立提供合理诊断途径。

综上所述，从病因、病理、临床、放射学等不同的角度提出过多种 ILD 的分类，但目前还没有普遍接受的分类方法，如何合理分类仍然存在诸多的争论，而流行病学、临床、放射、生物化学、基因和病理等方面的研究进展也在促进具体疾病在分类中的不断演变。ILD 的分类经历了一个不断变化和修订的过程，迄今为止还未完善。有关特发性间质性肺炎分类的变迁，也充分反映了对 ILD 的认识还处于不断地发展之中。

（董红晨）

第二节　肺功能检查在间质性肺疾病中的应用

一、肺功能检查概述

（一）肺功能检查定义

肺功能检查是运用呼吸生理知识和现代检查技术来了解和探索人体呼吸系统器官组织功能状态的检查，主要检查呼吸气体容量和流量、呼吸压力或阻力及呼吸气体成分等呼吸生理指标。肺功能检查是临床上对肺疾病诊断、严重程度评估、治疗效果和预后评估的重要检查内容，广泛应用于呼吸内科、外科、麻醉科、儿科、流行病学、潜水及航天医学等领域。

肺功能检查项目众多，包括肺容量检查、通气功能检查、弥散功能检查、气道反应性检查、呼吸动力学与气道阻力检查、运动心肺功能检查、影像肺功能检查、呼出气体成分分析等。每一检查项目也可有多种方法加以测定，并且测定的指标也非常多，反映的临床意义各不相同。这些检查从不同的角度去分析呼吸生理的改变及疾病对呼吸功能的影响。

（二）常用检测项目及意义

1. 肺容积检查　肺容积是指胸腔内肺组织容纳的气体容积。在呼吸运动中，由于呼吸肌肉运动、胸肺的固有弹性回缩及肺泡表明张力等的作用，引起胸廓的扩张和回缩，并进一步导致胸腔内肺组织容纳的气量发生相应的变化。

肺容积检查是最常用的肺功能检查项目之一，主要指标有肺活量（VC）、残气量（RV）、肺总量（TLC）及残气量/肺总量比值（RV/TLC）等。虽然 FVC 因测试简便在临床中最为常用，但是如能进行 TLC 或 RV 检查，则判断肺容积变化的金指标是 TLC。

正常情况下 FVC、RV、TLC 及 RV/TLC 应为正常预计值的 80%～120%。肺容积减少的严重程度依 TLC 或 FVC 而定如下：轻度损害：80%＜TLC 或 FVC%预计值≥60%；中度损害：60%＜TLC 或 FVC%预计值≥40%；重度损害：TLC 或 FVC%预计值＜40%。

肺容积减少常见于肺实质、肺间质、支气管、胸廓、胸腔及呼吸神经和肌肉病变等疾病。而在慢性阻塞性肺疾病（COPD）、肺气肿、支气管哮喘发作期等有呼出气流受限的患者，则因存在气体闭陷，肺呈过度通气状态，其残气量和肺总量均有所增加，以残气量增加更为显著，残气量与肺总量的比值增高时残气量增加，与此相应的是肺活量减少，且气道阻塞越严重者残气量增加越多，而肺活量减少越明显。

2. 通气功能检查　肺通气功能是指单位时间随呼吸运动进出肺的气体容积的能力，显示时间与肺容积变化的关系，并与呼吸幅度、用力大小有关。凡能影响呼吸频率、呼吸幅度和气体流量的生理、病理因素均可影响肺通气功能。

肺通气功能包括分钟时间肺活量、通气量、肺泡通气量、最大分钟通气量等。用力依赖性肺功能检查是临床肺通气功能检查中最常用的一种，检查中的时间容积曲线和流量容积曲线

(图 5—3)及其相应的生理参数提供了非常丰富的信息,对临床诊断有十分重要的帮助。

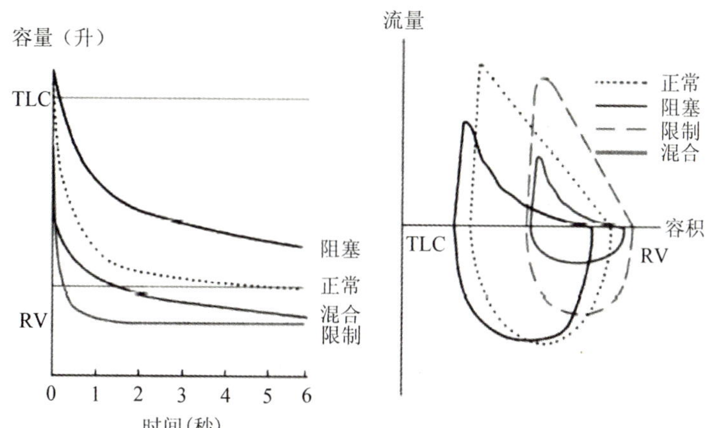

图 5—3　各种类型通气功能障碍的时间容量曲线和流量容积曲线特征

(1)通气功能障碍的类型

1)阻塞性通气功能障碍:是指由于气流受限引起的通气障碍,主要表现为第 1 秒用力呼气容积(FEV_1)及其与用力肺活量(FVC)的比值 FEV_1/FVC%的显著下降。时间容积曲线显示呼气时间延长,流量容积曲线显示呼气中后期流量下降更明显,呼气相流量向容量轴凹陷。常见于气道阻塞性疾病如哮喘、慢性阻塞性肺疾病。

2)限制性通气障碍:是指肺容量减少,扩张受限引起的通气功能障碍。肺总量(TLC)、残气量(RV)、肺活量(VC)或 FVC 等减少,其中虽然 FVC 较为常用,但其下降可能因气体陷闭所致,故 TLC 更为准确。RV/TLC%可以正常、增加或减少。流量容量曲线显示肺活量减少(见图 5—3)。肺间质病变常见此类型。

3)混合性通气功能障碍:兼有阻塞性及限制性两种表现,主要表现为 TLC、VC 及 FEV_1/FVC%下降,而 FEV,降低更明显。流量容量曲线显示肺容量减少及呼气相降支向容量轴的凹陷。此时应与假性混合性通气功能障碍区别,后者的 VC 减少是由于肺内残气量增加所致,常见于慢性阻塞性肺疾病及哮喘患者,行肺残气量测定或支气管舒张试验可以鉴别。

4)非特异性通气功能障碍:其特点是:FEV_1 与 FVC(或 VC)下降,但 FEV_1/FVC(或 VC)正常,且 TLC 正常。部分学者认为这可能是小气道阻塞导致的结果。

(2)通气功能障碍的程度:通气功能障碍程度的划分主要是协助临床医师判断疾病的严重程度,对患者的疾病知识教育,协助用药选择和判断药物疗效的目的。但应强调,肺功能损害程度的判断仍需结合临床资料进行具体分析和综合判断。

我国《肺功能检查指南》、美国胸科协会(ATS)与欧洲呼吸学会(ERS)的《联合指南》等均建议,无论阻塞性、限制性或混合性通气功能障碍,均可依照 FEV_1 占预计值的百分率对肺功能损害的程度作出判断。轻度损害:正常值下限<FEV_1%预计值≥70%,中度损害:70%<FEV_1%预计值≥60%;中重度:60%<FEV_1%预计值≥50%;重度:50%<FEV_1%预计值≥35%;极重度:FEV_1%预计值<35%。

(3)小气道功能异常:小气道是指直径在 2mm 或以下的气道。由于其在肺内分布广泛,总横截面积较大,气流较慢,因而气道总阻力消耗较低,个体间差异也较大。其检查方法较多,临床上目前主要采用肺量计检查中的流量容积曲线上的用力呼气 50%及 75%肺活量时的瞬间呼气流量($FEF_{50\%}$、$FEF_{75\%}$)及时间容积曲线上的呼气中期流量(MMEF)这几个指标判断小气道功能。当三者中有两个指标<正常预计值的65%时可以判断小气道功能异常。

小气道功能异常是介乎于正常或轻度阻塞性通气功能障碍之间的一个状态,当出现通气功能明显障碍时,小气道功能一定发生异常,这时候就没有必要再进行此状态的评估了。

3.弥散功能检查　弥散功能检查是反映肺气体交换能力的最常用检查项目。凡能影响肺泡毛细血管膜面积与弥散能力、肺泡毛细血管床容积及一氧化碳与血红蛋白反应者,均能影响一氧化碳弥散量,使测定值降低或增高。在疾病过程中,肺泡膜增厚或肺泡弥散面积减少均导致通气与毛细血管血流不均,从而导致肺弥散能力下降。

常见引起有效弥散面积减少的疾病有毁损肺、肺叶切除术后、肺不张、区域性气道阻塞、肺毛细血管阻塞(如肺栓塞)、通气/血流比例失调(如肺气肿)等,引起弥散距离增加的疾病有肺水肿(间质或肺泡)、间质性肺疾病如肺纤维化、肺泡癌、毛细血管内弥散距离增加(如贫血)等。

弥散功能检查临床上应用最为普遍的是一口气法,测试简便快捷,且已标准化,但部分因呼吸短速不能长时间憋气的患者(如肺纤维化患者)无法采用这种方法测试,可采用重复呼吸法检查。

弥散功能改变主要表现为一氧化碳弥散量(D_LCO)的减少,应该指出,单纯的生理异常极少出现弥散功能障碍。一旦出现,几乎都可以认为是由于疾病所致。通过肺容量如肺泡通气量(V_A)来校正,比弥散量(D_LCO/V_A)可有助于判断弥散量的减少是由于有效弥散面积减少或弥散距离增加所导致。前者多只有 D_LCO 的减少,后者则可伴有 D_LCO/V_A 的下降。

正常情况下 D_LCO 占正常预计值的80%～120%。弥散功能损害的严重程度的判断如下:轻度损害:80%<D_LCO%预计值≥60%;中度损害:60%<D_LCO%预计值≥40%;重度损害:40%<D_LCO%预计值≥20%;极重度损害:D_LCO%预计值<20%。

肺弥散量仅反映肺总的弥散能力,并不能反映弥散过程中异常的环节。肺膜弥散功能测定是近年研究的一种测定肺弥散能力的新技术,可反映肺膜弥散量及肺毛细血管血量等各成分在弥散过程中的不同层面受累,阐明肺弥散功能障碍发生的病理生理机制。

4.其他肺功能检查　支气管舒张试验、支气管激发试验、气道阻力检查、运动心肺功能检查、6分钟步行试验、肺部振动反应图像分析等肺功能检查结果的判断和研读,请参考相关的肺功能检查专著或论文。

必须强调的是,良好的质量控制是肺功能检查的生命线,应严格执行《肺功能检查指南》所规定的质量控制标准。另一方面,所有肺功能检查的评估,都不能脱离临床资料单独评估,这也是肺功能评估中常常遇到的问题,只看肺功能结果就轻易做出判断常会导致误诊或漏诊。密切结合临床病史、体征、其他检查结果及对治疗的反应等,是正确评估肺功能必要的保证。

二、间质性肺疾病的呼吸生理与病理改变

间质性肺疾病(interstitial lung disease,ILD)是一组发生于肺间质的弥漫性炎症性疾病。肺间质是指肺泡上皮细胞基底膜和毛细血管膜之间的空隙,其中有弹力纤维、网状纤维和基质,还有成纤维细胞、白细胞和吞噬细胞等细胞成分。此组疾病复杂多样,大多数病因未明,

但它们具有相似的临床特点、胸部影像学特征，以及呼吸生理和病理生理学改变。

肺间质炎症是间质性肺疾病重要的病理改变之一。初期或急性期主要表现为种类不同的炎症细胞数目增加。不同种类的炎症细胞特征可作为疾病分类的主要依据之一。如结节病的肺泡炎以淋巴细胞为主，特发性肺纤维化的肺泡炎以中性粒细胞为主等。肺间质炎症的发展和预后常与炎症细胞的数量与类型有关。

炎症细胞的活化状态是另一个决定疾病进展的决定因素。如果炎症细胞没被活化，而只是存在于肺间质中，则仅可导致肺泡壁变形，通常不引起显著的损伤性改变。然而当某些炎症细胞被激活，则可损伤肺泡壁，特别是损伤Ⅰ型上皮细胞和毛细血管内皮细胞。

活化的炎症细胞如中性粒细胞能释放各种细胞因子和高活性的自由基，损伤肺实质细胞。它还能释放的结缔组织特异性蛋白酶可对肺间质、胶原组织和基底膜等产生损伤作用。对上皮细胞基底膜损伤使上皮细胞失去附着的基础，从而无法重建正常的肺泡结构。嗜酸性粒细胞虽然其损伤作用不如中性粒细胞强，但也可损伤肺实质细胞和结缔组织。淋巴细胞介导的炎症反应的特点是形成慢性肉芽肿。肺泡巨噬细胞被激活不但可释放氧代谢产物和蛋白酶，而且还释放使肺泡壁纤维化的细胞因子。肺间质纤维化常常是慢性炎症持续发展的重要结果之一，肺泡间隔中形成胶原的主要细胞成纤维细胞数量增加，导致肺泡间质内胶原组织聚集，结果导致纤维组织增生、肺泡间隔增厚、肺泡腔变小、后期结构重塑可致瘢痕形成。

肺间质炎症导致肺组织结构广泛的受损，炎症细胞既可损伤间质和胶原细胞，又可损伤Ⅰ型上皮细胞和毛细血管内皮细胞，因此间质性肺疾病实际上还可累及肺泡壁、小气道和微血管。若肺间质炎症病情较轻可自行修复，或在其导致严重损伤之前通过积极有效的治疗而被抑制，则肺间质及肺泡等可以重建正常结构，肺功能可以恢复正常，否则炎症严重或持续导致广泛损失，成纤维细胞增生，胶原沉积等导致肺结构的改变，受累的肺泡－毛细血管单位将无法完全恢复正常结构，最终导致肺泡－毛细血管单位功能丧失。

在间质性肺疾病病变早期，由于机体有一定的代偿能力，其呼吸生理功能可仍表现为正常，但随着病情进展，肺泡－毛细血管单位功能丧失，通气血流比失调，肺气体交换能力损害，肺功能可以逐渐出现弥散功能减低，而这常常是间质性肺疾病呼吸功能损害最早期出现的变化，其损害的程度常与患者活动后呼吸困难和进行性呼吸困难的程度相吻合。随着病情进一步的发展，肺泡间隔增厚、肺泡腔容积变小，纤维化组织形成和瘢痕收缩，逐渐出现以肺总量减少为特征的限制性通气障碍。由于肺的顺应性减低，为克服由此产生的呼吸弹性阻力的增加，患者呼吸潮气量减少、呼吸频率增快。如果肺泡受累同时有小气道受累阻塞导致气体滞留，则肺的含气量如残气量等也可表现为增加，但肺总量依然减少。终末小气道受累也可导致小气道功能障碍，表现为以限制性通气障碍为主的混合性通气障碍，而与肺气肿的重叠可能掩盖限制性损害的程度。间质性肺疾病除上述的影响肺间质和气道外，也可累及胸膜及肺循环，如伴有肺动脉高压则预后不佳。

间质性肺疾病的主要病理生理改变如图5－4所示。

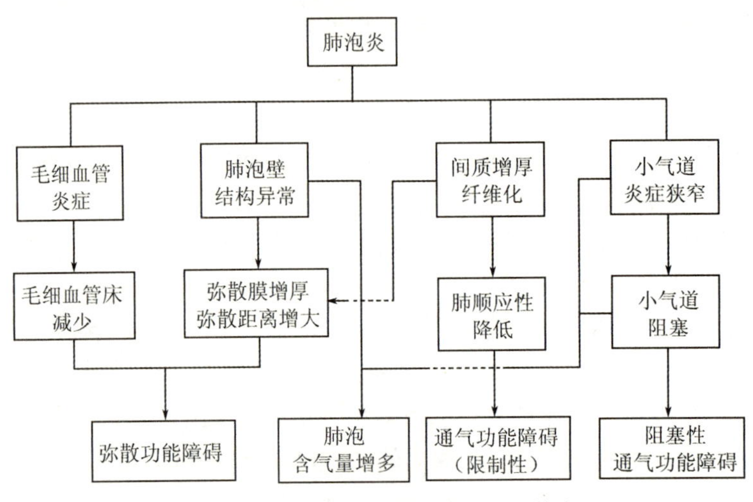

图 5－4　间质性肺疾病的病理生理特点

三、间质性肺疾病的肺功能特点

典型间质性肺疾病的肺功能特点是弥散功能下降、肺容积减少、限制性通气障碍，但在不同疾病时期其肺功能改变的特点可各有不同。

(一)气体交换功能异常

1. 弥散功能下降　弥散功能降低是间质性肺疾病早期改变较为敏感的诊断指标，也是临床治疗中评估疾病进展和治疗效果较为敏感的指标。许多间质性肺疾病患者在无显著临床症状、X 线异常及肺容量减少出现之前，已可见弥散功能的降低。

一氧化碳弥散量(D_LCO)是评价肺弥散功能最重要的指标，一般测定值在正常预计值的 95%可信区间以下或低于预计值的 80%为异常。因为间质性肺疾病的气体交换功能既可因肺泡呼吸膜增厚而使弥散距离增加，也可因肺泡腔容积减少而致肺泡通气量减少，两者均促使肺弥散能力的下降，但两者的作用强度可以不同。所以，如以反映静息状态下每分钟吸入气量中能达到肺泡进行气体交换的有效通气量(V_A)进行校准，将 D_LCO 与 D_LCO/V_A 两个指标结合在一起分析，则对弥散功能减退的病理生理改变的理解会更为准确和合理。如仅有 D_LCO 减少但不伴有 D_LCO/V_A 减低，说明主要是肺容积减少所致，而肺泡膜病变尚不算严重；如 D_LCO 减少同时伴有 D_LCO/V_A 减低说明患者已有毛细血管床减少、肺泡瘢痕形成甚至纤维化的改变，这在临床实际应用中应予鉴别。

需要提醒的是，除间质性肺疾病外，其他许多疾病也可导致弥散功能下降，如慢性充血性心力衰竭、慢性肾病、贫血等，故在临床诊断时宜注意排除这些肺外病因。此外，弥散功能下降可见于部分临床呼吸困难症状并不明显或只在活动后才出现呼吸困难的肺外疾病患者。

2. 血气分析　血气分析可以了解呼吸衰竭的发生。但由于呼吸功能的巨大代偿能力，发生呼吸衰竭时肺功能常常受到了严重的损害。失代偿的间质性肺疾病其动脉血气变化主要为低氧血症(PaO_2 降低)，即使在病变晚期二氧化碳潴留($PaCO_2$ 增高)亦少见，反而是更为显著的下降，提示有过度通气，与呼吸浅促的临床症状相吻合。

(二)肺容积减少

肺容积减少是间质性肺疾病肺功能改变的另一重要特征。VC、TLC、RV 等肺容积下降。

尽管三者的下降有密切的相关关系，但有时候并不完全一致。如主要以肺泡隔增厚、纤维化和肺泡腔容积减少、肺顺应性下降为主，则 RV 下降，如肺间质炎症同时累及小气道，产生纤维化，则可导致小气道狭窄、阻塞，而出现气体的肺内滞留、肺含气量增加而致 RV 增加。因而 RV 可出现增加、不变或减少等不同类型的变化，但 TLC 一般还是减少的。故肺容积的改变通常以 TLC 为主要判断指标。

由于疾病的严重程度和进展状态不一样，因此肺容积的变化也是一个渐进的过程。早期可以没有显著改变，定期追踪随访可了解疾病的进展，治疗前后对照比较对明确治疗效果也大有裨益。

由于间质性肺疾病患者 TLC 的下降与 VC 下降之间密切相关，因此在基层医院或无条件测定肺总量时，可通过测定肺活量加以判断。但必须指出的是，肺活量和肺总量对判断 ILD 的敏感性都不高，原因在于该两项指标的正常变异范围均很大。因此常不能仅凭一次检查结果做出判断。

（三）限制性通气障碍

通气功能检查是临床肺功能检查最为常用的方法。除可了解呼吸流量变化外，也可检测出 FVC、VC 等肺容量指标，因而间质性肺疾病也常进行通气功能检查。FVC 的意义与 VC 大致相同。

间质性肺疾病的通气功能特征是限制性通气障碍。表现为 FVC 和 FEV_1 均下降，但 FEV_1 的下降主要是由于 FVC 下降所导致，因此，FEV_1/FVC 可正常或增加。但少部分患者如肺部病变同时累及小气道，也可出现 FEV_1/FVC 下降，而表现为以肺容积变化受限为主的混合性通气障碍。非特异性通气功能障碍虽然发生率较少，但临床中也可发现。我们观察的 4099 份进行了包括肺通气和肺总量检查的报告中，非特异性肺功能异常只有 66 份，其发生率仅为 1.6%，但对这些病例追踪随访，最后诊断为间质性肺疾病的有 32 例(48.5%)。

由于小气道受累，检查小气道功能的指标变化较 FEV_1/FVC 更为敏感。$FEF_{50\%}$、$FEF_{75\%}$、MMEF 等指标判断小气道功能。小气道阻塞可以说间质性肺疾病较早的肺功能损害表现，可与弥散功能障碍同时发生，也可以发生在弥散功能障碍之后。由于弥散功能检查设备较为昂贵，对于基层医院或尚无弥散功能检查设备的医院，可在常规通气功能检查时关注小气道功能指标用流速容积曲线等小气道检查方法来帮助判断 ILD 的肺损害，注意应结合临床情况进行评价。

最大分钟通气量(MVV)主要反映通气功能的代偿能力，气道通畅性、胸肺顺应性、呼吸肌肉力量等均对 MVV 有重要影响。由于间质性肺疾病主要影响胸肺顺应性，故 MVV 也下降明显。

肺通气功能检查对间质性肺疾病诊断及病情变化的敏感性不及肺弥散功能检查，但因测试简便，当 FEV_1 和 FEV_1/FVC 呈进行性增加、MVV 呈进行性减少时，提示病情趋于严重。对肺功能损害程度及疗效和预后判断有一定的价值，定期追踪更有意义。

由于通气功能除与肺的顺应性相关性外，还与呼吸肌的功能及全身状态相关，因此间质性肺疾病的通气功能障碍常常是多方因素综合作用的结果。例如弥散功能障碍导致缺氧导致呼吸肌易于疲劳；肺的顺应性下降导致肺容积扩张受限；肺气肿和小气道狭窄、阻塞可致呼吸气流速度减慢；这些因素都可使通气功能障碍。

（四）运动心肺功能试验

运动心肺功能试验是通过增加运动负荷了解心功能和肺功能相应的反应检查，常作为心肺功能代偿能力评估的重要检查方法。间质性肺疾病在运动试验时可见呼吸浅促、最大运动负荷和最大耗氧量减低，分钟通气量/耗氧量高于正常人，但即使在最大运动负荷时也无呼气末肺容量的增加。在基线时气体交换能力可正常（轻度疾病）或下降（中度以上），但在运动状态下均可出现减低，且较静息状态下检查更为敏感。因此是较为敏感的评估早期病变和治疗效果的检查方法，鼓励有条件的医院积极开展。如果没有条件，也可采用简易的 6 分钟步行试验。间质性肺疾病患者常有步行距离缩短，且伴运动中氧饱和度的下降。

（五）其他肺功能检查

间质性肺疾病患者支气管舒张试验多为阴性、支气管激发试验阴性、脉冲振荡法气道阻力检查显示电抗负值加大、响应频率增加、肺部振动反应图像为两肺野面积缩小、上肺野面积有缺失及灰度弥漫性减弱、下肺野面积膨突及下肺灰度异常增加等。

四、肺功能检查在间质性肺疾病中的临床意义

肺功能检查在间质性肺疾病的诊断和鉴别诊断、严重程度评估、疾病进展和预后评估，以及指导临床治疗和效果判断方面都是最重要的客观指标之一，在临床诊治中具有重要的临床意义。

（一）诊断

间质性肺疾病患者早期活动性呼吸困难或咳嗽可能是主要临床症状，其他临床症状可不明显，但临床体检常可无特殊体征，影像学检查亦可无异常发现。上述症状并非间质性疾病所特有，也可见于其他呼吸系统或非呼吸系统的疾病，准确的临床诊断常较为困难。肺功能检查从呼吸生理和功能改变的角度进行临床观察，可能为正确诊断和鉴别诊断带来帮助。

对于早期间质性肺疾病的诊断，弥散功能检查和运动心肺功能试验敏感性较高。其异常可先于其他异常表现之前即出现，有助于早期诊断。小气道功能检查对早期间质性肺疾病的诊断价值虽稍逊于弥散功能，但仍不失为一较敏感的指标，对尚无条件开展弥散功能检查的单位，可用流量容积曲线等较易普及的小气道检查方法来早期诊断间质性肺疾病的肺损害。肺容积检查对间质性肺疾病的早期诊断虽然不敏感，但若能在定期随访检查中发现肺总量或肺活量呈逐渐减低，则对疾病的进展判断意义重大。如果合并有肺气肿，其肺功能特点为弥散能力显著下降，但与气道阻塞程度和肺容量不成比例。这是由于肺气肿所致的过度充气与纤维化所致的肺容积下降互相抵消，肺纤维化有助于维持气道开放，同时两者对弥散能力的影响相互叠加所致。值得注意的是，合并肺气肿患者也可以表现为单纯弥散障碍，因此单纯弥散障碍的鉴别诊断应包括合并肺气肿的肺间质纤维化。如弥散功能下降非常明显，或运动心肺功能试验发现有严重的低氧血症，还应注意排除间质性病变合并肺动脉高压。

因此，对于疑似间质性肺疾病或有高危因素接触的患者（如工作环境有可能吸入可致间质性肺疾病的有害粉尘或颗粒、应用过某些具有致肺间质纤维化的药物者、患某些可导致间质性肺疾病的全身性疾病如结缔组织病等患者），应建议定期进行肺功能检查。对于具有活动后呼吸困难症状或胸片见肺间质改变者更应劝喻其作常规肺功能检查，以协助与心脏病或其他肺部疾病相鉴别。

（二）严重程度评估

对于已明确诊断的间质性肺疾病，肺功能检查则是判断病情轻重的重要客观指标之一，肺容量指标、通气功能指标及弥散功能指标从不同的呼吸生理角度分析其功能改变。但是，应该强调的是对疾病的严重程度还需结合临床症状。

（三）协助确定治疗方案并随访疗效

间质性肺疾病因种类繁多，大多数病因未明，目前临床治疗中尚存在较大的困难，但部分患者对糖皮质激素的反应甚为良好，治疗后病情能得到很大的改善，而这在早期发现和早期治疗疗效更为明显。但是糖皮质激素的使用也带来比较多甚至是长期的副作用，因此对于治疗方案的选择临床上较为谨慎是否采用糖皮质激素等药物治疗的决定因素中，对是否有明确疗效的判断是重要因素之一。如前所述，肺功能检查特别是弥散功能检查或运动心肺功能检查的敏感性较高，且比胸部X线影像等改变更早和变化幅度更大，这有利于对治疗方案的选择和治疗效果的评估。如患者经治疗后肺功能检查结果明显改善或在观察期内比较稳定没有进一步恶化，结合其他临床资料可考虑激素减量或撤停激素治疗；相反，若肺功能逐渐变差，则提示疾病活动进展，提示激素疗效不佳，应考虑其他治疗方案的选择。

由于肺功能检查是判断间质性肺疾病疗效的重要客观指标之一，在对该病应用各种药物治疗前后均应进行肺功能检查，以便根据疗效及时调整治疗方案。

（四）疾病进展评估

由于肺功能检查是非侵袭性的，也无放射性损害，因此可以用作多次持续追踪随访，进行疾病进展的评估。肺功能的变化对疾病进展及预后评估的作用远大于病理组织学检查。研究显示，特发性肺纤维化患者在3个月的随访中如FVC下降超过5%，提示疾病依然进展，预后较差。而合并肺气肿者其FEV_1/FVC比值下降也更为明显。

有条件者最好定期随访肺功能，如每3～6个月随访1次，建立完整的档案，既方便治疗观察，也方便科学研究。肺功能检查应列为间质性肺疾病的常规检查和随访项目。

五、肺功能检查的局限性

尽管肺功能检查对间质性肺疾病在临床诊断、严重程度评估、治疗效果判断及疾病进展分析等多方面都具有重要价值，但它也有一定的局限性，应用时应予注意。

1. 肺功能检查对明确间质性肺疾病的病因一般无帮助。间质性肺疾病病因复杂，大部分病因未明。肺功能检查主要是明确其功能损害，并分析相应的组织损害特点，但对病因诊断作用不大。详细了解病史如职业史、有无粉尘或有害气体接触史，是否服用某些药物，以及是否合并有如结缔组织病等全身性疾病，对病因诊断或其他疾病的合并症诊断可能有重要作用。应结合其他检查进行病因诊断。

2. 肺功能检查对各种病理类型的间质性肺疾病诊断无明显的特异性。间质性肺疾病呼吸生理改变复杂，但各种病因所致的病理生理改变较为一致，都是损害肺弥散功能、肺容积和通气功能。但这些改变对各亚临床类型的判断并无明显的特异性，不能作为区分各型间质性肺疾病的依据。另一方面，各种肺功能改变也可见于其他多种呼吸系统或非呼吸系统疾病。因此肺功能检查须密切结合其他临床资料如高分辨胸部CT及病理检查等进行分析，才能对肺功能检查结果作出合理的解释并用于指导临床。

3.由于人体呼吸生理的生物学差异及疾病状态下的代偿作用，肺功能检查的正常变异范围较大，与其他疾病重叠较多，不易简单区分为正常与异常，这特别需要多次重复检查追踪才更有临床诊断价值。

尽管肺功能检查具有一定的局限性，但其对于间质性肺疾病的临床诊疗仍具有重要的价值，值得在临床工作中推广应用。

（董红晨）

第三节 间质性肺疾病的支气管肺泡灌洗检查

支气管肺泡灌洗（bronchoalveolar lavage，BAL）是经纤维支气管镜获取下呼吸道，主要是肺泡来源的细胞与生化成分，分析探讨肺疾病病理学过程的一种比较安全而实用的技术。自从20世纪70年代开始应用BAL研究肺疾病局部的免疫反应和炎症机制以来，无论是BAL操作技术，还是支气管肺泡灌洗液（bronchoalveolar lavage fluid，BALF）的检测手段、检测项目及其应用范围都有了长足的进步。许多国家的医学团体包括我国还先后制定并发表了指南性意见，规范了BAL的技术操作及BALF实验室处理过程，使其结果更加标准可靠，从而进一步促进了BAL的发展和应用，使其作为研究肺部疾病的一种检查手段得到了广泛认可。但世界各地医学中心有关BAL操作和BALF处理流程仍然不尽相同，2012年美国胸科协会颁布了《支气管肺泡灌洗液的细胞学分析在间质性肺疾病（ILD）中的临床应用官方指南》，希望进一步规范化BAL的操作过程、BALF的处理以及BALF细胞学结果的解读，进一步明确BALF细胞学分析在ILD诊断评价中的作用。

一、支气管肺泡灌洗的应用指征

因为BAL相对无创，没有明显的并发症，患者容易耐受，所以BAL目前已经成为肺活检的替代或补充手段，用于各种原因引起ILD的临床诊断、疗效判断与预后评价及病理和发病机制的研究。

对疑诊的ILD患者的BALF进行细胞学检查的意义在于明确其主要的炎症细胞类型[淋巴细胞、嗜酸性粒细胞和（或）中性粒细胞升高型]，结合临床和影像学表现，可用以支持某种ILD的诊断，或缩小ILD的鉴别诊断范围。

2012年美国胸科协会颁布官方指南建议对疑诊ILD患者进行诊断和鉴别诊断，使用图5－5所示的流程；对急性起病的ILD患者，建议使用图5－6所示的流程，根据BALF细胞学分析结果进行对应的诊断和鉴别诊断。

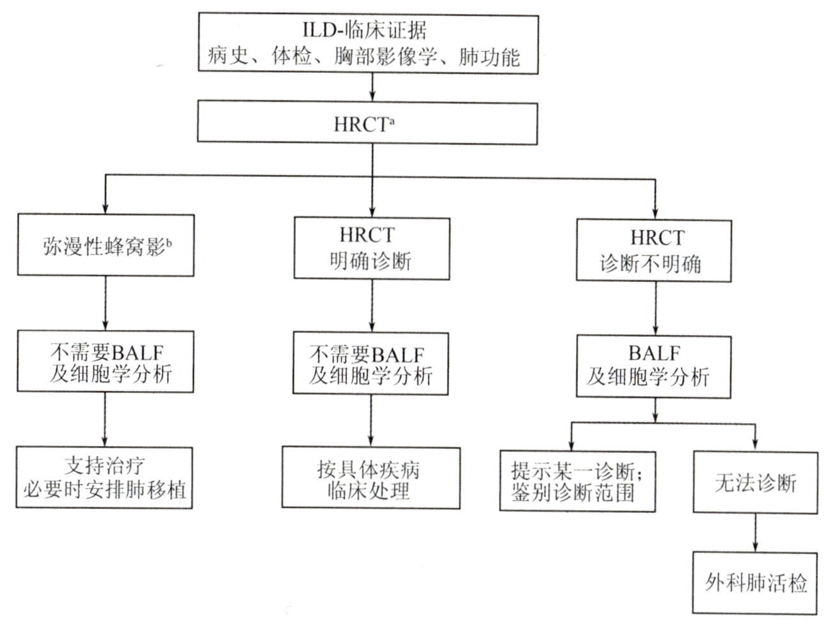

图 5—5　疑诊 ILD 患者进行 BALF 检查流程

a:如果常规胸部影像学检查和临床表现足以诊断某种 ILD(如结节病),则高分辨率 CT(HRCT)并非必要,若临床表现符合,则 HRCT 足以诊断结节病、普通型间质性肺炎、肺朗格汉斯细胞组织细胞增生症;b:根据临床表现须除外感染和恶性疾病

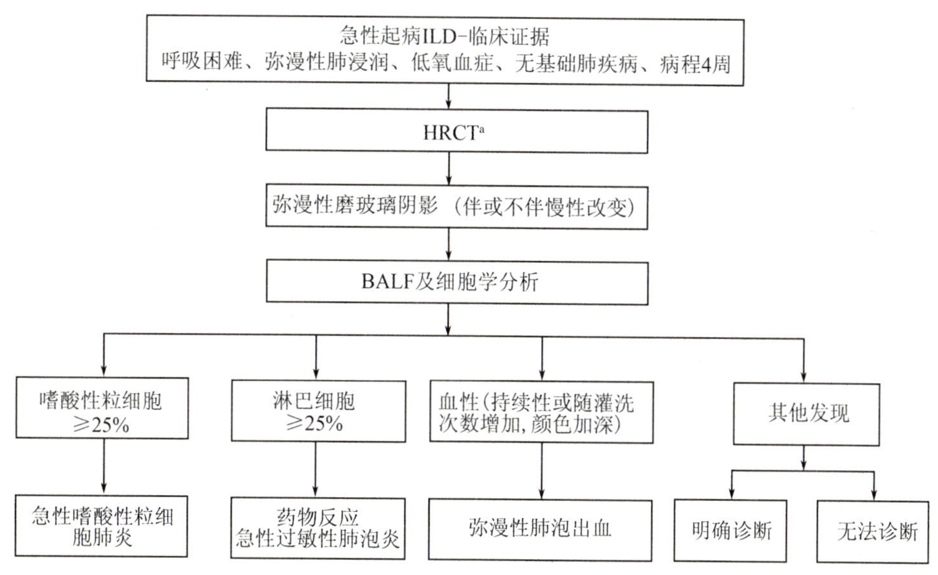

图 5—6　急性 ILD 患者 BALF 检查流程

a:HRCT 并非必需,必须除外感染

临床上,BAL 检查主要用于感染性原因、非感染性原因(包括免疫性原因和肿瘤性原因)引起的弥漫性实质性肺疾病(diffuse parenchyma lung disease,DPLD)或间质性肺疾病(interstitial lung disease,ILD)的诊断和鉴别诊断(表 5—6)。在 ILD 的诊断过程中,BAL 结果对于提示或除外某些疾病,缩小鉴别诊断范围确实具有非常重要的意义。这些疾病主要包括结节病、外源性过敏性肺泡炎(extrinsic allergic alveolitis,EAA)、闭塞性细支气管炎伴机化性肺

炎(bronchiolitis obliterans organizing pneumonia,BOOP)、慢性嗜酸性粒细胞性肺炎(chronic eosinophilic pneumonia,CEP)、特发性肺纤维化,药物性肺损伤、结缔组织疾病(connective tissue disease,CTD)等。许多研究结果证实,BALF中某种炎症细胞的升高与某些ILD之间存在关联,如BALF中嗜酸粒细胞明显增高见于嗜酸性肺炎或药物反应,淋巴细胞增高见于结节病、过敏性肺炎、药物反应或富细胞型非特异性间质性肺炎(NSIP)。

表5－6 BAL对不同ILD的诊断价值

A. BAL(不需要活检)足以建立诊断的疾病(高敏感性,高特异性)	
a	肺泡蛋白沉着症
b	肺孢子菌肺炎
c	支气管肺癌
d	嗜酸性粒细胞性肺炎
B. BAL结合临床与HRCT特征足以建立诊断的疾病(高敏感性,高特异性)	
a	IPF(中性粒细胞±嗜酸性粒细胞)
b	EAA(淋巴细胞、浆细胞和泡沫样巨噬细胞)
c	RBILD(含棕褐色颗粒的巨噬细胞)
d	BOOP(混合性细胞改变,CD4/CD8↓)
e	淋巴管肌瘤病(肺泡出血)
C. BAL±肺活检(BALF典型者50%,活检通常需要)(中度敏感,高度特异)	
a	结节病(淋巴细胞增加和CD4/CD8比值增加)
b	朗格汉斯细胞组织细胞增生症(CD1a增加)
D. BAL多数时候不具有诊断价值,需要活检(低敏感性±低特异性)	
a	Hodgkin病
b	侵入性曲霉病

通过BAL有时候也可发现疾病的特征性异常,做出特异性的疾病诊断。这些疾病包括肺孢子菌肺炎(pneumocystis pneumonia,PCP)、巨细胞病毒(cytomegalovirus,CMV)性肺炎、肺结核、石棉沉着病、肺出血、肺部肿瘤或癌性淋巴管炎、肺泡蛋白沉着症(pulmonary alveolar proteinosis,PAP)、肺朗格汉斯细胞组织细胞增生症(pulmonary Langerhans cell histocytosis,PLCH)等。

二、支气管肺泡灌洗技术

虽然关于BAL操作及BALF实验室处理过程和检测方法各国的指南存在一定的差异,但是原则基本上一致。

1.操作前准备与注意事项　操作前的准备与麻醉同常规的纤维支气管镜检查。BAL通常是通过纤维支气管镜,在观察气管支气管后,但在其他操作(如活检或支气管毛刷)之前进行,以免因为出血造成灌洗回收液被污染。当BAL是为了评价非感染性ILD时,如果支气管镜检查发现支气管炎症并伴脓性分泌物时,则需要进行抗生素治疗控制感染后,再进行BAL检查,以免影响BALF的实际结果。还需要强调的是进行BAL时,对所选灌洗肺段的支气管应该常规使用2%利多卡因进行局部麻醉,以防止咳嗽,但是在进行BAL前又必须吸引清除局部的利多卡因,以防止利多卡因影响细胞回收、活性及功能。此外,适当使用镇静剂也有利于患者合作,适当使用胆碱能受体抑制剂可以降低迷走反射和支气管分泌,这些都有利于增加BAL的回吸收。

2.灌洗部位　纤维支气管镜嵌顿于段或亚段是保证灌洗液回吸收的重要条件。在患者仰卧位时，右中叶或左舌叶易于操作及嵌顿，有利于回吸收，与灌洗下叶比较，回吸收增加20%以上。关于ILD的BAL研究还显示一个部位的灌洗通常能够代表全肺并能提供足够的临床资料。因此，对于ILD患者，常规采用右中叶或左舌叶作为灌洗部位。然而，对于局灶性病变如肿瘤、肺部感染等，则需要在影像学证实局部病变的部位进行灌洗。

3.灌洗液　通常使用预热至37℃或室温的无菌生理盐水进行灌洗。预热至37℃可以减轻咳嗽，增加细胞的回吸收。

4.灌注和回收　在纤维支气管镜嵌顿于所选择的段或亚段支气管后，通常使用塑料注射器经活检孔(或经活检孔插入的细硅胶管)快速注射等份的无菌生理盐水，每次20～60mL，重复4～5次，灌洗总量100～300mL。临床上较实用而安全的灌洗量是5×20mL。少于100mL的灌洗量可能增加灌洗回收液体中的支气管管腔分泌物混杂。每次灌注后立刻通过手动回抽轻轻吸引至塑料注射器内或采用25～100mmHg的负压轻轻吸引至无菌塑料或硅化的玻璃回收容器内。通常第一次回吸收的量相对较小，总的回吸收率为40%～70%。回收液体过程中需要注意的是吸引负压过大可能导致远端气管塌陷或气管黏膜损伤，降低回吸收率或改变BALF的组分。咳嗽、气管镜嵌顿不良可能导致灌洗液体从气管镜周围漏出，影响回吸收。患者的疾病状况、吸烟和年龄也影响回吸收量，当存在阻塞性气道疾病或肺气肿时，回吸收明显降低，甚至低于30%。当BAL的回收率小于25%时，BALF结果通常不可靠。

三、支气管肺泡灌洗的并发症

BAL在局麻下通过纤维支气管镜进行，相对无创，患者容易耐受，并发症的发生率低，为0～2.3%，也没有明显严重的副作用和死亡报道。与之相比，经支气管肺活检(TBLB)导致的并发症为7%，死亡率为0.2%；外科肺活检导致的并发症为13%，死亡率为1.8%。

关于BAL的副作用见表5－7。发热是BAL最常见的副作用，常于BAL几小时后出现，发生率为0～30%。灌洗后是否出现发热与灌洗总量有关，如果灌洗总量小于150mL，发热的发生率将小于3%。大量灌洗则增加发热的发生率至30%或更高。其他副作用包括一过性肺泡渗出和肺功能降低，以及偶尔出现于气道高反应患者的喘鸣和支气管痉挛。24小时后这些副作用大多消失，严重而持续的并发症极其罕见。

表5－7　BAL的副作用发生形式与时间

副作用	发生形式与时间
发热	BAL几小时后出现，发生率为3%～30%，与灌洗总量有关
肺泡渗出	表现为段或亚段渗出，多于48小时内吸收消散
肺功能损害	FEV_1、VC、PEF及PaO_2暂时性降低
爆裂音	24小时内于灌洗相关肺野出现
喘息，支气管痉挛	<1%，多见于高敏患者，采用预热的生理盐水灌洗可以减少其发生
肺水肿	罕见，有心脏衰竭患者
出血	偶有报道，见于凝血功能异常或血小板低下患者
局部炎症反应	BALF的中性粒细胞计数增加，72小时内恢复

导致副作用发生的危险因素包括严重的肺渗出性病变，明显的低氧血症(PaO_2＜60mmHg或SaO_2＜90%)，第1秒用力呼气容积(FEV_1)＜1L或FEV_1＜60%预计值，支气管高反应性，凝血酶原活动度＜50%，血小板计数＜20×10^9/L，明显异常的心电图及其他严重

的并发症。

副作用随着灌注量及灌注肺段的增加而增加，限制灌洗量到最小需要量，通常限制灌洗总量至100～200mL，可以减低副作用的发生。同时，注意仔细操作，严密监测，尤其对于存在危险因素的患者更应该注意监测，使并发症减少到最小程度。

四、支气管肺泡灌洗液的实验室处理

为了防止因为巨噬细胞的附壁及细胞活性丧失或死亡，回收的液体必须收集在塑料或硅化的容器内。为提高BALF细胞学分析结果的可靠性(室温保持最好不要超过1小时)，需要尽早处理BALF标本并检测。

将所有回收的液体充分混匀(当每次使用20mL进行灌洗时，第一管回收的液体及细胞占总量比例很小，计入总量内，对结果影响不明显)，观测性状(如BALF呈混浊奶白色，提示肺泡蛋白沉着症，需进行PAS染色。如BAL液呈橘黄色，提示出血，需进行铁染色)，测定液体量。然后，经两层纱布过滤，移去黏液，以1500转/分，离心10分钟。上清液保存于－80℃～－20℃，待做生化成分分析，但是BALF可溶性成分分析的临床意义仍然不清楚。因此，到目前为止也没被推荐常规应用于临床。细胞沉淀用2mL MBE(含BSA和EDTA的MEM)或Hank液(不含Ca^{2+}、Me^{2+})充分混匀后，等分装在两个Eppendorf管内，分别用作细胞分类计数和细胞免疫分析。

1.细胞总数与活性测定　BALF经过离心沉淀制成细胞悬液，从中取样，通过血细胞计数器(Neubauer细胞计数板)计数BALF细胞数，BALF的细胞总数通常按所有灌洗回收液中的总细胞数1×10^6表示，或按每毫升灌洗回收液中的细胞数1×10^6/mL表示。细胞活性通过台盼蓝(trypan blue)染色进行评估，新鲜的BALF细胞活性通常在80%～95%。如果细胞活性小于50%，细胞形态及功能将明显地受影响。洗涤过程可能导致细胞总数减低，而细胞活性增加。

2.细胞学分类　BALF细胞悬液经过再次离心洗涤后，运用常规细胞涂片技术或细胞离心涂片技术[每张片$(5\sim20)\times10^4$细胞]准备BALF细胞涂片至少3张，以备做特殊染色需要。细胞涂片空气干燥后，常规进行Wright或May－Grunwald－Giemsa(MGG)染色后，于光学显微镜下观察，计数至少600个白细胞，求分类百分比，以保证良好的重复性。

进行细胞分类计数的同时，半定量估计上皮细胞、红细胞等，如果上皮细胞比例大于5%，提示BALF中有支气管成分的混入。除此之外，还要观察细胞形态、巨噬细胞内吞噬体、尘埃颗粒、石棉小体、红细胞片段、细菌、真菌包括肺孢子菌、CMV包涵体、异形上皮及肿瘤细胞。

如果临床或Wright/MGG染色涂片提示有结核、肺孢子菌感染或肺泡蛋白沉着症、肺出血等，则需要进行抗酸染色、甲苯胺蓝染色、PAS染色或铁染色等特殊染色，以进一步明确诊断。

3.细胞免疫学分析　BALF细胞先后采用MBE和MEM洗涤各3次，最后稀释至适当的细胞浓度，以作细胞免疫分析。如果是血性BALF，需先进行梯度离心分离淋巴细胞，再进行洗涤离心。通常使用的免疫细胞分析方法包括免疫细胞化学(如过氧化酶抗过氧化酶反应)、免疫荧光或流式细胞仪分析技术，采用这些技术结合单克隆抗体技术对BALF淋巴细胞进行亚类分析。

淋巴细胞亚群分析是否需要作为常规检测与BALF细胞学分析同时进行，还是需要在获得细胞分类计数结果后再决定是否进行此项检查，2012 年美国胸科协会颁布《指南》中，专家们认为淋巴细胞亚群分析（流式细胞分析或免疫组织化学方法）不需要作为常规检查，建议仅在临床怀疑是淋巴细胞相关性疾病或 BALF 细胞分类的初步结果提示为淋巴细胞增多型时进行。

五、健康成人的 BALF 细胞分类与淋巴细胞亚群

由于受样本量的限制及吸烟的影响，文献中报道的正常 BALF 细胞分类存在一定的差异。多个单中心临床队列研究显示，健康非吸烟者的 BALF 细胞构成的参考值范围为：巨噬细胞＞85％，淋巴细胞 10％～15％，中性粒细胞≤3％，嗜酸性粒细胞≤1％，鳞状上皮细胞或纤毛柱状上皮细胞均≤5％。临床使用的非吸烟与吸烟正常成人的 BALF 细胞分类列于表 5－8。吸烟对 BALF 产生明显的影响，回收的灌洗液由于含有较多吞噬焦油的巨噬细胞使得外观呈现轻度褐色和混浊，巨噬细胞和细胞总数较非吸烟者呈现 3～5 倍的增加，肺泡巨噬细胞增大，胞浆内有煤焦油产物、脂质、脂质融合体和其他物质组成的包涵体（烟粒包涵体）。

表 5－8　健康成人的 BALF 细胞计数与分类

细胞分类	健康非吸烟者	健康吸烟者
细胞总数（$\times10^6$）	4～10	11～35
巨噬细胞（％）	＞80	93～99
淋巴细胞（％）	≤15	≤7
中性粒细胞（％）	≤3	＜2
嗜酸性粒细胞（％）	≤0.5	
嗜碱性粒细胞（％）	≤0.5	

六、支气管肺泡灌洗的临床诊断意义

（一）支气管肺泡灌洗的特异性诊断

一些以肺泡充盈为特征的疾病，因为积聚在肺泡的异常物质容易被灌洗出来，所以使得 BALF 表现具有疾病特异性。依据特征性的 BALF 结果通常可以做出特定的疾病诊断，从而可以免除对肺活检的需要。

1. 机会性感染　HIV 感染或接受免疫抑制治疗所致的免疫缺陷患者容易发生各种机会性肺部感染。BALF 可以直接或通过培养显示特征性病原体，因此 BALF 对诊断这类机会性感染具有非常重要的意义。BALF 诊断细菌性感染的敏感性为 60％～90％；诊断结核分枝杆菌、真菌和多数病毒感染的敏感性为 70％～95％；诊断 PCP 的敏感性为 90％～95％或更高。

对于 PCP，BALF 细胞涂片经 Wright 或 MGG 染色可以显示特征性的囊状结构，这些囊呈空泡样颗粒，位于轻度嗜碱性无形物质之间。有时，这些囊内含数个（可以高达 8 个）深蓝色小点，它们是含 DNA 的滋养体。嗜银染色或改良的甲苯胺蓝染色可以显示囊壁，囊呈球形，并有特征性的黑线横过其表面，大小为 4～6μm，近似于红细胞大小。聚合酶链反应（PCR）技术对于 PCP 检测具有快速、敏感的特点，也在临床中应用，但是其诊断特异性尚需要进一步研究证实。一个前瞻性研究通过对 80 例 ILD 患者的 BALF 进行 PCR 检测，发现 ILD 患者中肺孢子菌寄植的阳性率是 33.8％。

30％～50％的 CMV 肺炎病例的 BALF 细胞内有 CMV 转染的特征性细胞（鹰眼细胞）伴

典型的核和胞质包涵体。后者诊断CMV肺炎的特异性高，但是敏感性较低。

2.肺泡蛋白沉着症　BALF呈混浊牛奶样外观是肺泡蛋白沉着症的特征性表现，以至于在支气管镜检查当时就被考虑之。BALF细胞涂片在光学显微镜下表现为脏乱的背景下有大量的无形细胞碎片（代表多层结构的髓磷脂样物质和板层体）；特征性的非细胞性卵圆体（由表面活性物质形成的脂蛋白组成）MGG染色呈现为蓝色，PAS染色阳性；少数泡沫样巨噬细胞。具有这些特点及与之相应的临床及影像学表现符合，肺泡蛋白沉着症的诊断可以确定，没有必要进行电镜检查证实之。虽然肺泡蛋白沉着症也可有淋巴细胞增加及CD4/CD8比值增加，但是无特异性。

3.弥漫性肺泡出血　弥漫性肺泡出血导致BALF中有大量游离红细胞、含有红细胞片段的巨噬细胞以及含铁血黄素沉着的巨噬细胞，使得BALF呈现血性或粉红色到橘红色样外观。特征性表现是随着灌洗的继续，回收的液体颜色逐渐加深。如果出血来自中心大气道，则是随着灌洗的进行，颜色逐渐变淡。依据BALF的这些特点足以诊断弥漫性肺泡出血，甚至隐性肺泡出血。

急性肺泡出血发生后的BALF细胞演变过程如下：开始几小时内，BALF中有大量红细胞，巨噬细胞正常；48小时内，巨噬细胞内出现黄棕色的圆形红细胞片段；48～72小时内，巨噬细胞出现含铁血黄素，铁染色形成蓝色。含铁血黄素沉着的巨噬细胞在出血48小时后才可能出现。严重肺出血时90%以上的细胞铁染色阳性。根据Golde评分可以对出血进行严重度分级（表5－9）。最高分是400分，正常低于20分，20～100分提示轻度出血，100～300分提示中度出血，300～400分提示严重出血。

表5－9　肺泡出血的Golde评分

含铁血黄素评分*	巨噬细胞胞质蓝染程度
0	正常，无蓝色
1	浅蓝
2	胞质呈中度蓝色，或少部分胞质呈厚重的蓝色
3	大部分胞质深蓝色
4	胞质均一的蓝黑

注：* 计数200～300个肺泡巨噬细胞，并按照上述方法进行含铁血黄素评分，计算100个细胞的平均分数；如果所有细胞的含铁血黄素评分都是4分，这样最高分就是400分

内源性出血形成的铁染色阳性必须与外源性铁尘吸入所致的铁沉着病相鉴别，后者的巨噬细胞内不会有圆形的红细胞片段，而是含有不规则形态的尘埃。

4.嗜酸性粒细胞肺炎　在嗜酸性粒细胞渗出性肺疾病，BALF细胞分类通常显示嗜酸性粒细胞大于25%。无论急性或慢性嗜酸性粒细胞肺炎，嗜酸性粒细胞的比例为20%～90%，淋巴细胞呈现轻到中度增加，可见少数浆细胞。Churg－Strass综合征的BALF也表现类似的嗜酸性粒细胞增加。因此，正常的BALF细胞分类通常可排除嗜酸性粒细胞肺炎和Churg－Strass综合征。高比例的嗜酸性粒细胞偶见于支气管肺曲霉菌病、特发性肺纤维化、闭塞性细支气管炎伴机化性肺炎、肺朗格汉斯细胞组织细胞增生症、韦格纳肉芽肿和支气管哮喘。嗜酸性粒细胞肺疾病是一组疾病，BALF发现与相应的临床征象结合起来可以提供足够的诊断线索，免除很多病例对外科肺活检的需要。

5.朗格汉斯细胞组织细胞增生症　因为朗格汉斯细胞组织细胞增生症与吸烟关系明显，所以BALF显示典型的吸烟者的BALF组成，如细胞总数增加，巨噬细胞内烟粒包涵体，轻度

中性粒细胞和嗜酸性粒细胞增加。特征性异常发现是朗格汉斯组织细胞（$CD1^+$）增多，占BALF细胞总数的4%以上。$CD1^+$细胞增多诊断朗格汉斯细胞组织细胞增生症的特异性很高，但是敏感性较低，只有50%。

6.慢性吸入性肺炎　在反复发作的肺炎或非典型肺渗出性疾病的鉴别诊断中经常需要考虑胃食管反流性吸入的可能。胃食管反流性吸入的BALF细胞分类显示淋巴细胞、中性粒细胞和嗜酸性粒细胞增加的混合性改变。特征性异常是存在大量含脂质体的巨噬细胞。Wright或MGG染色显示巨噬细胞的胞质呈空泡样改变。苏丹Ⅲ染色阳性证实这些空泡是脂肪滴。这样BALF中大量的含脂质体的巨噬细胞高度提示慢性吸入引起的脂质性肺炎。

7.肺尘埃沉着病　BALF巨噬细胞含尘埃吞噬颗粒证实有矿物质粉尘的暴露史。BAL检查对于粉尘吸入导致的弥漫性肺疾病的诊断具有重要的提示作用，但是只有1/3的石棉暴露者的BALF中可以检测到石棉小体，因此BAL单独不能做出肺尘埃沉着病的诊断，需要与相应的影像学和（或）肺功能改变结合起来诊断肺尘埃沉着病。硬金属肺病患者BALF中，见多核巨细胞聚集，Kinoshita等认为在肺泡灌洗液细胞涂片见多核巨细胞聚集，结合患者特定的硬金属粉尘职业史，也足以正确诊断巨细胞间质性肺炎（GIP）。

（二）支气管肺泡灌洗的辅助性诊断

BALF检查发现大多数ILD都表现为不同比例组成的淋巴细胞增加、中性粒细胞增加、嗜酸性粒细胞增加或混合细胞性改变。结合临床和影像学表现，可用以支持某种ILD的诊断，或缩小ILD的鉴别诊断范围（表5－10）。已有许多研究结果证实，BALF中某种炎症细胞的升高与某些ILD之间存在关联，纤维化性肺疾病以中性粒细胞和（或）嗜酸性粒细胞增加为特征，肉芽肿性疾病或药物诱发肺疾病以淋巴细胞增加为特征。淋巴细胞增加伴CD4/CD8比值降低可能提示急性外源性过敏性肺泡炎；伴CD4/CD8比值增加并大于3.5则支持结节病的诊断。因此，BALF正常可以除外下列疾病，如活动性结节病、过敏性肺泡炎、铍肺、嗜酸性粒细胞肺炎、肺泡蛋白沉着症及肺泡出血综合征。BALF淋巴细胞分类正常可以除外活动性结节病和过敏性肺泡炎。BALF嗜酸性粒细胞正常可以除外嗜酸性粒细胞肺炎。

表5－10　ILD的临床表现、HRCT和BALF细胞学分析的鉴别诊断要点

ILD疾病	临床表现	HRCT通常表现	BALF通常表现	支持诊断的BALF发现
特发性肺纤维化（IPF）	逐渐加重的呼吸困难 老年人	弥漫性外周网格影 蜂窝样改变 牵张性支气管扩张	↑AM，↑Neut ±↑Eos	没有明显的淋巴细胞和嗜酸性粒细胞增多
急性间质性肺炎（AIP）	急性起病的呼吸困难 胸片示弥漫实变影	弥漫、双侧磨玻璃影，伴散在实变影	↑↑Neut	中性粒细胞为主 除外感染和出血
非特异性间质性肺炎（NSIP）	亚急性起病的呼吸困难	磨玻璃影或实变影主要累及双下肺	↑AM，↑Lym，↑Neut	典型BALF表现 除外感染、出血、肿瘤
脱屑性间质性肺炎（DIP）	吸烟史	双侧下肺磨玻璃样改变	↑↑AM（富含色素）	典型BALF表现 除外感染、出血、肿瘤
呼吸性细支气管炎伴间质性肺病（RBILD）	吸烟史	模糊不清的小叶中心性结节影 磨玻璃影 支气管壁增厚	↑↑AM（富含色素）	除外感染、出血、肿瘤

（续表）

ILD 疾病	临床表现	HRCT 通常表现	BALF 通常表现	支持诊断的 BALF 发现
隐原性机化性肺炎（COP）	亚急性起病的咳嗽 低热、气短、疲劳	不均匀、非叶段分布实变影，常单侧、外周分布（类似EP）	↑AM，Lym，Neut ±↑Eos	典型 BALF 表现 除外感染、出血、肿瘤
嗜酸性粒细胞性肺炎（EP）	胸片弥漫性浸润影 对激素反应敏感	双侧外周、胸膜下实变影	↑↑Eos	Eos%≥25%
淋巴细胞性间质性肺炎（LIP）	网状或网状结节影 主要累及下肺；常与免疫异常相关	双侧磨玻璃样改变 散在囊性变	↑↑Lym	淋巴细胞增高 除外感染、出血、肿瘤
结节病	双肺门淋巴结肿大 查体正常 常有葡萄膜炎或结节红斑	肺门纵隔淋巴结肿大 上/中肺沿支气管血管束分布的结节	↑↑Lym ±↑Eos	淋巴细胞明显增多；CD4/CD8 比率≥3.5则提高特异性
过敏性肺炎（HP）	急慢性病程，有暴露史	急性：双侧磨玻璃影和模糊小结节影 亚急性：小叶中心性结节影 慢性：网格状纤维化±蜂窝样改变和牵拉性支扩±磨玻璃影	↑↑Lym，↑Neut 泡沫状 AM 细胞±肥大细胞±浆细胞	显著淋巴细胞增多 可解释疾病的暴露史 除外感染、出血、肿瘤
弥漫性肺泡出血（DAH）	结缔组织病（特别是狼疮） 急性呼吸困难 低氧血症，咯血	散在或弥漫分布的磨玻璃影 常分布在受累血管支配的肺区	↑含铁血黄素细胞 游离红细胞	随 BALF 批次增加，RBC 含量增高 除外感染、肿瘤
药物性肺炎	用药史	可表现为各种 ILD 模式（UIP、NSIP、DAD、COP、HP、EP）	多种多样的↑Lym、Neut、Eos ±肥大细胞	除外感染、出血、肿瘤
硬皮病	亚急性活动后气短 吞咽困难和胃食管反流 皮肤纤维化和毛细血管扩张	网格状索条影±磨玻璃影 食管扩张	↑Lym，↑AM ±↑Neut，±↑Eos	除外感染、出血、肿瘤
朗格汉斯细胞组织细胞增多症（PLCH）	吸烟史 亚急性起病的呼吸困难 ±气胸史	囊和可形成空腔的小叶中心性结节影 主要分布于上、中肺	↑AM ±↑Neut，±↑Eos，和（或）↑Lym	CD1a 阳性细胞≥5% 除外感染、出血、肿瘤
肺泡蛋白沉着症（PAP）	慢性起病的呼吸困难	肺泡填充表现	混浊 BALF，外观牛奶到浅褐色 无需离心即有颗粒沉积	PAS 阳性无定形物 除外感染、出血、肿瘤
慢性铍肺病（CBD）	暴露史	肺门淋巴结肿大 沿支气管血管束分布的小结节	↑/↑↑Lym	典型 BALF 表现 淋巴细胞增殖试验阳性

（续表）

ILD疾病	临床表现	HRCT通常表现	BALF通常表现	支持诊断的BALF发现
石棉肺	暴露史 逐渐加重的呼吸困难	肺门、胸膜下为主的不规则线样征和小叶间隔增厚 胸膜钙化斑块	↑/↑↑巨噬细胞 ↑Neut,Lym,Eos 疾病后期↑巨噬细胞和Eos	石棉小体 除外感染、出血、肿瘤
砂肺	暴露史 逐渐加重的呼吸困难	上中肺致密、边界清楚的结节	↑巨噬细胞 ±↑Neut,Lym	含硅巨噬细胞 除外感染、出血、肿瘤
脂质性肺炎	食用矿物、植物、动物油史(可能为治疗便秘)	大片磨玻璃影或实变影，密度介于脂肪和水之间	BALF表面油层 巨噬细胞内的液泡脂肪染色阳性	含脂肪的巨噬细胞 除外感染、出血、肿瘤
癌性淋巴管炎	肿瘤病史	支气管血管束和小叶间隔的均匀或结节样增厚，伴或不伴肺实质结节	细胞学检查见恶性细胞	发现恶性细胞
淋巴管平滑肌瘤病(LAM)	女性；生育期 亚急性呼吸困难±气胸史	随机分布的薄壁囊肿；周围是正常肺实质	无特异表现	除外感染、出血、肿瘤
细支气管炎	急性、亚急性或慢性病程±结缔组织病	模糊的小叶中心性结节 透亮度降低、气体陷闭 树芽征	↑各种模式的炎性细胞	除外感染、出血、肿瘤
肺部感染	呼吸困难和咳嗽发热及其他全身症状 急性或亚急性起病	各种表现，包括肺泡填充、实变、粟粒样浸润影、树芽征、弥漫磨玻璃影	↑↑↑Neut(化脓性、细菌性) ↑↑Lym(病毒性) ↑/↑↑Eos(寄生虫)	病原体的BALF涂片或培养阳性

注：ILD：间质性肺病；HRCT：高分辨CT；AM：肺泡巨噬细胞；BALF：支气管肺泡灌洗液；Eos：嗜酸性粒细胞；Lym：淋巴细胞；Neut：中性粒细胞；RBC：红细胞

尽管BAL检查对于绝大多数ILD都不具有特异性，但是BAL作为一种相对无创的诊断工具，有助于缩小鉴别诊断范围，当与临床征象、HRCT特征和肺生理功能结合起来时，即使没有肺活检，做出诊断也是可能的。表5－10列举了ILD，BALF细胞分类异常，对疾病诊断的提示意义，与疾病的临床表现，和HRCT关系可供临床医师参考。

（三）BAL对疾病活动性与预后评价的意义

关于BAL能否评价疾病活动性一直存在争论。没有依据证明BAL能够监测疾病过程并指导治疗。一般认为BALF中淋巴细胞增加预示对糖皮质激素有较好的反应，预后较好，如NSIP、COP等；中性粒细胞和(或)嗜酸性粒细胞增加预示对糖皮质激素的治疗反应差，如IPF/UIP。在结节病，虽然活动性与非活动性结节病患者的BALF有些不同，但是也存在相互重叠的现象，目前还没有研究显示BAL检查能够足够可靠地提示预后。

总之，目前对于系列的BAL检查是否能更好地评价疾病的活动性与自然病程还不清楚，需要大规模的前瞻性研究来证实。

（王丽）

第四节 间质性肺疾病的临床诊断路径

间质性肺疾病(interstitial lung disease，ILD)是以肺间质、肺泡壁和肺泡腔具有不同形式和程度炎症和纤维化为主要病理改变的一组异质性疾病。自1935年Hamman－Rich报告4

例急性弥漫性肺间质纤维化以来，随着对 ILD 认识逐渐提高，越来越多的病种归类于 ILD 之中。目前已有 150～200 种疾病囊括在 ILD 之下，其中不少疾病本身就是罕见病。对临床医师而言，面对 150～200 种疾病的诊断和鉴别诊断往往很困难。虽然不同类型 ILD 的临床症状和体征有相似之处，但在病因、发病机制、病理改变、自然病程、治疗方法和预后等方面并不完全相同，故需要通过综合性评估和分析其在临床、影像学及组织病理学方面的差异，通过合适的临床诊断路径明确 ILD 的具体特异性诊断。

一、评价方法

用于 ILD 的综合性评估方法(表 5－11)包括：①病史的收集。②体格检查。③胸部影像学，特别是高分辨率 CT(HRCT)。④血液学检查和肺功能检查。⑤支气管镜及肺泡灌洗或肺活检(选择性)。⑥外科肺活检(选择性)。分述如下。

表 5－11　ILD 诊断的评估方法和项目

病史
人口统计学数据
肺和肺外表现
症状的起病过程
吸烟史
环境和职业暴露史
用药史
既往疾病和合并疾病
家族疾病史
体格检查
肺部听诊
杵状指
肺外体征
实验室试验
外周血细胞计数
生化检查
尿分析
结缔组织病血清学试验*
抗中性粒细胞胞浆抗体*
过敏性肺炎血清学试验*
脑钠肽*
影像学检查
X 线胸片
胸部高分辨率 CT(HRCT)
以往的 X 线胸片和胸部 CT
超声心动图*
肺功能检查
肺通气功能，肺容量，弥散功能，血氧测定
动脉血气分析*
心肺运动试验*
支气管镜检查*
外科肺活检*

注：* 根据具体患者选择性检查

(一)病史的系统回顾

翔实的病史收集是诊断的基础,除现病史,还要详细收集患者的环境接触史、职业史、个人史、治疗史、用药史、家族史和基础疾病情况。

1.现病史　在现病史的收集时,应注意询问症状起始方式、持续时间及进展的速度。不同的起病方式与具体的 ILD 病种有一定的关系,有助于缩小鉴别诊断范围。以急性起病的 ILD 包括急性间质性肺炎(AIP)、隐原性机化性肺炎(COP)、急性嗜酸性粒细胞性肺炎、药物相关性肺损伤和急性过敏性肺泡炎(HP)。这些急性症状导致呼吸衰竭。亚急性(数周至数月)症状的 ILD 包括 COP、亚急性 HP、慢性嗜酸性粒细胞性肺炎(CEP)、药物相关性 ILD 及结缔组织病相关的 ILD。以慢性症状(数月至数年)起病,常出现于特发性肺纤维化(IPF)、纤维化型非特异性间质性肺炎(NSIP)、慢性 HP、慢性职业相关性肺疾病(如石棉肺,矽肺)及结缔组织病(CTD)相关的 ILD 等。

ILD 患者的症状表现差异很大,自无症状、症状轻微到严重的症状。主要的呼吸道症状有呼吸困难、咳嗽及咯血等。

(1)呼吸困难:是 ILD 重要临床的症状。多数患者表现为隐匿起病,渐进性,活动后呼吸困难(气喘)。最具代表性的疾病为 IPF,其特点为渐进性的活动后呼吸困难。早期甚至在胸片及 CT 未出现病变前,部分患者即有呼吸困难。ILD 的呼吸困难程度、发展的速度与具体疾病有关,而与胸片及 CT 阴影分布范围的大小有时不呈平行关系。如类风湿关节炎引起的肺纤维化,有时胸片及 CT 显示典型的蜂窝,并无明显的呼吸困难。少数患者表现为急性发作,短期内严重呼吸困难主要见于 COP、AIP、急性肺水肿和各种病因致弥漫性肺泡出血等疾病。呼吸困难能自然部分缓解与加重,可见于过敏性肺泡炎患者,但应注意与隐性心脏病引起的急、慢性肺水肿(充血性心力衰竭)相鉴别。又如慢性过敏性肺泡炎,也可引起呼吸困难,但并无急性发作史,仅为慢性不能察觉的小量暴露于过敏原,如在空调系统中或家中鸟类饲养等。

(2)咳嗽:82%～90%的患者有不同程度的干咳或有少量黏痰。在同一疾病中咳嗽的程度可相差甚远,如有的 IPF 患者早期咳嗽即较重,往往成为患者不易缓解和感觉最痛苦的临床症状之一。ILD 患者多数表现为咳嗽、咳少量白色黏痰,部分患者在出现肺部感染时痰量增多并可为脓性。有的 ILD 患者在晚期咳嗽仍然非常轻微。但也有部分 ILD 的咳嗽、咳痰症状明显,如弥漫性泛细支气管炎主要临床表现为慢性咳嗽、咳大量痰和活动性呼吸困难;少数肺泡细胞癌的患者有较大量的泡沫状痰。

(3)咯血:ILD 中发生率很低,表现为痰中带血丝、小量咯血、大量咯血。反复咯血常见于肺出血一肾炎综合征、特发性肺含铁血黄素沉着症、肉芽肿性多血管炎等。部分淋巴管肌瘤病(LAM)患者有小量咯血。

(4)气胸:反复单侧或双侧自发性气胸本身对特定疾病的诊断价值不定,如与其他因素和临床表现相互联系,则与某些特定疾病有一定的关系。如年轻的女性反复单侧或双侧自发性气胸应考虑淋巴管肌瘤病、结节性硬化症;吸烟的男性患者,反复单侧或双侧自发性气胸应考虑肺朗格汉斯细胞组织细胞增生症(PLCH)。慢性过敏性肺泡炎,少数 IPF 亦可发生气胸。

(5)乳糜胸、乳糜腹水:多见于淋巴管肌瘤病及淋巴管瘤病。

(6)如肺部病变是全身性疾病的局部表现,除呼吸道症状外,有全身症状如发热、关节痛、无力、消瘦、口干、眼干、肌肉痛等。

2.其他病史　除现病史,还要注意收集患者的环境接触史、职业史、个人史、治疗史、用药史、家族史和基础疾病情况,以上相关的病史可能会提供有意义的诊断线索。

职业工种和环境接触是职业相关性ILD发生的高危因素，也可能是某些ILD的易患因素，能引起各种不同类型的病理表现（表5－12）。这些职业工种与高危因素和职业相关性ILD包括矿工与尘肺；喷沙工和花岗岩工与矽肺；电焊工、造船厂工人、管道安装工、电气工、汽车机械师与石棉肺；农民、家禽、鸟类饲养员与过敏性肺泡炎；航空、核能源、计算机和电子工业的从事人员与铍中毒。

表5－12　职业接触和环境暴露与ILD关系

临床疾病	组织学表现	职业和环境的暴露
特发性肺纤维化	普通型间质性肺炎	石棉肺、铀采矿、钚、混合型粉尘等
非特异性间质性肺炎	非特异性间质性肺炎	有机抗原
脱屑性间质性肺炎	脱屑性间质性肺炎	纺织品工、铝焊接、无机粉尘等
机化性肺炎	机化性肺炎	喷漆、纺织品、氧化氮等
肺泡蛋白沉着症	肺泡蛋白沉着	高浓度的二氧化硅粉尘吸入、铝粉尘、喷沙工等
巨细胞间质性肺炎	巨细胞间质性肺炎	接触硬金属（如钴、钨等），钻石磨削，使用硬金属工具
临床疾病	组织学表现	职业和环境的暴露
急性间质性肺炎/ARDS	弥漫性肺泡损伤	刺激性气体吸入损伤：氧化硫、氧化氮、镉、铍、氯气、酸雾
闭塞性细支气管炎	缩窄性细支气管炎	氧化氮、氯气
细支气管炎	细胞性细支气管炎	有机抗原
结节病	肉芽肿性炎症	铍、有机抗原、锆、铝、钛等
脂质性肺炎	脂质性肺炎	接触液体油物

但有许多职业和环境因素容易被患者忽视，如在家、工作场所、机车、频繁进出的地方长期接触并暴露于环境"致纤维化"因素；与个人嗜好有关，如暴露于鸟类、霉菌、木料加工，桑拿浴、热缸浴等，这些嗜好与前面的明确高危因素同样重要，都具有提示ILD诊断线索的意义。因此，详细的职业和环境接触史对于某些ILD诊断相当重要。

目前已知部分药物可引发ILD，包括化疗及细胞毒性药物、非甾体类抗炎药、抗生素、麻醉镇静剂、胺碘酮、三环抗抑郁药、甲氨蝶呤和青霉胺等。非处方类药物和"替代医学"在ILD发病中的作用亦不能被忽视。

具有遗传疾病的患者也可出现ILD，包括神经纤维瘤、结节性硬化症、海－普二氏综合征（Hermansky－Pudlak syndrome）及代谢蓄积性疾病（metabolic storage diseases）。近亲（同胞、父母及子女）确诊为ILD的患者，具有高度的ILD基因遗传性（如家族性肺纤维化）。

（二）体征

1.肺部体征　肺部的体征常无特异性，最早期可出现轻微的呼吸频率加快，心率增加，肺部听诊可为阴性。80％以上的IPF患者肺部听诊可闻及捻发音，常被描述为"干性"、"Velcro啰音"，爆裂音（crackles），位于吸气末，于两肺基底部明显。部分累及间质并引起肺纤维化的疾病可闻及捻发音，但在肺部肉芽肿性疾病很少见，如肺结节病。偶尔可闻及喘鸣和湿啰音，如哮喘样症状和体征的出现多提示ILD影响到气道，如过敏性支气管肺曲菌病（ABPA），嗜酸细胞性肉芽肿性多血管炎（以往称CSS）、慢性嗜酸性粒细胞性肺炎及寄生虫病等。结节病、肉芽肿性多血管炎及淀粉样变性等病引起气管内病变和狭窄也可出现哮喘音。

ILD晚期可有呼吸困难、心率加快、发绀等表现；进行性肺纤维化和低氧血症可导致继发性肺动脉高压，肺心病，临床体检可发现 P_2 亢进，右心室扩大。

2.肺外体征　肺外体征发现对提示特异性诊断和缩小鉴别诊断范围常有帮助。40％～80％的IPF患者可出现杵状指；石棉肺、慢性过敏性肺泡炎和DIP患者亦可出现，其他弥漫性肺疾病患者较少出现。如皮肤结节性红斑、外周淋巴结肿大、肝脾大常出现于结节病；特征性皮疹和皮损变化常出现在某些结缔组织病，如皮肌炎、类风湿关节炎、系统性红斑狼疮、播散性朗格汉斯细胞组织细胞增生症、结节性硬化症、神经纤维瘤。肌肉压痛及近端肌无力提示多发性肌炎。关节炎的体征多见于结缔组织病如类风湿关节炎、系统性红斑狼疮和多发性肌炎等；结节病可伴发关节炎。指、趾硬化、雷诺征、毛细血管扩张是皮肌炎和CREST综合征的典型表现。虹膜炎、葡萄膜炎、结膜炎多见于结节病。伴中枢神经系统异常、糖尿病、脑垂体前叶功能异常应考虑结节病、肺朗格汉斯细胞组织细胞增生症。结节性硬化症常有癫痫及智力低下、精神呆滞。肉芽肿性多血管炎常有反复发作的鼻炎。因此，注意发现肺外体征对提示特异性诊断和缩小鉴别诊断的范围有帮助。

（三）实验室检查

用于ILD的常规实验室检查包括白细胞及血小板计数、红细胞沉降率（ESR）、血生化（血清电解质、血清尿素氮、肌酐、肝功能和血钙）测定。

大多数实验室检查对ILD的特异性诊断价值有限。ESR升高，轻度CRP增高和高丙球蛋白血症等在ILD也常见，但无特异性。如红细胞沉降率升高可见于结核病、结缔组织病，系统性血管炎、恶性肿瘤等。血管紧张素转化酶（ACE）在结节病患者可出现升高，但也可出现在其他疾病（如矽肺、外源性过敏性肺泡炎、淋巴细胞间质性肺炎），因此其敏感性和特异性均不高。

少数实验室检查项目对提示特定的诊断有较大价值，如抗中性粒细胞胞浆抗体（ANCA）对系统性血管炎特别是肉芽肿性多血管炎（Wegener肉芽肿）有诊断意义。怀疑Goodpasture综合征（肺出血一肾炎综合征）检查抗肾小球基底膜抗体，则有可能替代肾活检做出临床诊断。针对有机抗原测定血清沉淀抗体有助于过敏性肺泡炎（HP）的诊断，但阴性不能排除HP。

注意实验室检查与临床表现结合有利于缩小疑似诊断的范围，尽快地明确ILD具体的特异性诊断。出现近端肌无力或压痛时，为排除多肌炎需要检测血醛缩酶、肌酸激酶、抗JO－1抗体，甚至肌电图和肌肉活检。临床和病理证实诊断淋巴细胞性间质性肺炎时，需要进一步行血清学检查以排除结缔组织病（特别是Sjogren综合征），免疫球蛋白水平（评估免疫缺损的情况）和HIV检测。血癌胚抗原检测对以类似ILD临床和影像学表现的肺泡细胞癌和肿瘤肺转移的诊断有帮助。

实验室检查很少单独用于ILD的诊断，但与临床资料结合则具有支持和提示诊断意义。

（四）肺功能检测

肺功能检测（PFTs）包括肺活量测定（伴或不伴支气管激发试验）、肺容积测定和肺一氧化碳弥散力（D_LCO）测定。肺功能检测不能明确具体ILD的病因诊断，但在排除其他疾病，病情严重度分级，观察治疗效果及预后方面可提供客观评价的指标。

ILD最常见肺功能检测异常为限制性通气障碍和弥散功能障碍（D_LCO降低）。典型的限制性通气障碍表现为肺容积减少，肺总量（TLC）、功能性残气量（FRC）、残气量（RV）＜80％预计值；1秒钟用力呼气量（FEV_1）和用力肺活量（FVC）同时减少、FEV_1/FVC比值升高。少数ILD有时可出现肺容积增加（如LAM、PLCH），D_LCO增加（如弥漫性肺泡出血）。同时伴阻塞性通气障碍对某些疾病的诊断有一定的帮助。无肺气肿的患者出现混合性通气障碍（FEV_1/FVC比值降低、RV增加、流速－容量曲线气流受限），提示可能存在结节病、过敏性肺泡炎、呼吸性细支气管炎伴间质性肺病、PLCH、LAM或某些伴气喘的ILD（慢性嗜酸性粒细胞性肺炎、CSS）。仅有阻塞性通气障碍则提示闭塞性细支气管炎。

ILD 患者疾病的早期肺功能检测和静息时动脉血气分析可完全正常。但在运动时，动脉血气分析可以发现生理异常，如动脉血氧分压降低，肺泡－动脉血氧分压差（A－aPO_2）增加等。因此，通过 6 分钟步行试验测定脉搏血氧饱和度的变化情况，有助于指导诊断、干预治疗和吸氧治疗。早期 ILD 患者无或极少症状，在行 6 分钟步行试验时无明显脉搏血氧饱和度的降低，可行标准心肺运动试验，检测峰值耗氧量，运动时气体交换和无效腔通气量。但该检查操作复杂，费用比较昂贵，对 ILD 临床诊断价值有限。

（五）胸部影像学

1. X 线胸片　胸片异常往往是发现 ILD 首要线索。如有以往的胸片作对照，有助于评价确定患者疾病的发生、进展情况及稳定性。绝大多数 ILD 患者胸片可出现肺间质浸润、囊状改变及小结节影等异常改变。

X 线胸片影像学特点和病变分布，动态变化分析，特定的疾病相应肺的好发部位，可提供有意义的诊断线索（表 5－13），有助于缩小鉴别诊断范围。如上肺野分布为主提示结节病、铍肺、囊性肺纤维化、矽肺和强直性脊柱炎，而癌性淋巴管炎、石棉肺和与类风湿关节炎，硬皮病相伴的肺纤维化则以中下肺野异常为主。淋巴结肿大的表现形式也可以提供诊断线索，气管旁和对称性双肺门淋巴结肿大强烈提示结节病，也可见于淋巴瘤和转移癌；蛋壳样钙化提示矽肺和铍肺。心影正常时，X 线胸片出现 K 线提示癌性淋巴管炎；如伴肺动脉高压，应考虑肺静脉闭塞性疾病。上、中肺野为主的浸润影而肺门区或中心区域相对清晰，与肺水肿分布特点正好相反的影像学表现，高度提示慢性嗜酸性粒细胞性肺炎（CEP）；同一部位反复发生双侧浸润影提示隐原性机化性肺炎（COP）、药物性或复发性放射性肺炎；游走性浸润影提示嗜酸性肉芽肿性多血管炎、变应性支气管肺曲菌病或 COP。

表 5－13　X 线胸片表现与临床相关疾病

胸片表现	提示可能诊断
肺容积降低	IPF、CTD 相关性 ILD、慢性过敏性肺泡炎、石棉肺、NSIP、药物引起、COP、CEP、DIP
肺容积增加或正常	呼吸性细支气管炎伴间质性肺病、IPF 伴肺气肿、结节病、急性过敏性肺泡炎、LAM、PLCH、神经纤维瘤病、细支气管炎、吸烟
病变上肺明显	结节病、矽肺、煤工尘肺、过敏性肺泡炎、PLCH、慢性铍中毒、活动性结节病、CEP、卡普兰综合征、结节型类风湿关节炎
病变外周明显	COP、IPF、CEP 等
病变下肺明显	IPF，CTD 相关的 ILD、石棉肺、DIP、慢性过敏性肺泡炎等
微小结节影	感染、结节病、急性和亚急性过敏性肺泡炎等
胸膜病变	CTD 相关的 ILD、石棉肺、恶性肿瘤、放射性诱发、结节病
气胸	LAM、PLCH、结节性硬化症、神经纤维瘤病、月经相关综合征等
纵隔/肺门淋巴结肿大	结节病、恶性肿瘤、矽肺、感染、慢性铍中毒、CTD
正常（罕见）	HP、NSIP（细胞型）、CTD－相关 ILD、细支气管炎、RB－ILD、结节病

2. 胸部高分辨率 CT　在诊断 ILD 疾病时，几乎所有 ILD 患者在初始临床评价中都需要进行胸部高分辨率 CT（HRCT）HRCT 较常规胸片更敏感（敏感性＞90％），能更好显示胸膜、肺门和纵隔病变和定位。HRCT 的影像学显示不同的病变，提示不同的疾病诊断范围（表 5－14）。HRCT 反映的病变情况与生理学的损伤程度有较高的一致性，对于指导行支气管肺泡灌洗及肺活检具有重要意义。完全正常的胸部 HRCT 基本可以排除 IPF，但不能排除微小炎症和肉芽肿病变的存在。

表 5－14　HRCT 主要表现与临床相关疾病

HRCT 表现	提示可能的临床疾病
网格状影、蜂窝影	IPF、CTD 相关肺纤维化，石棉肺等
磨玻璃影，实变影	COP、CEP、PAP、肺泡细胞癌、淋巴瘤、结节病等
小结节影	肉芽肿性疾病、尘肺、恶性肿瘤、类风湿关节炎、肺泡微结石症等
小叶间隔增厚	感染、肺水肿、恶性肿瘤、药物的副作用、肺静脉闭塞性疾病等
囊性改变	LAM、PLCH、淋巴细胞间质性肺炎、UIP 等
马赛克样	空气潴留征（缩窄性细支气管炎），过敏性肺泡炎

HRCT 比胸片更能清楚地观察肺间质的细微结构，在诊断或排除疾病中具有不可替代的作用。随着 CT 成像技术不断提高和病理与影像对照研究的进展，对于不同类型 ILD 的 HRCT 表现有了更深入了解，HRCT 在 ILD 的临床诊断路径中发挥了重要引导作用，通过对 HRCT 表现和分布特点分析和判断，可为决定和选择下一步针对性实验室检查、气管镜或外科肺活检提供指导。

HRCT 异常表现的主要类型（如囊样改变、磨玻璃影与实变影等）在不同疾病的诊断中具有重要意义。普通型间质性肺炎（UIP）、PLCH 和 LAM 主要出现囊样改变，而磨玻璃影或实变影少见。与此相对应，COP、CEP 及肺泡蛋白沉着症（PAP）则见多量的磨玻璃影及实变影，囊样改变较为少见。

ILD 的 HRCT 表现主要取决于病变累及部位和其病理改变，了解和掌握病变本身的特征和分布特点，某些 ILD 的 HRCT 特殊征象，对临床诊断具有重要价值。以多发囊状影为例，肺朗格汉斯细胞组织细胞增生症的 HRCT 分布特点：病变以两上肺为主，下肺少。形态特点：多发囊状影形成，以多发囊疱常见，大多数伴小结节影，如见奇形怪状的囊状影对诊断更具特征性。而 LAM 的全肺均匀分布的大小不等不规则线样薄壁囊肿，但无肺小叶和结构扭曲改变，对临床诊断具有特殊意义。磨玻璃影中见小叶间隔增厚，形成铺路石样改变和地图样分布，是肺泡蛋白沉着症的特征性 CT 影像学表现。HRCT 显示纵隔和对称性双肺门淋巴结肿大，肺内小结节影淋巴管分布特点强烈提示结节病。吸气相和呼气相胸部 CT 检查发现空气潴留征对闭塞性细支气管炎的诊断有帮助。

（六）纤维支气管镜

部分 ILD 病种经纤维支气管镜肺泡灌洗液（BAL）或经纤支镜肺活检（TBLB）检查可以得到明确诊断。支气管肺泡灌洗有助于诊断特异性感染（如结核、肺组织胞浆菌病、球孢子菌病、真菌感染）和部分非肺感染疾病（如 PLCH、LAM）。而且肺泡灌洗液（BALF）中的细胞学检查对于缩小诊断范围有重要作用。淋巴细胞数目增多提示结节病、过敏性肺炎及其他肉芽肿性疾病。BALF 中嗜酸性细胞明显增多（＞25％）需高度怀疑急性或慢性嗜酸性粒细胞性肺炎。TBLB 对某些 ILD 诊断具有较大价值，当胸部 HRCT 提示可能为 TBLB 能诊断的 ILD 时，TBLB 应列为首先考虑选择的诊断方法，如肺结节病、PAP、PLCH、LAM、CEP 及 COP 等。TBLB 所获得标本量较少及存在标本变异率，BAL 和 TBLB 难以确诊 IIPs 中的 IPF 和 NSIP 等。

二、诊断步骤

间质性肺疾病诊断必须依据翔实的收集病史，临床起病和表现分析，合适选择实验室检查，胸部影像学分布和特点分析，缩小疑似诊断的范围，必要时的组织学检查，以明确 ILD 具体的特异性诊断。提倡通过多学科团队和多学科讨论（multidisciplinary discussions，MDD）

提高对 ILD 诊断准确性。间质性肺疾病的标准诊疗团队，通常应该是一个由呼吸内科医师、胸部放射学家、病理学家和专科护士等组成多学科小组。其诊断策略是确认间质性肺疾病的存在；在可能的情况下，确立相关的诊断（重点是排除其潜在的病因）、疾病的阶段；最后讨论确定处理目标，监测策略。在具体 ILD 临床诊断中可分为以下 3 个步骤。

（一）明确是否为间质性肺疾病

多数间质性肺疾病患者病史中最重要的症状是进行性呼吸困难、干咳和乏力，症状呈慢性经过。体格检查可在双侧肺底部闻及 Velcro 音。肺功能检查主要表现为限制性通气障碍和弥散功能下降。胸部 X 线表现为病变分布为双肺弥漫性病变，以中、下肺外带为主；病变性质主要为间质性改变，表现为网状影、磨玻璃样、小结节影或两者混合的网状结节状阴影，肺容积缩小等。对符合以上临床表现，肺功能改变，胸部影像学特点的患者可临床考虑诊断为间质性肺疾病患者，但需要注意排除是否有肿瘤、感染和免疫功能缺陷存在。

（二）确定属于哪一类间质性肺疾病患者

对于临床怀疑为间质性肺疾病患者，首先需进行初步临床评估，包括系统的病史询问，体格检查，胸部 X 线片和肺功能检查。根据以上初步临床评估，将患者分为两组。

一组有其相关病情或基础疾病，临床上无特发性间质性肺炎（IIPs）的典型表现，该组患者可通过详细环境接触史、职业史、个人史、治疗史、用药史、家族史和相关实验室检查确定诊断，如职业病中的矽肺、结缔组织病相关性 ILD 等。如确定，则可评估疾病严重程度，制定现实治疗目标和管理策略（图 5－7）。

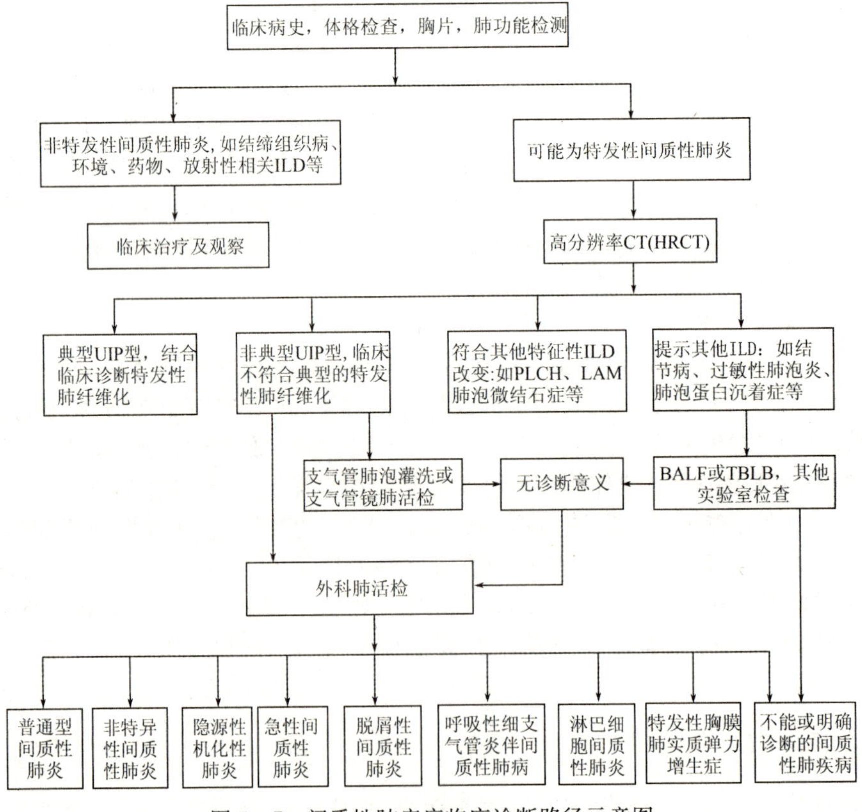

图 5－7　间质性肺疾病临床诊断路径示意图

ILD：间质性肺疾病；PLCH：朗格汉斯组织细胞增生症；UIP：普通型间质性肺炎；LAM：淋巴管肌瘤病；BALF：支气管肺泡灌洗；TBLB：经支气管镜肺活检

另一组则可能为特发性的间质性肺疾病患者。这组患者应该进行 HRCT 检查，根据 HRCT 表现，此组可再分为 4 类(图 5—7)：①具有典型 UIP 型的 HRCT 表现，结合临床背景能明确诊断特发性肺纤维化。②临床表现及 HRCT 特征可以诊断的间质性肺疾病，如 PLCH、LAM 及肺泡微结石症等。③无典型 UIP 型 HRCT 表现但怀疑 IIPs。④怀疑其他类型的间质性肺疾病。对于③或④的患者需进行经支气管肺活检或支气管肺泡灌洗，如仍不能明确诊断则需做外科肺活检。

(三)对特发性间质性肺炎进行鉴别诊断

特发性间质性肺炎(IIP)包括特发性肺纤维化、脱屑性间质性肺炎、呼吸性细支气管炎伴间质性肺病、非特异性间质性肺炎、急性间质性肺炎、淋巴细胞间质性肺炎、隐原性机化性肺炎及特发性胸膜肺实质弹力增生症等，其中特发性肺纤维化最常见，占所有特发性间质性肺炎的 60%以上，非特异性间质性肺炎次之，而其余类型的特发性间质性肺炎相对少见。特发性间质性肺炎的最后确诊，除了特发性肺纤维化可以根据病史、体征、典型胸部 HRCT 表现作出临床诊断外，其余特发性间质性肺炎的确诊均需依靠病理诊断。在 IIP 中，隐原性机化性肺炎、急性间质性肺炎有时也可通过 TBLB 获得病理诊断依据。而对于 IIP 中最为常见的 IPF 和非特异性间质性肺炎，由于 TBLB 标本太小，取材部位无代表性，难以显示病变性质和分布特征，也不能确定细胞浸润和纤维化的相对程度，对病理分类帮助不大。

综上所述，间质性肺疾病的病种多而复杂，在具体面对间质性肺疾病患者时，临床医师除注意临床表现和实验室检查外，仔细询问相关的病史包括环境接触史、职业史、用药史、家庭史和遗传史，以及曾有否其他脏器的恶性肿瘤，有无全身性疾病等，详细的病史资料有时可提供诊断重要线索。但依据患者的临床表现和实验室检查能对间质性肺疾病能做出特异性诊断的病种也是相对有限。其次，应注意对胸部 HRCT 表现和分布特点进行分析。具有良好阅读胸部 HRCT 功力的临床医师，结合患者临床特点和实验室检查可大大缩小疑似诊断的范围，部分间质性肺疾病通过 HRCT 检查及结合临床，可基本明确临床诊断。不少间质性肺疾病的患者经过上述相关检查，仍然不能明确间质性肺疾病的特异性诊断时，需要谨慎地选择有创伤性检查包括外科肺活检。但仍有极小部分患者虽经外科肺活检，肺组织病理显示非特异性炎症或晚期纤维化，最终仍未能明确诊断为具体的间质性肺疾病。因此，为了提高 ILD 诊断率，临床医师、影像医师及病理医师之间的密切合作和通过多学科讨论对间质性肺疾病的诊断非常重要。

(王丽)

第五节　特发性肺纤维化

随着对特发性间质性肺炎(idiopathic interstitial pneumonia，IIP)的认识深入，特发性肺纤维化(idiopathic pulmonary fibrosis，IPF)的概念及内在含义历经变迁。在 Liebow 的慢性间质性肺炎病理分类中，首次提出了普通型间质性肺炎(usual interstitial pneumonia，UIP)的概念，pneumonia 描述非感染性炎症，"usual"意指最常观察到的组织病理表现的类型，UIP 仅仅是一个病理学的诊断术语，而非独立的疾病实体。IPF 是一个临床分类的术语，以往将隐匿性致纤维化肺泡炎(cryptogenic fibrosing alveolitis)视为同义语。2000 年前，以往文献提及的 IPF，曾包含数种不同病理类型的间质性肺炎，其临床病程和预后各不相同。2000 年美国胸科学会(ATS)和欧洲呼吸学会(ERS)发表了有关IPF诊断和治疗的多国专家共识中，对IPF做了重新的界定。IPF被定义为一种原因不明，组织病理学表现为普通型间质性肺炎(UIP)，局限于肺部的慢性致纤维化型间质性肺炎。2011年3月ATS、ERS、日本呼吸学会(Japanese Respiratory Society，JRS)和拉丁美洲胸科学会(Latin American Thoracic Association，ALAT)颁布《特发性肺纤维化诊断和治疗指南》(以下简称《IPF指南》)，将IPF的定义为原因不明，成人(多为老年)，局限于肺，进行性致纤维化的间质性肺炎，其组织病理学和或放射学表现为UIP型。《IPF指南》首次将放射学UIP型表现写入IPF的定义中，强调识别高分辨率CT(HRCT)UIP型的重要性及诊断作用。

一、流行病学

IPF确切的患病率和发病率尚不清楚。近年来的研究表明，IPF的患病率及发病率远比以前估计得高，同时死亡率也呈上升趋势。Raghu等调查了美国1996—2000年IPF的发病情况，估计患病率和发病率分别波动于(14.0～42.7)/10万人和(6.8～16.3)/10万人，认为IPF患病率较前很可能增加。欧洲几个国家的研究报告，IPF患病率(1～4)/10万人。在美国1992—2003年的IPF的死亡率为50.8/100万人，与前相比，男性增加28.4%，女性增加41.3%。在英格兰和威尔士，由IPF导致的死亡较过去20年已有3倍的增加。该病老年患者常见，诊断时平均年龄67岁，60%的患者年龄超过60岁。男性与女性患病率比例1.4∶1.0，发病率男性与女性比例1.3∶1.0。既往有吸烟史患者略多。

二、病因和发病机制

IPF的病因尚不清楚。IPF可能的高危因素有：①吸烟：吸烟危险性与家族性和散发的IPF发病明显相关，特别是每年超过20包。②环境暴露：IPF与多种环境暴露有关，如暴露金属粉尘(铜锌合金、铅及钢)木尘(松树)，务农，石工，抛光，护发剂，接触家畜，植物及动物粉尘等。③微生物因素：虽然目前不能确定微生物感染与IPF发病的关系，但有研究提示感染，尤其是慢性病毒感染，包括EB病毒、肝炎病毒、巨细胞病毒，人类疱疹病毒等可能在IPF发病中起了一定的作用。④胃一食管反流：多数IPF患者有异常的胃食管反流，异常的胃食管反流导致反复微吸入是IPF高危因素之一，但多数IPF患者缺乏胃食管反流的临床症状，因此容易被忽略。⑤遗传因素：家族性IPF为常染色体显性遗传，占所有IPF患者比例<5%。家族性IPF可能存在易感基因。

有关IPF的发病机制曾经提出多种假说，如炎症假说、生长因子假说及上皮细胞/间质细胞假说等。虽然已经从细胞因子、细胞外基质、细胞信号传导等方面进行了很多基础研究，但以上假说均不能完全解释临床IPF的发病过程。比较流行的IPF发病机制假说是上皮细胞/间质细胞假说，该假说认为IPF的本质是源于肺泡上皮受损及损伤后的异常修复，肺泡炎可能是疾病的早期事件。反复及原因不明外源性或内源性的刺激导致肺泡上皮细胞的持续微损伤，损伤的肺泡上皮细胞不能通过再生正常修复；并释放多种促纤维化细胞因子，导致成纤维细胞的增殖失调，成纤维细胞(纤维母细胞)一肌成纤维细胞灶(肌纤维母细胞)形成，细胞外基质聚集，肺泡气体交换单位重建，最后形成肺纤维化。

总之，环境污染中的粉尘颗粒、环境化学物，自身免疫异常、病毒感染等可能致病因子，与肺内固有免疫细胞相互作用，引起炎症及免疫反应，损伤肺泡上皮细胞，释放多种细胞因子，成纤维细胞的增殖失调,细胞外基质聚集,导致肺组织结构重建,形成肺纤维化。

三、病理改变

肉眼观察:IPF 患者的双肺体积缩小,重量增加,质地较硬,脏层胸膜有局灶性瘢痕形成,可见肺气肿甚至肺大疱形成。切面为双肺弥漫性实变区,轻重不一,较轻的部分见基本正常的肺结构,严重受累处见多囊性结构,即蜂窝肺组织学表现:IPF 的组织病理学特点为 UIP。在低倍镜下,UIP 最显著的特点是病变轻重不一,分布不一致,不同时相病变交替分布,同时存在,如间质性炎症、纤维化病变和蜂窝肺改变,与正常肺组织呈局灶状交替分布。这些病理改变主要累及周围胸膜下肺实质或小叶间隔旁,细支气管周围。纤维化病变主要有致密的胶原瘢痕,活动性纤维化病变即成纤维细胞灶(fibroblastic foci,FF)。成纤维细胞灶是有散在的增殖型成纤维细胞和肌成纤维细胞集合灶。镜下蜂窝肺由囊性纤维气腔所组成,常被覆有支气管上皮细胞,气腔内充满了黏液。在纤维化和蜂窝病变的区域内,肺间质纤维组织增生,肺泡间隔增厚变宽,肺泡结构重建,可见明显的平滑肌增生,以往曾经有文献称为肌性肺硬化。肺间质炎症通常较轻,由淋巴细胞和浆细胞引起的肺泡间隔浸润所组成,斑片状分布,并伴有Ⅱ型肺泡上皮细胞的增生。急性加重期肺组织病理可显示 UIP 和弥漫性肺泡损伤的混合性改变。

在 UIP 的病理诊断中一个潜在的难题是成纤维细胞灶的存在或缺乏。成纤维细胞灶是一种小灶状的在具有黏液基质的背景中成纤维细胞和肌成纤维细胞聚集灶,位于肺间质,增生肺泡上皮覆盖在成纤维细胞灶的表面,与成纤维细胞灶的梭形细胞呈平行排列,它代表机化性急性肺损伤病变,并且是活性胶原的合成地点。在各种肺疾病中,如果仔细寻找都能发现,因此它们是相对非特异性的病变。其分布于炎症区、蜂窝变区和纤维化区,成纤维细胞灶虽不具有特征性病理诊断意义,但是它却是 UIP 诊断所必须的条件;它表明纤维化正在进行,而不代表既往已发生损害的结局。成纤维细胞灶存在于大部分 UIP 中,片状多变,轻度间质性炎症,瘢痕、蜂窝肺与成纤维细胞灶一起构成了 UIP 的组织学诊断要点。然而,由于标本取材的原因,成纤维细胞灶并不是在每一例 UIP 活检标本中可见,如果临床和 HRCT 的表现符合 UIP,成纤维细胞灶缺乏并不能否定 IPF 的诊断。

2011 年《IPF 指南》提出依据组织病理学特征,分为典型 UIP、可能 UIP、疑似 UIP 和非 UIP 4 个等级。具体诊断标准见表 5－15。

表 5－15　UIP 型病理组织学诊断标准

UIP 型(符合以下 4 项标准)	可能 UIP 型(符合以下 3 项标准)	疑似 UIP(符合以下 3 项标准)	非 UIP 型(符合以下任何 1 项)
1. 明显的结构破坏和纤维化,伴或不伴胸膜下/间隔旁分布的蜂窝样改变 2. 肺实质有斑片状纤维化 3. 成纤维细胞灶 4. 无不支持 UIP 诊断特征,无提示其他诊断(见第 4 栏)	1. 明显的结构破坏和纤维化,伴或不伴胸膜下/间隔旁分布的蜂窝样改变 2. 肺实质有斑片状纤维化或成纤维细胞灶两项之一 3. 无不支持 UIP 诊断特征,无提示其他诊断(见第 4 栏)或仅有蜂窝样改变[x]	1. 斑片或弥漫肺实质纤维化,伴或不伴肺间质炎症 2. 缺乏 UIP 其他诊断标准(见第 1 栏) 3. 无不支持 UIP 诊断,提示其他诊断特征(见第 4 栏)	1. 透明膜形成[*] 2. 机化性肺炎[#] 3. 肉芽肿[#] 4. 远离蜂窝区有明显炎性细胞浸润 5. 病变以气道中心性分布为主 6. 支持其他病理诊断的特征

注:[*] IPF 急性加重可出现;[#] 其他性质的 UIP 型合并孤立或偶尔肉芽肿和或轻度的机化性肺炎;[x] 表明活检部位为肺纤维化晚期病变,术前应考虑避免在 HRCT 表现为蜂窝部位活检

UIP 需要与其他类型的特发性间质性肺炎进行病理鉴别，其中与纤维化型 NSIP 的鉴别有时困难，但很重要。纤维化型 NSIP 对激素治疗反应较好，预后更好，而 UIP 相反。病理鉴别要点是，纤维化型 NSIP 纤维化病变的时相一致，缺乏明显的肺结构的变形（瘢痕和蜂窝样改变），成纤维细胞灶不明显或缺乏。当成纤维细胞灶明显时，需要与成纤维细胞增殖其他疾病进行鉴别，主要有急性间质性肺炎（AIP）和隐原性机化性肺炎（COP），鉴别要点包括有或无病变时相的异质性，明显的肺结构变形。COP 为肺泡腔内的纤维化而非间质性。AIP 为弥漫性成纤维细胞增殖而 UIP 为局灶性的成纤维细胞增殖。临床背景资料及 HRCT 有助于病理鉴别诊断困难的病例。

UIP 有时与肺朗格汉斯细胞组织细胞增生症混淆，特别在晚期肺纤维化表现明显，病灶中找不到特征性的朗格汉斯组织细胞。但患者年轻，在相对正常范围大的肺组织中，细支气管周围的星状瘢痕病变，斑片状分布；其次，同时有呼吸性细支气管炎的特点，均有助于与 UIP 的病理鉴别。

总之，成纤维细胞灶、伴胶原沉积的瘢痕化、间质炎症轻和蜂窝等病变组成的不同时相病变共同构成诊断 UIP 的重要特征，也是与 IIP 的其他类型相区别的关键鉴别点。UIP 与 NSIP、DIP/RBILD、COP 和 AIP 的主要组织病理学区别（表 5－16）。

表 5－16　UIP、NSIP、DIP/RBILD、COP 和 AIP 的病理特征

病理特征	UIP	NSIP	DIP/RBILD	AIP	LIP	OP
病理表现	多变	一致	一致	一致	一致	一致
间质炎症	很少	显著	少	少	显著	少
胶原纤维化	有，斑片状	多变，弥漫性	多变，弥漫（DIP）或灶状，轻微（RBILD）	无	部分病例有	无
OP 样改变	无	偶有，局灶性	无	无	无	显著
成纤维细胞灶	明显，普遍	偶见，弥漫或罕见	无	弥漫	无	无
镜下蜂窝肺	有	罕见	无	无	罕见	无
肺泡内巨噬细胞聚集	偶有，局灶性	偶有，斑片状	有，弥漫/细支气管周围	无	偶见，斑片状	有
透明膜形成	无	无	无	偶见，灶状	无	无
肉芽肿	无	无	无	无	局灶，边界不清	无

四、临床表现

IPF 多发生于老年人群，发病年龄为 40～70 岁，约 2/3 现症患者年龄大于 60 岁，男性多于女性。起病隐匿，临床表现为干咳、渐进性呼吸困难或活动后气喘等。

体检：80％以上的患者可闻及吸气性爆裂音，以双肺底部最为明显，50％～80％的患者可见杵状指。此外，在疾病晚期也可出现发绀、肺心病、右心室肥大和下肢水肿等。

五、辅助检查

1. 肺功能检查　典型肺功能改变为限制性通气障碍，主要表现为肺活量（VC）及用力肺活量（FVC）减少，第 1 秒用力呼出气量（FEV_1）与用力肺活量（FVC）比例正常或增加；弥散功能障碍：单次呼吸法肺一氧化碳弥散量（D_LCO）降低，即使在通气功能和肺容积正常时，D_LCO

也可降低。通气/血流比例失调，PaO_2、$PaCO_2$ 下降，休息或活动时肺泡一动脉血氧分压差（A—aPO_2）增加。

2. 实验室检查　IPF 患者可出现红细胞沉降率加快，丙球蛋白血症，血清乳酸脱氢酶（LDH）和血管紧张素转换酶升高。10%～25%患者可出现某些血清抗体，如抗核抗体（ANA）和类风湿因子（RF）阳性，如滴度大于 1∶160，常提示结缔组织病，以上检查对 IPF 的诊断无意义，但对除外其他原因引起的间质性肺疾病有一定帮助。

六、胸部影像学

（一）X 线胸片

95%的患者出现症状时均有胸片的异常，主要表现是在两肺基底部和周边部的网状阴影（图 5—8 和图 5—9），常为双侧、不对称性，伴有肺容积减少。疾病晚期可见蜂窝肺改变（图 5—9），在胸片上出现 3～5mm 的透光区（蜂窝肺）。蜂窝肺通常提示肺泡结构的破坏，对治疗的反应差。正常 X 线胸片并不能排除肺活检有微小异常的 UIP 患者。X 线胸片在显示 IPF 病变的特点，分布及范围等方面远逊色于 CT，也难以做出确定的影像学诊断。对怀疑 IPF 患者，X 线胸片检查临床意义不大。

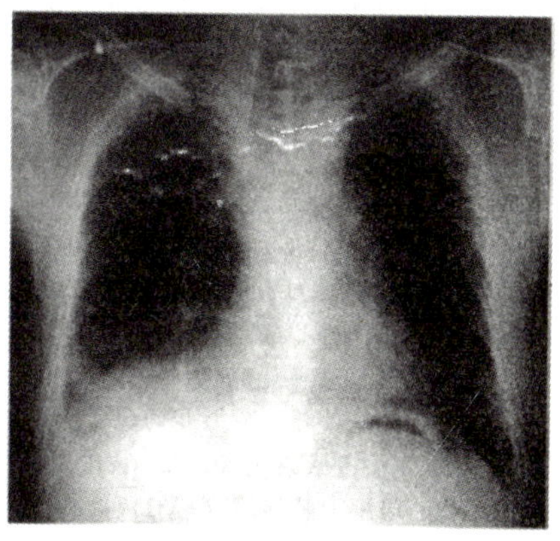

图 5—8　特发性肺纤维化

X 线胸片示两肺基底部和周边部的网状阴影，右肺容积减少，经外科肺活检病理诊断 UIP

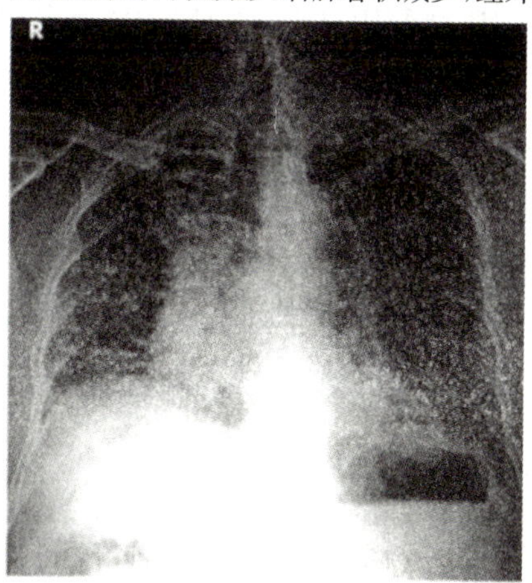

图 5—9　特发性肺纤维化

X 线胸片示右肺蜂窝样改变，右肺容积减少，左下肺见网状阴影

（二）胸部 HRCT

胸部 CT，特别高分辨 CT(HRCT)不仅对 IPF/UIP 有重要的诊断意义，还能对疾病的严重程度，治疗的效果和预后进行评价。2011 年 IPF 指南不仅将 HRCT 的 UIP 型表现列入 IPF 定义，而且将 HRCT 的 UIP 型作为 IPF 独立的诊断标准之一。

以往文献报道 IPF/UIP 的多种 HRCT 表现，包括：①磨玻璃影。②网状阴影(肺小叶间隔增厚和小叶内间质增厚)。③蜂窝影。④肺结构变形及容积减少。⑤交界面不规则。⑥胸膜增厚。⑦支气管血管束增粗。⑧纵隔淋巴结肿大等。但仅仅依靠以上单一的 HRCT 表现，并不能准确诊断 UIP，但通过对以上不同病变和分布特点进行综合分析，可依靠 HRCT 准确诊断 50%以上 UIP，并可以避免开胸肺活检。HRCT 对 UIP 的诊断有重要的意%。多项大样本病理与 HRCT 对比的研究证实，HRCT 诊断 UIP 阳性预计值 90%～100%；准确率 90%以上。

2011 年《IPF 指南》将 IPF HRCT 的表现具体分为典型 UIP 型、可能 UIP 型和不符合 UIP 型 3 种(表 5－17)。

表 5－17　UIP 型 HRCT 的诊断标准

典型 UIP 型(符合以下 4 项特征)	可能 UIP 型(符合以下 3 项特征)	不符合 UIP 型(符合以下任何 1 项)
1. 以胸膜下肺基底部分布为主 2. 异常的网状影 3. 蜂窝样改变伴或不伴牵拉性支气管扩张 4. 无不符合 UIP 型中的任何一条(见第 3 栏)	1. 胸膜下肺基底部分布为主 2. 异常的网状影 3. 无不符合 UIP 型中的任何一项(见第 3 栏)	1. 中上肺分布为主 2. 支气管血管周围为主 3. 磨玻璃影多于网状影 4. 大量微结节影(两侧，上肺叶为主) 5. 孤立的囊性病变(多发，两侧分布，远离蜂窝区 6. 弥漫性马赛克灌注/气体陷闭(两侧分布，累及 3 个肺叶及以上) 7. 支气管肺段、叶实变

依据 HRCT 的表现可分为典型 UIP 表现、可能 UIP 表现和不符合 UIP 表现 3 个等级。其可信性分为确定的、可能 UIP 及提示其他疾病。

UIP 典型 HRCT 表现为双侧和下肺基底部为主，胸膜下分布的网状影，蜂窝影，牵拉性支气管和细支气管扩张，肺结构变形，无或少量的磨玻璃影，据此典型 HRCT 表现可以做出确定的 UIP 诊断(图 5－10 和图 5－11)，不需要外科肺活检，结合临床背景，HRCT 诊断 IPF 的敏感性为 87%，特异性为 95%。

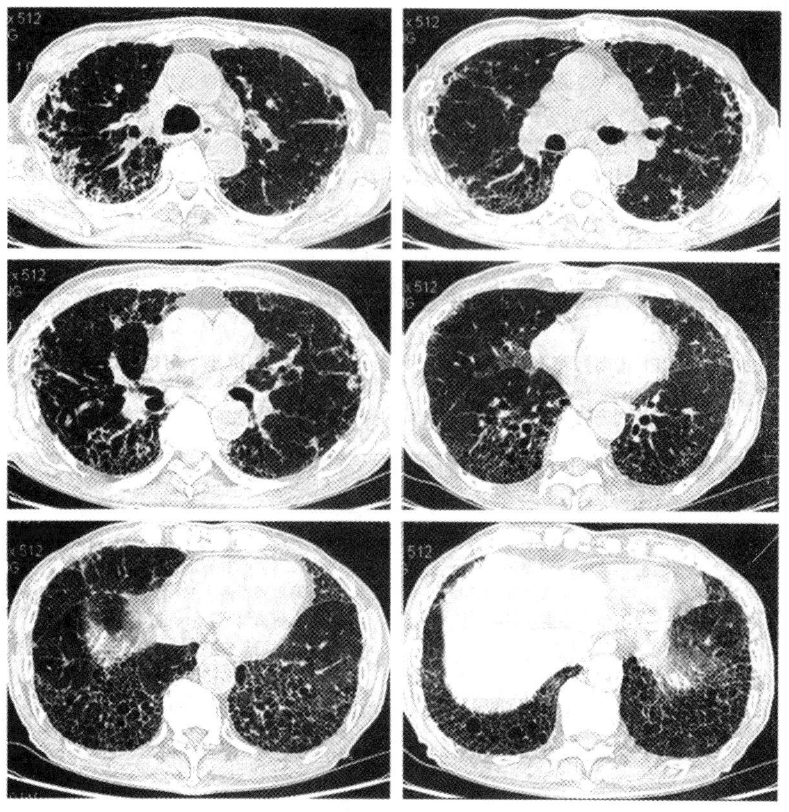

图 5—10　典型 UIP

HRCT 示双侧肺和胸膜下分布的网状影，蜂窝影，牵拉性支气管扩张，局部少量磨玻璃影，无结节影

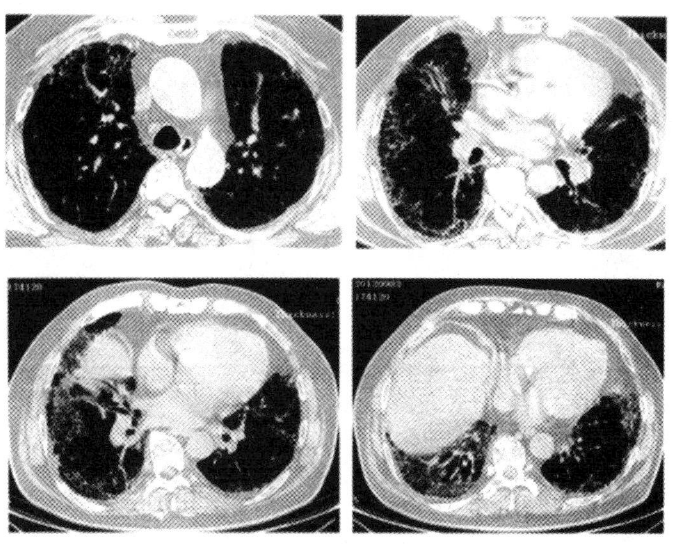

图 5—11　典型 UIP

HRCT 示双肺胸膜下分布的网状影，蜂窝影及牵拉性支气管扩张，无磨玻璃影及结节影，HRCT 符合典型的 UIP

当 HRCT 表现为双侧、下肺基底部、胸膜下分布为主的网状影，牵拉性支气管和细支气管扩张，但无蜂窝样改变，HRCT 诊断为可能 UIP，但外科肺活检病理仍然可能为 UIP。

当HRCT表现为以下任一条，为不符合UIP表现：磨玻璃样改变多于网状影(图5－12)；弥漫性微小结节(图5－13)；多发远离蜂窝区囊性病变；气体陷闭(图5－14)；支气管肺段实变(图5－15)；中上肺叶为主(图5－12)；支气管血管周围为主(图5－16)。

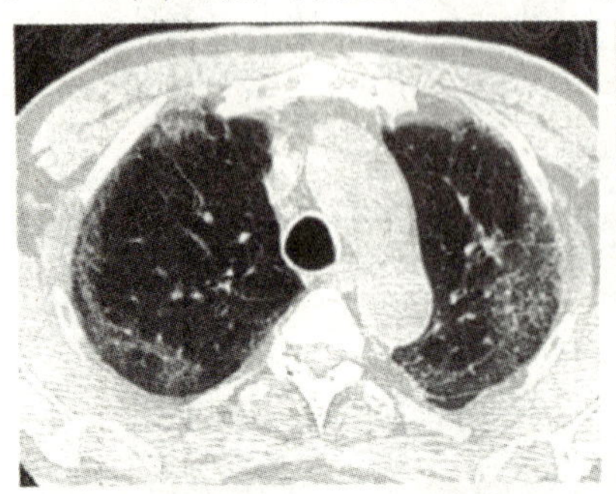
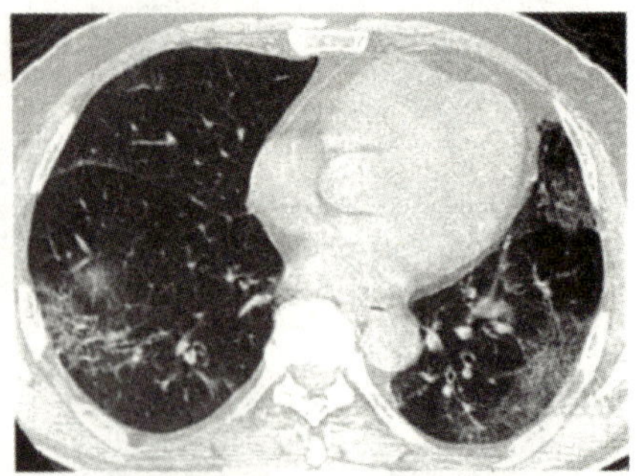

图5－12　不符合UIP表现

胸部HRCT示两肺磨玻璃影及网状影，磨玻璃影明显多于网状影

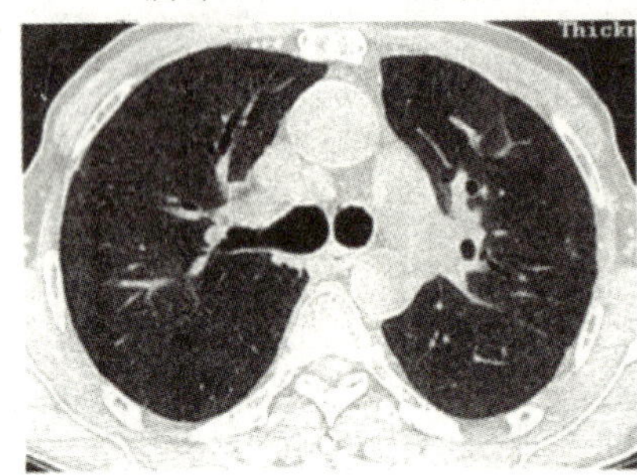
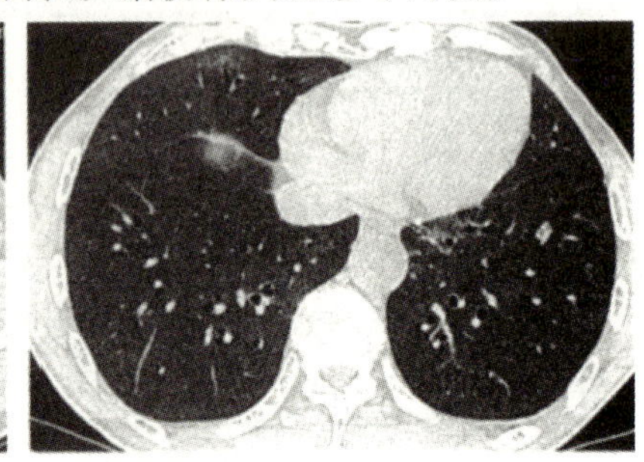

图5－13　不符合UIP表现

HRCT示两肺弥漫性小叶中央型小结节影

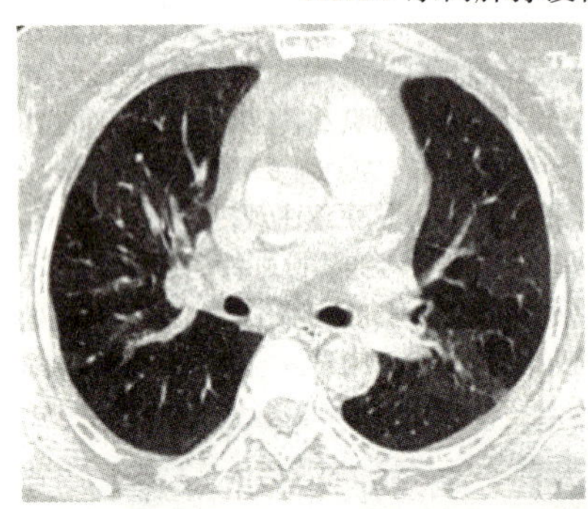
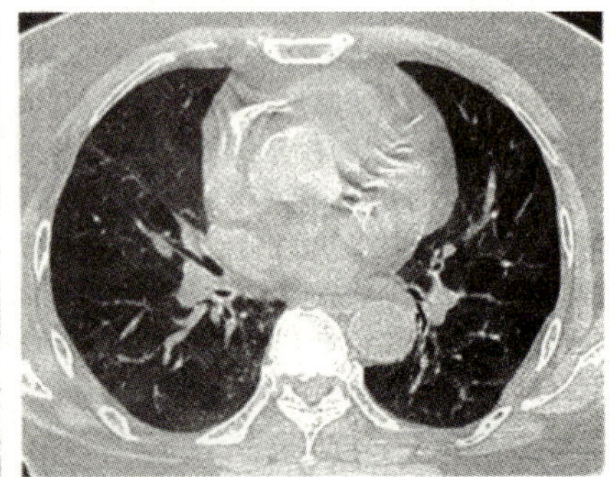

图5－14　不符合UIP表现－HRCT示两肺空气潴留

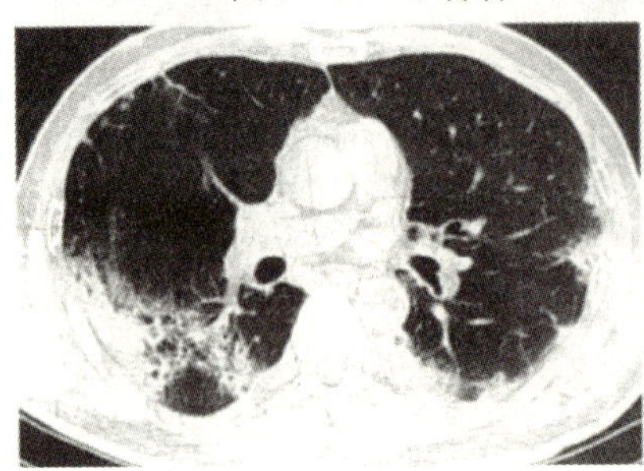
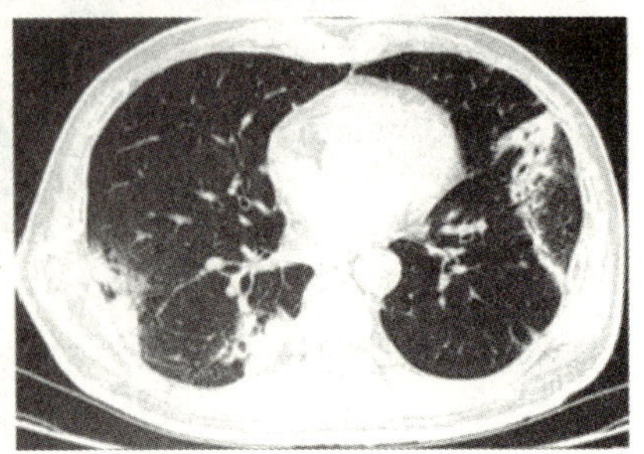

图5－15 不符合UIP表现

两肺胸膜下分布斑片状及条索状实变影

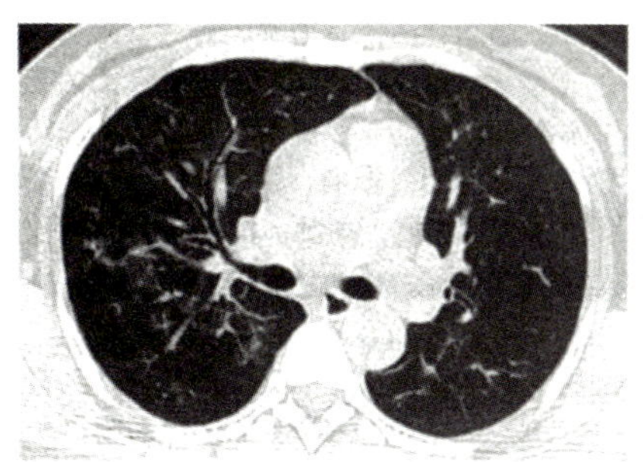
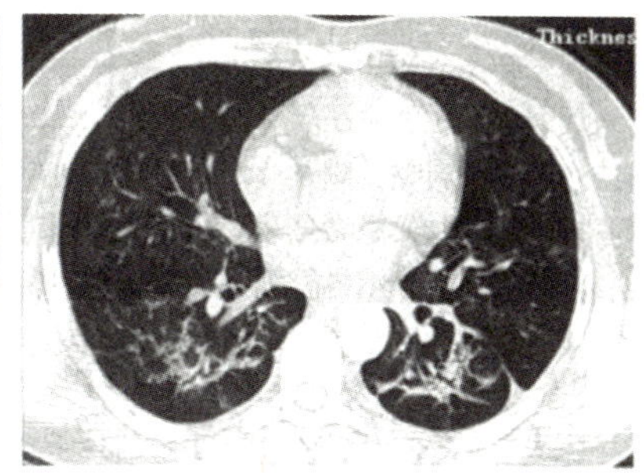

图 5－16　不符合 UIP 表现

两肺沿支气管血管束分布索状实变影及斑片状磨玻璃影

当 HRCT 表现不符合 UIP，更应注意提示其他疾病的可能性如 NSIP 及慢性过敏性肺泡炎等。

七、肺组织活检

对 HRCT 表现为可能 UIP 型和不符合 UIP 型，可考虑进行病理诊断。支气管镜肺活检和皮肺穿活检所取得的组织量少，并且有不同程度的挤压，不能用于 IPF 的病理诊断，主要用来除外肿瘤、感染、肺泡蛋白沉着症、嗜酸性粒细胞性肺炎及其他类型的 IIP 如 COP、AIP 等。

对不典型的 IPF/UIP（图 5－17），HRCT 表现不符合 UIP，更应注意提示其他疾病的可能性如 NSIP 及慢性过敏性肺泡炎等，应考虑 VATS 或小开胸肺活检进行病理诊断。为了提高对不典型 UIP 的病理诊断，活检时应在不同肺叶或同一肺叶多部位取组织，主要选取具有炎症而纤维化轻的部位，甚至肉眼观察是正常的肺组织，应避免在纤维化终末期病变部位取材。

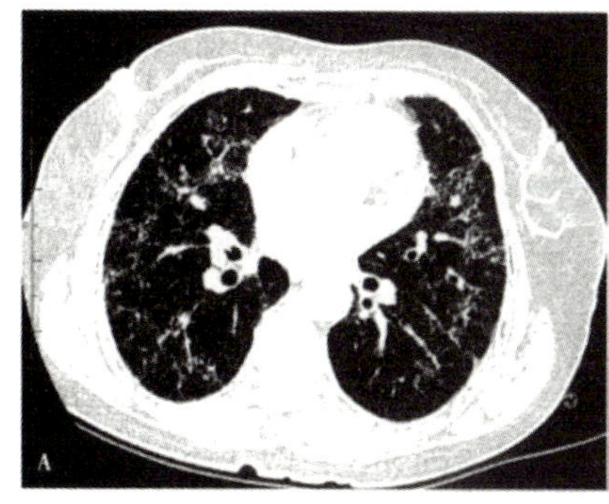

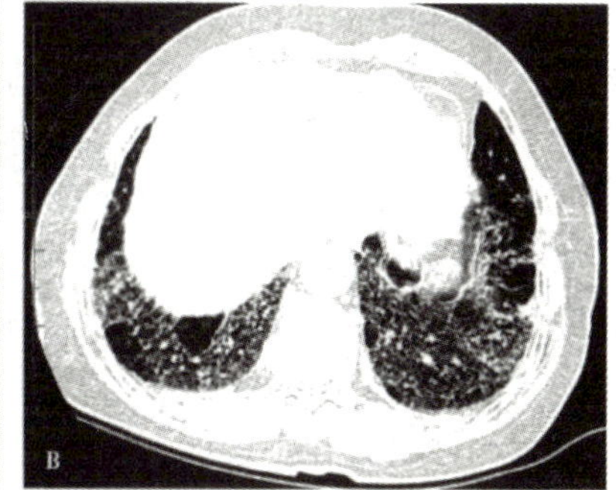

图 5－17　特发性肺纤维化

A. HRCT 示小叶内网状影及小叶间隔增厚，牵拉性支气管扩张，沿支气管血管束分布；B. HRCT 示两下肺磨玻璃影沿支气管血管束分布，内见牵拉性细支气管扩张，HRCT 提示纤维化型 NSIP，开胸肺活检病理诊断 UIP

八、合并症

IPF 是慢性、持续、发展的病程过程，但疾病进展表现为明显的异质性，个体的自然病程差异相当大。IPF 的合并症如急性加重、肺动脉高压、肺气肿、肺癌等，明显影响 IPF 疾病的发展病程及预后。

（一）急性加重

以往认为 IPF 的自然病程是一个逐步可预见的肺功能缓慢下降过程，现逐步认识到 IPF 病情多变，相当比例的患者可在相对稳定期间突然出现不可预测的急剧加重，导致呼吸衰竭甚至死亡。早在1993年日本学者Kondoh等首先提出了IPF急性加重(acute exacerbations of IPF)的概念,但一直未引起西方学者注意,直到近年来IPF急性加重才引起临床医师和研究者的关注。Collard等众多专家对既往发表的相关文献进行广泛复习,发表了IPF急性加重专家工作报告,标志着多数IPF临床医师和研究者对IPF急性加重的认同。

IPF患者出现急剧、原因不明的临床明显恶化,称为IPF急性加重。急性加重的发生率为4.8%~19%。其病因和发病机制未明。肺组织活检发现其主要组织病理学特点是,在UIP的基础上出现弥漫性肺泡损伤。急性加重时主要的临床表现为呼吸困难呈急性或亚急性加重。胸部影像学在原有病变的基础出现新的磨玻璃影和(或)实变影。急性加重患者的HRCT表现分为以下3型:周围型、多灶型及弥漫型。如果磨玻璃影沿肺外周分布(周围型),肺损伤程度往往较轻,对激素治疗效果好,预后较好。相反,如果病变呈多灶性或弥漫性分布提示预后不良。

多数相关研究中,急性加重诊断标准为:①既往或现诊断为IPF(ATS/ERS标准)。②近30天内出现无其他原因可解释的呼吸困难恶化或新出现的呼吸困难。③低氧血症,PaO_2/FiO_2<225mmHg,或PaO_2与基础值比较下降10mmHg。④胸部影像学为两侧网状影或蜂窝影等典型的UIP型HRCT表现基础上,出现新的磨玻璃影和(或)实变影。⑤排除左心功能不全、肺栓塞和其他原因急性肺损伤。

急性加重可以改变IPF患者疾病进程,降低患者的生存时间,增加患者的死亡率。急性加重的IPF患者,即使大剂量糖皮质激素治疗,死亡率仍高达78%~86%。临床医师和研究者已经充分认识到急性加重的重要性,减少和预防急性加重的发生也成为IPF临床试验的治疗终点指标之一。

(二)肺动脉高压

以往对结缔组织病相关性肺动脉高压(pulmonary arterial hypertension,PAH)对预后的影响,有很好的认识。新近的研究发现PAH是影响间质性肺疾病患者预后,尤其是影响IPF患者预后及死亡率重要因素之一。两项大样本研究证实,在静息状态下,采用右心导管技术测定压力,发现33%~50%的肺移植术前患者有PAH。有55%的IPF患者在静息状态时就有PAH(采用右心导管技术测定的PA平均压>20mmHg);运动时则有80%的IPF患者出现PAH(肺动脉平均压>30mmHg)。在一氧化碳弥散率($D_LCO\%$)<30较$D_LCO\%\geqslant30$时,PAH的发生率增高2倍。

IPF合并PAH与患者的不良预后相关。早期发现PAH并予以及时地干预,对IPF患者的预后改善和生存质量的提高有着重要的影响,因此,应对IPF患者的PAH进行关注,PAH治疗也是今后IPF干预治疗研究的一个重要方面。

(三)IPF和肺气肿

IPF和肺气肿同时存在现象及其临床意义,近年来引起了临床医师和研究者的重视。Wiggins等在1990年首先报道8例肺纤维化和肺气肿(combined pulmonary fibrosis and emphysema,CPFE)同时存在病例。有限的外科性肺活检和尸体解剖病理证实,CPFE患者肺上叶病理表现为肺大疱,而肺下叶病理主要表现为普通型间质性肺炎。其后,Grubstein等和Cottin等在2005年分别报道了8例和61例CPFE患者,对其临床和影像学生理学特点进行了描述。Cottin等认为CPFE是独立的疾病实体。亦有学者认为或许CPFE是IPF另一种临床表型或称为CPFE综合征。

CPFE的患者常有吸烟史,严重的呼吸困难;胸部HRCT主要特点为肺上叶间隔旁肺气肿或小叶中央型肺气肿(图 5－18A、B)，双下肺表现为弥漫性胸膜下分布的网状影，牵拉性支气管和细支气管扩张及蜂窝影(图 5－18C、D)。同时存在的肺气肿对患者肺生理功能表现有一定的影响，CPFE 患者的用力肺活量减少不明显，肺总容量正常或轻度的减少，但有严重的弥散功能障碍，活动后明显的低氧血症等。CPFE 患者的 PAH 发生率明显高于 IPF 不伴肺气肿的患者。CPFE 预后明显差于不伴肺气肿的 IPF 患者，其预后不仅仅受肺气肿的影响，其预后决定因素与 CPFE 严重的 PAH 有关。

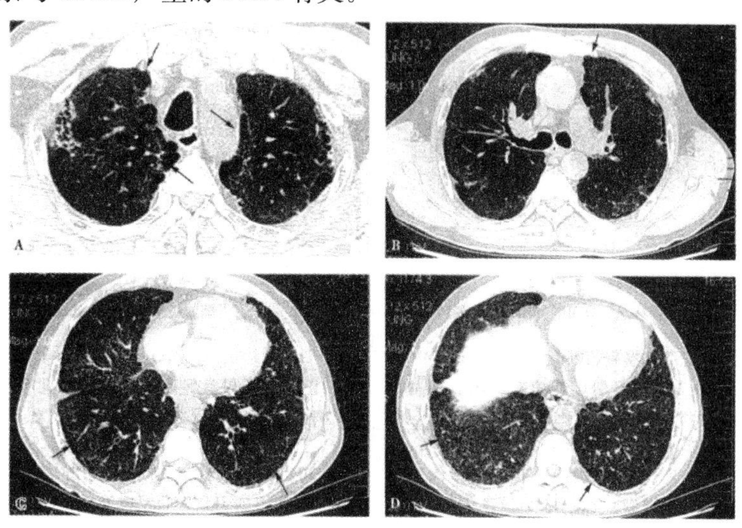

图 5－18　肺纤维化合并肺气肿

A、B. 胸部 HRCT 两肺上叶的间隔旁肺气肿(↑)，右上叶胸膜下分布的网状影；C、D. 双肺下叶弥漫性胸膜下分布的网状影，蜂窝影，牵拉性支气管扩张(↑)

(四)IPF 和肺癌

结节影及肿块影是 IPF 少见表现，当 IPF 患者 HRCT 见结节影或肿块影，需要注意排除肺部肿瘤(图 5－19)。

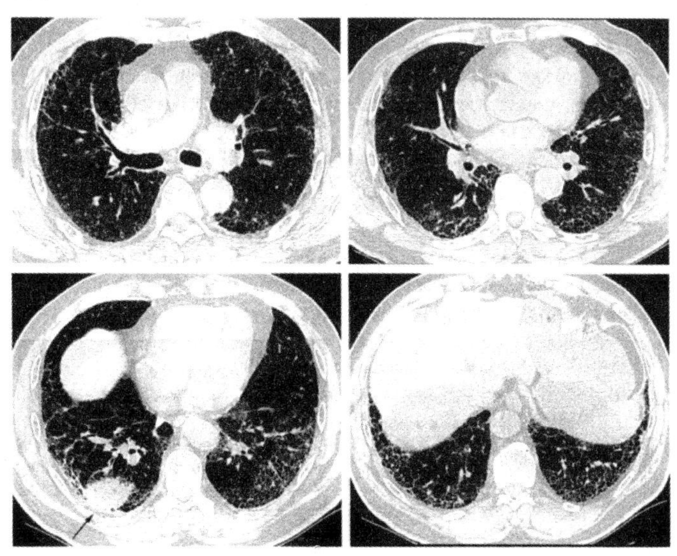

图 5－19　特发性肺纤维化合并肺癌

HRCT 示双肺胸膜下分布的蜂窝影，牵拉性支气管和细支气管扩张；右下肺肿块影，经病理诊断鳞癌

九、诊断和鉴别诊断

在 IPF 的早期,肺功能及 X 线胸片检查可以正常,或仅有轻度异常。有长期吸烟史的 IPF 患者合并 COPD,肺气肿,其肺功能及胸部影像学表现为不典型,影响对 IPF 的诊断。

2011 年《IPF 指南》提出了诊断路径(图 5－20)及诊断标准,对疑诊 IPF 成人患者,《IPF 指南》在诊断路径首先强调通过识别已知原因的 ILD(如家庭环境、职业环境暴露,结缔组织病,药物肺损害)排除 IPF;其次,与 2000 年的《IPF 共识》比较,《IPF 指南》突出了识别 HRCT 表现为 UIP 型在 IPF 诊断中的作用,将 HRCT 的 UIP 型列为独立的诊断标准之一。对疑诊 IPF 患者的 HRCT 表现为可能 UIP 型,不符合 UIP 型,需要外科肺活检进行病理诊断,结合患者的 HRCT 和病理学表现(表 5－18),进行由临床医师、病理医师及影像科医师多学科讨论(multidisciplinary discussions,MDD),最后诊断或排除 IPF。

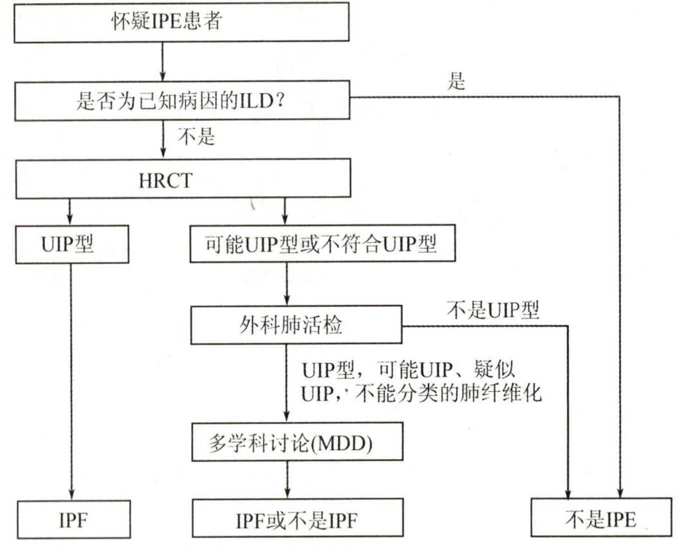

图 5－20　IPF 诊断路径示意图

表 5－18　结合 HRCT 和组织病理学表现的 IPF 诊断标准(需要多学科讨论)

HRCT 表现型	外科肺活检组织病理型	是否诊断 IPF?
UIP 型	UIP	是
	可能 UIP	是
	疑似 UIP	是
	不能分类的肺纤维化	是
	非 UIP	否
可能 UIP 型	UIP	是
	可能 UIP	是
	疑似 UIP	可能是
	不能分类的肺纤维化	可能是
	非 UIP	否
不符合 UIP 型	UIP	疑似
	可能 UIP	否
	疑似 UIP	否
	不能分类的肺纤维化	否

2011 年《IPF 指南》提出了新的 IPF 诊断标准：①除外其他已知原因的 ILD（如家庭环境、职业环境暴露，结缔组织病，药物肺损害）。②HRCT 表现为 UIP 型患者不需要外科肺活检。③HRCT 表现和外科肺活检组织病理学表现型符合结合了 HRCT 和组织病理学表现的诊断标准（见表 5－18）。

《IPF 指南》强调由富有 ILD 诊断经验的肺病学专家、放射学专家、病理学专家之间多学科讨论在 IPF 及 ILD 诊断中的重要性，特别是在 HRCT 和病理组织学类型不一致的病例（如 HRCT 不符合 UIP 型，而组织病理学是 UIP 型；HRCT 符合可能 UIP 型，不符合 UIP 型；而组织病理特点符合可能 UIP 型，疑似 UIP，非 UIP 型的组织病理诊断标准）。MDD 将进一步增加正确诊断 IPF 的可能性。2011 年《IPF 指南》指出，在不具备多学科讨论的基层医院，特别是 HRCT 和病理组织学仍然不确定诊断为 UIP 型，鼓励医师将患者转诊到富有经验诊断和处理 ILD 的区域治疗中心进行会诊，以保证诊断的准确性。

IPF 应注意与其他 ILD 相鉴别，如 IIP 中的 NSIP、DIP、RB－ILD、COP；已知病因如药物、环境因素和结缔组织病等所致的 ILD，其病理表现为 UIP，其 HRCT 表现与 IPF 类似，需要综合临床、影像学和病理资料对其进行鉴别诊断。

1. 与其他的特发性间质性肺炎鉴别诊断　IPF 通常可依据急性、亚急性起病的临床特点和 HRCT 表现以磨玻璃样和气腔样实变影为主等与 COP、AIP 进行鉴别诊断。与 DIP 的鉴别，虽然两者的分布两肺基底部，外周分布，但病变形态明显不同，几乎 DIP 患者以磨玻璃阴影表现为主，磨玻璃阴影中出现囊状阴影，而网状阴影，牵拉性支气管扩张，蜂窝影即使出现，范围小。

但与 IIP 中的 NSIP 进行鉴别是比较困难的，特别是纤维化型 NSIP 与 IPF 依靠临床和 HRCT 鉴别诊断困难。IPF 和 NSIP 患者的病变以中下肺为主，IPF 更多位于胸膜下，NSIP 患者的病变沿支气管血管束分布，胸膜下相对较少。小部分 IPF 患者的 HRCT 表现以磨玻璃样影和网状影为主，可无蜂窝影，与 NSIP 类似；尤其当部分纤维化型 NSIP 患者出现蜂窝影时，也导致鉴别诊断困难。因此，考虑 NSIP 到预后不同于 IPF，需要外科性肺活检来区别非典型的 IPF 与 NSIP。

2. 与已知病因所致 UIP 的鉴别诊断　结缔组织病、环境因素和某些药物等所致的 ILD，当病理表现为 UIP 型，其 HRCT 表现与 IPF 类似，在鉴别诊断时，应注意通过临床表现、个人史、职业史、实验室检查及 HRCT 等综合分析进行鉴别诊断。如石棉肺患者的 HRCT 除肺纤维化的表现外，有胸膜钙化斑及胸膜肥厚，更多肺内带状实变影，胸膜下线等。通过仔细询问患者的职业史及活检标本内见石棉小体可以帮助正确诊断石棉肺。

结缔组织病中的类风湿关节炎、皮肌炎、干燥综合征及显微镜下多血管炎等，可引起病理表现为 UIP 型的 ILD，其 HRCT 表现与 IPF/UIP 类似，这种 UIP 型纤维化病变如网状影较 IPF/UIP 细小，但其区别也不容易把握。正确的诊断需要临床、血清学和组织病理相结合。注意到食管异常扩张，胸膜、心包的积液及肥厚，肺动脉扩张等 HRCT 影像学表现，可为 IPF 与结缔组织病的诊断及鉴别诊断提供线索。

慢性过敏性肺泡炎，某些药物性肺损伤也偶尔病理表现为 UIP 型。鉴别诊断中，应注意慢性过敏性肺泡炎的 HRCT 病变以上、中肺野分布为主，磨玻璃影范围相对较广，境界不清的微小结节影，空气潴留或马赛克样灌注等。职业史，药物使用史的收集，对正确的诊断有帮助。

十、治疗

IPF 的治疗仍然是临床医师面临的难题除肺移植能延长严重 IPF 生存期及改善患者的生活质量外，现有的药物能延缓肺功能下降速度，但不能阻止病情进展。需通过氧疗，肺康复等支持和对症处理改善患者生活质量；关注 IPF 急性加重、胃食管反流、肺动脉高压等常见并发症评价和处理。

(一)药物治疗

自 2011 年《IPF 指南》发布以来，有关 IPF 药物治疗相关的临床研究有了重要进展。依据目前临床试验证据，2015 年 ATS/ERS/JRS/ALAT 对 2011 年《IPF 指南》的治疗进行了更新(表 5－19)，对轻度至中度肺功能下降 IPF 患者，推荐酌情给予吡非尼酮和尼达尼布药物治疗。

表 5－19　2011 年与 2015 年《IPF 指南》药物治疗比较

药物	2011 年指南	2015 年指南
糖皮质激素	强不推荐	强不推荐
糖皮质激素＋硫唑嘌呤	强不推荐	强不推荐
抗凝药物(华法林)	弱不推荐	强不推荐
激素＋N－乙酰半胱氨酸＋硫唑嘌呤	弱不推荐	强不推荐
选择性 ETA 受体拮抗剂安贝坦生	未提及	强不推荐
单靶点酪氨酸激酶抑制剂伊马替尼	未提及	强不推荐
多靶点酪氨酸激酶抑制剂－尼达尼布	未提及	弱推荐(酌情推荐)
吡非尼酮	弱不推荐	弱推荐(酌情推荐)
波生坦	强不推荐	弱不推荐
西地那非	未提及	弱不推荐
抑酸治疗	弱推荐	弱推荐
N－乙酰半胱氨酸	弱不推荐	弱不推荐
对 IPF－PH 进行抗 pH 治疗	弱不推荐	弱不推荐

1. 吡非尼酮　吡非尼酮(pirfenidone，PD)　为化学合成物，化学名称 5－甲基－1－苯基－H－吡啶－2 酮[5－methyl－1－phenyl－2－(1H)－pyridone]。它是一种具有抗纤维化、抗氧化、抗炎等作用的小分子化合物。体外研究表明，吡非尼酮抑制来源于 IPF 患者成纤维细胞的 TGF－β_1 引起的胶原合成，减少细胞外基质的产生，减少致纤维化细胞因子促有丝分裂作用。动物实验证实，吡非尼酮改善大鼠博来霉素诱发的肺纤维化。

在 1999—2014 年，已经有多项吡非尼酮临床试验完成，尤其是 2010 年后多项双盲、随机、安慰剂多中心临床试验证明，口服吡非尼酮可以减缓 IPF 患者肺活量下降速度，延长无疾病进展时间。目前日本、欧盟、加拿大、韩国、英国及美国等国先后批准吡非尼酮治疗用于轻至中度 IPF 患者治疗。我国的相关部门也批准了北京康蒂尼药业有限公司生产的吡非尼酮(商品名：艾思瑞)用于轻至中度 IPF 患者的治疗，国内已经在 2014 年初开始在临床使用。

吡非尼酮按剂量递增原则逐渐增加用量，本品的初始用量为每次 200mg，每日 3 次，温水送服剂；希望能在 2 周的时间内，通过每次增加 200mg 剂量，最后将本品用量维持在每次 600mg(每日 1800mg)；使用时应密切观察患者用药耐受情况，若出现明显胃肠道症状、对日光或紫外线灯的皮肤反应、肝功能酶学指标的显著改变和体重减轻等现象时，可根据临床症状减少用量或者停止用药。在症状减轻后，可再逐步增加给药量，最好将维持用量调整在每次 400mg(每日 1200mg)以上。

吡非尼酮餐后服用为宜，空腹服用时，吡非尼酮在血液中浓度会明显升高，可能会出现胃肠道副作用该药的主要副作用有胃肠道不适(恶心、消化不良、呕吐及食欲缺乏)；光过敏，皮疹等；可能出现肝功能损害：天门冬氨酸基转移酶(AST)，丙氨酸氨基转移酶(ALT)等升高。嗜睡，晕眩，行走不稳感等神经系统症状。

服用吡非尼酮期间，应定期(3～6 个月)肺功能检查。《NICE(英国国立健康与临床优化研究所)指南》建议，如果患者肺功能在 1 年的治疗时间内，较基线时降低了 10%或更多，应停止其吡非尼酮治疗。

2. 尼达尼布　尼达尼布(nintedanib)是小分子三体酪氨酸激酶抑制剂，具有阻断血小板源性生长因子受体(PDGFR)，成纤维细胞生长因子受体(FGFR)，血管内皮细胞生长因子受体(VEGFR)的作用。临床前动物实验证实，尼达尼布改善大鼠博来霉素诱发的肺纤维化。

在 2 期临床试验中发现，尼达尼布 150mg，2 次/天，有延缓患者 FVC 的下降趋势。其后，在全球平行进行的两项为期 52 周的随机、双盲、安慰剂对照的 3 期临床试验(INPULSIS－1 和 INPULSIS－2)，对尼达尼布治疗 IPF 的安全性和有效性进行了评价。该研究共有 1066 例 IPF 患者被随机分配到尼达尼布组(尼达尼布 150mg，2 次/天，口服)和安慰剂组(比例 3：2)。结果显示，在 1 年时 nintedanib 组用力肺活量(FVC)的下降率(－113.6 毫升/年)，较安慰剂组(－223.5 毫升/年)显著减少(P＜0.001)。临床试验证明，尼达尼布能够减慢 IPF 患者 FVC 的下降，即可以减慢疾病的进展。常见的不良反应是腹泻。

基于 INPULSIS 研究结果，2014 年 10 月 FDA 批准尼达尼布在美国上市；欧盟 EMA 于 2015 年 1 月 15 日批准了尼达尼布用于 IPF 适应证，在欧盟上市。

应该注意的是，吡非尼酮与尼达尼布的治疗效果与 IPF 患者的期待，相差甚远，两种药物仅是延缓肺功能下降速度，并不能阻止病情进展，更不能逆转病情，而且这些结论是在特定人群中得出，它们是否适合于所有 IPF 患者尚不得而知；其效果 1 年后是否能够维持，需要今后更多临床验证。

3. 急性加重药物治疗　虽然强不推荐单用激素治疗 IPF 患者，但对于急性加重 IPF 患者，《2015 年治疗指南》更新中，弱推荐给予大剂量激素治疗。可静脉甲强龙 500～1000mg/d，3 天后，改 1mg/(kg·d)泼尼松或等效剂量激素继续治疗 4～8 周，根据患者病情和效果逐步减至维持量。急性加重初始治疗可先应给予广谱抗生素，直至感染被排除。环磷酰胺、硫唑嘌呤、环孢素 A 等免疫抑制剂治疗 IPF 急性加重效果不肯定。

4. 其他药物　以往临床曾经使用的糖皮质激素、秋水仙碱、环孢素 A、激素联合免疫抑制剂、干扰素(IFN)－γ_{1b}、泼尼松联合硫唑嘌呤和乙酰半胱氨酸，及抗凝药物(华法林)、波生坦和依那西普等药物列入强不推荐。一项随机对照临床试验显示，N－乙酰半胱氨酸(NAC)对于的 IPF 疗效，并不优于安慰剂，但 NAC 和其他黏液溶解剂，仍被用作患者祛痰时的辅助治疗。与 2011 年《IPF 指南》比较，在 2015 年《IPF 治疗指南》更新中，单用 NAC 仍然为弱不推荐，不建议已经开始 NAC 单药治疗的患者终止治疗。近期研究报道，对于部分 TOLLIP 基因表型的 IPF 患者，NAC 具有作用，因此 NAC 对具有 TOLLIP 基因表型的患者有一定疗效。NAC 联合吡非尼酮治疗中晚期 IPF 患者优于单用吡非尼酮。

(二)支持及对症治疗

虽然吡非尼酮与尼达尼布已经用于 IPF 临床治疗,其效果难以令人满意,药物费用的昂贵也限制了其临床应用,因此,IPF 治疗仍处于困境。针对每一具体 IPF 患者应积极地选择合适的支持及对症治疗,缓解患者临床症状,改善患者生活质量。

1. 氧疗,在静息,睡眠,活动时维持患者脉搏血氧饱和度至少 90%以上。吸氧可减轻运动所致的低氧血症,提高运动能力。

2. 咳嗽是令部分 IPF 患者倍感痛苦的临床症状之一,口服可待因和其他镇咳药对有些患者可能有用。

3. 肺康复治疗,包括患者评估、运动训练、教育、营养干预和社会心理支持等。稳定患者的心理;根据不同个体的情况制订合适的锻炼计划,有计划地安排日常活动,以维持患者的最佳骨骼肌肉状态,对将来的肺移植有益。

4. 定期接种疫苗,预防肺炎和流感。

5. 获得和维持理想的体重。

6. 对所有的 IPF 患者进行肺移植评价,筛选合格的肺移植候选人,安排的合格候选人肺移植登记和等待。

7. 对患者进行系列的肺生理,气体交换,运动能力和 HRCT 监测,为 IPF 的预后研究提供准确资料,以优化 IPF 今后临床处理的决策。

8. 关注对胃食管反流,睡眠呼吸障碍,肺动脉高压,冠心病等常见合并症的进行评价和处理。

(三)肺移植

肺移植已被证实能延长严重 IPF 的生存期及改善患者的生活质量的治疗方法,5 年生存率约为 40%。到 2009 年,IPF 已经是行肺移植手术的第二位疾病。IPF 的肺移植 1 年、3 年、5 年生存率分别为 80.4%、64.2%和 48.5%。与处于等待期的 IPF 患者相比,肺移植可以有效地延长生存时间,活动耐受能力在手术后 3~6 个月得到了迅速提高,患者术后的生存状况得到显著改善。但肺移植仍面临诸多问题:如供体来源困难,登记肺移植时间偏晚,等待期长,组织配型,供肺质量,受体条件,急慢性排斥反应的预防,费用昂贵,患者的长期存活等。

十一、预后

IPF 的自然病程及结局个体差异较大。近年来多项临床试验观察到,IPF 患者的自然病程有以下 3 种形式:①大多数患者自然病程表现为缓慢逐步可预见的肺功能下降。②少数患者在自然病程中反复出现急性加重。③极少数患者在诊断后,呈快速进行性发展。目前尚没有能够准确预测 IPF 患者病程的具体指标,某些患者相当长时间保持稳定,而外科肺活检病理诊断的 IPF,诊断后中位生存期为 2.5~3.5 年。导致 IPF 患者死亡的主要原因有急性加重、呼吸衰竭、肺部感染、肺栓塞等。IPF 预后差。

(王丽)

第六节　非特异性间质性肺炎

非特异性间质性肺炎(nonspecific interstitial pneumonia,NSIP)是近 10 年来提出一种间

质性肺炎。如同其字面的含义，NSIP 其临床、病理、影像学等诸多方面的非特异性，特别是其病理学改变，见于多种其他已知原因的疾病，对其的命名，归类及其在特发性间质性肺炎（idiopathic interstitial pneumonia，IIP）中的地位，一直存在争议。2002 年美国胸科学会（ATS）与欧洲呼吸学会（ERS）有关《IIP 多学科共识》中，认为 NSIP 作为一种病理表现，其相应的临床特征还比较模糊，暂时使用 NSIP 一词，最好不要将 NSIP 看作是一种独立存在的疾病实体。近年来通过对 IIP 的发病机制、病理、临床和随访研究，ATS 与 ERS 在 2008 年发表的有关 NSIP 专家工作报告认为，与其他 IIP 相比较，NSIP 的临床、病理和影像学表现均有其特点，NSIP 是一个独立疾病实体。至此，NSIP 逐步从描述组织病理类型的术语，到 IIP 中暂时类型，在向独立疾病实体过渡。2013 年发表 IIP 更新中，已正式将 NSIP 视为是一个独立疾病实体。

一、流行病学

到目前为止，尚没有关于 NSIP 的确切发病率和患病率方面的研究。在以往报道有组织病理学诊断的 IIP 中，IPF/普通型间质性肺炎（UIP）占 50%～60%；NSIP 占 14%～36%。IPF 的患病率为（3～20）/10 万，有学者据此推测，NSIP 的患病率为（1～9）/10 万。NSIP 患者人群的中位年龄为 40～50 岁，比 IPF 的患者群中位年龄小 10 岁甚至更多，NSIP 可以在儿童患者中发生，也有家族性 NSIP 的病例报道。

二、病因和发病机制

最早的文献有关 NSIP 描述并不是现在意义上的非特异性间质性肺炎，是指 HIV 感染或 AIDS 患者、骨髓移植受体非感染性的肺部病理表现之一，有学者认为这是由 HIV 本身或机体的免疫反应所致。1994 年 Katzenstein 和 Fiorelli 首次提出非特异性间质性肺炎（nonspecific interstitial pneumonia/fibrosis，NSIP）的概念，用来描述那些组织病理学表现不符合已知的病理类型，如 UIP、脱屑性间质性肺炎（DIP）、急性间质性肺炎和机化性肺炎（OP）的病理术语。NSIP 病理改变可以是继发于其他疾病如环境暴露致的过敏性肺泡炎，结缔组织疾病、急性肺损伤的缓解期等。在最初 Katzenstein 和 Fiorelli 报道的 NSIP 病例中，39%存在以上的相关临床疾病。无相关病因的病例，称之为特发性 NSIP，而由相关临床疾病导致的称为继发性 NSIP。

NSIP 的发病机制并不清楚，目前推测遗传因素、免疫异常及慢性感染等与 NSIP 发病可能有关。

三、病理变化

NSIP 的主要组织病理学特征可概括为，病变时相相对一致，不同程度的间质炎症和纤维化，无成纤维细胞灶，缺乏 UIP，脱屑性间质性肺炎（DIP）、急性间质性肺炎和机化性肺炎等病理特征。

Katzenstein 和 Fiorelli 根据肺间质炎症细胞的数量和肺纤维化程度，将 NSIP 病理表现分成 3 型：①细胞型：主要表现为间质的炎症，很少或几乎无纤维化，其特点为肺泡间隔内的慢性炎细胞浸润，主要是淋巴细胞和少量浆细胞。炎性细胞浸润的程度较 UIP 和 DIP 等其他类型的 IIP 更为突出。②混合型：肺泡间隔有大量的慢性炎性细胞浸润和明显的胶原纤维沉着为特点。③纤维化型：肺间质以致密的胶原纤维沉积为主，伴有轻微的炎症反应或者缺乏炎症。2000 年 Travis 等从预后的角度将 NSIP 病理分为细胞型和纤维化型 NSIP，后者包括了 Katzenstein 的混合型和纤维化型两个亚型。

细胞型 NSIP 的组织病理特点为，肺泡间隔内浸润的单核细胞使肺泡间隔增宽，淋巴细胞和浆细胞浸润为特征，呈现均匀或斑片状分布；Ⅱ型肺泡上皮细胞的增生，可累及小气道周围的间质、血管、小叶间隔和胸膜，部分 NSIP 患者，肺组织内可有局灶性的少量的 OP 样和淋巴细胞聚集表现，但非其主要病理学变化，OP 样改变的范围不超过 10%。

纤维化型 NSIP 其病理表现通常为病变的时相相对均匀，由胶原组成的不同程度的纤维化与慢性炎症相混合，或以致密或疏松间质纤维化表现为主时，此型与 UIP 不易鉴别，区别的要点是，纤维化型 NSIP 其主要表现为时相均匀的致密或疏松间质纤维化，而无 UIP 的斑片状和胸膜下分布，时相不均；纤维化型 NSIP 少或无成纤维细胞灶，如出现，也非 UIP 那样显著；纤维化型 NSIP 的肺结构破坏轻微，有局灶的蜂窝肺和瘢痕形成，没有 UIP 明显和常见。蜂窝肺时其囊性气腔也更为规则。纤维化型 NSIP 形态学诊断标准并不十分明确，更有点类似垃圾桶味道。其病理与 UIP 有相当部分交叉，鉴别诊断有时相当困难。

2008 年发表的 NSIP 专家工作报告对以往有关 NSIP 病理诊断标准提出部分修改（表 5－20），将主要病理特点，列为阳性诊断标准，将以往排除的病理发现均列入特定的阴性发现。机化性肺炎不是主要的病理表现，所占肺活检标本的范围由原来的 10%修改为<20%。强调纤维化型 NSIP，致密或疏松肺间质纤维化，应时相基本相同，肺结构常保持正常，增加了蜂窝肺不明显或缺乏的内容。对特发性 NSIP 的肉芽肿的描述有无或不明显，修改为必须无肉芽肿病变。在特定的阴性发现增加了无以主要气道病变如细支气管周围化生的内容。

表 5－20　NSIP 主要组织病理学特征

主要特征
细胞型
轻度到中度慢性间质性炎症，炎症部位的Ⅱ型肺泡上皮细胞增生
纤维化型
时相相同，致密或疏松肺间质纤维化
肺结构常保持正常
慢性间质炎症（轻至中度），Ⅱ型肺泡上皮细胞增生（可无）
特定的阴性发现
细胞型
无致密间质纤维化
机化性肺炎不是主要病理表现，范围<20%活检标本
无严重的肺泡隔炎症
纤维化型
时相不均型：成纤维细胞灶少或无，在斑片状，胸膜下或小叶间隔旁分布的病例重要
蜂窝肺不明显或缺乏（但可出现扩张致囊性纤维化改变）
细胞型和纤维化型
急性肺损伤型，特别是无透明膜形成
少或无嗜酸性细胞
无肉芽肿
无病毒包涵体，特殊染色无病原体
无以主要气道病变，如细支气管周围的化生

四、临床表现

NSIP的临床症状与IPF无明显差别，大多数NSIP起病隐匿或亚急性。主要的主诉有干咳、活动后气喘、发热、皮疹等。

美国胸科学会(ATS)与欧洲呼吸学会(ERS)发表的NSIP专家工作报告分析的67例患者临床特征如下：NSIP患者的发病年龄为46～73岁，男性22例，女性45例，非吸烟患者占69%。临床表现有干咳，活动后呼吸困难、发热、皮疹。Jegal等比较了131例IPF和48例NSIP的临床表现，发现NSIP患者的发病平均年龄低于IPF，NSIP女性多于男性，非吸烟患者多于IPF，起病到就诊平均时间低于IPF，NSIP患者以亚急性起病，而IPF多为慢性起病。NSIP和IPF患者的呼吸道症状如干咳和呼吸困难类似，但NSIP患者发热32.3%，而IPF通常无发热，NSIP患者出现杵状指为9.7%；而IPF为65.6%。

五、胸部影像学

(一)X线胸片

NSIP的X线胸片表现为磨玻璃影或斑片状实变影，两下肺分布为主(图5－21，图5－22)。

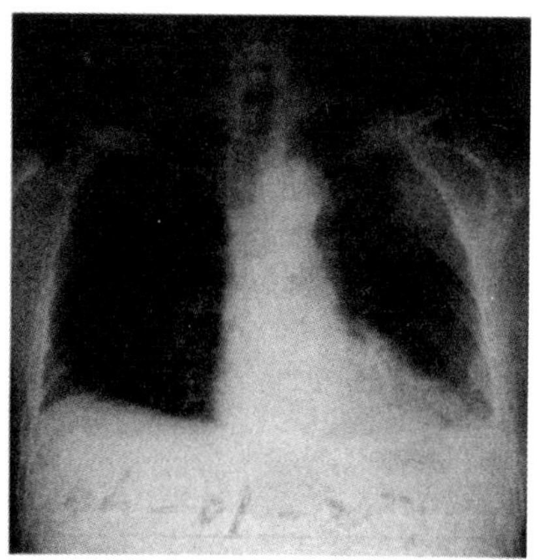

图5－21 非特异性间质性肺炎

X线胸片示两下肺及外周分布为主磨玻璃影，左侧肺明显

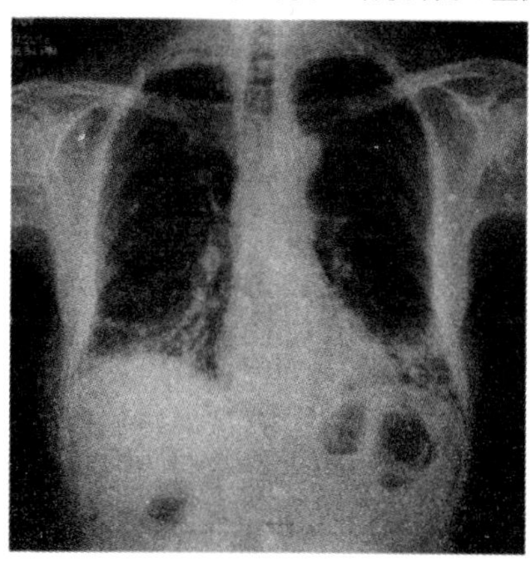

图5－22 非特异性间质性肺炎，X线胸片示两下肺磨玻璃影

（二）胸部CT和HRCT

早期胸部CT影像学研究认为，与典型UIP的HRCT相比，NSIP的CT表现相当一致，下肺野周围分布斑片状的磨玻璃影，伴不同程度的网状阴影和实变影，而蜂窝影罕见。但以后大样本NSIP的CT影像学研究表明，NSIP的临床，尤其是病理存在明显的异质性，导致NSIP胸部CT影像学的表现多样性，符合以上典型胸部CT影像学的NSIP患者只有22%。已报道NSIP的HRCT表现多样性，有磨玻璃影、网状阴影、实变影、粗线条状影、小结节影、牵拉性支气管扩张、蜂窝影等。但以上单一的HRCT表现并不具有特定的诊断意义。但如能对HRCT病变及分布特点进行综合的分析，同时与恰当的临床背景相结合，对提示NSIP的临床诊断颇有帮助。

1.提示NSIP诊断的HRCT表现

（1）下叶对称性分布：病变分布的定位，是帮助诊断NSIP的关键因素之一。90%以上NSIP患者病变下叶对称性分布，弥漫性分布的5%～16%，而主要以上叶分布的NSIP非常罕见，应注意考虑排除慢性过敏性肺泡炎或结节病。最初对NSIP的胸部CT研究报道，NSIP常累及肺外周，以后的研究认为分布表现多样性，可外周、弥漫和随机分布。现认为病变常在下叶，沿支气管血管束分布，而胸膜下病变相对少见，散在分布。

对称性分布是HRCT诊断NSIP的关键因素之一。几乎所有的NSIP患者为两侧病变。大多数NSIP患者表现为两侧和对称性分布。目前尚无文献报道NSIP患者表现为单侧病变。如果HRCT表现单侧病变，应注意避免诊断NSIP，局灶性磨玻璃影更常见于慢性感染、机化性肺炎、肺泡细胞癌或淋巴瘤等。

（2）磨玻璃影：磨玻璃影是NSIP患者突出的HRCT表现之一。几乎所有的NSIP患者可见磨玻璃影。纤维化型NSIP的磨玻璃影多伴网状阴影。但磨玻璃影是许多弥漫性肺疾病共有的HRCT表现，包括除IPF/UIP外所有其他类型的特发性间质性肺炎。单独的磨玻璃影并不能可靠地诊断NSIP，但缺乏磨玻璃影，即使无蜂窝影常提示UIP诊断。

（3）网状阴影：大多数纤维化型NSIP患者可见细网状阴影。2000年后的研究显示，80%～94%的NSIP患者有网状阴影。虽然网状阴影有助于NSIP的诊断，但是单独的网状阴影并不是诊断NSIP的可靠指标，需要结合其他影像学表现。其他疾病如UIP，慢性过敏性肺泡炎或结节病等均可出现网状阴影。但在DIP、RB－ILD、COP和LIP网状阴影少见。AIP在早期网状阴影少见，部分机化期的AIP患者向肺纤维化发展时，可出现网状阴影。

（4）牵拉性支气管扩张：纤维化型NSIP出现牵拉性支气管扩张和细支气管扩张，通常与潜在的纤维化改变有关。多数的NSIP患者即使网状阴影不明显，在下肺出现牵拉性支气管扩张往往提示周围肺纤维化改变存在。93%～100%的NSIP患者出现牵拉性支气管扩张，同时伴有网状阴影和（或）磨玻璃影。仅见牵拉性支气管扩张对NSIP诊断价值有限。

（5）肺体积缩小：肺体积缩小，特别是下叶体积缩小，可见于91%的NSIP患者，常伴其他肺纤维化的表现，如牵拉性支气管扩张和网状阴影。

2.NSIP的非典型HRCT表现

（1）实变影：文献报道，NSIP患者实变影的发现率为0～98%。目前认为，实变影不是NSIP最主要的HRCT表现。NSIP患者出现实变影，通常是慢性病变的表现，常伴有相关的机化性肺炎、潜在纤维化、牵拉性支气管扩张。类似表现见于潜在皮肌炎或多发性肌炎并发ILD。HRCT表现实变影为主，慢性起病，应该注意考虑其他疾病的可能，如机化性肺炎、弥漫性肺泡损伤、嗜酸性粒细胞性肺炎、慢性感染、细支气管肺泡癌等。NSIP 患者急性起病，迅速出现磨玻璃影或实变影，应考虑急性加重的可能。

(2)蜂窝影：纤维化型 NSIP 偶尔出现蜂窝影，有学者曾经认为 HRCT 出现蜂窝影可排除 NSIP 诊断，但文献报道 NSIP 的蜂窝影为 5%～44%。纤维化型 NSIP 患者出现蜂窝影，反映在活检标本 NSIP 部位有 UIP 病灶。HRCT 蜂窝影出现，强烈提示其组织学表现 UIP。

3. 提示非 NSIP 的 HRCT 表现

(1)结节影：弥漫性小结节影在以往 NSIP 文献报道发现率差异很大。其原因可能与使用结节影影像学定义差异有关。HRCT 以弥漫性小结节影为主要表现的 NSIP 少见。如果出现小叶中央性结节影更应考虑其他 ILD，如 RB－ILD 和过敏性肺泡炎等。

(2)局灶性低密度影：局灶性低密度影或马赛克样改变可反映肺血管疾病，但更常见于小气道阻塞。在间质性异常阴影中有散在局灶性低密度影，提示过敏性肺泡炎。慢性过敏性肺泡炎和 NSIP 出现局灶性低密度影分别为 81%和 34%。

(3)囊性病变：与蜂窝影不同，NSIP 患者的 HRCT 囊性病变非常罕见，如果出现多发性囊性病变，应更多考虑其他间质性肺疾病，如 LIP、DIP、淋巴管肌瘤病和肺朗格汉斯细胞组织细胞增生症等。

综上所述，常见并能提示 NSIP 诊断的 HRCT 表现是，下叶外周分布，以磨玻璃影为主要表现，伴网状影及牵拉性支气管扩张，下叶肺体积缩小。当怀疑为 NSIP 的患者，其 HRCT 主要表现为小结节影、囊性变、蜂窝影、局灶性低密度影等改变时，应更多考虑其他疾病诊断可能性。

虽然 NSIP 患者可以是特发性，但 NSIP 常与潜在结缔组织病有关。结缔组织病累及肺部，常见病理类型之一为 NSIP，并且可以肺部为首发表现，甚至为唯一表现。应注意观察有无潜在结缔组织病的 HRCT 影像学表现：食管的异常扩张，胸膜、心包的积液及肥厚，肺动脉扩张等。如果注意分析和观察到以上 HRCT 异常影像学表现，对提示如硬皮病、多肌炎或皮肌炎、干燥综合征及类风湿关节炎等原发病的诊断有帮助。

六、辅助检查

1. 肺功能检查　14%患者肺功能正常，69%患者肺功能检查为限制性通气障碍；无阻塞性通气障碍。限制性通气障碍表现为 VC 减少，常有 FEV_1/FVC 比例增加；弥散功能障碍表现为休息或活动时 A-aPO_2 增加或 D_LCO 减少。

2. 实验室检查　一般实验室检查无特殊发现，但一些阳性结果在鉴别诊断上有价值。如某些血清抗体(如抗核抗体、类风湿因子等)出现阳性或免疫功能异常，诊断特发性 NSIP 应慎重。

七、肺组织活检

有临床、影像学及肺功能典型表现的 IPF 可做出临床诊断，其他类型的 IIP 的诊断一般都要有相应的组织病理诊断的支持。临床上高度怀疑 NSIP 的诊断，尤其是对于纤维化型 NSIP，可能在临床表现、影像学特点上与 UIP 鉴别困难。考虑到纤维化型 NSIP 与 UIP 对治疗反应及预后不同，肺活检所得的病理诊断，将会改变治疗方案或提供重要的预后信息，如没有手术禁忌证时，仍然主张对临床上怀疑 NSIP 的患者行胸腔镜下肺活检或小开胸肺活检确定病理诊断。

八、诊断和鉴别诊断

2002年美国胸科学会(ATS)/欧洲呼吸学会(ERS)发表的《IIP国际多学科共识分类方案》提出了IPF的诊断标准,但对NSIP包括新近ATS/ERS发表的NSIP专家工作报告并未提出具体的临床一放射一病理的诊断标准。文献中NSIP其临床一放射一病理的诊断依据包括:①慢性或亚急性起病,可发生于任何年龄。②主要临床表现为咳嗽和气短,少数患者有发热。③影像学上表现为双下肺的磨玻璃影和网状影,伴牵引性支气管扩张和细支气管扩张,病变沿支气管血管束分布。④组织学特点为病变时相一致的不同程度的炎症和纤维化,缺乏UIP、DIP或AIP的特异性病理改变。⑤本病对激素反应好,预后良好。

NSIP的诊断和鉴别诊断中应注意以下问题。

1. NSIP的诊断,不是一个简单的病理诊断,虽然病理诊断在NSIP的诊断具有重要意义,但不是NSIP特有的病理改变。多种已知病因的肺疾病其病理均可表现为NSIP,如亚急性和慢性过敏性肺泡炎、硬皮病、类风湿关节炎、多肌炎/皮肌炎、干燥综合征、有机粉尘的吸入、急性肺损伤的缓解期、放射性损伤、潜在的结缔组织疾病、某些感染及某些药物性肺损伤反应等。正如著名的间质性肺疾病专家Talmadge King所言,当病理医师告诉病理诊断为NSIP时,诊断工作才刚刚开始。肺活检发现NSIP的重要性在于,可促使临床医师进一步寻找和识别可能伴有某些潜在的疾病。

2. NSIP病理学表现本身有异质性,临床,放射、病理学表现相互交叉,与许多其他间质性肺疾病的界定模糊,如慢性过敏性肺泡炎、COP、UIP/IPF及RB—ILD。NSIP可以是亚急性、慢性过敏性肺泡炎,唯一或主要病理学表现。

3. NSIP是结缔组织病最常见的间质性肺炎病理类型,部分结缔组织病,间质性肺炎是患者起病的首先表现,部分原诊断为特发性NSIP患者在以后的随访发现与结缔组织病相关。

4. NSIP特别是纤维化型NSIP与IPF的鉴别诊断,即使有外科肺活检病理在某些病例的鉴别仍然会有困难(鉴别诊断要点参考表5—21)。

表5—21 纤维化型NSIP与IPF的鉴别诊断要点

	IPF/UIP	NSIP
平均年龄	约57岁	40～50岁
起病情况	隐匿、慢性(12个月以上)	亚急性、隐匿起病
肺活检诊断	47%～64%	14%～36%
症状	干咳、呼吸困难,发热少见	咳嗽、呼吸困难、消瘦、体重减轻、发热(22%～33%)
杵状指	50%～80%	10%～35%
HRCT	网状阴影、蜂窝肺;双肺基底部及胸膜下为主	片状磨玻璃样改变,蜂窝肺少见病变沿支气管血管束分布
BALF	中性粒细胞增高	淋巴细胞增高,CD4/CD8降低
病理	新老病灶共存,蜂窝肺病变分布不均,成纤维细胞灶	病变时相一致性含有不同程度的炎症和纤维化
糖皮质激素	治疗反应差	好
5年病死率	50%～70%	约15%
疾病的定义	确定	尚不确定,有待进一步研究

NSIP的诊断是多学科探索正确诊断的动态整合过程,需要临床、放射及病理学等多学科

医师参与，共同讨论诊断。部分病例需要长期随访才能明确其最终转归，对病因明确者，临床上可诊断继发性 NSIP；病因暂时不能明确者，可考虑诊断特发性 NSIP。

九、治疗

目前没有前瞻性、多中心、随机对照、双盲的临床试验评价 NSIP 药物治疗干预的效果，有关 NSIP 治疗的最佳药物，剂量和疗程尚未达成共识。有关 NSIP 药物的治疗多散见在相关的 IPF 治疗效果与预后比较的文献之中，以回顾性分析为主。已用的治疗药物有糖皮质激素、环磷酰胺、硫唑嘌呤及秋水仙碱等。也有报道环孢素 A、甲氨蝶呤及苯丁酸氮芥等药物治疗 NSIP 的个案报道。应用最普遍的治疗药物及方案为单独激素或免疫抑制剂或两者联合使用。

（一）糖皮质激素

糖皮质激素（以下简称激素）为 NSIP 的一线治疗药物，推荐首选单独激素治疗 NSIP，但尚没有公认激素治疗 NSIP 患者的具体指征，剂量和疗程。多数学者认为依据患者临床症状和肺功能指标等选择干预治疗，建议如下。

1. 轻微症状的 NSIP 患者可以观察一段时间而不治疗。每 3～6 个月应评估临床症状和肺功能，如果有进展，则开始治疗。

2. 对多数中至重度 NSIP 患者或经观察出现症状进展或肺功能下降的轻症患者，应开始激素治疗。初始治疗通常选择口服泼尼松，剂量 1mg/(kg・d)（最大不超过 60mg/d）。泼尼松初始剂量治疗后 1 个月，减量至 30～40mg/d，2 个月；如果患者改善或稳定，泼尼松开始逐步减量，到维持剂量泼尼松 5～10mg/d，疗程 1 年。

3. 少数严重需要住院 NSIP 患者，可能需要激素冲击疗法，甲泼尼龙 1g/d，连续 3 天；续常规剂量泼尼松口服治疗。

（二）免疫抑制剂

NSIP 的激素和免疫抑制剂联合具体何时开始使用、剂量及疗程指征，尚无共识。对 NSIP 患者激素治疗效果不明显；激素减量中，在较高剂量时病情反复；激素停药后疾病复发等，可加用免疫抑制剂如环磷酰胺或硫唑嘌呤。文献报道，在开始时就联合使用，或在起始激素无效时才加用免疫抑制剂。

仍然有部分纤维化型 NSIP 患者，对现有药物的治疗反应并不理想，抗纤维化药物（如吡非尼酮）对纤维化型 NSIP 是否有益处，需要进一步评价。

十、预后与自然病程

目前对 NSIP 的自然病程认识有限。大部分 NSIP 患者经治疗后可治愈，部分患者病情稳定或缓解，也有少部分患者的病情在激素减量后复发，少部分患者可病情进展，最后死于呼吸衰竭。NSIP 患者预后优于 IPF。细胞型 NSIP 预后优于纤维化型 NSIP，细胞型 NSIP 和纤维化型 NSIP 的 5 年存活率分别为 100%和 90%，10 年存活率分别为 100%和 35%。纤维化型 NSIP 预后仍然好于 IPF/UIP，5 年存活率分别为 90%和 43%；10 年存活率分别为 35%和 15%。

（董红晨）

第七节　隐原性机化性肺炎

隐原性机化性肺炎(cryptogenic organizing pneumonia,COP)是以肺泡内、肺泡管、呼吸性细支气管及终末细支气管腔内有息肉状肉芽结缔组织为病理特点,对糖皮质激素反应良好的间质性肺疾病,也称为特发性闭塞性细支气管炎伴机化性肺炎(idiopathic bronchiolitis obliterans organizing pneumonia,iBOOP)。虽然COP的病变主要位于肺泡腔内,考虑到其特发性(原因不明),影像学表现弥漫性浸润性阴影,且病理可见病变区域肺间质炎症的组织学改变时,容易与其他类型的特发性间质性肺炎(IIP)混淆。在2002年ATS/ERS的IIP分类中将COP归为其中的一个临床类型,其组织学类型为机化性肺炎(organizing pneumonia,OP)。其相应的临床一放射一病理学定义是指没有明确的致病原(如感染)或其他临床伴随疾病(如结缔组织病等)情况下所出现的机化性肺炎。机化性肺炎是其主要病变,细支气管病变为次要改变,可伴或不伴细支气管病变。因使用BOOP术语易与现文献习惯称为缩窄性细支气管炎相混淆,ATS/ERS推荐使用隐原性机化性肺炎(COP);2013年发布的IIPs分类更新中,COP列为主要IIPs之一;本文将COP和BOOP视为同义语。

一、病因和发病机制

1.病因　COP的病因和发病机制虽然不明,但多数患者对糖皮质激素反应良好,因此曾推测与免疫学异常有关,并且在本病部分患者活检标本内有免疫复合物增加。部分患者常以“感冒”样症状起病,因而不能否定病毒感染为其病因的可能性,但尚缺乏足够的证据。已用呼吸道肠病毒在动物复制OP的肺部病理模型,也提示呼吸道病毒感染参与OP的形成。

有明确的原因和相关临床伴随疾病的机化性肺炎,称为继发性机化性肺炎,如感染后、结缔组织病、药物及骨髓移植后等可引起继发性OP。

2.发病机制　目前认为OP是肺组织对不同的损伤因素所产生的共同反应,是多种疾病在肺部的共同表现。其形成可分为纤维素样炎症细胞簇的聚集、纤维炎症的肉芽形成及肉芽组织的成熟等阶段。

二、病理变化

OP的活检标本大体检查无特异性改变,受累肺组织坚实、灰白,有时呈黏液样,新鲜结缔组织丰富。病变在肺内均呈弥漫性、斑块状主要分布在胸膜下及肺野外带。

组织病理学改变随病程不同而有所差异,主要表现如下。

1.肺组织受累

(1)肺泡内、肺泡管及终末细支气管、呼吸性细支气管可见疏松的淡蓝色黏液背景的肉芽组织增生,形成Masson小体,其内可见成纤维细胞、肌成纤维细胞、单核细胞、巨噬细胞、少量的肥大细胞、嗜酸性粒细胞、中性粒细胞及胶原纤维等细胞外基质。

(2)肺泡内渗出物、炎性细胞及成纤维细胞通过Cohn孔向邻近的肺泡浸润扩散,形成典型的蝴蝶形样结构,渗出物可进一步机化,在细支气管、肺泡管及肺泡内形成机化肉芽组织,导致管腔部分或完全阻塞。

(3)在机化性肺炎区域,肺泡间隔存在以单核细胞、淋巴细胞浸润为主的炎性改变,肺泡间隔因渗出物堆积而肿胀，渗出物机化后形成纤维性肺泡间隔增厚。肺泡腔内见泡沫样肺泡巨噬细胞。

(4)组织纤维机化后，并不破坏原有的肺组织结构，因而无肺泡壁的塌陷及蜂窝状改变。

2.气道受累　OP 可以不伴或伴细支气管管腔内息肉状的肉芽组织形成。小气道受累范围存在差异，约半数病例病变广泛，累及终末和呼吸性细支气管，阻塞管腔，表现为增殖型细支气管炎，终末细支气管壁内常常有单核细胞浸润。细支气管管壁的平滑肌层增厚、管腔狭窄。肉芽组织栓内常有巢状慢性炎性细胞浸润。有些病例的肺泡内可见急性炎症细胞和纤维素性渗出，远端气道内可形成结缔组织肉芽栓，并伴有周围肺间质的受累。

有关 OP 病理特征，可概括为从肺泡内、肺泡管、呼吸性细支气管至终末细支气管腔内有肉芽组织形成。机化性肺炎是其主要病理学特点，可以伴或不伴细支气管管腔内肉芽组织息肉的形成。

三、临床表现

本病发病年龄可见于 20～80 岁，以 40～60 岁多见，性别和吸烟与否无明显差异。大多数亚急性起病，病程在 2 个月内。约 1/3 的患者病程的前期有咽痛、发热及乏力等流感样症状。临床上最常见的临床症状为干咳(56%～100%)和程度不同的呼吸困难(50%～80%)，极少数患者表现为严重的进行性发展的呼吸困难。另外还有体重减轻、周身不适、盗汗等全身症状，本病咯血、喘息、胸痛等症状少见；也有无临床症状的病例。由于患者的临床症状无特异性，初始常诊断为社区获得性肺炎，导致诊断延误 6～13 周。

体格检查：约 2/3 患者可闻及爆裂音(crackles)，多位于双肺中下部，亦可为单肺，罕闻哮鸣音，杵状指非常少，此点与 IPF 不同。约 1/4 患者体检肺无任何异常。

四、辅助检查

1.实验室检查　部分患者白细胞计数增多，嗜酸性粒细胞亦可轻度升高。红细胞沉降率增快者(>15mm/h)为 100%。OT 反应阳性 35%；CRP 阳性率 81%；有部分患者 RA 试验阳性，抗核抗体阳性。

2.肺功能检查　常表现为限制性通气功能和弥散功能障碍，约有 90%病例出现低氧血症。Cordier 等报道一组 16 例 COP，无一例表现阻塞性通气障碍。Epler 等报道 50 例 COP 中有 11 例表现为阻塞性通气障碍，但都有明确的吸烟史，认为与吸烟有关。

五、胸部影像学

(一)X 线胸片

几乎所有的病例 X 线胸片都有异常阴影，X 线表现多种多样，没有特异性。大部分表现为双侧斑片状浸润影，主要为磨玻璃影和肺泡性浸润影，约占 72%。两肺多发性斑片状影在病程中常有明显的移动或呈游走性(图 5－23)，为本病较特征性的 X 线改变。有半数以上病例侵及一个以上肺叶，呈大叶性肺炎样分布。多数斑片状浸润影主要分布胸膜下及肺野外带(图 5－24)；少数表现为间质性阴影改变，多发性局灶性肿块影(图 5－25)。极少数患者呈弥漫的粟粒状。胸水或过度充气征则少见，肺容积正常。

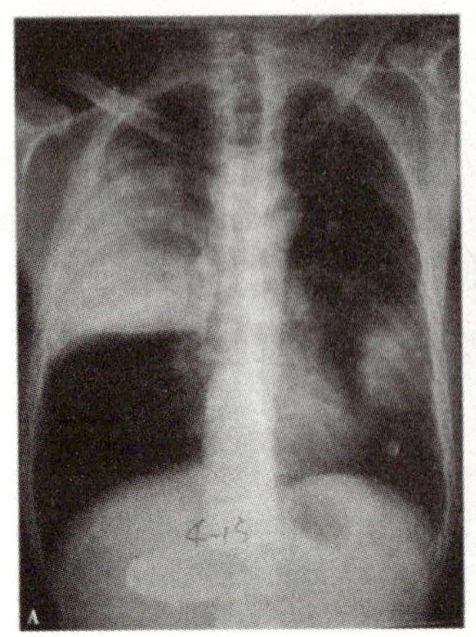

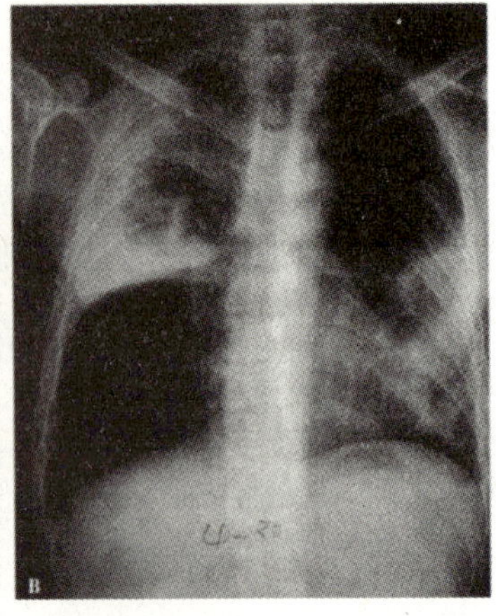

图 5－23　机化性肺炎病变游走

A. X 线胸片见右上肺大叶性实变阴影，左侧下肺野大片实变，经多种抗生素治疗，临床症状无好转；B. 17 天后复查 X 线胸片见右上肺实变阴影部分吸收，左侧下肺野实变影范围扩大，病灶呈游走性

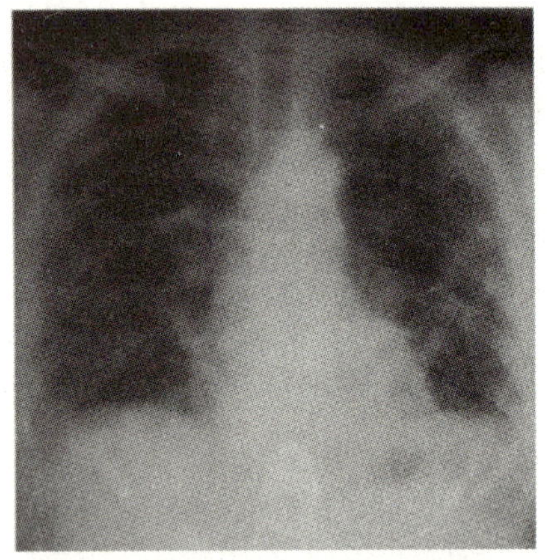

图 5－24　X 线胸片示两肺见斑片状浸润阴影，右中肺见条索状阴影

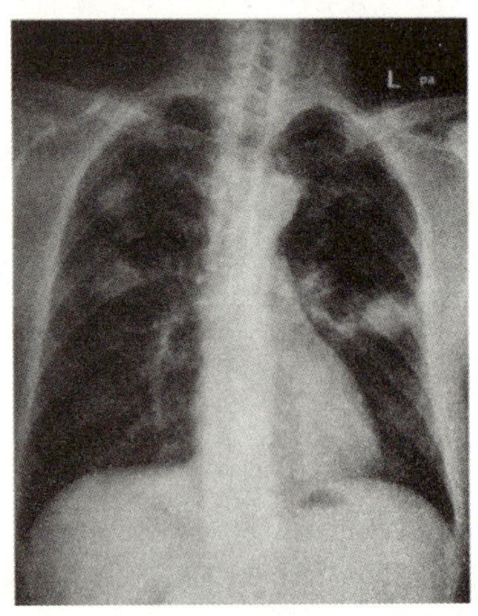

图 5－25　X 线胸片示两肺多球形实变阴影

Cordier 等将 COP 患者的 X 线胸片特点划分 3 个类型并提出相应的鉴别诊断疾病：①多发性斑片状肺炎型：此型为 COP 典型的 X 线表现，常呈游走性，有时出现空气支气管征，此型

需与慢性嗜酸性粒细胞性肺炎、肺淋巴瘤鉴别。②孤立局灶性肺炎型：局灶肺泡浸润影常位于上肺，边缘清楚，常呈叶段分布，偶有空洞，Cordier 等报道 6 例均因疑诊肺癌手术切除后没有复发。③弥漫性间质性肺炎型：阴影表现网状，结节状或网结节状，此型表现与 IPF 类似。

（二）胸部 CT 和 HRCT

与 X 线胸片类似，COP 的胸部 CT 病变形态及分布常表现多样性。胸部 CT 能发现比 X 线胸片更多病变，更详细显示病变的形态和分布特点，如结合临床背景对 COP 诊断有重要的帮助。90％的 COP 患者胸部 CT 表现气腔实变影或不规则线状、条索状影。实变影为外周分布和胸膜下或位于支气管血管束周围。气腔实变影可表现为大叶性实变影（图 5－26），在实变区内可见支气管充气征；60％以上的患者有磨玻璃影，随机分布，通常伴有气腔实变影；大约 15％的 COP 患者可表现为多发大结节状影。22％的 COP 有胸腔积液。

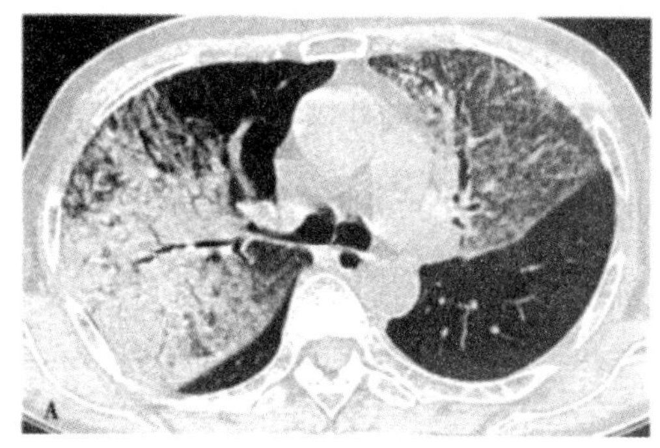

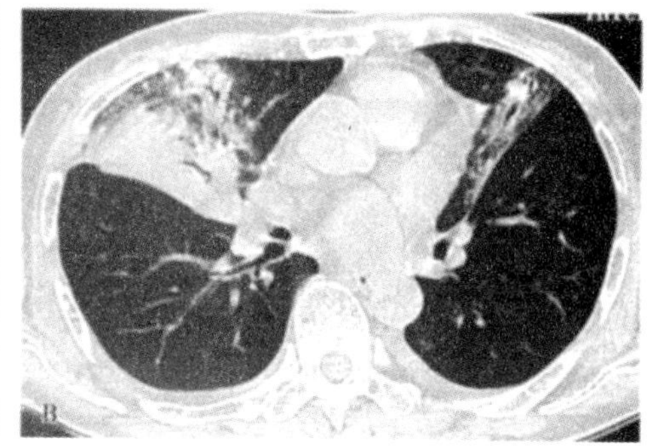

图 5－26　COP

A. HRCT 示右上叶见大叶性实变影，周边见磨玻璃影；左上叶大片磨玻璃影；B. HRCT 示右中叶见大叶性实变影；左舌叶条索状实变影及磨玻璃影

根据胸部 CT 主要表现及分布特点，COP 分为 3 种影像学类型：多发性肺泡实变影（典型 COP）；浸润性阴影（浸润性 COP）；局灶性实变影（局灶 COP）。一项多中心的 HRCT 诊断 IIP 准确性研究结果表明，COP 正确诊断率最高＞79％，说明 COP 的 HRCT 表现具有一定的特征性。对于典型 COP，有经验的临床医师根据 HRCT 表现结合临床背景，足以准确诊断 COP。

1. 典型 COP　多发性肺泡实变影是 COP 最常见和典型的影像学表现。通常两侧和周边分布，大小从数厘米到整个大叶实变影（见图 5－26），形态表现为大片状、类球形的实变影。实变影内可见支气管充气征，阴影的密度不一，可从磨玻璃影到实变影。部分病灶可呈游走性。

当实变影表现为斑片状，不规则条索阴影，沿支气管血管束周围分布或肺外周和胸膜下分布时，均是对 COP 临床诊断颇有帮助的 HRCT 表现。有学者将形态斑片状或条索阴影沿支气管血管束周围分布的实变影，称为支气管中央型 COP，并认为它也是 COP 颇具特点的 HRCT 表现。但应注意结合临床背景，排除如嗜酸性粒细胞性肺炎、弥漫性肺泡损伤、慢性感染、细支气管肺泡癌及淋巴瘤等。

2. 局灶性 COP　少数 COP 患者可表现为孤立的局灶性肺部阴影（图 5－27，图 5－28），在阴影内可出现支气管充气征，常位于上肺，边缘清楚，常呈叶段分布，偶有空洞。局灶性 COP 影像学无特点，多因疑诊肺癌手术切除。对局灶性 COP 应注意排除细支气管肺泡癌，淋巴瘤等。

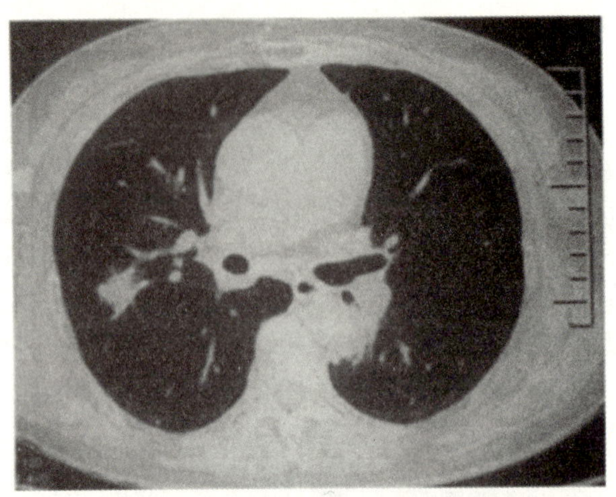

图 5－27 局灶性 COP

HRCT 示肺中叶的斑片状实变影，两肺见细小的胸膜下线影

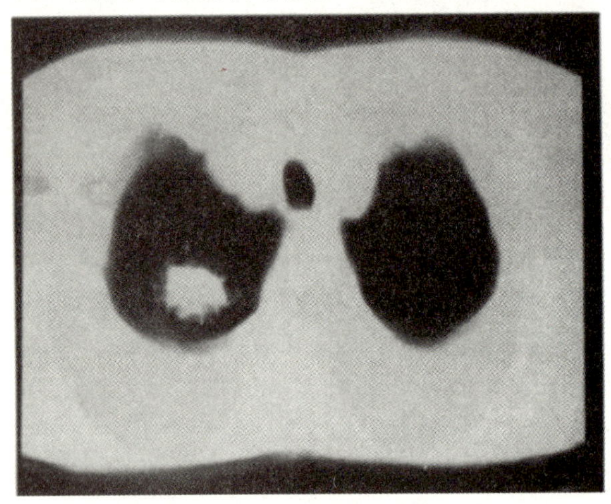

图 5－28 局灶性 COP

HRCT 示肺上叶的块状实变影，边缘有细短毛刺

3. 浸润性 COP 浸润性 COP 的 CT 影像表现为肺泡实变影背景中同时还有间质性阴影（图 5－29）。实变影的 CT 形态接近线状或条索状，线状影比较厚，拱形、弯如弓形或多角形，此线状影与边界清楚的小叶间隔增厚不同，有文献称之为小叶周围型（perilobular pattern）线状影，可在半数以上的 COP 患者出现，但通常在其同一肺野尚伴有其他阴影，特别是气腔实变影。早期文献报道 20%～40%的 COP 患者出现小叶间隔增厚，但近期文献报道，COP 患者的小叶间隔增厚少见，在 21 例患者中，仅有 1 例患者有小叶间隔增厚。分析以往文献，其描述的小叶间隔增厚有相当一部分实为所谓的小叶周围型线状影。

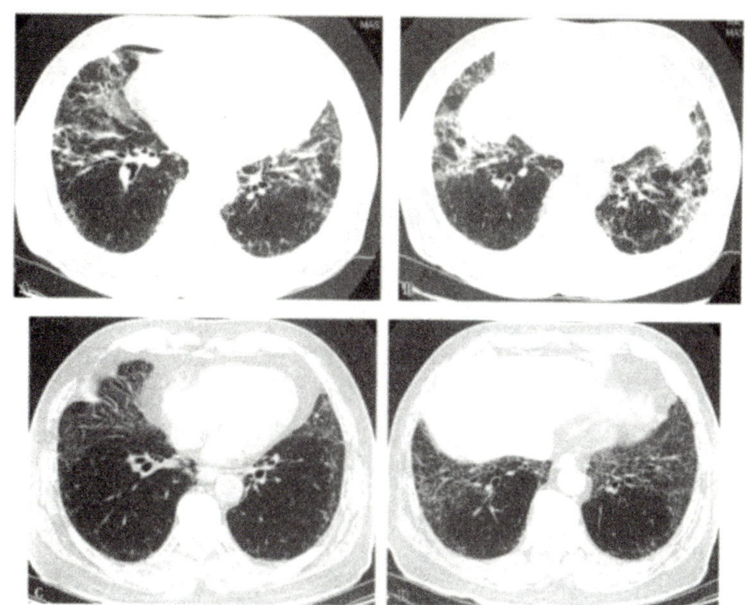

图 5—29 浸润性 COP

HRCT 示两下肺斑片状实变影，线状影，网状影，小叶间隔增厚，牵拉性支气管扩张；外科肺活检病理诊断 OP；激素治疗后，5 年复查 HRCT 示(C、D)原病变部位有网状影及牵拉性支气管扩张

Murphy 等报道两种线状影，单独或与其他异常影结合出现对 COP 的诊断颇有帮助，第一种为线状影起于支气管沿支气管放射状与胸膜相连(见图 5—29)；第二种线状影位于胸膜下与胸壁平行，与支气管无联系；Akira 等将第一种线状影称为肺实质带影(parenchymal bands)，而 Preidler 等称为中轴间质增厚。Ujita 等将以上两种线状影统称为带状影(band-like opacities)，21 例 COP 患者中有 4 例患者胸部 CT 主要表现为带状影。

COP 除以上影像学表现外，有数篇文献介绍了其他对 COP 影像诊断有帮助的特征性表现。如 Voloudaki 等首先报道 COP 患者另一不常见且具有一定特征影像学表现，即在磨玻璃影的周围有实变密度的线状或索条状影(图 5—30)，形状如新月形或环状影，命名为环状珊瑚岛(atoll sign)。Kim 等将类似影像学表现称为反晕环征(the reversed halo sign)，COP 患者的发现率为 19%。中央的磨玻璃影其相应的组织学表现为肺泡腔内和肺泡隔内炎性细胞浸润，而外周新月形或环状影主要为肺泡管内的机化性肺炎所致。反晕环征与其他条索状、斑片状实变阴影同时在同一患者出现，从影像学诊断 COP 更有把握。

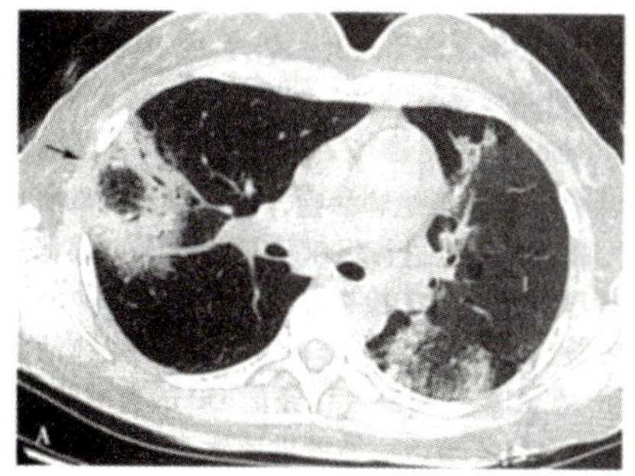

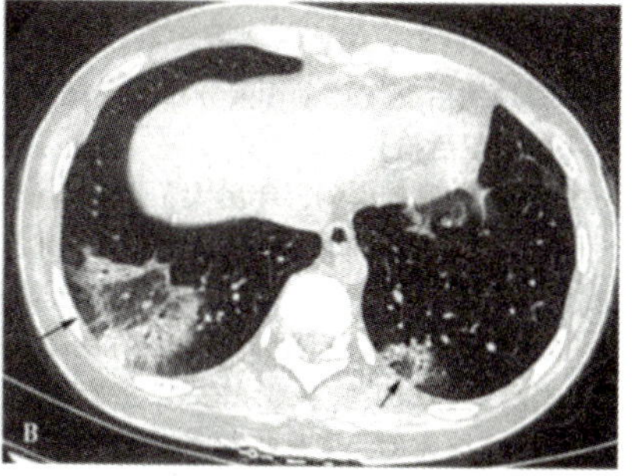

图 5—30　反晕环征

A. 胸部 CT 示右上肺见反晕环征(↑)，周围实变影及磨玻璃影，右上肺见大片磨玻璃影及斑片状实变影；B. 两下肺见反晕环征(↑)

COP其他相对少见影像学表现尚包括，约15% COP患者出现多发肿块状影或结节状影，类似转移性肿瘤(图5－31)。多发肿块状影的边缘不规则，阴影内可有支气管充气征，同时有胸膜牵连、毛刺、肥厚和肺实质内带状影等多种影像学表现。偶有COP患者的CT表现为沿支气管血管束分布弥漫性微小结节状影。

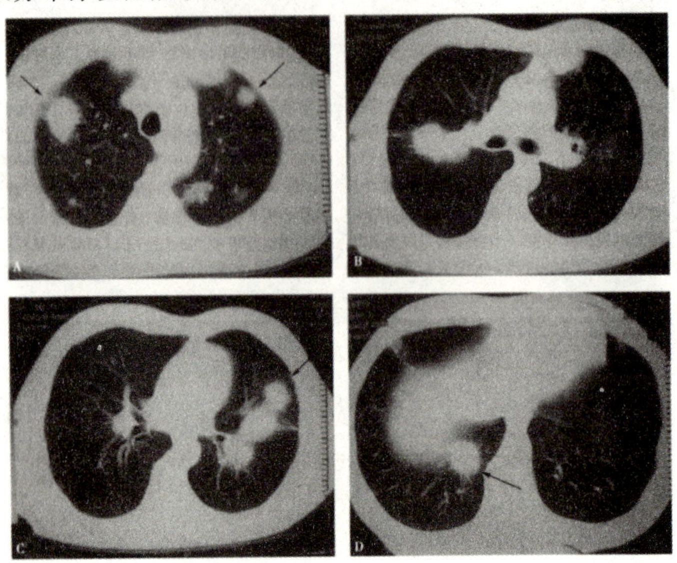

图5－31　COP表现多发肿块状影

胸部CT示上肺多个圆形结节状影(黑箭)，边缘不规则，多长毛刺，有胸膜的牵连

六、肺组织活检

除非某些患者虚弱，年龄大，不能耐受肺活检，或者拒绝肺活检，对临床及胸部影像学怀疑COP患者，即使胸部影像学表现典型，原则上还应进行组织病理诊断。可根据患者具体情况及胸部影像学病变的部位，谨慎选择以下肺活检的检查方法。

1.经纤维支气管镜肺活检　在外科肺活检前，可推荐先进行经支气管镜肺活检(TBLB)，如肺组织镜下显示有OP的病理表现，在大多数病例可以做出OP的暂时诊断。对影像学表现典型，依从性好的患者可考虑进行治疗及随访。如糖皮质激素治疗反应不佳，应重新考虑诊断。注意的是TBLB取得肺组织小，活检钳人为地挤压，不能排除局部OP同时合并其他疾病的病理学病变。

2.经皮肺穿刺活检　对靠近胸壁病灶在CT引导肺穿刺活检也是可考虑选择的方法，部分患者可见典型OP的病理表现。但该方法与TBLB一样，取得肺组织小，人为的挤压，与TBLB类似，不能排除局部OP同时合并其他疾病的组织病理学病变。需要结合临床背景及CT表现进行解释。

3.电视胸腔镜下肺活检　电视胸腔镜下肺活检是近年来推荐的肺活检方法，安全，创伤性较小，可取得足够大小的标本，以排除同时合并其他疾病，对间质性肺炎进行具体的病理分型。与开胸肺活检相比较，当CT表现出各部位呈不同的病变形态，电视胸腔镜下肺活检可针对不同病变形态从不同的肺叶活检。

4.开胸肺活检(OLB)　OLB虽然创伤性较以上方法大，但容易获得较多的肺组织标本，病理诊断较容易。

七、诊断和鉴别诊断

本病的最初临床及影像学表现与感染性疾病类似，相当一部分患者最初被诊断为肺炎，抗生素治疗下，病情呈进行性加重。用普通细菌感染无法解释时，应考虑到本病的诊断。

（一）疑似诊断

在临床上遇到患者具有下列特点时应考虑本病：①临床有持续性干咳，呼吸困难、发热、体重减轻；肺部有爆裂音，无杵状指。②X线表现弥漫性肺泡和（或）肺间质浸润性阴影，特别是游走性斑片阴影。③抗生素治疗无效并除外肺结核、支原体、真菌等肺部感染。④支气管肺泡灌洗液中细胞数增多，淋巴细胞及中性粒细胞比例增多，CD4/CD8降低。⑤肾上腺皮质激素治疗效果显著。

（二）确定诊断

当临床表现及影像学提示COP，仍然推荐通过组织病理学确定COP诊断。COP的确定诊断包含两层含义：OP的组织学诊断；识别及排除引起OP的原因。

1. OP组织学诊断　多种炎症性肺部疾病可出现肺泡腔内渗出物机化，必须仔细寻找有无其他特征性的病理改变。如特发性或继发性NSIP可出OP样改变，但OP范围在总体病变的20%以下。54%～70%的肉芽肿性多血管炎（以往称韦格纳肉芽肿）病理有OP病变，甚至在某些病例是主要的组织病理学改变。嗜酸性粒细胞性肺炎、过敏性肺泡炎、肿瘤阻塞远端的肺炎、肺脓肿、吸入性肺炎、囊性纤维化、任何原因引起的弥漫性肺泡损伤机化期、尘肺等病，其组织学均可能出现OP改变。仅依靠TBLB及经皮肺穿刺活检获得的肺组织小标本诊断非典型COP病例，尤其是影像学特点提示更符合NSIP或IPF，需要谨慎。

2. OP的病因诊断　虽然OP具有病理形态学特征，但临床上缺乏特异性。导致OP的组织病理学原因诸多。OP可与感染、结缔组织病、吸入性损伤、过敏性肺炎、药物反应、放射性肺损伤或者误吸相关。感染是引起OP病理改变常见病因之一，应对肺组织进行微生物学的研究，包括特殊染色排除感染，特别是机会性感染。鉴别是否有以上OP的病因，也是COP临床诊断相当重要的环节，如没有明确原因或基础疾病的OP，方能诊断为COP。

临床实际工作中的COP病例逐渐增多，仅依靠临床和影像学，无组织病理学，是否能诊断OP，仍然存在争议。但对某些患者虚弱，年龄大，不能耐受肺活检，或者拒绝肺活检。可以依据临床和影像学做出很可能是COP的临床诊断。如患者依从性好，知情同意，能接受定期随访，可予以糖皮质激素治疗。若治疗后患者的临床和影像学迅速改善，也可进一步支持诊断。但应注意到，无病理证实的COP诊断，会被临床医师和患者质疑，导致最后仍然需要肺活检。其次，长期使用激素，出现药物副作用，被质疑的COP诊断等因素，会导致过早停用激素，致疾病易于复发。

（三）鉴别诊断

本病需与下列疾病相鉴别：

1. 慢性嗜酸性粒细胞性肺炎　慢性嗜酸性粒细胞性肺炎（chronic eosinphilic pneumonia，CEP）与COP的临床、X线及HRCT表现很难鉴别，对激素治疗反应均佳；但CEP患者周围血嗜酸性粒细胞大多增加，一般可达20%以上，BALF嗜酸细胞多在5%以上，且55%患者BALF嗜酸性粒细胞＞淋巴细胞；而COP患者BALF嗜酸性粒细胞多在5%以下，96%患者BALF淋巴细胞百分数超过嗜酸性粒细胞；其最终鉴别诊断依赖肺活检。虽然两病病理组织学上可有 OP 表现,CEP 病理显著特点是肺泡腔内和间质内有较多嗜酸性粒细胞浸润,可资鉴别。

2. 外源性过敏性肺泡炎　亦称为过敏性肺炎(HP)是由反复吸入有机抗原物所引起的免疫介导的肺部疾病,其病理学改变是肺间质,肺泡和终末细支气管的弥漫性单核细胞浸润,常出现肉芽肿,并可发展为肺纤维化。慢性期其 X 线及 HRCT 表现呈现弥漫性肺间质纤维化呈网状改变,可见肺容积缩小,有蜂窝肺,与 COP 鉴别诊断并无困难。但急性期 HP 的 X 线及 HRCT 表现为肺泡性浸润阴影,如出现游走性斑片状阴影,易与 COP 混淆。少数 HP 患者 HRCT 表现沿支气管血管束分布的气腔实变影和条索状影,此时与 COP 鉴别有困难,应注意到 HP 其背景中微小结节影,并结合职业史环境、吸入抗原激发试验,皮肤抗原试验及血清查沉淀抗体等检查进行鉴别诊断。必要时亦可做肺活检,虽然 HP 病理改变有 OP,但病变分布细支管周围为主,见疏松的肉芽肿。

3. 细支气管肺泡细胞癌　细支气管肺泡细胞癌(bronchioloalveolar carcinoma,BAC),又称为细支气管肺泡癌,是肺腺癌的一种特殊亚型。BAC 的临床表现差异很大,临床症状为咳嗽、咳大量白黏痰、呼吸困难。在影像学上,BAC 有结节型和弥漫型两类,后者形态类似肺炎,HRCT 表现为实变影,病变多叶或段分布,在影像学表现类似 COP;BAC 的多发性实变影无游走性,同时有多发性结节影等特点,需肺活检病理排除之。

4. 肺原发性恶性淋巴瘤　特别是低度恶性黏膜相关淋巴组织(mucosa associated lymphoid tissue,MALT)B 细胞淋巴瘤,临床呈现惰性过程,患者无发热,大约一半患者常无症状仅凭常规胸部 X 线发现,HRCT 表现为单发或多发性类结节影和实变影,当患者以多发性实变影为主要表现,其影像学与 COP 颇为类似,与 COP 鉴别诊断需要肺活检病理。

八、治疗

COP 治疗决策需要综合考虑患者症状严重程度,肺功能损害程度,胸部影像学累及范围,疾病进展速度等。

1. 对症状轻微或肺功能轻度异常的 COP 患者,可 4～8 周后随访再评价,如有症状加重,或肺功能下降,或影像学累及范围扩大,可开始全身糖皮质激素(激素)治疗;部分 COP 患者有自然缓解可能。

2. 对有症状伴有肺功能中至重度异常的 COP 患者,推荐全身激素治疗。起始激素剂量泼尼松(强的松)口服,0.75～1mg/(kg・d)到最大 100mg/d;早上顿服或分 3 次口服;多数 COP 患者对泼尼松 60mg/d 治疗反应良好。对激素反应良好的 COP 患者,在用药后 3～5 天可见临床症状改善,而胸部影像学的吸收需要数周以上。

3. 对快速进展或出现呼吸衰竭的 COP 患者,建议初始甲泼尼龙 500～1000mg 静脉滴注 3～5 天后;改继续口服激素治疗。

4. 初始激素剂量维持 1～3 个月后,激素逐步减量,疗程 6～12 个月。Epler 等建议最初泼尼松口服 60mg/d 或 0.5～1mg/(kg・d),此量用 1～3 个月。经初期奏效后用量逐渐减少至 20～40mg/d,以后可隔日 20～40mg,全疗程为 1 年。

停用激素或激素减量,复发较常见,导致疗程延长。治疗过程中应注意激素的并发症。

对初始全身激素治疗无反应,或快速进展患者,建议加用免疫抑制剂如环磷酰胺或硫唑嘌呤。

有文献报道使用大环内酯类的抗生素治疗 COP 有效，有学者报道克拉霉素 500mg，每日 2 次，治疗 3 例 COP 患者，其中 1 例是激素治疗后无效，改用克拉霉素，治疗后临床症状改善和 X 线明显吸收。

九、预后

COP 大部分患者在激素治疗后，临床症状和胸部影像表现能迅速改善，预后良好。

少数 COP 患者以暴发急剧进展起病，表现为弥漫性浸润阴影，严重低氧血症，符合急性肺损伤或 ARDS 诊断标准，部分患者需要无创或甚至气管插管机械通气，如不及时使用激素，甚至可进展至死亡。这类病例常出现诊断延误，及时使用激素，可改善病情。当怀疑激素不敏感时，可与免疫抑制剂联合治疗，此类患者可能有潜在基础疾病或暴露(结缔组织病、药物及感染等)。

极少数 COP 患者虽然经激素治疗，仍然死亡，其原因与诊断时已逾晚期有关外，还与 COP 特定的非典型临床表现及组织病理表现有关。

罕有 COP 患者进展纤维化和蜂窝肺病例报道，此类 COP 患者影像学表现为浸润性阴影(图 5—32)，特别是相关的组织学和(或)影像学特点符合 UIP，有作者称之为纤维化型 COP。在某些 IIP 患者急性加重时，病理见 OP。有些肺移植手术 UIP 患者的移出肺标本病理表现 UIP 背景下出现 OP。在 UIP 早期的纤维化病变区域，也常见到肺泡腔内的机化性肺炎样病变。当 COP 患者的病理改变出现肺实质的瘢痕和重建，是预后不良的病理指标，不排除部分诊断为 COP 患者本身应是 UIP 的亚急性肺损伤。当 COP 患者出现以上诸多临床或组织病理学的非典型表现，仍然可用激素治疗，但疗效则难以预测。

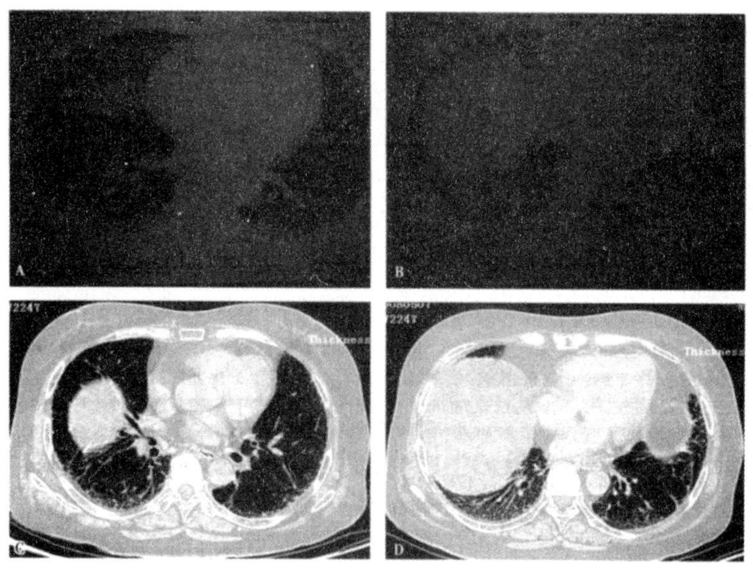

图 5—32　对激素治疗无反应 COP

胸部 CT(A、B)示沿胸膜下及支气管血管束气腔实变影及网状影，外科肺活检病理诊断机化性肺炎。经激素治疗 1 年，临床症状加重，肺功能下降，复查胸部 CT(C、D)示原实变阴影部位(C、D)表现为网状阴影，蜂窝影，牵拉性支气管扩张，提示向肺纤维化进展

(梅海豫)

第八节 急性间质性肺炎

1944 年 Hamman 和 Rich 报道了以暴发起病、快速进展为呼吸功能衰竭并迅速死亡的 4 例患者。患者胸片表现为广泛的肺部弥漫性浸润影，病理检查中并无类似于细菌性肺炎的肺泡腔中大量炎性细胞的浸润，主要表现为肺间质中结缔组织的弥漫增生，将这种新的疾病命名为“急性弥漫性间质纤维化(acute diffuse interstitial fibrosis)”，即 Hamman－Rich 综合征。其后有相当长的时间内将其视为 IPF 的急性型。1986 年 Katzenstein 等报道了 8 例与 Hamman－Rich 综合征相似的病例，组织病理学为弥漫性肺泡损伤(diffuse alveolar damage，DAD)，主要特点为肺泡间隔增厚、水肿、炎性细胞浸润、成纤维细胞增生但不伴成熟的胶原沉积、广泛的肺泡损伤和透明膜形成，提出以急性间质性肺炎(acute interstitial pneumonia，AIP)取代已使用多年的 Hamman－Rich 综合征等相关名词。在 2002 年 ATS/ERS 发表的特发性间质性肺炎分类中，将急性间质性肺炎纳入特发性间质性肺炎的范畴，对其相应的临床－放射－病理学进行了定义。2013 年发布的 IIPs 分类更新中，AIP 列为主要 IIPs 之一。

一、流行病学

确切的患病率和发病率尚不清楚。在外科肺活检组织学诊断的 IIP 中，AIP 不到 2%。有限的病例系列资料提示，AIP 平均发病年龄为 50 岁，无性别差异，与吸烟无相关性，也没有明确的致病危险因素。AIP 的确切发病机制不清楚，目前认为肺内多形核中性粒细胞释放毒性氧物质和蛋白酶引起急性肺损伤。

二、病理特点

AIP 病理改变为弥漫性肺泡损伤，可分为急性期(亦称渗出期)和机化期(亦称增殖期)。但在同一标本中两期之间的病理表现常有交叉，与标本在具体病程中获得时间有关。

渗出期最显著的病理特点为肺泡腔内透明膜形成。早期肺泡隔的水肿和肺泡腔内出血，同时可见肺泡上皮和上皮基底膜的损伤，炎性细胞进入肺泡腔内，在受损的肺泡壁上可见Ⅱ型肺泡上皮细胞增生并替代Ⅰ型肺泡上皮，可见灶状分布的由脱落上皮细胞和纤维蛋白所构成的透明膜充填在肺泡腔内，另可见此期在肺泡腔内逐渐可见成纤维细胞成分，进而导致肺泡腔内纤维化。

机化(增生)期：可有急性期和机化期交叉的病理表现，但此期最显著的病理特点为肺间质中的肌成纤维细胞增生，肺泡隔呈现纤维化并有显著的肺泡隔增厚，透明膜被吸收，肺泡修复，这些改变在 1/3 以上病例中可成为主要病理特征。在 95%的患者有急性肺损伤的其他表现如内皮损伤、小动脉血栓形成和细支气管鳞状上皮化生等。在机化的形成过程中，偶尔可见类似 OP 的组织学变化。机化期的晚期，残存的肺泡形状大小不一，或呈裂隙状或异常扩张，最终导致肺结构破坏、扭曲及蜂窝肺形成。

三、临床表现

起病急，最常见的症状是咳嗽、呼吸困难和发热。患者常有前驱的感冒样症状(关节肌肉疼痛、发热、寒战和全身不适)。其他的症状包括呼吸急促、发绀、杵状指(趾)，50%患者肺部可闻及爆裂音。迅速出现中至重度低氧血症，氧疗难以纠正，并快速进展为呼吸衰竭，需要机械通气治疗，临床表现和过程与 ARDS 类似。

四、辅助检查

常规的血液学检查无特异性。支气管肺泡灌洗液（BALF）中细胞总数增加，血细胞和巨噬细胞内含铁血黄素提示肺出血，中性粒细胞百分比增加（>50%），淋巴细胞百分比偶尔会增加，有时可发现反应性Ⅱ型肺泡上皮细胞，不易和肿瘤细胞鉴别，偶见透明膜碎片。BAL 可将 AIP 与下列急性病变鉴别开来：①弥漫性肺泡出血：血性分泌物，红细胞和内含铁血黄素的巨噬细胞。②急性嗜酸性粒细胞性肺炎：嗜酸性粒细胞明显升高。③药物所致的肺炎：$CD8^{+}$ T 淋巴细胞增多，泡沫样巨噬细胞。④生长迅速的肿瘤：见肿瘤细胞。⑤感染所致的急性肺损伤：感染的临床表现，微生物学培养阳性。经支气管肺活检确诊价值有限，但能帮助缩小鉴别诊断范围。

肺功能检查：所有患者均有限制性通气障碍和 $D_{L}CO$ 减低，血气分析示低氧血症。

五、胸部影像学表现

（一）X 线胸片

早期部分患者的胸片正常。多数患者胸片表现为双下肺野散在或对称分布的点片状、斑片状及大片状气腔实变或磨玻璃样阴影（图 5－33），此时与支气管肺炎不易鉴别。随病情进展，双肺出现不对称的弥漫性网状、条索状及斑点状浸润性阴影，并逐渐扩展至中上肺野，以外带明显（图 5－34，图 5－35），偶见气胸、胸腔积液及胸膜增厚。

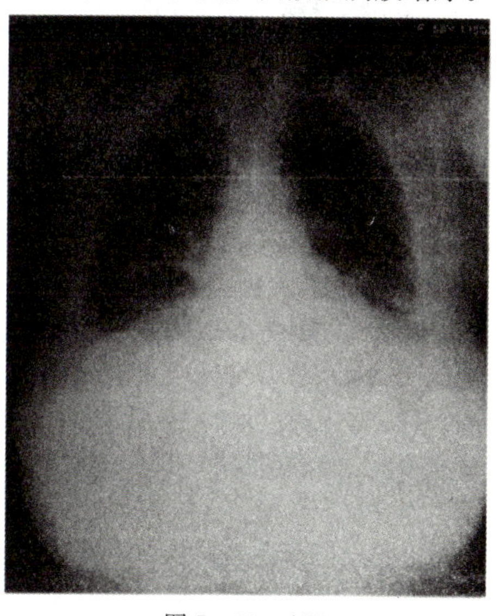

图 5－33　AIP

X 线胸片示两肺下野斑片状磨玻璃影

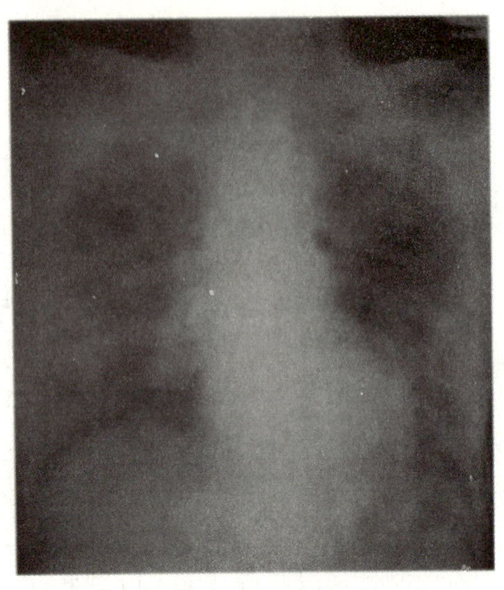

图 5－34　AIP

X 线胸片示两肺弥漫性分布的磨玻璃影和斑片状实变影

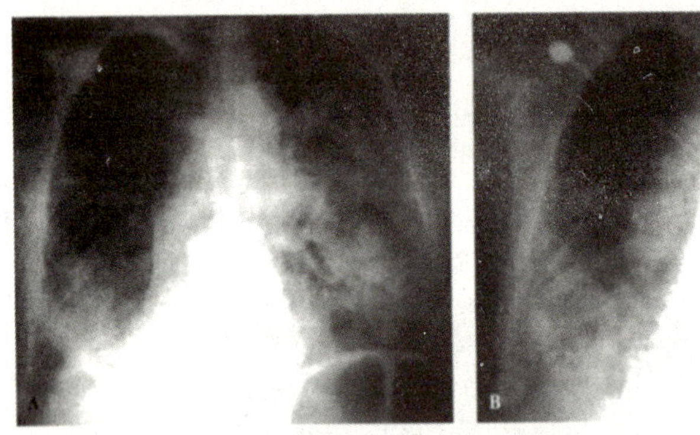

图 5－35　AIP 胸片的演变

A. X 线胸片示右肺下野斑点状及斑片状实变阴影，左肺中下野大片状阴影，边界不清；B. 7 天后，X 线胸片示两肺实变阴影范围明显扩大

(二)胸部高分辨率 CT

胸部 CT 影像学的具体病变与病程有关。已报道 AIP 的 HRCT 病变有磨玻璃影(100%)，牵拉性支气管扩张(100%)，实变影(92%)，支气管血管束增粗(86%)，小叶间隔增厚(89%)，结节影(86%)，蜂窝影(14%)，肺结构扭曲(100%)等。以上单一 HRCT 表现并不具有诊断意义，但对 HRCT 的病变及分布特点进行综合的分析，同时与恰当的临床背景相结合，能提示 AIP 的诊断。

AIP 发病早期(1～7 天)，HRCT 病变阴影的密度从磨玻璃到实变影，呈弥漫或片状分布，常对称性出现，肺外周及下叶背部的病变较重(见图 5－36)，肺容积正常或减少。进展为纤维化期时可出现网状影，伴有肺间质结构紊乱，牵拉性支气管扩张和轻度蜂窝肺。

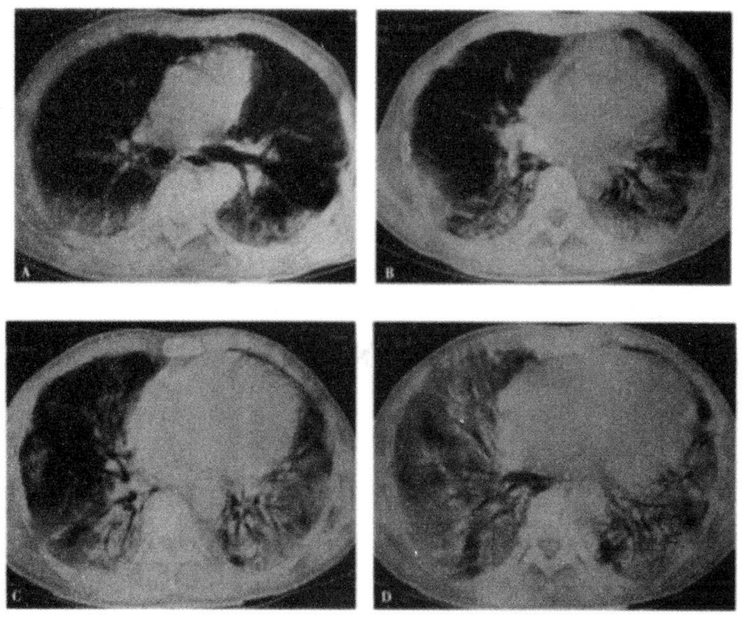

图 5－36　急性间质性肺炎

胸部 CT 示两肺弥漫性气腔实变影以胸膜下和下肺为主分布，部分融合形成大片实变影，边缘少量磨玻璃影

Ichikado 等比较 14 例 AIP 病理结果与 HRCT 的关系，发现：①在渗出期，会有部分残存的正常肺组织影像接近阴影区〔指磨玻璃样变和(或)实变区〕或存在于阴影区之中；不论是何种阴影表现，均不伴有支气管扩张影像的出现。②在增殖期及纤维化期，磨玻璃样变和实变区内均伴有支气管扩张影像的出现(图 5－37)。当 HRCT 出现支气管牵拉性支气管扩张，预示着渗出期将尽，而某种程度的机化业已出现。

病程短，以磨玻璃影和(或)实变阴影并存病变为主，并短期内出现牵拉性支气管和细支气管扩张，病变进行扩大(见图 5－37)，是 AIP 较具特征性的胸部 CT 表现，提示该病可能。

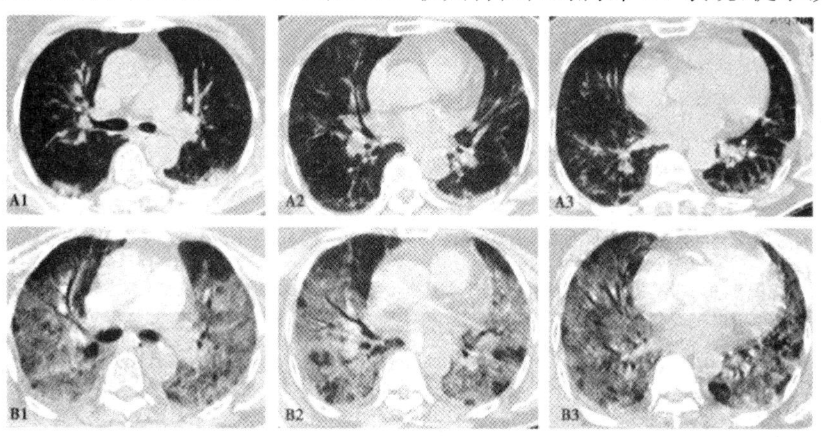

图 5－37　AIP 病情进展

起病初胸部 CT(A1～A3)示两肺斑片状的气腔实变影及磨玻璃影，少量胸腔积液；10 天后胸部 CT 示病变进展(B1～B3)，两肺弥漫性的磨玻璃影，牵拉性支气管扩张

六、诊断和鉴别诊断

本病并没有特异的临床诊断指标，最重要的是应根据临床过程及 HRCT 表现及时想到该病存在的可能。

当患者出现如下临床表现：①短期内进行性呼吸困难。②胸片和 HRCT 出现新近的弥漫性肺部浸润影，牵拉性支气管扩张。③持续恶化的低氧血症（$PaO_2/FiO_2<225$）。④无感染的依据。应该考虑 AIP 存在的可能。确定诊断需要临床符合 ARDS 诊断，无可识别的诱因，外科肺活检组织学表现 DAD 型。

能够产生 DAD 表现的具体肺部疾病很多，诸如各种类型的感染、药物性、吸入有毒气体，急性放射性肺炎、结缔组织病和血管炎等。所以，除了临床鉴别之外，病理的鉴别诊断也是必需的。AIP 的 HRCT 表现需与以下疾病相鉴别。

1. 病原体致肺炎　某些免疫功能正常患者的非典型性肺炎，尤其是免疫缺陷患者的机会性病原体所致肺炎，如肺孢子菌肺炎（图 5－38），其影像学表现为弥漫性磨玻璃阴影或实变影，两者的影像学鉴别有困难，但如能考虑到其鉴别，及时查 HIV，必要时做气管镜肺活检及可确定病原体。

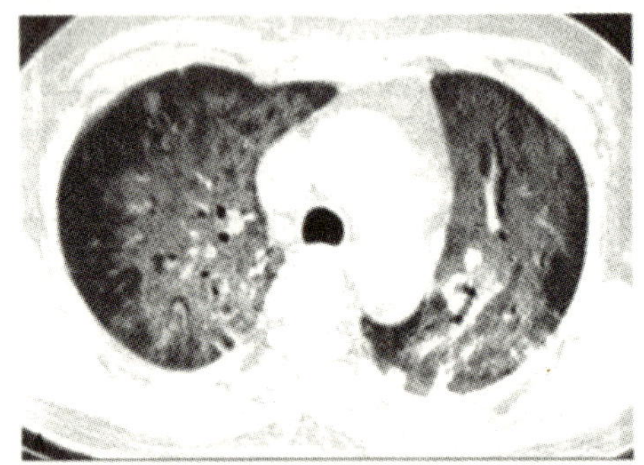
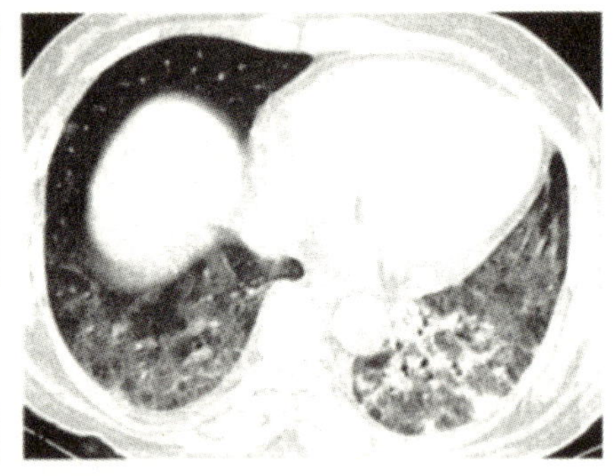

图 5－38　肺孢子菌肺炎

患者，女性，49 岁，咳嗽、咳痰 1 年，气促急性加重 1 周；胸部 CT 示两肺对称性大片状磨玻璃影，以内中带分布为主。外院查 LDH 2070U/L，CK 正常；查输血常规阴性；入院后复查 HIV 抗体阳性，$CD3^+CD4^+$ 细胞/$CD3^+CD8^+$ 细胞比值为 0.12。气管镜肺活检组织病理符合卡氏肺孢子菌肺炎

2. 结缔组织病相关性 ILD　部分结缔组织病引起的 ILD，病理类型呈现 DAD，其临床过程及 HRCT 表现与 AIP 类似。皮肌炎（dermatomyositis，DM）是炎症性肌病常见的临床类型，约 7%的患者有皮肌炎之典型皮炎，但始终无肌无力、肌痛，肌酶谱正常，缺乏明显肌病依据，这一部分患者被称为无肌病性皮肌炎（amyopathic dermatomyositis，ADM）。部分无肌病性皮肌炎发生相关性 ILD，其临床过程与 ARDS 类似，可在发病短期内病情急剧进展恶化，迅速发生呼吸衰竭。其临床表现为发热，呼吸道症状，胸部影像学进展快，而皮炎表现患者未注意，也被临床医师忽略。初始被误诊肺炎，抗生素治疗无效后，又被误诊急性间质性肺炎等。

3. 弥漫性肺泡出血　胸部 CT 弥漫性磨玻璃阴影或实变影多以肺门为中心，注意识别弥漫性磨玻璃阴影及实变影周围的腺泡小结节影，胸膜下受累少等，结合患者咯血，血红蛋白短期内明显下降可帮助鉴别诊断。

4. 肺水肿　胸部 CT 表现以肺门为中心的磨玻璃阴影及实变影（图 5－39），沿支气管血管束分布，由于重力作用有下坠感，肺泡隔和肺间质均匀增厚，两侧胸腔积液，小叶间隔增厚

等。如能注意相关心脏疾病的病史和体征发现，对鉴别诊断有重要的帮助。

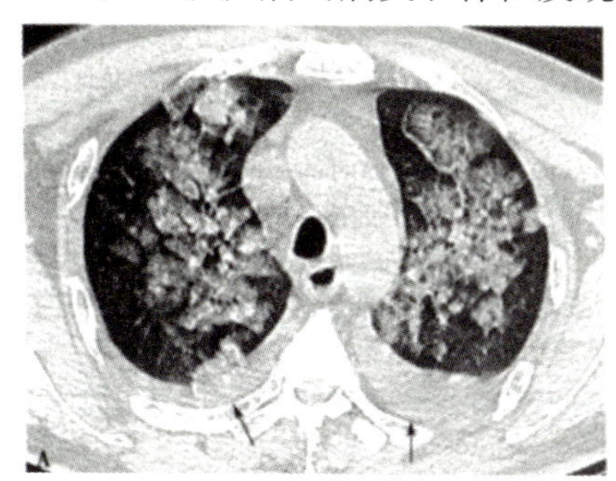
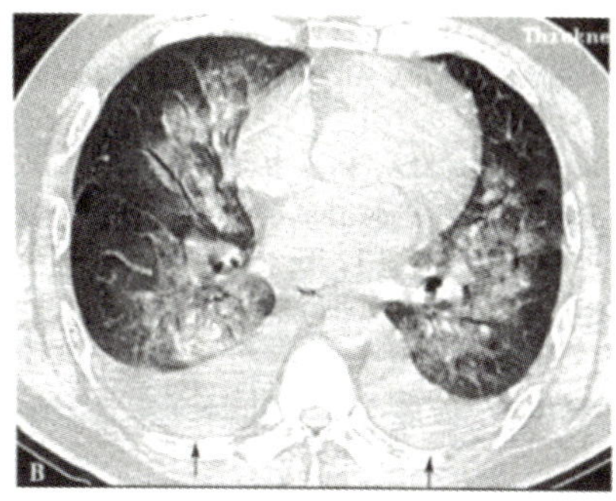

图 5－39　急性肺水肿

患者，男性，51 岁，咳嗽、咳痰伴气喘 3 天，有夜间阵发性呼吸困难和端坐呼吸，双肺可闻及湿啰音。心电图示非 ST 段抬高型心肌梗死。胸部 HRCT 示两肺斑片状磨玻璃影，实变影，向心性分布，小叶间隔增厚(A)，两侧胸腔积液(黑箭)

5. 隐原性机化性肺炎　病变多位于肺野外周和(或)支气管周围，实变形状倾向于三角形或多边形；短期内出现的病变与 AIP 类似，但通常不出现牵拉性支气管和细支气管扩张，蜂窝肺等，以及对 COP 激素治疗反应良好可与 AIP 相区别。

七、治疗及预后

无特异性的治疗手段，主要是对症支持治疗及机械通气。糖皮质激素是常用的治疗药物，可试用激素冲击疗法：静脉注射甲泼尼龙 500～1000mg/d，持续 3～5 天，其后改为 80～120mg/d 静脉注射，病情稳定后改为口服。还可联合运用免疫抑制剂，如环磷酰胺和长春新碱等，但效果并不肯定。

发病后 1～2 个月内病死率为 50%，发病后存活者 10%～50%，存活较前有所改善，可能与重危监护机械通气技术进步有关。有一半的存活患者演变为慢性间质性肺病，逐渐进展为肺纤维化。磨玻璃影、实变阴影、牵拉性支气管和细支气管扩张的范围与预后有关。血肌酐升高和血细胞比容减少提示预后不良。

（梅海豫）

第九节　吸烟相关性间质性肺炎

2002 年美国胸科协会(ATS)和欧洲呼吸病学会(ERS)特发性间质性肺炎(idiopathic Interstitial Pneumonias，IIPs)的共识中，将脱屑性间质性肺炎(DIP)、呼吸性细支气管炎伴间质性肺疾病(RB－ILD)列为有临床－放射－病理特点的独立疾病实体。近 10 余年来，对这两种与吸烟有关的间质性肺炎在 IIPs 中的地位提出质疑，认为 RB、RBILD 和 DIP 可能代表着吸烟所致的同一种组织病理疾病谱，反映了疾病的不同严重程度，均与吸烟相关，非真正意义的特发性，应从 IIPs 中剔除。亦有学者提出吸烟相关性间质性肺疾病(smoking－related ILD)概念，建议将脱屑性间质性肺炎、呼吸性细支气管炎伴间质性肺病及肺朗格汉斯细胞组织细胞增生症归为吸烟相关性间质性肺疾病，因为吸烟被认为是这 3 种疾病共同的病因。2013 年发布的 IIPs 更新提出，吸烟相关性间质性肺炎包括脱屑性间质性肺炎和呼吸性细支气管炎伴间质性肺病。

一、呼吸性细支气管炎伴间质性肺病

1974 年 NiewOhner 等给 1 例吸烟者做尸检时，意外地发现大量胞质内含有金色和棕色颗粒的吸烟者巨噬细胞聚集在呼吸性细支气管腔内，称为“呼吸性细支气管炎”(respiratory bronchiolitis，RB)。RB 在无症状的吸烟者中普遍存在，RB 也被称为“吸烟者细支气管炎”。1987 年 Myers 等报道了 6 例患者，其组织病理学表现为病灶呈片状分布于细支气管及其周围的肺实质，细支气管腔、邻近的肺泡道和肺泡内聚集着含有烟尘颗粒的巨噬细胞并首次提出呼吸性细支气管炎伴间质性肺病(respiratory bronchiolitis－associated interstitial lung disease，RB－ILD)命名。

RB－ILD 确切的发病率和患病率目前尚不明确。Moon 等对 168 例疑有弥漫性肺疾病的患者肺活检标本进行回顾性分析，发现其中有 13 例组织病理学表现为 RB－ILD，其中 4 例组织病理表现为 RB－ILD 合并 DIP，9 例伴小叶中心性肺气肿。

(一)病理改变

RB－ILD 特征性的组织病理学表现为主要累及呼吸性细支气管的炎症。病理学上见在呼吸性细支气管、周围的肺泡管和肺泡中分布有含棕褐色素的巨噬细胞。

细支气管由于黏液阻滞而扩张，管壁轻度增厚。常常可以看到细支气管化生的上皮延伸至相邻的肺泡。通常大部分肺间质都是正常的，偶尔也可以看到轻度肿胀的间质。在以往的研究中，不少呼吸性细支气管炎患者被误认为是 DIP。RB－ILD 的病理学改变很难与呼吸性细支气管炎相区分，与 DIP 的不同之处也主要表现在程度上。RB－ILD 最特征性的异常表现为色素沉着的巨噬细胞斑片状地聚集于呼吸性细支气管管腔及其周围的肺泡管和肺泡腔内。

(二)临床表现

男性更易患 RB－ILD，男女比例约为 1.6∶1，也有资料显示男女性别的患病比例相当。大多数患者为吸烟者或曾经吸烟者，在四五十岁时发病，但在其他年龄段也有发病。患者平均吸烟量为 30 年包。RB－ILD 患者主要的临床症状为气促(70%)和干咳(58%)。常见的体征是湿啰音(33%)，啰音通常在整个吸气相可以听到，偶尔会延长到呼气相。杵状指在 RB－ILD 患者中少见。

(三)辅助检查

RB－ILD 患者的常规实验室检查常无异常表现。支气管肺泡灌洗液有含黄色、棕色和黑色色素的肺泡巨噬细胞，与未患病的吸烟者表现非常相似。患者戒烟后，“吸烟者巨噬细胞”可以在支气管肺泡灌洗液中持续存在 3 年甚至更长时间。与之相类似，组织学上呼吸性细支气管炎的改变也需要 3 年甚至更长时间才会消失。值得提醒的是，如果患者支气管肺泡灌洗液中缺少“吸烟者巨噬细胞”，诊断应考虑其他可能疾病。

肺功能检查可以表现为阻塞性或限制性通气障碍，但也可表现为正常，残气量增多。肺一氧化碳弥散率(D_LCO)可以正常或轻度下降，静息状态或活动后可出现低氧血症。

(四)胸片和 CT 表现

28%的 RB－ILD 患者的胸片表现正常。最常见的胸片异常为小叶中央支气管和周围支气管的管壁增厚。也有报道称，在 RB－ILD 患者胸片上可以出现弥漫分布的细小的网状或网结节状间质影(图 5－40)。其他较为常见的胸片表现有磨玻璃影、局部肺气肿、肺容积减小等。

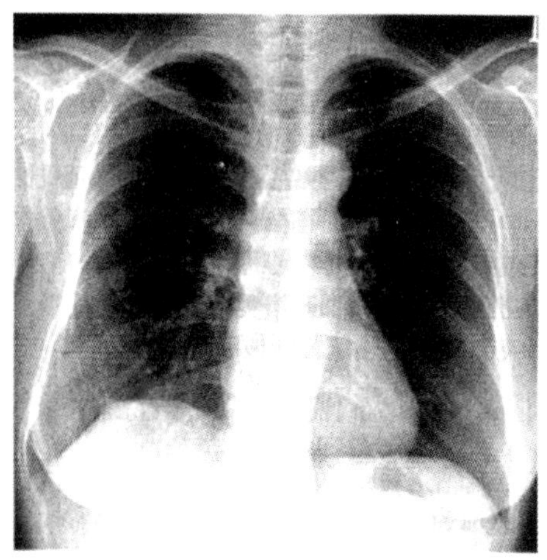

图 5－40　呼吸性细支气管炎伴间质性肺病
X 线胸片示两肺细小结节状影

RB－ILD 患者最常见的 HRCT 表现包括小叶中央小结节影、磨玻璃影和伴有气体潴留的肺气肿。其他 HRCT 表现有中央支气管和周围支气管的管壁增厚。

(五)诊断

患者有相应的临床背景资料(尤其是患者在最近 6 个月之内有吸烟史),有相应的临床和影像学表现,肺活检病理符合 RB－ILD 表现,同时排除其他更为严重的弥漫性间质性肺疾病,诊断即可成立。随着临床医师对 RB－ILD 临床及 HRCT 特征认识提高,临床工作中,越来越多的 RB－ILD 诊断不再需要外科肺活检。对具有小叶中心性小结节、磨玻璃样影等典型 HRCT 表现的吸烟者,若支气管肺泡灌洗液中有巨噬细胞增多(有吸烟者巨噬细胞),没有明显的淋巴细胞增多(排除过敏性肺炎)就可以临床诊断该病。

如果诊断存在明显的不确定性,患者有临床症状,或者有显著的影像学或肺功能异常,则需要考虑胸腔镜肺活检病理诊断。

(六)治疗及预后

鼓励戒烟是主要的治疗手段,戒烟和密切观察应当是起始治疗的基础。所有患者疑似或明确诊断 RB－ILD,强烈建议患者戒烟,很大一部分患者戒烟后,病情可改善或稳定。一项统计结果显示,患者戒烟或减少吸烟量后,22 例的 RB－ILD 患中者,17 例患者改善,其余 5 例患者稳定。RB－ILD 诊断后,建议至少 3 个月的戒烟时间内,可不启动任何药物治疗。

对于戒烟后没有改善,或有进行性恶化的进展患者,在其了解糖皮质激素治疗风险及副作用后,可口服糖皮质激素治疗,剂量为泼尼松 1mg/kg(理想体重),每天最多为 60mg/d,1 个月,随后为 30～40mg/d,再持续 2 个月。病情改善或稳定,逐步减量,至维持量 5～10mg/d,6～9 个月;疗程 1 年。对初始 3 个月激素治疗无效患者,逐步减量,尽快停用激素。

对于 RB－ILD 支持治疗包括吸氧、肺康复、流感和肺炎球菌疫苗接种。部分同时有慢性阻塞性肺疾病特征的患者,可能对特定的治疗有反应,如吸入抗胆碱能药物、β 受体激动剂支气管扩张剂或糖皮质激素吸入。

RB－ILD 患者常可长期生存,50%RB－ILD 病情表现稳定。

二、脱屑性间质性肺炎

脱屑性间质性肺炎(desquamative interstitial pneumonia,DIP)的概念是由 Liebow 在 1965 年首次提出,当时认为肺泡内聚集的巨噬细胞是脱落的肺泡上皮细胞,故命名为脱屑性间质性肺炎,后来的研究发现这些肺泡腔内聚集的细胞主要是巨噬细胞而不是肺泡上皮细胞,因此用“脱屑”来描述本病并不准确,但由于长期习惯用此命名,故一直沿用至今。

DIP 发病较为罕见,目前还没有关于 DIP 发病率的报道。笔者检索了相关文献,截至 2007 年 12 月 31 日国外共报道 DIP 523 例,其中儿童 66 例,成人 457 例。国内共报道 74 例,其中儿童 67 例,成人 7 例。7 例成人 DIP 均为个案病例报道,其中 4 例经尸检证实,2 例为开胸肺活检证实,1 例为经皮肺穿刺证实,存活的 3 例均无治疗和随访资料。

(一)病因和发病机制

目前认为,DIP 的发生与外源性致病因子吸入和吸烟密切相关。多数学者认为 DIP 的发生与外源性致病因子侵入肺,引起体内免疫应答有关,长期大量吸入有害性刺激性物质与 DIP 的发生有一定关系。除抗原抗体介导的免疫反应之外,多数学者还认为 DIP 的发生与长期的吸烟有密切关系。但在 Ryu 等报道的 DIP 病例中,有 3 例患者并没有吸烟史和外源性烟尘吸入史。

(二)病理改变

DIP 的主要组织学特点如下,肺泡腔弥漫分布均一的肺泡巨噬细胞。在低倍镜下,各个视野的总体外观肺泡巨噬细胞的聚集呈单一均匀性分布,肺结构基本完整。肺泡腔内的肺泡巨噬细胞有致密的嗜伊红包浆,含棕黄色的色素颗粒。肺泡隔轻度增宽,见纤维组织增生和轻度的淋巴浆细胞浸润,偶尔见嗜酸粒细胞浸润,增生的纤维组织显示同一个分化阶段。无成纤维细胞灶,无纤维蛋白,无坏死,无肺泡腔内的机化,很少形成纤维化瘢痕,蜂窝。

RB－ILD 与 DIP 在临床表现、影像学以及对皮质激素治疗的反应上都较为相似,鉴别两者需要病理活检。两者在病理学上均表现为肺泡腔内大量的肺泡巨噬细胞聚集,不同之处在于 RB－ILD 的病变呈斑片状分布,主要集中在呼吸性细支气管及其周围气腔,远端气腔不明显,并且有明显的呼吸性细支气管炎及肺间质炎症,但纤维化较轻。DIP 的病变弥漫分布且较广泛,肺间质炎症和纤维化相对较重,呼吸性细支气管炎的表现较轻。

(三)临床表现

DIP 可发生于任何年龄,婴幼儿亦可受累,但以中老年为主;男性高发,几乎是女性的 2 倍。多见于长期吸烟史者,国外报道 90%的 DIP 患者有吸烟史。

1. 症状　大多数患者为亚急性起病(数周至数月),但也可急性起病。最常见的症状为进行性加重的活动后气促、呼吸困难,其次为干咳或咳少量黏痰。Ryu 等报道的 23 例 DIP 患者中,以呼吸困难和咳嗽为主诉的分别占 87%和 43%。部分患者可有胸痛、体重减轻等表现,偶有自发性气胸。上海市肺科医院报道 3 例均为亚急性起病,均有干咳和活动后呼吸困难。

2. 体征　听诊两肺中下部可闻及吸气末 Velcro 音,部分患者可有杵状指,偶见发绀。上海市肺科医院报道 3 例中,1 例有 Velcro 音,1 例有杵状指。

(四)辅助检查

DIP 患者实验室检查结果无特殊诊断意义。

肺功能及动脉血气变化:DIP 呈轻至中度限制性通气障碍,肺活量及肺总量减少,肺顺应性减低，残气量正常或稍高，肺弥散功能降低。肺泡－动脉血氧分压差增大，动脉血氧分压降低；动脉血二氧化碳分压正常或降低。

支气管肺泡灌洗液(BALF)检查可见各类细胞总数明显增多，包括中性粒细胞、嗜酸性细胞、淋巴细胞，尤其是肺泡巨噬细胞。BALF 见大量褐色素性肺泡巨噬细胞可协助 DIP 诊断。

(五)胸部影像学表现

1. X 线胸片　表现 9%～22%经病理活检证实 DIP 患者，X 线胸片可无异常表现。DIP 患者胸片主要表现为中下肺为主的磨玻璃影(图 5－41)。进一步发展，可表现为以肺底部和近胸膜处的网格影、不规则条索影，而结节影、蜂窝肺和淋巴结肿大少见。多数 DIP 患者肺容积无明显缩小。

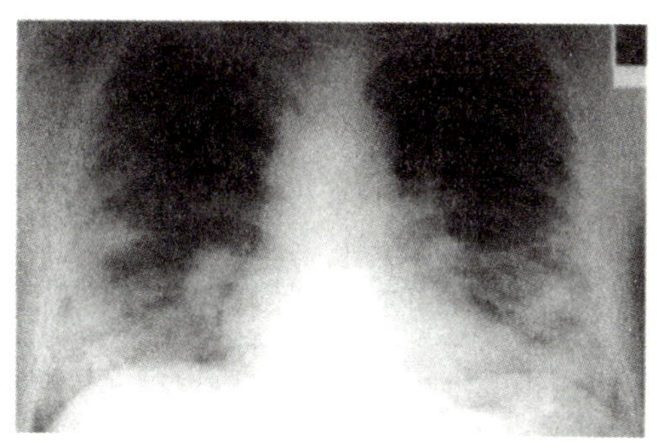

图 5－41　脱屑性间质性肺炎

X 线胸片示两肺中下肺野磨玻璃影

2. HRCT 表现　胸部 HRCT 主要表现为双肺透光度减低，见磨玻璃阴影及不规则网格影、条索影，以肺底部及胸膜下明显；磨玻璃阴影中见散在囊状改变。磨玻璃影可能是由于肺泡腔内大量巨噬细胞弥漫均匀分布以及肺泡隔轻度纤维化所致。DIP 影像学表现无特异性，某些慢性疾病如肺泡蛋白沉着症、过敏性肺炎均可表现为磨玻璃影，须注意鉴别，DIP 患者的磨玻璃影中见囊状改变。

(六)诊断及鉴别诊断

有慢性的呼吸困难、干咳、限制性通气障碍、弥散功能下降，HRCT 表现为间质性病变的吸烟患者，可考虑 DIP 的诊断，但需要组织病理学证实。

DIP 的诊断如同其他 IIP 一样，是综合了各方面资料的“临床－影像－病理(CRP)”诊断，其中病理诊断最为重要，病理诊断标本的获得最好采用外科肺活检，而气管镜肺活检的标本过小，不能诊断 DIP。

需要注意的是，许多与吸烟相关或不相关的肺部疾病也会出现局部的继发性 DIP 样反应的病理改变，如硬金属粉尘吸入所致的脱屑性肺炎样反应、UIP、非特异性间质性肺炎、肺朗格汉斯细胞组织细胞增生症、慢性肺泡出血或含铁血黄素沉着症、药物相关的间质性肺病、石棉肺、滑石粉肺、阻塞性肺炎、非结核分枝杆菌感染、HIV 感染、慢性嗜酸性细胞性肺炎等。需要通过详细询问病史，尤其是职业史、吸烟史、既往用药史、过敏史、宠物饲养史、风湿类疾病史、出血性疾病史、家族史等，结合临床、影像和其他辅助检查等多方面资料进行综合分析，才能做出可靠的诊断。

(七)治疗及预后

鼓励戒烟是主要的治疗手段，戒烟和密切观察应当是起始治疗的基础。DIP 一旦确诊，应积极说服患者立即戒烟。一项前瞻性研究发现，未经治疗 32 例 DIP 患者随访中，22%自然改善(其中 15%完全缓解)；15%稳定；62.5%因病情恶化需要激素治疗。

DIP 患者激素使用的指征、用量和疗程尚未达成共识。目前通常推荐对肺功能明显损害或疾病进展患者进行治疗，使用的泼尼松剂量在 30～60mg/d。通常建议 DIP 患者应接受 3 个月的激素治疗，治疗后对患者的临床症状、肺功能、影像学改变等进行评价。如改善和稳定可继续激素治疗。71.2%对激素治疗反应良好，10%稳定。但在长期使用低剂量激素治疗停用后，文献有复发病例报道，但仍然对激素治疗有效。对激素治疗无效时，可尝试环磷酰胺、硫唑嘌呤等药物进行治疗，其疗效尚有争议。

DIP 的预后良好，DIP 的 5 年和 10 年存活率分别为 95.2%和 69.6%。大部分患者的病程比较稳定，少数患者尽管激素治疗，仍然向肺纤维化进展。Ryu 等所报道的 23 例 DIP 患者中死亡率为 26%。

(祖丽梅)

第十节　结节病

结节病(sarcoidosis)是一种原因未明、免疫介导的以非干酪性上皮样细胞肉芽肿为病理特征的多系统性疾病。临床表现因疾病累及的组织器官不同而具有多样性，主要表现为双侧肺门淋巴结肿大、肺部浸润、皮肤和眼的损害，也可累及心、肝、脾、唾液腺、肌肉、骨骼、肾及中枢神经系统。本病大多预后良好，60%以上的患者自然缓解。结节病的死亡率仅为 1%～5%，大多数结节病患者，其死亡和结节病本身无关，医学干预主要是帮助有症状的患者提高生活质量。

一、流行病学

结节病呈世界性分布，不分年龄、性别、地域，各种族的人群均可发病，但发病率仍有差别，这种差别可能是由于人群的环境暴露、疾病监督管理的方法以及有患病倾向的 HLA 等位基因和其他遗传因素的不同所造成。通常发病年龄在 50 岁以下，以 20～39 岁最多。略倾向于女性。地域上多见于寒冷的地区和国家，尤以北欧国家更常见，如瑞典发病率最高，年发病率可达 64/10 万，英国为(20～38)/10 万，其他北欧地区年发病率为(17.6～20)/10 万；北美年发病率为(11～40)/10 万；亚洲和非洲的年发病率相对较低，日本为(10～20)/10 万。在种族上，黑人结节病的发病率最高，黄种人次之，白人最低；在美国，黑人发病率约为 35.5/10 万；白人发病率为 10.9/10 万。

二、病因与发病机制

结节病的病因至今仍不清楚，有多种推测。有证据支持的是感染、环境和遗传因素。

感染的病原体主要是分枝杆菌、痤疮短棒菌苗属、伯氏疏螺旋体和病毒。运用 PCR 技术，从肉芽肿组织中提取到了分枝杆菌和短棒菌苗 DNA 和 RNA。从结节病患者血清中，也可提取到针对分枝杆菌抗原的抗体，包括结核分枝杆菌重组体 katG、热休克蛋白 70 及分枝酰转移酶抗原 85A。

最近关于结节病病因学的病例对照研究显示，与结节病相关的环境、职业危险因素包括暴露于燃烧植物(烧草灶、壁炉)、植物花粉、金属颗粒(铍、铝、钛和锆等)、建筑材料、潮湿及发霉环境等。

支持遗传因素的证据有,结节病患者的同胞或双亲的患病率是对照组的 5 倍;HLA－B8 和急性结节病相关,HLA－DQBl ＊ 0201 和 HLA－DRBl ＊ 0301 均与急性病和良好预后相关。全基因组筛查中发现两个基因位点和结节病相关,一是在德国白人中,位于染色体 3p 和 6p;另一个是在美国黑人,它位于染色体 5p 和 5q。嗜乳脂蛋白样 2 基因(BTNL2)也是结节病的候选易患基因。结节病易患基因 HLA－DOBl 和暴露工作环境中的水渍或湿度高相关。

目前报道的众多病因学研究中,多数学者认为其免疫学发病机制为:在具有遗传易感性的宿主(如 BTNL2),暴露于特定的环境(如感染、无机或有机粉尘等),这类可能的致病因子被抗原递呈细胞吞噬、处理并递呈抗原,与抗原特异性 $CD4^{+}$ 的 T 细胞作用,引起多种细胞因子(如肿瘤坏死因子－α,白介素－12、15、18,巨噬细胞炎性蛋白－1,单核细胞趋化蛋白 1,粒－巨噬细胞集落刺激因子等)释放并相互作用,募集更多的单核－巨噬细胞、T 细胞等到炎症区,促使肉芽肿的形成。其后肉芽肿性炎症是消散、持续或向纤维化发展取决于炎症细胞、调节细胞、细胞凋亡及 TH1/TH2 细胞因子间的相互作用,而这多与遗传相关(如 HLA－DQBl ＊ 0201 和 HLA－DRBl ＊ 0301)。有研究认为,当以 TH1 为主的细胞因子环境转换为 TH2 为主时,肺泡巨噬细胞活化,刺激成纤维细胞增殖并产生胶原,导致纤维化发生。

三、病理改变

结节病最常累及肺,其主要病理改变有 3 种:非特异性间质性肺炎、非干酪样坏死性肉芽肿和肺纤维化。但仅有非干酪性坏死性上皮样细胞肉芽肿才具有病理诊断的意义,其他两种病理表现并不是诊断结节病的病理依据。

结节病的肉芽肿多沿淋巴管分布,主要位于支气管周围、小叶间隔和胸膜下,也可弥漫累及肺的任何部位。肉芽肿结节之间的境界清楚,也可相互融合,内见多核巨细胞。周围的肺泡及肺泡隔无明显炎症。血管周围的肉芽肿,可影响血管的内膜和中膜,管腔变小,但血管壁无坏死,周围有慢性炎症。肉芽肿结节可消失不遗留形态改变,10%～20%结节病遗留纤维化。但通常仍保留原有的结节轮廓。镀银染色可见结节内及结节周围有大量较完整网状纤维增生(结核的肉芽肿结节中央的网状纤维大多不完整)。肺纤维化一般较轻,可见肺泡间隔增厚,Ⅱ型肺泡上皮细胞及纤维结缔组织增生。

结节病典型肉芽肿改变为,上皮样细胞及多核巨细胞等组成肉芽肿的中心区,周围有较多淋巴细胞、浆细胞和成纤维细胞。多数肉芽肿为非坏死性,少数肉芽肿可以出现小的灶性中心性纤维素样、颗粒状或嗜酸粒细胞性坏死。当坏死成分较多时,应警惕感染的可能性。尽管在变异的结节病可以出现大量坏死,但并非结节病的典型改变。肉芽肿的坏死成分越多,结节病的诊断越值得怀疑。

典型的结节病肉芽肿性结节包括:①上皮样细胞:上皮样细胞体积较小,大小形态比较一致,分布均匀,境界清楚。②结节内无干酪样坏死,但偶尔结节中央可有小灶性纤维素样坏死。③结节内可有多核巨细胞(异物巨细胞、朗格汉斯巨细胞)。多核巨细胞内出现星状小体、包涵物舒曼(Schaumann)小体、双折光结晶体、黄褐色(hamasaki－wesen－berg)小体。这些包涵物为非特异性结构,不具有诊断价值,是巨噬细胞或巨细胞的代谢产物,但容易导致病理诊断为异物性肉芽肿。舒曼小体或贝壳状小体,包含了钙盐沉积的板层结构。其发生率为48%～88%。其来自于溶酶体，含有碳酸钙(具有双折射表现)、铁和脂质氧化物的混合物。星状体是像星星样针状结构，主要存在于多核巨细胞内。其发生率为2%～9%。电镜下这些结构包含由无定形结构的基质包绕的微丝、微管、成熟中心粒等构成。双折射光结晶体位于巨细胞和巨噬细胞内，在开胸肺活检的2/3患者中可见到。可单独或与舒曼小体同时存在。这种结晶是很难着色的半透明的物质，位于巨细胞内或为其包围。黄褐色小体是种单独的小体，结节病的开胸肺活检中发生率为16%，淋巴结中的发生率为11%～68%。可以是圆形、卵圆形、梭形，HE染色呈黄褐色。大小为1～15μm，不具有双折射现象。其可被误诊为真菌，其可能为大的溶酶体包含有蛋白、糖蛋白和铁。

结节病的典型病理特征是非干酪样坏死性上皮样细胞肉芽肿。但此病理表现缺乏特异性，结节病的病理诊断必须和临床相结合，只有在排除了其他与结节病相似的肉芽肿病变，如结核病、非典型结核杆菌病、真菌感染、系统性血管炎、梅毒、克罗恩病、肿瘤、铍肺等之后，才能作出结节病的诊断。

四、临床表现

结节病的临床表现主要与患者的种族、病程长短、累及部位和器官的多少以及疾病进展有关。

结节病的发病方式有两种：①急性结节病，多见于高加索人和非裔美国人。急性起病，表现为双侧肺门淋巴结肿大，踝关节炎，结节性红斑(通常位于下肢)，且多数有全身症状，如发热、肌痛、葡萄膜炎、全身乏力和体重减轻等，称之为Lofgren综合征。急性结节病的预后多良好，2年内多数自然缓解。②慢性结节病，起病隐匿，症状表现与受累器官相关。全身症状少，易复发，自然缓解率较急性起病的低。

临床表现有3种情况，分别为无症状、非特异性的全身表现和器官特异性的表现。

1.无症状　多数患者是在常规胸片检查时发现胸部异常后而被诊断，占到被诊断患者的30%～50%。许多患者并不就诊，因此其具体患者数多不清楚。

2.非特异性全身症状　约1/3患者可有全身症状。表现为发热(通常为低热，也有达到40℃的患者)，体重下降(多数患者在就诊前3个月内体重下降2～6kg)，疲劳和全身乏力(严重者可导致患者不能从事日常工作)以及盗汗等。

3.特定器官累及的表现　由于病变累及的组织器官不同，临床表现各异，不同组织器官的患病率见表5－22。根据不同器官的患病率，为了叙述方便，分为胸部表现和胸外表现。

表5－22　结节病不同组织器官的患病率

组织器官	患病率
纵隔淋巴结	95%～98%
肺	>90%
肝脏	50%～80%
脾脏	40%～80%
眼睛	20%～50%
外周淋巴结	30%
皮肤	25%
神经系统	10%
心脏(有临床表现的)	5%

(1)胸部表现：90%的结节病患者有肺累及，但仅40%～60%患者有呼吸道症状，起病隐

匿、症状较轻，缺乏特异性。主要表现为干咳，呼吸困难，30%～50%的患者有胸痛，偶有血痰。肺部体检通常无异常发现，杵状指罕见。

(2)胸外表现：以眼、皮肤及浅表淋巴结较为常见，虽然肝、脾患病率高，但多无临床症状。眼部病变包括葡萄膜炎、干燥性角膜炎、虹膜睫状体炎、视网膜炎、结膜炎及白内障等，可导致视力下降、视物模糊甚至失明，所有结节病患者均应常规进行眼科检查。皮肤病变主要为结节性红斑、皮下结节、冻疮样狼疮及斑丘疹等。结节性红斑多见于急性起病，通常6～8周内消散。冻疮样狼疮多见于鼻子、面颊、口唇或耳朵，与预后不良相关。皮肤病损除结节性红斑外，均为非侵袭性。1/3的患者有浅表淋巴结肿大。其他较为少见的表现有面神经麻痹、心脏传导阻滞与心律失常、心包炎、肝脾大、多发性大关节炎等。

五、胸部影像学

(一)胸部X线检查

尽管影像学技术有了长足发展，但是胸部X线在结节病的诊断以及随访中仍具有重要地位。胸部X线异常往往是结节病的首要发现，90%以上结节病患者有胸部X线异常。胸内结节病的X线异常主要表现在3个方面：肺门及纵隔淋巴结肿大、肺内病变及胸膜病变。

1.肺门及纵隔淋巴结肿大　典型表现为两侧对称土豆状肺门肿块，边缘清楚，密度均匀(图5—42)，占75%～90%。这种对称性的特点是诊断结节病的重要线索，同时也是区别于淋巴瘤、转移瘤、真菌以及结核感染的重要特征。主要见于结节病Ⅰ、Ⅱ期，最常累及的淋巴结为双侧肺门、右气管旁、主肺动脉窗淋巴结以及隆突下，而前、后纵隔以及膈角后、腋窝淋巴结较少见。肿大淋巴结很少引起气管狭窄。也有的病变表现为肺门阴影增大而模糊，模糊的外缘与肺内病变相连续。可有淋巴结钙化。单侧肺门淋巴结肿大少见，约占1%～3%，这类不典型的患者多见于老年人。

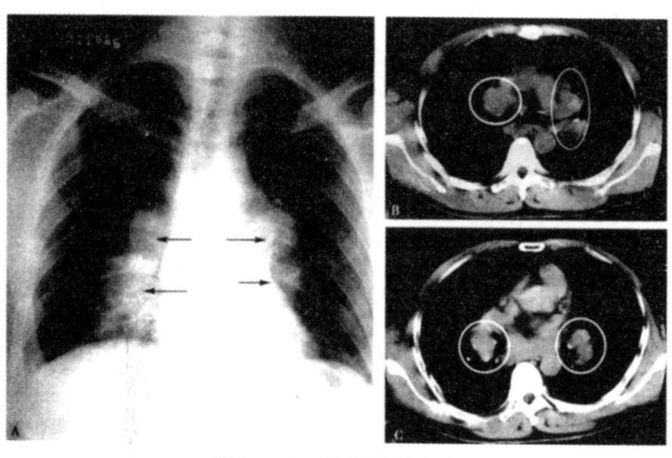

图5—42　Ⅰ期肺结节病

A. X线胸片示两侧对称的土豆状肺门肿块，边缘清楚，密度均匀(黑箭)为典型肺门淋巴结肿大表现；B.胸部CT示X线胸片对应层面的淋巴结肿大(白圆所示)；C.胸部CT示X线胸片对应层面的淋巴结肿大(白圆所示)

2.肺内病变　有25%～50%结节病患者出现肺内浸润，其分布呈两侧对称分布，且以中心和上肺野为主。典型的表现为微小结节或小结节影。结节病肺内病变有：①肺部浸润阴影，呈小片状阴影，类似小叶性肺炎；病变进展，片状阴影融合为大片状气腔实变阴影(见图5

—43)。②表现为肺间质阴影,为肺纹理增粗紊乱或呈弥漫性网结节病灶。③表现为肺泡炎,呈弥漫性肺泡浸润或磨玻璃样改变。④少见的表现为粟粒状或较大的单发多发团块样阴影。晚期可有肺间质纤维化、蜂窝肺、肺大疱、囊性支气管扩张等影像学表现(图 5—44)。

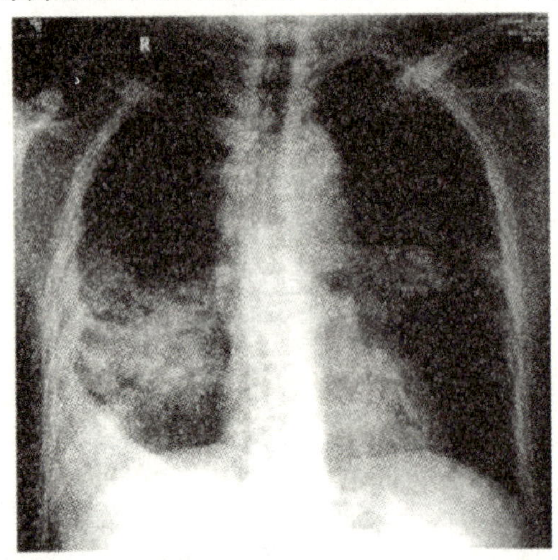

图 5—43　肺结节病

X 线胸片示右肺下野大片状气腔实变阴影,右侧胸腔积液,左肺中野片状及小结节状密度增高影

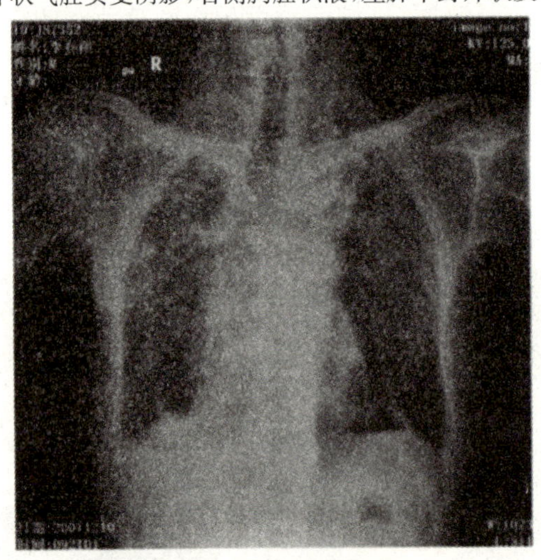

图 5—44　结节病Ⅳ期

气管下端扭曲,两上肺纤维化,肺门上移

3. 支气管病变　发生率低,肿大的肺门淋巴结有时压迫支气管引起相应的肺叶、段不张,远端的支气管扩张;晚期肺纤维化、蜂窝肺牵拉可使较大的气管支气管变形和狭窄。病变发生在支气管壁和黏膜也可使支气管变形和狭窄。

4. 胸膜病变　发生率低,主要为胸腔积液(见图 5—43)或胸膜肥厚。

(二)胸部 CT 和 HRCT

胸部 CT 在Ⅱ、Ⅲ和Ⅳ期肺结节病的诊断中有着重要作用,主要体现在:①胸片正常而临床高度怀疑结节病的患者。②临床和(或)胸片表现均不典型者。③鉴别肺泡炎和肺纤维化优于传统 CT,对结节病预后及治疗反应的判断有一定的意义。④发现肺部并发症。

肺结节病的累及肺部时,其胸部 HRCT 表现多样性;依据肺内病变特征及分布特点可分为典型和非典型肺部表现 2 类(表 5－23)。

表 5－23　肺结节病胸部典型和非典型 HRCT 表现

典型表现
淋巴结肿大:肺门,纵隔(右气管旁),双侧,对称性,边界清
结节影:微结节(2～4mm,边界清,双侧);大结节影(≥5mm,可融合)
淋巴管分布:支气管血管束周围,胸膜下,小叶间隔分布
纤维化改变:网状影,结构扭曲,牵拉性支气管扩张,细支气管扩张,容积减少
双侧肺门周围阴影
中上肺野分布为主肺实质病变
非典型表现
淋巴结肿大:单侧,孤立,前纵隔和后纵隔
肺实变影:肿块影,融合状肿块影,孤立结节影,融合的腺泡结节影
囊状纤维化改变:囊,大疱,肺气肿,中上肺野分布为主类蜂窝样影
磨玻璃影
线状影:小叶间隔增厚,小叶内线状影
粟粒状影
气道累及:空气潴留征;气管支气管异常,肺不张
胸膜病变:胸腔积液,乳糜胸,血性胸腔积液,气胸,胸膜肥厚,胸膜钙化
真菌球:曲菌球

对肺结节病的胸部 CT 检查主要异常表现简述如下。

1. 肺门及纵隔淋巴结肿大　对于Ⅰ期结节病,CT 并不是必须的,但是 CT 对于纵隔与肺门淋巴结肿大的检出率明显高于胸片。各期胸部淋巴结的检出率为 47%～94%。两侧对称性的淋巴结肿大占 75%～90%,主要见于结节病Ⅰ、Ⅱ期,最常累及的淋巴结为双侧肺门、右气管旁(右上纵隔)、主肺动脉窗淋巴结及隆突下淋巴结肿大。肿大的淋巴结很少压迫静脉与大血管,引起气管狭窄。非对称性的淋巴结肿大,单侧肺门淋巴结肿大为肺结节病非典型表现,占 1%～3%。淋巴结钙化(图 5－45)在病程较长的患者中更易见到。

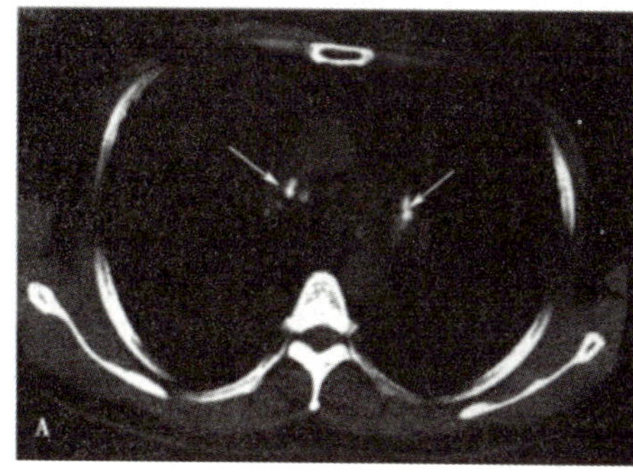

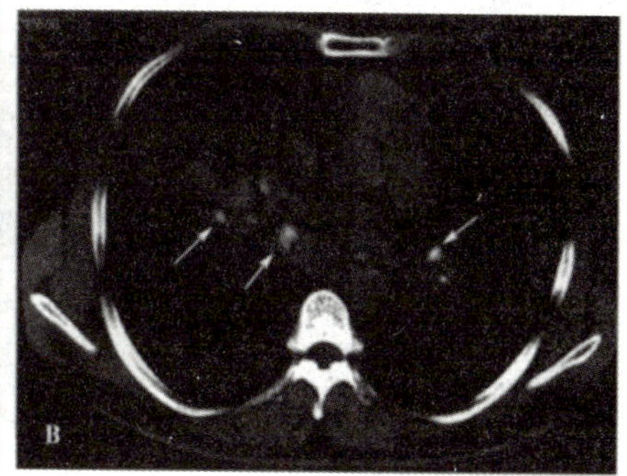

图 5－45　肺结节病淋巴结钙化

A. 胸部增强 CT 示纵隔内淋巴结肿大并伴部分钙化;B. 胸部增强 CT 示隆突下淋巴结肿大,两侧肺门淋巴结部分钙化

2. 肺实质病变

(1)小结节影:沿淋巴管分布微结节(1～4mm)病变是肺结节病患者最常见的肺实质病变

(75%～90%);HRCT 示典型微结节直径为 2～4mm,但也可大至 5～10mm,边界清,圆形;两侧,对称性,上中肺多见,通常位于支气管血管束周围及胸膜下、叶间裂附近(图 5－46),在小叶间隔少见,这些特征具有提示诊断的意义。另外,肉芽肿可引起支气管血管束周围间质增厚,可呈结节状或不规则状,可强烈提示肺结节病。

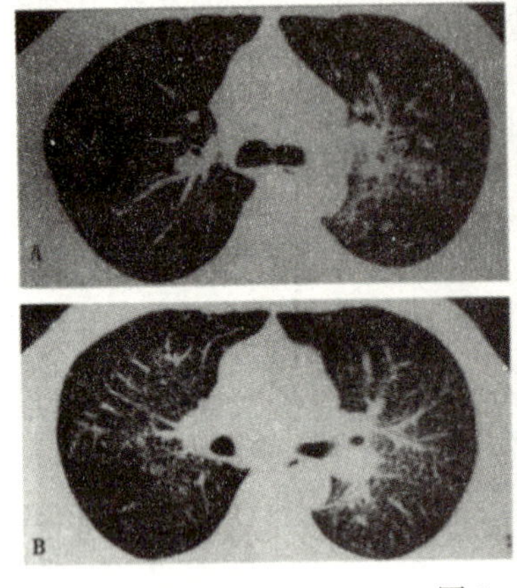

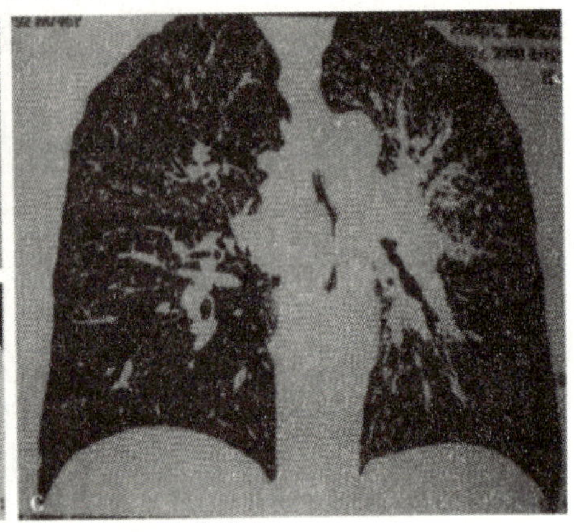

图 5－46　肺结节病

胸部 CT 肺窗(A、B)示两肺弥漫性小结节影,沿支气管血管束分布;胸膜下见小结节影;(C)冠状位重建见两肺小结节影沿支气管周围血管束分布,叶间裂见小结节影

(2)肺纤维化:约 20%肺结节病患者,随着病程推移,出现肺纤维化改变,HRCT 表现为线状影或条带实变影,牵拉性支气管扩张,肺结构扭曲(叶间裂,支气管血管束移位);肺纤维化样改变主要位于中上肺野,斑片状分布。广泛间质纤维化可引起肺动脉高压,相应的右心衰竭。

(3)实变影:随病变进展,微小结节的微－小结节状影融合可表现小斑片状实变阴影,类似小叶性肺炎;片状阴影进展融合为大片状气腔实变阴影(图 5－47),其内可见支气管空气征,由肺门向外周放射状分布。实变影边缘不规则,在实变影边缘,或其他部位,通常伴随微－小结节影。注意对斑片状或块状阴影周围小结节影分布特点分析,结合纵隔及肺门淋巴肿大(图 5－47),对肺结节病诊断颇有帮助。

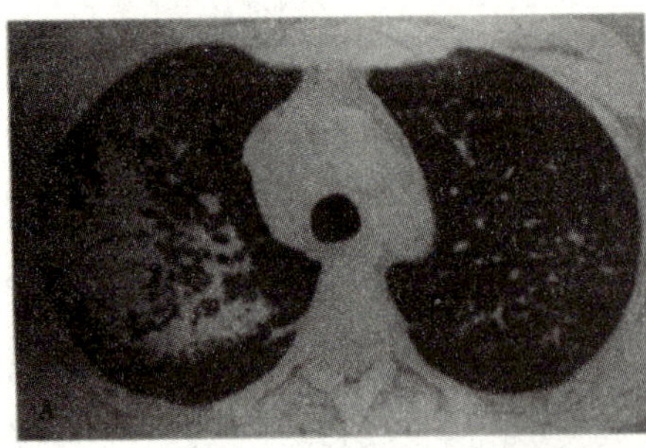

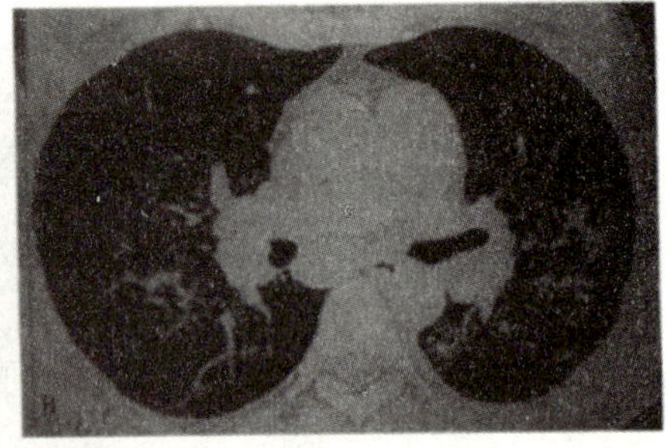

图 5－47　肺结节病

A. CT 肺窗示右上肺气腔实变阴影,周边见小结节影;及左上肺见小结节影沿支气管血管束分布,气管前淋巴结肿大;B. CT 肺窗示两肺小结节影沿支气管血管束分布

除以上肺结节病典型肺部表现外,部分结节病患者 HRCT 的病变形态和分布表现为非典型表现。

(4)结节影:15%～25%肺结节病患者,微－小结节影聚集融合形成大的结节或甚至肿块样病变；胸部 CT 表现为多发性肺结节影及肿块影，其边界不清，直径 1～4cm，内可有支气管空气征，位于肺门周围或肺外周；在结节影及肿块影周边见小结节状卫星灶，故称为银河征(galaxy sign)或结节星系征。另有文献描述由多量微－小结节影聚集，但未融合的局限性病灶，称为结节样聚簇征(sarcoid cluster sign)，沿血管和淋巴管分布，位于中上肺野，外周分布。需要注意与其他肉芽肿性肺疾病如肺结核鉴别。

偶尔肺结节病患者其多个小结节相互融合成团块状大阴影，多位于中上肺野，围绕支气管血管周围，与肺门相连，类似矽肺患者进展性肺纤维化影像表现。要注意与铍肺、结核及滑石粉肺等疾病鉴别。

(5)线状阴影：50％肺结节病可出现孤立线状影，HRCT 表现为线－网状阴影。以线状阴影改变为主要表现的肺结节病患者仅有 15％～20％。线状阴影主要是小叶间隔及小叶内间质增厚组成，中上肺野常见，胸膜下分布少。当小叶间隔明显增厚及不规则改变时，类似肺淋巴管癌，但肺淋巴管癌累及胸膜下及小叶间隔更广泛及严重。

(6)磨玻璃影：在肺泡炎阶段，HRCT 表现为磨玻璃样阴影(图 5－48)，但这不是肺结节病的特征性改变，单纯磨玻璃影表现的肺结节病罕见，通常伴随，或在其他肺叶可见沿血管和淋巴管分布微－小结节阴影。

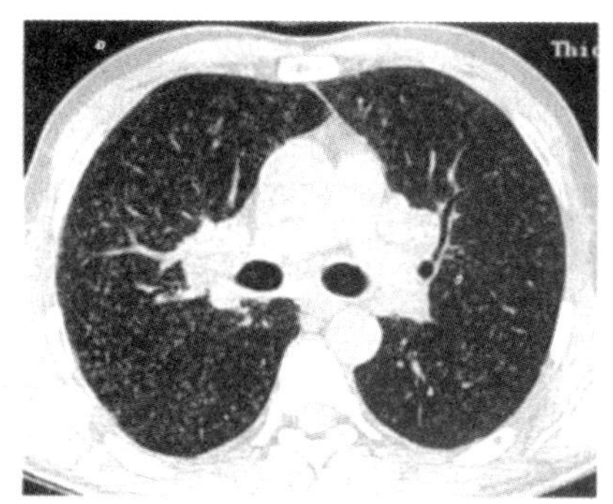
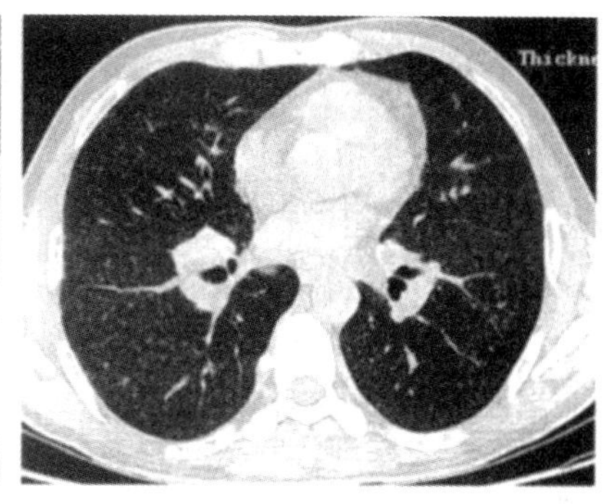

图 5－48　肺结节病

HRCT 肺窗示两肺粟粒样微小结节影，肺门淋巴结肿大

(7)粟粒样影：可在肺内弥漫性分布也可呈粟粒样改变，边界清楚，也可模糊。

(8)囊状纤维化改变：晚期肺结节病，可出现囊状阴影，肺大疱，纵隔旁肺气肿等表现；病变多位于中上肺野，其次为肺门周围大气道，而下肺胸膜下少见。出现慢性纤维化特征，如主气管，上叶支气管向后移位和肺容积减少(特别是上叶)。肺结节病蜂窝样囊常出现在中上肺的胸膜下，而下肺基底部少见。偶尔当肺结节病患者蜂窝样囊位于下肺胸膜下可被误诊为 IPF。

3. 支气管病变　原发于气道的结节病发生率较低，为 1％～3％，肉芽肿性病变可位于黏膜、黏膜下，可阻塞气道，并导致气道狭窄。有时可导致气道软化。注意鉴别的疾病有复发性多软骨炎、坏死性肉芽肿多血管炎(韦格纳肉芽肿)、淀粉样变性等。

肿大的肺门淋巴结有时压迫支气管引起狭窄、肺不张；晚期肺纤维化、蜂窝肺牵拉可使较大的支气管变形和狭窄。在部分患者可发现空气潴留征，提示结节病累及小气道。以上肺内病变可单独或混合出现。

4. 胸膜病变　发生率低，胸部 CT 在发现少量的胸腔积液或胸膜肥厚要明显优于胸片(图 5－49)。

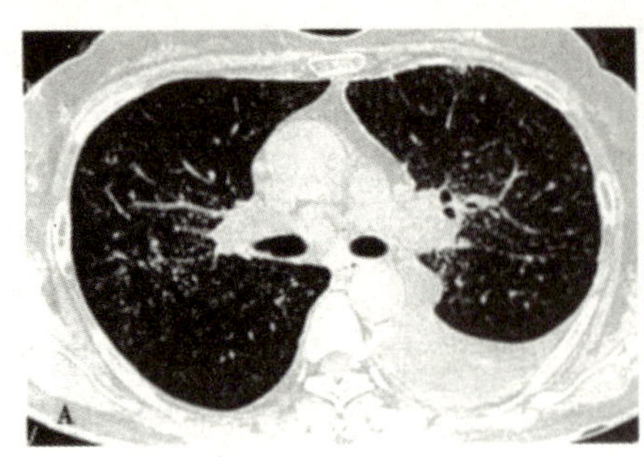

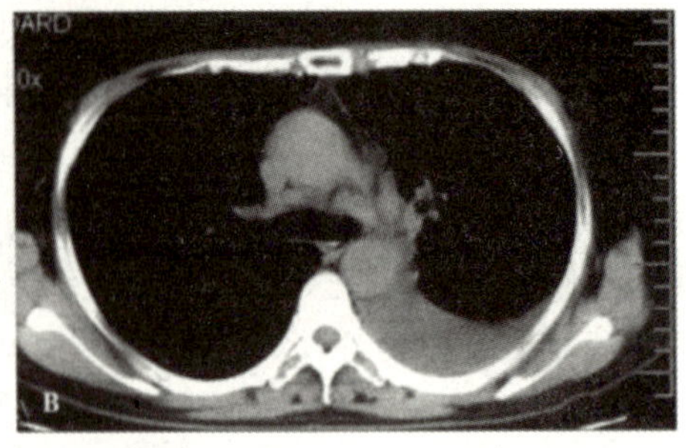

图 5－49 肺结节病胸膜病变

A. 胸部 CT 见两肺多发的微小结节影，沿支气管周围血管束分布，左侧胸腔积液；B. 胸部 CT 纵隔窗位示纵隔淋巴结肿大，左侧胸腔积液

胸部 CT 对结节病预后及治疗反应的判断有一定的意义。一般认为胸部 CT 表现为肺内结节、肺泡实变以及小叶间隔增厚，提示肉芽肿性炎症或纤维化，对治疗反应良好，有可能经治疗逆转。蜂窝肺、囊肿、广泛的条索状阴影及牵拉性支气管扩张表明肺纤维化并对治疗反应差，不可能改善。

六、辅助检查

1. 常规实验室检查　活动期结节病可出现外周血淋巴细胞计数减少，轻度贫血及全血细胞减少。红细胞沉降率加快，其原因可能与血清球蛋白含量有关。C 反应蛋白在少数病例可增高。活动期患者有 2%～10%合并高钙血症及高钙尿症。总血清球蛋白和特异性免疫球蛋白浓度一般高于正常，当病变侵及骨骼和肝脏时，血清碱性磷酸酶、γ－GT 可能升高。

2. 血清血管紧张素转化酶(SACE)活性测定　ACE 由上皮样肉芽肿分泌，反映了体内总的“肉芽肿负荷”。30%～80%的结节病患者 SACE 升高。对结节病活动性和预后的判断有一定意义。值得注意的是，ACE 活性增高可发生在其他肉芽肿性疾病，如铍沉着病、硅沉着病、石棉沉着病、胞内鸟型分枝杆菌病等肺疾病。此外，血清 ACE 水平受 ACE 基因多态性的影响，尽管有学者认为通过基因型校正的 ACE 值可能会增加诊断的敏感性而更具临床诊断价值，但是 ACE 作为一种诊断工具缺乏敏感性和特异性。

3. 结节病抗原试验　Kveim 试验，也称 Kveim－Siltzbach 皮肤试验，是将结节病的组织提取物注射于患者皮内，4 周后，注射部位形成丘疹并活检。阳性率为 75%～85%，曾经用于结节病的诊断，但由于抗原来源困难等原因，这项检查已经很少使用。如可以进行，对于那些活检组织较难获得的患者来说非常重要。但可有 2%～5%的假阳性反应。

4. 结核菌素试验　结节病患者旧结核菌素(OT)或结素纯蛋白衍化物(PPD)皮内试验阴性或弱阳性反应。在西方国家被用以鉴别结节病和结核。在我国，结核病为常见病，将此项结果用于结节病诊断时需要慎重。国内文献报道结节病患者的结核菌素试验阳性率为 12%～28%。

5. ^{67}Ga(镓)扫描　^{67}Ga 能被活化的巨噬细胞和淋巴细胞摄取，可了解结节病病变活动性和受累程度，并为活检部位提供依据。头颅^{67}Ga 扫描呈“熊猫脸”，较具特异性，而其他部位出现阳性结果可见于许多疾病，临床应注意鉴别。

6. ^{18}FDG－PET　^{18}氟脱氧葡萄糖正电子发射断层扫描(PET/CT)是近年来发展起来的新技术，肉芽肿组织可以摄取^{18}FDG 而显影，表现为高代谢，与恶性肿瘤类似，其定性诊断价值有限。近年来已有几篇报告证实，应用[18]FDG－PET 可以帮助估计结节病器官受累程度和病理活检的定位，但对于病情评估、疗效判断还仍待进一步研究。

7. 肺功能检查　肺功能检查可了解肺受损的程度，但与临床和 X 线胸片改变的相关性差。肺功能可以正常，也可以呈限制性或阻塞性通常功能障碍，病变严重时可有弥散功能下降。动脉血气分析早期可以正常，晚期有低氧血症和二氧化碳增高。

七、组织活检

组织活检是确定结节病诊断的重要手段，可依据受累部位选择不同的活检方法。结节病可通过肺、纵隔淋巴结、皮肤或其他受累部位的组织活检确定结节病诊断。

1. 纤维支气管镜内膜活检（FOB）　对肺结节病的诊断有一定价值，对疑为肺结节病患者，可对不同部位的支气管黏膜进行活检，但阳性率差异较大，平均 50%左右。有时肺结节病患者的纤支镜下可见到广泛支气管黏膜结节，黏膜结节活检肉芽肿的阳性率可达 90%，但镜下支气管黏膜正常者则阳性率较低（约 37%）。

2. 经支气管镜肺活检（TBLB）　已广泛应用于肺弥漫性疾病的诊断，在结节病中的总阳性率约 80%（60%～97%），即使是在胸部 X 线检查显示仅有肺门淋巴结肿大而肺部无病变者（Ⅰ期）其阳性率也在 50%以上，对有肺部病变者（Ⅱ、Ⅲ期）阳性率可达 90%以上，是目前最常用的诊断手段之一；不过对晚期患者，肺纤维化广泛，阳性率减低。

联合应用 FOB 和 TBLB 是目前结节病诊断的重要手段，阳性率可达 90%。经支气管镜纵隔淋巴结针刺吸引活检（TBNA）可增加结节病诊断的阳性率；超声支气管镜引导下纵隔淋巴结针刺吸引活检（EBUS－TBNA），诊断结节病的阳性率可达 90%。

3. 电视辅助胸腔镜肺活检（VTLB）或开胸肺活检（OLB）　阳性率高但创伤性大，应在经 FOB 或 TBLB 未能确诊者应用。

4. 肺外活检　浅表淋巴结、皮肤结节，也可取鼻黏膜、眼泪腺及前斜角肌脂肪垫活检。必要时用纵隔镜取纵隔淋巴结，阳性率为 40%～80%，但创伤性大，并发症增加。

5. 支气管肺泡灌洗液（BALF）检查　BALF 的细胞成分和 T 淋巴细胞亚群的分析对结节病的诊断、活动性判断及预后有一定的价值。活动性结节病患者 BALF 淋巴细胞明显增高（正常＜10%，结节病患者＞15%），特别是 $CD4^+$ 细胞明显增加（$CD8^+$ 增加多见于过敏性肺炎、特发性肺纤维化、病毒感染及药物反应者），$CD4^+/CD8^+$ 比例也显著升高（正常＜2.0）。一般认为 BALF 淋巴细胞＞28%或 $CD4^+/CD8^+$＞3.5 可作为结节病活动期的指标。

八、诊断与鉴别诊断

（一）诊断

结节病诊断需要组织病理证实非坏死性肉芽肿，符合相应的临床与放射学表现，并排除有相似表现和组织病理学的其他疾病。结节病的诊断是一种排除性诊断，没有单一的确诊方法。

1993 年中华医学会呼吸系病学会对结节病诊断和治疗第二次修订方案进行了修改和补充，制定了结节病诊断和治疗方案的第三次修订稿。该方案的临床诊断标准如下：

1. 胸片显示两侧肺门及纵隔对称性淋巴结肿大（偶见单侧肺门淋巴结肿大），伴有或不伴有肺内网状、结节状、片状阴影，必要时参考胸部 CT 进行分期。

2. 组织活检证实或符合结节病(取材部位可为浅表肿大的淋巴结、纵隔肿大淋巴结、支气管内膜结节、前斜角肌脂肪垫淋巴结活检、肝穿刺或肺活检等)。

3. Kveim 试验阳性反应。

4. 血清血管紧张素转化酶(SACE)活性升高(接受激素治疗或无活动性的结节病患者可在正常范围)。

5. 5TU(国际结素单位)PPD－S(1∶10000)试验或 5TU 旧结核菌素(1∶2000)试验为阴性或弱阳性反应。

6. 高血钙、高尿血钙，碱性磷酸酶增高，血浆免疫球蛋白增高，支气管肺泡灌洗液中 T 淋巴细胞及其亚群的检查结果可作为诊断结节病活动性的参考，有条件的单位可作[67] 镓同位素照射后，应用 SPECT 显像或 γ 照相，以了解病变侵犯的程度和范围。

具有 1、2 或 1、3 者，可诊断为结节病，第 4、5、6 条为重要参考指标。注意综合判断、动态观察。

对结节病的诊断目前尚缺乏有效的、特异性的非创伤性手段，明确诊断依赖于组织的活检病理检查。由于结节病属多脏器疾病，其症状随受累脏器而不同。在我国，从临床角度诊断结节病应特别注意除外结核病或合并结核病，也应排除淋巴系统肿瘤或其他肉芽肿性疾病。

(二)分型和分期

结节病一般分为两型：即胸内结节病和全身多脏器结节病，后者为胸内、胸外均受侵犯。根据胸部 X 线表现，目前国际上通常将胸内结节病分为以下五期：

0 期：无异常 X 线所见。

Ⅰ期：肺门淋巴结肿大，而肺部无异常。

Ⅱ期：肺部弥漫性病变，同时有肺门淋巴结肿大。

Ⅲ期：肺部弥漫性病变，不伴有肺门淋巴结肿大。

Ⅳ期：肺纤维化。

其中 0 期占初诊病例的 5%～10%，Ⅰ期约占 40%，Ⅱ期约占 30%～50%，Ⅲ期约占 15%，Ⅳ期低于 5%。但国内 1993 年制定的结节病诊断和治疗方案仍将其分为 0 期、Ⅰ期、ⅡA 期(相当于上述分类Ⅱ期)、ⅡB 期(相当于上述分类Ⅲ期)和Ⅲ期(相当于上述分类Ⅳ期)。

(三)鉴别诊断

肺结节病的鉴别诊断考虑范围与胸部影像学和临床表现有关，Ⅰ期淋巴结肿大结节病应注意与淋巴瘤、肺门转移癌、肺门淋巴结结核等相鉴别。Ⅱ期和Ⅲ期肺结节病应注意与肺结核、肺淋巴管癌病、转移性肺肿瘤等病鉴别；Ⅳ期肺纤维化时应注意与矽肺、特发性肺纤维化等病鉴别。

九、治疗和预后

结节病患者临床过程和表现差异大，自然缓解率高，总的自行缓解率可达约 70%，其中Ⅰ期肺结节病患者自行缓解率 60%～90%，Ⅱ期缓解率 40%～70%。由于治疗药物相关的副作用多见，导致结节病治疗的指征一直存在争议，目前尚缺乏对所有患者均合适的治疗方法及药物。

药物的治疗主要包括糖皮质激素和细胞毒及免疫调节剂等，有关剂量和疗程缺乏前瞻性随机临床对照研究，治疗是否能改变其长期预后也不明确。经药物治疗缓解的肺结节病患者停药后复发达14%～74%，自然缓解复发达2%～8%。特别是药物的长期使用会带来诸多副作用，所以在药物治疗前要充分权衡治疗的利弊，并与患者充分交流，告知相关信息。

目前多数人认同的观点为当结节病导致受累器官功能受损时，可开始治疗。对病情稳定，如无症状的患者（如Ⅰ期肺结节病患者）不需治疗；对病情进展，侵犯主要脏器，应控制结节病的活动，保护重要脏器的功能。对Ⅱ期以上有症状，或肺功能进行性下降，或影像学病变进展的肺结节病应开始治疗。表5－24列出结节病累及不同组织器官时的治疗指征和相关药物初始剂量，可参考使用。

表5－24　不同组织器官的结节病治疗指征和药物的初始剂量

组织器官	临床表现	治疗
肺脏	呼吸困难及 FEV_1＜70%	泼尼松，20～40mg/d
	咳嗽，听诊闻及哮鸣音	吸入皮质激素
眼睛	前葡萄膜炎	局部皮质激素
	后葡萄膜炎	泼尼松，20～40mg/d
	视神经炎	泼尼松，20～40mg/d
皮肤	冻疮样狼疮	泼尼松，20～40mg/d
		羟氯喹，400mg/d
		沙利度胺，100～150mg/d
		甲氨蝶呤，每周10～15mg
	斑块，结节	泼尼松，20～40mg/d
		羟氯喹，400mg/d
	结节性红斑	非甾体抗炎药
中枢神经系统	脑神经麻痹	泼尼松，20～40mg/d
	大脑	泼尼松，20～40mg/d
		硫唑嘌呤，150mg/d
		羟氯喹，400mg/d
心脏	完全性心脏传导阻滞	起搏器
	心室颤动，心动过速	埋藏式自动心复律－除颤器
	左心室射血分数＜35%	埋藏式自动心复律－除颤器
		泼尼松，30～40mg/d
肝脏	胆汁淤积性肝炎伴有全身症状	泼尼松，20～40mg/d
		熊去氧胆酸，15mg/(kg·d)
关节和肌肉	关节痛	非甾体抗炎药
	肉芽肿性关节炎	泼尼松，20～40mg/d
	肌炎，肌病	泼尼松，20～40mg/d
高尿钙和高血钙	肾结石，疲乏	泼尼松，20～40mg/d
		羟氯喹，400mg/d

用于结节病治疗的药物主要包括糖皮质激素、细胞毒及免疫调节剂、生物制剂等，目前将

其分别视为结节病的一、二、三线治疗药物。对主要药物分别介绍如下。

1.糖皮质激素　糖皮质激素(激素)是结节病治疗的首选药物。激素可以快速减轻局部或全身症状,抑制肺泡炎向肉芽肿的发展,并能减少肺纤维化形成,纠正或延缓累及器官可能发生的功能不全。糖皮质激素是结节病一线治疗中最重要的药物(见表5－24)。糖皮质激素在结节病治疗中的短期积极效果已得到证实,对随机安慰剂对照临床试验的系统回顾表明,与安慰剂相比较,糖皮质激素治疗可明显改善结节病患者的症状、肺功能及其胸片表现。但激素治疗的长期获益不明确,不能改变其预后。长期激素使用可出现副作用,部分患者停药后可复发或反跳,因此应掌握其适应证。

目前的共识为最初泼尼松口服剂量为20～40mg/d或等效剂量。治疗后的1～3个月应当评估疗效。3个月无反应的患者通常不会对更长的疗程有反应。对治疗有反应的患者,通常在治疗4～8周内可有明显改善症状,泼尼松的剂量应逐步减少到5～10mg/d,或是隔日一次服用。疗程最少持续12个月至18个月,不推荐超过2年的疗程。治疗结束后,对患者应当随访,防止复发。但一些患者需要更长期小剂量(5～10mg/d)维持治疗,防止复发。

对长期服用激素的患者需评估发生骨质疏松的风险。阿仑膦酸钠片(福善美)和鼻喷降钙素可以防止结节病患者骨质疏松的发生。结节病患者中有高钙血症和高尿钙的可能性,钙剂和维生素D的应用必须小心。

目前无循证医学证据表明吸入激素对肺结节病治疗有效,但对有咳嗽或有气道高反应性的患者可以试用吸入激素以缓解临床症状。

2.细胞毒药物及免疫抑制剂　该类药物作为结节病治疗的二线用药,主要用于对激素治疗后无效;激素减量困难;或不能耐受激素副作用患者,多次激素治疗停药后复发的慢性肺结节病患者。下列药物可选用:

(1)甲氨蝶呤:对皮肤损害和肺泡炎有一定的疗效,主要用于慢性、严重、难治性结节病,常用剂量为每周一次口服10～15mg,疗程3～6个月,疗效60%～80%。

(2)羟氯喹:对皮肤和黏膜结节病(如鼻结节病)效果较好,对肺结节病也有一定的作用,先用200～400mg/d,一次口服,连用2周后改为250mg/d,一次口服,连用6个月,疗效30%～50%,应注意眼部毒性反应。

(3)硫唑嘌呤:对激素治疗无效者可试用,剂量每日50～200mg/d,分2次口服,疗程3个月。疗效50%～80%。

(4)来氟米特(LEF):具有抑制二氢乳清酸脱氢酶的活性,影响活化淋巴细胞的嘧啶合成,抑制活化淋巴细胞反应。Majithia等报道,在32例接受来氟米特治疗的结节病患者中,有78%的患者出现了病情改善。对76例结节病患者回顾性分析显示,LEF具有显著的减少激素剂量,可以改善患者的用力肺活量(FVC)。然而,直到现在为止,同样没有针对该药在结节病患者中应用的随机对照试验。

(5)抗TNF－α活性药:沙利度胺、己酮可可碱和阿普斯特(apremilast)是3种具有非靶向抑制TNF－α产生的免疫调节药物。在一个小规模的临床试验中,己酮可可碱作为激素的替代药物治疗进展期肺结节病有一定的疗效前景;这些药物在结节病患者中的应用,还有待研究。

(6)霉酚酸酯(MMF):其是一种可逆性的肌苷酸脱氢酶抑制剂,目前被认为是另一个有前途的免疫调节剂。在一些针对结节病相关性葡萄膜炎,以及中枢神经系统和皮肤粘膜受累及的结节病病例系列研究中，该药已经显示出了积极的效果。而最近的一项研究也发现，MMF 可显著减少慢性肺结节病患者的糖皮质激素剂量。

在使用细胞毒药物及免疫抑制剂治疗结节病时，应注意各个药物相关副作用的监测。

3.生物制剂 结节病患者的巨噬细胞过度产生的肿瘤坏死因子－α，在其肉芽肿形成中起到了重要的作用。目前用于结节病患者治疗的生物制剂主要是针对抗肿瘤坏死因子－α 单克隆抗体，主要有英福利美(infliximab)和阿达木单抗(adalimumab)。可作为结节病治疗的三线用药，用于难治性结节病患者治疗。

(1)英福利美(infliximab)：为针对 TNF－α 嵌合单克隆抗体，2001 年开始用于难治性结节病的治疗。最初小样本病例研究显示，能改善难治性结节病或复发性肺结节病患者的症状，减少激素剂量。其对多种表现形式的结节病患者临床效果已有文献报道，多为小样本病例报道。迄今为止，有两个随机对照试验研究了英福利美对于慢性肺结节病的治疗效果。其中，最大的一项研究共涉及了 138 例患者，英福利美 3～5mg/kg，在第 0、2、6 周时各静脉输注 1 次。此后的间隔期为 4～8 周。结果显示，受试者的用力肺活量(FVC)2.5％的显著增加；而且受试者的病情越严重，其 FVC 改善幅度越大。英福利美对于结节病的肺外症状改善也有积极的效果；可能对冻疮样狼疮、以及神经系统结节病特别有效。副作用除过敏反应外，有增加患者的感染风险，以及心衰风险。在初始治疗之前，应对所有的患者进行筛选，以明确其有无当前或以前的结核菌感染。

(2)阿达木单抗：阿达木单抗是一种完全的人肿瘤坏死因子－α 单克隆抗体，其对难治性肺结节病、以及眼和皮肤结节病患者有效，并对结节病患者的认知和疲劳症状改善有益处。用法为 40mg/周，皮下注射。一项对 26 例伴有葡萄膜炎的结节病患者的队列研究显示，阿达木单抗治疗可使 85％的患者眼内炎症征象改善；并使 15％的患者病情趋于稳定。此外，近期一项对 11 例难治性肺结节病患者开放标签试验显示，阿达木单抗每周 40mg，皮下注射；使用 45 周的阿达木单抗治疗后，在 52 周时随访，7 例患者 FVC 稳定，4 例 FVC 改善。5 例 6 分钟步行距离，9 例 Borg 呼吸困难指数改善。患者耐受性良好，无严重副作用。阿达木单抗的毒性反应与英福利美相似，但由于阿达木单抗为人肿瘤坏死因子－α 单克隆抗体特性，其过敏反应的风险似乎较少。

4.其他药物 近年来分子生物学和免疫学研究显示，结节病组织标本的肉芽肿中有分枝杆菌的核酸和蛋白质抗原存在，引起临床医师和研究者对感染病原体在结节病发病中的作用及干预关注。一项开放标签临床试验结果显示，联用左氧氟沙星、乙胺丁醇、阿奇霉素和利福平(CLEAR)，可减少皮肤结节病患者的皮肤病变范围，改善相应的症状。在另一项开放标签的 CLEAR 试验中，纳入了 15 例慢性肺结节病患者。研究结果显示，经 8 周治疗，可显著改善患者的 FVC、6 分钟步行距离、Borg 呼吸困难指数、圣乔治呼吸问卷评分等指标。但有近一半患者未完成整个 8 周的治疗。停止治疗的最常见原因是不良事件出现，包括白细胞减少症、关节痛、失眠、皮疹等。

综上所述，虽然近 10 年来结节病相关治疗方面有了重要进展，但结节病仍无法根治。糖皮质激素(如泼尼松和泼尼松龙)仍然是其第一线的治疗选择。在一线治疗出现毒性反应无法耐受或无效的情况下，选用氨甲蝶呤，硫唑嘌呤，来氟米特和霉酚酸酯等二线治疗药物。而以生物制剂为主的第三线治疗，目前仅被留作为那些经过必要选择，且对标准的一线、二线治疗反应欠佳的难治性结节病患者的治疗。建议结节病的治疗采用循序渐进的方式，需及时评估患者对药物的反应及毒副作用。在结节病治疗决策时，应注意到，结节病治疗相关的药物治疗推荐，来自小样本系列临床研究报告、专家意见和经验居多，而前瞻性随机临床对照试验证据不足。以下结节病治疗方案的选择流程图，可供结节病的治疗参考。

多数结节病预后良好。肺结节病自行缓解率约70%，其中Ⅰ期患者自行缓解率约60%～90%；Ⅱ期缓解率约40%～70%，用泼尼松治疗时往往反应良好；Ⅲ期患者缓解率低于10%～20%，对激素治疗反应欠佳；Ⅳ期患者自行缓解率为0%。预后不良的因素包括黑色人种、冻疮样狼疮、慢性骨骼、肺部和鼻咽部损害。本病的死亡率为1%～6%，死亡原因主要为呼吸衰竭、肺心病，较少原因是大咯血、心脏骤停及慢性肾功能不全等。

（梅海豫）

第十一节　外源性过敏性肺泡炎

外源性过敏性肺泡炎（extrinsic allergic alveolitis，EAA）也称为过敏性肺炎（hypersensitivity pneumonitis，HP），是指易感个体反复吸入有机粉尘抗原后诱发的肺部炎症反应性疾病。特征性病理改变为，肺间质单核细胞性炎症渗出、细胞性细支气管炎和散在分布的非干酪样坏死性肉芽肿。各种病因所致EAA的临床表现相同，可以是急性、亚急性或慢性。临床症状的发展依赖于抗原的暴露形式、强度、时间、个体敏感性及细胞和体液免疫反应程度。急性期以暴露抗原后6～24小时出现短暂发热、寒战、肌肉关节疼痛、咳嗽、呼吸困难和低氧血症，脱离抗原暴露后24～72小时症状消失为临床特征。持续抗原暴露将导致肺纤维化。

一、流行病学

随着对广泛存在的环境抗原认识，更加敏感的诊断手段的出现，越来越多的EAA被认识和诊断，因此近来流行病学研究提示EAA是仅次于特发性肺纤维化（IPF）和结节病的一种常见的间质性肺疾病。由于抗原暴露强度、频率和时间不一样，可能也存在疾病诊断标准不一致和认识不够的宿主因素，EAA在不同人群的患病率差异很大。农民肺在苏格兰农业地区的患病率为2.3%～8.6%；美国威斯康星暴露到霉干草的人群的男性患病率为9%～12%。芬兰农村人口的年发病率为44/10万，瑞典为23/10万。在农作业工人中EAA症状的发生率远高于疾病的患病率。蘑菇工人中20%严重暴露者有症状；嗜鸟者人群中估计的患病率为0.5%～21%。一项爱鸽俱乐部人员的调查显示鸽子饲养者肺（pigeon breeder's disease，PBD）的患病率为8%～30%。有关化学抗原暴露的人群中EAA的流行病学资料很少。不同的EAA，其危险人群和危险季节都不一样。农民肺发病高峰在晚冬和早春，患者多是男性农民，与他们在寒冷潮湿气候使用储存干草饲养牲口有关。鸽子饲养者肺没有明显的季节性，在欧洲和美国多发生于男性，而在墨西哥则多发生于女性。欧洲和美国的嗜鸟者肺主要发生于家里养鸟的人群，无明显的性别差异。日本夏季型EAA高峰在日本温暖潮湿地区的6～9月份，多发生于无职业的家庭妇女。

80%～95%的EAA患者都是非吸烟者。这可能是因为吸烟影响了血清抗体的形成，抑制肺的免疫反应，但是相关机制不是很清楚。虽然现吸烟者患EAA的可能性小，但也不绝对。

人群对EAA的易感性也不一样。除了与暴露的环境不一样有关外，也与宿主的易感性（遗传或获得）有关。虽然早期研究没有证实EAA患者和无EAA的暴露人群中HLA表型的明显差异，但是有研究证实PBD患者和无症状的暴露人群及普通人群的HLA－DR和

HLA－DQ 表型存在差异。TNF－α 启动子在 PBD 患者较对照组增多，但是血清 TNF－α 水平无明显差异。

二、病因

许多职业或环境暴露可以引起 EAA，主要是这些环境中含有可吸入的抗原，包括微生物（细菌、真菌和它们的组成部分）、动物蛋白和低分子量化合物。最近研究提示，有些引起 EAA 的暴露抗原是混合物，疾病并不总是由单一抗原所致。根据不同的职业接触和病因，EAA 又有很多具体的疾病命名。农民肺（fanner's lung disease，FLD）是 EAA 的典型形式，是农民在农作中吸入霉干草中的嗜热放线菌或热吸水链霉菌孢子所致。表 5－25 列出了不同名称的 EAA 及相关的环境抗原和可能的病因。在认识到 EAA 与职业环境或粉尘暴露的关系后，一些减少职业暴露的措施已经明显降低了许多职业环境中 EAA 的发生。虽然，现在由于传统职业所致的 EAA 已经不是像 20 多年前常见，但是，新的环境暴露抗原和疾病还在不断被认识，尤其家庭环境暴露引起的 HP 是目前值得重视的问题，如暴露于宠物鸟（鸽子、长尾鹦鹉），污染的湿化器，室内霉尘，羽绒物品使用都可以引起 EAA，而且居住环境的暴露很难识别。北京朝阳医院确诊的 31 例 EAA 中，27 例（87.09%）是宠物饲养或嗜好者（鸽子 20 例，鹦鹉 2 例，猫 2 例，狗 2 例，鸡 1 例），蘑菇种植者 1 例，制曲工 1 例，接触化学有机物者 2 例（其中 1 例为染发剂，1 例为甲苯二氰酸酯）。另有 6 例（19.4%）为吸烟者。

表 5－25　外源性过敏性肺泡炎的常见类型和病因

疾病	抗原来源	可能的抗原
1. 微生物		
农民肺	霉干草、谷物、饲料	嗜热菌、M. faeni、T. vulgaris
		热吸水链霉菌
蔗尘肺	发霉的蔗渣	嗜热放线菌
		T. sacchari、T. vulgaris
蘑菇肺	发霉的肥料	嗜热放线菌
		M. faeni、T. vulgaris
空调/湿化器肺	污染的湿化器、空调、暖气系统	嗜热放线菌、青霉菌、克雷伯杆菌
夏季过敏性肺泡炎	室内粉尘	皮肤毛孢子菌
软木尘肺	发霉的软木塞	青霉菌
麦芽工人肺	污染的大麦	棒曲菌
乳酪工人肺	发霉的乳酪	青霉菌
温室肺	温室土壤	曲霉菌、青霉菌
2. 动物蛋白		
鸟饲养或爱好者肺（鸽子、鹦鹉）	鸟分泌物、排泄物、羽毛等	蛋白
鸡饲养者肺	鸡毛	鸡毛蛋白
皮毛工人肺	动物皮毛	动物皮毛
垂体粉吸入者肺	垂体后叶粉	后叶加压素
3. 化学物质		
二异氢酸	二异氢酸酯	变性蛋白

三、发病机制

EAA主要是吸入抗原后引起的肺部巨噬细胞一淋巴细胞性炎症并有肉芽肿形成，以 $CD8^+$ 淋巴细胞增殖和 $CD4^+$ Th1淋巴细胞刺激浆细胞产生大量抗体尤其是IgG为特征。在暴露早期BALF的 $CD4^+$ Th1细胞增加，但是之后多数病例是以 $CD8^+$ 细胞增加为主。巨噬细胞和 $CD8^+$ 毒性淋巴细胞参与的免疫机制还没有完全阐明。

EAA的急性期主要是吸入抗原刺激引起的巨噬细胞一淋巴细胞反应性炎症，涉及外周气道及其周围肺组织。亚急性期主要聚集的单核细胞成熟为泡沫样巨噬细胞，形成肉芽肿，但是在亚急性过程中，也形成包括浆细胞的淋巴滤泡，伴携带CD40配体的 $CD4^+$ Th1淋巴细胞增殖，后者可以激活B细胞，提示部分抗体是在肺部局部形成。慢性阶段主要是肺纤维化。引起急性、亚急性和慢性的免疫机制相互重叠。

1. Ⅲ型免疫反应　早初认为EAA是由免疫复合物介导的肺部疾病，其理论依据包括：①一般于暴露后2～9小时开始出现EAA症状。②有血清特异沉淀抗体。③病变肺组织中发现抗原、免疫球蛋白和补体。④免疫复合物刺激BAL细胞释放细胞因子增加，激活巨噬细胞释放细胞因子。然而，进一步研究发现：①同样环境抗原暴露人群中，50%血清沉淀抗体阳性者没有发病，而且血清沉淀抗体与肺功能无关。②抗原吸入刺激后血清补体不降低。③抗原一抗体复合物介导的血管炎不明显。④EAA也可发生于低球蛋白血症患者。

2. Ⅳ型(细胞)免疫反应　细胞免疫反应的特征是肉芽肿形成。EAA的肺组织病理学改变特点之一是淋巴细胞性肉芽肿性炎症，肉芽肿是亚急性期EAA的主要病理改变，而且抑制细胞免疫的制剂可以抑制实验性肉芽肿性肺炎。抗原吸入后刺激外周血淋巴细胞重新分布到肺脏，局部淋巴细胞增殖，以及淋巴细胞凋亡减少使得肺脏淋巴细胞增多。因此抗原刺激几天后，局部免疫反应转向T细胞为主的肺泡炎，淋巴细胞占60%～70%。在单核细胞因子，主要是MIP－1的激活下，幼稚巨噬细胞转化成上皮样细胞和多核巨细胞，形成肉芽肿。然而，这种单核细胞转化成多核巨细胞形成肉芽肿的生物学细节还不是很清楚。

3. 细胞一细胞因子　目前认识到EAA的发生需要反复抗原暴露，宿主对暴露抗原的免疫致敏，免疫反应介导的肺部损害。然而，涉及EAA免疫机制的细胞之间的交互作用还不是十分清楚。抗原吸入后，可溶性抗原结合到IgG，免疫复合物激活补体途径，通过补体C5激活巨噬细胞，巨噬细胞被C5激活或活化抗原颗粒激活后，释放趋化因子，包括白介素－8(interleukin－8，IL－8)、巨噬细胞炎症蛋白－1α(macrophage inflammatory protein－1α，MIP－1α)、调节激活正常T细胞表达和分泌因子(regulated on activation normal T cell expressed and secreted，RANTES)和细胞因子，包括IL－1、IL－6、IL－12、肿瘤坏死因子(tumor necrosis factor－α，TNF－α)、转化生长因子(TGF－β)。首先趋化中性粒细胞，几个小时后趋化和激活循环T淋巴细胞和单核细胞移入肺。

IL－8对淋巴细胞和中性粒细胞都有趋化性。MIP－1α不仅对单核/巨噬细胞和淋巴细胞有趋化性，也促进 $CD4^+$ Th细胞转化成Th1细胞。IL－12也促进Th转化成Th1细胞。$CD4^+$ Th1淋巴细胞产生IFN－γ，促进肉芽肿形成。EAA鼠模型证实IFN－γ是激活巨噬细胞发展形成肉芽肿的关键。IL－1和TNF－α引起发热和其他急性反应，TNF－α促进其他因子如IL－1、IL－8及MIP－1的产生，促进细胞在肺内的聚集与激活及肉芽肿形成。EAA患者BALF中可溶性TNFR1、TNFR2和TNF－α水平增高，同时肺泡巨噬细胞的TNFR1

表达也增强，提示 TNF－α 及其受体在 EAA 的作用。IL－6 促进 B 细胞向浆细胞转化和 $CD8^+$ 细胞成熟为毒性淋巴细胞。激活的肺泡巨噬细胞分泌 TGF－β，可以促进纤维化形成和血管生成。

巨噬细胞除了通过释放细胞因子产生作用外，还通过增强表达附着分子促进炎症反应。激活的巨噬细胞增强表达 CD80 和 CD86，激活的 T 淋巴细胞增强表达 CD28。CD80/86（也称之为 B－7）及其配体 CD28 是抗原呈递和 $CD4^+$ Th 细胞激活 B 细胞必需的共同刺激分子，阻止这种结合可以抑制鼠 HP 模型的炎症反应。内皮附着分子是炎症细胞进入肺组织的关键。激活的巨噬细胞不仅表达 CD18/11（ICAM－1 的配体），也增强表达 ICAM－1。抑制 ICAM－1 可以阻止淋巴细胞聚集。

EAA 患者 BALF 的自然杀伤细胞也增加，抗原暴露后肥大细胞增加，脱离抗原后 1～3 个月回到正常。大多数 EAA 的 BALF 肥大细胞具有结缔组织特征，与纤维化有关，而不是如哮喘患者的黏液型。

4. 其他　BAL 显示致敏宿主暴露抗原后 48 小时内中性粒细胞在肺聚集，这可能是气道内免疫复合物刺激，补体旁路途径的激活和吸入抗原的内毒素效应或蛋白酶效应。这些因素造成的肺损伤促进肺的抗原暴露，促进免疫致敏和进一步的肺损害。我们曾经通过热吸水链霉菌胞外蛋白酶诱发 EAA，48 小时内主要是肺中性粒细胞聚集，3 周后形成肉芽肿和慢性淋巴细胞性炎症。

总之，临床研究和动物实验结果提示 EAA 是易感个体受到环境抗原刺激后通过Ⅲ型和Ⅳ型免疫反应引起的肺慢性炎症伴肉芽肿形成，然而，确切的免疫机制还不很清楚。此外，个体易感性差异、炎症吸收和纤维化的机制也不清楚。

四、病理改变

EAA 的特征性病理改变包括以淋巴细胞渗出为主的慢性间质性肺炎，细胞性细支气管炎（气道中心性炎症）和散在分布的非干酪样坏死性小肉芽肿，但是依发病形式和所处的疾病阶段不同，组织病理学改变也有各自的特点。

急性期的组织病理特点，主要是肺泡间隔和肺泡腔内有淋巴细胞、肥大细胞、中性粒细胞和单核－巨噬细胞浸润。早期病变主要位于呼吸性细支气管周围，其后呈肺部弥漫性改变。浸润的细胞大多数是淋巴细胞，聚集在肺泡腔内，多数淋巴细胞是 $CD8^+$ 的 T 淋巴细胞。常见中央无坏死的肉芽肿和多核巨细胞，可见局灶性闭塞性细支气管炎伴机化性肺炎样改变。

亚急性期主要组织学特点是非干酪样坏死性肉芽肿，主要由上皮样组织细胞、多核巨细胞和淋巴细胞组成，松散的边界不清楚小肉芽肿病变，通常单个存在于细支气管或邻近肺泡腔。肉芽肿一般于抗原暴露后 3 周左右形成，避免抗原接触后 3～4 个月内可消失。其次，组织学可见肺泡间隔和肺泡腔内有由淋巴细胞、浆细胞、肥大细胞等组成的炎性细胞渗出呈现时相一致的以细支气管为中心的非特异性间质性肺炎（NSIP）改变，虽然急性暴露后早期可以见到中性粒细胞，但是中性粒细胞和嗜酸性粒细胞通常不明显。急性期一般无纤维化改变。间质纤维化和蜂窝肺主要见于疾病晚期或慢性 EAA。Reyes 等对 60 例农民肺进行病理研究发现，间质性肺炎占 100％，肉芽肿占 70％，机化性肺炎占 65％，间质纤维化占 65％，泡沫样细胞占 65％，外源性异物占 60％，孤立巨细胞占 53％，细支气管炎占 50％。闭塞性细支气管炎伴机化性肺炎占 10％～25％。

慢性 EAA 或停止抗原暴露后数年，细支气管炎和肉芽肿病变可能消失，仅遗留间质性炎症和纤维化或伴蜂窝肺样改变，这种间质纤维化可能是气道中心性，与普通型间质性肺炎（UIP）难以鉴别。因此，EAA 可能代表一部分病理证实的 NSIP、BOOP 及 UIP。

引起 EAA 的环境也含有革兰阴性杆菌内毒素尘埃，急性暴露后出现发热和咳嗽；慢性暴露引起支气管炎和肺气肿。这种混合暴露的结果是工人可以患 EAA，一种淋巴细胞性疾病，也可以患 COPD，一种中性粒细胞性疾病或两者都有。

五、临床表现

急性形式是最常见和具有特征的表现形式。一般在明确的职业或环境抗原接触后 2～9 小时开始出现“流感”样症状，如畏寒、发热、全身不适伴胸闷、呼吸困难和咳嗽，症状于 6～24 小时最典型。两肺底部可闻及细湿啰音或细小爆裂音，偶闻哮鸣音。反应强度或临床表现与吸入抗原的量与暴露时间有关。如果脱离抗原接触，病情可于 24～72 小时内恢复。如果持续暴露，接触和症状发作的关系可能不明显，反复急性发作导致几周或几个月内逐渐出现持续进行性发展的呼吸困难，伴咳嗽，表现为亚急性形式。

慢性形式是长期暴露于低强度抗原所致，也可以是反复抗原暴露导致急性或亚急性反复发作后的结果。主要表现隐匿性发展的呼吸困难伴咳嗽和咳痰及体重减轻。肺底部可以闻及吸气末细小爆裂音，少数有杵状指。晚期有发绀、肺动脉高压及右心功能不全征象。

20%～40%的慢性 EAA 表现为慢性支气管炎的症状，如慢性咳嗽伴咳痰，有些甚至在普通 X 线胸片上不能发现肺实质的病变。病理学研究证实了农民肺存在支气管炎症。嗜鸽者也经常表现支气管炎的症状和黏液纤毛清除系统功能降低。因为多数 EAA 患者是非吸烟患者，没有其他原因解释其慢性支气管炎的原因，因此，这可能是 EAA 本身的结果，与慢性 EAA 的气道高反应性相关。

六、胸部影像学

（一）X 线胸片

急性形式主要表现以双侧中下肺野分布为主的弥漫性分布的边界不清的小结节影，斑片磨玻璃影或伴实变（图 5－50，图 5－51），病变倾向于下叶肺。在停止抗原暴露后 4～6 周急性期异常结节或磨玻璃影可以消失。因此急性发作缓解后的胸片可以无异常。影像学的变化与症状的关系不明显。

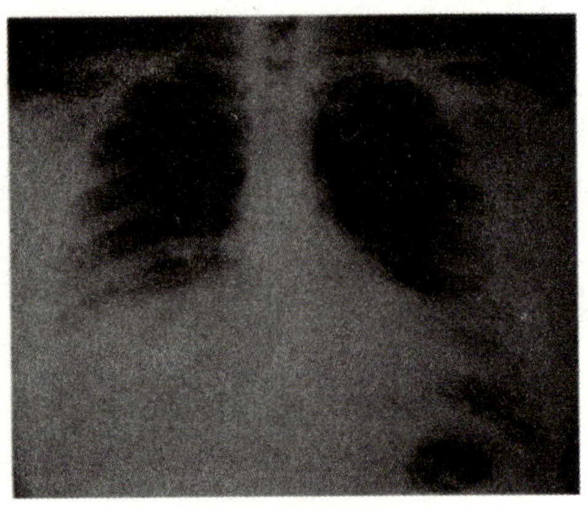

图 5－50　急性期 EEA

X 线胸片示双肺弥漫性分布斑片磨玻璃影下叶肺及外周分布为主

图 5—51 胸片示双下肺磨玻璃影

亚急性主要是细线条和小结节形成的网结节影。慢性形式主要表现以上、中肺野分布为主的小结节、粗线条或网状影，疾病晚期还有肺容积减小、纵隔移位以及肺大疱形成或蜂窝肺。一些病例表现急性、亚急性和慢性改变的重合。罕见的异常包括胸腔积液、胸膜肥厚、肺部钙化、空洞、不张、局限性阴影（如钱币样病变或肿块）以及胸内淋巴结增大。

（二）胸部 CT/HRCT

急性 EAA 的胸部 CT 和 HRCT 表现为大片状或斑片性磨玻璃和气腔实变阴影，内有弥漫性分布的边界难以区分的微小结节影，小结节影，直径<5mm，沿小叶中心和细支气管周围分布；斑片状磨玻璃样变和肺泡过度充气交错形成马赛克（mosaic）征象（图 5—52）。

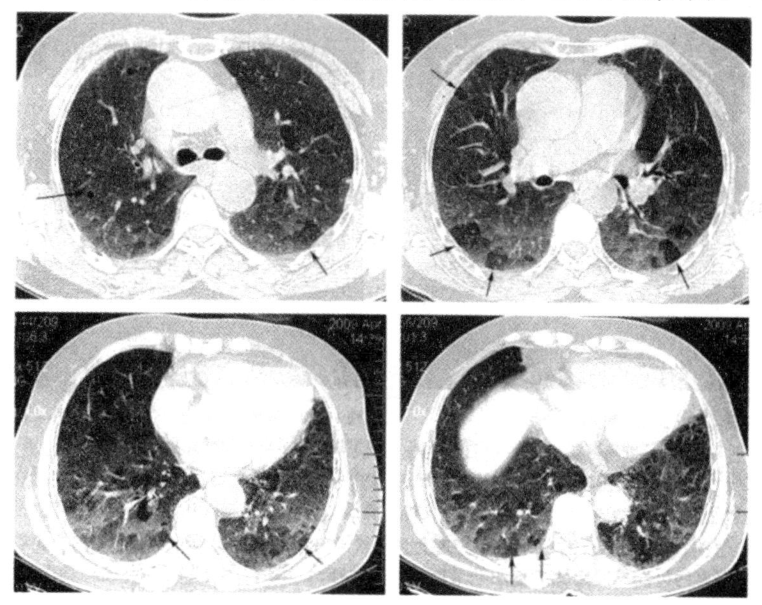

图 5—52 急性期 EEA

HRCT 示两肺弥漫性磨玻璃影，见空气潴留征（黑箭），右上肺见囊状影（长黑箭）

亚急性 EAA 的典型 CT/HRCT 表现为，弥漫性分布的边界不清小结节影，沿小叶中心和细支气管周围分布，这些小结节代表细支气管腔内肉芽组织或细胞性细支气管周围炎症。细支气管炎引起支气管阻塞引起气体陷闭，形成小叶分布的斑片样过度充气区（图 5—53）。

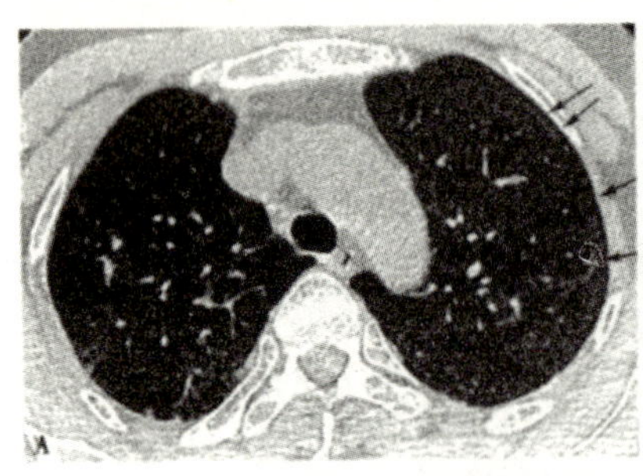
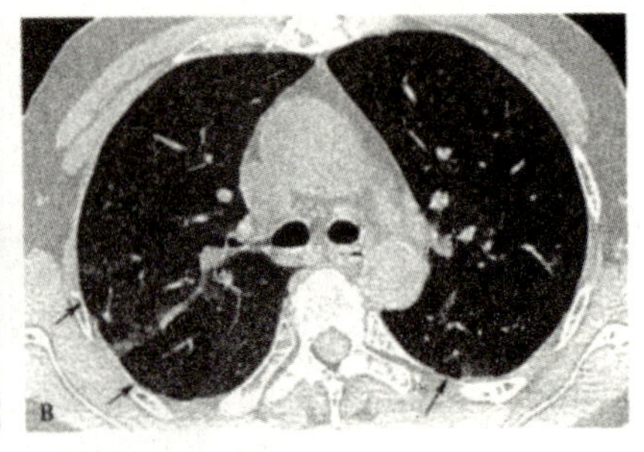

图 5－53　亚急性期 EEA

患者，女性，64 岁，接触鸡饲料糠后，反复气喘 2 个月余；HRCT 示小叶中央型小结节影(A，黑箭)；磨玻璃影，空气潴留征(B、C、D，黑箭)；临床及 HRCT 特点符合过敏性肺泡炎，TBLB 病理证实

慢性 EAA 的 CT/HRCT 主要表现为网状阴影增加(由小叶间隔和小叶内间质不规则增厚)，蜂窝肺伴牵拉性支气管或细支气管扩张和肺大疱；期间边界不清的小结节影，间或混有斑片性磨玻璃样变，马赛克征等；蜂窝肺见于 50%的慢性 EAA。肺气肿主要见于下肺野，见于亚急性和慢性非吸烟者，可能与细支气管炎或阻塞有关。这种改变类似于 IPF，不同的是前者的纤维化一般不影响肋膈角。

少见的异常胸部 CT/HRCT 表现包括局限性肿块样实变阴影，或沿支气管束分布的斑片状或条索状实变阴影，类似 OP 的胸部 CT/HRCT 表现(图 5－54)。EAA 轻度反应性纵隔淋巴结增大也比较常见。

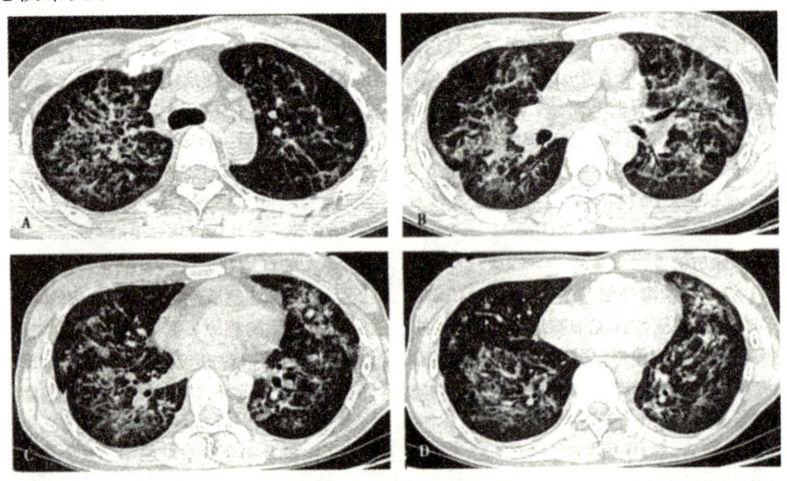

图 5－54　亚急性期 EEA

胸部 HRCT 示斑片状及条索状实变影沿支气管血管束分布，背景中分布边界不清的小结节影(A)；TBLB 病理示肉芽肿和机化性肺炎改变

北京朝阳医院 30 例 EAA 的 CT 表现，2 例急性分别表现弥漫磨玻璃改变和磨玻璃样变伴马赛克征；19 例亚急性表现弥漫分布的小叶中心结节 5/19 例(26.3%)，伴马赛克征 5/19 例(26.3%)，弥漫分布的斑片磨玻璃影 3/19 例(15.8%)，伴马赛克征 6/19 例(31.6%)，慢性主要表现网格、蜂窝样变 9/9 例(100%)，其中 2 例伴斑片磨玻璃改变、马赛克征，1 例伴小叶中心结节。

七、辅助检查

1. 血液化验　急性 EAA 的外周血白细胞(中性粒细胞)一过性和轻度增高，红细胞沉降率、C反应蛋白也经常升高。外周血嗜酸性粒细胞和血清IgE正常。一些EAA患者血清可以检测到针对特异性抗原的沉淀抗体(IgG、IgM和IgA)。由于抗原准备尚没有标准化,因此很难确认阴性的意义,除非抗原用EAA患者或非EAA患者血清检验过,因此,商品EAA抗体组合试验阴性不能除外EAA的诊断。但是,血清特异性沉淀抗体阳性也见于无症状的抗原接触者,如30%~60%的无症状饲鸽者存在对鸽子抗原的抗体;2%~27%的农民的血清存在抗M. Faeni抗体。此外,停止暴露后血清沉淀抗体会消失,在停止抗原暴露后6年,50%的农民肺患者血清抗体转阴;50%的PBD或嗜鸟者肺在停止抗原暴露后2~3年,其血清沉淀抗体转阴。因此,这种特异抗体的存在只说明有过敏原接触史,并无诊断特异性,反过来抗体阴性也不能排除诊断。

2. 肺功能检查 疾病早期可能仅表现弥散功能障碍、肺泡一动脉氧分压差($A\text{-}aDO_2$)增加和运动时低氧血症,随着疾病进展出现限制性通气障碍,肺容积减低,气流速度正常或增加,肺弹性回缩增加。也可以有轻度气道阻塞和气道阻力增加,这可能与细支气管炎或肺气肿有关。20%~40%的EAA患者存在非特异气道高反应性。5%~10%的EAA患者临床有哮喘发作。停止抗原暴露后,气道高反应性和哮喘减轻。北京朝阳医院的资料分析显示,31例EAA患者中,92.9%有D_LCO降低,85.2%小气道病变,72.4%限制性通气功能障碍,50%有低氧血症,36.7%出现呼吸衰竭。

3. 支气管肺泡灌洗 当支气管肺泡灌洗(BAL)距离最后一次暴露超过5天,40%~80%的患者BALF中T淋巴细胞数呈现2~4倍的增加,尤其是$CD8^+$细胞增加明显,导致$CD4^+/CD8^+<1$或正常,但是有时$CD4^+/CD8^+>1$或正常。这可能与暴露的形式、疾病的形式(急性或慢性)、BAL离最后一次暴露的时间有关,有些研究提示BALF中$CD8^+$细胞的增加与肺纤维化负相关。$CD4^+$细胞为主见于EAA的纤维化阶段。许多$CD8^+$细胞表达CD57(细胞毒性细胞的标记)和CD25(IL—2受体)及其他活性标记,当抗原暴露持续存在,这些活性标记细胞增加。BALF的淋巴细胞与持续的抗原暴露有关,不提示疾病和疾病的预后。此外,肺泡巨噬细胞也呈激活状态。当在暴露后48小时内进行BAL或吸入抗原后的急性期BALF的中性粒细胞的比例可以呈中度增加,表现一过性的中性粒细胞性肺泡炎。肥大细胞时有增加。

八、诊断与鉴别诊断

根据明确的抗原接触史,典型的症状发作及与抗原暴露的明确关系,胸部影像学和肺功能的特征性改变,BAL检查显示明显增加的淋巴细胞(通常淋巴细胞>40%和$CD4^+/CD8^+<1$),可以做出明确的EAA诊断。TBLB取得的合格病理资料将进一步支持诊断,一般不需要外科肺活检。但20%~30%患者无明确的抗原暴露史,导致EAA诊断的困难。

表5—26列出了建立过敏性肺炎诊断的主要标准和次要标准,如果满足4个主要标准和2个次要标准或除外结节病、IPF等,EAA诊断可以确定。有时组织学提示EAA而胸片正常。但是正常HRCT降低了急性或慢性EAA的可能,但是两次急性发作之间的HRCT可能正常。正常BALF也有利于排除EAA。由于抗原制备没有标准化,含有非特异成分,因此用可疑抗原进行的皮肤试验不再具有诊断价值特异性抗原吸入激发试验难以标准化,并且有一定的危险性,也不常规采用。

表 5－26　外源性过敏性肺泡炎的诊断标准

主要诊断标准	次要诊断标准
EAA 相应的症状（发热、咳嗽、呼吸困难）	两肺底吸气末爆裂音
特异性抗原暴露（病史或血清沉淀抗体）	D_LCO 降低
EAA 相应的胸片或 HRCT 改变（细支气管中心结节，斑片磨玻璃影间或伴实变，气体陷闭形成的马赛克征象等）	低氧血症
BALF 淋巴细胞增加，通常>40%（如果进行了 BAL）	
相应的组织病理学变化（淋巴细胞渗出为主的间质性肺炎，细支气管炎，肉芽肿）（如果进行了活检）	
自然抗原暴露刺激阳性反应（暴露于可疑环境后产生相应症状和实验室检查异常）或脱离抗原接触后病情改善	

急性 EAA 需要与感染性肺炎（病毒、支原体等）鉴别，另外也需要与职业性哮喘鉴别。慢性 EAA 需要各种其他原因所致的间质性肺炎、结节病和肺结核进行鉴别。

九、治疗

根本的预防和治疗措施是脱离或避免抗原接触。改善作业卫生、室内通风和空气污染状况，降低职业性有机粉尘和环境抗原的吸入可以有效预防 EAA 的发生。单纯的轻微呼吸道症状在避免抗原接触后可以自发缓解，不必特殊治疗。

但对于急性重症和慢性进展的患者则需要使用糖皮质激素，其近期疗效是肯定的，但是其远期疗效不确定。急性重症伴有明显肺部渗出和低氧血症，经验性使用泼尼松 30～60mg/d，1～2 周或直到临床、影像学和肺功能明显改善后减量，疗程 4～6 周。亚急性经验性使用泼尼松 30～60mg/d，2 周后逐步减量，疗程 3～6 个月。如果是慢性，维持治疗时间可能需要更长。

十、预后

如果在永久性影像或肺功能损害出现之前完全脱离抗原暴露，EAA 的预后很好。但是如果持续暴露，10%～30%患者会进展为弥漫性肺纤维化、肺心病，甚至死亡。农民肺的病死率为 0～20%，与发作的次数相关。虽然急性大量暴露导致死亡的报告也有几例，但是死亡多发生于症状反复发作 5 年以上者。预后与 EAA 的形式或抗原的种类、暴露的性质不同有关。长期低水平暴露似乎与不良预后有关，而短期间歇暴露的预后较好。不幸的是许多慢性 EAA 表现肺纤维化和肺功能异常，停止暴露后也只能部分缓解，因此早期诊断 EAA，脱离或避免抗原的接触是改善预后的关键。

（周向辉）

第六章 呼吸重症疾病

第一节 呼吸重症疾病的主要症状和体征

周密详细的病史和体格检查是诊断呼吸系统疾病的基础，普通X线和电子计算机X线体层显像(CT)对诊断肺部病变具有特殊重要的作用。由于呼吸系统疾病常为全身疾病的一种局部表现，还应结合常规实验室检查及其他特殊检查结果进行全面综合分析，力求作出病因、解剖、病理和功能的诊断。

一、呼吸系统疾病的主要症状

呼吸系统的咳嗽、咳痰、咯血、气急(促)、喘鸣和胸痛等症状在不同的肺部疾病中常有不同的特点。

(一)咳嗽

咳嗽是呼吸系统的主要症状之一，是人体的一种保护性呼吸反射动作。咳嗽的产生，是由于异物、刺激性气体、呼吸道内分泌物等刺激呼吸道黏膜，产生冲动，通过传入神经纤维传到延髓咳嗽中枢而引起。咳嗽的动作是短促深吸气，声门紧闭，呼吸肌、肋间肌和膈肌快速猛烈收缩，使肺内高压的气体喷射而出。随着急速冲出的气流，呼吸道内的异物或分泌物被排出体外。咳嗽反射弧包括4个环节：①呼吸道神经末梢感受器：包括机械感受器、化学感觉器和肺牵张感受器。②传入神经：为迷走神经纤维。③延髓咳嗽中枢：位于延髓背侧部，邻近呼吸中枢。④传出神经：包括迷走神经传出纤维、喉上神经和脑神经。它们协同完成咳嗽运动。

急性发作的刺激性干咳，伴有发热、声嘶，常为急性喉炎、气管炎或支气管炎；常年咳嗽，秋冬季加重，提示慢性阻塞性肺疾病；急性发作的咳嗽伴胸痛，可能是肺炎；发作性干咳(尤其在夜间规律发作)，可能是咳嗽变异型哮喘；高亢的干咳伴有呼吸困难可能是支气管肺癌累及气管或主支气管；持续而逐渐加重的刺激性咳嗽伴有气促(急)则考虑特发性肺纤维化或支气管肺泡癌。

对于重症疾病，咳嗽的不利作用是可把气管病变扩散到邻近的小支气管，使病情加重。另外，持久剧烈的咳嗽影响休息，还易消耗体力，并可引起肺泡壁弹性组织的破坏，诱发肺气肿。术后患者咳嗽增加腹压，剧烈咳嗽震动伤口，加重病情。

(二)咳痰

痰的主要来源是气管、支气管腺体和杯状细胞的分泌物。在正常情况下，呼吸道的腺体不断有小量分泌物排出，形成一层薄的黏液层，能够保持呼吸道的湿润，并能吸附吸入的尘埃、细菌等微生物。正常人每天分泌痰液100mL，借助柱状上皮纤毛的摆动，将其排向喉头，随咳嗽咳出，或被咽下，所以一般不感觉有痰。在呼吸道反复感染、异物、过热和过冷的空气、刺激性气体、香烟或过敏因素的刺激下，支气管分泌大量痰液。痰的性状、量及气味对诊断有一定帮助。

痰由白色泡沫或黏液状转为脓性多为细菌性感染；大量黄脓痰常见于肺脓肿或支气管扩张；铁锈样痰可能是肺炎链球菌感染；红棕色胶冻样痰可能是肺炎克雷伯杆菌感染；伴大肠埃希菌感染时，脓痰有恶臭；肺阿米巴病为咖啡样痰；肺吸虫病为果酱样痰；肺水肿时，则可能咳粉红色稀薄泡沫痰；如果痰液中有胃内容物，常见于误吸、气管食管瘘等。痰量的增减，反映感染的加剧或缓解，若痰量突然减少，且出现体温升高，可能与支气管引流不畅有关。

痰液有很多副作用。临床上痰液黏稠度分为三度：Ⅰ度：稀痰；Ⅱ度：中度黏稠；Ⅲ度：重度黏稠。当气道痰液稀薄时要分析其原因，如气囊充气不足导致口咽分泌物流入气道、气道湿化过度及疾病本身痰液的特征等因素。较黏稠的痰液含水量较少，不易吸出，需进行湿化后吸出。痰液形成痂时，不仅阻塞气道，且自行排出困难，也应将痰液湿化后再行吸引。痰液吸水后膨胀的痰痂使原来部分阻塞的支气管通气阻力加大，加重通气障碍。痰在呼吸道内不及时排出，给细菌繁殖提供温床，有利于细菌繁殖，导致支气管内腔闭塞，致使呼气不畅及呼吸困难，可能发展成肺气肿。痰液诱发咳嗽，反复咳嗽将使肺泡发生变化，导致功能低下。痰不仅可导致机械性阻塞，成为微生物的培养基，还含有收缩支气管的物质，使支气管痉挛。另外，年老体弱、久病卧床或小儿发育未成熟时，甚至会因黏痰堵塞呼吸道而引起急性呼吸衰竭致死。通过痰液可能传播的疾病有肺结核、流行性感冒、霍乱、麻疹等。对于机械通气患者，脓痰及痰痂易聚集并堵塞支气管管腔，严重影响患者的通气功能，加重呼吸衰竭，甚至引起继发性肺不张。机械通气的患者因失去咳嗽功能、肺功能严重减退、呼吸肌无力等原因，患者往往不能自行排痰，分泌物显著增加。患者多处于意识障碍、全身衰竭状态，咳嗽排痰功能降低，使原有的呼吸系统疾病及呼吸衰竭加重。

临床常用的化痰方法有：雾化吸入、口服或鼻饲，静脉输注化痰、平喘药物，胸部物理治疗、痰液吸引促进痰液排出。吸痰不及时又可造成呼吸道不畅、通气量降低、窒息，甚至心律失常。所以，适时吸痰是保持呼吸道通畅，确保机械通气治疗效果的关键。可以依据听诊确定痰液的位置及性状，适时吸痰；依据血氧饱和度监测值适时吸痰，排除可能导致血氧饱和度下降的其他因素，正确判断吸痰时机；依据气道压力变化适时吸痰，出现高压报警时，多为痰液堵塞气道，使管腔变窄，致气道压力升高，此时应及时吸痰，但是不能把气道压力升高作为吸痰的指征；也可根据患者主动要求确定吸痰时机。

（三）咯血

咯血指喉及喉以下的呼吸道任何部位的出血，经口腔咯出。骤发大量的咯血可导致患者呼吸道内血块阻塞窒息死亡。因咯血经口腔排出，必须与口腔、鼻、咽部的出血和消化道的出血（呕血）相鉴别。

1.咯血的原因　可见于支气管疾病，如支气管扩张、支气管肺癌、支气管结核、慢性支气管炎、支气管结石、支气管腺瘤、支气管黏膜非特异性溃疡等。

2.咯血的发病机制

(1)支气管疾病：炎症或肿瘤等损害支气管黏膜；病灶处的毛细血管通透性增高；黏膜下血管扩张破裂等。

(2)肺部疾病：如肺结核、肺炎、肺脓肿、肺瘀血、肺栓塞、肺真菌病、肺吸虫病、肺泡微结石、肺泡炎、肺含铁血黄素沉着症、肺出血一肾炎综合征等。肺部咯血的机制为毛细血管通透性增高、小血管破裂、小动脉瘤破裂、动静脉瘘破裂。

(3)心血管疾病：如二尖瓣狭窄时因肺瘀血压力增高，使肺泡壁或支气管内膜毛细血管破裂。若支气管黏膜下支气管静脉曲张破裂可大咯血。

(4)其他原因：急性肺水肿（急性左心衰竭）可见咳浆液性粉红色泡沫样痰；肺栓塞时咳黏稠暗红色血痰；先天性心脏病（房间隔缺损、动脉导管未闭等）因肺动脉高压而出现咯血；血液系统疾病，如血小板减少性紫癜（ITP）、急慢性白血病、再生障碍性贫血、血友病等均可引起咯血，血液病引起咯血是全身性出血征象在呼吸道的局部表现。风湿性疾病，如血管炎、Wegener 肉芽肿、白塞病、结节性多动脉炎、系统性红斑狼疮等和其他疾病，如急性传染病，流行性出血热、肺出血型钩端螺旋体病等，气管、支气管子宫内膜异位症，绒癌肺转移、外伤、异物等均可引起咯血。

3. 咯血量的估计 ①小量咯血：每日咯血量在 100mL 以内。②中等量咯血：每日咯血量 100～500mL。③大量咯血：每日咯血量在 500mL 以上（或一次咯血量＞100mL）。大量咯血主要见于空洞型肺结核、支气管扩张症和慢性肺脓肿。

4. 咯血的性质 支气管肺癌的咯血主要表现为持续或间断痰中带血，少有大咯血。鲜红色咯血见于肺结核、支气管扩张症、肺脓肿等。铁锈色痰见于肺炎球菌肺炎、肺吸虫病和肺泡出血。砖红色胶冻样血痰见于肺炎克雷伯杆菌肺炎。暗红色见于二尖瓣狭窄肺瘀血。黏稠暗红色咯血多由肺栓塞引起。浆液性粉红色泡沫样血痰见于急性左心衰肺水肿。

5. 咯血的伴随症状 伴发热见于肺炎、肺结核、肺脓肿等；伴胸痛见于大叶性肺炎、肺结核、肺栓塞、肺癌；伴呛咳见于支气管肺癌、支原体肺炎；伴脓痰见于支气管扩张、肺脓肿等；伴皮肤黏膜出血见于血液病、风湿病；伴黄疸见于钩端螺旋体病、重症肺炎、肺栓塞；伴杵状指见于支气管扩张、肺脓肿、支气管肺癌。

6. 咯血的治疗 详见大咯血章节。

（四）呼吸困难

正常人呼吸频率成人为 16～20 次/min，与心脏搏动次数的比例为 1∶4。当患者主观上感觉空气不足，呼吸费力，客观上患者用力呼吸，呼吸肌和辅助呼吸肌均参与呼吸运动，通气增加，呼吸频率、深度与节律都发生改变即为呼吸困难。呼吸困难是呼吸功能不全的一个重要症状，是患者主观上有空气不足或呼吸费力的感觉；而客观上表现为呼吸频率、深度和节律的改变。

1. 呼吸困难的发病原因

（1）上呼吸道疾病：咽后壁脓肿、扁桃体肿大、喉异物、喉水肿、喉癌等。

（2）支气管疾病：支气管炎、支气管哮喘、支气管扩张、支气管异物和肿瘤等所致的狭窄与梗阻。

（3）肺部疾病：慢性阻塞性肺疾病（COPD）、各型肺炎、肺结核、肺瘀血、肺不张、肺水肿、肺囊肿、肺梗死、肺癌、结节病、肺纤维化、急性呼吸窘迫综合征（ARDS）等。

（4）胸膜疾病：自发性气胸、大量胸腔积液、严重胸膜粘连增厚、胸膜间质瘤等。

（5）纵隔疾病：纵隔炎症、气肿、疝、主动脉瘤、淋巴瘤、畸胎瘤、胸内甲状腺瘤、胸腺瘤等。

（6）其他原因：胸廓畸形、胸壁炎症、结核、外伤、肋骨骨折、类风湿性脊柱炎、胸壁呼吸肌麻痹、硬皮病、重症肌无力、过度肥胖症等。

2. 呼吸困难的类型 根据主要的发病机制，可将呼吸困难分为下列 6 种类型：

（1）肺源性呼吸困难：由呼吸器官病变所致，主要表现为 3 种形式：①吸气性呼吸困难：表现为喘鸣，吸气时胸骨、锁骨上窝及肋间隙凹陷，即“三凹征”。常见于喉、气管狭窄，如炎症、水肿、异物和肿瘤等。②呼气性呼吸困难：呼气相延长，伴有哮鸣音，见于支气管哮喘和阻塞性肺病。③混合性呼吸困难：见于肺炎、肺纤维化、大量胸腔积液、气胸等。

（2）心源性呼吸困难：常见于左心功能不全所致心源性肺水肿，其临床特点是患者有严重的心脏病史，呈混合性呼吸困难，卧位及夜间明显，肺底部可出现中小湿啰音，并随体位而变化。X 线检查可见心影有异常改变，肺门及其附近充血或兼有肺水肿征。

(3)中毒性呼吸困难:各种原因所致的酸中毒,均可使血中二氧化碳升高、pH降低,刺激外周化学感受器或直接兴奋呼吸中枢,增加呼吸通气量,表现为深而大的呼吸困难。呼吸抑制剂,如吗啡、巴比妥类等中毒时,也可抑制呼吸中枢,使呼吸浅而慢。

(4)血源性呼吸困难:重症贫血可因红细胞减少、血氧不足而气促,尤以活动后显著;大出血或休克时因缺血及血压下降,刺激呼吸中枢而引起呼吸困难。

(5)神经精神性与肌病性呼吸困难:重症脑部疾病,如脑炎、脑血管意外、脑肿瘤等直接累及呼吸中枢,出现异常的呼吸节律,导致呼吸困难;重症肌无力危象引起呼吸肌麻痹,导致严重的呼吸困难。另外,癔症也可有呼吸困难发作,其特点是呼吸显著频数、表浅,因呼吸性碱中毒常伴有手足搐搦症。

(6)胃胀气引起的呼吸困难:由于胃膨大顶住膈肌,使胸腔变小而呼吸困难。胸闷是一种主观感觉,即呼吸费力或气不够用。轻者若无其事,重者则觉得难受,似乎被石头压住胸膛,甚至发生呼吸困难。它可能是身体器官的功能性表现,也可能是人体发生疾病的最早症状之一。年龄不同,胸闷的病因亦不同,治疗不一样,后果也不一样。

呼吸困难按其发作快慢分为急性、慢性和反复发作性。急性气促伴胸痛常提示肺炎、气胸和胸腔积液。肺血栓栓塞症常表现为不明原因的呼吸困难。左心衰竭患者可出现夜间阵发性呼吸困难。

按呼吸周期可分为吸气性和呼气性呼吸困难。慢性进行性气促见于慢性阻塞性肺疾病、弥散性肺纤维化等疾病。支气管哮喘发作时,出现呼气性呼吸困难,且伴有哮鸣音,缓解时可消失,下次发作时又复出现。

3.吸气性呼吸困难分度　一度:安静时无呼吸困难,活动时出现;二度:安静时有轻度呼吸困难,活动时加重,但不影响睡眠和进食,无明显缺氧;三度:明显吸气性呼吸困难,喉鸣音重,“三凹征”(肋骨间、胸骨、锁骨上的软组织内陷,像抽走空气的皮球一样)明显,缺氧和烦躁不安,不能入睡;四度:呼吸极度困难,严重缺氧和二氧化碳增多,嘴唇苍白或发绀、血压下降、大小便失禁、脉细弱,进而昏迷、心力衰竭,直至死亡。

4.呼吸困难的伴随症状　不同的伴随症状见于不同疾病。发作性呼吸困难伴哮鸣音多见于支气管哮喘、心源性哮喘;突发性重度呼吸困难见于急性喉水肿、气管异物、大面积肺栓塞、自发性气胸等;呼吸困难伴发热多见于肺炎、肺脓肿、肺结核、胸膜炎、急性心包炎等;伴一侧胸痛见于大叶性肺炎、急性渗出性胸膜炎、肺栓塞、自发性气胸、急性心肌梗死、支气管肺癌等;伴咳嗽、咳痰见于慢性支气管炎、阻塞性肺气肿继发肺部感染、支气管扩张、肺脓肿等;伴大量泡沫痰可见于有机磷中毒;伴粉红色泡沫痰见于急性左心衰竭;伴意识障碍见于脑出血、脑膜炎、糖尿病酮症酸中毒、尿毒症、肺性脑病、急性中毒、休克型肺炎等。

(五)胸痛

胸痛指颈与胸廓下缘之间的疼痛,疼痛可呈多种性质。肺和脏胸膜对痛觉不敏感,肺炎、肺结核、肺血栓栓塞症、肺脓肿等病变累及壁胸膜时,方发生胸痛。胸痛伴高热,考虑肺炎。肺癌侵及壁胸膜或骨,出现隐痛,持续加剧,甚至刀割样痛。突发性胸痛伴咯血和(或)呼吸困难,应考虑肺血栓栓塞症。胸膜炎常在胸廓活动较大的双(单)侧下胸痛,与咳嗽、深吸气有关。自发性气胸可在剧咳或屏气时突然发生剧痛。应注意与非呼吸系统疾病引起的胸痛相鉴别,如心绞痛以及纵隔、食管、膈肌和腹腔疾患所致的胸痛。

胸痛是临床上常见的症状,原因颇多,且胸痛的部位和严重程度并不一定和病变的部位和严重程度一致。外伤、炎症、肿瘤及某些理化因素所致组织损伤,刺激肋间神经、膈神经、脊神经后根和迷走神经分布在食管、支气管、肺、胸膜、心及主动脉的神经末梢，均可引起胸痛。胸痛常见的原因有：

1.胸壁病变　胸壁病变所引起的胸痛是各类胸痛中最常见的一种，如胸壁的外伤、细菌感染、病毒感染、肿瘤等引起的局部皮肤、肌肉、骨骼及神经病变。常见的有：急性皮炎、皮下蜂窝织炎、带状疱疹、痛性肥胖症、肌炎及皮肌炎、流行性肌痛、颈椎痛、肋软骨炎、骨肿瘤、肋间神经炎和神经根痛等。其共同特征是：①疼痛部位固定于病变处，且局部有明显压痛。②深呼吸、咳嗽、举臂、弯腰等动作使胸廓活动疼痛加剧。

2.肺及胸膜病变　肺和脏胸膜对痛觉不敏感，肺炎、肺结核、肺脓肿、肺梗死等，由于病变累及壁胸膜而发生胸痛；肺癌侵及支气管壁或壁胸膜都可产生胸痛；自发性气胸时，由于粘连撕裂产生突然剧痛；干性胸膜炎由于炎症波及脏胸膜和壁胸膜，发生摩擦而致胸痛；大量胸腔积液与张力性气胸可由于壁胸膜受压发生胸痛。其共同特点为：①多伴咳嗽或咳痰。②常因咳嗽、深呼吸而加重，其他胸壁活动并不引起疼痛。③胸壁局部无压痛。④常伴有原发疾病的体征，X线检查可发现病变。

3.心血管系统病变　常见的有心绞痛、心肌梗死及心包炎。心绞痛、心肌梗死、主动脉瓣疾病及心肌病等引起的胸痛是由于心肌缺血所致；心包炎引起的胸痛是由于病变累及第5肋水平以下的心包壁层和邻近胸膜所致。其共同特征为：①疼痛多位于胸骨后或心前区，少数在剑突下，可向左肩放射。②疼痛常因体力活动诱发加重，休息后好转。

4.纵隔及食管病变　较少见，常见的有急性纵隔炎、纵隔肿瘤、纵隔气肿、急性食管炎、食管癌等。纵隔疾病引起胸痛是因纵隔内组织受压，神经或骨质受累等；食管疾病主要是由于炎症或化学刺激物作用于食管黏膜。其共同特征为：①胸痛位于胸骨后，呈持续进行性隐痛或钻痛，常放射至其他部位。②吞咽时疼痛加剧，伴有吞咽困难。

5.横膈病变　可由横膈本身或由腹腔脏器疾病引起，常见的有膈胸膜炎、膈下脓肿、膈疝、肝炎、肝脓肿、肝癌等。横膈病变引起胸痛是由于膈神经受到刺激，其特点为：疼痛一般位于胸廓及胸骨下部，膈肌中央受刺激时，疼痛可放射至肩部及颈部。

二、呼吸系统疾病的主要体征

由于病变性质、定位和范围不同，呼吸系统疾病的体征出现与否以及异常程度可以有很大差异。体格检查中视、触、叩、听不可偏废，不要只重听诊而忽略其他。还应重视肺部疾病的肺外征象，如皮肤发绀、苍白、杵状指以及肺部病变，可能作为全身疾病肺部表现所具有的系统性改变。

（一）视诊

观察呼吸运动，注意呼吸运动类型、有无呼吸困难以及呼吸频率和深度的改变。常见的呼吸节律有：潮式呼吸、间停呼吸、抑制性呼吸和叹气样呼吸。

1.潮式呼吸　呼吸由浅慢逐渐加快加深，达高潮后，又逐渐变浅变慢，暂停数秒之后，又出现上述状态的呼吸，如此周而复始，呼吸呈潮水涨落样。

潮式呼吸的特点是呼吸逐步减弱以致停止和呼吸逐渐增强两者交替出现。多见于中枢神经疾病、脑循环障碍和中毒等患者。潮式呼吸周期可长达30秒至2分钟，暂停期可持续5～30秒，需要较长时间才可观察到这种周期性呼吸。

潮式呼吸产生的原因一般认为是呼吸中枢对二氧化碳的反应性降低，即呼吸中枢兴奋的阈值高于正常值。血中二氧化碳的分压低于能兴奋呼吸中枢的阈值，因而呼吸暂停。待血中二氧化碳分压超过正常水平达到阈值时，才能兴奋呼吸中枢，使呼吸恢复。经过一阵呼吸后，血中二氧化碳分压又下降到阈值水平以下，呼吸中枢又停止活动，呼吸停止。如此交替，就形成潮式呼吸。见于脑出血、颅内压增高患者。

2.间停呼吸(Biots呼吸)　表现为有规律的呼吸几次后，突然停止一段时间，又开始呼吸，周而复始。发生机制是由于呼吸中枢的兴奋性降低，使调节呼吸的反馈系统失常，只有在严重缺氧和二氧化碳积聚到一定程度的时候，才能有效刺激呼吸中枢，进入下一个呼吸周期。

间停呼吸多发生于中枢神经系统疾病，如脑炎、脑膜炎、颅内高压及某些中毒，如糖尿病酮症酸中毒、巴比妥中毒等。间停呼吸提示预后不良，常发生在临终前。

3.抑制性呼吸　指胸部发生剧烈疼痛所致的吸气突然中断，呼吸运动短暂地突然受到抑制的一种呼吸。患者表情痛苦，呼吸较正常浅而快。常见于急性胸膜炎、胸膜恶性肿瘤、肋骨骨折及胸部外伤等。

4.叹气样呼吸　表现在一段正常呼吸节律中插入一次深大呼吸，并常伴有叹息声。此多为功能性改变，见于神经衰弱、精神紧张或抑郁症。

（二）触诊

1.胸廓扩张度　胸廓扩张度即呼吸时的胸廓动度，于胸廓前下部检查较易获得。

(1)检查方法：测定前胸廓扩张度时，检查者两手置于胸廓下面的前侧部，左右两拇指分别沿两侧肋缘指向剑突，拇指尖在前正中线两侧对称部位，而手掌和伸展的手指置于前侧胸壁；测定后胸廓扩张度时，则将两手平置于患者背部，约与第10肋骨水平，拇指与中线平行，并将两侧皮肤向中线轻推。嘱患者做深呼吸运动，观察比较左右两手的动度是否一致。

(2)临床意义：①一侧胸廓扩张度增强：见于对侧肺扩张受限，如对侧膈肌麻痹、肺不张或肋骨骨折。②一侧胸廓扩张度减弱：见于一侧肺弹性降低或含气量减少，或一侧胸膜肥厚影响肺的膨胀，或一侧肋骨或胸壁软组织病变影响了胸廓扩张。此时应考虑以下疾病：肺部疾病，如肺炎、肺不张、慢性纤维空洞型肺结核、肺部肿瘤、肺纤维化和肺大疱等；胸膜病变，如各种胸膜炎、胸腔积液、胸腔积气、胸膜肥厚粘连和胸膜肿瘤等；肋骨病变，如肋骨骨折、肋骨骨髓炎、肋骨结核、肋骨肿瘤、肋骨关节炎及肋软骨钙化，使肋骨固定，不可移动；胸壁软组织病变；膈肌病变，如一侧膈麻痹时则患侧胸廓扩张度减弱。③两侧胸廓扩张度均增强：多见于膈肌在吸气时向下运动障碍，使腹式呼吸减弱所致，如腹腔积液、肝脾肿大、腹内巨大肿瘤、急性腹膜炎、膈下脓肿等。④两侧胸廓扩张度均减弱：见于中枢神经系统或周围神经病变、呼吸肌无力或广泛肺部病变。

2.语音震颤　震颤强弱取决于气管、支气管的通畅性和胸壁的传导状况。震颤减弱或消失常见于肺泡内含气量过多(如肺气肿)、支气管阻塞(如阻塞性肺不张)、大量胸腔积液或气胸、胸膜高度增厚粘连、胸壁皮下气肿等；震颤增强常见于肺泡内炎症浸润(如大叶性肺炎实变期、大片肺栓塞)、接近胸膜的肺内巨大空腔(如肺结核空洞、肺脓肿)。

3.胸膜摩擦感　正常情况下脏胸膜和壁胸膜之间滑润，呼吸运动时不产生摩擦感。当各种原因引起胸膜炎症时，因纤维蛋白沉着于两层胸膜之间，使其表面变得粗糙，呼吸时脏胸膜和壁胸膜相互摩擦，可由检查者的手感觉到，似皮革相互摩擦的感觉，称为胸膜摩擦感。该征象于动度较大的前胸下前侧部或腋中线第5～7肋间最易触及。通常于呼、吸两相均可触及，以吸气末与呼气初比较明显；若屏住呼吸，则此感觉消失。

检查时，受检者取仰卧位，令受检者反复做深慢呼吸运动，检查者用手掌轻贴患者胸壁，并感觉有无两层胸膜相互摩擦的感觉。

（三）叩诊

胸部叩诊内容包括叩诊音、肺下界及肺下界的移动范围。叩诊音可分为清音、过清音、鼓音、浊音和实音。正常肺的清音区范围内如出现过清音、鼓音、浊音和实音时为异常叩诊音，其类型取决于病变的性质、范围大小及位置的深浅。

1. 浊音或实音　见于肺部大面积含气量减少的病变，如肺炎、肺不张、肺结核、肺梗死、肺水肿及肺硬化等；肺内不含气的占位病变，如肺肿瘤、肺包虫或囊虫病、未液化的肺脓肿等；以及胸腔积液、胸膜增厚等病变。

2. 过清音　肺张力减弱而含气量增多，如肺气肿。

3. 鼓音　肺内空腔性病变，腔径大于 3～4cm，且靠近胸膜时，如空洞型肺结核、液化了的肺脓肿和肺囊肿等。

（四）听诊

正常呼吸音包括气管呼吸音、支气管呼吸音、肺泡呼吸音、支气管肺泡呼吸音；异常呼吸音包括异常肺泡呼吸音、异常支气管呼吸音、异常支气管肺泡呼吸音。

1. 湿啰音　指吸气时气体通过呼吸道内的分泌物，如渗出液、痰液、血液、黏液和脓液等，形成的水泡破裂所产生的声音，故又称水泡音。或认为小支气管壁因分泌物黏着而陷闭，当吸气时突然张开重新充气所产生的爆裂音。

湿啰音为呼吸音外的附加音，断续而短暂，一次常连续多个出现，于吸气时或吸气终末较为明显，有时也出现于呼气早期，部位较恒定，性质不易变，中、小湿啰音可同时存在，咳嗽后可减轻或消失。

肺部局限性湿啰音，仅提示该处的局部病变，如肺炎、肺结核或支气管扩张等；两侧肺底湿啰音，多见于心力衰竭所致的肺瘀血和支气管肺炎等；如两肺野满布湿啰音，则多见于急性肺水肿或严重支气管肺炎。

按湿啰音的音响强度可分为响亮性和非响亮性两种。①响亮性湿啰音：啰音响亮，是由于周围具有良好的传导介质，无实变，或空洞共鸣作用的结果，见于肺炎、肺脓肿或空洞型肺结核。如空洞内壁光滑，响亮性湿啰音还可带有金属调。②非响亮性湿啰音：声音较低，是由于病变周围有较多的正常肺泡组织，传导中声波逐渐减弱，听诊时感遥远。

按呼吸道腔径大小和腔内渗出物的多少，分粗、中、细湿啰音和捻发音。

(1)粗湿啰音：又称大水泡音，发生于气管、主支气管或空洞部位，多出现在吸气早期。见于支气管扩张症、肺水肿、肺结核或肺脓肿空洞。昏迷或濒死的患者因无力排出呼吸道分泌物，于气管处可以闻及粗湿啰音，谓之痰鸣。

(2)中湿啰音：又称中水泡音，发生于中等大小的支气管，多出现于吸气中期，见于支气管炎、支气管肺炎等。

(3)细湿啰音：又称小水泡音，发生于小支气管，多在吸气后期出现，常见于细支气管炎、支气管肺炎、肺瘀血和肺梗死等。弥漫性肺间质纤维化患者吸气后期出现的细湿啰音，其音调高，近耳听颇似撕开尼龙扣带时发出的声音，谓之 Velcro 音。

(4)捻发音：是一种极细而均匀一致的湿啰音，多在吸气终末听到，颇似在耳边用手指捻搓一束头发时所发出的声音。系细支气管和肺泡壁因分泌物存在而互相黏着陷闭，吸气时被气流冲开、重新充气，所发出的高音调、高频率的细小爆裂音。常见于细支气管和肺泡炎症或充血，如肺瘀血、肺炎早期和肺泡炎等。但在正常老年人或长期卧床的患者，于肺底亦可闻及捻发音，在数次深呼吸或咳嗽后可消失，一般无临床意义。

2. 干啰音　由于气管、支气管或细支气管狭窄或不完全阻塞,空气吸入或呼出时发生湍流所产生的声音。常见的呼吸道狭窄或不完全阻塞的病理基础有:炎症引起的黏膜充血水肿和分泌物增加、支气管平滑肌痉挛、管腔内肿瘤或异物阻塞、管壁被管外肿大的淋巴结或纵隔肿瘤压迫引起的管腔狭窄等。

干啰音为一种持续时间较长带乐性的呼吸附加音,音调较高,基音频率约300～500Hz。持续时间较长,吸气及呼气时均可听到,但以呼气时为明显,干啰音的强度和性质易改变,部位易变换,在瞬间内数量可明显增减。发生于主支气管以上大气道的干啰音,有时不用听诊器亦可听到,谓之喘鸣。

根据音调的高低,可将干啰音分为高调和低调两种:①高调干啰音:又称哨笛音,音调高,基音频率可达500Hz以上,呈短促"zhi－zhi"声或带音乐性。用力呼气时其音质呈上升性,多起源于较小支气管或细支气管。②低调干啰音:又称鼾音,音调低,基音频率约为100～200Hz,呈呻吟声或鼾声的性质,多发生于气管或主支气管。

发生于双侧肺部的干啰音,常见于支气管哮喘、慢性支气管炎和心源性哮喘等;局限性干啰音,是由于局部支气管狭窄所致,常见于支气管内膜结核或肿瘤等。

3. 胸膜摩擦音　当胸膜面由于炎症而变得粗糙时,随着呼吸运动便可出现脏胸膜和壁胸膜间的摩擦声,即胸膜摩擦音。声音的性质差别很大,有的声音柔软细微,有的声音很粗糙。吸气和呼气均可听到,一般在吸气未与呼气初较为明显,屏住呼吸则声音消失,深呼吸则声音增强,可借此与心包摩擦音鉴别。令患者掩鼻闭口并加强腹式运动,这时尽管无气流进出气道,仍可闻及胸膜摩擦音,可与捻发音区别。胸膜摩擦音最常听到的部位是前下侧胸壁,因该区域的呼吸动度最大。常见于纤维素性胸膜炎、肺梗死、尿毒症、胸膜肿瘤、少量胸腔积液、严重脱水等疾病。

（李静）

第二节　急性呼吸衰竭

一、概念

急性呼吸衰竭是指患者由于某种原因在短期内呼吸功能迅速失去代偿,出现严重缺氧和(或)呼吸性酸中毒。其原因多为溺水、电击、创伤、药物中毒等,起病急骤,病情发展迅速,须及时抢救才能挽救生命。

二、病因

呼吸系统疾病,如严重呼吸系统感染、急性呼吸道阻塞性病变、重度或危重哮喘、各种原因引起的急性肺水肿、肺血管疾病、胸廓畸形、外伤或手术损伤、自发性气胸和急剧增加的胸腔积液导致肺通气和(或)换气障碍;急性颅内感染、颅脑外伤、脑血管病变(脑出血、脑梗死)等直接或间接抑制呼吸中枢;脊髓灰质炎、重症肌无力、有机磷中毒及颈椎外伤等可损伤神经一肌肉传导系统,引起通气不足。上述各种原因均可造成急性呼吸衰竭。

三、临床表现

急性呼吸衰竭的临床表现主要是低氧血症所致的呼吸困难和多器官功能障碍。

(一)呼吸困难

呼吸困难(dyspnea)时患者主观感到空气不足,客观表现为呼吸用力,伴有呼吸频率、深度与节律的改变。有时可见鼻翼扇动,端坐呼吸。上呼吸道疾患常表现为吸气性呼吸困难,可有三凹征。呼气性呼吸困难多见于下呼吸道不完全阻塞,如支气管哮喘等。胸廓疾患、重症肺炎等表现为混合性呼吸困难。中枢性呼吸衰竭多表现为呼吸节律不规则,如潮式呼吸等。出现呼吸肌疲劳者,表现为呼吸浅快、腹式反常呼吸,如吸气时腹壁内陷。呼吸衰竭并不一定有呼吸困难,如镇静药中毒,可表现为呼吸匀缓、表情淡漠或昏睡。

(二)发绀

发绀是缺氧的典型表现,当动脉血氧饱和度<90%时,动脉血还原型血红蛋白增加,可在血流较大的耳垂、口唇、口腔黏膜、指甲等部位呈现青紫色的现象。另外应注意,因发绀的程度与还原型血红蛋白含量相关,所以红细胞增多者发绀更明显,贫血者则发绀不明显或不出现;严重休克等原因引起末梢循环障碍的患者,即使动脉血氧分压尚正常,也可出现发绀,称为外周性发绀。由于动脉血氧饱和度降低引起的发绀,称为中央性发绀。发绀还受皮肤色素及心脏功能的影响。

(三)精神神经症状

急性呼吸衰竭的精神症状较慢性呼吸衰竭明显,可出现精神错乱、躁狂、昏迷、抽搐等。如合并急性二氧化碳潴留,pH<7.3时,可出现嗜睡、淡漠、扑翼样震颤,以致呼吸骤停。严重CO_2潴留可出现腱反射减弱或消失,锥体束征阳性等。

(四)血液循环系统症状

一般患者会有心动过速、肺动脉高压,可发生右心衰竭,伴有体循环瘀血体征。严重缺O_2和CO_2潴留可引起心肌损害,亦可引起周围循环衰竭、血压下降、心律失常、心搏停止。

(五)消化和泌尿系统表现

严重呼吸衰竭对肝肾功能都有影响,部分病例可出现丙氨酸氨基转移酶与血浆尿素氮升高;个别病例可出现尿蛋白、红细胞和管型。因胃肠道黏膜屏障功能损伤,导致胃肠道黏膜充血水肿、糜烂渗血或应激性溃疡,引起上消化道出血。

(六)酸碱失衡和水、电解质紊乱表现

因缺氧而通气过度可发生呼吸性碱中毒。CO_2潴留则表现为呼吸性酸中毒。严重缺氧多伴有代谢性酸中毒及电解质紊乱。

四、诊断

除原发性疾病、低氧血症及CO_2潴留导致的临床表现外,呼吸衰竭的诊断主要依靠血气分析。结合肺功能、胸部影像学和纤维支气管镜等检查有助于明确呼吸衰竭的原因。

(一)动脉血气分析

动脉血气分析(arterial bloodgas analysis)对于判断呼吸衰竭和酸碱失衡的严重程度及指导治疗具有重要意义。pH可反映机体的代偿状况,有助于对急性或慢性呼吸衰竭加以鉴别。当$PaCO_2$升高、pH正常时,称为代偿性呼吸性酸中毒;而$PaCO_2$升高、pH<7.35,则称为失代偿性呼吸性酸中毒。需要指出,由于血气受年龄、海拔高度、氧疗等多种因素的影响,在具体分析时一定要结合临床症状。

(二)肺功能检测

尽管在某些重症患者,肺功能检测受到限制,但通过肺功能的检测能判断通气功能障碍的性质(阻塞性、限制性或混合性)及是否合并换气功能障碍,并可对通气和换气功能障碍的严重程度进行判断。呼吸肌功能测试能够提示呼吸肌无力的原因和严重程度。

(三)胸部影像学检查

包括普通X线胸片、胸部CT、放射性核素肺通气/灌注扫描、肺血管造影等。

(四)纤维支气管镜检查

对于明确大气道情况和取得病理学证据具有重要意义。

五、治疗

现代医学对呼吸衰竭的一般治疗原则是加强呼吸支持,包括保持呼吸道通畅、纠正缺氧和改善通气等;呼吸衰竭病因和诱发因素的治疗;加强一般支持治疗和对其他重要脏器功能的监测与支持。

(一)保持呼吸道通畅

对任何类型的呼吸衰竭,保持呼吸道通畅是最基本、最重要的治疗措施。气道不畅使呼吸阻力增加,呼吸功消耗增多,会加重呼吸肌疲劳;气道阻塞致分泌物排出困难将加重感染,同时也可能发生肺不张,使气体交换面积减少;气道如发生急性完全阻塞,会发生窒息,在短时间内导致患者死亡。

保持气道通畅的方法主要有:①若患者昏迷,应使其处于仰卧位,头后仰,托起下颌并将口打开。②清除气道内分泌物及异物。③若以上方法不能奏效,必要时应建立人工气道。人工气道的建立一般有3种方法,即简便人工气道、气管内插管及气管切开,后两者属气管内导管。简便人工气道主要有口咽通气道、鼻咽通气道和喉罩,是气管内导管的临时替代方式,在病情危重不具备插管条件时应用,待病情允许后再行气管内插管或切开。气管内导管是重建呼吸通道最可靠的方法。若患者有支气管痉挛,需积极使用支气管扩张药物,可选用β_2肾上腺素受体激动剂、抗胆碱药、糖皮质激素或茶碱类药物等。在发生急性呼吸衰竭时,主要经静脉给药。

(二)氧疗

通过增加吸入氧浓度来纠正患者缺氧状态的治疗方法即为氧疗。对于急性呼吸衰竭患者,应给予氧疗。

1.吸氧浓度的确定　吸氧浓度确定的原则是在保证PaO_2迅速提高到60mmHg或脉搏容积血氧饱和度(SpO_2)达90%以上的前提下,尽量降低吸氧浓度。Ⅰ型呼吸衰竭的主要问题为氧合功能障碍而通气功能基本正常,较高浓度(>35%)给氧可迅速缓解低氧血症而不会引起CO_2潴留。对于伴有高碳酸血症的急性呼吸衰竭,往往需要低浓度给氧。

2.吸氧装置

(1)鼻导管或鼻塞:主要优点为简单、方便;不影响患者咳痰、进食。缺点为氧浓度不恒定,易受患者呼吸的影响;高流量时对局部黏膜有刺激,氧流量不能大于7L/min。吸入氧浓度与氧流量的关系:吸入氧浓度(%)=21+4×氧流量(L/min)。

(2)面罩:主要包括简单面罩、带储气囊无重复呼吸面罩和文丘里(Venturi)面罩,主要优点为吸氧浓度相对稳定,可按需调节,该方法对鼻黏膜刺激小;缺点为在一定程度上影响患者咳痰、进食。

(三)增加通气量、改善CO_2潴留

1. 呼吸兴奋剂　呼吸兴奋剂的使用原则：必须保持气道通畅，否则会促发呼吸肌疲劳，进而加重 CO_2 潴留；脑缺氧、脑水肿未纠正而出现频繁抽搐者慎用；患者的呼吸肌功能基本正常；不可突然停药。主要适用于以中枢抑制为主、通气量不足引起的呼吸衰竭，以肺换气功能障碍为主所导致的呼吸衰竭患者不宜使用。常用的药物有尼可刹米和洛贝林，用量过大可引起不良反应。近年来这两种药物在西方国家几乎已被淘汰，取而代之的是多沙普仑(doxapram)，该药对于镇静催眠药过量引起的呼吸抑制和 COPD 并发急性呼吸衰竭有显著的呼吸兴奋效果。

2. 机械通气　当机体出现严重的通气和(或)换气功能障碍时，以人工辅助通气装置(呼吸机)来改善通气和(或)换气功能，即为机械通气。呼吸衰竭时应用机械通气能维持必要的肺泡通气量，降低 $PaCO_2$；改善肺的气体交换效能；使呼吸肌得以休息，有利于恢复呼吸肌功能。

气管内插管的指征因病而异。急性呼吸衰竭患者昏迷逐渐加深、呼吸不规则或出现暂停、呼吸道分泌物增多、咳嗽和吞咽反射明显减弱或消失时，应行气管内插管机械通气。机械通气过程中应根据血气分析和临床资料调整呼吸机参数。机械通气的主要并发症为通气过度，造成呼吸性碱中毒；通气不足，加重原有的呼吸性酸中毒和低氧血症；出现血压下降、心排血量下降、脉搏增快等循环功能障碍；气道压力过高或潮气量过大可致气压伤，如气胸、纵隔气肿或间质性肺气肿；人工气道长期存在，可并发呼吸机相关性肺炎(ventilator associated pneumonia，VAP)。

近年来，无创正压通气(non－invasive positive pressure ventilation，NIPPV)用于急性呼吸衰竭的治疗已取得了良好效果。经鼻/面罩行无创正压通气，无须建立有创人工气道，简便易行，与机械通气相关的严重并发症的发生率低。但患者应具备以下基本条件：①清醒能够合作。②血流动力学稳定。③不需要气管内插管保护(即患者无误吸、严重消化道出血、气道分泌物过多且排痰不利等情况)。④无影响使用鼻/面罩的面部创伤。⑤能够耐受鼻/面罩。

(四)控制感染

主要是对感染途径的严格控制，如手、呼吸机、操作过程等，若患者伴有感染，则通过药敏试验选择最敏感的药物，采取各种手段以预防为先，防治结合，最优方案为理念控制病情。

(五)病因治疗

如前所述，引起急性呼吸衰竭的原发疾病多种多样，在解决呼吸衰竭本身造成危害的前提下，针对不同病因采取适当的治疗措施十分必要，也是治疗呼吸衰竭的根本所在。

(六)一般支持疗法

电解质紊乱和酸碱平衡失调的存在可以进一步加重呼吸系统乃至其他系统器官的功能障碍，并可干扰呼吸衰竭的治疗效果，因此应及时纠正。加强液体管理、防止血容量不足和液体负荷过大、保证血细胞比容(hematocrit，Hct)在一定水平，对于维持氧输送能力和防止肺水过多具有重要意义。呼吸衰竭患者由于摄入不足或代谢失衡，往往存在营养不良，需保证充足的营养及热量供给。

(七)改善微循环、肾等重要系统和脏器的功能

如果 SaO_2 无明显改善，则要视病情变化进行鼻/面罩通气，或进行气管内插管通气。一般健康人体内存氧量约 1.0L，平静时每分钟氧耗量为 200～250mL。一旦呼吸停止，如果机

体能保持血循环，仍能借肺泡与混合静脉血 O_2 和 CO_2 分压差继续进行气体交换，这称为弥散呼吸。然而，由于 O_2 储存量有限，所以呼吸完全停止 8 分钟左右，机体内会出现严重的缺氧，导致脑细胞不可逆性损害。因此应加强对重要脏器功能的监测与支持，及时将重症患者转入 ICU，特别要注意防治多器官功能障碍综合征（MODS），预防和治疗肺动脉高压、肺源性心脏病、肺性脑病、肾功能不全、消化道功能障碍和弥散性血管内凝血（DIC）等。

（李静）

第三节　慢性呼吸衰竭

一、病因

（一）支气管—肺疾病

包括：①慢性阻塞性肺疾病（COPD）（慢性支气管炎、阻塞性肺气肿、哮喘）。②重症肺结核。③广泛肺间质纤维化。④肺尘埃沉着病等。

（二）胸廓病变

包括：①胸部手术、外伤、大量胸腔积液、气胸等。②广泛胸膜增厚等。

（三）其他

如①脊柱严重侧凸、后凸等畸形。②肺血管病变等。

二、分类

（一）低氧血症型（Ⅰ型呼吸衰竭）

当 $PaO_2 < 60mmHg$，$PaCO_2$ 正常或低于正常时为Ⅰ型呼吸衰竭。低氧血症型主要见于静动脉分流、通气/血流比例失调或弥散功能障碍。

（二）低氧血症伴高碳酸血症型（Ⅱ型呼吸衰竭）

当 $PaO_2 < 60mmHg$，$PaCO_2 > 50mmHg$ 时为Ⅱ型呼吸衰竭。由于肺泡的有效通气量不足，使肺泡氧分压下降，二氧化碳分压增高，因而肺泡—毛细血管的氧和二氧化碳分压差均减小，影响氧和二氧化碳的交换量。

三、诊断要点

对于呼吸衰竭的诊断，血气分析固然重要，但也要结合病史、缺氧和二氧化碳潴留的临床表现来进行判断。

（一）临床表现

慢性呼吸衰竭的临床表现包括原发疾病原有的临床表现和缺氧、二氧化碳潴留所致的各脏器损害。缺氧和二氧化碳潴留对机体的危害不仅取决于缺氧和二氧化碳潴留的程度，更取决于缺氧和二氧化碳潴留发生的速度和持续时间，因此当慢性呼吸衰竭急性加剧时，因缺氧和二氧化碳潴留急剧发生，临床表现往往尤为严重。缺氧和二氧化碳潴留对机体损害不尽相同，但有不少重叠，对于一个呼吸衰竭患者来讲，所显示的临床表现往往是缺氧和二氧化碳潴留共同作用的结果。因此下面将缺氧和二氧化碳潴留引起的临床表现综合在一起加以阐述。

1. 呼吸困难　缺氧和二氧化碳潴留均可导致呼吸困难。呼吸困难和呼吸频率增快往往是临床上最早出现的重要症状。表现为呼吸费力，伴有呼吸频率加快、呼吸表浅、鼻翼扇动、辅助肌参与呼吸活动，特别是COPD患者存在气道阻塞、呼吸泵衰竭的因素，呼吸困难更为明显。有时也可出现呼吸节律紊乱，表现为陈一施呼吸、叹息样呼吸等，主要见于呼吸中枢受抑制时。呼吸衰竭并不一定有呼吸困难，严重时也出现呼吸抑制。

2.发绀　发绀是一项可靠的低氧血症的体征，但不够敏感。以往认为还原型血红蛋白超过50g/L就有发绀的观点已被否定。实际上当PaO_2 50mmHg、血氧饱和度(SaO_2)80%时，即可出现发绀。舌色发绀较口唇、甲床显现得更早、更明显。发绀主要取决于缺氧的程度，也受血红蛋白量、皮肤色素及心功能状态的影响。

3.神经精神症状　轻度缺氧可出现注意力不集中、定向障碍。严重缺氧者，特别是伴有二氧化碳潴留时，可出现头痛、兴奋、抑制、嗜睡、抽搐、意识丧失，甚至昏迷等症状。慢性胸肺疾患引起的呼吸衰竭急性加剧，低氧血症和二氧化碳潴留发生迅速，因此可出现明显的神经精神症状，此时称为肺性脑病。

4.心血管功能障碍　严重的二氧化碳潴留和缺氧可引起心悸、球结膜充血水肿、心律失常、肺动脉高压、右心衰竭、低血压等。

5.消化系统症状　包括：①溃疡病症状。②上消化道出血。③肝功能异常。上述变化与二氧化碳潴留、严重低氧有关。

6.肾脏并发症　可出现肾功能不全，但多见功能性肾功能不全、严重二氧化碳潴留，缺氧晚期可出现肾衰竭。

7.酸碱失衡和电解质紊乱　呼吸衰竭时常因缺氧和(或)二氧化碳潴留、临床上应用糖皮质激素和利尿剂、纳差等因素存在而并发酸碱失衡和电解质紊乱。常见的异常动脉血气及酸碱失衡类型是：①严重缺氧伴呼吸性酸中毒。②严重缺氧伴呼吸性酸中毒合并代谢性碱中毒。③严重缺氧伴呼吸性酸中毒合并代谢性酸中毒。④缺氧伴呼吸性碱中毒。⑤缺氧伴呼吸性碱中毒并代谢性碱中毒。⑥缺氧伴三重酸碱失衡(triple acid－base disorders with respiratory alkalosis，TABD)。

(二)血气分析

1.判断呼吸功能　动脉血气分析是判断呼吸衰竭最客观的指标，根据动脉血气分析可以将呼吸衰竭分为Ⅰ型和Ⅱ型。Ⅰ型呼吸衰竭的标准为海平面平静呼吸空气的条件下$PaCO_2$正常或下降，$PaO_2<60$mmHg。Ⅱ型呼吸衰竭的标准为海平面平静呼吸空气的条件下$PaCO_2>50$mmHg，$PaO_2<60$mmHg。在吸O_2条件下，需计算氧合指数，氧合指数：$PaO_2/FIO_2<300$mmHg，提示存在呼吸衰竭。

2.判断酸碱失衡　常用的考核酸碱失衡的指标有：①pH：动脉血pH正常值为7.35～7.45，平均值7.40。pH<7.35时为酸血症；pH>7.45时为碱血症。②PCO_2：动脉血PCO_2正常值为35～45mmHg，平均值40mmHg。静脉血较动脉血高5～7mmHg。它是酸碱平衡呼吸因素的唯一指标。当$PCO_2>45$mmHg时，应考虑为呼吸性酸中毒或代谢性碱中毒的呼吸代偿；当$PCO_2<35$mmHg时，应考虑为呼吸性碱中毒或代谢性酸中毒的呼吸代偿。③HCO_3^-：HCO_3^-，即实际碳酸氢盐(actualbicarbonate，AB)，正常值22～27mmol/L，平均值24mmol/L，动、静脉血HCO_3^-大致相等。它是反映酸碱平衡代谢因素的指标。$HCO_3^-\leqslant$ 22mmol/L，可见于代谢性酸中毒或呼吸性碱中毒代偿；$HCO_3^-\geqslant$27mmol/L，可见于代谢性碱中毒或呼吸性酸中毒代偿。另外，标准碳酸氢盐(standard bicarbonate，SB)、缓冲减(buffer base，BB）、碱剩余（base excess，BE）、总 CO_2 量（TCO_2）和二氧化碳结合力（CO_2－CP）等指标在判断酸碱失衡时可供参考。

四、治疗

慢性呼吸衰竭的治疗原则是治疗病因，去除诱因，保持呼吸道通畅，纠正缺氧，解除二氧化碳潴留，治疗与防止缺氧和二氧化碳潴留所引起的各种症状。

（一）保持气道通畅、增加通气量

在氧疗和改善通气之前，应采取各种措施，使呼吸道保持通畅。要注意清除口咽部分泌物或胃内反流物。口腔护理和鼓励患者咳嗽对通畅气道很重要。在有效抗生素治疗的基础上常采用支气管扩张剂治疗和雾化吸入治疗，必要时可采用气管内插管或切开以及机械通气治疗。

1. 支气管扩张剂　支气管扩张剂能够舒张气道平滑肌，对慢性呼吸衰竭患者通畅气道、改善缺氧和二氧化碳潴留是非常有益的。所以，正确使用支气管扩张剂对呼吸衰竭患者将是有益的。

（1）抗胆碱能药物：应首选抗胆碱能药物，如异丙托溴铵，因 COPD 患者气流阻塞的可逆成分是由副交感神经介导的。可通过吸入给药，很少吸入血循环，副作用极小。起效时间稍慢于 β_2 受体激动剂，30～90 分钟达作用高峰，疗效维持 4～6 小时。新一代的抗胆碱能药物后马托品疗效延长，可维持 6～8 小时。对 COPD 并发呼吸衰竭的患者可以单独使用，也可以与 β_2 受体激动剂联合使用。非急性期的患者长期使用有改善肺功能的作用。抗胆碱能药物的最大优点是其安全性。目前被认为是治疗 COPD 患者气道阻塞的较为理想的药物。

（2）β_2 受体激动剂：β_2 受体激动剂具有迅速和确切的支气管扩张作用。由于大多慢性呼吸衰竭患者气道阻塞的可逆性极小，因此，使用 β_2 受体激动剂的疗效较差。但对 COPD 合并哮喘或慢性呼吸衰竭急性加重期的患者仍是有效的，可以选用。

β_2 受体激动剂可以经吸入、口服、皮下和静脉途径用药，但是最好通过吸入方式给药。吸入与口服、静脉给药相比，有用药量小、见效快和副作用小的优点。吸入用药的剂量是口服剂量的 1/20～1/10。而且见效快，通常用药后几分钟开始见效，15～30 分钟达作用高峰。口服给药最常见的副作用有肌肉震颤，但吸入用药引起肌肉震颤十分罕见。另外，吸入用药导致心血管系统的副作用也明显少于全身用药。对大多数患者来说，吸入给药和静脉给药同样有效。而且静脉给药对心血管系统的副作用发生率较高，所以，一般主张吸入给药。对有明显呼吸困难、吸入给药有困难或吸入给药无效的患者可采用口服、静脉或皮下注射给药。

临床常用 0.5%沙丁胺醇（万托林）溶液 1～5mg 或特布他林 2.5～10mg 加入超声雾化器，将药物雾化后使患者吸入。有夜间喘息症状的患者可以使用长效 β_2 受体激动剂，如沙美特罗，其优点是使用一次，其作用可持续 12 小时。

（3）茶碱：近年研究发现，茶碱除有扩张支气管的作用外，还有一定的抗气道非特异性炎症的作用，COPD 患者长期服用小剂量茶碱可以改善患者的肺功能。茶碱可分为普通剂型和缓释剂型。口服和静脉使用普通剂型适用于急性加重期患者的治疗。由于茶碱的治疗剂量和安全剂量很接近，血中浓度的个体差异较大，故每日剂量不应超过 0.8mg，静脉使用时输液速度不宜过快。一般开始剂量为 2.5～5mg/kg（负荷量），30 分钟内给完。维持剂量为 0.5mg/（kg·h），并根据患者症状和血药浓度进行调整。

需要注意的是，许多因素可以影响茶碱在体内的代谢和血药浓度，吸烟、饮酒、抗惊厥药物、利福平可降低茶碱半衰期。喹诺酮类药物、西咪替丁等可增加血药浓度。所以，有条件应随时监测血中茶碱浓度，防止茶碱过量发生副作用。

2.呼吸道的湿化和雾化治疗　可采用湿化或雾化装置将药物（溶液或粉末）分散成微小的雾滴或雾粒，使其悬浮于气体中，并进入呼吸道及肺内，达到洁净气道、湿化气道，起局部治疗（解痉、祛痰、抗感染等）作用。这对于慢性呼吸衰竭患者起到较好的解痉、祛痰、通畅气道作用。常用湿化及雾化的药物有：①祛痰药：如乙酰半胱氨酸、α糜蛋白酶等。②支气管扩张剂：如 β_2 受体激动剂沙丁胺醇、特布他林和抗胆碱类药物（异丙托溴铵）。③抗生素：如常用氨基糖苷类药物。④糖皮质激素等。

3.祛痰　对于痰多、黏稠而难以咳出的患者，要鼓励其咳嗽。多翻身拍背可协助痰液排出。而且可常规给予化痰药物，如盐酸氨溴索每次 30mg，每日 3 次；厄多司坦每次 0.3g，每日 2 次。

4.呼吸中枢兴奋剂　呼吸兴奋剂不仅可以起到兴奋呼吸中枢的作用，而且可以起到清醒意识、利于祛痰的作用。Ⅱ型呼吸衰竭患者当 $PaCO_2>75mmHg$ 时，即使无意识障碍也可酌情使用呼吸中枢兴奋剂。

对于慢性呼吸衰竭患者需要用呼吸中枢兴奋剂治疗时，剂量不宜偏大，最常用的为 5%葡萄糖液或 0.9%生理盐水 500mL 加洛贝林 25mg 或尼可刹米 1.875mg，按每分钟 25～30 滴静滴。若经 4～12 小时未见效，或出现肌肉抽搐等严重副作用，则应停用。使用时应注意保持呼吸道通畅，必要时可加大吸氧浓度。因为呼吸中枢兴奋剂的使用会使机体氧耗量增大。阿米三嗪（almitrine）是口服的呼吸兴奋剂。主要通过刺激颈动脉窦和主动脉体化学感受器来兴奋呼吸中枢，增加通气量。常用剂量为 50～100mg，每日 1～2 次，适合于较轻的呼吸衰竭患者。

5.机械通气治疗　机械通气是借助于人工装置的机械力量产生或增强患者的呼吸动力和呼吸功能。机械通气是治疗急性呼吸衰竭和慢性呼吸衰竭急性加重最有效的手段。对于急慢性呼吸衰竭患者，正确使用机械通气治疗能十分有效地纠正缺氧和二氧化碳潴留，并能为原发支气管—肺部感染的治疗赢得时间，减少和避免缺氧、二氧化碳潴留对其他脏器造成的损害。

（1）适应证：目前尚没有明确生命指征或生理参数能作为机械通气治疗的绝对标准，出现以下状况可考虑机械通气治疗：①缺氧或二氧化碳潴留进行性加重：慢性呼吸衰竭患者因某种因素造成缺氧或二氧化碳潴留加重，以一般方法无法缓解，并随时有危及患者生命的情况，应及时应用机械通气治疗。如在合理氧疗的情况下，$PaO_2<35\sim40mmHg$，$PaCO_2>70\sim80mmHg$。②并发肺性脑病：肺源性心脏病患者一旦并发肺性脑病，应用呼吸兴奋剂治疗效果欠佳，且原发病因在短时间内无法去除时，也应考虑及时应用机械通气治疗。

（2）人工气道选择：人工气道的类型很多，如口或鼻面罩、经口或鼻气管内插管及气管切开等。不同类型人工气道对人体的损害各有不同，患者的耐受程度也各不相同，依据患者的具体情况选择合适的人工气道，是合理应用机械通气的主要环节之一。慢性呼吸衰竭患者肺部感染和病情恶化有可能反复发作，也可能需要多次应用机械通气治疗，人工气道应尽可能选择无损伤性方法。

1）口、鼻、喉面罩：属于无创性人工气道，可以反复应用，十分适合于慢性呼吸衰竭患者。

面罩式人工气道只能选择性地应用于部分病情不是十分严重的患者，如慢性肺功能不全缓解期的治疗。急性发作期病情均较严重，相当一部分患者合并意识障碍，因此一般不适合应用面罩的方式连接机械通气。

2)经口或鼻气管内插管：两者各有利弊。对慢性呼吸衰竭患者来说，经鼻气管内插管较经口气管内插管利多于弊，应该是最理想的途径。其优点是：①保留时间长：一般至少能保留7～10天，主要取决于气道护理的质量。②不影响口腔护理。③容易固定。④容易耐受。⑤与经口气管内插管相比，经鼻气管内插管容易被患者所耐受。

3)气管切开：慢性呼吸衰竭需要应用机械通气治疗时，一般不考虑做气管切开，除非应用机械通气治疗的时间太长，患者已经出现呼吸机依赖时，为便于气道护理和患者耐受。

(3)机械通气机类型的选择：慢性呼吸衰竭患者缺氧和二氧化碳潴留主要由通气功能障碍所致，这类患者主要的病理生理特点是气道阻力增加。选择机械通气机类型时，应选择定容型呼吸机，以确保通气量不受气道阻力增加而降低。也可应用双水平正压(BiPAP)通气机，这种类型机械通气机用于慢性呼吸衰竭的主要不利点是，纠正二氧化碳潴留的效果远不如定容型呼吸机恒定。但对部分轻中度二氧化碳潴留的患者应用 BiPAP 通气机也可获得较好的效果。

(4)呼吸模式和功能选择：通气功能障碍的患者不需要特殊的呼吸模式和功能，一般间歇正压通气(IPPV)呼吸模式已足以纠正患者的缺氧和二氧化碳潴留。但在脱机之前，需要借助同步间隙指令通气(SIMV)与压力支持通气(PSV)模式或功能。因此，在选择呼吸机时，除了选择定容型呼吸机外，最好能兼顾有上述两种功能或模式的呼吸机。

(5)机械通气参数设置：是合理应用机械通气的重要环节。正常人呼吸频率为16～24次/min，慢性呼吸衰竭患者可选择11～18次/min。最初进行机械通气时，呼吸频率可适当增加，以迅速纠正缺氧和二氧化碳潴留，使自主呼吸频率降低，有利于与机械通气机同步。慢性呼吸衰竭患者首次设置潮气量时，以8mL/kg计算为妥，以后根据动脉血气分析结果随时调整。调节吸呼比时，若以缺氧为主时，应适当延长吸气时间；相反，以二氧化碳潴留为主者，应适当延长呼气时间。慢性呼吸衰竭患者多同时具有缺氧与二氧化碳潴留，但多数患者的缺氧容易被氧疗和机械通气纠正。为便于纠正二氧化碳潴留，吸呼比设置应>1∶1.5；二氧化碳潴留严重时，吸呼比可设置在1∶2.0～1∶2.5。FIO_2 通常设置在40%～50%水平即可。只有当肺源性心脏病晚期或合并严重感染，在原有的通气功能障碍基础上，又同时存在换气功能障碍时，才需要酌情提高 FIO_2 水平。

(6)特殊呼吸模式或功能：随着机械通气技术的发展，各种呼吸模式和功能不断出现，适用于各种不同类型的呼吸功能障碍。应用于慢性呼吸衰竭患者的呼吸模式或功能有如下几种：

1)间歇正压通气(intermittent positive pressure ventilation，IPPV)：是临床应用最早、最普遍的通气方式，也是目前机械通气最基本的通气模式，很多通气模式均是在此基础上的改良和进一步完善。它在吸气相是正压，呼气相压力降为零。临床上泛指的机械通气就是IPPV。IPPV 通气机可以配置同步或非同步、控制或辅助等装置，也可配置各种特殊的呼吸模式。IPPV 主要应用于各种以通气功能障碍为主的呼吸衰竭患者，肺源性心脏病是其最合适的应用对象。

2)压力支持通气(pressure support ventilation，PSV)：是一种辅助通气方式，即在自主呼吸的前提下，每次吸气都接受一定水平的压力支持，以辅助和增强患者的吸气能力，增加患者的吸气幅度和吸入气量，PSV既可以作为一种独立的通气模式单独应用，也可以作为一种通气功能与其他的通气模式同时使用。PSV的压力可以自行设置和任意调节。吸气压力随患者的吸气动作开始，并随吸气流速减少到一定程度或患者有呼气努力而结束。它与IPPV有类似之处，但支持的压力恒定，受吸气流速的反馈调节。应用此种通气功能时，事先只需设定吸气压力和触发灵敏度，患者可独立控制吸、呼气时间，并与支持压力共同调节吸气流量和潮气量。COPD并发慢性呼吸衰竭患者通常在脱机过程中应用PSV，以训练呼吸肌力量，为正式脱机做好准备。

3)同步间歇指令通气和间歇指令通气(synchronized intermittent mandatory ventilation/intermittent mandatory ventilation，SIMV/IMV)：IMV/SIMV的工作原理大致相同，均是在每分钟内按操作者在通气机上设置的呼吸参数给予患者指令性呼吸，唯一不同点是：IMV没有同步装置，供气不需患者自主呼吸触发，但易与患者自主呼吸产生对抗。SIMV设有同步装置，即使是由通气机提供的指令性通气，也由患者的自主呼吸触发，故可达到同步呼吸的目的，更好地保证患者的有效通气量。SIMV/IMV主要用于慢性呼吸衰竭患者脱机前的训练和过渡，但并非所有脱机的患者均要经过IMV/SIMV阶段，这主要取决于脱机的难易程度。脱机前，可将IMV/SIMV的呼吸次数由正常水平逐渐减少，直至完全脱机。一般当指令呼吸次数降至5次/min，患者仍可保持较好的氧合状态时，即可考虑脱机。应用常规通气时，多与PSV同时使用(IMV/SIMV＋PSV)，以避免或加重呼吸肌疲劳。另外，由于COPD患者存在内源性呼气末正压(PEEPi)，为减少PEEPi所致的吸气功耗增加和人机对抗，常常需加用外源性PEEP，其水平相当于70％～80％的PEEPi。

(二)抗感染治疗

反复的支气管一肺部感染是引起慢性呼吸衰竭的重要因素，又是呼吸衰竭加重的关键所在。据文献报道，90％左右COPD急性发作是由支气管一肺部感染所诱发的，正是严重支气管一肺部感染加重气道阻塞，导致了呼吸衰竭。慢性呼吸衰竭，特别是在使用呼吸机治疗时，更容易加重支气管一肺部感染。因此，积极防治支气管一肺部感染是成功治疗慢性呼吸衰竭的关键。其抗感染治疗的原则和方法为：

1.抗生素的选择　慢性呼吸衰竭患者的特点为年老体弱，反复住院治疗，较多使用雾化吸入、气管内插管或切开以及机械通气等治疗，经常使用抗生素治疗，因此发生院内获得性支气管一肺部感染机会多。病原菌大多为革兰阴性杆菌、耐甲氧西林金黄色葡萄球菌(MRSA)和厌氧菌，并且细菌的耐药性明显增高。因此经验性治疗时应首先选用喹诺酮类或氨基糖苷类联合下列药物之一：①抗假单孢菌β一内酰胺类抗生素，如头孢他啶、头孢哌酮、哌拉西林、替卡西林、美洛西林等。②广谱β一内酰胺类/β一内酰胺酶抑制剂，如替卡西林一克拉维酸、头孢哌酮一舒巴坦钠、哌拉西林一他唑巴坦。③碳青霉烯类，如亚胺培南。④必要时联合万古霉素(针对MRSA)。⑤当估计真菌感染可能性较大时应选用有效的抗真菌药物。有条件者应尽快行痰培养及药物敏感试验，明确致病菌和选用敏感有效的抗生素。但是必须明确痰培养的结果并不完全代表肺部感染病原菌。因此对于痰培养的结果，一定要结合病史、临床表现综合分析判断。

2.关于联合用药　慢性呼吸衰竭多有混合感染，常需联合应用抗生素治疗。兼顾革兰阳性、革兰阴性和厌氧菌感染，一般用两类即可。常将第二代、第三代头孢菌素与氨基糖苷类药物或喹诺酮类药物联合应用，青霉素过敏者选用氟喹诺酮类与克林霉素或大环内酯类联合应用。

(三)氧气治疗

氧气治疗(oxygen therapy)是应用氧气吸入纠正缺氧的一种治疗方法，简称氧疗。

1. 适应证　理论上只要 PaO_2 低于正常就可给予氧疗，但实际应用中更严格一些，允许临床医师根据患者情况灵活掌握。但是慢性呼吸衰竭患者 $PaO_2<60mmHg$ 是氧疗的绝对适应证。氧疗的目的也是要使 $PaO_2>60mmHg$。

2. 方法　慢性呼吸衰竭患者临床上最常用、简便的方法是应用鼻导管吸氧，氧流量 1～3L/min，其吸氧浓度(FIO_2)＝21%＋4%×氧流量(L/min)。有条件者也可用面罩吸氧。

3. 吸氧浓度　对于慢性呼吸衰竭患者应采用控制性氧疗，其吸氧浓度通常为 25%～33%。对于Ⅰ型呼吸衰竭患者吸氧浓度可适当提高，尽快使 $PaO_2>60mmHg$，但吸氧浓度一般也不超过 40%。对于Ⅱ型呼吸衰竭患者，宜从低吸氧浓度开始，逐渐加大吸氧浓度，一般不超过 33%。其最终目标是使 PaO_2 达到 55～60mmHg。对升高的 $PaCO_2$ 没有明显加重趋势。

(四)酸碱失衡及电解质紊乱的治疗

1. 酸碱失衡的治疗　慢性呼吸衰竭大部分是由于支气管－肺部感染加重而引起气道阻塞加重，导致二氧化碳潴留和严重缺氧，随之出现酸碱失衡和电解质紊乱。因此在治疗上首先要积极治疗支气管肺部感染，解痉祛痰，通畅气道，解除二氧化碳潴留。强调尽快通畅气道，解除二氧化碳潴留，随着气道通畅，二氧化碳潴留解除，呼吸性酸中毒及低氧血症随之纠正。因此原则上不需要补碱性药物。但是当 pH＜7.20 时，为了减轻酸血症对机体的损害，可以适当补 5%碳酸氢钠，一次量为 40～60mL，以后再根据动脉血气分析结果酌情补充。只要将 pH 升至 7.20 以上即可。当呼吸性酸中毒并代谢性酸中毒时，补碱量可适当加大，在 pH＜7.20 时，一次补 5%碳酸氢钠量可控制在 80～100mL，以后再根据动脉血气分析结果酌情处理。对于伴有严重低氧血症的呼吸性碱中毒，只要治疗肺部感染，通畅气道，吸氧纠正低氧血症即可，随着上述治疗低氧血症好转，呼吸性碱中毒随之也好转。要注意预防碱中毒的发生。慢性呼吸衰竭患者的碱中毒可见于呼吸性酸中毒并代谢性碱中毒、呼吸性碱中毒、呼吸性碱中毒并代谢性碱中毒、二氧化碳排出后碱中毒(post－hypercap－nic alkalosis)和呼吸性碱中毒型三重酸碱失衡。其中并发的代谢性碱中毒大部分是医源性引起的，临床上应注意预防，只要患者每日尿量大于 500mL，常规补氯化钾每日 3.0～4.5g，牢记见“见尿补钾，多尿多补，少尿少补，无尿不补”的原则。应注意二氧化碳不要排出过快，特别是机械通气治疗时，避免二氧化碳排出后碱中毒的发生。

2. 水、电解质紊乱的纠正　慢性呼吸衰竭患者酸碱失衡常同时合并严重水和电解质紊乱。其中，水、钠异常较为常见；HCO_3^- 和 Cl^- 变化常与二氧化碳变化有关；电解质紊乱特别是 K^+、Cl^- 和酸碱失衡互为因果。例如低氯、低钾可引起碱中毒，而代谢性碱中毒又可引起低钾和低氯。注意针对不同情况进行相应的预防与治疗。

(五)合理使用利尿剂和强心剂

慢性呼吸衰竭患者常常合并心功能不全，需要使用利尿剂和强心剂。

利尿剂的使用原则：小量、联合(排钾和保钾利尿剂联合)、间歇使用，注意补钾。每日尿量在 500mL 以上时应常规补钾，多尿多补，少尿少补，无尿不补。

合并心功能不全时可酌情使用强心剂，但要慎用。因缺氧患者对洋地黄类药物的疗效较差，且易出现中毒。洋地黄类药物使用原则：①剂量要小，是常用剂量的1/3～1/2。②使用快速洋地黄类药物，如毛花苷丙、地高辛等。③不能以心率减慢作为洋地黄类药物有效的指标，因为呼吸衰竭患者缺氧时心率较快，常在110次/min左右。

（六）糖皮质激素的应用

激素对COPD的作用仍有争议。但在慢性呼吸衰竭急性加重期口服和静脉使用糖皮质激素通常是有效的。其目的是减轻气道炎症、通畅气道和提高患者的应激能力，减轻脑水肿，但应避免使用时间过长，以防止发生副作用。可静脉滴注甲泼尼龙40～80mg，每12小时1次，连用3天；或泼尼松60mg口服，逐渐减量，持续10天。

（七）消化道出血的防治

慢性呼吸衰竭患者由于缺氧、二氧化碳潴留以及使用糖皮质激素和氨茶碱等因素，常可并发消化道出血。其防治原则为病因治疗和对症治疗：①尽快纠正缺氧和解除二氧化碳潴留。②应慎用或禁用对胃肠道有刺激的药物或食物。③预防性应用制酸剂，如氢氧化铝凝胶、H受体拮抗剂，如西咪替丁或雷尼替丁以控制胃液酸度，减少出血机会。④对有消化道出血先兆者，及早安置胃管，先抽尽胃内容物，胃内注入去甲肾上腺素或凝血酶。⑤如无DIC并存，消化道出血可用酚磺乙胺、6－氨基己酸等。⑥如合并DIC，应用抗凝剂肝素及低分子右旋糖酐等。⑦出血明显、发生严重贫血者，应补充血容量，纠正贫血。

（八）营养支持

慢性呼吸衰竭患者因能量代谢增高，蛋白分解加速，摄入不足，机体处于负代谢状态。长时间营养不良会降低机体的免疫功能，感染不易控制，呼吸肌疲劳，以致发生呼吸泵功能衰竭，不利于患者的救治和康复。故在慢性呼吸衰竭救治中需注意对患者的营养支持。抢救时应常规给予鼻饲高蛋白、高脂肪、低碳水化合物，以及适量多种维生素和微量元素的饮食。必要时需要静脉高营养治疗。营养支持应达到基础能量消耗值。

（李静）

第四节　慢性阻塞性肺疾病急性加重

慢性阻塞性肺疾病（chronic obstructive pulmonary disease，COPD）是一种可以预防和治疗的常见疾病，其特征是持续存在的气流受限。气流受限呈进行性发展，伴有气道和肺对有害颗粒或气体所致慢性炎症反应的增加。COPD病程分期中的急性加重期（AECOPD），是指在疾病的过程中，短期内咳嗽、咳痰、气短和（或）喘息加重，痰量增多，呈脓性或黏液脓性，可伴发热等症状。此病患患者数多，死亡率高，社会经济负担重，已成为影响人类健康的重要的公共卫生问题。

一、临床表现

慢性阻塞性肺疾病在漫长的病程中，反复发作、急性加重，病情逐渐恶化，呼吸功能不断下降，最终导致呼吸衰竭，以致死亡，因此加强对COPD急性加重期（AECOPD）的判定与治疗是治疗和控制COPD进展的关键。AECOPD指COPD患者出现病情变化、加重，患者短期内咳嗽、咳痰、气短和（或）喘息加重，痰量增多，呈脓性或黏脓性，痰的颜色发生改变，可伴发热、白细胞升高等感染征象。此外亦可出现全身不适、下肢水肿、失眠、嗜睡、日常活动受限、疲乏、抑郁和精神紊乱等症状。

二、辅助检查

诊断 COPD 急性加重须注意排除其他具有类似临床表现的疾病，如肺炎、气胸、胸腔积液、心肌梗死、心力衰竭（肺源性心脏病以外的原因所致）、肺栓塞、肺部肿瘤等。因此当 COPD 患者病情突然加重，必须详细询问病史，进行体格检查，并做相应的实验室及其他检查，如胸部 X 线、肺 CT、肺功能测定、心电图、动脉血气分析、痰液细菌学检查等。

（一）肺功能测定

急性加重期患者，常难以满意地完成肺功能检查。当预计值时，提示为严重发作。

（二）动脉血气分析

静息状态下在海平面呼吸空气条件下，$PaO_2 < 60mmHg$ 和（或）$SaO_2 < 90\%$，提示呼吸衰竭。如 $PaO_2 < 50mmHg$，$PaCO_2 > 70mmHg$，$pH < 7.30$ 提示病情危重，需进行严密监护或入住 ICU 行无创或有创机械通气治疗。

（三）胸部 X 线、心电图

胸部 X 线检查有助于 COPD 加重与其他具有类似症状的疾病相鉴别。心电图（ECG）对心律失常、心肌缺血及右心室肥厚的诊断有帮助。

（四）血液分析

血红细胞计数及血细胞比容有助了解有无红细胞增多症或出血。部分患者血白细胞计数增高及中性粒细胞核左移可为感染提供佐证。

（五）其他实验室检查

对 COPD 急性加重、有脓性痰者，在给予抗生素治疗的同时，应进行痰培养及细菌药物敏感试验，若患者对初始抗生素治疗反应不佳时，可根据痰培养结果和药敏试验及时换用敏感的抗菌药物。

三、治疗

COPD 患者在急性加重期的治疗，需在缓解期治疗的基础上有所加强，如加用抗胆碱药物与 β_2 受体激动剂雾化治疗，以尽快缓解症状，常用药物有异丙托溴铵及沙丁胺醇。对呼吸困难、喘息症状明显者，全身应用糖皮质激素，可使症状缓解，病情改善。由于细菌感染是 COPD 急性加重的常见原因，尤其是病情较重者，痰量增加及痰的性状改变为脓性者，合理使用抗菌药物对其预后至关重要。

由于 COPD 急性加重反复发作的患者常常应用抗菌药物治疗，加之细菌培养影响因素较多，痰培养阳性率既不高，又难以及时获得结果，初始经验治疗显得尤为重要。因此应根据患者的临床情况、痰液性状、当地病原菌感染趋势及细菌耐药情况选用合适的抗菌药物，除非病原菌明确，否则选择药物的抗菌谱（不宜太窄）应予以覆盖。对伴有呼吸衰竭的患者，早期应用无创正压通气可以改善缺氧，降低动脉血二氧化碳分压，减少有创呼吸机的应用。对于痰液黏稠、气道分泌物多、容易误吸等不适合进行无创通气者，可根据病情考虑气管内插管进行机械通气。

（一）氧疗

氧疗是 AECOPD 住院患者的基础治疗。COPD 患者给予低浓度吸氧，吸入氧浓度一般不超过 30%。吸入氧浓度过高，可能降低低氧对呼吸中枢的刺激，加重 CO_2 潴留。低流量吸氧的前提是患者无缺氧的证据。给氧途径包括鼻导管或 Venturi 面罩，其中 Venturi 面罩能更精确地调节吸入氧浓度。氧疗 30 分钟后应复查动脉血气，以确认氧合是否达标（目标：PaO_2＞60mmHg 或 SaO_2＞90%）、是否引起 CO_2 潴留。

（二）抗感染治疗

COPD 急性加重多由细菌感染诱发，故抗生素治疗在 AECOPD 治疗中具有重要地位。当患者呼吸困难加重、咳嗽伴有痰量增多及脓性痰时，应根据 COPD 严重程度及相应的细菌分布情况，结合当地常见致病菌类型及耐药流行趋势和药物敏感情况尽早选择敏感抗生素。如对初始治疗方案反应欠佳，应及时根据细菌培养及药敏试验结果调整抗生素。AECOPD 患者因长期应用广谱抗生素和糖皮质激素，是侵袭性真菌感染的高危人群，应密切关注。

（三）支气管舒张剂的应用

短效 β_2 受体激动剂较适用于 AECOPD 的治疗，若效果不显著，可加用抗胆碱能药物，如异丙托溴铵、噻托溴铵等。对于较严重的 COPD 急性加重者，可考虑静脉滴注茶碱类药物。由于茶碱类药物血药浓度个体差异较大，治疗窗较窄，监测血清茶碱浓度对于评估疗效和避免不良反应的发生都有一定意义。β_2 受体激动剂、抗胆碱能药物及茶碱类药物由于作用机制不同，药代学及药动学特点不同，且分别作用于不同大小的气道，所以联合应用可获得最优的支气管舒张作用，但联合应用 β_2 受体激动剂和茶碱类时，应注意心脏方面的副作用。

（四）糖皮质激素的应用

AECOPD 住院患者宜在应用支气管舒张剂的基础上口服或静脉滴注糖皮质激素，激素的剂量要权衡疗效及安全性，建议口服泼尼松 30～40mg/d，连续 7～10 天后逐渐减量停药；也可以静脉给予甲泼尼龙 40mg，每日 1～2 次，3～5 天后改为口服。延长给药时间或加大激素用量不能增加疗效，反而会增加不良反应。

（五）机械通气治疗

无创通气（NPPV）与有创机械通气通过提供正压通气，都能有效地增加肺泡通气量，排出潴留的 CO_2。在慢性阻塞性肺疾病急性加重期（AECOPD）的早期，患者神志清楚，咳痰能力尚可，痰液引流问题并不十分突出，而呼吸肌疲劳可能是导致呼吸衰竭的主要原因。此时，予以 NPPV 早期干预可减少呼吸功耗，缓解呼吸肌疲劳；若痰液引流障碍或有效通气不能保障，则需建立人工气道行有创通气，可以有效地引流痰液和提供较 NPPV 更有效的正压通气；一旦支气管－肺部感染或其他诱发急性加重的因素有所控制，自主呼吸功能有所恢复，自主咳痰能力部分恢复后，可撤离有创通气，改用 NPPV，可进一步缓解呼吸肌疲劳。

1. 无创通气　AECOPD 患者应用无创通气（NPPV）可增加潮气量，提高 PaO_2，降低 $PaCO_2$，减轻呼吸困难，从而降低气管内插管和有创机械通气的使用，缩短住院天数，降低患者病死率。使用 NPPV 要注意掌握适宜的操作方法，提高患者的依从性，避免管路漏气，从低压力开始，逐渐增加压力支持水平。

（1）适应证：至少符合其中两项：①中至重度呼吸困难，伴辅助呼吸肌参与呼吸，并出现胸腹矛盾运动。②中至重度酸中毒（pH7. 30～7. 35）和高碳酸血症（$PaCO_2$ 45～60mmHg）。③呼吸频率＞25 次/min。

(2)禁忌:符合下列条件之一:①误吸危险性高及气道保护能力差。②气道分泌物多且排出障碍。③心跳或呼吸停止。④面部、颈部和口咽腔创伤、烧伤、畸形或近期手术。⑤上呼吸道梗阻。⑥血流动力学明显不稳定。⑦危及生命的低氧血症。⑧合并严重的上消化道出血或频繁剧烈呕吐。

(3)临床应用要点

1)呼吸机的选择:要求能提供双水平正压通气(BiPAP)模式,提供的吸气相气道压力(IPAP)可达 20～30cmH_2O,能满足患者吸气需求的高流量气体(＞100L/min)。

2)通气模式:持续气道正压通气(CPAP)和 BiPAP 是最常用的两种通气模式,后者最为常用。BiPAP 有两种工作方式:自主呼吸通气模式[S 模式,相当于压力支持通气(PSV)＋PEEP]和后备控制通气模式(T 模式,相当于 PCV＋PEEP)。

3)参数调节:IPAP、EPAP 均从较低水平开始,患者耐受后再逐渐上调,直到达到满意的通气和氧合水平。IPAP10～25cmH_2O;EPAP3～5cmH_2O;吸气时间 0.8～1.2 秒;后备控制通气频率(T 模式)10～20 次/min。

4)无创通气改为有创通气时机:应用 NPPV 1～2 小时,动脉血气和病情不能改善应及时转为有创通气。

2. 有创机械通气　在积极药物和 NPPV 治疗后,患者呼吸衰竭仍进行性恶化,出现危及生命的酸碱失衡和(或)神志改变时,宜用有创机械通气治疗。

(1)应用指征:包括:①严重呼吸困难,辅助呼吸肌参与呼吸,并出现胸腹矛盾运动。②呼吸频率＞35 次/min。③危及生命的低氧血症(PaO_2＜40rnmHg 或 PaO_2/FiO_2＜200)。④严重的呼吸性酸中毒(pH＜7.25)及高碳酸血症。⑤呼吸抑制或停止。⑥嗜睡、神志障碍。⑦严重心血管系统并发症(低血压、心律失常、心力衰竭)。⑧其他并发症,如代谢紊乱、脓毒血症、肺炎、肺血栓栓塞症、气压伤、大量胸腔积液等。⑨无创通气失败或存在无创通气的禁忌证。

(2)有创机械通气的撤离:有创机械通气的撤离条件:①呼吸衰竭的诱发因素得到有效控制。②神志清楚。③自主呼吸能力恢复。④通气及氧合功能良好,血流动力学稳定。拔出气管内插管后,根据情况可采用无创机械通气进行序贯治疗。

(六)其他治疗措施

在严密监测出入量和血电解质的情况下,适当补充液体和电解质,注意维持液体和电解质平衡;注意补充营养,对不能进食者需经胃肠补充要素饮食或给予静脉高营养;对卧床、红细胞增多症或脱水的患者,无论是否有血栓栓塞性疾病史,均需考虑使用肝素或低分子肝素,预防深静脉血栓形成和肺栓塞;注意痰液引流,采用物理方法排痰和应用化痰排痰药物,积极排痰治疗;识别并治疗冠心病、糖尿病、高血压等伴随疾病和其他并发症,如休克、弥散性血管内凝血、上消化道出血、胃肠功能不全等。

(李静)

第五节　重症急性哮喘

支气管哮喘简称哮喘,是由嗜酸性粒细胞、肥大细胞和 T 淋巴细胞等多种炎症细胞参与的气道慢性炎症。这种炎症使易感者对各种激发因子具有气道高反应性,并引起气道狭窄

(图6—1)。临床上表现为反复发作性的喘息、呼气性呼吸困难、胸闷或咳嗽等症,常在夜间和(或)清晨发作、加剧,常常出现广泛多变的可逆性气流受限,多数患者可自行缓解或经治疗缓解。哮喘病急性发作期按病情分为轻度、中度、重度和危重型哮喘。重症哮喘包括重度和危重型哮喘。治疗不当,也可产生气道不可逆性缩窄,因此,合理的防治至关重要。本病的发病率,在发达国家高于发展中国家,城市高于农村。

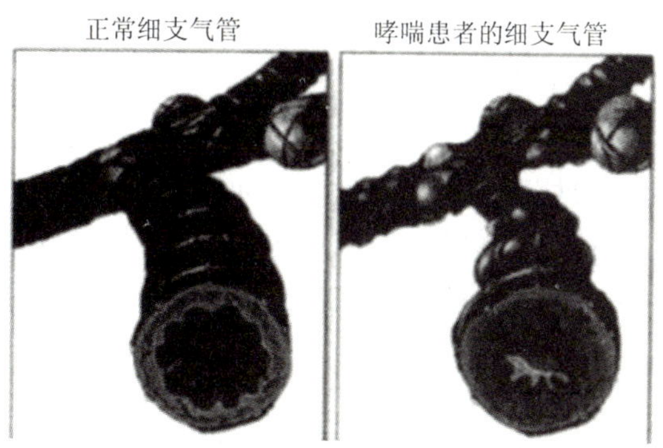

图6—1　哮喘发作细支气管病理生理示意图

一、病因及发病机制

哮喘发病的危险因素包括宿主因素(遗传因素)和环境因素两个方面。遗传因素在很多患者身上都可以体现出来,比如绝大多数患者的亲人(有血缘关系、近三代人)当中,都可以追溯到有哮喘(反复咳嗽、喘息)或其他过敏性疾病(过敏性鼻炎、特应性皮炎)病史。大多数哮喘患者属于过敏体质,本身可能伴有过敏性鼻炎和(或)特应性皮炎,或者对常见的经空气传播的变应原(螨虫、花粉、宠物、霉菌等)、某些食物(坚果、牛奶、花生、海鲜类等)、药物等过敏。

哮喘的发病机制目前还不完全清楚,包括变态反应、气道慢性炎症、气道高反应性、气道神经调节失常、遗传机制、呼吸道病毒感染、神经信号转导机制和气道重构及其相互作用等。这些症状或辅助检查指标只要符合一项或一项以上,就说明患者病情严重,需高度重视,应尽快开始快速、有效的治疗。

二、临床表现及辅助检查

哮喘患者的常见症状是发作性的喘息、气急、胸闷或咳嗽等症状,少数患者还可能以胸痛为主要表现,这些症状经常在患者接触烟雾、香水、油漆、灰尘、宠物、花粉等刺激性气体或变应原之后出现,夜间和(或)清晨症状也容易发生或加剧。很多患者在哮喘发作时自己可闻及喘鸣音。症状通常是发作性的,多数患者可自行缓解或经治疗缓解。

(一)临床表现

1. 症状

(1)重度哮喘:患者在休息状态下也存在呼吸困难、端坐呼吸,说话受限,只能说字,不能成句。常有烦躁、焦虑、发绀、大汗淋漓症状。呼吸频率常大于30次/min,辅助呼吸肌参与呼吸运动。双肺满布响亮的哮鸣音,脉率>110次/min,常有奇脉。PEF昼夜变异率>30%。吸入空气的情况下,$PaCO_2$>45mmHg,PaO_2<50mmHg,SaO_2<91%~92%,pH降低。

(2)危重型哮喘:除上述重度哮喘的表现外,患者常不能讲话,嗜睡或意识模糊,呼吸浅快,胸腹矛盾运动,三凹征,呼吸音减弱或消失(沉默肺),心动徐缓,动脉血气表现为严重低氧血症和呼吸性酸中毒，提示危险征兆，患者呼吸可能很快停止，于数分钟内死亡。原因可能为广泛痰栓阻塞气道，呼吸肌疲劳衰竭，或并发张力性气胸、纵隔气肿。根据其临床特点，危重哮喘可分为缓发持续型和突发急进型两种基本类型。

1)缓发持续型：即致死性哮喘Ⅰ型，多见于女性，约占致死性哮喘的80%～85%。患者症状控制不理想，常反复发作，或长时间处于哮喘持续状态不能缓解，常规治疗效果不佳，病情进行性加重，在几天甚至几周内恶化，以迟发性炎症反应为主，病理改变为气道上皮剥脱，黏膜水肿、肥厚，黏膜下嗜酸性粒细胞浸润，黏液栓堵塞气道。

2)突发急进型：即致死性哮喘Ⅱ型，较少见，主要发生在青壮年，尤其是男性患者。病情突然发作或加重，若治疗不及时，可于短时间内（几小时甚至几分钟内）迅速死亡，故也称为急性窒息性哮喘。以速发性炎症反应为主，主要表现为严重气道痉挛，病理变化表现为气道黏膜下以中性粒细胞浸润为主，而气道内无黏液栓。若治疗及时，病情可迅速缓解。

2.体征

(1)呼吸系统体征

1)哮喘音：哮喘急性发作时的典型体征为两肺闻及广泛的哮鸣音，临床上常习惯于根据哮鸣音的多少来估计病情的轻重，分析病情的变化。但是单凭哮鸣音的强弱判断哮喘的严重程度并不可靠，因为哮鸣音的强度主要取决于呼吸动力、肺泡通气量和气流流速，流速很快时，即使气道阻塞很轻，也可产生较强的哮鸣音，而危重型哮喘由于气道平滑肌痉挛，黏膜充血、水肿，黏液堵塞造成气道明显狭窄，特别是当呼吸肌疲劳、呼吸动力减弱时，呼吸音以及哮鸣音可明显降低甚至消失，即所谓的“静息胸”。临床上对气促明显比较重视，而对哮鸣音微弱、呼吸缓慢的患者则疏于观察护理，从而失去抢救机会。因此，临床上凡遇到呼吸困难进行性加重、哮鸣音反而减少的哮喘患者，应高度警惕其病情恶化。

2)呼吸次数：重症哮喘时，呼吸动力学发生了一系列变化，呼气流速受限，因而潮气量减少，患者要维持足够的通气，只能通过增加呼吸频率，从而形成浅快的呼吸形式。呼吸次数＞30次/min，提示病情严重。

3)辅助呼吸肌参与：正常情况下吸气是主动的，而呼气是被动的，哮喘严重发作时，呼气流速受限，呼气也转成主动，辅助呼吸肌活动增强，胸锁乳突肌过度收缩。

(2)循环系统体征

1)心动过速：引起心动过速的因素有机体对缺氧的代偿性反应、外周血管阻力增高、胸腔内压波幅增大、静脉回心血量减少及低氧本身对心肌的损害等，治疗药物，如β受体激动剂、茶碱等也可使心率加快，除发热及药物因素外，心率＞120次/min是哮喘严重发作的指标之一，一般需24小时治疗，心率可从120次/min下降到105次/min。但是严重的低氧血症也可损害心肌，反使心率减慢，因此严重哮喘患者如出现心率缓慢则预后不良。

2)血压：哮喘严重发作时血压常升高，这与缺氧及应激状态有关，但当静脉回心血量明显减少、心肌收缩力减低时血压反会下降，因而血压降低是病情严重的指标。

3)奇脉：在呼吸周期中，最大和最小收缩压之差，正常为4～10mmHg，在严重气道阻塞时，可＞15mmHg，它反映了胸膜腔内压的巨大波动，在用力呼气时，胸内巨大正压减少，血流回到右心室，在对抗阻塞气道用力吸气时，则使进入胸内血流增大，在吸气相早期右心室充盈，使心室间隔移向左心室，而使左心室功能障碍和充盈不全，胸内负压增大也直接通过增加后负荷影响左心室排空。此外，肺过度充气，通过增加肺动脉压而引起右心室后负荷增加，这些周期性呼吸变化使得正常的心排血量吸气相降低现象放大。因而奇脉可作为哮喘严重发作的一项指标，但需注意在哮喘患者衰竭时，不能产生显著的胸膜腔内压波动也会导致压差减少，因而不出现奇脉并不总是轻症发作。

检查时，全身一般状态的观察非常重要，不能平卧、出汗、感觉迟钝；不能讲话和辅助呼吸肌的参与均提示患者处于严重状态。

（二）辅助检查

1. 肺功能检查　哮喘控制水平的患者其肺通气功能多数在正常范围。在哮喘发作时，由于呼气流速受限，表现为第一秒用力呼气量（FEV_1）、一秒率（$FEV_1/FVC\%$）、最大呼气中期流速（MMER）、呼出 50%与 75%肺活量时的最大呼气流量（$MEF_{50\%}$ 与 $MEF7_{5\%}$）以及呼气峰值流量（PEFR）均减少。可有用力肺活量减少、残气量增加、功能残气量和肺总量增加，残气占肺总量百分比增高。经过治疗后可逐渐恢复。肺功能检查对确诊哮喘非常有帮助，是评价疾病严重程度的重要指标，同时也是评价疗效的重要指标。哮喘患者应定期复查肺功能。日常监测 PEF 有助于评估哮喘控制程度。

2. 痰嗜酸性粒细胞或中性粒细胞计数　痰嗜酸性粒细胞或中性粒细胞计数可用来评估与哮喘相关的气道炎症。

3. 呼出气 NO 浓度测定　呼出气 NO(FeNO)也可作为哮喘时气道炎症的无创性标志物。痰液嗜酸性粒细胞和 FeNO 检查有助于选择最佳哮喘治疗方案。

4. 变应原检查　可通过变应原（即过敏原）皮试或血清特异性 IgE 测定证实哮喘患者的变态反应状态，以帮助了解导致个体哮喘发生和加重的危险因素，也可帮助确定特异性免疫治疗方案。

5. 胸部 X 线检查　缓解期哮喘患者 X 线多无明显异常，哮喘发作时可见两肺透亮度增加，呈过度充气状态。如并发呼吸道感染，可见肺纹理增加及炎症性浸润阴影。同时要注意肺不张、气胸或纵隔气肿等并发症的存在。

三、诊断

1. 反复发作喘息、气急、胸闷或咳嗽，多与接触变应原、冷空气、物理、化学性刺激以及病毒性上呼吸道感染、运动等有关。

2. 发作时在双肺可闻及散在或弥漫性、以呼气相为主的哮鸣音，呼气相延长。

3. 上述症状和体征可经治疗缓解或自行缓解。

4. 除外其他疾病引起的喘息、气急、胸闷和咳嗽。

5. 临床表现不典型者（如无明显喘息或体征），应至少具备以下 1 项肺功能试验阳性：①支气管激发试验或运动激发试验阳性。②支气管舒张试验阳性，FEV_1 增加≥12%，且 FEV_1 增加绝对值≥200mL。③呼气流量峰值（PEF）日内（或 2 周）变异率≥20%。

符合 1～4 条或 4、5 条者，可以诊断为哮喘。

四、治疗

哮喘是一种对患者及其家庭和社会都有明显影响的慢性疾病。气道炎症几乎是所有类型哮喘的共同特征，也是临床症状和气道高反应性的基础。气道炎症存在于哮喘的所有阶段。虽然哮喘目前尚不能根治，但以抑制炎症为主的规范治疗能够控制哮喘的临床症状。国际一项研究表明，经氟替卡松/沙美特罗固定剂量升级和维持治疗，哮喘控制率接近80%。尽管从患者和社会的角度来看，控制哮喘的花费似乎很高，而不正确治疗哮喘的代价会更高。哮喘应采取综合性治疗手段，包括避免接触过敏原及其他哮喘触发因素、规范化的药物治疗、特异性免疫治疗及患者教育。

（一）长期治疗

医师为哮喘患者制订治疗方案时，应以病情严重程度为基础，根据其控制水平类别选择适当的治疗方案。哮喘药物的选择既要考虑药物的疗效及其安全性，也要考虑患者的实际状况，如经济收入和当地的医疗资源等。要为每个初诊患者制订哮喘防治计划，定期随访、监测，改善患者的依从性，并根据患者病情变化及时修订治疗方案。哮喘患者长期治疗方案分为5级。对以往未经规范治疗的初诊哮喘患者可选择第2级治疗方案，哮喘患者症状明显，应直接选择第3级治疗方案。在每一级中都应按需使用缓解药物，以迅速缓解哮喘症状。如果使用含有福莫特罗和布地奈德单一吸入装置进行联合治疗时，可作为控制和缓解药物应用。如果使用该分级治疗方案不能够使哮喘得到控制，治疗方案应该升级直至达到哮喘症状被控制为止。当哮喘症状被控制并维持至少3个月后，治疗方案可考虑谨慎地进行降级，如减少药物种类、剂量等。

（二）急性发作的处理

1.糖皮质激素

(1)局部糖皮质激素：如用丙酸倍氯米松气雾剂，每日可吸入8～16揿(400～800μg)，早晨应用1次。通过储雾罐吸入，或用碟式干粉吸入器。如用，则用200μg的剂型，每日清晨2～4揿，吸入糖皮质激素气雾剂后，应用清水漱口。如全身应用糖皮质激素，则在停用全身激素后应用。

(2)全身应用糖皮质激素：在开始时，应用泼尼松1周左右，每日剂量为1～1.5mg/kg，早晨1次或分次服用。1周后逐渐减量，直至停用口服制剂，以吸入糖皮质激素气雾剂。

2.β_2肾上腺素受体激动剂

(1)吸入治疗。

(2)硫酸沙丁胺醇控释片，每日2次，每12小时1次，每次4mg。

3.色甘酸钠气雾剂　色甘酸钠气雾剂每日4次，每次2揿，吸入方法同局部糖皮质激素。

4.茶碱缓释片　每日2次，如用茶碱，可按上述剂量将茶碱1天总量平均分为3次给药。应用茶碱类药物，最好进行血药浓度监测，以使血浆茶碱浓度为5～15μg/mL为宜。

5.细胞膜稳定剂　如用酮替芬，每次用0.5～1mg(3岁以下用0.5mg，3岁以上用1mg)，每12小时用药1次。

对于具有哮喘相关死亡高危因素的患者，需要给予高度重视，这些患者应当尽早到医疗机构就诊。高危患者包括：①曾经有过气管内插管和机械通气濒于致死性哮喘的病史。②在过去1年中因为哮喘而住院或看急诊。③正在使用或最近刚刚停用口服激素。④目前未使用吸入激素。⑤过分依赖速效β_2受体激动剂，特别是每月使用沙丁胺醇(或等效药物)超过1支的患者。⑥有心理疾病或社会心理问题，包括使用镇静剂。⑦有对哮喘治疗计划不依从的历史。

轻度和部分中度急性发作可以在家庭或社区内治疗。家庭或社区内的治疗措施主要为重复吸入速效β_2受体激动剂(如沙丁胺醇)，在第1小时每20分钟吸入2～4喷。随后根据治疗反应，轻度急性发作可调整为每 3～4 小时 2～4 喷，中度急性发作，每 1～2 小时 6～10 喷。联合使用 β_2 受体激动剂和抗胆碱能制剂（如异丙托溴铵）能够取得更好的支气管舒张作用。茶碱的支气管舒张作用弱于 SABA，不良反应较大，应谨慎使用。如果对吸入性 β_2 受体激动剂反应良好（呼吸困难显著缓解，PEF 占预计值或个人最佳值＞80%，且疗效维持 3～4 小时），通常不需要使用其他药物。如果治疗反应不完全，尤其是在控制性治疗的基础上发生的急性发作，应尽早口服激素（如泼尼松龙，每千克体重 0.5～1mg），必要时到医院就诊。

部分中度和所有重度急性发作患者均应到急诊室或医院治疗。除氧疗外，应重复使用速效 β_2 受体激动剂，可通过压力定量气雾剂的储雾器给药，也可通过射流雾化装置给药。推荐在初始治疗时连续雾化给药，随后根据需要间断给药（每 4 小时 1 次）。中重度哮喘急性发作应尽早使用全身激素，特别是对速效 β_2 受体激动剂初始治疗反应不完全或疗效不能维持，以及在口服激素基础上仍然出现急性发作的患者。口服激素与静脉给药疗效相当，副作用小。推荐用法：泼尼松龙 30～50mg 每日单次给药。严重的急性发作或口服激素不能耐受时，可采用静脉注射或滴注，如甲基泼尼松龙 80～160mg 或氢化可的松 400～1000mg 分次给药。因地塞米松半衰期较长，对肾上腺皮质功能抑制作用较强，一般不推荐使用。静脉给药和口服给药的序贯疗法有可能

减少激素用量和不良反应，如静脉使用激素 2～3 日，继之以口服激素 3～5 日。重度和危重哮喘急性发作经过上述药物治疗，临床症状和肺功能无改善甚至继续恶化，应及时给予机械通气治疗（无创机械通气或有创机械通气）。

大多数哮喘急性发作并非由细菌感染引起，应严格控制抗菌药物的使用指征，除非有细菌感染的证据，或属于重度或危重哮喘急性发作。

（李静）

第六节　重症肺炎

重症肺炎又称中毒性肺炎或暴发性肺炎，是由各种病原体所致的肺实质性炎症，可造成严重菌血症或毒血症，进而引起血压下降、休克、神志模糊、烦躁不安、谵妄和昏迷。

一、病因

重症肺炎最常见的致病菌为肺炎双球菌，其次为化脓性链球菌、金黄色葡萄球菌、铜绿假单胞菌、流感嗜血杆菌、厌氧菌等，还有少见的病毒，如流感病毒、鼻病毒等，这些病原体所分泌的内毒素造成血管舒缩功能障碍，并引起神经反射调节异常，引起中毒性血液循环障碍，导致周围循环衰竭，引起血压下降，并发休克，造成细胞损伤和重要脏器功能损害。

二、临床表现

（一）呼吸系统表现

重症肺炎起病急骤，进展快，早期主要为寒战、高热，体温在 39～40℃，呈稽留热，伴咳嗽、咳痰、咯血、胸痛、呼吸困难，常有发绀，肺部语颤增强，叩诊浊音，可闻及支气管呼吸音及湿啰音。

（二）休克表现

患者可在发病 24～72 小时内，也有在 24 小时内突然血压下降，血压低于 10.7/6.67kPa (80/50mmHg)或测不出，伴四肢厥冷、面色苍白、出汗、口唇发绀、神志模糊、烦躁不安、嗜睡、昏迷、尿少或无尿。

(三)其他临床表现

患者可出现心率增快、心律失常、奔马律等心肌损害表现；有恶心、呕吐、腹痛、腹泻、乏力等胃肠道表现，严重者出现水、电解质紊乱，如低钠、低钾，以及代谢性酸中毒和呼吸性酸中毒。老年患者体温可轻度升高或低于正常。

三、相关检查

(一)血常规

血白细施高达$(10\sim20)\times10^{9}$/L，中性粒细胞占 80%以上，有核左移，并且出现中毒颗粒及核变性，甚至可有类白血病反应。

(二)X 线表现

重症肺炎患者 X 线早期表现为肺纹理增多，或局限性一个肺段的淡薄、较均匀阴影，以后迅速发展为肺段、肺叶炎症。不同类型的肺炎有不同的 X 线表现，应注意区别。

支气管肺炎 X 线表现为病变多发生在两肺中下野的内中带(图 6－2)。支气管及周围间质的炎症表现为肺纹理增多、增粗和模糊。小叶性渗出与实变则表现为沿肺纹理分布的斑片状模糊致密影，密度不均。密集的病变可融合成较大的片状。病变广泛，可累及多个肺叶。小儿患者常见肺门影增大、模糊并常伴有局限性肺气肿。

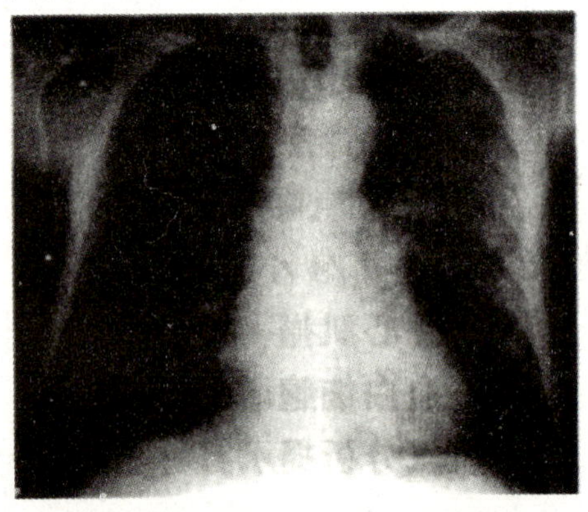

图 6－2　支气管肺炎 X 线表现

大叶性肺炎的早期，即充血期，X 线检查可无阳性发现，或只表现为病变区肺纹理增多，透明度略低或呈密度稍高的模糊影。病变进展至实变期(包括红肝样变期及灰肝样变期)，X 线表现为密度均匀的致密影，如病变仅累及肺叶的一部分则边缘模糊。由于实变的肺组织与含气的支气管相衬托，有时在实变区中可见透明的支气管影，即支气管气象。炎症累及肺段表现为片状或三角形致密影，如累及肺叶，轮廓一致。不同肺叶的大叶性实变形状各不相同。消散期表现为实变区的密度逐渐减低，先从边缘开始。由于病变的消散是不均匀的，病变多表现为散在、大小不等和分布不规则的斑片状致密影。此时易被误认为肺结核，应予注意。炎症进一步吸收可只遗留少量条索状影或完全消散。临床上，症状减轻常较肺内病变吸收为早，病变多在 2 周内吸收。少数患者可延迟吸收达 1～2 个月，偶可机化而演变为机化性肺炎。

间质性肺炎的X线表现与以肺泡渗出为主的肺炎不同。病变较广泛，常同时累及两肺，以肺门区及中下肺野显著，但也可局限于一侧。表现为肺纹理增粗、模糊，可交织成网状，并伴有小点状影。由于肺门周围间质内炎性浸润，而使肺门轮廓模糊、密度增高、结构不清并有轻度增大。发生于婴幼儿的急性间质性肺炎，由于细支气管炎引起部分阻塞，则以弥漫性肺气肿为主要表现。可见肺野透亮度增加，膈下降且动度减小，呼气与吸气相肺野透亮度差别不大。

（三）痰液检查

使用抗生素前应当争取做痰培养，一般连续送3次。留痰时应注意晨起漱口、刷牙、用力咳嗽，使深部支气管的分泌物能够咳出，以保证痰的质量。咳出的痰应立即送检，不应超过2小时。

（四）动脉血气分析

由于肺部广泛炎症引起通气与血流比例失调，血气分析主要表现为动脉低氧血症和代谢性酸中毒，过度通气的患者可出现呼吸性碱中毒，肺部病变进展迅速，造成通气量下降也可出现呼吸性酸中毒。

临床上凡出现以下表现，提示病情危重。

1. 全身中毒症状重，表现为持续高热，呈稽留热，体温39～40℃，起病急，寒战、高热、胸痛、呼吸困难、发绀。

2. 在发病24小时内出现休克表现。

3. 合并心肌损害的表现，心率增快、心律失常、奔马律。

4. 查血白细胞增高，有类白血病反应。

5. 血气分析提示有呼吸性酸中毒和代谢性酸中毒。

四、诊断标准

诊断重症肺炎的主要标准为：①需要创伤性机械通气。②需要应用升压药物的脓毒血症性休克。

次要标准包括：①呼吸频率＞30次/min。②氧合指数（PaO_2/FiO_2）＜250。③多肺叶受累。④意识障碍。⑤尿毒症（BUN＞20mg/dl）。⑥白细胞减少症（WBC计数＜$4\times10^9/L$）。⑦血小板减少症（血小板计数＜$100\times10^9/L$）。⑧体温降低（中心体温＜36℃）。⑨低血压需要液体复苏。

符合1条主要标准或至少3项次要标准可诊断为重症肺炎。

五、治疗

1. 一般支持疗法　卧床休息，注意保暖，发热者用冰袋敷前额，或物理降温，有气急、发绀等缺氧者给予吸氧，咳嗽剧烈者可用镇咳祛痰药。

2. 抗感染治疗　尽早控制感染可预防休克发生，在未查清病原体前，要根据临床表现判断最可能的病原，选择2～3种抗生素联合应用，然后根据痰培养和药敏结果选用敏感抗生素，有针对性治疗。控制感染的原则是早期、足量和联合应用抗生素。尽可能用静脉用药途径，使血液迅速达到药物的有效浓度。若为肺炎链球菌感染，要选用大剂量青霉素，每日1200万～2400万U静脉点滴。应用1周左右病变可有明显吸收，病情严重者可适当延长用药时间或换用氨基苷类、喹诺酮类抗生素。金黄色葡萄球菌对普通青霉素高度耐药，可选用苯唑西林 2～3g，每 6 小时 1 次静脉滴注，或用头孢唑林 4～6g/d 静脉滴注。也可加用红霉素、利福平等。如果为革兰阴性杆菌或混合感染可选用下列抗生素：①第三代头孢菌素，如头孢噻肟、头孢曲松、头孢哌酮等。②新型青霉素类，如氨苄西林－舒巴坦、特美汀等。③氟喹诺酮类，如环丙沙星、氧氟沙星等。④也可以选用广谱抗生素亚胺培南－西司他汀钠，目前该药抗菌谱最广。⑤耐甲氧西林金黄色葡萄球菌（MRSA）感染，首选万古霉素，2.0g/d，分 2 次静脉滴注，使用时注意其肾毒性。

3.补充血容量　休克的最主要病理生理变化是有效循环容量不足，因此补充有效血容量是治疗的关键。一般选用低分子右旋糖酐、林格液、葡萄糖生理盐水以及胶体液，最初的 1～2 小时可输液 800～1000mL，以晶体液为主，一般 12 小时内输液 2000mL，24 小时总输液量 2500～3500mL，中心静脉压的测定可指导输液量，一般以 0.58～0.98kPa（6～10cmH_2O）为界限。年老体弱及肾功能减退者避免输液过快。

4.纠正酸碱平衡紊乱　酸中毒的患者首选 5%碳酸氢钠静脉滴注，一般轻度酸中毒者静脉滴注 250mL，中度至重度酸中毒者 500～900mL。使用中应根据血气情况灵活应用。

5.应用血管活性药物　经过补充血容量、吸氧、纠正酸中毒等综合治疗后，如果血压仍未回升，而且症状未见好转者可以应用血管活性药物。一般认为，若患者有皮肤湿冷、四肢温暖、冷汗少、尿量少等症状时以血管舒张为主，可选用收缩血管药物。可以使用间羟胺 10～40mg 加入 5%GS250mL 静脉滴注，也可加入多巴胺 40～80mg 以改善血液量的重新分布，如果患者全身发冷，面色苍白、少尿或无尿等以血管痉挛占优势时，可首选 α 受体阻滞剂酚妥拉明 5～10mg 加入 5%GS250mL 中静脉滴注。

近年来，国内外用钠络酮治疗休克取得一定效果，该药为吗啡拮抗剂，可以阻滞 β－内啡肽等物质产生降压作用，还有稳定溶酶体，保护心肌等作用，在休克状态下一般使用 0.4～0.8mg静脉注射，也可置于 500mL 液体中静脉滴注。

6.抗胆碱能药物　常用的有山莨菪碱，其作用主要有抑制交感神经活动，解除血管痉挛，改善微循环灌流，稳定溶酶体膜，减少溶酶体酶的释放，解除支气管痉挛，减少支气管分泌物，保持呼吸道通畅，一般用量为 10～20mg 静脉注射，每半小时至 1 小时静推 1 次，病情好转后逐渐延长给药时间。

7.糖皮质激素的应用　糖皮质激素应用越早越好，在有效抗感染的基础上可以大量、短期应用，可用氢化可的松 3mg/kg，每 6 小时静推 1 次，或地塞米松 5～10mg/d，一般用量 1～3 天，情况好转后迅速撤停。

8.并发症的治疗　及时发现并发症，如脓胸、中毒性心肌炎、肺水肿、呼吸衰竭、肾衰竭，应积极进行相应的治疗。

（李静）

第七节　急性肺损伤和急性呼吸窘迫综合征

急性肺损伤（acute lung injury，ALI）与急性呼吸窘迫综合征（acute respiratory distress syndrome，ARDS）是指由心源性以外的各种肺内、外致病因素导致的急性、进行性呼吸衰竭。急性肺损伤是指机体遭受严重损伤出现以弥漫性肺泡毛细血管膜为主要损伤部位，导致以肺水肿和微小肺不张为病理特征，呼吸窘迫和顽固性低氧血症为突出表现的全身炎症反应综合征。ALI 严重到一定程度，达到诊断标准时即为呼吸窘迫综合征（ARDS）。ALI/ARDS 是在严重感染、休克、创伤及烧伤等非心源性疾病过程中，肺毛细血管内皮细胞和肺泡上皮细胞损伤，造成弥漫性肺间质及肺泡水肿，导致的急性低氧性呼吸功能不全或衰竭。以肺容积减少、肺顺应性降低、严重的通气/血流比例失调为病理生理特征，临床上表现为进行性低氧血症和呼吸窘迫，肺部影像学上表现为非均一性的渗出性病变。

一、病因

引起 ALI/ARDS 的原因或高危因素很多，可以分为肺内因素（直接因素）和肺外因素（间接因素）。肺内因素是指对肺的直接损伤，包括：①化学性因素：如吸入毒气、烟尘、胃内容物及氧中毒等。②物理性因素：如肺挫伤、放射性损伤等。③生物性因素：如重症肺炎。肺外因素包括严重休克、感染中毒症、严重非胸部创伤、大面积烧伤、大量输血、急性胰腺炎、药物或麻醉品中毒等。高危因素详见表 6－1。在导致直接肺损伤的原因中，国外报道吸入胃内容物占首位，而国内以重症肺炎为主要原因。若同时存在一种以上的危险因素，对 ALI/ARDS 的发生具有叠加作用。

表 6－1　急性肺损伤和急性呼吸窘迫综合征的高危因素

分类	高危因素
肺内因素	吸入性肺损伤(胃内容物、烟雾、可卡因、腐蚀性气体) 肺炎(细菌、病毒、真菌) 分类高危因素 溺水 高原性肺水肿 肺挫伤 放射性肺损伤
肺外因素	神经系统病变(蛛网膜下腔出血、创伤、缺氧、癫痫、颅内压升高) 革兰阳性或阴性细菌引起的感染中毒症(sepsis)、休克 非胸部创伤 烧伤 急性胰腺炎 尿毒症 糖尿病酮症酸中毒 白细胞凝集反应(leukoagglutination reactions) 大量输血 体外循环 药物中毒(镇痛药、抗肿瘤药、噻嗪类利尿药、阿司匹林) 肺栓塞(血栓、脂肪、空气栓塞) 妊娠并发症 肿瘤扩散

二、辅助检查

除有关相应发病征象外，在肺部刚受损的数小时内，患者可无呼吸系统症状。随后呼吸频率加快，气促逐渐加重，肺部体征无异常发现，或可听到吸气时细小湿啰音。X 线胸片显示清晰肺野，或仅有肺纹理增多模糊，提示血管周围液体聚集。动脉血气分析示 PaO_2 和 $PaCO_2$ 偏低。随着病情进展，患者呼吸窘迫，感胸部紧束，吸气费力、发绀，常伴有烦躁、焦虑不安，两肺广泛间质浸润，可伴奇静脉扩张，胸膜反应或有少量积液。由于明显低氧血症引起过度通气，$PaCO_2$ 降低，出现呼吸性碱中毒。呼吸窘迫不能用通常的氧疗使之改善。如上述病情继续恶化，呼吸窘迫和发绀继续加重，胸片显示肺部浸润阴影大片融合，甚至发展成“白肺”。呼吸肌疲劳导致通气不足，二氧化碳潴留，产生混和性酸中毒，心脏停搏。部分患者出现多器官衰竭。

(一)X 线胸片

ALI/ARDS 早期 X 线胸片可无异常，或呈轻度间质改变，表现为边缘模糊的肺纹理增多。继之出现斑片状以致融合成大片状的浸润阴影，大片阴影中可见支气管充气征。其演变过程符合肺水肿的特点，快速多变；后期可出现肺间质纤维化改变。

(二)CT

与正位胸片相比，CT 能更准确地反映病变肺区域的大小。通过病变范围可较准确地判定气体交换和肺顺应性病变的程度。另外，CT 还可发现气压伤及小灶性的肺部感染。

（三）动脉血气分析

ALI/ARDS 时典型的动脉血气分析改变为 PaO_2 降低、$PaCO_2$ 降低、pH 升高。根据动脉血气分析和吸入氧浓度可计算肺氧合功能指标，如肺泡＝动脉氧分压差[$P(A-a)O_2$]、肺内分流（Qs/Qr）、呼吸指数[$P(A-a)O_2/PaO_2$]、PaO_2/FiO_2 等指标，对建立诊断、严重性分级和疗效评价等均有重要意义。目前在临床上以 PaO_2/FiO_2 最为常用。其具体计算方法为 PaO_2 的 mmHg 值除以吸入氧比例（FiO_2，吸入氧的分数值），如某位患者在吸入 40％氧（吸入氧比例为 0.4）的条件下，PaO_2 为 80mmHg，则 PaO_2/FiO_2 为 80÷0.4＝200。PaO_2/FiO_2 降低是诊断 ARDS 的必要条件。正常值为 400～500，在 ALI 时≤300，ARDS 时≤200。在早期，由于过度通气而出现呼吸性碱中毒，pH 可高于正常，$PaCO_2$ 低于正常。在后期，如果出现呼吸肌疲劳或合并代谢性酸中毒，则 pH 可低于正常，甚至出现 $PaCO_2$ 高于正常。

（四）床边肺功能监测

ARDS 时肺顺应性降低，无效腔通气量比例（VD/VT）增加，但无呼气流速受限。顺应性的改变对严重性评价和疗效判断有一定的意义。

（五）心脏超声和 Swan－Ganz 导管检查

心脏超声和 Swan－Ganz 导管检查有助于明确心脏情况和指导治疗。通过置入 Swan－Ganz 导管可测定肺动脉楔压（PAWP），这是反映左心房压较可靠的指标。PAWP 一般小于 12mmHg，若大于 18mmHg，则支持左心衰竭的诊断。

（六）血流动力学监测

血流动力学监测对 ARDS 的诊断和治疗具有重要意义。ARDS 的血流动力学常表现为 PAWP 正常或降低。监测 PAWP，有助于鉴别心源性肺水肿；同时，可直接指导 ARDS 的液体治疗，避免输液过多或容量不足。

三、诊断

中华医学会呼吸病学分会 1999 年制订的诊断标准如下：

1. 有 ALI/ARDS 的高危因素。
2. 急性起病、呼吸频数和（或）呼吸窘迫。
3. 低氧血症　ALI 时动脉血氧分压（PaO_2）/吸入氧分数值（FiO_2）≤300；ARDS 时 PaO_2/FiO_2≤200。
4. 胸部 X 线检查显示两肺浸润阴影。
5. PAWP≤18mmHg 或临床上能除外心源性肺水肿。

同时符合以上 5 项条件者，可以诊断 ALI 或 ARDS。

本病须与大片肺不张、自发性气胸、上呼吸气道阻塞、急性肺栓塞和心源性肺水肿相鉴别，通过询问病史、体检和胸部 X 线检查等可作出鉴别。心源性肺水肿患者卧位时呼吸困难加重。咳粉红色泡沫样痰，双肺底有湿啰音，对强心、利尿等治疗效果较好；若有困难，可通过测定 PAWP、超声心动图检查来鉴别。

四、治疗

治疗原则与一般急性呼吸衰竭相同。主要治疗措施包括：积极治疗原发病、氧疗、机械通气以及调节液体平衡等。

（一）病因治疗

全身性感染、创伤、休克、烧伤、急性重症胰腺炎等是导致 ALI/ARDS 的常见病因。有25%～50%的严重感染患者发生 ALI/ARDS，而且在感染、创伤等导致的多器官功能障碍(MODS)中，肺往往也是最早发生衰竭的器官。目前认为，感染、创伤后的全身炎症反应是导致 ARDS 的根本原因。控制原发病，遏制其诱导的全身失控性炎症反应，是预防和治疗 ALI/ARDS 的必要措施。

（二）氧疗

纠正缺氧刻不容缓，可采用经面罩持续气道正压(CPAP)吸氧，但大多需要借助机械通气吸入氧气。一般认为 $FiO_2>0.6$，PaO_2 仍<8kPa(60mmHg)，$SaO_2<90\%$时，应对患者采用呼气末正压通气 PEEP 为主的综合治疗。

（三）机械通气

尽管 ARDS 机械通气的指征尚无统一的标准，多数学者认为一旦诊断为 ARDS，应尽早进行机械通气。ALI 阶段的患者可试用无创正压通气，无效或病情加重时尽快气管内插管或切开行有创机械通气。机械通气的目的是提供充分的通气和氧合，以支持器官功能。如前所述，由于 ARDS 肺病变具有“不均一性”和“小肺”的特点，当采用较大潮气量通气时，气体容易进入顺应性较好、位于非重力依赖区的肺泡，使这些肺泡过度扩张，造成肺泡上皮和血管内皮损伤，加重肺损伤；而萎陷的肺泡在通气过程中仍维持于萎陷状态，在局部扩张肺泡和萎陷肺泡之间产生剪切力，也可引起严重肺损伤。因此 ARDS 机械通气的关键在于：复张萎陷的肺泡并使其维持在开放状态，以增加肺容积和改善氧合，同时避免肺泡随呼吸周期反复开闭所造成的损伤。目前，ARDS 的机械通气推荐采用肺保护性通气策略，主要措施包括给予合适水平的呼气末正压(PEEP)和小潮气量。

1．呼气末正压的调节　适当水平的呼气末正压(PEEP)可使萎陷的小气道和肺泡再开放，防止肺泡随呼吸周期反复开闭，使呼气末肺容量增加，并可减轻肺损伤和肺泡水肿，从而改善肺泡弥散功能和通气/血流比例，减少肺内分流，达到改善氧合和肺顺应性的目的。但 PEEP 可增加胸内正压，减少回心血量，从而降低心排血量，并有加重肺损伤的潜在危险。因此在应用 PEEP 时应注意：①对血容量不足的患者，应补充足够的血容量以代偿回心血量的不足，同时不能过量，以免加重肺水肿。②从低水平开始，先用 $5cmH_2O$，逐渐增加至合适的水平，争取维持 $PaO_2>60mmHg$ 而 $FiO_2<0.6$。一般情况下，PEEP 水平为 $8\sim18cmH_2O$。

2．小潮气量　ARDS 机械通气采用小潮气量，即 6～8mL/kg，旨在将吸气平台压控制在 $30\sim35cmH_2O$ 以下，防止肺泡过度扩张。为保证小潮气量，可允许一定程度的 CO_2 潴留和呼吸性酸中毒(pH7.25～7.30)。合并代谢性酸中毒时需适当补碱。

迄今为止，对 ARDS 患者机械通气时如何选择通气模式尚无统一的标准，压力控制通气可以保证气道吸气压不超过预设水平，避免呼吸机相关肺损伤，较容量控制通气，因而更常用。其他可选的通气模式包括双相气道正压通气、反比通气、压力释放通气等，并可联用肺复张法(recruitment maneuver)、俯卧位通气等以进一步改善氧合。

（四）药物治疗

1．液体管理　高通透性肺水肿是 ALI/ARDS 的病理生理特征，肺水肿的程度与 ALI/ARDS 的预后呈正相关，因此，通过积极的液体管理，改善 ALI/ARDS 患者的肺水肿具有重要的临床意义。研究显示，液体负平衡与感染性休克患者病死率的降低显著相关，且对于创伤导致的 ALI/ARDS 患者，液体正平衡可使患者的病死率明显增加。应用利尿剂减轻肺水肿可能改善肺部病理情况，缩短机械通气时间，进而减少呼吸机相关性肺炎等并发症的发生。但是利尿减轻肺水肿的过程可能会导致心排血量下降，器官灌注不足。因此，ALI/ARDS 患者的液体管理必须考虑到两者的平衡，必须在保证脏器灌注的前提下进行。

2. 糖皮质激素　全身和局部的炎症反应是 ALI/ARDS 发生和发展的重要机制，研究显示，血浆和肺泡灌洗液中的炎症因子浓度升高与 ARDS 病死率呈正相关。长期以来，大量的研究试图应用糖皮质激素控制炎症反应，预防和治疗 ARDS。早期的 3 项多中心 RCT 研究观察了大剂量糖皮质激素对 ARDS 的预防和早期治疗作用，结果糖皮质激素既不能预防 ARDS 的发生，对早期 ARDS 也没有治疗作用。但对于过敏原因导致的 ARDS 患者，早期应用糖皮质激素经验性治疗可能有效。此外，感染性休克并发 ARDS 的患者，如合并肾上腺皮质功能不全，可考虑应用替代剂量的糖皮质激素。

（五）营养支持与监护

ARDS 时，机体处于高代谢状态，应补充足够的营养。静脉营养可引起感染和血栓形成等并发症，应提倡全胃肠营养，不仅可避免静脉营养的不足，而且能够保护胃肠黏膜，防止肠道菌群异位。ARDS 患者应入住 ICU，动态监测呼吸、循环，水、电解质及酸碱平衡和其他重要脏器的功能，以便及时调整治疗方案。

（李静）

第八节　大咯血

咯血是指喉以下的呼吸道，包括口腔、气管、支气管以及肺组织的出血，经由咳嗽动作从口腔排出。咯血常由毛细血管破裂，或炎症、瘀血导致毛细血管通透性增加，引起红细胞进入肺泡内与痰液混合所致，常表现为痰中带血丝、血块或全血。咯血为呼吸系统常见症状，亦为全身疾病表现的一部分。按咯血量可分为：①少量咯血：即每日咯血量少于 100mL。②中量咯血：即每日咯血量在 100～400mL。③大咯血：即一次咯血量超过 100mL 或一日咯血总量超过 400mL。在所有咯血患者中，大咯血所占比例不足 5%，但死亡率却高达 12%～30%，应引起足够重视。

一、病因

1. 支气管疾病　支气管扩张、慢性支气管炎、支气管肺癌等。

2. 肺部疾病　肺结核。常见其他原因包括肺炎、肺脓肿、肺梗死、肺寄生虫病等。

3. 心血管疾病　心脏疾病，如二间瓣狭窄、房间隔缺损、动脉导管未闭等；血液系统疾病，如血小板减少性紫癜、白血病、血友病、再生障碍性贫血等。

4. 其他疾病　流行性出血热、白塞病、结节性多动脉炎、肾综合征出血热、钩端螺旋体病、肺出血肾炎综合征、子宫内膜异位症等。

对咯血患者虽然应用了各种方法进行检查，仍有 5%～15%的患者咯血原因不明，称隐匿性咯血。部分隐匿性咯血可能由于气管、支气管非特异性溃疡、静脉曲张、早期腺瘤、支气管小结石等病变引起。

二、临床表现

(一)咯血伴发热

可见于肺炎、肺结核、流行性钩端螺旋体病、流行性出血热、肺脓肿、支气管肺癌等。

(二)咯血伴胸痛

可见于大叶性肺炎、肺结核、肺梗死、支气管肺癌等。

(三)咯血伴大量脓痰

可见于肺脓肿、空洞型肺结核、支气管扩张等。

(四)咯血伴皮肤黏膜出血

可见于血液系统疾病、流行性出血热、钩端螺旋体病等。

(五)咯血伴心悸、发绀

多见于心血管疾病等。

三、实验室检查

(一)血、尿、便常规检查

血红蛋白、红细胞计数、血细胞比容、白细胞计数及分类、血小板计数;尿检中有无红、白细胞;大便有无潜血等。

(二)凝血功能检查

包括出血时间、凝血时间、凝血酶原时间、纤维蛋白原等。

(三)痰液检查

痰液抗酸杆菌、肿瘤细胞、寄生虫卵、真菌等检查,痰细菌培养。

(四)X线检查

进行胸部后前位及侧位摄影,必要时进行高分辨率计算机体层X线摄影(HRCT)检查。

(五)纤维支气管镜检查

纤维支气管镜检查可找到出血部位,明确病变性质,也可进行局部止血治疗。

(六)支气管动脉造影

如怀疑支气管动脉出血(如支气管扩张等),为明确出血部位和进行治疗,可考虑此项检查。

(七)肺动脉造影

怀疑肺动脉出血,如肺栓塞、肺动静脉瘘时,可考虑此项检查。

(八)其他

包括超声心动图、骨髓检查、免疫系统检查等。

四、诊断

1.注意与呕血鉴别。

2.确定咯血量。

3.初步确定出血部位　可以根据病史、体检、X线胸部检查结果初步判断咯血来源。

4.进一步作出病因诊断　综合病史、体检、实验室检查和特殊检查结果,明确咯血的病因。

五、治疗

（一）一般处理

对大咯血患者要求绝对卧床休息。医护人员应指导患者取患侧卧位，并做好解释工作，消除患者的紧张和恐惧心理。咯血期间，应尽可能减少一些不必要的搬动，以免途中因颠簸加重出血，窒息致死。同时，还应鼓励患者咳出滞留在呼吸道的陈血，以免造成呼吸道阻塞和肺不张。如患者精神过度紧张，可用小剂量镇静剂，如地西泮 2.5mg，口服，每日 2 次，或地西泮针剂 10mg 肌注。对频发或剧烈咳嗽者，可给予镇咳药，如喷托维林 25mg，口服，每日 3 次；或依普拉酮 40mg，口服，每日 3 次。必要时可给予可待因 15～30mg，口服，每日 3 次。但对年老体弱患者，不宜服用镇咳药。对肺功能不全者，禁用吗啡、哌替啶，以免抑制咳嗽反射，造成窒息。

（二）止血治疗

1.药物止血

（1）垂体后叶素：可直接作用于血管平滑肌，具有强烈的血管收缩作用。用药后由于肺小动脉的收缩，肺内血流量锐减，肺循环压力降低，从而有利于肺血管破裂处血凝块的形成，达到止血的目的。具体用法：垂体后叶素 5～10U 及 25％葡萄糖液 20～40mL，缓慢静注（10～15 分钟注毕）；或垂体后叶素 10～20U 及 5％葡萄糖液 250～500mL，静滴。必要时 6～8 小时重复 1 次。用药过程中，若患者出现头痛、面色苍白、出汗、心悸、胸闷、腹痛、便意及血压升高等副反应，应注意减慢静注或静滴速度。对患有高血压、冠心病、动脉硬化、肺源性心脏病、心力衰竭以及妊娠患者，均应慎用或不用垂体后叶素。

（2）血管扩张剂：通过扩张肺血管，降低肺动脉压、肺楔压及肺楔嵌压，同时体循环血管阻力下降，回心血量减少，肺内血液分流到四肢及内脏循环当中，起到“内放血”的作用。继而肺动脉和支气管动脉压力降低，达到止血目的。对于使用垂体后叶素禁忌的高血压、冠心病、肺源性心脏病及妊娠等患者尤为适用。常用的有以下几种：

1）酚妥拉明：为 α 受体阻滞剂，一般用量为酚妥拉明 10～20mg 及 5％葡萄糖液 250～500mL，静滴，每日 1 次，连用 5～7 天。国内外均有报道，采用此方法治疗大咯血，有效率在 80％左右。治疗中副作用少，但为了防止直立性低血压及血压下降的发生，用药期间应卧床休息。对血容量不足的患者，应在补足血容量的基础上再用此药。

2）普鲁卡因：常用剂量为普鲁卡因 50mg 加 25％葡萄糖液 20～40mL，静脉注射 4～6 小时；或 300～500mg 普鲁卡因加入 5％葡萄糖液 500mL 中，静滴，每日 1 次。首次用此药者应进行皮试。

（3）阿托品、山莨菪碱：阿托品 1mg 或山莨菪碱 10mg，肌注或皮下注射，对大咯血患者亦有较好的止血效果。此外亦有采用异山梨酯及氯丙嗪等治疗大咯血，并取得一定疗效。

（4）一般止血药：主要通过改善凝血机制、加强毛细血管及血小板功能而起作用。如以下药物：

1）氨基己酸及氨甲苯酸：均通过抑制纤维蛋白的溶解起到止血作用。具体用法：氨基己酸 6.0g 加入 5％葡萄糖液 250mL，静滴，每日 2 次；或氨甲苯酸 0.1～0.2g 加入 25％葡萄糖液 20～40mL 中，缓慢静注，每日 2 次，或氨甲苯酸 0.2g 加入 5％葡萄糖液 250mL 中，静滴，每日 1～2 次。

2)酚磺乙胺:具有增强血小板功能和黏合力、减少血管渗透的作用,从而达到止血效果。具体用法:酚磺乙胺 0.25g 加入 25%葡萄糖液 40mL 中,静注,每日 1~2 次;或酚磺乙胺 0.75g加入 5%葡萄糖液 500mL 中,静滴,每日 1 次。

3)巴曲酶:由巴西蛇的毒液经过分离和提纯而制备的一种凝血酶。每安瓿含 1 个克氏单位(KU)的巴曲酶。注射 1KU 的巴曲酶 20 分钟后,健康成人的出血时间会缩短至原来的 1/3 或 1/2,其效果可保持 2~3 天。巴曲酶仅具有止血功效,血液的凝血酶原数量并不因此而增高,因此一般无血栓形成的危险。可供静脉或肌内注射,也可供局部使用。成人每日用量 1.0~2.0KU,儿童 0.3~1.0KU,注意用药过量会使其功效下降。

此外,止血药还包括减少毛细血管渗漏的卡巴克络、参与凝血酶原合成的维生素 K、对抗肝素的鱼精蛋白以及中药云南白药、各种止血粉等。鉴于临床大咯血多是由于支气管或肺血管破裂所致,故上述药物一般只作为大咯血的辅助治疗药物。

2.支气管镜在大咯血治疗中的应用　对采用药物治疗效果不佳的顽固性大咯血患者,应及时进行纤维支气管镜检查。其目的:①明确出血部位。②清除气道内的陈血。③配合血管收缩剂、凝血酶、气囊填塞等方法进行有效止血。出血较多时,一般先采用硬质支气管镜清除积血,然后通过硬质支气管镜,应用纤维支气管镜找到出血部位进行止血。目前借助支气管镜采用的常用止血措施有:

(1)支气管灌洗:采用 4℃冰生理盐水 50mL,通过纤维支气管镜注入出血的肺段,留置 1 分钟后吸出,连续数次。一般每个患者所需的灌洗液总量以 500mL 为宜。国外曾报道,1 组 23 例大咯血患者采用此方法治疗后,所有患者的咯血均得到了控制,其中 2 例患者在灌洗后几天再度出血,但第 2 次采用同样方法灌洗后出血停止。笔者亦曾多次采用此法治疗大咯血患者,收效甚佳。推测冰盐水灌洗使得局部血管收缩,血流减慢,从而促进了凝血。

(2)局部用药:通过纤维支气管镜将(1∶20000)肾上腺素溶液 1~2mL,或(40U/mL)凝血酶溶液 5~10mL 滴注到出血部位,可起到收缩血管和促进凝血的作用,止血效果肯定。另外还有人报道,在 40U/mL 的凝血酶溶液 5~10mL 中,加入 2%的纤维蛋白原溶液 5~10mL,混匀后滴注在出血部位,其止血效果更好。

(3)气囊填塞:经纤维支气管镜将 Fogarty 气囊导管送至出血部位的肺段或亚段支气管后,通过导管向气囊内充气或充水,致使出血部位的支气管填塞,达到止血的目的。同时还可防止因出血过多导致的血液溢入健侧肺,从而有效地保护了健侧肺的气体交换功能。一般气囊留置 24~48 小时以后,放松气囊,观察几小时后未见进一步出血即可拔管。在 1 组 14 例经气囊填塞技术治疗的大咯血患者中,10 例患者的出血得到控制,经 6 周到 9 个月的随访,无再出血发生。另外,气囊填塞技术还常被用于动脉栓塞及外科手术患者的术前支持。操作过程中,应注意防止因气囊充气过度及留置时间过长而引起的支气管黏膜缺血性损伤和阻塞性肺炎的发生。

3.选择性支气管动脉栓塞术　肺部受支气管动脉和肺动脉的双重血供,两套循环系统间常存在潜在交通管道,并具有时相调节或相互补偿的功能。当支气管动脉栓塞后,一般不会引起支气管与肺组织的坏死,这就为支气管动脉栓塞术治疗大咯血提供了客观依据。近 20 年来,动脉栓塞术已被广泛应用于大咯血患者的治疗。尤其是对于双侧病变或多部位出血;心、肺功能较差不能耐受手术或晚期肺癌侵及纵隔和大血管者,动脉栓塞治疗是一种较好的替代手术治疗的方法。栓塞治疗通常在选择性支气管动脉造影、确定出血部位的同时进行。

但当患者 X 线胸片阴性、双侧均有病变或一侧病变不能解释出血来源时，选择性支气管动脉造影将无法进行。这时先行纤维支气管镜检查，常能帮助明确大咯血的原因及出血部位，从而为选择性支气管动脉造影和支气管动脉栓塞术创造条件。一旦出血部位明确以后，即可采用吸收性明胶海绵、氧化纤维素、聚氨基甲酸乙酯或无水酒精等栓塞材料，将可疑病变的动脉尽可能全部栓塞。如果在支气管及附属系统动脉栓塞以后，出血仍持续存在，需考虑到肺动脉出血的可能。最常见的是侵蚀性假性动脉瘤、肺脓肿、肺动脉畸形和肺动脉破裂。此时还应对肺动脉进行血管造影检查，一旦明确病变存在，主张同时做相应的肺动脉栓塞。支气管动脉栓塞术治疗大咯血的近期效果肯定，文献报道有效率可达 80%左右。但这毕竟只是一种姑息疗法，不能代替手术、抗炎、抗结核等病因治疗。需要注意，当造影显示脊髓动脉是从出血的支气管动脉发出时，栓塞是禁忌的，因为这有造成脊髓损伤和截瘫的危险。

4. 放射治疗　有文献报道，对不适合手术及支气管动脉栓塞的晚期肺癌及部分肺部曲菌感染引起大咯血患者，局限性放射治疗可能有效。推测放疗引起照射局部的血管外组织水肿，血管肿胀和坏死，造成血管栓塞和闭锁，起到止血效果。

（三）手术治疗

绝大部分大咯血患者经过上述各项措施的处理后出血都可得到控制。然而，对部分虽经积极保守治疗仍难以止血，且其咯血量之大直接威胁生命的患者，应考虑外科手术治疗。

1. 手术适应证

(1)24 小时咯血量超过 1500mL，或 24 小时内 1 次咯血量达 500mL，经内科治疗无止血趋势。

(2)反复大咯血，有引起窒息先兆时。

(3)一叶肺或一侧肺有明确的慢性不可逆性病变（如支气管扩张、空洞性肺结核、肺脓肿、肺曲菌球等）。

2. 手术禁忌证

(1)两肺广泛的弥漫性病变（如两肺广泛支气管扩张、多发性支气管肺囊肿等）。

(2)全身情况差，心、肺功能代偿不全。

(3)非原发性肺部病变引起的咯血。

3. 手术时机的选择　手术之前应对患者进行胸片、纤维支气管镜等检查，明确出血部位。同时应对患者的全身健康状况及心、肺功能有一个全面的评价。对无法接受心、肺功能测试的患者，应根据病史、体检等进行综合判断。尤其是肺切除后肺功能的估计，力求准确。手术时机以选择在咯血的间隙期为好。此期手术并发症少，成功率高。据国外的 1 组资料显示，在活动性大咯血期间施行手术，死亡率可高达 37%，其中绝大部分患者的直接死亡原因是由于手术期间的血液吸入所致。相反在咯血间隙期手术，死亡率仅为 8%。可见，手术选择在大咯血间隙期进行，可明显降低死亡率。

（四）并发症的处理

1. 窒息　大咯血患者的主要危险在于窒息，这是导致患者死亡的最主要原因。因此，在大咯血的救治过程中，应时刻警惕窒息的发生。一旦发现患者有明显胸闷、烦躁、喉部作响、呼吸浅快、大汗淋漓、一侧（或双侧）呼吸音消失，甚至神志不清等窒息的临床表现时，应立即采取以下措施，全力以赴地进行抢救。

(1)尽快清除堵塞气道的积血，保持气道通畅　迅速将患者抱起，使其头朝下，上身与床沿成45°～90°角。助手轻托患者的头中使其向背部屈曲，以减少气道的弯曲。并拍击患者背部，尽可能倒出滞留在气道内的积血。同时将口撬开(注意义齿)，清理口咽部的积血，然后用粗导管(或纤维支气管镜)经鼻插入气管内吸出积血。

(2)吸氧：立即给予高流量的氧气吸入。

(3)迅速建立静脉通道：最好建立两条静脉通道，并根据需要给予呼吸兴奋剂、止血药物及补充血容量。

(4)绝对卧床：窒息解除后，使患者保持头低足高位，以利体位引流。胸部可放置冰袋，并鼓励患者将气道内积血咯出。

(5)加强生命体征监测，防止再度窒息发生注意血压、心率、心电图、呼吸及血氧饱和度等的监测，准备好气管内插管及呼吸机等设施，以防再窒息。

2.失血性休克　若患者因大量咯血而出现脉搏细速、四肢湿冷、血压下降、脉压减少，甚至意识障碍等失血性休克的临床表现时，应按照失血性休克的救治原则进行抢救。

3.吸入性肺炎　咯血后，患者常因血液被吸收而出现发热，体温38℃左右或持续不退，咳嗽剧烈，白细胞总数升高、核左移、胸片显示病变较前增多，常提示并发吸入性肺炎或结核病灶播散，应给予充分的抗生素或抗结核药物治疗。

4.肺不张　由于大量咯血，血块堵塞支气管；或因患者极度虚弱，镇静剂、镇咳剂的用量过度，妨碍了支气管内分泌物和血液排出，易造成肺不张。肺不张的处理，首先是引流排血或排痰，并鼓励和帮助患者咳嗽。若肺不张时间不长，可试用氨茶碱、α－糜蛋白酶等，雾化吸入，湿化气道，以利于堵塞物的排出。当然消除肺不张最有效的办法是在纤维支气管镜下进行局部支气管冲洗，清除气道内的堵塞物。

(李静)

第九节　急性肺水肿

急性肺水肿是由不同原因引起肺组织血管外液体异常增多，液体由间质进入肺泡，甚至呼吸道出现泡沫状分泌物。表现为急性呼吸困难、发绀，呼吸做功增加，两肺布满湿性啰音，甚至从气道涌出大量泡沫样痰液。人类可发生下列两类性质完全不同的肺水肿：心源性肺水肿(亦称流体静力学或血流动力学肺水肿)和非心源性肺水肿(亦称通透性增高肺水肿、急性肺损伤或急性呼吸窘迫综合征)。

一、发病机制

(一)肺毛细血管静水压

肺毛细血管静水压(Pmv)是使液体从毛细血管流向间质的驱动力，正常情况下，Pmv约8mmHg，有时易与PCWP相混淆。PCWP反映肺毛细血管床的压力，可估计左心房压(LAP)，正常情况下较Pmv高约1～2mmHg。肺水肿时PCWP和Pmv并非呈直接相关，两者的关系取决于总肺血管阻力(肺静脉阻力)。

(二)肺间质静水压

肺毛细血管周围间质的静水压即肺间质静水压(Ppmv)，与Pmv相对抗，两者差别越大，则毛细血管内液体流出越多。肺间质静水压为负值，正常值为－17～－8mmHg，可能与肺组织的机械活动、弹性回缩以及大量淋巴液回流对肺间质的吸引有关。理论上 Ppmv 的下降亦可使静水压梯度升高，当肺不张进行性再扩张时，出现复张性肺水肿可能与 Ppmv 骤降有关。

（三）肺毛细血管胶体渗透压

肺毛细血管胶体渗透压（πmv）由血浆蛋白形成，正常值约为 25～28mmHg，但随个体的营养状态和输液量不同而有所差异。πmv 是对抗 Pmv 的主要力量，单纯的 πmv 下降能使毛细血管内液体外流增加。但在临床上并不意味着血液稀释后的患者会出现肺水肿，经血液稀释后血浆蛋白浓度下降，但过滤至肺组织间隙的蛋白也不断地被淋巴系统所转移，Pmv 的下降可与 πmv 的降低相平行，故 πmv 与 Pmv 间梯度即使发挥净渗透压的效应，也可保持相对的稳定。

πmv 和 PCWP 间的梯度与血管外肺水压呈非线性关系。当 Pmv＜15mmHg、毛细血管通透性正常时，πmv－PCWP≤9mmHg 可作为出现肺水肿的界限，也可作为治疗肺水肿疗效观察的动态指标。

（四）肺间质胶体渗透压

肺间质胶体渗透压（πpmv）取决于间质中渗透性、活动的蛋白质浓度，它受反应系数（δf）和毛细血管内液体流出率（Qf）的影响，是调节毛细血管内液体流出的重要因素。πpmv 正常值为 12～14mmHg，难以直接测定。临床上可通过测定支气管液的胶体渗透压鉴别肺水肿的类型，如支气管液与血浆蛋白的胶体渗透压比值＜60％，则为血流动力学改变所致的肺水肿，如比值＞75％，则为毛细血管渗透增加所致的肺水肿，称为肺毛细血管渗漏综合征。

（五）毛细血管通透性

资料表明，越过内皮细胞屏障时，通透性肺水肿透过的蛋白多于压力性水肿，仅越过上皮细胞屏障时，两者没有明显差别。毛细血管通透性增加，使 δ 从正常的 0.8 降至 0.3～0.5，表明血管白蛋白，尤其是白蛋白大量外渗，使 πmv 与 πpmv 梯度下降。

二、病理与病理生理

（一）心源性急性肺水肿

正常情况下，两侧心腔的排血量相对恒定，当心肌严重受损和左心负荷过重而引起心排血量降低和肺瘀血时，过多的液体从肺泡毛细血管进入肺间质甚至肺泡内，则产生急性肺水肿，实际上是左心衰竭最严重的表现，多见于急性左心衰竭和二尖瓣狭窄患者。

有以下并发症的患者术中易发生左心衰竭：①左心室心肌病变，如冠心病、心肌炎等。②左心室压力负荷过度，如高血压、主动脉狭窄等。③左心室容量负荷过重，如主动脉瓣关闭不全、左向右分流的先天性心脏病等。

当左心室舒张末压＞12mmHg，毛细血管平均压＞35mmHg，肺静脉平均压＞30mmHg 时，肺毛细血管静水压超过血管内胶体渗透压及肺间质静水压，可导致急性肺水肿，若同时有肺淋巴管回流受阻，更易发生急性肺水肿。其病理生理表现为肺顺应性减退、气道阻力和呼吸作用增强、缺氧、呼吸性酸中毒，间质静水压增高压迫肺毛细血管、升高肺动脉压，从而增加右心负荷，导致右心功能不全。

（二）神经源性肺水肿

中枢神经系统损伤后，颅内压急剧升高，脑血流量减少，造成下丘脑功能紊乱，解除了对视前核水平和下丘脑尾部“水肿中枢”的抑制，引起交感神经系统兴奋，释放大量儿茶酚胺，使周围血管强烈收缩，血流阻力加大，大量血液由阻力较高的体循环转至阻力较低的肺循环，引起肺静脉高压，肺毛细血管压随之升高，跨肺毛细血管 Starling 力不平衡，液体由血管渗入至肺间质和肺泡内，最终形成急性肺水肿。延髓是发生神经源性肺水肿的关键神经中枢，交感神经的激发是产生肺高压及肺水肿的基本因素，而肺高压是神经源性肺水肿发生的重要机制。通过给予交感神经阻断剂和肾上腺素 α 受体阻断剂均可降低或避免神经源性肺水肿的发生。

（三）液体负荷过重

围术期输血补液过快或输液过量，使右心负荷增加。当输入胶体液达血浆容量的 25% 时，心排血量可增多至 300%。若患者伴有急性心力衰竭，虽通过交感神经兴奋维持心排血量，但神经性静脉舒张作用减弱，对肺血管压力和容量的骤增已经起不到有效的调节作用，导致肺组织间隙水肿。

大量输注晶体液，使血管内胶体渗透压下降，增加液体从血管的滤出，聚集到肺组织间隙中，易致心、肾功能不全、静脉压增高或淋巴循环障碍患者发生肺水肿。

（四）复张性肺水肿

复张性肺水肿是各种原因所致肺萎陷后，在肺复张时或复张后 24 小时内发生的急性肺水肿。一般认为与多种因素有关，如负压抽吸迅速排出大量胸膜积液、大量气胸所致的突然肺复张，均可造成单侧性肺水肿。

临床上多见于气胸或胸腔积液 3 个月后出现进行性快速肺复张，1 小时后可表现为肺水肿的临床症状，50% 的肺水肿发生在 50 岁以上老年人。水肿液的形成遵循 Starling 公式。复张性肺水肿发生时，肺动脉压和 PCWP 正常，水肿液蛋白浓度与血浆蛋白浓度的比值 > 0.7，说明存在肺毛细血管通透性增加。肺萎陷越久，复张速度越快，胸膜腔负压越大，越易发生肺水肿。

肺复张性肺水肿的病理生理机制可能为：①肺泡长期萎缩，使Ⅱ型肺细胞代谢障碍，肺泡表面活性物质减少，肺泡表面张力增加，使肺毛细血管内液体向肺泡内滤出。②肺组织长期缺氧，使肺毛细血管内皮和肺泡上皮的完整性受损，通透性增加。③使用负压吸引设备，突然增加胸内负压，使复张肺的毛细血管压力与血流量增加，作用于已受损的毛细血管，使管壁内外的压力差增大；机械性力量使肺毛细血管内皮间隙孔变形，间隙增大，促使血管内液和血浆蛋白流入肺组织间隙。④在声门紧闭的情况下用力吸气，负压峰值可超 $-50cmH_2O$，如负的胸膜腔内压传至肺间质，增加肺毛细血管和肺间质静水压之差，则增加肺循环液体的渗出。⑤肺的快速复张引起胸膜腔内压急剧改变，肺血流增加而压力升高，并产生高的直线血流速度，加大了血管内和间质的压差。当其超过一定阈值时，液体进入间质和肺泡形成肺水肿。

（五）高原性肺水肿

高原性肺水肿是一种由低地急速进入海拔 3000m 以上地区的常见病，主要表现为发绀、心率增快、心排血量增多或减少、体循环阻力增加和心肌受损。其发病因素是多方面的，如缺氧性肺血管收缩、肺动脉高压、高原性脑水肿、全身和肺组织生化改变。肺代偿功能异常和心功能减退是造成重度低氧血症的直接原因。高原性肺水肿为高蛋白渗出性肺水肿，炎性介质是毛细血管增加的主要原因。

（六）通透性肺水肿

通透性肺水肿指肺水和血浆蛋白均通过肺毛细血管内间隙进入肺间质，肺淋巴液回流量增加，且淋巴液白蛋白含量亦明显增加，表明肺毛细血管内皮细胞功能失常。

1.感染性肺水肿　感染性肺水肿指继发于全身感染和(或)肺部感染的肺水肿，如革兰阴性杆菌感染所致的败血症和肺炎球菌性肺炎均可引起肺水肿，主要是通过增加肺毛细血管壁通透性所致。肺水肿亦可继发于病毒感染。流感病毒、水痘一带状疱疹病毒所致的病毒性肺炎均可引起肺水肿。

2.毒素吸入性肺水肿　毒素吸入性肺水肿指吸入有害性气体或毒物所致的肺水肿。有害性气体包括二氧化氮、氯、光气、氨、氟化物、二氧化硫等，毒物以有机磷农药最为常见。其病理生理为：①有害性气体引起过敏反应或直接损害，使肺毛细血管通透性增加，减少肺泡表面活性物质，并通过神经体液因素引起肺静脉收缩和淋巴管痉挛，使肺组织水分增加。②有机磷通过皮肤、呼吸道和消化道进入人体，与胆碱酯酶结合，抑制该酶的作用，使乙酰胆碱在体内积聚，导致支气管痉挛、分泌物增加、呼吸肌麻痹和呼吸中枢抑制，导致缺氧和肺毛细血管通透性增加。

3.淹溺性肺水肿　淹溺性肺水肿指淡水和海水淹溺所致的肺水肿。淡水为低渗性，被大量吸入后，很快通过肺泡一毛细血管膜进入血循环，导致肺组织的组织学损伤和全身血容量增加，肺泡一毛细血管膜损伤较重或左心代偿功能障碍时，诱发急性肺水肿。高渗性海水进入肺泡后，使得血管内大量水分进入肺泡引起肺水肿。肺水肿引起缺氧可加重肺泡上皮、毛细血管内皮细胞损害，增加毛细血管通透性，进一步加重肺水肿。

4.尿毒症性肺水肿　肾衰竭患者常伴肺水肿和纤维蛋白性胸膜炎。主要发病因素有：①高血压所致左心衰竭。②少尿患者循环血容量增多。③血浆蛋白减少，血管内胶体渗透压降低，肺毛细血管静水压与胶体渗透压差距增大，促进肺水肿形成。

5.氧中毒性肺水肿　氧中毒性肺水肿指长时间吸入高浓度(＞60％)氧引起肺组织损害所致的肺水肿。一般在常压下吸入纯氧 12～24 小时，高压下 3～4 小时即可发生氧中毒。氧中毒的损害以肺组织为主，表现为上皮细胞损害、肺泡表面活性物质减少、肺泡透明膜形成，引起肺泡和间质水肿，以及肺不张。其毒性作用是由于氧分子还原成水时所产生的中间产物自由基(如超氧阴离子、过氧化氢、羟自由基和单线态氧等)所致。正常时氧自由基为组织内抗氧化系统，如超氧化物歧化酶(SOD)、过氧化氢酶、谷胱甘肽氧化酶所清除。吸入高浓度氧，氧自由基形成加速，当其量超过组织抗氧化系统清除能力时，即可造成肺组织损伤，形成肺损伤。

(七)与麻醉相关的肺水肿

1.麻醉药过量　麻醉药过量引起肺水肿，可见于吗啡、美沙酮、急性巴比妥酸盐和海洛因中毒。发病机制可能与下列因素有关：①抑制呼吸中枢，引起严重缺氧，使肺毛细血管通透性增加，同时伴有肺动脉高压，产生急性肺水肿。②缺氧刺激下丘脑引起周围血管收缩，血液重新分布而致肺血容量增加。③海洛因所致肺水肿可能与神经源性发病机制有关。④个别患者的易感性或过敏反应。

2.呼吸道梗阻　围术期喉痉挛常见于麻醉诱导期插管强烈刺激，亦见于术中神经牵拉反应，以及甲状腺手术因神经阻滞不全对气道的刺激。气道通畅时，胸腔内压对肺组织间隙压力的影响不大，但急性上呼吸道梗死时，用力吸气造成胸膜腔负压增加，几乎全部传导至血管周围间隙，促进血管内液进入肺组织间隙。上呼吸道梗阻时，患者处于挣扎状态，缺氧和交感神经活性极度亢进，可导致肺小动脉痉挛性收缩、肺小静脉收缩、肺毛细血管通透性增加。酸中毒又可增加对心脏做功的抑制，除非呼吸道梗阻解除，否则将形成恶性循环，加速肺水肿的发展。

3.误吸　围术期呕吐或胃内容物反流可引起吸入性肺炎和支气管痉挛，肺表面活性物质灭活和肺毛细血管内皮细胞受损，从而使液体渗出至肺组织间隙内，发生肺水肿。患者表现为发绀、心动过速、支气管痉挛和呼吸困难。肺组织损害的程度与胃内容物的 pH 直接相关，pH>2.5 的胃液所致的损害要比 pH<2.5 者轻微得多。

4.肺过度膨胀　一侧肺不张使单肺通气，全部潮气量进入一侧肺内，导致肺过度充气膨胀，随之出现肺水肿，其机制可能与肺容量增加有关。

三、临床表现

发病早期，均先有肺间质性水肿，肺泡毛细血管间隔内的胶原纤维肿胀，刺激附近的肺毛细血管旁“J”感受器，反射性引起呼吸频率增快，促进肺淋巴液回流，同时表现为过度通气。

水肿液在肺泡周围积聚后，沿着肺动脉、静脉和小气道鞘延伸，在支气管堆积到一定程度，引起支气管狭窄，可出现呼气性啰音。患者常主诉胸闷、咳嗽，有呼吸困难、颈静脉怒张，听诊可闻及哮鸣音和少量湿啰音。若不及时发现和治疗，则继发为肺泡性肺水肿。

肺泡性肺水肿时，水肿液进入末梢细支气管和肺泡，当水肿液溢满肺泡后，出现典型的粉红色泡沫痰，液体充满肺泡后不能参与气体交换，通气/血流比值下降，引起低氧血症。插管患者可表现呼吸道阻力增大和发绀，经气管导管喷出或涌出大量的粉红色泡沫痰。

四、辅助检查

(一)X 线

早期肺上部血管扩张和瘀血，肺纹理显著增加。间质性肺水肿时，肺血管纹理模糊，肺门阴影不清楚，肺小叶间隔加宽，形成 Kerley A 线和 B 线(图 6—3)。Kerley A 线少见，在肺野中央区，呈弧形斜向肺门，较 B 线为长。

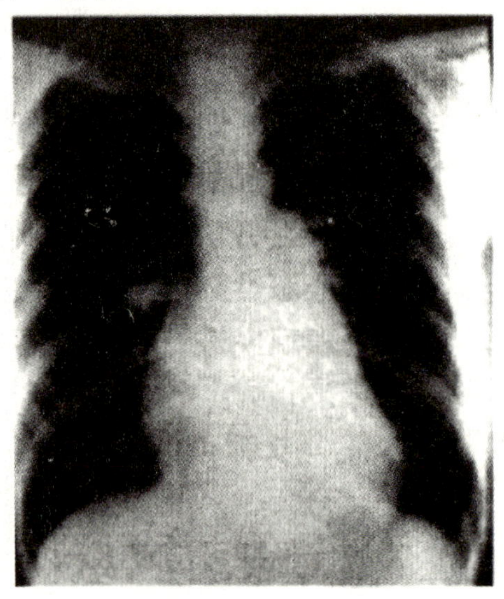

图 6—3　肺水肿 AB 线

Kerley B 线常见于二尖瓣狭窄患者，在两侧下肺野肋膈角区最清楚，呈横行走向，而在膈上部呈纵行走向，与胸膜垂直。间质内积液，肺野密度普遍增多。肺泡性肺水肿时，出现肺泡状增密阴影，形状大小不一，可融合成片状，弥散分布或局限于一叶，肺门两侧由内向外逐渐变淡，形成“蝴蝶状”典型表现。虽肺水肿多表现为两侧，但单侧肺水肿也常可见。

（二）实验室检查

血气分析在肺水肿发展过程中表现不一。肺间质水肿时，$PaCO_2$ 下降，pH 增高，呈呼吸性碱中毒；肺泡性肺水肿时，$PaCO_2$ 升高和（或）$PaCO_2$ 下降，pH 下降，表现为低氧血症和呼吸性酸中毒。

五、诊断

肺水肿发病早期多为间质性肺水肿，若未及时发现和治疗，可继发为肺泡性肺水肿，加重心肺功能紊乱，故应重视早期诊断和治疗。

肺水肿的诊断主要根据症状、体征和 X 线表现，一般并不困难。临床上同时测定 PCWP 和 πmv，πmv－PCWP 正常值为（1.20±0.2）kPa［（9.7±1.7）mmHg］，当 πmv－PCWP≤0.533kPa（4mmHg）时，提示肺内肺水增多，有助于早期诊断。复张性肺水肿常伴有复张性低血压。

六、鉴别诊断

心源性肺水肿在肺间质和肺泡腔的渗出以红细胞为主。左心衰竭导致肺瘀血。非心源性肺水肿在肺间质和肺泡腔的渗出以血浆内的一些蛋白、体液为主。肺泡－毛细血管膜的通透性增加，为漏出性肺水肿。

（一）心源性肺水肿

1. 主要表现　常突然发作、高度气急、呼吸浅速、端坐呼吸、咳嗽、咳白色或粉红色泡沫痰、面色灰白、口唇及肢端发绀、大汗、烦躁不安、心悸、乏力等。

2. 体征　包括双肺广泛水泡音和（或）哮鸣音、心率增快、心尖区奔马律及收缩期杂音、心界向左扩大，可有心律失常和交替脉，不同心脏病尚有相应体征和症状。

急性心源性肺水肿是一种严重的重症，必须分秒必争进行抢救，以免危及患者生命。具体急救措施包括：①非特异性治疗。②查出肺水肿的诱因并加以治疗。③识别及治疗肺水肿的基础心脏病变。

（二）非心源性肺水肿

1. 主要表现　进行性加重的呼吸困难、端坐呼吸、大汗、发绀、咳粉红色泡沫痰。

2. 体征　双肺可闻及广泛湿啰音，可先出现在双肺中下部，然后波及全肺。

3. X 线早期可出现 Kerley 线，提示间质性肺水肿，进一步发展可出现肺泡肺水肿的表现。

肺毛细血管楔压（PCWP）用于鉴别心源性及非心源性肺水肿。前者 PCWP＞12mmHg，后者 PCWP≤12mmHg。

七、治疗

治疗原则为病因治疗，是缓解和根本消除肺水肿的基本措施；维持气道通畅，充分供氧和机械通气治疗，纠正低氧血症；降低肺血管静水压，提高血浆胶体渗透压，改善肺毛细血管通透性；保持患者镇静，预防和控制感染。

(一)充分供氧和机械通气治疗

1.维持气道通畅　水肿液进入肺泡和细支气管后汇集至气管,使呼吸道阻塞,增加气道压,从气管喷出大量粉红色泡沫痰,即使用吸引器抽吸,水肿液仍大量涌出。采用去泡沫剂能提高水肿液清除效果。

2.充分供氧　轻度缺氧患者可用鼻导管给氧,每分钟6～8L;重度低氧血症患者,行气管内插管,进行机械通气,同时保证呼吸道通畅。约85%的急性肺水肿患者须行短时间气管内插管。

3.间歇性正压通气　间歇性正压通气(IPPV)通过增加肺泡压和肺组织间隙压力,阻止肺毛细血管内液滤出;降低右心房充盈压,减少肺内血容量,缓解呼吸肌疲劳,降低组织氧耗量。常用的参数是:潮气量8～10mL/kg,呼吸频率12～14次/分,吸气峰值压力应小于30mmHg。

4.持续正压通气或呼气末正压通气　应用IPPV,FiO_2>0.6仍不能提高PaO_2,可用持续正压通气(CPAP)或呼气末正压通气(PEEP)。通过开放气道,扩张肺泡,增加功能残气量,改善肺顺应性以及通气/血流比值。合适的PEEP通常先从5cmH_2O开始,逐步增加到10～15cmH_2O,其前提是对患者心排血量无明显影响。

(二)降低肺毛细血管静水压

1.增强心肌收缩力　急性肺水肿合并低血压时,病情更为险恶。应用适当的正性变力药物使左心室能在较低的充盈压下维持或增加心排血量,包括速效强心苷、拟肾上腺素药和能量合剂等。

强心苷药物表现为剂量相关性的心肌收缩力增强,同时可以降低房颤时的心率、延长舒张期充盈时间,使肺毛细血管平均压下降。强心药对高血压性心脏病、冠心病引起的左心衰竭所造成的急性肺水肿疗效明显。氨茶碱除增加心肌收缩力、降低后负荷外,还可舒张支气管平滑肌。

2.降低心脏前后负荷　当CVP为15cmH_2O,PCWP增高达15mmHg以上时,应限制输液,同时静注利尿药,如呋塞米、依他尼酸等。若不见效,可加倍剂量重复给药,尤其对心源性或输液过多引起的急性肺水肿,可迅速有效地从肾脏将液体排出体外,使肺毛细血管静水压下降,减少气道水肿液。使用利尿药时应注意补充氯化钾,并避免血容量过低。

吗啡解除焦虑、松弛呼吸道平滑肌,有利于改善通气,同时具有降低外周静脉张力、扩张小动脉的作用,减少回心血量,降低肺毛细血管静水压。一般静注吗啡5mg,起效迅速,对高血压、二尖瓣狭窄等引起的肺水肿效果良好,应早期使用。在没有呼吸支持的患者,应严密监测呼吸功能,防止吗啡抑制呼吸。休克患者禁用吗啡。

东莨菪碱、山莨菪碱及阿托品对中毒性急性肺水肿疗效满意,该类药物具有较强的解除阻力血管及容量血管痉挛的作用,可降低心脏前后负荷,增加肺组织灌注量及冠状动脉血流,增加动脉血氧分压,同时还具有解除支气管痉挛、抑制支气管分泌过多液体、兴奋呼吸中枢及抑制大脑皮质活动的作用。

患者体位对回心血量有明显影响,取坐位或头高位有助于减少静脉回心血量、减轻肺瘀血、降低呼吸做功和增加肺活量,但低血压和休克患者应取平卧位。

α受体阻滞剂可使全身及内脏血管扩张、回心血量减少,改善肺水肿。可用酚妥拉明10mg加入5%葡萄糖溶液100～200mL静脉滴注。硝普钠通过降低心脏后负荷改善肺水肿,但对二尖瓣狭窄引起者要慎用。

（三）镇静及感染的防治

1. 镇静药物 咪达唑仑、丙泊酚具有较强的镇静作用，可减少患者的惊恐和焦虑，减轻呼吸急促，将急促而无效的呼吸调整为均匀有效的呼吸，减少呼吸做功。有利于通气治疗患者的呼吸与呼吸机同步，以改善通气。

2. 预防和控制感染 感染性肺水肿继发于全身感染和（或）肺部感染所致的肺水肿，革兰阴性杆菌所致的败血症是引起肺水肿的主要原因。各种原因引起的肺水肿均应预防肺部感染，除加强护理外，应常规给予抗生素以预防肺部感染。常用的抗生素有氨基苷类抗生素、头孢菌素和氯霉素。

给予抗生素的同时，应用肾上腺皮质激素，可以预防毛细血管通透性增加，减轻炎症反应，促使水肿消退，并能刺激细胞代谢，促进肺泡表面活性物质产生，增强心肌收缩，降低外周血管阻力。

临床常用的药物有氢化可的松、地塞米松和泼尼松龙，通常在发病24～48小时内用大剂量皮质激素。氢化可的松首次静注200～300mg，24小时用量可达1g以上；地塞米松首次用量可静注30～40mg，随后每6小时静注10～20mg，甲泼尼龙的剂量为30mg/kg静注，用药不宜超过72小时。

（四）复张性肺水肿的防治

防止跨肺泡压的急剧增大是预防肺复张性肺水肿的关键。行胸腔穿刺或引流复张时，应逐步减少胸内液气量，复张过程应在数小时以上，负压吸引不应超过10cmH_2O，每次抽液量不应超过1000mL。

若患者出现持续性咳嗽，应立即停止抽吸或钳闭引流管，术中膨胀肺时，应注意潮气量和压力适中，主张采用双腔插管以免健侧肺过度扩张，肺复张后持续做一段时间的PEEP，以保证复张过程中跨肺泡压差不致过大，防止复张后肺毛细血管渗漏的增加。

肺复张性肺水肿治疗的目的是维持患者足够的氧合和血流动力学的稳定。无症状者无须特殊处理，低氧血症较轻者予以吸氧，较重者则需气管内插管，应用PEEP及强心利尿剂和激素。向胸内注入50～100mL气体、做肺动脉栓塞术均是可取的方法。在肺复张期间要避免输液过多、过快。

（李静）

第十节 睡眠呼吸暂停低通气综合症

阻塞性睡眠呼吸暂停－低通气综合征（OSAS）是一种睡眠疾患，它是以伴随睡眠期间反复发生的不完全和（或）完全上气道阻塞的神经活动症候群为特征。当与睡眠有关的上气道不稳定性被消除后，该疾患得到缓解。

一、概述及临床表现

阻塞性呼吸暂停是呼吸活动存在，但是鼻腔和口腔没有气流通过。中枢性或非阻塞性呼吸暂停发生于气流和呼吸动作都不存在的时刻，阻塞性和中枢性呼吸困难不是互不相关的，许多成人患者表现的是混合性呼吸暂停，即中枢性和阻塞性发生于同一患者，在一次呼吸暂停中，开始时没有呼吸运动，之后呼吸运动出现，但是也没有气流。另外，在同一夜，患者可以有中枢性、阻塞性和混合性呼吸暂停发生。

低通气的机制和呼吸暂停是相似的，由此增加了动脉二氧化碳和降低了动脉氧的水平，使患者从睡眠中觉醒，就像呼吸暂停，低通气既可以由于呼吸动作减弱引起，又可以由于部分上气道阻塞引起。鼾声是上气道部分阻塞的一种表现形式，结果使气流受限，并且增加呼吸功，它可导致低通气和(或)使患者觉醒。

睡眠和睡眠与呼吸控制系统的关系使上气道进出肺脏气流的能力降低。在睡眠时发生鼻咽、口咽或者两者同时的部分或全部阻塞。

OSAS 总的发生率大约为 2%～4%，老年发生率高达 20%，老年肥胖者该病的发生率高达 85%。并且以男性为主(男女比例为 2～4∶1)，此外，白天重度困倦发生在睡眠呼吸暂停患者的 2%～4%，睡眠呼吸暂停－低通气还与高血压、卒中和心脏疾病有关。

打鼾被认为是阻塞性睡眠疾病的前期表现，随着年龄增长，打鼾的发生率显著增加，65 岁以上，45%的男性和 30%的女性有打鼾。鼾症患者高血压的发生率是普通人的 2 倍，老年以后和肥胖者更被重视，大于 70%的成年重症打鼾者有阻塞性睡眠呼吸暂停综合征。

阻塞性睡眠呼吸暂停－低通气综合征的基本表现是睡眠期间反复的呼吸困难。呼吸困难的原因包括刺激兴奋作用减弱，来自心血管系统、肺和胸壁或通过其他躯体的、内脏的传入抑制反射抑制呼吸兴奋性，这种反射的降低保证维持正常通气和不依赖于化学趋动。反复发生呼吸困难是由于呼吸的反馈控制不稳定，产生了周期性通气，而不是维持一个稳定的通气水平。上气道的不稳定性将对周期性改变起反应，或者胸壁肌肉和上气道肌肉的机械活动在周期性和活动幅度不完全一致也将发生上气道不稳定。

吸气时胸壁肌肉产生的负压趋向于使口咽和喉咽部周围软组织塌陷，气流减小和气道壁塌陷是阻塞性呼吸暂停产生的机械原理，为拮抗阻塞而用力吸气，使心排血量和血压不稳定。

二、诊断

(一)临床表现

阻塞性睡眠呼吸暂停综合征的基本表现包括高调的、断续的鼾声，夜间窒息或气喘，白天疲劳，注意力不集中。睡眠时发生上气道阻塞导致反复觉醒伴有重度白天困倦，其他原因不能解释、响亮的断续的鼾声，夜间窒息、憋气、喷鼻息，反复夜间觉醒、不能恢复清醒的睡眠、白天疲劳、注意力不集中和整夜监测记录 AHI>5。极度的白天困倦分为如下 3 种情况：

1. 轻度　休息时或不需要集中精神的时候睡着，比如躺在安静的房间里看电视、阅读或者与同伴旅行时发生困倦，这些症状伴随社会和职业能力减退。

2. 中度　睡眠发生在需要一些注意力的活动中，比如发生在集中精神的听音乐会、开会，或者授予仪式时，这些症状使得社会和职业能力减退，在一定程度上使其尽量避免可能产生困倦的场合。

3. 重度　睡眠发生在需要注意，至少是需要中等注意力活动时，比如在吃饭时、谈话中、散步或者开车时，不能控制的困倦症状，对社会和职业能力产生显著的损害，家庭成员对这种困倦的有害结果很清楚，也许超过患者本人。

不安宁的睡眠和观察到的呼吸困难是反复性呼吸困难敏感的、相对特异的迹象，睡眠疾病和白天困倦与夜间觉醒的次数和觉醒持续的时间有大致的相关性，家庭成员，而不是患者本人，常常首先认识到睡眠的紊乱(如没有呼吸的周期、吵人的鼾声、睡眠时反复的翻动)。患者偶尔抱怨疲劳、反应减慢、困倦，通过直接问卷与疲劳鉴别而得出。

许多相关的症状应该提示 OSAS。睡眠呼吸暂停综合征几乎一半的患者没有肥胖。有症状的疑诊患者不是只局限在肥胖者或者以前称为 Pickwickian 综合征特征的患者。与 OSAS 有关的常见表现见表 6－2。

表 6－2　与 OSAS 有关的常见表现

表现
肥胖
下颌骨/上颌骨发育不良
高血压
肺动脉高压
扁桃体肥大
睡眠中断
与睡眠有关的心律失常
夜间心绞痛
胃食管反流
生活质量下降

(二)实验室检查

常规的实验室检查一般是没有帮助的。同样，除了那些由于肥胖引起的患者(肺容量稍微减少，呼气储备容量更大的降低)以外，肺功能无异常发现。有心肺疾病的患者可以有 OSAS，然而，没有确切的流行病学证据证实在心肺疾病患者睡眠呼吸暂停的发生率更高。OSAS 有与肺的机械运动异常不相符合的高碳酸血症，高碳酸血症很少发生在阻塞性肺疾病，除非患者的 FEV_1＜50％预计值。没有主诉右心衰竭和肺动脉高压的患者应该询问睡眠异常呼吸的存在。另外，某些 OSAS 患者可能因为发现睡眠中心律失常，错误地治疗原发性心脏病而呼吸异常没有被发现。某些实验，例如动脉血气分析、甲状腺功能、超声心动图和胸部 X 线等，如果有低氧血症存在，可以选择性检查。

(三)睡眠监测

决定性的诊断实验是呼吸和气体交换的连续测定监测睡眠期间的患者。睡眠分期需要监测脑电图(EEG)(通常是 2～3 导)、颏肌电图(在 REM 期兴奋性降低)和眼动图(EOG)(为了发现快波眼动睡眠)。这种实验还记录心电图(ECG)以观察是否在呼吸暂停时发生心律失常。

记录的其他参数还包括无创血氧测定、肢体的肌肉运动(寻找觉醒的非呼吸性原因)和体位(发现只在仰卧位表现呼吸困难)。在一些情况下，为了识别短暂的吸气流量减少，导致觉醒或氧饱和度下降，测食管压力是必要的。

通常用于描述睡眠呼吸异常的参数是 AHI，即睡眠期间呼吸困难和低通气的总次数除睡眠的小时数。应用的另一个定义是呼吸氧减饱和度指数(RDI)。如果 EEG 记录被完成，那么可计算出觉醒指数(AI)。睡眠时每小时觉醒的次数与 AHI 或 RDI 有关，然而，大约 20％的呼吸困难和低通气不伴有觉醒和(或)存在其他原因的醒觉。睡眠时醒觉次数，或者本身的呼吸紊乱不是很有意义的疾病指标，困倦的症状是治疗成功更好的因素。

三、鉴别诊断

睡眠的临床研究报告提示，睡眠呼吸困难可能发生在任何有困倦主诉的患者。产生轻度和中度困倦的最常见原因是睡眠受限(减少夜间睡眠时间)。发作性睡病和肢体不宁综合征也是表现中度和重度困倦的两种疾病。心血管、呼吸、代谢异常或者这些疾病的治疗(如利尿剂、胰岛素)可以是患者不安定睡眠的因素。药物的增加或减少可能掩盖睡眠呼吸暂停。在老年人，监测报告鼾声很高，并且睡眠时有呼吸暂停，可以认为是“正常”，他的困倦可能继发于生活方式或药物影响。和其他疾病一样，详细的睡眠历史是认识睡眠呼吸暂停的关键所在。

四、治疗

治疗直接针对睡眠中断和低氧。最初，研究只是局限于解剖学和内科方面，为了改善和减少睡眠期间的呼吸紊乱，也许需要通过提高二氧化碳阈值，停掉呼吸抑制剂来治疗，例如强镇定药、抗组胺药或者酒精。

治疗方法(表 6－3)应该适应个体化患者，适合他或她睡眠时呼吸紊乱的程度。甲状腺素替代治疗逆转黏液水肿的睡眠呼吸困难和临床症状。高血压的治疗轻度减轻呼吸困难。有睡眠呼吸暂停合并心肺疾病的患者(例如心力衰竭或者哮喘)，应该给予并发疾病最好的治疗，因为减少循环时间和(或)增加氧饱和度，可以减少睡眠时呼吸紊乱的意外事件或严重程度。近期卒中患者在呼吸的稳定性恢复之前需要的就是时间。

表 6－3　OSAS 的治疗

分类	治疗方法
电机械装置	经鼻持续气道正压、畸齿校正装置、鼻夹、电刺激
外科	气管切开术、腭垂腭咽成形术、舌骨成形术、舌成形术、下颌骨的前移、腭垂成形改造(激光辅助或射频切除)
内科	血管收缩抗炎鼻喷雾剂、减肥药*、氧疗*和各种各样药物(如孕激素、5－羟色胺受体阻制剂、乙酰醋胺、甲基黄嘌呤*)

注：*，没有正式批准用于 OSAS

(一)电子机械装置(设备)

经鼻持续气道正压辅助通气(nCPAP)对阻塞性睡眠呼吸暂停的长期治疗和预防鼾症是有效的，治疗效果依赖于提供给上气道的正压水平。最适的压力水平，不同的患者是不一样的。总起来说，虽然在 0.294～0.588kPa(3～6cmH_2O)的较低水平呼吸暂停发作减少，但是部分上气道阻塞(鼾声)仍然存在。较高的压力水平[0.490～1.47kPa(5～15cmH_2O)]趋向恢复规则的呼吸，nCPAP 提供的正压水平必须保持在整个呼吸周期。

如果停用 CPAP，那么症状在几天以后逐渐复发，同样为了外科或内科疾病治疗，短期的中断通常能够很好耐受。最近 nCPAP 的失败偶然发生，一些是由于面罩应用不好，使压力不足，一些是由于压力太低，还有是由于需要增加压力以预防呼吸暂停。某些因素(如饮酒、甲状腺功能减退和肥胖)可以使气道稳定性恶化。

阻塞性呼吸困难的双水平通气是在需要保持咽部气道开放的呼气压力之外，吸气支持的应用。这种方法唯一的适应证是除了阻塞性呼吸困难之外，伴发慢性低通气表现。双水平通气的间断和长期应用患者容易接受，因为辅助吸气更舒适。

nCPAP 治疗的适应证见表 6－4。绝对禁忌证是完全的鼻阻塞和颅底的交通性骨折。一般接受 CPAP 治疗的患者耐受较好，但是多数大系列研究表明大约 30％不适应。治疗的副作用包括窒息感、鼻干或鼻炎、耳痛和结膜炎。据报道内耳和眼的问题能自行恢复，并且不会由于继续应用 CPAP 而复发，肺功能不会由于 nCPAP 而变化。有肺部疾病患者显然没有副作用。

表 6－4　CPAP 治疗的适应证

绝对适应证	相对适应证
AHI＞40	20＜AHI＜40
mean－nadir SaO_2＜70％或 lowest SaO_2＜60％	70％＜Cmean－nadir SaO_2＜80％或 60％＜lowest SaO_2＜C70％
肺源性心脏病或肺动脉平均压＞2.66kPa (20mmHg)	有临床症状（中度嗜睡、高血压、夜尿频等）
重度的嗜睡	

注：mean－nadir SaO_2，睡眠中总呼吸暂停时 SaO_2 最低值的平均值；lowest SaO_2，睡眠中 SaO_2 的最低值口腔内装置正在获得打鼾和阻塞性呼吸暂停治疗的广泛接受。一些装置是拉舌头向前，其他装置是突出下颌骨，至少是预防睡觉时下颌骨后缩。这种治疗的经验是有限的，但是如果 CPAP 不耐受，可以作为值得考虑的替代疗法。

（二）外科干预

绕过睡眠时阻塞部位的气管切开术是对阻塞性呼吸暂停最有效的治疗方法。由于肥胖、短颈或短下颌骨等形态学特征，使气管切开在技术上有困难。气管切开愈合前 1 年或 1 年以上的伤口可能出现感染和肉芽组织形成的问题。

直接针对于上气道特殊病理性狭窄的外科矫正术可以改善呼吸暂停患者的症状和体征。产生这种狭窄的原因是扁桃体肥大、鼻息肉、巨舌、小颌。扁桃体切除治疗睡眠呼吸暂停，阻塞性呼吸暂停仍然存在，但是发生频率明显减少。

口咽部软组织的广泛切除，腭垂腭咽成形术（UPPP）可以改善睡眠时咽部功能。手术包括从扁桃体柱到勺状会厌襞黏膜下多余组织切除，手术适应证是：①口咽阻塞引起的 OSAS。②睡眠时食管内压变动值在 3.93kPa（40mmH_2O）以上，最低 SaO_2 在 80％～90％；AHI 为 20～40 的中度 OSAS 患者。约 50％可能长期有效。UPPP 的成功率大约为 60％，过度肥胖或气道解剖结构狭窄的患者经腭垂腭咽成形术没有显示成功，而该手术对没有任何阻塞性呼吸暂停的鼾症患者效果很好。手术可能的并发症是发音困难和吞咽困难，特别是食物逆流。有些患者可能术后呼吸紊乱增多。但是由于打鼾消失，呼吸紊乱的注意力被隐匿了，这种“安静的阻塞”可能和外科治疗前的呼吸困难一样严重。

更新的手术，如辅助激光腭垂成形术和射频组织部分切除术用于重度鼾症门诊患者的治疗，结果是部分患者短期鼾声减弱（70％～80％，2～6 个月），长期成功率 1 年为 50％，2 年持续降低。以上两种手术之前最好除外 OSAS，因为呼吸暂停在术后可能加重，并且由于施行这些手术可能延误更有意义的治疗。

（三）内科治疗

已经有应用鼻血管收缩喷雾剂治疗睡眠期间呼吸暂停成功的报道。肥胖患者体重减轻 5％～10％能使 OSAS 临床症状减轻和客观指标改善，然而，很少有人热心于长期的饮食治疗效果，也许因为对嗜睡患者坚持饮食限制是困难的，较好的治疗肥胖将对睡眠呼吸暂停有一个迅速和重要的影响。

睡眠时上气道阻塞，给予氧疗的好处并非见于所有患者，的确在某些 OSAS 患者，给氧引起呼吸性酸中毒。目前预知患者对氧疗有反应是不可能的。

使用各种药物试图兴奋上气道肌肉、增强呼吸神经趋动性或增高上气道和胸壁肌活性，虽然这种治疗似乎是最佳的，但是尚未显示成功。

(四)治疗的心理学因素

嗜睡使患者的各种能力受到损害，如工作能力、家庭生活能力，甚至完成简单活动的能力。家庭成员可能因为患者开车时瞌睡造成的意外受到伤害。患者嗜睡限制了他们复杂的社会活动，在疾病被考虑和诊断之前，家庭矛盾可能导致个人和财产损失。如果患者和家属认为治疗的方法合理，他们将能很好妥善处理，包括其他治疗不能解决时所做的气管切开。面临相同问题的患者与家属和其他患者与他们的家人共同参加管理会议是有帮助的。有效的治疗后，因为患者变得更有活力，使家庭气氛改变，由于成功的治疗，患者可以恢复完全的职业能力和各种职能。

五、预后

睡眠呼吸暂停综合征的自然病史是不清楚的，虽然患者表现轻、中、重度困倦的不同类型，但是很少有证据显示患者是按照这种规律从健康发展到重症。

死亡与睡眠呼吸暂停是有联系的，Pickwickian 综合征患者的早期报道注意到心肺衰竭、肺栓塞和肾衰竭发生率高。有死亡的病例报道是由于术前用药和脊髓麻醉。清醒时的镇静仍然存在危险性。除了心脑血管并发症等意外死亡以外，与白天重度困倦有关的汽车事故的影响也是很大的。

六、预防

OSAS 不是罕见的，该病为一慢性疾病，可改变的危险因素包括肥胖、使用镇静剂和呼吸抑制剂、睡眠不足和可能有高血压。术前镇静和插管是致死性呼吸紊乱的危险时刻，告诉患者在做任何选择性外科手术之前，要将诊断资料告知麻醉师。此外，未经治疗的重度困倦患者不要开车或从事可能由于睡眠发作而出现危险的工作。可能通过行为措施和直接治疗睡眠呼吸阻塞而减少由于事故出现的重度伤残或死亡。

（李静）

第十一节　呼吸机相关性肺炎

应用呼吸机和建立人工通道时，呼吸系统并发症比较普遍，其中肺部感染是比较普遍的。机械通气和建立人工通道的患者，肺部感染发病率高是不言而喻的，在呼吸机的并发症中，或许能排在第 1 或第 2 位。这类患者肺部感染的病原学特征是多种细菌和真菌同时存在的混合感染。呼吸机相关性肺炎(Ventilator associated pneumonia，VAP)是指机械通气(MV)48 小时后至拔管后 48 小时内出现的肺炎，是医院获得性肺炎(hospital－acquired pneumonia，HAP)的重要类型，其中 MV≤4 天内发生的肺炎为早发性 VAP，≥5 天者为晚发性 VAP。

一、原因和诱发因素

促使机械通气和建立人工气道的患者易发生肺部感染的原因和诱发因素很多，诸如气道开放时的空气和环境因素、患者抵抗力下降、医疗器械污染等，大致可归纳为以下 3 个方面。

（一）空气和环境因素

尤其是在气道开放的情况下，空气和环境因素显得极为重要，此点对气管切开造口的患者更为突出。

（二）患者本身的因素

接受呼吸机治疗和建立人工气道的患者，本身就具备很多肺部感染的易发因素。

1. 呼吸道自然防护能力下降　人工气道的建立，剥夺了正常情况下上呼吸道对肺部感染的自然防护能力；应用呼吸机时过多水分蒸发和消耗，又有可能使呼吸道黏膜变得十分干燥，严重妨碍了支气管黏膜中纤毛柱状上皮细胞的呼吸道清除功能；这些均可使患者局部抵抗呼吸道感染的能力下降。

2. 全身抵抗力下降　接受呼吸机治疗的患者，一般病情均相对严重，全身抵抗力可能明显下降，尤其是病情重、病程长的患者。有些患者已经合并肺部或其他部位的感染，这些均可从各方面降低患者预防疾病的能力。

3. 胃肠道反流和误吸　大量临床研究和调查表明，医院获得性肺炎的病原菌主要来源于 3 个部位：空气和环境、鼻咽部寄居菌、胃肠道反流和误吸，这是呼吸机患者肺部感染病原菌的主要来源。

4. 菌群失调　引起菌群失调的常见原因有 3 个，全身抵抗力下降、大剂量应用广谱抗生素和激素的应用。接受呼吸机治疗的患者，这 3 个因素均可能存在，故很容易引起菌群失调，造成多种细菌的混合感染和细菌与真菌的二重感染。

（三）医源性因素

对接受呼吸机治疗和建立人工气道的患者来说，医源性因素在肺部感染中所起的作用不能忽视。最常见的是医疗器械和医护人员的手消毒不彻底、不完善，很容易引起患者的交叉感染，其次是医疗护理的质量，如气道湿化和吸引的好坏、局部换药是否及时、抗生素的应用和调整是否合理等。

二、临床表现

接受呼吸机治疗患者肺部感染的临床表现与普通肺部感染患者相同，这类患者不能说话，故可能不会有咳嗽、咳痰的主诉。肺部感染主要是通过对呼吸道分泌物外观颜色、黏稠度等方面的观察，结合体温、血象、胸片及分泌物的病原学检查等。必须强调，在上述诸方面的临床表现中，分泌物的外观改变可能是最常见的临床表现，如黄、绿色浓痰等，均是肺部感染的象征；其次才是血象、胸片和体温的变化。有的患者抵抗力差，反应性也差，即使可能有严重感染存在，体温和血象也不一定增高。

（一）症状变化不定

激素、免疫抑制剂等药物使医院获得性肺炎的症状被干扰或掩盖。尚有患者因严重的基础疾病而削弱机体反应性，故医院获得性肺炎起病较隐匿，发热和呼吸道症状常不典型。在机械通气患者可以仅表现为发绀加重、气道阻力上升或肺顺应性下降等。但也有部分患者突发起病，呈暴发进程，使原已处于呼吸衰竭状态患者的病程迅速进展且难以逆转。

（二）X线表现多变

呼吸机相关性肺炎一般表现为支气管肺炎，但常常变化多端。严重脱水、粒细胞缺乏并发肺炎和艾滋病并发卡氏肺孢子虫肺炎患者，X线片可以无异常发现。在机械通气患者可以仅显示肺不张，或者因为肺过度充气使浸润和实变阴影难以辨认。也有的因为合并存在的药物性肺损伤、肺水肿、肺栓塞等而使肺炎无法鉴别。

（三）并发症多

呼吸机相关性肺炎极易并发肺损伤（包括气压伤）、左心衰竭、肺栓塞等。

三、诊断

不少国家（包括我国）都制订有下呼吸道医院感染或医院获得性肺炎的诊断标准。但出发点或目的不完全相同，诊断标准可以差异很大，譬如为控制耐药菌传播，在ICU气管内插管患者只要气管吸引物出现病原菌，特别是肠道革兰阴性杆菌，即使临床尚未肯定肺炎，就应按呼吸机相关性肺炎处理，采取控制措施；若为统计呼吸机相关性肺炎的比较发病率，则需要在较长时期内保持相对稳定、适用于所有患者，并能使监控人员根据通常的临床表现和实验室所见便可作出诊断的诊断标准；倘若以治疗为目的，则要求诊断标准具有高度特异性。

一般确立肺部感染需要临床表现、体征、体温、血象、胸片及分泌物的病原学检查等。应用呼吸机治疗的患者主要强调两方面依据：①分泌物的肉眼观察改变和病原学检查。②胸部X线改变。只要具备这两方面依据，不论患者的体温和血象是否有相应的变化，肺部感染均可确立。对单纯病原学检查阳性，但胸部X线改变、体温、血象均没有明显变化的患者，肺部感染的诊断不能确立，这种细菌被看成呼吸道的寄生菌。

肺部感染的病原学诊断主要依据微生物的病原学检查。一般强调2或3次以上的病原学检查均是同一菌种，即可确认是这种病原菌引起的肺部感染。

（一）临床诊断

1. 患者出现咳嗽、痰黏稠，肺部出现湿啰音，并有下列情况之一：①发热。②白细胞总数和（或）中性粒细胞比例增高。③X线显示肺部有炎性浸润性病变。

2. 慢性气道疾患患者稳定期（慢性支气管炎伴或不伴阻塞性肺气肿、哮喘、支气管扩张症）继发急性感染，并有病原学改变或X线胸片显示与入院时比较有明显改变或新病变。

（二）病原学诊断

临床诊断基础上，符合下述6条之一即可诊断。

1. 经筛选的痰液，连续两次分离到相同病原体。

2. 痰细菌定量培养分离病原菌数$\geqslant 10^6$ CFU/mL。

3. 血培养或并发胸腔积液者的胸腔积液分离到病原体。

4. 经纤维支气管镜或人工气道吸引采集的下呼吸道分泌物病原菌数$\geqslant 10^6$ CFU/mL；经BAL分离到病原菌数多$\geqslant 10^6$ CFU/mL；或经PSB、PBAL采集的下呼吸道分泌物分离到病原菌，而原有慢性阻塞性肺疾病，包括支气管扩张者病原菌数必须$\geqslant 10^6$ CFU/mL。

5. 痰或下呼吸道采样标本中分离到通常非呼吸道定植的细菌或其他特殊病原体。

6. 免疫血清学、组织病理学的病原学诊断证据。

四、治疗

采取积极有效的措施治疗患者，既是治疗需要，也是预防（控制细菌，特别是耐药菌传播）的重要环节。呼吸机相关性肺炎的治疗包括抗感染治疗、支持治疗、免疫治疗、痰液引流等综合措施。成功的治疗取决于感染病原体的种类、宿主免疫功能状态、基础疾病种类及严重程度。

（一）抗感染治疗的选择

细菌是呼吸机相关性肺炎最常见的病原体，目前仍以革兰阴性杆菌占主导地位，但与20世纪70年代至80年代早期比较，近10余年来革兰阴性杆菌耐药率显著增加，因此对于呼吸机相关性肺炎的抗菌药物选择显得日益困难。

β—内酰胺类抗生素抗菌活性强，虽然呼吸道浓度大多不足血清浓度的10%，但其MIC极低，故仍具有很强的抗菌作用，且药物毒副作用相对较少，因此是治疗呼吸系统感染（包括呼吸机相关性肺炎）的最常用的药物之一。第三代头孢菌素对β—内酰胺酶相对稳定。头孢曲松和头孢塞肟对耐青霉素肺炎链球菌甚为敏感，对大多数肠杆菌科细菌亦保持较好的抗菌活性，适用于早发性和轻中度呼吸机相关性肺炎。头孢他啶和头孢哌酮对铜绿假单胞菌有良好的抗菌作用，后者对β—内酰胺酶不稳定，但与酶抑制剂制成的复合制剂（头孢哌酮—舒巴坦钠）具有明显的抗菌活性，是晚发性和重症呼吸机相关性肺炎的联合治疗药物之一。青霉素类，如替卡西林（特别是替卡西林—克拉维酸复合制剂）、美洛西林、哌拉西林都具有抗假单胞菌的活性，亦适用于中重症呼吸机相关性肺炎。哌拉西林—三唑巴坦对超广谱酶也有抑制作用，被推荐用于重症医院获得性肺炎，取得良效，并且可以减少第三代头孢菌素的用量，避免MR—SA的形成。替卡西林—克拉维酸对嗜麦芽窄食单胞菌有效。在已经或正在接受抗生素治疗的患者，呼吸道标本培养结果更缺少诊断价值。临床医师对实验室培养结果要根据理论知识结合临床病情作出诊断，既重视实验室结果，又不要为之所困，被一些无意义的培养结果"牵着鼻子跑"而频繁地更换药物。作者主张：①在充分评估临床和实验室资料的基础上，对重症感染要做到治疗方案"到位"。②除非原方案明显错误或不合理，更改治疗一般应在治疗72小时后。③联合治疗要保持完整性，不要只更换其中一种药物，过几日再改另一种药物，要更改则整个方案都更改。

（二）加强气道护理

加强人工气道的护理，对肺部感染的治疗作用超过抗生素的应用。临床上有相当一分患者，虽然人工气道建立后，肺部感染不可避免，有的甚至十分严重。但只要气道护理工作做得好，患者排痰能力强，肺部感染几乎均能得到较好的控制，除非有其他肺外因素参与，如肾移植患者的全身抵抗力下降、原发病未控制或去除、年迈体衰等。反之，倘若气道处理不得当，即使应用大剂量、高效率的广谱抗生素，肺部感染仍无法控制。

五、预防与控制

呼吸机相关性肺炎发病率高，病死率居高不下，治疗困难。加强预防是控制其发病、降低病死率的重要途径。目前预防措施主要是针对易感危险因素，即发病机制而提出的。尽管现有医疗条件下许多易感因素难以避免，但许多研究已证实，部分呼吸机相关性肺炎通过相应的预防措施是可以预防的。预防措施可分抗生素方法（如SDD）和非抗生素方法（如体位）。

下面从呼吸机相关性肺炎发病原理分别叙述。

(一)减少或消除口咽部和胃肠病原菌的定植与吸入

1.改进营养支持治疗方法　营养不良是呼吸机相关性肺炎发病的危险因素之一，营养支持治疗亦是危重患者常规治疗的一部分。从预防呼吸机相关性肺炎发病的角度来看，胃肠道喂养方法优于全胃肠外营养。在应激状态下，胃肠道并不是一个休眠器官，尽管在外伤后一段时间内结肠蠕动受到抑制，胃肠减压是必要的，但小肠运动及其他功能仍保持完整。小肠喂养可最大限度地减少细菌通过肠黏膜向外移行，并可维持正常肠道菌群平衡，因而胃肠道喂养可预防感染。喂养应注意以下几个问题，以减少呼吸机相关性肺炎的发病：①喂养过程中尽量减少误吸危险因素，提倡半卧位。②用小号胃管，少量持续喂养。当然这样会使胃 pH 升高，可在喂养过程中监测胃内 pH，使 pH 保持在 3.5 以下，也可用酸化的喂养食物。③可将导管直接插入空肠，以避免对胃液的碱化作用。

2.控制胃内容物的反流(体位)　胃内细菌是呼吸机相关性肺炎病原菌的重要来源。这些患者中胃液反流很常见。当患者处于平卧位、胃中含有大量内容物时，反流更易发生。因此对机械通气患者采用半卧位姿势是减少胃内容物吸入下呼吸道的简单、有效的方法。

3.改进应激性溃疡的防治方法　正常胃内 pH 保持在 1～2，当胃内 pH>4 时，胃内革兰阴性杆菌过度生长。许多研究证实，定植于下呼吸道的革兰阴性杆菌 20%～40%源于胃。预防和治疗应激性溃疡消化道出血，常用药物，如抗酸剂、H_2 受体持抗剂均有提高胃液 pH 的作用，而硫糖铝无此作用。一般认为此三类药物防止应激性溃疡效果无差别。许多研究提示，硫糖铝与 H_2 受体拮抗剂、抗酸剂的效果相仿，但可显著降低呼吸机相关性肺炎的发病率。这方面仍有争议，可能与肺炎诊断标准及研究对象不同有关。目前对呼吸机相关性肺炎的高危人群，若需要防治应激性溃疡，通常首选硫糖铝。

4.声门下分泌物的引流　气管内插管患者的声门下与气管导管气囊之间的间隙常有严重污染的积液存在，其量为 3～15mL 不等。声门下分泌物误吸入下呼吸道是呼吸机相关性肺炎病原菌的重要来源。研究证明，应用声门下可吸引气管导管可降低由原发性内源性感染菌群(革兰阳性球菌及流感嗜血杆菌等)引起呼吸机相关性肺炎的发病率，吸引组呼吸机相关性肺炎为 23%，而非吸引组为 45%($P<0.05$)。但不能降低继发性内源性感染菌群(主要为肠杆菌属菌群和铜绿假单胞菌)引起的呼吸机相关性肺炎的发病率。

5.气管导管表面生物被膜的清除　尽早拔管或改进导管的生物材料可减少或消除导管表面生物被膜的形成。有报道，大环内酯类药(如阿奇霉素、克拉霉素)可减少生物被膜的形成，增加生物被膜对其他抗生素的通透性，减少细菌在生物被膜内定植，可望减少呼吸机相关性肺炎的发病率。

6.选择性消化道脱污染　选择性消化道脱污染(SDD)是通过局部使用抗生素杀灭口咽部和胃肠道的条件致病需氧微生物，避免其移行和易位，切断医院感染的内源性感染途径，从而预防呼吸机相关性肺炎的发生。理想 SDD 用抗生素应具备下列特点：①抗菌谱覆盖肠杆菌属、假单胞菌属和不动杆菌属细菌。②鼓膜不吸收或很少吸收，应保证管腔内有较高的抗生素浓度。③必须是杀菌剂。④具有选择性抗菌活性，即不影响厌氧菌群。⑤药物不易被胃肠道内容物灭活。目前常用的 SDD 药物包括三种不吸收抗生素(妥布霉素、多部菌素 E、两性霉素 B)。一般认为 SDD 可降低呼吸机相关性肺炎的发病率，但能否降低病死率仍有争议。对 SDD 持谨慎态度的另一个原因是有研究显示 SDD 使耐妥布霉素的肠杆菌比例增高，同时

MRSA 引起的呼吸机相关性肺炎发生率高于对照组。所以目前 SDD 不作常规应用，仅仅用于特殊群体的预防（如外伤、高危外科手术和器官移植的患者）。

7. 合理使用抗生素　抗生素是引起口咽部菌群失调和病原菌特别是革兰阴性杆菌和真菌在口咽部定植的主要原因。广谱或超广谱抗生素的应用给多重耐药致病菌所致呼吸机相关性肺炎的治疗带来了困难，也是该病病死率居高不下的原因之一。因此，临床上应合理使用抗生素。

（二）切断（外源性）传播途径

切断病原体传播途径是控制呼吸机相关性肺炎的有效方法。1 个世纪前推行的消毒隔离和无菌技术曾有效地预防了医院感染的发生。近年来各类抗生素的使用非但没有使医院感染率（包括呼吸机相关性肺炎）下降，反而使发生率有所上升，并出现了许多多重耐药菌株。这除了与宿主因素、各种新诊疗技术而致的易感性增加有关外，与医务人员忽视消毒隔离和无菌技术不无关系。所以医务人员应增强无菌意识，要特别注意以下几点。

1. 洗手　医务人员的手是传播呼吸机相关性肺炎病原菌的重要途径。调查发现不少医务人员的手常有革兰阴性杆菌和葡萄球菌的定植。医务人员在护理、检查重症感染患者时能导致病原菌在患者之间传播、定植，还可通过吸痰或其他操作致使细菌直接进入下呼吸道引起呼吸机相关性肺炎。医院应提供方便的自来水装置及洗手设备，并指导医务人员正确洗手。

2. 公用器械的消毒灭菌　污染器械如呼吸机、纤维支气管镜、雾化器是呼吸机相关性肺炎发生的又一重要途径。纤维支气管镜检查后并发肺部感染的发生率为 0.5%～3%，部分与纤维支气管镜消毒不彻底及污染有关。近年亦有纤维支气管镜检查导致肺结核交叉感染的报道。我国是结核病高发区，所以纤维支气管镜的消毒方法应保证有效地杀灭结核分枝杆菌。呼吸机管道是呼吸机相关性肺炎病原体的又一重要来源，这主要是由于医务人员在常规更换呼吸机管道时污染了管道系统。传统方法是每 24 小时更换 1 次管道。最近美国医院感染控制顾问委员会（HICPAC）推荐至少 48 小时以上更换 1 次管道，以减少管道被污染的机会。Hess 等发现，延长至 7 天更换五次管道并不增加、甚至可能减少呼吸机相关性肺炎的发病率。目前认为呼吸机管道以 2～7 天更换 1 次为宜。我们在对慢性阻塞性肺疾病呼吸衰竭接受机械通气患者呼吸及气路细菌监测时发现，超过 24 小时更换呼吸机导管，其污染发生率和程度均显著增加，其病原菌与患者下呼吸道菌群有高度一致性，故主张感染相关呼吸衰竭接受机械通气患者，呼吸机管道仍以每 24 小时更换 1 次为宜，并严格避免更换过程中的污染。呼吸机雾化器及氧气湿化瓶的污染也是一个重要的感染源。呼吸机湿化器是通过加温气化原理，温度在 50℃左右可防止几乎所有病原菌在湿化液中的定植及生长。但许多单位使用湿化器时温度调节较低，会增加污染的机会。

3. 患者及病原体携带者的隔离　呼吸道合胞病毒传播可引起暴发流行，易殃及患者、医务人员，且较难以控制。该病毒感染者应予隔离。由于某些致病菌、特别是多重耐药菌给治疗带来困难，病死率高，故有人建议在有条件时，对 MRSA、铜绿假单胞菌感染、产 ESBL 菌感染及携带者在积极治疗的同时予以隔离，耐万古霉素肠球菌感染则必须隔离。

4. 保护性隔离　将高危人群与外界充满各种微生物的医院环境进行保护性隔离，可有效地防止呼吸机相关性肺炎的发生。通常是将患者置于层流室，医务人员进入时必须戴口罩、帽子及穿无菌隔离衣，此法可有效阻止部分外源性病原菌所致的呼吸机相关性肺炎，目前主要用于器官移植、粒细胞缺乏症等严重免疫功能抑制者。

（三）提高机体免疫防御功能

全身或局部免疫防御功能受损是住院患者易发生肺炎的原因之一。加强重症患者的营养支持、积极维护内环境平衡、合理使用糖皮质激素及细胞毒药物、给建立人工气道患者创造条件尽早拔管、采用免疫调节剂等均有助于减少呼吸机相关性肺炎的发生。近年来，使用免疫调节剂预防医院感染包括呼吸机相关性肺炎的研究较多，现作简介。

1.免疫球蛋白　有人对一组外科疾病患者静脉使用丙种球蛋白，对照研究发现，该治疗方法可使革兰阴性杆菌医院获得性肺炎的发病率下降。

2.集落刺激因子（CSF）　该制剂增加外周血中粒细胞数量并提高其功能，可显著降低粒细胞减少或缺乏患者医院获得性肺炎的发病率。动物实验证实 G－CSF 能促进中性粒细胞再循环、降低医院获得性肺炎的病死率。

3.γ 干扰素　气道雾化 γ 干扰素可激活肺泡巨噬细胞，对细菌性或非细菌性肺部感染有潜在治疗和预防作用。局部给予优于全身用药。

4.其他　抗脂多糖抗体 ES 和某些细胞因子受体拮抗剂等正在被研究或已被证明在预防和治疗呼吸机相关性肺炎中有一定效果。

呼吸机相关性肺炎的危险因素甚多，发病机制复杂，这就决定了难以采用一种或某几种防治措施来控制目标。全体医务人员的重视、综合防治可能是控制呼吸机相关性肺炎的最佳策略。

（李静）

第十二节　重症禽流感

人感染高致病性禽流感（以下称“人禽流感”）是由禽甲型流感病毒某些亚型中的一些毒株引起的急性呼吸道传染病。早在 1981 年，美国即有禽流感病毒 H7N7 感染人类引起结膜炎的报道。1997 年，我国香港特别行政区发生 H5N1 型人禽流感，导致 6 人死亡，在世界范围内引起了广泛关注。近年来，人们又先后获得了 H9N2、H7N2、H7N3 亚型禽流感病毒感染人类的证据，荷兰、越南、泰国、柬埔寨、印尼及我国相继出现了人禽流感病例。尽管目前人禽流感只是在局部地区出现，但是，考虑到人类对禽流感病毒普遍缺乏免疫力、人类感染 H5N1 型禽流感病毒后的高病死率以及可能出现的病毒变异等，世界卫生组织认为该疾病可能是对人类存在潜在威胁最大的疾病之一。

重症禽流感是禽流感的急危重症，主要表现为高热、咳嗽、流涕、肌痛等，多数伴有严重的肺炎，严重者心、肾等多种脏器衰竭导致死亡，死亡率很高，通常人感染禽流感死亡率约为 33％。此病可通过消化道、呼吸道、皮肤损伤和眼结膜等多种途径传播，区域间的人员和车辆往来是传播本病的重要途径。

一、病原学

禽流感病毒属正黏病毒科甲型流感病毒属。禽甲型流感病毒颗粒呈多形性，其中球形直径 80～120nm，有囊膜。基因组为分节段单股负链 RNA。依据其外膜血凝素（H）和神经氨酸酶（N）蛋白抗原性不同，目前可分为 16 个 H 亚型（H1～H16）和 9 个 N 亚型（N1～N9）。

禽甲型流感病毒除感染禽外，还可感染人、猪、马、水貂和海洋哺乳动物。可感染人的禽流感病毒亚型为H5N1、H9N2、H7N7、H7N2、H7N3，此次报道的为H7N9禽流感病毒。该病毒为新型重配病毒，其内部基因来自于H9N2禽流感病毒。

禽流感病毒普遍对热敏感，对低温抵抗力较强，65℃加热30分钟或煮沸(100℃)2分钟以上可灭活。病毒在较低温度粪便中可存活1周，在4℃水中可存活1个月，对酸性环境有一定抵抗力，在pH4.0的条件下也具有一定的存活能力。在有甘油存在的情况下可保持活力1年以上。

二、流行病学

(一)传染源

目前已经在禽类及其分泌物或排泄物分离出H7N9禽流感病毒，与人感染H7N9禽流感病毒高度同源。传染源可能为携带H7N9禽流感病毒的禽类。现尚无人际传播的确切证据。

(二)传播途径

经呼吸道传播，也可通过密切接触感染的禽类分泌物或排泄物或直接接触病毒感染。

(三)高危人群

高危人群为在发病前1周内接触过禽类者，例如从事禽类养殖、贩运、销售、宰杀、加工业等人员。

三、临床表现

重症禽流感有普通禽流感的一般症状，但是也有自身诊断要点。

(一)症状、体征和临床特点

表现为高热持续不退，病情发展迅速，可有明显肺炎表现，可出现急性肺损伤、急性窘迫呼吸综合征、肺出血、胸腔积液、全血细胞减少、多脏器功能衰竭、休克等多种并发症。并可继发细菌感染、发生败血症。

1. 心血管系统　心肌酶谱升高，心率快，心排出量低，低血压休克。

2. 呼吸系统　呼吸窘迫，呼吸衰竭。

3. 泌尿系统　肾功能受损，血肌酐升高。

4. 神经系统　意识障碍，昏迷。

5. 消化系统　肝功受损，黄疸升高。

6. 血液系统　白细胞升高或降低，血小板下降，贫血，脓毒血症。

(二)实验室检查

1. 血常规　白细胞总数一般不高或降低。重症患者多有白细胞总数及淋巴细胞减少，可有血小板降低。

2. 血生化检查　多有肌酸激酶、乳酸脱氢酶、天门冬氨酸氨基转移酶。丙氨酸氨基转移酶升高，C反应蛋白升高，肌红蛋白可升高。

3. 病原学及相关检测　抗病毒治疗之前必须采集呼吸道标本送检(如鼻咽分泌物、口腔含漱液、气管吸出物或呼吸道上皮细胞)。有病原学检测条件的医疗机构应尽快检测，无病原学检测条件的医疗机构应留取标本送指定机构检测。

(1)甲型流感病毒抗原筛查：呼吸道标本甲型流感病毒抗原快速检测阳性。但仅可作为初筛实验。

(2)核酸检测:对患者呼吸道标本采用 real time PCR(或 RT－PCR)检测 H7N9 禽流感病毒核酸。

(3)病毒分离:从患者呼吸道标本中分离 H7N9 禽流感病毒。

(4)血清抗体检测:动态检测双份血清 H7N9 禽流感病毒特异性抗体水平呈 4 倍或以上升高。

(三)胸部影像学检查

发生肺炎的患者肺内出现片状影像。重症患者病变进展迅速,呈双肺多发磨玻璃影及肺实变影像,可合并少量胸腔积液。发生 ARDS 时,病变分布广泛。

四、诊断与鉴别诊断

(一)诊断

根据流行病学接触史、临床表现及实验室检查结果,可作出人禽流感的诊断。

1.流行病学接触史

(1)发病前 1 周内曾到过疫点。

(2)有病死禽接触史。

(3)与被感染的禽或其分泌物,排泄物等有密切接触。

(4)与禽流感患者有密切接触。

(5)实验室从事有关禽流感病毒研究。

2.诊断标准

(1)医学观察病例:有流行病学接触史,1 周内出现流感样临床表现者。对于被诊断为医学观察病例者,医疗机构应当及时报告当地疾病预防控制机构,并对其进行 7 天医学观察。

(2)疑似病例:有流行病学接触史和临床表现,呼吸道分泌物或相关组织标本甲型流感病毒 M1 或 NP 抗原检测阳性或编码它们的核酸检测阳性者。

(3)临床诊断病例:被诊断为疑似病例,但无法进一步取得临床检验标本或实验室检查证据,而与其有共同接触史的人被诊断为确诊病例,并能够排除其他诊断者。

(4)确诊病例:有流行病学接触史和临床表现,从患者呼吸道分泌物标本或相关组织标本中分离出特定病毒,或采用其他方法,禽流感病毒亚型特异抗原或核酸检查阳性,或发病初期和恢复期双份血清禽流感病毒亚型毒株抗体滴度 4 倍或以上升高者。

流行病学史不详的情况下,根据临床表现、辅助检查和实验室检查结果,特别是从患者呼吸道分泌物或相关组织标本中分离出特定病毒,或采用其他方法,禽流感病毒亚型特异抗原或核酸检查阳性,或发病初期和恢复期双份血清禽流感病毒亚型毒株抗体滴度 4 倍或以上升高,可以诊断确诊病例。

(二)鉴别诊断

临床上应注意与流感、普通感冒、细菌性肺炎、传染性非典型肺炎(SARS)、传染性单核细胞增多症、巨细胞病毒感染、衣原体肺炎、支原体肺炎、军团菌病、肺炎型流行性出血热等疾病进行鉴别诊断。鉴别诊断主要依靠病原学检查。

五、治疗

1.重症禽流感患者的首要任务是避免死亡。也强调早发现、早预防、早治疗。

2. 对症治疗　重症患者，应给予相应对症治疗。对出现呼吸功能障碍者，给予吸氧及其他相应呼吸支持。呼吸衰竭者应给予呼吸机辅助呼吸治疗，重症患者应进入 ICU 进行全天监护。

3. 呼吸功能支持　呼吸功能支持主要为机械通气。重症患者病情严重可迅速发展为急性窘迫呼吸综合征（ARDS），在需要机械通气的重症病例，可参照 ARDS 机械通气的原则进行。呼吸支持的第一步是监测，及时发现呼吸困难和加重过程，包括心率血压监测、经皮氧饱和度监测、血气分析监测、肺水和血乳酸监测。

4. 预防肺炎加重

（1）注意胃排空的监测。

（2）低氧血症时不急于喂养。

（3）预防胃内容物反流误吸。

（4）高度重视药物浓度引起的消化道症状。

（5）床头抬高超过 30 度。

5. 氧疗　双鼻导管吸氧（FiO_2＜0.3），可重吸式面罩吸氧（FiO_2＜0.5），不可重吸式储氧袋面罩吸氧（FiO_2＝0.5～1.0）。

六、预防

1. 尽可能减少人（特别是少年儿童）与禽、鸟类的不必要的接触，尤其是与病、死禽类的接触。

2. 因职业关系必须接触者，工作期间应戴口罩、穿工作服。

3. 加强禽类疾病的监测。动物防疫部门一旦发现疑似禽流感疫情，应立即通报当地疾病预防控制机构，指导职业暴露人员做好防护工作。

4. 加强对密切接触禽类人员的监测。与家禽或人禽流感患者有密切接触史者，一旦出现流感样症状，应立即进行流行病学调查，采集患者标本并送至指定实验室检测，以进一步明确病原，同时应采取相应的防治措施。有条件者可在 48 小时以内口服神经氨酸酶抑制剂。

5. 严格规范收治人禽流感患者医疗单位的院内感染控制措施。接触人禽流感患者应戴口罩、戴手套、戴防护镜、穿隔离衣。接触后应洗手。具体的消毒隔离措施和专门病房的设置应参照执行卫生部《传染性非典型肺炎（SARS）诊疗方案》的相关规定。

6. 加强检测标本和实验室禽流感病毒毒株的管理，严格执行操作规范，防止实验室的感染及传播。

7. 注意饮食卫生，不喝生水，不吃未熟的肉类及蛋类等食品；勤洗手，养成良好的个人卫生习惯。

8. 可采用中医药方法辨证施防。应用中药预防本病的基本原则：益气解毒，宣肺化湿。适用于高危人群，应在医师指导下使用。

（李静）

第十三节　肺脓肿

肺脓肿（lung abscess）是肺组织坏死形成的脓腔。临床特征为高热、咳嗽和咳大量脓臭痰。胸部X线显示一个或多发的含气液平的空洞，如多个直径小于2cm的空洞则称为坏死性肺炎，本病男性多于女性。自抗菌药物广泛使用以来，发病率已明显降低。

一、病因和发病机制

病原体常为上呼吸道、口腔的定植菌，包括需氧、厌氧和兼性厌氧菌。90%肺脓肿患者合并厌氧菌感染，毒力较强的厌氧菌在部分患者可单独致病。常见的其他病原体包括金黄色葡萄球菌、化脓性链球菌、肺炎克雷伯杆菌和铜绿假单胞菌。大肠埃希菌和流感嗜血杆菌也可引起坏死性肺炎。根据感染途径，肺脓肿可分为以下类型：

（一）吸入性肺脓肿

病原体经口、鼻、咽腔吸入致病。正常情况下，吸入物经气道黏液－纤毛运载系统、咳嗽反射和肺巨噬细胞可迅速清除。但当有意识障碍如在麻醉、醉酒、药物过量、癫痫、脑血管意外时，或由于受寒、极度疲劳等诱因，全身免疫力与气道防御清除功能降低，吸入的病原菌可致病。此外，还可由于鼻窦炎、牙槽脓肿等脓性分泌物被吸入致病。脓肿常为单发，其部位与支气管解剖和体位有关。由于右主支气管较陡直，且管径较粗大，吸入物易进入右肺。仰卧位时，好发于上叶后段或下叶背段；坐位时好发于下叶后基底段；右侧卧位时，则好发于右上叶前段或后段。病原体多为厌氧菌。

（二）继发性肺脓肿

某些细菌性肺炎，如金黄色葡萄球菌、铜绿假单胞菌和肺炎克雷伯杆菌肺炎等，以及支气管扩张、支气管囊肿、支气管肺癌、肺结核空洞等继发感染可导致继发性肺脓肿。支气管异物阻塞，也是导致肺脓肿特别是小儿肺脓肿的重要因素。肺部邻近器官化脓性病变，如膈下脓肿、肾周围脓肿、脊柱脓肿或食管穿孔等波及到肺，也可引起肺脓肿。阿米巴肝脓肿好发于右肝顶部，易穿破膈肌至右肺下叶，形成阿米巴肺脓肿。

（三）血源性肺脓肿

因皮肤外伤感染、疖、痈、中耳炎或骨髓炎等所致的菌血症，菌栓经血行播散到肺，引起小血管栓塞、炎症和坏死而形成肺脓肿。静脉吸毒者如有右心细菌性心内膜炎，三尖瓣赘生物脱落阻塞肺小血管形成肺脓肿，常为两肺外野的多发性脓肿。致病菌以金黄色葡萄球菌、表皮葡萄球菌及链球菌为常见。

二、临床表现

（一）症状

吸入性肺脓肿患者多有齿、口、咽喉的感染灶，或手术、醉酒、劳累、受凉和脑血管病等病史。急性起病，畏寒、高热，体温达39～40℃，伴有咳嗽、咳黏液痰或黏液脓性痰。炎症累及壁胸膜可引起胸痛，且与呼吸有关。病变范围大时可出现气促。此外还有精神不振、全身乏力、食欲减退等全身中毒症状。如感染不能及时控制，可于发病的10～14天，突然咳出大量脓臭痰及坏死组织，每日可达300～500mL，静置后可分成3层。约有1/3患者有不同程度的咯血，偶有中、大量咯血而突然窒息致死。一般在咳出大量脓痰后，体温明显下降，全身毒性症状随之减轻，数周内一般情况逐渐恢复正常。肺脓肿破溃到胸膜腔，可出现突发性胸痛、气急，出现脓气胸。部分患者缓慢发病，仅有一般的呼吸道感染症状。

血源性肺脓肿多先有原发病灶引起的畏寒、高热等全身脓毒症的表现。经数日或数周后才出现咳嗽、咳痰，痰量不多，极少咯血。

慢性肺脓肿患者常有咳嗽、咳脓痰、反复发热和咯血，持续数周到数月。可有贫血、消瘦等慢性中毒症状。

（二）体征

肺部体征与肺脓肿的大小和部位有关。初起时肺部可无阳性体征，或患侧可闻及湿啰音；病变继续发展，可出现肺实变体征，可闻及支气管呼吸音；肺脓腔增大时，可出现空瓮音；病变累及胸膜可闻及胸膜摩擦音或呈现胸腔积液体征。血源性肺脓肿大多无阳性体征。慢性肺脓肿常有杵状指(趾)。

三、实验室和其他检查

急性肺脓肿血白细胞总数达(20～30)$\times 10^9$/L，中性粒细胞在90%以上，核明显左移，常有毒性颗粒。慢性患者的血白细胞可稍升高或正常，红细胞和血红蛋白减少。

（一）细菌学检查

痰涂片革兰染色，痰、胸腔积液和血培养包括需氧和厌氧培养，以及抗菌药物敏感试验，有助于确定病原体和选择有效的抗菌药物。尤其是胸腔积液和血培养阳性时对病原体的诊断价值更大。

（二）X线检查

早期的炎症在X线表现为大片浓密模糊浸润阴影，边缘不清，或为团片状浓密阴影，分布在一个或数个肺段。在肺组织坏死、肺脓肿形成后，脓液经支气管排出，脓腔出现圆形透亮区及气液平面，其四周被浓密炎症浸润所环绕。脓腔内壁光整或略有不规则。经脓液引流和抗菌药物治疗后，肺脓肿周围炎症先吸收，逐渐缩小至脓腔消失，最后仅残留纤维条索阴影。慢性肺脓肿脓腔壁增厚，内壁不规则，有时呈多房性，周围有纤维组织增生及邻近胸膜增厚，肺叶收缩，纵隔可向患侧移位。并发脓胸时，患侧胸部呈大片浓密阴影。若伴发气胸可见气液平面。结合侧位X线检查可明确肺脓肿的部位及范围大小。

血源性肺脓肿，病灶分布在一侧或两侧，呈散在局限炎症，或边缘整齐的球形病灶，中央有小脓腔和气液平。炎症吸收后，亦可能有局灶性纤维化或小气囊后遗阴影。

CT则能更准确定位及区别肺脓肿和有气液平的局限性脓胸，发现体积较小的脓肿和葡萄球菌肺炎引起的肺气囊，并有助于作体位引流和外科手术治疗。

（三）纤维支气管镜检查

有助于明确病因和病原学诊断，并可用于治疗。如有气道内异物，可取出异物使气道引流通畅。疑为肿瘤阻塞，则可取病理标本。还可取痰液标本行需氧和厌氧菌培养。可经纤维支气管镜插入导管，尽最接近或进入脓腔，吸引脓液、冲洗支气管及注入抗菌药物，以提高疗效与缩短病程。

四、诊断和鉴别诊断

对有口腔手术、昏迷呕吐或异物吸入后，突发畏寒、高热、咳嗽和咳大量脓臭痰等病史的患者，其血白细胞总数及中性粒细胞显著增高，X线示浓密的炎性阴影中有空腔、气液平面，作出急性肺脓肿的诊断并不困难。有皮肤创伤感染、疖、痈等化脓性病灶，或静脉吸毒者患心内膜炎，出现发热不退、咳嗽、咳痰等症状，X线胸片示两肺多发性肺脓肿，可诊断为血源性肺脓肿。痰、血培养,包括厌氧菌培养以及抗菌药物敏感试验,对确定病因诊断和抗菌药物的选用有重要价值。肺脓肿应与下列疾病相鉴别。

(一)细菌性肺炎

早期肺脓肿与细菌性肺炎在症状和X线胸片表现很相似,但常见的肺炎链球菌肺炎多伴有口唇疱疹、铁锈色痰而无大量脓臭痰,X线胸片示肺叶或段性实变或呈片状淡薄炎症病变,边缘模糊不清,没有空洞形成。当用抗菌药物治疗后仍高热不退,咳嗽、咳痰加剧并咳出大量脓痰时应考虑为肺脓肿。

(二)空洞性肺结核继发感染

空洞性肺结核是一种慢性病,起病缓慢,病程长,可有长期咳嗽、午后低热、乏力、盗汗,食欲减退或有反复咯血。X线胸片显示空洞壁较厚,一般无气液平面,空洞周围炎性病变较少,常伴有条索、斑点及结节状病灶,或肺内其他部位的结核播散灶,痰中可找到结核分枝杆菌。当合并肺部感染时,可出现急性感染症状和咳大量脓臭痰,且由于化脓性细菌大量繁殖,痰中难以找到结核分枝杆菌,此时要详细询问病史。如一时不能鉴别,可按急性肺脓肿治疗,控制急性感染后,胸片可显示纤维空洞及周围多形性的结核病变,痰结核分枝杆菌可阳转。

(三)支气管肺癌

支气管肺癌阻塞支气管常引起远端肺化脓性感染,但形成肺脓肿的病程相对较长,因有一个逐渐阻塞的过程,毒性症状多不明显,脓痰量亦较少。阻塞性感染由于支气管引流不畅,抗菌药物效果不佳。因此对40岁以上出现肺同一部位反复感染、且抗菌药物疗效差的患者,要考虑支气管肺癌引起阻塞性肺炎的可能,可送痰液找癌细胞和纤维支气管镜检查,以明确诊断。肺鳞癌也可发生坏死液化,形成空洞,但一般无毒性或急性感染症状,X线胸片示空洞壁较厚,多呈偏心空洞,残留的肿瘤组织使内壁凹凸不平,空洞周围有少许炎症浸润,肺门淋巴结可有肿大,故不难与肺脓肿区分。

(四)肺囊肿继发感染

肺囊肿继发感染时,囊肿内可见气液平,周围炎症反应轻,无明显中毒症状和脓痰。如有以往的X线胸片作对照,更容易鉴别。

五、治疗

治疗原则是抗菌药物治疗和脓液引流。

(一)抗菌药物治疗

吸入性肺脓肿多为厌氧菌感染,一般均对青霉素敏感,仅脆弱拟杆菌对青霉素不敏感,但对林可霉素、克林霉素和甲硝唑敏感。可根据病情严重程度决定青霉素剂量,轻度者120万～240万U/d,病情严重者可用1000万U/d分次静脉滴注,以提高坏死组织中的药物浓度。体温一般在治疗3～10天内降至正常,然后可改为肌注。如青霉素疗效不佳,可用林可霉素1.8～3.0g/d分次静脉滴注,或克林霉素0.6～1.8g/d,或甲硝唑0.4g,每日3次口服或静脉滴注。

血源性肺脓肿多为葡萄球菌和链球菌感染,可选用耐β一内酰胺酶的青霉素或头孢菌素。如为耐甲氧西林的葡萄球菌,应选用万古霉素或替考拉宁。

如为阿米巴原虫感染,则用甲硝唑治疗。如为革兰阴性杆菌,则可选用第二代或第三代头孢菌素、氟喹诺酮类,可联用氨基糖苷类抗菌药物。

抗菌药物疗程 8～12 周，直至 X 线胸片脓腔和炎症消失，或仅有少量的残留纤维化。

(二)脓液引流

是提高疗效的有效措施。痰黏稠不易咳出者可用祛痰药或雾化吸入生理盐水、祛痰药或支气管舒张剂以利痰液引流。身体状况较好者可采取体位引流排痰，引流的体位应使脓肿处于最高位，每日 2～3 次，每次 10～15 分钟。经纤维支气管镜冲洗及吸引也是引流的有效方法。

(三)手术治疗

适应证为：①肺脓肿病程超过 3 个月，经内科治疗脓腔不缩小，或脓腔过大(5cm 以上)估计不易闭合者。②大咯血经内科治疗无效或危及生命。③伴有支气管胸膜瘘或脓胸经抽吸、引流和冲洗疗效不佳者。④支气管阻塞限制了气道引流，如肺癌。对病情重不能耐受手术者，可经胸壁插入导管到脓腔进行引流。术前应评价患者一般情况和肺功能。

(李静)

第七章 呼吸疾病的护理

第一节 呼吸系统常用诊疗护理技术

一、瑜伽呼吸训练操

瑜伽呼吸训练操是根据慢性阻塞性肺疾病（COPD）患者的身心特点，对影响康复训练效果的各因素进行综合分析，从瑜伽的特点和功效出发，结合瑜伽独特的运动形式，以及对专家的访谈，综合考虑而创编的一套适合于COPD患者康复训练的健身操。

（一）适应证

此操以静为主，动静相兼，长期坚持不但可以改善肺的呼吸功能，而且对血液循环、消化、神经等系统都有良好的作用，尤其对老年性慢性支气管炎有效。

（二）禁忌证

疾病处于急性期，严重的缺氧状态时。

（三）目的

呼吸肌的康复锻炼是COPD缓解期康复治疗非常重要的内容，而瑜伽呼吸操是康复锻炼行之有效的手段，能改善患者抑郁情绪以及提高COPD患者肺功能、增强患者活动耐受力，可作为稳定期COPD患者肺康复护理的手段。

（四）操作步骤

该呼吸操时长16min，共5节，分别为简易固肩式、手托天门式、肩部扭转式、加强伸展式、呼吸练习，每节有8个节拍。

1. 简易固肩式　双手五指交叉放于脑后，吸气，两肘向内收，呼气，两肘外展（收吸展呼），重复练习4次，双手合十，放于胸前，调整呼吸（平静深呼吸4～8次）。

2. 手托天门式　双脚自然分开，身体直立。双手向两侧打开，手臂抬到头顶的方向，配合吸气，两手上托，掌根用力向上顶。呼气时，手臂向下复原（上吸下呼）。重复动作4次，做完后双手合十放于胸前，调整呼吸（缩唇深呼吸4～8次或腹式呼吸4～8次），将意识力放在呼吸的感觉上。

3. 肩部扭转式　吸气，右手臂向上尽量延伸，调整呼吸（缩深呼吸4～8次）；呼气时手臂向下侧弯，在背后与左手交握（上吸下呼）；吸气，身体慢慢向左旋转，呼气时身体慢慢复原（旋吸复呼）；吸气，左手臂向上尽量延伸，调整呼吸（缩唇深呼吸4～8次）；呼气时手臂向下侧弯，在背后与右手交握（上吸下呼）；吸气，身体慢慢向左旋转，呼气时身体慢慢复原（旋吸复呼）；吸气，双手打开，呼气，双手复原（开吸复呼）。重复动作，做完后双手合十放于胸前，调整呼吸（腹式呼吸4～8次）。

4. 加强伸展式　双脚向两侧打开，吸气，双手臂向两侧伸展，左腿向左侧成弓步，眼睛注视左方；呼气，右手从右侧下方绕过，与左手拇指相扣（展吸扣呼）；吸气，双手缓慢向上延伸，感觉背部肌肉充分伸展；呼气，身体尽量向后仰，注意力放在大腿上（上吸仰呼）；吸气，身体复原，呼气，双脚收回，调整呼吸（缩唇腹式呼吸4～8次）。

5. 呼吸练习　双手五指相对放于胸前，吸一口气，然后呼气向内挤压，挤压时感觉胸肌的紧张。吸气放松，再呼气，再挤压(吸松呼压)。重复动作 4 次，双手打开放松，交叉放于腹前，调整呼吸(平静深呼吸 4～8 次)。

(五)操作要点

1. 每天 3 次，每次 16min，要求患者每天坚持完成该操的练习，以不感到劳累为宜。

2. 要求家属督促并填写瑜伽呼吸操训练记录本，以便期间医护随时掌握患者练习情况，以促进患者肺康复训练与答疑。

3. 积极控制原发病，避免上呼吸道感染。

(六)注意事项

1. 肺康复是一个需要长期坚持与循序渐进的过程，瑜伽呼吸操训练计划进程为 1 年，要达到良好效果，需患者的坚持与家庭的支持。

2. 练习时，动作需规范，并能熟练掌握缩唇呼吸与腹式呼吸的方法。

3. 急性期不宜做此训练，可在缓解期进行。

二、有效排痰法

有效排痰法为一种肺部物理治疗方法，主要包括有效咳嗽、胸部叩击、吸入疗法、体位引流、机械吸痰。

有效排痰法用于清醒或意识不清不能有效清理呼吸道，无法保持呼吸道通畅者。具有促进痰液排出，保持呼吸道通畅，预防感染，减少并发症的作用。

(一)操作步骤

1. 操作前

(1)患者准备：按排痰的方法准备。

(2)环境准备：安全、整洁，温湿度适宜。

(3)用物准备：治疗单、听诊器、枕头(摆体位)、水杯、痰盂、纱布数块、吸引器、氧气、雾化器、湿化器。

2. 操作过程

(1)核对并转抄治疗单，评估患者病情，向患者及家属解释操作目的，取的配合。

(2)携用物至患者床旁，再次核对，备吸引器处于功能状态，根据患者情况选择排痰方法。

(3)有效咳嗽

①协助取坐位或抬高床头，上身稍向前倾。

②缓慢深呼吸数次后，深吸气至膈肌完全下降，屏气数秒，进行 2～3 声短促有力的咳嗽，缩唇将余气尽量呼出，循环做 2～3 次，休息或正常呼吸几分钟后，可再重新开始。

(4)胸部叩击或震颤法：

①叩击法：叩击时五指并拢呈空杯状，利用腕力从肺底由下向上、由外向内，快速有节奏地叩击胸背部。

②震颤法：双手交叉重叠，按在胸壁部，配合患者呼气时自下而上震颤，振动加压。

③振动排痰仪：根据患者病情、年龄选择适当的振动频率和时间，振动时由慢到快、由下向上、由外向内。

(5)体位引流

①餐前1～2h或餐后2h进行。

②根据患者病灶部位和患者耐受程度选择合适的体位,并以枕头支撑。

③引流顺序:先上叶,后下叶;若有两个以上炎症部位,应先引流痰液较多的部位。

④辅以有效咳嗽或胸部叩击或震颤,及时有效清除痰液。

⑤协助患者及时清除痰液,观察患者病情变化及生命体征变化。

⑥引流结束后协助患者漱口,卧床休息。

(6)吸入疗法

①湿化疗法:将水加入湿化器中,加热产生蒸汽,混入吸入气体中。

②雾化疗法:于两餐之间进行,将药液注入雾化器内,连接雾化器,接气口于氧气装置的输氧管上,调节氧流量6～8L/min,嘱患者手持雾化器,将口含嘴放入患者口中,紧闭嘴唇深吸气,用鼻呼气,如此反复,直至将药液吸完为止。

(7)机械吸痰

①协助患者头偏向操作者。

②戴手套,连接吸痰管,试吸,湿润导管。

③插管:吸痰管放入时先不给负压,轻轻放至合适的位置,遇阻力退出1cm加负压。

④吸痰:左右旋转,向上提出,吸尽痰液,每次时间小于15s,两次抽吸间隔>3min。

⑤间断吸生理盐水冲管,保持通畅。

(8)密切观察患者生命体征变化,如有不适,应暂停操作,及时处理。

(9)操作完,协助漱口,给予舒适卧位,询问患者需求。

(10)整理床单位及用物,洗手,取口罩,记录。

(二)操作要点

1.避免患者着凉,保护患者隐私,遵守医院感染控制要求,严格无菌操作。

2.必要时备血压计、压舌板、开口器、舌钳、电筒。

3.体位引流术中需重点了解患者感染部位、咳痰能力、影响因素、合作能力、耐受程度及肺部呼吸音体检情况,根据患者病变部位采取相应体位。体位摆放充分,考虑患者病情及合作力,专人守护,防坠床。在餐前30min或餐后2h进行,SpO_2<90%时应暂停操作。

4.雾化治疗时间10～15min;调节吸引器负压300～400mmHg。

5.加强口腔护理。

6.记录操作的方法、时间及排出痰液的性质、颜色、量,以及与体位的关系。

(三)注意事项

1.注意保护胸、腹部伤口,合并气胸、肋骨骨折时禁止叩击。

2.根据患者体型、营养状况、耐受能力,合作选择叩击方法、时间和频率;根据患者实际情况可单独采取一种方法,也可结合使用。

3.操作过程中密切观察患者意识及生命体征变化,排痰叩击前,床边备好吸痰器,痰液黏稠者先进行雾化。在操作过程中如听到痰鸣音,可先行吸痰,稳定后再继续。

4.雾化吸入治疗时,应询问药物过敏史。

5.如患者出现胸闷、呼吸困难、心悸、大汗淋漓时应停止引流。

6.对颅底骨折的患者,禁止经鼻腔插管吸痰。经气管插管或气管切开吸痰无特殊禁忌证。

三、氧疗

氧疗，即氧气疗法，是指通过给患者吸氧，使血氧下降情况得到改善，属吸入治疗范畴。此疗法可提高动脉氧分压，改善因血氧下降造成的组织缺氧，使脑、心、肾等重要脏器功能得以维持；也可减轻缺氧时心率、呼吸加快所增加的心、肺工作负担。对呼吸系统疾病因动脉血氧分压下降引起的缺氧疗效较好，对循环功能不良或贫血患者能部分改善缺氧状况。凡属于通气功能不足或灌流不平衡所引起的低氧血症，氧疗均有一定疗效。

（一）氧疗的目的

此疗法目的在于通过给氧，以提高血氧含量及动脉血氧饱和度，纠正缺氧，使患者的动脉氧气张力达到或接近正常，保持在 8.0kPa 以上，维持生理需要。并达到纠正低氧血症，防止和逆转缺氧所致的组织损伤和器官功能障碍，同时尽量保持患者的活动能力。

（二）氧疗的适应证

1. 有低氧血症的组织缺氧　理论上讲，凡存在动脉低氧血症，便是氧疗指征。但最好根据血气分析结果决定是否实施氧疗及如何实施，其中 PaO_2 测定尤为重要，同时参考 $PaCO_2$ 来确定缺氧的类型与严重程度。低氧血症可分为两类，第一类为单纯低氧血症。其 PaO_2 低于正常，$PaCO_2$ 尚正常，包括所有通气功能正常或有轻度抑制的患者。这类患者可给予较高浓度的氧，但应注意长时间吸入较高浓度氧的危险，一般待氧合正常后，逐渐降低氧浓度。氧疗后 PaO_2 理想水平是 60～80mmHg；第二类患者为低氧血症伴高碳酸血症。其 PaO_2 低于正常，$PaCO_2$ 高于正常，包括所有通气功能异常，主要依赖低氧作为兴奋呼吸中枢的患者（如COPD、阻塞性肺气肿、慢性肺心病）。这类患者的氧疗指标相对严格，在 $PaO_2<50$mmHg 时才开始氧疗，必须结合患者的通气功能实施控制性氧疗，以避免发生因解除低氧性呼吸驱动而抑制呼吸中枢的危险。但抢救时可另外，原则上应先保证患者的氧合水平，以抢救生命为主。如患者合并心肌梗死、循环衰竭或大脑缺氧等，必须保持患者动脉氧分压维持在基本水平。在给予高浓度氧吸入时，使用机械通气治疗以降低 $PaCO_2$。

2. 血氧正常的组织缺氧　血氧正常的组织缺氧是指有组织缺氧而无明显低氧血症，包括休克、心输出量减少、急性心肌梗死、严重贫血、氰化物或一氧化碳中毒，以及全麻和大手术术后的患者等。此类患者，PaO_2 判断是否需要氧疗及氧疗的效果并非合适，临床上一般均给予氧疗，但其疗效较难评价，只有一氧化碳中毒进行氧疗的疗效是肯定的；必要时可进行较高浓度氧疗或高压氧疗。

（三）氧疗的指征

1. 轻度低氧血症　$PaO_2>6.67$kPa；$SaO_2>80\%$；无发绀。

2. 中度低氧血症　PaO_2 4～6.67kPa；SaO_2 60%～80%；发绀。长期处于慢性缺氧状态的阻塞性肺病患者，给予氧疗是有益的。氧疗期间出现渐进性通气量降低。但 $PaCO_2$ 可能升高（在 55mmHg 以上），但若有 CO_2 潴留，吸入氧浓度应控制在 28%左右。

3. 严重低氧血症　$PaO_2<4$kPa；$SaO_2<60\%$；显著发绀。重症患者常有 CO_2 潴留，氧疗过程中会发生渐进性通气量不足，这类患者宜选用控制性氧疗，吸入氧浓度尽可能从 24%开始，然后逐步提高吸入氧浓度，若治疗过程中 CO_2 下降至正常水平，便可改吸较高浓度的氧。

（四）氧疗常见的不良反应

1.氧中毒　氧中毒的特点是肺实质的改变。主要症状有胸骨下不适、疼痛、灼热感，继而出现呼吸增快、恶心、呕吐、烦躁、干咳。氧中毒有两种类型：肺型和脑型。

（1）肺型氧中毒：发生在吸入氧之后，出现胸骨后疼痛，咳嗽，呼吸困难，肺活量减少，氧分压下降，肺部呈炎性病变，有炎性细胞浸润，充血，水肿，出血和肺不张。

（2）脑型氧中毒：在较短的吸氧时间内出现视觉障碍、听觉障碍、恶心、抽搐、晕厥等神经症状，严重者可昏迷和死亡。故氧疗时应控制吸氧的浓度和时间，严防氧中毒的发生。预防措施主要有避免长时间、高浓度氧疗及定期监测血气分析，动态观察氧疗的效果。

2.肺不张　吸入高浓度氧气后，肺泡内氮气被大量置换，一旦支气管有阻塞时，其所属肺泡内的氧气被肺循环血液迅速吸收，引起吸入性肺不张。主要症状：烦躁、呼吸频率及心率增快、血压上升，继而出现呼吸困难、发绀、昏迷。预防措施主要为鼓励患者做深呼吸，多咳嗽和经常改变卧位、姿势，防止分泌物阻塞。

3.呼吸道分泌物干燥　应加强湿化和雾化吸入。氧气是一种干燥气体，吸入后可导致呼吸道黏膜干燥。表现为呼吸道分泌物黏稠，不易咳出，且有损纤毛运动。预防措施主要是在氧气吸入过程中进行加温加湿，保证纤毛正常运动。

4.晶状体后纤维组织增生　仅见于新生儿，以早产儿多见。主要症状有视网膜血管收缩、视网膜纤维化，最后出现不可逆转的失明。预防措施为控制氧浓度和吸氧时间，按规定定期进行眼底检查，早干预，早治疗。

5.呼吸抑制　常见于Ⅱ型呼吸衰竭者（PaO_2 降低、$PaCO_2$ 增高），由于 $PaCO_2$ 长期处于高水平，呼吸中枢失去了对 CO_2 的敏感性，呼吸的调节主要依靠缺氧对周围化学感受器的刺激来维持，吸入高浓度氧，解除缺氧对呼吸的刺激作用，使呼吸中枢抑制加重，甚至呼吸停止。主要症状为呼吸抑制。预防措施主要是对Ⅱ型呼吸衰竭患者应给予低浓度、低流量（1～2L/min）给氧，维持 PaO_2 在 8kPa 即可。

（五）氧疗的注意事项

1.密切观察氧疗效果　如呼吸困难等症状减轻或缓解，心跳正常或接近正常，血氧饱和度上升则表明氧疗有效。否则应寻找原因，及时进行处理。

2.高浓度供氧不宜时间过长　一般认为吸氧浓度＞60％，持续 24h 以上，则可能发生氧中毒。

3.对慢性阻塞性肺疾病急性加重患者给予高浓度吸氧可能导致呼吸抑制使病情恶化，一般应给予控制性（即低浓度持续）吸氧为妥。

4.氧疗注意加温和湿化，呼吸道内保持 37℃的温度，95％～100％的湿度是黏液纤毛系统正常清除功能的必要条件。故吸入氧应通过湿化瓶和必要的加温装置，以防止吸入干冷的氧气刺激损伤气道黏膜，导致痰干结而影响纤毛的清洁功能。

5.防止污染和导管堵塞　对鼻塞、输氧导管、湿化加温装置，呼吸机管道系统等应经常定时更换和清洗消毒，以防止交叉感染。吸氧导管、鼻塞应随时注意检查有无分泌物堵塞，并及时更换。以保证有效和安全的氧疗。

6.严格执行操作规程　注意用氧安全，切实做好四防（防震、防热、防火、防油）；搬动时避免倾倒、撞击；氧气筒应置阴凉处，周围严禁烟火和易燃品，至少距火炉 5m，暖气 1m，氧气表及螺旋口勿涂油，也不可用带油的手拧螺旋。

7. 氧气开关使用 氧气应先调节好流量后再为患者使用；停氧时应先拔出导管再关闭氧气开关，以免一旦关错开关，大量氧气突然冲入呼吸道而损伤肺部组织。

8. 在用氧过程中，经常观察缺氧状况有无改善，氧气装置有无漏气，是否通畅。用氧患者，应每日更换氧气导管 1～2 次，并由另一侧鼻孔插入，以减少对鼻黏膜的刺激。

9. 氧气筒内氧气不可用尽，压力表上指针降至 $5kg/cm^2$ 时，即不可再用，以防止灰尘进入筒内，于再次充气时引起爆炸。

10. 对未用或已用完的氧气筒，应挂“满”或“空”的标志，以便于及时调换氧气筒。

（六）常用氧疗方法及操作要点

1. 鼻导管给氧法

(1)用湿棉签清洁鼻腔。

(2)打开流量表，先调节氧流量，后连接鼻导管，将鼻导管用水湿润后，自一侧插入鼻孔即可。

(3)用胶布将鼻导管固定于鼻翼或鼻背及面颊部。

(4)调节流量。缺氧伴有严重二氧化碳潴留者，氧流量 1～2L/min；无二氧化碳潴留患者，2～4L/min；心脏病、肺水肿患者，4～6L/min（成人 2～4L/min；严重缺氧者，4～6L/min；小儿 1～2L/min）。观察吸氧情况并记录吸氧时间。

(5)停用氧气时，先分离鼻导管和接头，后关流量表小开关，取下鼻导管置于弯盘内，清洁面部并去除胶布痕迹，关闭总开关，重开小开关，放余氧关小开关，记录停氧时间。

2. 口罩法 以漏斗代替鼻导管，多用于婴幼儿。将漏斗罩于患儿口鼻处，距离皮肤 1～3cm。也可用绷带适当固定，以防移动。一般流量 4～5L/min。

3. 面罩法

(1)检查面罩各部功能是否良好。

(2)放上面罩，使之与患者面部密合，以橡皮带固定。

(3)调节流量：一般 3～4L/min，严重缺氧者 7～8L/min。

(4)本法适用于无二氧化碳潴留的患者。

4. 鼻塞法 适用于较长时间用氧者，无导管刺激黏膜的缺点，患者舒适，使用方便。

(1)擦洗干净鼻腔，将鼻塞塞入。

(2)调节流量同鼻导管法。

（七）氧疗的护理及观察要点

1. 防止交叉感染。给氧的导管、面罩、湿化瓶等定时清洁，消毒更换。

2. 密切观察供氧效果，观察缺氧是否得到改善，如效果不佳应查找原因，如装置是否通畅，是否存在通气、换气障碍。

3. 安全使用时应注意防火，使用氧气筒时要放稳，注意防震、防油，以免发生爆炸。

4. 密切观察动脉血压、心率、呼吸频率、发绀以及神志和精神状况的变化。如氧疗后患者心率变慢、呼吸频率下降、血压上升且平稳、呼吸困难好转、末梢循环改善、尿量增加、皮肤红润变暖、发绀减轻或消失等，均表明氧疗效果良好；反之，提示病情恶化，氧疗未达到效果，应及时查找原因并给予相应处理。

四、口咽通气道的放置

口咽通气道又称口咽导气管或口咽通气管，为一种非气管导管性通气管道，是最简单、有效且经济的气道辅助物。在临床急救时及全麻术后复苏中应用广泛。

口咽通气道临床上多用于咳嗽、咳痰无力需吸痰，吸痰不配合的患者。口咽通气道无绝对禁忌证。

口咽通气道可纠正患者舌后坠，及时吸出呼吸道深部的痰液，保持呼吸道通畅。口咽通气道有利于吸痰管到达气道的较深位置，刺激咳反射，能使痰液咳至上呼吸道，便于痰液吸引，减少对口咽黏膜的刺激。

（一）操作步骤

1.操作前准备

（1）患者准备：若有义齿应取下。

（2）环境准备：光线充足，安静，患者床单位周围宽敞。

（3）用物准备：口咽通气道、一次性吸痰管、无菌手套、无菌生理盐水、胶布。

（4）护士准备：衣帽整洁、戴口罩，洗手及修剪指甲。

2.操作过程

（1）核对患者信息，做好解释工作：向清醒患者做好解释工作，使其放松并积极配合，如有义齿应取下，必要时给氧，调高氧浓度。

（2）评估患者病情：观察患者的生命体征、SpO_2、心电图，检查患者的张口程度，颈部活动度，牙齿、咽喉部情况。

（3）选择合适的口咽通气道：根据患者选择口咽通气道长度相当于从门齿至耳垂或下颌角的距离。口咽通气管应有足够宽度，以能接触上颌和下颌的2～3颗牙齿为最佳。

（4）体位：放平床头，协助患者取平卧位，头后仰。使上呼吸道三轴线（口、咽、喉）尽量保持在同一直线上。

（5）清洁口腔内分泌物，保持呼吸道通畅：放置前未清除口咽部异物如分泌物时可能导致误吸。

（6）放置口咽通气道。

（7）直接放置法：将通气管的咽弯曲沿舌面顺势送至上咽部，将舌根与口咽后壁分开。

（8）反向插入法：把口咽管的咽弯曲部分向腭部插入口腔，当其内口接近口咽后壁时（已通过悬雍垂），即将其旋转180°，借患者吸气时顺势向下推送，弯曲部分下面压住舌根，弯曲部分上面抵住口咽后壁。

（9）测试人工气道是否通畅：以手掌放于通气管外侧，于呼气期感觉是否有气流呼出。

（10）口咽通气道的固定：一种是用胶布交叉固定于面颊两侧，另一种是在口咽管。

（11）翼缘两侧各打一个小孔，用绷带穿过这两个小孔，将绷带绕至患者颈后部固定。

（12）整理床单位，处理用物。

（二）操作要点

1.反向插入法在开放气道及改善通气方面更为可靠。

2.对于意识不清者，操作者用一手的拇指与食指将患者的上唇齿与下唇齿分开，另一手将口咽通气管从后臼齿处插入。

3.操作时注意动作轻柔，准确。

4.观察它在呼吸中的运动幅度，此外还应观察胸壁运动幅度和听诊双肺呼吸音，检查口腔，以防止舌或唇夹置于牙和口咽通气管之间。

（三）注意事项

1. 昏迷或半昏迷患者放置口咽通气道可能会因刺激而导致呕吐或喉痉挛。

2. 不正确的插入可将舌推向咽部而致进一步的气道阻塞。

3. 管子太小时会将舌头推向口咽部而致梗阻，太大则会阻塞气管。

4. 放置前未清除口咽部异物（如分泌物）时可能导致误吸。

5. 为避免误吸及呕吐，当患者呕吐反射恢复后应立即拔管。

6. 对于清醒患者，如不配合张口，切勿急于强行插入或撤出，一定要耐心说服，消除患者紧张情绪，取得合作。操作中重视与患者交流，按照正确步骤放置，吸痰时注意鼓励患者做咳痰动作。

五、气管插管术的护理配合

气管插管术是重症监护室常用的抢救措施之一，通过气管插管能迅速建立人工气道，恢复机体氧供。气管插管术又是一项技术强的操作，抢救生命需要的是争分夺秒，默契的医护配合能使这一抢救过程迅速而又准确地完成。

（一）适应证

1. 急慢性呼吸衰竭，需行机械通气。

2. 手术麻醉时。

3. 颌面、颈部大手术难以维持气道通畅。

4. 心肺复苏过程中。

（二）禁忌证

1. 喉梗阻。

2. 胸主动脉瘤压迫气管。

（三）目的

1. 抢救生命，进行有效的人工或机械通气。

2. 保持呼吸道通畅，及时吸出气管内痰液或血液，防治患者缺氧和二氧化碳潴留。

（四）操作步骤

1. 操作前准备

（1）患者准备：护士帮助患者头部移至床边、仰卧、颈下垫软枕使头部向后仰，取下义齿，检查有无牙齿松动，松动明显可拔除，尤其是左侧上齿 1～4 颗，以防插管时脱落坠入。取体位时，注意保护好患者颈椎。

（2）环境准备：光线充足，安静，患者床单位周围宽敞，必要时用屏风遮挡，避免影响其他患者，避免患者着凉、保护患者隐私。

（3）用物准备：喉镜、气管导管、金属引导丝、润滑油、牙垫、丝绸胶布、一次性吸痰管、无菌手套、注射器、无菌生理盐水、呼吸气囊、听诊器、急救车、有创呼吸机、根据患者病情备好的镇静麻醉药物。

（4）护士准备：衣帽整洁、戴口罩，洗手及修剪指甲，戴好无菌手套；遵守医院感染控制相关要求。

2. 操作过程

（1）核对患者，评估患者病情，观察患者的生命体征、SpO_2、心电图。

(2)了解有无其他伴随疾病及原有插管史,向患者家属交代病情。

(3)检查患者的张口程度,颈部活动度,牙齿、咽喉部情况。

(4)选择合适的插管型号,评估插管深度,静脉通道是否通畅。

(5)把所要用的准备用物有序放置至床边,把床固定,防止移动,呼吸机设定初步相关参数。

(6)将呼吸气囊与面罩连接,接氧气;摆放体位:患者取仰卧位,用叠厚的床单抬高肩部,用抬颏压额法,开放气道,及时吸痰;观察 SpO_2,加压给氧:CE 手法用简易呼吸器面罩加压给氧 2 次,每次 500~800mL,约 1s,胸廓应有起伏,SaO_2 在 90%以上。

(7)另一个护士准备气管导管:选择相应规格的气管导管,用注射器注射 5mL 空气检查充气套囊是否漏气,在导管内放入导丝并塑型,在气管导管前端和套囊上涂好润滑油。按医嘱推注辅助用药,药量精确。

(8)医生位于患者头侧插管,护士在一旁协助固定体位,并随时做好吸引的准备。

(9)当有痰液或胃内反流物遮住气管口时立即将其吸出。在声门暴露不佳时,护士用手轻压患者喉结处,使气管向下以暴露声门裂,使导管顺利通过气管。

(10)确认导管位置:插管进入气道,协助取下铜丝,护士立即用复苏囊连接气管导管加压给氧,医生则用手固定住气管导管,同时听诊两肺呼吸音是否对称,调整气管导管位置,直至确认导管位置恰当后向气囊注气。

(11)固定导管:一手固定导管,另一手放置牙垫,牙垫缺口对准导管,放好牙垫,使不能压迫口唇,一手固定导管牙垫,另一手固定第一条胶布,固定第二条胶布时可放松手对导管牙垫固定,胶布的四端分别在双侧下颌角和颧骨。

(12)连接呼吸机:调整呼吸机参数,接呼吸机调整呼吸机回路管位置。全面掌握呼吸机的性能,如呼吸机的声音、节律是否异常,发现异常及时调节或更换。注意观察患者胸廓起伏、神志、面色、周围循环,观察有无自主呼吸,是否与呼吸机同步,否则应设法调整。

(13)协助患者摆好体位,整理床单位,做好气管插管深度的标记,在护理记录单上记录。

(14)整理用物,用后的物品按消毒隔离处理,并补充用物。准备气管插管用物,使其处于备用状态。

(五)操作要点

1.操作前应检查各用物处于功能状态。

2.向患者及家属做好解释工作,签署知情同意书。

3.如遇患者躁动厉害或牙关紧闭,护士则遵医嘱静脉推注镇静类药物,反应过强可静注肌肉松弛剂。

4.气囊注气 4~5mL,一般认为,气囊压力以维持在 20~30cmH_2O 为宜,能有效避免误吸的发生和气管黏膜的损伤。

5.选用黏性强的丝绸胶布交叉固定,防止脱管的发生。

(六)注意事项

1.配合操作时密切观察患者的全身情况,如发现心律失常、心搏停止,即予电除颤或胸外按压。

2.医生操作不成功时,暂时停止气管插管,立即给予呼吸囊面罩加压通气。

3.不合作患者操作时须按医嘱及时给予镇静剂或肌肉松弛剂。

4. 插管时遇胃内容物反流或挑起会厌后发现气管口痰液多时，护士立即吸引干净，使插管视野清晰。

5. 气管插管成功后，护士即可用简易呼吸器加压给氧，医生便可腾出手来戴听诊器并听诊两肺呼吸音，调整好导管位置便可进行固定。

6. 整个操作过程中注意无菌操作。

7. 平时要加强对气管插管用物的检查，使之处于备用状态，一旦发现患者血氧饱和度下降要及时查找原因，当血氧饱和度低于 90%时，做好插管用物及药品的准备，尽量缩短插管时间。

六、无创呼吸机的使用

经鼻面罩无创正压通气(noninvasive positive pressure ventilation，NPPV)是指通过鼻面管将呼吸机与患者相连，由呼吸机提供正压支持而完成的人工通气方式。

(一)适应证

1. COPD 因合并感染病情急剧恶化者。

2. 重症哮喘发作。

3. 呼吸衰竭早期。

4. COPD 患者的康复。

5. 心肺复苏时。

6. 各型肺水肿时。

7. 全身麻醉苏醒期呼吸支持。

8. 急性呼吸窘迫综合征(ARDS)。

9. 重症肌无力。

10. 气管插管拔管后序贯治疗。

(二)禁忌证

1. 大咯血。

2. 鼻出血、面部创伤者。

(三)目的

1. 维持适当通气　使肺泡通气量达到正常水平。

2. 改善气体交换功能　通过呼气末正压将二氧化碳排出体外，提高氧气输送，将动脉二氧分压水平维持在基本正常范围内。

3. 减少呼吸功，降低呼吸肌氧耗，改善其他重要器官或组织氧气供应。

(四)操作步骤

1. 操作准备

(1)环境准备：环境清洁、整齐、舒适。

(2)物品准备：呼吸机、氧气、呼吸机管道、无菌蒸馏水。

(3)护士准备：患者了解呼吸机的使用目的及注意事项，取半卧位或坐位。

2. 操作过程

(1)核对床号、姓名、了解患者病情，观察患者意识、呼吸、缺氧程度、配合程度及心理反应，做好解释工作，以取得配合。

(2)正确连接呼吸机管道和湿化装置,连接电源,观察呼吸机运转情况。

(3)根据病情需要,调节通气参数。

(4)将呼吸机与患者连接,观察患者病情及配合情况、呼吸机运转情况。

(5)根据血气分析及病情及时调整呼吸机参数。

(6)停用呼吸机:将呼吸机管道与患者分离,再关机,切断电源,协助患者取舒适卧位,正确处理用物,洗手、记录。

(五)操作要点

1. 向患者耐心讲解在治疗过程中可能出现的各种感觉,帮助患者正确区分和客观评价所出现的症状;在治疗过程中可能出现的相应问题及护理措施,如鼻罩、面罩可能使面部有不适感,在使用鼻罩时要闭口呼吸,注意咳痰和减少漏气等。

2. 无创呼吸机治疗时,湿化器需用蒸馏水,否则长期使用罐底有沉淀物。每次使用前将蒸馏水 200mL 倒入湿化器内,使气体先湿化气道,以防呼吸道干燥,并根据季节、室内温度、适度来调节湿化器。

3. 根据患者病情变化随时调整通气参数,最终以改善气促、减慢呼吸频率、增加潮气量和改善动脉血气为目标。

(六)注意事项

1. 通气不足　管道漏气或者阻塞均可造成潮气量下降。肺部顺应性下降的患者如果使用潮气量偏小,可造成通气量不足。

2. 通气过度　潮气量过大,呼吸频率太快可造成通气过度,短期内排出大量二氧化碳,导致二氧化碳分压骤降和呼吸性碱中毒。

3. 肺部气压伤　如果气道压力过大或潮气量过大,或患者肺部顺应性差,原患肺气肿、肺大疱等,容易发生肺部气压伤。

4. 胃肠道并发症　患者张口呼吸,上气道压力超过食管贲门压力,造成胃肠道胀气,应避免吸气压力过高,告知患者闭口经鼻吸气,胃肠道术后患者,尽量避免使用。

七、有创呼吸机的使用

有创呼吸机是一种人工的机械装置,用以辅助或控制患者的自主呼吸运动。它通过有创的方式将呼吸机与患者呼吸道相连接,吸气时呼吸机通过一定的正压力把气体压进人的肺部,呼气时机器给予负压力使人将 CO_2 沿有创呼吸管路经有创呼吸机出气阀排出体外完成一次呼吸,进而达到肺内气体交换的功能。

(一)适应证

1. 各种原因导致的中枢性与周围性呼吸衰竭者。

2. 呼吸肌无力或麻痹状态。

3. 心肺复苏、心脏手术时。

(二)禁忌证

肺大疱、急性心肌梗死伴心功能不全者。

(三)目的

1. 改善通气功能,维持呼吸道内气体的流动,达到足够的潮气量。

2. 改善换气功能,由于气道内正压可使部分萎陷的肺泡扩张,增加气体交换面积。

3.减少呼吸肌做功，呼吸机替代呼吸肌做功，减少了呼吸肌的负荷，使氧耗量降低，有利于呼吸肌疲劳的恢复。

（四）操作步骤

1.操作前准备

（1）病情评估：意识状态、生命体征、血气分析、体重、有无自主呼吸等。

（2）患者准备：意识清楚患者向其解释操作目的，并取得患者知情同意，做好心理护理，减轻心理负担；意识清楚但不愿意配合且烦躁的患者约束带保护；昏迷患者无需特殊准备。

（3）用物准备：治疗盘1个，弯盘1个，有创呼吸机及配套管道与湿化装置1套，螺纹接头1个，无菌手套1副，各类气管插管型号，牙垫1个，丝绸胶布，10mL空针1个，喉镜，吸痰盘与负压吸引装置，呼吸气囊。

（4）护士准备：衣帽整洁、戴口罩，洗手及修剪指甲。

（5）环境准备：检查操作环境是否适宜。

2.操作过程

（1）携物品至患者床旁并进行身份核对；核对无误，准备体位，一般取半卧位（30°～45°）。

（2）呼吸机准备

①连接呼吸机电源、空气源、氧源。

②连接呼吸机管路。

③向湿化器罐内加入灭菌注射用水至标志线，调节湿化器温度，预设吸气气流温度35～38℃。

④开机进行使用前自检。

⑤检查无误后连接模拟肺进行试机，并遵医嘱设定呼吸机参数。

（3）人工气道准备

①经口或经鼻行气管插管者：检查导管插入深度，固定妥当，导管球囊封闭完好，球囊压力适中，导管通畅。

②经颈部行气管切开术置入气管套管者：检查气管套管固定是否完好，套管球囊封闭是否完好，球囊压力是否适中，导管是否通畅。

（4）将呼吸机与人工气道连接。

（5）初始观察患者使用效果，评估呼吸机参数是否需再次调节。

（6）1～2h后复查动脉血气分析，进行参数调节。

（7）记录护理记录单。

（8）撤机指征：评估患者。

①患者感染控制，循环平稳。

②呼吸功能明显改善，自主呼吸增强，咳嗽有力，能自行排痰，断开呼吸机无呼吸困难、缺氧及二氧化碳潴留表现，降低患者呼吸支持量后患者能自主代偿。

③肺活量$>15mL/kg$，最大吸气负压$\leqslant -30cmH_2O$。

④血气分析在一段时间内正常。

（9）将呼吸机与人工气道分离，将呼吸机调至待机状态，关闭电源，分离关闭供氧、供气系统。

（10）记录护理记录单。

(11)分离呼吸机管道和部件进行清洗、消毒。

(五)操作要点

1. 烦躁患者约束带保护,以防非计划内拔管。

2. 半卧位有利于患者呼吸运动,有利于防止胃内容物反流;但是血流动力学不稳定者取头低足高位以保证大脑等主要脏器供血。

3. 选择ICU病房操作,配备急救仪器(除颤仪,心肺复苏机)和急救药品及气管插管麻醉药物。

4. 参数设置

(1)通气模式选择:IPPV、SIMV、CPAP、BIPAP、PSV等。

(2)氧浓度:根据动脉血气分析结果,呼吸衰竭类型设置,一般以40%氧浓度为宜,病情需要高浓度氧时可酌情增加,但不宜长时间超过60%,以免造成氧中毒。

(3)潮气量:成人一般8~12mL/kg。呼吸频率:成人一般为12~18次/min,潮气量与呼吸频率决定通气量,需避免通气不足及过度通气。

(4)吸呼时间比:1∶(1.5~3)。

(5)呼气末正压:上限没有共识,下限常在P-V曲线拐点处。

(6)触发方式:压力触发和流量触发。

(六)注意事项

1. 禁忌证和相对禁忌证　气胸及纵隔气胸未行引流者,肺大疱及肺囊肿者,低血容量休克未补充血容量者,严重肺出血者,气管食管瘘者,缺血性心脏病及充血性心力衰竭者。

2. 生命体征监测　机械通气后生命体征变化情况,包括中枢神经功能,循环功能,胃肠功能,肾功能等。

3. 呼吸功能监测　气道压力,潮气量,SpO_2指标,动脉血气分析,综合评估通气,氧合及酸碱状态,肺部呼吸音,判断气道通畅情况等,适时清除气道分泌物,观察分泌物性状等。

4. 呼吸机监测　观察呼吸机是否正常工作,各种设置有无异常变动,管道连接紧密,各种导线、传感线有无松脱,湿化是否合适且是否正常运行,及时清除报警原因等。

5. 插入深度过深易出现单侧通气,过浅易造成患者呕吐等刺激不适感并易发生非计划内脱管。

6. 球囊充气过满易导致气道黏膜压伤,过少易造成封闭不全,气体泄漏,误吸。

7. 评估人机配合程度,若出现人机对抗必须谨慎使用肌松剂及镇静剂,合理控制镇静深度。

8. 先将呼吸机调至待机再关闭电源,可延长呼吸机使用寿命。

八、内科胸腔镜检查术的护理

内科胸腔镜(medical thoracoscopy)是一项侵入性操作,主要用于经常规无创检查方法尚不能明确病因的胸腔积液患者的诊断及部分疾病的内科治疗,能够在直视下观察胸腔的变化并可进行胸膜各层活检,因此,这项技术的应用对肺胸膜疾病的诊断具有很重要的实际意义。

(一)适应证

常用于明确诊断及粘连松解及胸膜固定;费用低。

(二)禁忌证

1. 广泛的胸膜粘连(胸膜腔闭塞是本项检查的绝对禁忌证,因此严重胸膜粘连不宜进行检查)。

2.剧烈咳嗽或极度衰弱不能承受手术者。

3.严重的器质性心脏病、心律失常、心功能不全者。

4.严重的肺功能不全伴呼吸困难,不能平卧者。

5.严重的肺动脉高压(平均大于4.67kPa)、血液凝固障碍或血小板少于40×10^9/U或凝血酶原时间在40%以下者。

(三)目的

1.协助明确诊断。

2.协助治疗,如胸腔粘连松解术、胸膜固定术、支气管胸膜瘘的治疗,清除胸膜腔内异物。

(四)操作步骤

1.操作准备

(1)环境准备:环境清洁、整齐。

(2)物品准备

①备好手术用物:胸腔穿刺用物、无菌治疗巾8条、无菌圆碗、小手术包、消毒好的胸腔包、保护套、一次性手术衣、一次性帽子等。

②药物准备:葡萄糖500mL、利多卡因6支、咪达唑仑1支、肾上腺素2支、芬太尼1支。

③其他用物:吸氧装置、双腔鼻导管、电极片、心电监护仪、病历、CT片。

(3)护士准备:手术衣着装整齐、洗手、戴口罩。

(4)患者准备:

①已签署知情同意书,并有家属陪同。

②术前已禁食、备皮,现已排好大小便等候。

③核对患者姓名,并于健侧上肢建立好静脉通道。

2.操作过程

(1)术前10～30mm,给患者皮下注射阿托品0.5mg或肌内注射地西泮5～10mg。

(2)协助患者摆好体位,一般取健侧卧位。

(3)给予患者吸氧及心电监护,并固定好,病情观察,嘱咐患者不要讲话,注意观察患者的生命体征。

(4)配合医生留取标本并做好标记。

(5)协助医生消毒手术部位、冲洗内镜、铺好手术视野及操作台、套好内镜保护套、局麻等。

(6)标本及时送检。

(7)病情观察:术后观察患者的生命体征及胸痛情况。

(8)健康教育:患者术后2h后方可饮水,如无呛咳才可进食。

(9)清洗内镜:清水冲洗→晾干→戊二醛浸泡→清水冲洗→晾干→待用。

(10)消毒手术室:整理清洁手术室后,用紫外线照射半小时。

(五)操作要点

1.严格无菌操作,防止感染。

2.术中严密观察病情变化,一旦出现大量气胸、大量出血应立即处理。

3.操作前应向患者说明穿刺目的、注意事项及并发症。

（六）注意事项

1. 低氧血症　遵医嘱给予吸氧能纠正患者的低氧血症。

2. 出血　活检后出血多数可以自行止血，对于出血程度轻微的持续出血，可以采用电凝固来止血。血管损伤造成的出血，是引起死亡的主要原因，需要进行紧急开胸手术止血。

3. 气胸、支气管胸膜瘘　选择安全的穿刺点和小心地活检可以避免这一并发症。人工气胸造成的最危险的并发症是空气或气体的栓塞，发生率小于0.1%。

4. 肺不张　胸水吸引后复张性肺水肿，在胸腔镜期间完全吸出时，由于胸腔与大气相通，等量的气体很快会从胸壁穿刺套管中进入胸腔，使肺部不能完全复张。

5. 继发感染　术后观察患者有无发热，遵医嘱正确执行抗感染治疗。

九、纤维支气管镜检查术的护理

支气管镜检查是将细长支气管镜经口或鼻置入患者下呼吸道，直接观察气管和支气管病变，并根据病变进行相应的检查和治疗。广义的支气管镜检查包括经支气管镜病灶活检、支气管黏膜活检、经支气管镜透壁肺活检（transbronchial lung biopsy，TBLB）及经支气管镜针吸活检（transbronchial needle aspiration，TBNA）。大多数肺部及气道疾病，如肿瘤、间质性肺病、肉芽肿性疾病以及某些感染性疾病需要通过经支气管镜活检术来确定诊断，这是最常用的一项检查项目。

（一）适应证

1. 明确肺部肿块的性质。

2. 寻找可疑和阳性痰细胞的起源。

3. 顽固性咳嗽与不明原因的喘息、咯血。

4. 不明原因的肺不张。

5. 气管插管中的应用。

6. 清除气管、支气管的分泌物。

7. 肺部感染疾病中的应用。

8. 弥漫性肺部疾病的诊断。

9. 取异物。

（二）禁忌证

1. 一般情况差、体质虚弱，不能耐受支气管镜检查者。

2. 精神不正常，不能配合者。

3. 有慢性心血管疾病，如动脉瘤、急性心肌梗死、严重心律失常、严重心功能不全者。

（三）目的

1. 协助留取标本，以明确病因及诊断。

2. 进行气管内药物注射治疗和激光治疗，也可进行支气管内介入治疗等。

3. 做选择性支气管碘油造影能有针对性地显示支气管畸形扩张程度和范围。

（四）操作步骤

1. 操作准备

（1）环境准备：环境清洁、整齐。

（2）物品准备

①备好手术用物：无菌操作台、注药管、10mL 注射器 3 支、利多卡因 4 支、肾上腺素 1 支、冰盐水、活检钳、刷子、标本盒、玻片、培养瓶、病理单。

②备好抢救药物：硫酸沙丁胺醇、5%葡萄糖 500mL、输液管、止血带、肾上腺素、止血药、砂轮。

③其他用物：吸氧装置、鼻导管、胶布、吸引装置、心电监护仪、病例、CT 片。

(3)护士准备：衣着规范、洗手、戴口罩。

(4)患者准备：术前禁食禁饮 4h，术前 30min 肌内注射阿托品 0.5mg。

2. 操作过程

(1)核对患者的姓名及床号。

(2)协助患者摆好体位，一般取仰卧位。

(3)给予患者吸氧及心电监护，固定好并做好病情观察：嘱患者勿讲话，注意观察患者的生命体征。

(4)遵医嘱给药。

(5)配合医生留取标本并做好标记。

(6)术后观察患者的生命体征，有无胸痛和咯血情况。向患者交代术后 2h 方可饮水，如无呛咳方可进食，如出现胸痛或咯血量较多，应及时告知医护人员。

（五）操作要点

1. 检查前至少需禁食 4h 以上，以避免操作时误呛导致肺炎。

2. 操作过程中会从鼻腔提供氧气，以确保氧气的充足。

3. 操作时患者不可说话，以免声带受伤，但是操作过程中如有不舒服或是胸痛可以举手表示。

4. 检查后两个小时内，因为局部麻醉药效未退，应避免进食(包括喝水)，以免造成误呛，如两小时后喝水不会呛到才可进食。

5. 如有接受切片检查者，术后可能会有短暂少量的血痰或咯血，属正常的现象。

（六）注意事项

1. 如有下列情形，请立即告知医护人员：①咯血量较大，持续不停。②剧烈胸痛。③呼吸困难。

2. 管壁出血　出血是最常见的并发症。但一般情况下出血不多，无需处理；出血多时可用凝血酶或肾上腺素稀释后(1∶10000)局部用，明确出血点可给予 APC 局部电凝治疗。

3. 支气管破裂　治疗后患者出现纵隔或颈部皮下气肿，是扩张时气管破裂引起的。一般休息后绝大部分可以自愈。此时要注意让患者尽量减少咳嗽并给予预防感染治疗。

4. 喉头水肿　强行插入可能引起喉头水肿，重者出现呼吸困难，必要时需立即行气管切开急救。

5. 喘息及气道痉挛　支气管镜的刺激可能发生广泛的支气管痉挛，故对有支气管哮喘者，无论有无症状，均宜用氨茶碱预防治疗。

6. 食管—气管瘘、气管穿孔、气道梗阻窒息等，这些并发症多与治疗性支气管镜操作有关。

十、痰培养标本的采集

痰液是气管、支气管及肺泡分泌物的总称，主要由呼吸道的黏液腺和杯状细胞所分泌的黏液并混有呼吸道的一些脱落物和上呼吸道细菌等组成。痰液病原微生物检测是确诊呼吸道、肺部感染和感染性质的依据之一，通过痰液病原微生物的监测可以及时了解危重症患者呼吸道感染菌群，采取有针对性的护理方法，以及对症用药，以有效降低呼吸道的感染。

(一)适应证

留取标本明确诊断，查找病原学依据。

(二)禁忌证

无。

(三)目的

检查痰液中的致病菌，为选择抗生素提供依据。

(四)操作步骤

1.操作前评估

(1)全身情况：年龄、病情、治疗、用药、是否有特殊细菌感染等。

(2)配合程度：神志、心理状态、生活自理能力及排痰情况。如患者不能自行咳痰，则需要备吸痰相关用物。

(3)痰液的情况：操作前应评估痰液深度、颜色、性质、量、气味、黏稠度等。如患者痰液黏稠不易咳出或吸引，则可根据患者的情况给予叩背、雾化吸入、振动排痰等。

2.操作前准备

(1)患者准备

1)患者神志清楚时，告知其目的与注意事项，协助其刷牙、漱口。

2)当患者有气管插管与气管切开时，在吸取痰液标本前，需增氧避免吸痰时缺氧的发生。

(2)用物准备：根据不同患者的情况，按需准备用物。

1)自然咳痰法

①评估用物：治疗盘、听诊器。

②操作时用物：治疗车上层包括病历、化验单、检验标签、快速手消毒剂、听诊器、治疗盘(无菌痰培养杯 2 个、手套、弯盘)、卫生纸；治疗车下层包括医疗垃圾篓。

2)经人工气道吸引法

①评估用物：治疗盘(听诊器、气囊测压表)。

②操作时用物：治疗车上层包括病历、化验单、检验标签、快速手消毒剂、听诊器、治疗盘(无菌痰液采集器 2 个、无菌手套一双、弯盘)、气囊测压表、卫生纸；治疗车下层包括医疗垃圾篓。

(3)操作者准备：衣帽整洁、戴口罩、洗手，必要时修剪指甲，隔离患者时需穿隔离衣。

3.操作流程

(1)自然咳痰法

1)双人核对医嘱、化验单及标签。

2)洗手、戴口罩、备齐用物到患者床旁，再次核对患者身份，做好解释工作。

3)协助患者用清水漱口 3 次后，指导其深呼吸 5～6 次，在第 6 次呼吸末屏气，先浅咳一声，接着用力咳痰，尽量将气管深处的痰液咳出，留于痰培养杯中，并立即盖好盖子。避免口水、鼻咽部分泌物、纸巾混留于痰杯内。

4)再次核对患者身份，与痰培养的标本信息无误后，送检。

5)洗手，取口罩，记录。

(2)经人工气道吸引法

1)双人核对医嘱、化验单及标签。

2)洗手、戴口罩、备齐用物到患者床旁，再次核对患者身份，做好解释工作。

3)将呼吸机调至智能吸痰状态，使患者吸纯氧 2～3min，观察血氧饱和度的变化，避免患者因操作而缺氧。

4)调节中心吸引压力至 33～40kPa，指导神志清楚患者进行深呼吸，打开一次性吸痰包，铺好无菌治疗巾，一手戴手套，一手持集痰器，连接负压后，再插入患者气道内吸取深部痰液至痰液采集器内。

5)吸痰过程中观察患者痰液情况，血氧饱和度，生命体征变化情况。

6)再次核对患者身份，与痰培养的标本信息无误后，送检。

7)洗手，取口罩，记录。

(五)操作要点

1. 痰液不易咳出者，可配合雾化吸入、胸背部叩击等方法导痰，先雾化后咳痰。

2. 自然咳痰法留取标本时，最好在清晨未进食前及用药前留取(痰量多、含菌量多)。

3. 经气管插管或气管切开的患者采集痰标本时，必须进行深部吸引，采用一次性痰液采集器时，不能用无菌生理盐水冲洗吸痰管，否则会稀释痰液。

(六)注意事项

1. 吸痰过程中注意观察患者生命体征变化，缺氧时暂停留取痰标本。

2. 选择型号合适的吸痰管，吸痰管外径应不超过气管插管的 1/2。

3. 吸痰动作应轻柔、准确、迅速，吸痰时间不超过 15s。

4. 采集的标本应立即送检。

十一、经皮动脉穿刺采集血标本

经皮动脉穿刺采集血气标本，简称血气分析，是利用血气分析仪器测定血液酸碱度、氧气、二氧化碳等气体，以及 K^+、Na^+、Ca^{2+} 含量的方法，是临床上判断呼吸衰竭类型和程度的重要依据。

(一)适应证

血气分析适用于进行动脉血气分析的患者。

(二)禁忌证

血气分析无绝对禁忌证。

(三)目的

1. 判断呼吸功能　动脉血气分析是判断呼吸衰竭最客观的指标，根据动脉血气分析可以将呼吸衰竭分为Ⅰ型和Ⅱ型。

2. 判断酸碱失衡　动脉血气分析是检测肺换气功能的重要项目，主要指标包括动脉血氧分压、动脉血二氧化碳分压、pH 值、标准碱、缓冲碱、剩余碱。根据上述指标判断有无缺氧及其程度，有无酸碱失衡及其失衡的类型、程度等，可为手术、麻醉、危重症患者的监护及抢救提供重要依据。

（四）操作步骤

1. 操作准备

（1）环境准备：环境整洁，干净。

（2）物品准备：治疗盘、治疗巾、皮肤消毒剂、棉签、手套、2mL 注射器、肝素生理盐水（NS100mL＋肝素 10000U，1mL 此溶液相当于 1mg 肝素）、棉皮塞、铺无菌治疗巾的治疗盘、核对药物。抽取少量肝素液湿润注射后排尽，置于治疗盘内，如使用血气针，则不备肝素和橡胶塞。

（3）护士准备：衣着规范整洁，洗手。

（4）患者准备：患者安静休息，记录当时体温、吸入氧浓度，如病情许可，最好停止吸氧30min，若为机械通气，应记录好各种参数。桡动脉穿刺患者体位不受影响，以患者舒适，采血方便为宜；肱动脉穿刺患者取坐位或平卧位；股动脉穿刺患者取平卧位。

2. 操作过程

（1）核对床号、姓名、检验项目，向患者解释，取合适体位。

（2）选择穿刺部位，常用部位为桡动脉、肱动脉、股动脉、足背动脉等。

（3）动脉采血：触摸动脉搏动最明显处，戴手套，患者皮肤消毒，术者以中指、食指固定动脉，持注射器或采血针在两指间与动脉走向成 45°进针，若取股动脉，则 90°进针。

（4）穿刺成功后，采血 1～2mL，拔针后，将斜面刺入橡皮塞内，轻轻转动注射器，使血液与肝素充分混匀，防止凝血，若注射器内有气泡，则应尽快排出，用无菌棉签压迫穿刺点 5～10min。

（五）操作要点

1. 操作时严格执行三查七对和无菌操作原则。

2. 在海平面大气压、安静状态下采集，如饮热水、洗澡、运动后需休息半个小时取血。

3. 患者体温及血红蛋白浓度对结果又有一定的影响，故采血前应预先测定患者的体温及血红蛋白浓度。

4. 使用呼吸机或吸氧者如病情许可，可中止机械呼吸或停止吸氧后 20～30min 采血；危重且不能停止呼吸机或吸氧时，应在申请单上特别注明吸氧浓度、机械通气参数。

5. 采取动脉血气标本时，必须防止空气的混入，采血完毕后如有气泡，绝对不能回抽，应立即排除气泡。采集后立即轻轻转动或揉搓，使血与抗凝剂混合，防止凝血。

6. 标本采集后立即送检，若不能及时送检，应保存在 4℃环境中，不得超过 2h。

7. 采血时间宜选在清晨空腹或饭后 2h，因为饭后迷走神经兴奋，胃黏膜碳酸酐酶作用加强，胃壁细胞向胃液中分泌 H^+，同时大量的 HCO_3^- 进入血液，此现象为“碱潮”，如果此时采血，则影响检测结果。

（六）注意事项

1. 皮下血肿　进入动脉后，若在同一部位反复穿刺会刺破血管壁，引起出血。对有凝血功能障碍、服用抗凝剂及溶血栓治疗的患者应延长压迫时间，直至确保无出血。如肿胀局限，不影响血流，可暂不行特殊处理；若肿胀加剧，可用硫酸镁湿敷。

2. 感染　穿刺时应严格无菌操作，避免在皮肤感染的位置穿刺。如已发生感染，除对症治疗外，还应根据医嘱使用抗生素抗感染。

3. 筋膜间隔综合征及桡神经损伤　患者穿刺处出现肿胀、发凉、张力增高等情况时，应检查肿胀肢体的血流、感觉、运动情况，如肢体双侧温差在 3℃ 以上，筋膜间室压强大于 30mmHg 时应行手术处理。

4. 假性动脉瘤形成　反复多次的桡动脉和足背动脉穿刺后，血液通过破裂处进入周围组织形成血肿，表面被内皮覆盖，形成假性动脉瘤。假性动脉瘤易活动，血管表浅，管壁薄，应嘱患者避免摩擦引起破裂出血。假性动脉瘤较大而影响功能者，可采用手术治疗。

5. 动脉痉挛　动脉外膜总交感神经纤维过度兴奋，引起管壁平滑肌的持续收缩，使血管呈细条索状，血管内血液减少甚至完全阻塞。当患者出现肢体麻木、发冷、缺血、远处动脉搏动消失或减弱等症状时，应暂停操作，局部热敷。

十二、红外线检测呼气末二氧化碳的使用

呼气末二氧化碳分压是呼气终末气体中所含的二氧化碳分压，正常值为 35～45Hg。呼气末二氧化碳监测为一种无创性持续监测肺泡二氧化碳压力或浓度的方法。由于二氧化碳的弥散能力强，并且呼气末气体常为肺泡气，在无明显心肺疾病且 V/Q 正常时，呼气末二氧化碳分压可反应动脉血二氧化碳分压，与动脉血二氧化碳分压有很好的相关性。

（一）适应证

需持续监测肺泡二氧化碳压力或浓度者。

（二）禁忌证

严重 V/Q 失调的患者。

（三）目的

1. 临床上通过监测呼气末二氧化碳分压可反映动脉血二氧化碳分压的变化，以监测患者的通气功能。呼气末二氧化碳分压还可以反映患者的代谢与循环状态。

2. 用于非气管插管的患者，特别是小儿，能连续监测危重患者的呼气末二氧化碳分压（$PETCO_2$），可减少抽取动脉血的次数，减少患者的痛苦。

3. 判断气管插管的位置是在气管还是在食管内。

4. 及时发现呼吸机的机械故障。

（四）操作步骤

红外线测试法该法属无创性监测，即将红外线测试传感器置于患者呼出管道的近患者端，持续监测呼出气体中的呼气末二氧化碳分压，并通过显示仪显示测得的具体数据和波形。此方法临床应用较多。

操作过程：

1. 核对患者身份信息，并做好解释工作。

2. 评估患者，选择合适的传感器，红外线传感器分成人与小儿两种，体重 30kg 以下者，应使用小儿传感器。

3. 打开分析仪的开关，检查传感器的灯光是否发亮，然后再将传感器与患者的气管导管的接口处相连，不得漏气。

4. 经过几个呼吸周期后，红外线 CO_2 浓度分析仪的显示屏上，就会出现稳定的波形和具体的数据。

5. 洗手，记录。

（五）操作要点

1. 传感器由气体通道和红外线传感器组成，两者配装时要紧密，不得错位。

2. 传感器的进气口和出气口分别与呼吸机和患者的气道连接紧密，两者连接时不得倒装。

（六）注意事项

1. 为了能够精确测量，仪器使用前进行预热和校正。

2. 高浓度的 CO_2 能够使 $PaCO_2$ 读数升高，用 95%的样时，$PaCO_2$ 假性增加 6%左右。

十三、胸腔穿刺引流术的护理

胸腔穿刺引流术是利用专业导管将聚集于胸腔的积液引流出体位，以减轻积液对患者肺部及胸腔的压迫，以缓解患者临床症状的一项操作。

（一）适应证

肿瘤等原因所致的反复持续出现的大量胸水，胸水未被包裹或分隔，胸水一次抽不净，而且会持续生成或者需要反复穿刺、冲洗、注药的患者。

（二）禁忌证

1. 病情垂危者，有严重出血倾向者。

2. 顽固性咳嗽，不能耐受此项操作者。

3. 穿刺部位有炎症病灶者。

4. 对麻药过敏者。

（三）用物

一次性中心静脉导管套装、无菌手套、5mL 注射器、2%利多卡因、螺口带调节器引流袋、无菌输液接头、透明敷贴、胶布。

（四）操作步骤

1. 胸水超声定位明确穿刺部位，明确局部有无包裹、粘连、分隔等。

2. 根据 B 超定位为患者取合适体位，常让患者取面向靠背椅的骑跨位，双臂交叉置于椅子背上，下颌置于前臂。

3. 为确保患者安全，请在心电监护下执行此操作。

4. 常规皮肤消毒，消毒面积以穿刺点为中心直径超过 15cm。打开中心静脉导管包，戴无菌手套，铺巾。

5. 2%利多卡因逐层浸润麻醉至胸膜腔。

6. 持注射器沿麻醉点进针至回吸有胸水流出。

7. 通过蓝空针针芯置入导引钢丝（弯头朝前），深度弯头超过蓝空针针尖即可，不要过深以免导丝打折，固定导丝不动拔出蓝空针。

8. 沿导引钢丝置入扩皮器扩皮，注意力度适当，不要暴力拔出扩皮器。

9. 沿导丝置入静脉留置软管，深度 10～15cm 均可，宁深勿浅，逐渐往外拔管以最佳引流状态为宜，透明敷贴固定导管。导管开口连接无菌输液接头后外接螺口引流袋，胶布固定。

10. 每次放液或注药完毕后，用封管液正压封管以防引流管堵塞（特别是当引流液为血性时）。

（五）操作注意事项

1. 术前完善胸部X线及胸腔B超定位，胸穿前一定要在床边核对胸片和患者的定位点，这样可以避免定位错位时造成的严重后果。

2. 消毒、铺巾、戴手套后，局麻前要再次触摸肋骨的位置，以明确穿刺点以提高成功率。

3. 尽量选择肋间隙中间进针，沿着下一肋上缘进针比较安全。

4. 严格无菌操作，避免出现胸膜腔感染。

5. 当感觉穿刺受阻，穿刺针可能刺到骨头时，退针至皮下，微微调整穿刺方向后再继续进针。进针不可太深，避免损失肺组织，引起液气胸。

6. 抽液过程中密切观察患者反应，出现持续性咳嗽、气短、咳泡沫痰等情况或头晕、面色苍白、出汗、心悸、胸部压迫感或胸痛、晕厥的胸膜反应时，应立即停止操作，给予对症处理，必要时抢救。

7. 一次放液不可过多，诊断性抽液50～80mL即可。治疗性引流首次不可超过600mL，以后每次不可超过1000mL；如为脓胸，每次应尽量引流干净，若引流液浓稠不易引流，可灌注生理盐水后用注射器抽吸。

（六）护理

1. 心理护理　患者术前往往会有恐惧、紧张、焦虑的心理，害怕造成气胸、疼痛。应向患者及家属解释胸腔穿刺置管术的目的、操作过程、术中注意事项以及术后可取得的良好治疗效果，增强其信心，并针对不同层次患者的心理需求，予以耐心解答，有效的帮助患者解除紧张、忧虑、恐惧等，使患者主动配合穿刺。

2. 健康教育　嘱患者术前适量进食，避免空腹接受手术，临床实践证明，空腹穿刺比进食后不良反应发病率高，患者空腹时更易发生心悸等不适；咳嗽者术前口服镇咳药；精神紧张者给予镇静剂。同时向患者详细介绍此操作的安全性及有效性。解除患者不必要的紧张情绪，使患者在身心放松、安静的心态中接受治疗。

3. 术前准备　选择合适型号的中心静脉导管，同时备好氧气装置、肾上腺素、心电监护仪等抢救物品及药物。

4. 术中护理配合

（1）协助患者根据穿刺部位采取适当的体位，常规安排患者反坐在椅子上，嘱患者勿咳嗽和转动身体，以免针头刺破肺脏造成气胸。

（2）严密观察患者生命体征，当患者出现呼吸困难、头晕、冷汗、心悸、面色苍白、脉搏细数、四肢发冷等反应时应立即停止操作，协助患者平卧休息，监测患者脉搏及血氧饱和度、血压、心率等变化。

（3）一次抽液量不应过快过多，避免因过快过多抽液造成胸腔内压力骤减，发生肺水肿或循环障碍，必要时予以氧气吸入或遵医嘱用药。

（4）持续引流者应注意观察引流液颜色、性状及量，如出现抽液不畅，应及时查找原因，如引流管是否被阻塞，是否移位，及时发现并协助医师做好处理。

（5）术中注药者，应严格按医嘱核对无误后方可抽入注射器内备用，注药时先回抽，确定胸腔引流管在胸腔内后，再缓慢匀速地将药物注入胸腔内。

（6）对于术中仍有恐惧感的患者应进行充分安抚。如握住患者双手以增加其安全感，使患者尽量感觉舒适安全。

5.术后护理

(1)穿刺置管完毕,穿刺点局部充分消毒并予以无菌透明敷料固定,如穿刺点渗血较多可在穿刺点使用藻酸盐敷料加压包扎。

(2)操作完成后及时记录置管的时间、胸水颜色、性状及量及患者术中状态,协助患者平卧休息,严密观察患者有无生命体征的变化。待患者呼吸平稳,神态自如后方可下床活动。

(3)防止牵拉脱出,嘱患者翻身时保护引流管,防止扭曲。

(4)每班观察引流管情况、勤听呼吸音,以动态评估患者是否存在气胸及胸腔积液以及变化情况。

(5)定期换药,及时观察穿刺部位有无红、肿、热、痛,有无渗液、渗血,置管刻度有无变动。告知患者活动时需防止脱管等注意事项及管道意外滑脱时的紧急处理流程。常规每周换药一次,如果置管处渗液较多应及时更换敷料,防止感染。

(6)对注入化疗药的患者要观察穿刺点皮肤有无红肿、溃烂。指导患者每次注药后卧床30min,无不适后变换体位,可使药物充分与胸膜接触。灌注后要密切观察化疗药物的毒副作用,如有无胸痛及发热等不适。胸痛多为积液减少后脏层和壁层胸膜摩擦所引起,或由于导管或药物刺激所引起。必要时可给予药物止痛。

(7)低热不适反应,可于药物灌注后数天存在,未超过37.5℃时,可指导患者多饮用温开水,密切观察,直到反应自行消退时为止。如果患者体温超过37.5℃,应及时汇报医生,查找相关原因后对症处理。

十四、CT引导下肺活检穿刺术的护理

肺活检(lung biopsy)是指通过一定方法取出肺活体组织进行的组织学检查。其方法有三种。①经胸壁针刺肺活检,方法简便,但取组织较少,有时难以诊断,且有发生气胸、出血、疾病扩散等并发症的可能。②经纤维支气管镜肺活检,操作方便安全,可多次施行,这种检查是肺部疾病诊断的一大进展。③剖胸肺活检,取组织较多,观察清晰,确诊率最高,但创伤大,不能多次进行。

肺活检对许多肺部疾病有重要的诊断价值。经皮肺穿刺活检术越来越广泛地应用于临床肺部疾病的诊断。但是,由于受到初期各种条件的限制,如放射学、病理学、穿刺器械等,使得该检查方法并未在临床上得到较大的开展。

近年来,随着多学科合作技术的广泛开展,X线模拟定位机、CT横断层扫描机已广泛应用于临床辅助诊断,特别是CT横断层扫描技术已广泛应用于肺部占位性病变的诊断。CT引导下经皮穿刺肺活检诊断肺部疾病适用范围广,临床应用最多。CT横断层扫描有良好的空间分辨率和密度分辨率,可准确显示病灶的大小、位置及内部情况,以及与血管等周围结构的解剖关系,尤其适用于定位难度大、病灶在肺门及纵隔附近者。CT引导下穿刺精确度高,对于0.5～1cm的病灶也可在CT导引下成功活检。因此对常规方法未能确诊的肺部结节病变、空洞病变、双肺弥漫性病变及纵隔肺门占位性病变,应用CT引导下肺穿刺抽吸和切割针活检能取得较满意的结果。尤其直径＜2cm肺部结节活检的准确性较高而并发症较低,可作为肺内孤立性小结节灶定性诊断的首选方法,其操作简单、安全、可靠。

(一)目的

通过活检取得细胞学组织学资料可作出定性诊断和鉴别诊断,对于治疗方案的选择、制

定以及治疗后随访，预测预后等方面均具有重要作用。

（二）适应证

1. 肺部孤立病变，距离胸壁小于 6cm 的周围性病变的鉴别诊断。

2. 肺部多发病变、肺部弥漫性病变的鉴别诊断。

3. 胸腔积液、胸膜肥厚性病变伴肺内实变的定性诊断。

4. 放疗、化疗前取得细胞组织学诊断。

5. 手术前提供参考依据，制定治疗计划。

（四）禁忌证

1. 严重肺气肿、肺纤维化、肺心病或心肌梗死者。

2. 肺内血管性病变，如动静脉瘘、动脉瘤。

3. 出血时间延长及接受抗凝治疗患者。

4. 肺动脉高压者。

5. 急性气道疾病。

6. 广泛肺大疱或穿刺区域有肺大疱。

7. 可疑肺包囊虫病。

8. 无法选择体位和不合作的患者。

（四）用物

胸穿包一个，10mL 注射器，18G～22G 各种型号的抽吸针、切割针或活检枪，标本瓶、载玻片等；活检车必须备有急救、止血药；CT 室内应备有氧气瓶、吸引器和急救车。

（五）操作步骤

1. 确定病灶最佳的穿刺点　先做 CT 扫描确定病灶最佳的穿刺点、进针深度和角度，而后进行穿刺活检。常规 CT 下不能直接观察进针状况，必须在确定进针点后估算进针深度及进针方向，进针后再次扫描确认后方可行穿刺活检。

2. 摆体位　穿刺体位根据病变的部位而定，摆好体位后做常规或病变区 CT 扫描，以确定穿刺层面和穿刺点。穿刺层面选择以病变中心层面为好，穿刺点选择原则为进针点到病灶的距离最短，应注意避开血管、叶间裂和肋间神经等。用光标测出皮肤进针点与病变的直线或最短距离、穿刺进针深度和角度。

3. 穿刺　常规消毒铺巾、局麻后先用胸穿针行皮肤及胸壁穿刺，然后令患者屏住呼吸用抽吸针进行穿刺。调整穿刺针方向只能在胸壁内进行，不要在穿过胸膜腔后调整，以减少气胸发生。使用抽吸针抽吸前，应再做 CT 扫描，核实针尖在病灶内，然后在病灶内做轻微扇形移动，快速上下穿刺，接 10mL 注射器抽吸、收集标本。穿刺和抽吸时，患者应屏住气。当确定切割针针尖位于病灶中央时，取出套针，接上切割针，张开远端切割缘，并加压采取标本，然后将针连同标本一起拔出。

穿刺时需注意：①选择好穿刺最佳层面，穿刺点准确，多点多向穿刺取样。②避免穿刺肿瘤坏死区。③实性肿块应在病变的中心区穿刺。④凡胸腔积液、胸膜肥厚伴肺内实变时，选择软组织密度区穿刺。⑤肺癌合并肺不张者，肺肿块区密度多高于肺不张区，当平扫不能区别时，须做增强扫描，肿块区呈增强改变。⑥穿刺标本须同时做细胞涂片和石蜡切片。⑦穿刺活检术后再做 CT 扫描，观察有无气胸、出血等并发症。

(六)并发症

胸部穿刺活检的并发症有气胸、胸膜腔出血、肿瘤的针道种植和其他器官的气体栓塞,实际上后两种情况非常罕见。国内外报道较为一致的术后并发症主要为气胸和肺内出血;而气胸是最常见的并发症,文献报告其发生率为 9%~44%,多在 10%左右,大多是少量气胸,无需处理可自行吸收,需做胸腔闭式引流的患者仅占 1.6%~14.3%;肺内出血 1~3 日可自行吸收,少数患者有痰中带血;大咯血和胸膜腔出血的发生率较低。并发症的发生与操作者的熟练程度、进针次数、穿刺针与穿刺点胸膜切线位的锐角度及肺气肿等因素有关。

(七)护理

1. 术前准备

(1)详细了解患者的病情,仔细阅读 CT、胸片,对病变部位、性质、深度有所了解。根据影像学检查结果,确定穿刺及进针方向、深度,并协助做好标记。估计可能出现的并发症,制定相应的护理措施,做到心中有数,有备无患。

(2)做好出、凝血时间及血小板计数测定。术前做心电图和肺功能等检查,掌握好穿刺适应证。

(3)对患有严重肺功能障碍、严重肺气肿、肺动脉高压、支气管扩张、凝血机制障碍、病灶周围存在肺大疱,体质极度衰竭者应慎做此项检查。

(4)术前 4h 禁食,防止因穿刺引起胸膜反应引发恶心呕吐。术前 1h 口服磷酸可待因 60mg,安定 10mg 肌内注射,能减轻胸膜反应。术前 20min 静脉注射 25%葡萄糖 100mL,能有效降低术中低血糖的发生率。

(5)术前常规建立留置静脉通道,以保证术中紧急情况下能及时给予药物及补液治疗。

(6)术前常规备止血药巴曲亭 2kU,带入手术室备用。

(7)心理护理:由于患者对肺穿刺不了解,会产生疑虑、恐惧、紧张心理,因此护理人员要耐心向患者及家属解释检查的目的、意义、操作程序及注意事项,取得患者的信任,消除负性心理,以良好的心态接受检查,密切配合保证穿刺成功。

(8)术前指导患者进行屏气训练,以保证手术顺利完成,减少术后并发症。穿刺应在平静呼吸下屏气时进行,对于咳嗽的患者术前服用镇咳药,穿刺时备好抢救药品和器械。

2. 术中护理

(1)采取合适体位并固定,防止穿刺过程中出现身体的移动。CT 引导下肺活检穿刺术一般为平卧位或侧卧位。

(2)消毒皮肤后,给予 2%的利多卡因 5~10mL 局麻。

(3)一般取 2~4 块送病理活检。

(4)术中应密切观察患者心率、呼吸、血压改变,必要时行心电监护、监测血氧饱和度。如出现呼吸困难及胸闷气促等不适反应,立即停止操作,给予氧气吸入并遵医嘱给予对症处理。如术中误伤血管导致严重出血应立即给予止血补液等急救处理。

3. 术后护理

(1)给予心电监护,如生命体征平稳,即常规使用 6h 后,停用心电监护,继续观察。

(2)氧气吸入。术后常规给予 6h 氧气吸入(3~5L/mm),特殊情况根据患者血氧饱和度动态调整。

(3)听诊双肺呼吸音评估双肺呼吸音是否清晰对称,严密观察病情变化,注意有无胸闷、胸痛、气促等症状及穿刺侧呼吸音的变化。询问穿刺医生患者术中是否顺利，是否有气胸及肺组织压缩程度。如有相应症状配合医生给予积极处理。

(4)观察伤口情况观察穿刺点敷料是否干燥，有无渗血情况。如无渗血，协助患者于穿刺后 48h 去除穿刺点敷料。

(5)遵医嘱给予术后止血及抗感染治疗。

(6)指导患者绝对卧位休息 6～8h，注意不可用力咳嗽。咳嗽较多时适当给予镇咳剂，警惕气胸的发生。避免剧烈咳嗽、避免用力屏气大便等诱发气胸因素。如无相关并发症，指导患者于穿刺后 4h 将床头抬高至 45°～60°，并可开始口服温开水，如无呛咳及出血情况于术后 6h 可给予流食，12h 后正常饮食。

4. 并发症护理

(1)气胸：气胸一般发生在术后 1h 内，偶尔可发生于 12～24h，少量气胸可不必处理，嘱患者卧床休息，少活动，均匀呼吸，经常巡视了解患者患侧呼吸音情况，气胸绝大多数于 1 周内自行吸收消失。个别患者出现呼吸困难，穿刺侧出现叩诊鼓音，听诊呼吸音消失。一旦出现上述情况，立即向医生汇报，配合医生胸穿排气。让患者保持安静，卧床、吸氧。

(2)咯血：一般为痰中带血或少量咯血，偶见大咯血及胸腔内出血。痰中带血一般 1～3 天后自行消失，小量咯血给予止血药，做好心理疏导，嘱患者安静休息，避免胸部剧烈运动和咳嗽。大咯血较为少见，一般与患者凝血功能差及穿刺部位与大血管与支气管相通有关。因此术后应观察患者有无活动性出血情况，一旦发生大咯血应立即通知医生并备好床头吸引及急救物品，让患者取患侧头低脚高卧位，高流量吸氧，防止血液流入对侧肺造成窒息。迅速消除患者口腔内、鼻腔内血液，保持呼吸道通畅。配合医生使用止血剂、镇静剂，或进行介入导管栓塞治疗。

(韩卫华)

第二节 慢性阻塞性肺疾病的护理

慢性阻塞性肺疾病(chronic obstructive pulmonary disease，COPD)简称慢阻肺，是以气流受限为特征的肺部疾病，其气流受限多呈进行性发展。慢阻肺主要累及肺部，与肺对有害气体或有害颗粒的异常炎症反应有关。一些已知病因或具有特征性病理表现的气流受限疾病，如支气管扩张症、肺结核、弥漫性泛细支气管炎和闭塞性细支气管炎等均不属于慢阻肺。

慢阻肺是一种严重危害人类健康的常见病、多发病，严重影响患者的生命质量，病死率较高，给患者、家庭以及社会带来沉重的经济负担。我国对 7 个地区 20245 名成年人进行调查，结果显示 40 岁以上人群中慢阻肺的患病率高达 8.2%。据“全球疾病负担研究项目(The Global Burden of Disease Study)”估计，2020 年慢阻肺将位居全球死亡原因的第 3 位。世界银行和世界卫生组织的资料表明，至 2020 年慢阻肺将位居世界疾病经济负担的第 5 位。

一、病因

慢阻肺确切的病因不清楚。

(一)吸烟

吸烟是慢阻肺最常见危险因素。烟草中含尼古丁、焦油和氢氰酸等化学物质，可以损伤气道上皮细胞，使纤毛运动减退和巨噬细胞吞噬功能降低；支气管黏液腺肥大，杯状细胞增生，黏液分泌增多，使气道净化能力下降；支气管黏膜充血水肿，黏液积聚，容易继发感染，慢性炎症及吸烟刺激黏膜下感受器，使副交感神经功能亢进，引起支气管平滑肌收缩，气流受限，烟草、烟雾还可使氧自由基产生增多，诱导中性粒细胞释放蛋白酶，抑制抗蛋白酶系统，破坏肺弹力纤维，诱发肺气肿形成。国外较多流行病学研究结果表明，吸烟人群肺功能异常的发生率与不吸烟人群相比明显升高。吸烟年龄越早，吸烟量越大，则发病率越高。

（二）职业性粉尘和化学物质

当职业性粉尘（二氧化硅、煤尘、棉尘等）及化学物质（烟雾、过敏原、工业废气和室内空气污染等）的浓度过大或接触时间过久，均可导致慢阻肺的发生。接触某些特殊物质、刺激性物质、有机粉尘及过敏原也可使气道反应性增加。

（三）空气污染

空气中的二氧化硫、二氧化氮、氯及臭氧等，为细菌感染创造条件。氯、氧化氮和二氧化硫等化学气体对气管黏膜有刺激和细胞毒性作用。空气中的烟尘或二氧化硫明显增加时，慢阻肺急性发作显著增多。其他粉尘也刺激支气管黏膜，使气道清除功能遭受损害，为细菌入侵创造了条件。

（四）生物燃料烟雾

生物燃料是指柴草、木头、木炭、庄稼秆和动物粪便等，其烟雾的主要有害成分包括碳氧化物、氮氧化物、硫氧化物和未燃烧完全的碳氢化合物颗粒与多环有机化合物等。使用生物燃料烹饪时产生的大量烟雾可能是不吸烟妇女发生慢阻肺的重要原因。生物燃料所产生的室内空气污染与吸烟具有协同作用。

（五）感染

呼吸道感染是慢阻肺发病和加剧的另一个重要因素，病毒和（或）细菌感染是慢阻肺急性加重的常见原因。儿童期重度下呼吸道感染与成年时肺功能降低、呼吸系统症状的发生有关。

（六）蛋白酶－抗蛋白酶失衡

蛋白水解酶对组织有损伤、破坏作用；抗蛋白酶对弹性蛋白酶等多种蛋白酶具有抑制功能，其中 α_1－抗胰蛋白酶（α_1－AT）是活性最强的一种，蛋白酶和抗蛋白酶维持平衡是保证肺组织正常结构免受损伤和破坏的主要因素，蛋白酶增多或抗蛋白酶不足均可导致组织结构破坏产生肺气肿。

（七）氧化应激

慢阻肺患者肺部氧化剂来源分内源性和外源性两种。内源性主要为巨噬细胞和中性粒细胞等炎症细胞释放的氧自由基，外源性主要是烟雾和空气污染。氧化物可持续损害细胞膜，引起抗蛋白酶失活、黏液过度分泌，促进炎症反应等。

（八）社会经济地位

慢阻肺的发病与患者的社会经济地位相关，室内外空气污染程度不同、营养状况等与社会经济地位的差异也许有一定内在联系。低体重指数也与慢阻肺的发病有关，体重指数越低，慢阻肺的患病率越高。吸烟和体重指数对慢阻肺存在交互作用。

（九）其他

如自主神经功能失调、呼吸道防御功能及免疫力降低、气温变化、营养不良等都可能参与慢阻肺的发生、发展。

二、病理生理

慢阻肺的病理改变主要表现为慢性支气管炎及肺气肿的病理变化。支气管黏膜上皮细胞变性、坏死、溃疡形成，纤毛倒伏、变短、不齐、粘连、部分脱落，缓解期黏膜上皮修复、增生，鳞状上皮化生、肉芽肿形成，杯状细胞数目增多、肥大、分泌亢进，腔内分泌物潴留，基底膜变厚、坏死，支气管腺体增生、肥大，腺体肥厚与支气管壁厚度比值常大于0.55～0.79(正常值为0.4以下)。

各级支气管壁有各类炎症细胞浸润，以浆细胞、淋巴细胞为主，急性发作期可见到大量中性粒细胞，严重者为化脓性炎症，黏膜充血、水肿、变性坏死和溃疡形成，基底部肉芽组织和机化纤维组织增生导致管腔狭窄，炎症导致气道壁的损伤和修复过程反复循环发生，修复过程导致气道壁的结构重塑，胶原含量增加及瘢痕形成，这些病理改变是慢阻肺气流受限的主要病理基础之一。

肺气肿的病理改变可见肺过度膨胀，弹性减退，外观灰白或苍白，表面可见多个大小不一的大泡，镜检见肺泡壁变薄，肺泡腔扩大，破裂或形成大泡，血液供应减少，弹力纤维网破坏，细支气管壁有炎症细胞浸润，管壁黏液腺及杯状细胞增生、肥大，纤毛上皮破损，纤毛减少，有的管腔纤细狭窄或扭曲扩张，管腔内有痰液存留，细支气管的血管内膜可增厚或管腔闭塞，按累及肺小叶的部位，可将阻塞性肺气肿分为小叶中央型、全小叶型及介于两者之间的混合型三类，其中以小叶中央型为多见，小叶中央型是由于终末细支气管或一级呼吸性细支气管炎症导致管腔狭窄，其远端的二级呼吸性细支气管呈囊状扩张，其特点是囊状扩张的呼吸性细支气管位于二级小叶的中央区，全小叶型是呼吸性细支气管狭窄引起所属终末肺组织，即肺泡管一肺泡囊及肺泡的扩张。其特点是气肿囊腔较小，遍布于肺小叶内，有时两种类型同时存在于一个肺内，称为混合型肺气肿，多在小叶中央型基础上，并发小叶周边区肺组织膨胀。

在慢阻肺的肺部病理学改变基础上，出现相应的慢阻肺特征性病理生理学改变，包括黏液高分泌、纤毛功能失调、小气道炎症、纤维化及管腔内渗出、气流受限和气体陷闭引起的肺过度充气、气体交换异常、肺动脉高压和肺心病，以及全身的不良效应。黏液高分泌和纤毛功能失调导致慢性咳嗽和多痰，这些症状可出现在其他症状和病理生理异常发生之前。肺泡附着的破坏使小气道维持开放能力受损，这在气流受限的发生中也有一定的作用。

随着慢阻肺的进展，外周气道阻塞、肺实质破坏和肺血管异常等降低了肺气体交换能力，产生低氧血症，并可出现高碳酸血症。长期慢性缺氧可导致肺血管广泛收缩和肺动脉高压，常伴有血管内膜增生，某些血管发生纤维化和闭塞，导致肺循环的结构重组。慢阻肺晚期出现肺动脉高压，进而产生慢性肺源性心脏病及心力衰竭，提示预后不良。

慢阻肺可以导致全身不良效应，包括全身炎症反应和骨骼肌功能不良，并促进或加重合并症的发生等，全身炎症表现有全身氧化负荷异常增高、循环血液中促炎症细胞因子浓度异常增高及炎症细胞异常活化等，骨骼肌功能不良表现为骨骼肌重量逐渐减轻等。慢阻肺的全身不良效应可使患者的活动能力受限加剧，生命质量下降，预后变差，因此它具有重要的临床意义。

三、临床表现

(一)症状

1.慢性咳嗽　通常为首发症状，初起咳嗽呈间歇性，晨间起床时咳嗽明显。以后早晚或整日均有咳嗽，但夜间咳嗽并不显著，少数病例咳嗽不伴有咳痰，也有少数病例虽有明显气流受限但无咳嗽症状。

2. 咳痰　一般为白色黏液或浆液性泡沫样痰，偶可带血丝，清晨排痰较多，急性发作期痰量增多，可有脓性痰。

3. 气短或呼吸困难　早期仅在劳动、上楼或爬坡时出现，后逐渐加重，晚期在穿衣、洗漱、进食等日常活动甚至休息时也感到气短，是慢阻肺的标志性症状。

4. 喘息和胸闷　部分患者特别是重度患者或急性加重时出现喘息。

5. 其他　晚期患者常见体重下降、营养不良、食欲减退等。

（二）体征

早期可无异常体征，随疾病进展出现以下体征。

1. 视诊　桶状胸，呼吸变浅，频率增快，严重者可有缩唇呼吸等。

2. 触诊　双侧语颤减弱或消失。

3. 叩诊　过清音，心浊音界缩小，肺肝界降低。

4. 听诊　双肺呼吸音可减低，呼气延长，可闻及干啰音，双肺底或其他肺野可闻及湿啰音，心音遥远，剑突部心音较清晰、响亮。

（三）病史

1. 危险因素　吸烟史、职业性或环境有害物质接触史。

2. 既往史　包括哮喘史、过敏史、儿童时期呼吸道感染及其他呼吸系统疾病。

3. 家族史　慢阻肺有家族聚集倾向。

4. 发病年龄和好发季节　多于中年以后发病，症状好发于秋冬、寒冷季节，常有反复呼吸道感染及急性加重史，随着病情进展，急性加重愈渐频繁。

5. 合并症　心脏病、骨质疏松、骨骼肌肉疾病和肺癌等。

6. 慢阻肺对患者生命质量的影响　多为活动能力受限、劳动力丧失、抑郁和焦虑等。

7. 慢性肺源性心脏病史　慢阻肺后期出现低氧血症和（或）高碳酸血症，可合并慢性肺源性心脏病和右心衰竭。

（四）慢阻肺的病程分期

1. 急性加重期　呼吸道症状超过日常变异范围的持续恶化，需改变药物治疗方案，在疾病过程中，常有短期内咳嗽、咳痰、气短和（或）喘息加重，痰量增多，脓性或黏液脓性痰，可伴有发热等炎症明显加重的表现。

2. 稳定期　咳嗽、咳痰和气短等症状稳定或症状轻微，病情基本恢复到急性加重前的状态。

（五）并发症

1. 慢性呼吸衰竭　常在慢阻肺急性加重时发生，其症状明显加重，发生低氧血症和（或）高碳酸血症，可具有缺氧和二氧化碳潴留的临床表现。

2. 自发性气胸　如有突然加重的呼吸困难，并伴有明显的发绀，患侧肺部叩诊为鼓音，听诊呼吸音减弱或消失，应考虑并发自发性气胸，通过 X 线检查可以确诊。

3. 慢性肺源性心脏病　由于慢阻肺肺病变引起肺血管床减少及缺氧致肺动脉痉挛，血管重塑，导致肺动脉高压，右心室肥厚扩大，最终发生右心功能不全。

4. 胃溃疡。

5. 睡眠呼吸障碍。

6. 继发性红细胞增多症。

四、辅助检查

(一)肺功能检查

判断有无气流受限，是诊断慢阻肺的“金标准”，对其严重程度评价、疾病进展、评估预后和治疗反应有重要意义。第一秒用力呼气容积占用力肺活量百分比(FEV_1/FVC)是评价气流受限的一项敏感指标，吸入支气管舒张剂后，$FEV_1/FVC<70\%$并排除其他疾病引起的气流受限即可确诊。肺总量(TLC)、功能残气量(FRC)和残气量(RV)增高，肺活量(VC)降低，表明肺过度充气。

(二)胸部X线检查

X线检查对确定肺部并发症及其与其他疾病(如肺间质纤维化、肺结核等)的鉴别具有重要意义。慢阻肺早期X线胸片可无明显变化，以后出现肺纹理增多和紊乱等非特征性改变。慢阻肺主要X线征象为肺过度充气，表现为肺容积增大，胸腔前后径增长，肋骨走向变平，肺野透亮度增高，横膈位置低平，心脏悬垂狭长，肺门血管纹理呈残根状，肺野外周血管纹理纤细、稀少等，有时可见肺大疱形成。慢阻肺并发肺动脉高压和肺源性心脏病时，除右心增大的X线特征外，还可有肺动脉圆锥膨隆，肺门血管影扩大及右下肺动脉增宽等。

(三)胸部CT检查

CT检查不作为慢阻肺的常规检查，高分辨率CT对有疑问病例的鉴别诊断有一定意义。

(四)动脉血气分析

早期无异常，晚期可出现低氧血症、高碳酸血症、酸碱平衡失调以及呼吸衰竭等改变。

(五)其他

慢阻肺的急性加重常因微生物感染诱发，当合并细菌感染时，血白细胞计数增高，中性粒细胞核左移，痰细菌培养可检出病原菌；常见病原菌为肺炎链球菌、流感嗜血杆菌、卡他莫拉菌等，病程较长，而且出现肺结构损伤者，易合并铜绿假单孢菌感染，长期吸入糖皮质激素者易合并真菌感染。

五、诊断

慢阻肺的诊断应根据临床表现、危险因素接触史、体征及实验室检查等资料，综合分析确定。任何有呼吸困难、慢性咳嗽或咳痰，且有暴露于危险因素病史的患者，临床上都需要考虑慢阻肺的诊断。诊断慢阻肺需要进行肺功能检查，吸入支气管舒张剂后$FEV_1/FVC<70\%$即可明确存在持续的气流受限，在排除了其他疾病后可确诊为慢阻肺。因此，持续存在的气流受限是诊断慢阻肺的必备条件。肺功能检查是诊断慢阻肺的“金标准”。凡具有吸烟史和(或)环境职业污染及生物燃料接触史，临床上有呼吸困难或咳嗽、咳痰病史者，均应进行肺功能检查。慢阻肺患者早期轻度气流受限时可有或无临床症状。胸部X线检查有助于确定肺过度充气的程度及其与其他肺部疾病的鉴别。

六、治疗

(一)稳定期治疗

1. 教育与管理　劝导患者戒烟，这是减慢肺功能损害最有效的措施。对吸烟患者采取多种宣教措施，有条件者可以考虑使用辅助药物。减少职业性粉尘和化学物质吸入，对于从事接触职业粉尘的人群如煤矿、金属矿、棉纺织业、化工行业及某些机械加工等工作人员应做好劳动保护。

2. 支气管舒张药　这是现有控制慢阻肺症状的主要措施。

(1)抗胆碱能药：这是慢阻肺常用的药物，主要品种为异丙托溴铵(ipratropium)气雾剂，雾化吸入，起效较沙丁胺醇慢，持续 6～8h，每次 40～80μg(每喷 20μg)，每天 3～4 次。

(2)β_2 肾上腺素受体激动剂：主要有沙丁胺醇(salbutamol)气雾剂，每次 100～200μg(1～2 喷)，雾化吸入，疗效持续 4～5h，每 24h 不超过 8～12 喷。特布他林(terbutaline)气雾剂亦有同样作用。

(3)茶碱类：茶碱缓释或控释片，0.2g，早、晚各一次；氨茶碱(aminophylline)，0.1g，每日 3 次。

3. 去痰药　对痰不易咳出者常用药物有盐酸氨溴索(ambroxol)，30mg，每日 3 次，或羧甲司坦(carbocisteine)0.5g，每日 3 次。

4. 糖皮质激素(略)

5. 长期家庭氧疗(LTOT)　对慢阻肺慢性呼吸衰竭者可提高生活质量和生存率。LTOT 指征：①$PaO_2 \leqslant 55mmHg$ 或 $SaO_2 \leqslant 88\%$，有或没有高碳酸血症。②PaO_2 55～60mmHg，或 $SaO_2 < 89\%$，并有肺动脉高压、心力衰竭水肿或红细胞增多症(血细胞比容＞0.55)。一般用鼻导管吸氧，氧流量为 1～2L/min，吸氧时间＞15h/d。目的是使患者在静息状态下，达到 $PaO_2 \geqslant 60mmHg$ 和(或)使 SaO_2 升至 90%。

6. 通气支持　无创通气已广泛用于极重度慢阻肺稳定期患者。无创通气联合长期氧疗对某些患者，尤其是在日间有明显高碳酸血症的患者或许有一定益处。无创通气可以改善生存率但不能改善生命质量。慢阻肺合并阻塞性睡眠呼吸暂停综合征的患者，应用持续正压通气在改善生存率和住院率方面有明确益处。

7. 康复治疗　康复治疗对进行性气流受限、严重呼吸困难而很少活动的慢阻肺患者，可以改善其活动能力，提高生命质量，这是慢阻肺患者一项重要的治疗措施。康复治疗包括呼吸生理治疗、肌肉训练、营养支持、精神治疗和教育等多方面措施。呼吸生理治疗包括帮助患者咳嗽，用力呼气以促进分泌物清除；使患者放松，进行缩唇呼吸及避免快速浅表呼吸，可帮助患者克服急性呼吸困难。肌肉训练有全身性运动和呼吸肌锻炼，前者包括步行、登楼梯、踏车等，后者有腹式呼吸锻炼等。营养支持的要求应达到理想体重，同时避免摄入高糖类和高热量饮食，以免产生过多二氧化碳。

(二)急性加重期治疗

1. 确定急性加重期的原因及病情严重程度。最多见的是细菌或病毒感染。

2. 根据病情严重程度决定门诊或住院治疗。病情严重的慢阻肺急性加重患者需要住院治疗。

(1)症状明显加重，如突然出现静息状况下呼吸困难。

(2)重度慢阻肺。

(3)出现新的体征或原有体征加重如发绀、意识改变和外周水肿。

(4)有严重的伴随疾病(如心力衰竭或新近发生的心律失常)。

(5)初始治疗方案失败。

(6)高龄。

(7)诊断不明确。

(8)院外治疗无效或条件欠佳。

3.支气管舒张药　药物同稳定期。有严重喘息症状者可给予较大剂量雾化吸入治疗，如应用沙丁胺醇 500μg 或异丙托溴铵 500μg，或沙丁胺醇 1000μg 加异丙托溴铵 250～500μg 通过小型雾化吸入器给患者吸入治疗以缓解症状。

4.控制性吸氧　发生低氧血症者可鼻导管吸氧，或通过文丘里(Venturi)面罩吸氧。鼻导管给氧时，吸入的氧浓度与给氧流量有关，估算公式为吸入氧浓度(%)＝21＋4×氧流量(L/min)。一般吸入氧浓度为 28%～30%，应避免吸入氧浓度过高而引起二氧化碳潴留。

5.抗生素　当患者呼吸困难加重、咳嗽伴痰量增加、有脓性痰时，应根据患者所在地常见病原菌类型及药物敏感情况积极选用抗生素治疗。如给予β内酰胺类/β内酰胺酶抑制剂，或给予第二代头孢菌素、大环内酯类或喹喏酮类。如门诊可用阿莫西林/克拉维酸、头孢唑肟 0.25g，每日 3 次、头孢呋辛 0.5g，每日 2 次、左氧氟沙星 0.2g，每日 2 次、莫西沙星或加替沙星 0.4g，每日 1 次；较重者可应用头孢曲松钠 2.0g 加于生理盐水中静脉滴注，每日 1 次。住院患者可根据疾病严重程度和预计的病原菌更积极地给予抗生素，一般多静脉滴注给药。

6.糖皮质激素　对需住院治疗的急性加重期患者可考虑口服泼尼松龙 30～40mg/d，也可静脉给予甲泼尼龙，连续 5～7 天。

7.辅助治疗　在监测出入量和血电解质的情况下适当补充液体和电解质，注意维持液体和电解质平衡，注意补充营养，对不能进食者需经胃肠补充要素饮食或给予静脉高营养；对卧床、红细胞增多症或脱水的患者，无论是否有血栓栓塞性疾病史，均需考虑使用肝素或低分子肝素进行抗凝治疗。此外，还应注意痰液引流，积极排痰治疗(如刺激咳嗽、叩击胸部、体位引流和湿化气道等)，识别及治疗合并症(如冠心病、糖尿病和高血压等)及其并发症(如休克、弥散性血管内凝血和上消化道出血等)。

8.机械通气　可通过无创或有创方式实施机械通气，无论何种方式都只是生命支持的一种手段，在此条件下，通过药物治疗消除慢阻肺急性加重的原因，使急性呼吸衰竭得到逆转。进行机械通气的患者应同时进行动脉血气监测。

(1)无创通气：根据病情需要可首选此方法，慢阻肺急性加重期患者应用无创通气可降低 $PaCO_2$，降低呼吸频率、呼吸困难程度，减少呼吸机相关肺炎等并发症和住院时间，更重要的是降低病死率和插管率。使用无创通气要掌握合理的操作方法，提高患者的依从性，避免漏气，通气压力应从低水平开始逐渐升至适当水平，还应采取其他有利于降低 $PaCO_2$ 的方法，提高无创通气效果。

(2)有创通气：在积极的药物和无创通气治疗后，患者的呼吸衰竭仍进行性恶化，出现危及生命的酸碱失衡和(或)意识改变时，宜用有创机械通气治疗，待病情好转后，可根据情况采用无创通气进行序贯治疗。

在决定终末期慢阻肺患者是否使用机械通气时，还需充分考虑到病情好转的可能性，患者本人及家属的意愿，以及强化治疗条件是否许可。使用最广泛的 3 种通气模式包括同步间歇指令通气(SIMV)、压力支持通气(PSV)和 SIMV 与 PSV 联合模式。由于慢阻肺患者广泛存在内源性呼气末正压，导致吸气功耗增加和人机不协调，因此，可常规加用适度的外源性呼气末正压，压力为内源性呼气末正压的 70%～80%。慢阻肺患者的撤机过程可能会遇到困难,需设计和实施周密的撤机方案。无创通气也被用于帮助早期撤机,并取得初步的良好效果。

七、护理诊断/问题

1.气体交换受损　与呼吸道阻塞、肺组织弹性降低、通气和换气功能障碍、分泌物过多有关。

2.活动无耐力　与疲劳、呼吸困难、肺功能下降引起慢性缺氧及活动时供氧不足有关。

3.清理呼吸道无效　与呼吸道分泌物增多且黏稠、支气管痉挛、气道湿度降低有关。

4.营养失调(低于机体需要量)　与呼吸道感染致消耗增加、摄入减少、食欲降低、痰液增多、呼吸困难有关。

5.焦虑　与疾病呈慢性过程、病情逐渐加重、经济状况有关。

6.潜在并发症　肺部感染、自发性气胸、呼吸衰竭。

八、护理措施

1.病情观察　观察患者咳嗽、咳痰,呼吸困难的程度,密切观察痰液的颜色、性状、量,以及咳痰是否顺畅。监测水、电解质及酸碱平衡状况,进行动脉血气分析。

2.休息与活动　病情缓解期间,根据患者活动能力,进行适当的锻炼,以患者不感到疲劳、不加重症状为宜。可进行床上运动、打太极、慢跑、散步等。保持室内合适的温湿度。

3.氧疗护理　对呼吸困难伴低氧血症者,采用鼻导管低流量持续给氧,1～2L/min,每天氧疗时间不少于15h。氧疗有效的指标:患者呼吸频率减慢、呼吸困难减轻、心率减慢、发绀减轻、活动耐力增加。

4.用药护理　遵医嘱给予抗感染治疗,应用支气管舒张药物和去痰药,观察药物疗效和不良反应。

5.保持呼吸道通畅

(1)体位引流目的:借重力作用使痰液顺体位引出,保持气道通畅。技巧:患者可取前倾或头低位,以5～15min为宜,引流时护士协助叩击背部有助于排痰,极度衰弱、严重高血压、心力衰竭及意识不清等禁忌体位引流。

(2)有效咳嗽和排痰:目的:避免无效咳嗽,减少体力消耗。技巧:患者取坐位或侧卧位,叩击者手背隆起,手掌中空,手指弯曲,由下向上,由外向内轻轻叩击背部以助排痰。不可在乳房、脊柱、裸露的皮肤等部位叩打。

6.呼吸功能锻炼

(1)腹式或膈式呼吸法:腹式呼吸法指呼吸时让腹部凸起,吐气时腹部凹入的呼吸法。患者可以选择立位、半卧或平卧位。两膝半屈或在膝下垫一个小枕头,使腹肌放松,两手分别放在前胸和上腹部,用鼻子缓慢吸气时,膈肌松弛,腹部的手有向上抬起的感觉,而胸部的手原位不动。呼气时腹肌收缩,腹部的手有下降感。患者可每天进行练习,每次做8～10次,每天训练3～4次为宜,逐渐养成平稳而缓慢的腹式呼吸习惯。需要注意的是,呼吸要深长而缓慢,尽量用鼻而不用口。训练腹式呼吸有助于增加通气量,降低呼吸频率,还可增加咳嗽、咳痰能力,缓解呼吸困难。

(2)缩唇呼气法:缩唇呼气法就是以鼻吸气,缩唇呼气,即在呼气时,胸部前倾,口唇缩成吹口哨状，使气体通过缩窄的口缓缓呼出。吸气与呼气时间比例为1∶2或1∶3。要尽量做到深吸慢呼，缩唇程度以不感到费力为适度。每分钟7～8次，每天锻炼两次，每次10～20min。目的是避免气道过早关闭，改善肺泡有效通气量。

(3)呼吸体操

①单举呼吸：单手握拳并举起，举起时深吸气，放下时缓慢呼气(吸气∶呼气=1∶2或1∶3)或做缩唇呼吸。

②托天呼吸：双手握拳，有节奏地缓慢举起并放下，举起时吸气或呼气，放下时呼气或吸气。

③蹲站呼吸：双手自然放松，做下蹲动作同时吸气，站立时缓慢呼气。

(4)深呼吸训练：深呼吸，就是胸腹式呼吸联合进行，可以排出肺内残气及其他代谢产物，吸入更多的新鲜空气，以供给各脏器所需的氧分，提高或改善脏器功能。深呼吸训练具体方法是，选择空气新鲜的地方，每日进行2～3次。胸腹式联合的深呼吸类似瑜伽运动中的呼吸操，深吸气时，先使腹部膨胀，然后使胸部膨胀，达到极限后，屏气几秒钟，逐渐呼出气体。呼气时，先收缩胸部，再收缩腹部，尽量排出肺内气体。反复进行吸气、呼气，每次3～5min。

7.饮食护理　指导患者进高热量、高蛋白质、高维生素的软食，避免食用产气食物如豆类、土豆、胡萝卜、汽水等，避免食用易引起便秘的食物，如油煎食物、干果、坚果等，少量多餐；指导患者餐后不要平卧，有利于消化。患者便秘时，嘱其多饮水，多食纤维素多的食物和水果。提供良好的进餐环境，进食时半卧位，餐前、餐后漱口，以促进食欲。必要时静脉输液补充营养。

8.心理护理　护理人员应主动与患者沟通，倾听患者的诉说、抱怨，关注患者心理状况，确认患者的焦虑程度。进行疾病相关知识的讲解，与患者及家属共同制定康复计划，增强患者战胜疾病的信心。指导患者缓解焦虑、分散注意力的方法，如外出散步、听轻音乐、做游戏、按摩，或培养1～2种兴趣、爱好等。

九、健康教育

1.疾病知识指导　向患者及家属讲解慢阻肺相关知识，慢阻肺虽是不可逆的病变，但积极预防和治疗可减少急性发作，延缓病情，提高生命质量。指导患者避免各种可使病情加重的因素，劝导患者戒烟，避免粉尘和刺激性气体吸入，避免在通风不良的空间燃烧生物燃料，秋冬季节注射流感疫苗，避免到人群密集的地方，保持居室空气新鲜，发生上呼吸道感染时应积极治疗。

2.饮食指导　向患者及家属宣传饮食治疗的意义和原则，鼓励患者进食，与患者及家属共同制定患者乐意接受的高维生素、高蛋白质、高热量的饮食计划。避免进食产气食物，以免腹部胀气，使膈肌上抬而影响肺部换气功能。做到少量多餐，避免进食引起便秘的食物。

3.家庭氧疗　指导患者及家属家庭氧疗的方法，氧疗装置的清洁、消毒、更换等；注意用氧安全，做到四防"防火、防油、防热、防震"；了解氧疗的目的、必要性和注意事项。

4.加强锻炼　根据自身情况选择适合自己的锻炼方式，如散步、慢跑、游泳、爬楼梯、爬山、打太极拳、跳舞，可通过做呼吸瑜伽、唱歌、吹口哨、吹笛子等进行肺功能锻炼。

5.心理指导　指导患者保持心情舒畅，以积极的心态对待疾病，多进行有益身心愉悦的活动，以分散注意力，缓解焦虑。

6.其他　教会患者自我监测病情的方法，告知患者出现气促、咳嗽、咳痰等症状明显或加重时，应及时就医，以防病情恶化。告知常用药物的正确使用方法，避免滥用药物。

（韩卫华）

第三节　肺炎的护理

肺炎是指终末气道、肺泡和肺间质的炎症，可由病原微生物（细菌、病毒、真菌、寄生虫等）、理化因素（放射性损伤、化学物质、过敏反应等）等引起。

一、流行病学

尽管新的强效抗生素不断投入应用，但肺炎的发病率和病死率仍然很高，其原因可能有如下几点：病原体变迁；病原学诊断困难；不合理应用抗生素引起细菌耐药性增高；易感人群结构改变，如社会人口老龄化、吸烟人群的低龄化、医院获得性肺炎发病率增高、部分人群贫困化加剧等。老年人、伴有基础疾病或免疫功能低下者，如慢阻肺、应用免疫抑制剂、久病体衰、糖尿病、尿毒症、艾滋病等并发肺炎时病死率高。

二、病因与分类

以感染为最常见病因，如细菌、病毒、真菌、寄生虫等。还有理化因素、免疫损伤、过敏及药物等。

（一）按病因分类

病因学分类对于肺炎的资料有决定性意义。

1.细菌性肺炎　肺炎链球菌、金黄色葡萄球菌、甲型溶血性链球菌等需氧革兰阳性球菌；肺炎克雷伯杆菌、流感嗜血杆菌、铜绿假单胞菌等需氧革兰阴性杆菌；棒状杆菌、梭形杆菌等厌氧杆菌。

2.非典型病原体所致肺炎　支原体、军团菌和衣原体等。

3.病毒性肺炎　甲型和乙型流感病毒、腺病毒、呼吸道合胞病毒、冠状病毒等。病毒侵入细支气管上皮引起细支气管炎，波及肺间质与肺泡可导致肺炎。病变吸收后可留有肺纤维化。

4.真菌性肺炎　白念珠菌、曲菌、放射菌等。

5.其他病原体所致肺炎　立克次体（如Q热立克次体）、弓形虫（如鼠弓形虫）、原虫（如卡氏肺囊虫）、寄生虫（如肺包虫、肺吸虫、肺血吸虫）等。

6.理化因素所致的肺炎　放射性损伤引起的放射性肺炎，重者可发展为肺广泛纤维化。胃酸吸入引起的化学性肺炎；吸入刺激性气体、液体等化学物质，亦可引起化学性肺炎，重者出现呼吸衰竭。过敏原引起机体的变态反应或异常免疫反应时，也可出现轻重不一的呼吸系统症状。

（二）按患病环境和宿主状态分类

由于病因学分类在技术及实施上有困难，而在不同环境和不同宿主所发生的肺炎病原体分布和临床表现有不同的特点，处理和预后也有差异。因此，按患病环境分类可协助肺炎的诊治，已广泛应用于临床。可以将肺炎分为如下几种。

1. 社区获得性肺炎(community acquired pneumonia,CAP)　也称院外肺炎,是指在医院外罹患的感染性肺实质炎症,包括有明确潜伏期的病原体感染而在入院后平均潜伏期内发病的肺炎。传播途径为吸入飞沫、空气或血源传播。致病菌中肺炎链球菌比例虽在下降,但仍为最主要的病原体;非典型病原体所占的比例在增加;耐药菌普遍。

2. 医院获得性肺炎(hospital acquired pneumonia,HAP)　简称医院内肺炎,是指患者在入院时既不存在,也不处于潜伏期,而是在住院 48h 后发生的感染,也包括出院后 48h 内发生的肺炎。其中以呼吸机相关肺炎最为多见,治疗和预防较困难。误吸口咽部定植菌是 HAP 最主要的发病机制。常见病原体为肺炎链球菌、流感嗜血杆菌、金黄色葡萄球菌、铜绿假单胞菌、大肠杆菌、肺炎克雷伯杆菌。除了医院,在老年护理院和慢性病护理院生活的人群肺炎易感性亦高,临床特征和病因学分布介于 CAP 和 HAP 之间,可按 HAP 处理。

(三)按解剖分类

1. 大叶性肺炎(肺泡性肺炎)　病原体先在肺泡引起炎症,经肺泡间孔(Cohn 孔)向其他肺泡扩散,致使病变累及单个、多个肺叶或整个肺段。主要表现为肺实质炎症,通常不累及支气管,最常见的致病菌为肺炎链球菌。

2. 小叶性肺炎(支气管肺炎)　病变起于支气管或细支气管,继而累及终末细支气管和肺泡。病灶可融合成片状或大片状,密度深浅不一,且不受肺叶和肺段限制,区别于大叶性肺炎。致病菌多为肺炎链球菌、葡萄球菌、病毒、肺炎支原体以及军团菌等。

3. 间质性肺炎　以肺间质炎症为主,包括支气管壁、支气管周围间质组织及肺泡壁。由于病变在肺间质,所以呼吸道症状较轻,异常体征较少。致病菌多为细菌、支原体、衣原体、病毒或卡氏肺囊虫等引起。X 线检查通常表现为肺下部的不规则条索状阴影。

三、诊断要点

(一)肺炎的诊断

根据症状、体征、实验室及胸部 X 线等检查可确定肺炎诊断。

1. 症状和体征　一般急性起病,典型表现为突然畏寒、发热,或先有短暂“上呼吸道感染”史,咳嗽、咳痰或原有呼吸道症状加重,并出现脓性痰或血痰,伴或不伴胸痛。触觉语颤增强,胸部病变区叩诊呈浊音或实音,听诊有肺泡呼吸音减弱,或管样呼吸音,消散期可听到湿啰音。

2. 实验室及其他检查

(1)胸部 X 线:以肺泡浸润为主。呈肺叶、段分布的炎性浸润影,或呈片状或条索状影,密度不均匀,沿支气管分布。另外,也可见两肺弥漫性浸润影,伴空洞或大疱者。病变吸收与年龄、免疫状态和病原体有关,如超过 1 个月未完全吸收者,多与伴有慢性支气管炎、肺气肿等基础疾病有关。

(2)实验室检查:①细菌性肺炎可见血白细胞计数和中性粒细胞增高,并有核左移,或细胞内见中毒颗粒。年老体弱、酗酒、免疫功能低下者白细胞计数可不增高,但中性粒细胞比例仍高。②病原学检查:痰涂片革兰染色有助于初步诊断,但易受咽喉部寄殖菌污染。为避免上呼吸道污染,应在漱口后取深部咳出的痰液送检,或经纤支镜取标本检查,结合细菌培养,诊断敏感性较高。必要时做血液、胸腔积液细菌培养,以明确诊断。

(3)血清学检查:补体结合试验适用于衣原体感染。间接免疫荧光抗体检查多用于军团菌肺炎等。

（二）评估严重程度

如果肺炎诊断成立，评估病情的严重程度对于决定是在门诊还是入院甚至重症监护室治疗至关重要。肺炎的严重性取决于三个主要因素：局部炎症程度、肺部炎症的播散和全身炎症反应程度。此外，患者有以下危险因素会增加肺炎的严重程度和死亡危险：

1. 病史　年龄 65 岁以上；存在基础疾病或相关因素，如慢阻肺、糖尿病、慢性心脏病、肾衰竭、慢性肝病、一年内住过院、疑有误吸、神智异常、脾切除术、长期酗酒或营养不良。

2. 体征　呼吸频率＞30 次/分；脉搏≥120 次/分；血压＜90/60mmHg；体温≥40℃或体温≤35℃；意识障碍；存在肺外感染病灶如脑膜炎，甚至败血症。

3. 实验室和影像学　血白细胞计数＞20×10^9/L 或血白细胞计数＜4×10^9/L，或中性粒细胞计数＜1×10^9/L；呼吸空气时 PaO_2＜60mmHg、氧合指数（PaO_2/FiO_2）＜300，或 $PaCO_2$＞50mmHg；血肌酐＞106μmol/L 或血尿素氮＞7.1mmol/L；血红蛋白＜90g/L 或血细胞比容＜0.30；血浆蛋白＜25g/L；感染中毒症或有弥散性血管内凝血的证据，如血培养阳性、代谢性酸中毒、凝血酶原时间和部分活动的凝血活酶时间延长、血小板减少；X 线胸片病变累及一个肺叶以上、出现空洞、病灶迅速扩散或出现胸腔积液。

许多国家制定了重症肺炎的诊断标准，虽有所不同，但均注重肺部病变的范围、器官灌注和氧合状态。我国制定的重症肺炎标准如下：①意识障碍。②呼吸频率＞30 次/分。③PaO_2＜60mmHg、PaO_2/FiO_2＜300，需行机械通气治疗。④血压＜90/60mmHg。⑤胸片显示双侧或多肺叶受累，或入院 48h 内病变扩大 50％以上。⑥少尿，尿量＜20mL/h，或尿量＜80mL/4h 或急性肾衰竭需要透析治疗。

（三）确定病原体

明确病原体有助于临床治疗。最常见检测方法是痰标本涂片镜检和细菌培养，可帮助确定致病菌。但由于口咽部存在大量定植菌，经口咳痰的标本易受污染，必要时可经人工气道吸引或经纤维支气管镜通过防污染样本毛刷获取标本。有胸腔积液时应做培养。疑有菌血症时应采血做血培养。此外还可以通过血清学方法检测抗体以得出病原学诊断。

四、治疗要点

（一）抗感染治疗

抗感染治疗是肺炎治疗的最主要环节。选用抗生素应遵循抗菌药物治疗原则，即对病原体给予针对性治疗；根据本地区肺炎病原体的流行病学资料，按社区获得性肺炎或医院感染肺炎选择抗生素进行经验性治疗，再根据病情演变和病原学检查结果进行调整。抗生素治疗后 48～72h 应对病情进行评价，治疗有效表现为体温下降、症状改善、白细胞逐渐降低或恢复正常，而 X 线胸片病灶吸收较迟。

（二）对症和支持治疗

包括去痰、降温、吸氧、维持水和电解质平衡、改善营养及加强机体免疫功能等治疗。

（三）预防并及时处理并发症

肺炎球菌肺炎、葡萄球菌肺炎、革兰阴性杆菌肺炎等出现严重败血症或毒血症可并发感染性休克，应及时给予抗休克治疗。

五、鉴别诊断

（一）肺结核

浸润性肺结核与轻型肺炎相似，但前者发病缓慢，中毒症状相对较轻，可反复咯血，病灶常位于肺尖，X线检查其病灶有特征性。干酪性肺炎多有长期发热、乏力和消瘦症状，X线呈大片密度增高阴影，其中有多个不规则的薄壁空洞，对侧肺常有播散病灶。痰结核菌阳性，病程长，抗结核治疗有效。

（二）其他病原菌引起的肺炎

1. 金黄色葡萄球菌肺炎　常发生于儿童或年老体弱者，中毒症状严重，身体其他部位有化脓性病灶，如疖、痈等；咳粉红色乳样或脓性痰；肺部X线检查具有特征性，常为多发性病灶，且在短期内变化很大，常迅速扩展，多并发气胸、脓胸；痰培养可发现凝固酶阳性的金黄色葡萄球菌。

2. 克雷伯杆菌肺炎　多见于年老体弱者，起病急骤，中毒症状重，咳棕色胶冻样痰；严重者可有谵妄、黄疸、肺水肿、休克、呼吸衰竭等；X线表现为肺叶实变，其中有蜂窝状透亮区，叶间隙下坠，痰涂片或培养可找到克雷伯杆菌。

3. 其他　革兰阴性杆菌肺炎多发生于年老体弱、慢性心肺疾病或免疫缺陷患者，常为院内获得性感染。通过临床观察和细菌学检查，鉴别诊断一般不难。

4. 病毒、支原体等引起的肺炎　病情较轻，白细胞常无明显增加。痰液病原体分离和血清免疫学试验有助于诊断。

（三）肺癌

患者年龄多较大，起病缓慢，常有刺激性咳嗽和少量咯血，无明显全身中毒症状，血白细胞计数不高，若痰中发现癌细胞可以确诊。肺癌可伴发阻塞性肺炎，若经抗生素治疗后肺部炎症迟迟不消散，或暂时消散后又出现者，应密切随访，必要时进一步做CT、MRI、纤维支气管镜、痰脱落细胞等检查，以免贻误诊断。

（四）急性肺脓肿

早期临床表现与肺炎球菌肺炎相似。但随病程进展，咳出大量脓臭痰为肺脓肿的特征。X线显示脓腔及液平面。

（五）其他肺炎

伴剧烈的胸痛时，应与渗出性胸膜炎、肺梗死鉴别。相关的体征及X线影像有助于鉴别。肺梗死常有静脉血栓形成的基础，咯血较多见，很少出现口角疱疹。下叶肺炎可能出现腹部症状，应通过X线、B超等检查确诊，应与急性胆囊炎、膈下脓肿、阑尾炎等进行鉴别。

六、护理

（一）评估

1. 健康史

(1)患病及治疗经过：询问本病的有关病因，如：有无着凉、淋雨、劳累等诱因，有无上呼吸道感染史；有无慢性阻塞性肺疾病、糖尿病等慢性基础疾病；是否使用过抗生素、激素、免疫抑制剂等；是否吸烟、吸烟量多少。

(2)目前病情与一般状况：确定患者现存的主要症状，有无寒战、高热、咳嗽、咳痰、胸痛等。日常活动与休息、饮食、排便是否规律，是否有食欲减退、恶心、呕吐、腹泻等表现。

2.身体评估

(1)一般状态：判断患者意识是否清楚，有无烦躁、嗜睡、反复惊厥、表情淡漠等意识障碍；有无急性病容，面颊绯红，鼻翼扇动等表现；有无生命体征异常，如呼吸频率加快和节律异常、血压下降、体温升高或下降等。

(2)皮肤、淋巴结：有无面颊绯红、口唇发绀、皮肤黏膜出血、浅表淋巴结肿大。

(3)胸部：患者呼吸时有无三凹征；有无呼吸频率、节律异常；胸部压痛、有无叩诊实音或浊音；有无肺泡呼吸音减弱或消失、异常支气管呼吸音、干湿啰音、胸膜摩擦音等。

3.实验室及其他检查

(1)血常规：有无白细胞计数升高、中性粒细胞增高及核左移、淋巴细胞升高。

(2)胸部X线检查：有无肺纹理增粗、炎性浸润影等。

(3)痰培养：有无细菌生长，药敏试验结果如何。

(4)血气分析：病变范围较大时，是否有 PaO_2 减低和(或) $PaCO_2$ 升高。

4.心理一社会状况

(1)评估患者对健康的认识和对生活的态度。

(2)评估患者和家属对疾病的认识，了解自我护理的态度和能力。

(3)评估家庭的关系、照顾能力、禁忌对收入、支付医疗费用的能力的评估。

(4)个人应对状况。

(二)护理措施

1.体温过高

(1)休息与环境：发热患者应卧床休息，以减少氧耗量，缓解头痛、肌肉酸痛等症状。室内应阳光充足、空气新鲜，室内通风每日2次，每次15～30min，但要注意避免患者受凉。病房环境保持整齐、清洁、安静和舒适并适当限制探视。室温为18～20℃，湿度50%～60%，以防止因空气过于干燥，降低气管纤毛运动的功能，导致排痰不畅。

(2)口腔护理：由于水分消耗过多及胃肠道消化吸收障碍，导致体液不足，唾液分泌减少，引起口腔黏膜干燥、口唇干裂、炎症，甚至口腔溃疡，应定时清洁口腔，做好口腔护理，鼓励患者在清晨、餐后及睡前漱口，或协助患者漱口。口唇疱疹者局部涂抗病毒软膏，防止继发感染。

(3)饮食与补充水分：提供高热量、高蛋白质、高维生素、易消化的流质或半流质食物，以补充高热引起的营养物质消耗。鼓励患者多饮水，1～2L/d，以保证足够的入量并有利于痰液稀释。轻症者无需静脉补液，失水明显者可遵医嘱静脉补液，保持血钠<145mmol/L，尿比重<1.020，补充丢失的水和盐，加快毒素排泄和热量散发，尤其是食欲差或不能进食者。心脏病或老年人应注意补液速度，避免过快导致急性肺水肿。

(4)降温护理：监测体温，体温在37.2℃以上者，每日测4次体温；体温在39℃以上者，应每4h测体温一次，遵医嘱给予药物降温，或采用酒精擦浴、冰袋、冰帽等物理降温措施，30～60min后复测体温。有谵妄、意识障碍时应加床挡，防止坠床。儿童要预防高热惊厥，不宜用阿司匹林或其他解热药，以免大汗、脱水和干扰热型观察。患者出汗时，及时协助擦汗、更换衣服和被褥，保持皮肤的清洁和干燥，避免受凉。

(5)病情观察：监测并记录生命体征，以便观察热型，协助医生明确诊断。了解血常规、红细胞压积、电解质等变化，在患者大量出汗、食欲不振及呕吐时，应密切观察有无脱水现象。观察患者末梢循环情况，高热而四肢厥冷、发绀等提示病情加重。重症肺炎者不一定有高热，重点观察儿童、老年人、久病体弱者的病情变化。

(6)用药护理：遵医嘱使用抗生素，观察疗效和副作用。应用头孢唑啉钠(先锋Ⅴ号)可出现发热、皮疹、胃肠道不适等副作用，偶见白细胞减少和丙氨酸氨基转移酶增高；喹诺酮类药(氧氟沙星、环丙沙星)偶见皮疹、恶心等；氨基糖苷类抗生素有肾、耳毒性，老年人或肾功能减退者，应特别注意观察是否有耳鸣、头昏、唇舌发麻等不良反应的出现。

2. 保持呼吸道通畅

(1)环境：为患者提供安静、整洁、舒适的病房，保持室内空气新鲜、洁净，注意通风。维持合适的室温(18～20℃)和湿度(50%～60%)，以充分发挥呼吸道的自然防御功能。

(2)饮食护理：慢性咳嗽者，能量消耗增加，应给予高蛋白质、高维生素、足够热量的饮食。注意患者的饮食习惯，避免油腻、辛辣刺激性食物，影响呼吸道防御能力。每天饮水 1500mL 以上，足够的水分可保证呼吸道黏膜的湿润和病变黏膜的修复，有利于痰液稀释和排出。

(3)病情观察：密切观察咳嗽、咳痰情况，详细记录痰液的颜色、性质、气味和量，如肺炎球菌肺炎呈铁锈色痰，克雷伯杆菌肺炎典型痰液为砖红色胶冻状，厌氧菌感染者痰液多有恶臭味等。最好在用抗生素前留取痰标本，痰液采集后应在 10min 内接种培养。

(4)促进有效排痰：①深呼吸和有效咳嗽：指导患者掌握有效咳嗽的正确方法：使患者尽可能采用坐位，先进行深而慢的呼吸 5～6 次，后深吸气至膈肌完全下降，屏气 3～5s，继而缩唇(噘嘴)，缓慢地通过口腔将肺内气体呼出，再深吸一口气后屏气 3～5s，身体前倾进行 2～3 次短促有力的咳嗽，咳嗽同时收缩腹肌，或用手按压上腹部，帮助痰液咳出。也可让患者取俯卧屈膝位，借助膈肌、腹肌收缩，增加腹压，咳出痰液。②吸入疗法：雾化治疗，可在雾化液中加入痰溶解剂，抗生素、平喘药等，达到去痰、消炎、止咳、平喘的作用，一般以 10～20min 为宜。

(5)对症护理：患者胸痛时，常随呼吸、咳嗽而加重，可采取侧卧位，或用宽胶布固定胸廓，指导其在咳嗽以及深呼吸时用手按压患侧胸部缓解疼痛；必要时可用少量可待因。有低氧血症(PaO_2＜60mmHg)或发绀者予以鼻导管或面罩给氧。

3. 潜在并发症：感染性休克

(1)病情监测：①生命体征：有无心率加快、脉搏细速、血压下降、脉压变小、体温不升或高热、呼吸困难等，必要时进行心电监护。②精神和意识状态：有无精神萎靡、表情淡漠、烦躁不安、神志模糊等。③皮肤、黏膜：有无发绀、肢端湿冷。④出入量：有无尿量减少，疑有休克应测每小时尿量及尿比重。⑤实验室检查：有无血气分析等指标的改变。

(2)感染性休克抢救配合：发现异常情况，立即通知医生，并备好物品，积极配合抢救。

①体位：患者取仰卧中凹位，抬高头胸部约 20°、抬高下肢约 30°，有利于呼吸和静脉血回流。

②吸氧：给予中、高流量吸氧，维持 PaO_2＞60mmHg，改善缺氧状况。

③补充血容量：快速建立两条静脉通道，遵医嘱给予低分子右旋糖酐或平衡盐液以维持有效血容量，降低血液黏滞度，防止弥散性血管内凝血(DIC)；随时监测患者一般情况、血压、尿量、尿比重、血细胞比容等；监测中心静脉压，作为调整补液速度的指标，中心静脉压＜5cmH_2O 可放心输液，达到 10cmH_2O 应慎重，输液不宜过快，以免诱发急性心力衰竭。提示

血容量已补足的依据：口唇红润、肢端温暖、收缩压>90mmHg、尿量>30mL/h 以上。如血容量已补足，尿量<400mL/d，比重<1.018，应及时报告医生，注意有无急性肾衰竭。

④纠正水、电解质和酸碱失衡：监测和纠正钾、钠、氯和酸碱失衡。常用5%的碳酸氢钠静脉滴注，输液不宜过多过快，以免引起血管内碱中毒。碱性药物配伍禁忌较多，一般应单独输入。

⑤用药护理：遵医嘱输入多巴胺、间羟胺（阿拉明）等血管活性药物。应根据血压随时调节滴速，以维持收缩压在 90～100mmHg 为宜，保证重要器官的血液供应，改善微循环，注意防止液体溢出血管外引起局部组织坏死：联合使用广谱抗生素控制感染时，应注意药物疗效和副作用；糖皮质激素有抗炎抗休克作用，增强人体对有害刺激的耐受力，有利于缓解症状，改善病情，可在有效抗生素使用的情况下短期应用，如氢化可的松 100～200mg 或地塞米松 5～10mg 静脉滴注，重症休克可加大剂量。

4.睡眠型态紊乱

（1）评估导致患者睡眠型态紊乱的具体原因（属于病理生理、心理或情境哪一方面的因素）。患者睡眠型态，如早醒、入睡困难、易醒、多梦等。及时与医生沟通，遵医嘱用药。

（2）尽量减少或消除影响患者睡眠型态的相关因素，如躯体、精神不适；及时妥善处理好患者的排泄问题。协助医生调整影响睡眠的药物种类、剂量或给药时间。为患者安排合理的运动、活动及减少白天卧床、睡眠时间。帮助患者适应生活方式或环境的改变。夜间患者睡眠时，除必要的观察和操作外，不宜干扰患者。

5.活动

（1）鼓励患者充分卧床休息。

（2）将患者经常使用的日常生活用品（如卫生纸、茶杯等）放在患者容易拿取的地方。

（3）指导陪护协助其日常生活，以减少能量消耗。

（4）帮助患者树立信心，提高生活自理能力。

（5）指导患者使用床栏、扶手等辅助设施，以节省体力和避免摔伤。

（6）鼓励患者尽量进行能耐受的身体活动。

6.保护皮肤完整性

（1）定期对患者进行压疮风险评估。

（2）病情允许者，鼓励下床活动。

（3）按时翻身拍背，避免局部长期受压，更换体位时应观察受压部位的皮肤情况。

（4）避免托、拉、拽等动作，防止皮肤擦伤。

（5）持续使用气垫床，骨隆突部位可垫气圈或海绵垫。

（6）保持床铺平整、清洁，干燥、无皱褶、无渣屑，避免局部刺激。

（7）长期卧床者要保持肢体处于功能位。

（8）鼓励摄入充足的营养物质和水分。

7.心理护理　护士应主动询问患者的需求，鼓励患者说出内心感受。以通俗易懂的语言耐心地给患者讲解疾病的相关知识，解释各种症状和不适的原因，各项检查、护理操作的目的，程序和配合要点，告知患者大部分肺炎球菌肺炎预后良好，消除患者焦虑，紧张情绪，树立战胜疾病的信心。运用良好的护理沟通技巧，耐心倾听患者的主诉，允许其有适量的情绪宣泄，以防恶劣情绪爆发而影响身体健康。严重焦虑时，条件允许可将其安置在安静舒适的房间，避免干扰，周围的设施要简单、安全，专人陪护。

8. 营养失调　低于机体需要量

(1)监测并记录患者的进食量。

(2)按医嘱使用能够增加患者食欲的药物。

(3)必要时请营养科会诊，制定患者饮食计划。

(4)根据患者的病因制定相应的护理措施。

(5)鼓励适当活动以增加营养物质的代谢和作用，从而增加食欲。

(6)防止餐前发生不愉快或痛苦的事件；提供良好的就餐环境。

9. 知识缺乏

(1)通过交谈了解患者对疾病和未来生活方式的顾虑，给予耐心解释或指导。

(2)鼓励患者有规律地进行锻炼。

(3)用通俗易懂的语言向患者讲解疾病相关知识，直至理解和掌握。

(4)鼓励患者提出问题，耐心给予解答。

七、健康指导

(一)疾病预防指导

指导患者及家属了解肺炎的病因和诱因。避免受凉、淋雨、吸烟、酗酒，防止过度疲劳。参加体育锻炼，防止感冒，增强体质。有皮肤痈、伤口感染、毛囊炎、蜂窝织炎时应及时治疗，尤其是免疫功能低下者(糖尿病、血液病、HIV 感染、肝硬化、营养不良、儿童等)和慢阻肺、支气管扩张者。

慢性病、长期卧床、年老体弱者，应注意经常改变体位、翻身、拍背，咳出气道痰液，必要时可注射肺炎疫苗。

(二)疾病知识指导

向患者介绍肺炎的发病原因、诱发因素、简单的发病机制、典型的表现、主要的治疗方法、该病的发展方向和可能发生的并发症。建议患者进行自我症状监测，早期发现，早期治疗；指导患者遵医嘱按时服药，了解药物的疗效、用法、疗程和副作用，防止自行停药或减量，定期随访。出现发热、心率增快、咳嗽、咳痰、胸痛等症状时，应及时就诊。

(三)休息与活动指导

发热者要卧床休息，注意保暖，保持室内空气清新，鼓励患者每隔 1h 进行深呼吸和有效咳嗽。卧床患者应注意翻身，每 4h 为患者叩背排痰一次。恢复期应增加休息时间，适当活动，坚持深呼吸锻炼至少 4～6 周，这样可以减少肺不张的发生；还要避免呼吸道的刺激，如吸烟、灰尘、化学飞沫等；尽可能避免去人群拥挤的地方或接触已有呼吸道感染的患者。

(四)心理指导

肺炎患者发病时出现发热、胸痛、咳嗽、咳痰等不适感，常因疼痛而害怕咳嗽，而影响愈后，应积极鼓励并给予帮助，并告诉患者肺炎经积极治疗后一般可彻底治愈，以减轻患者的焦虑，取得配合。

(五)出院指导

肺炎虽可治愈，但若不注意，易复发。应坚持锻炼身体，增强体质，提高机体抵抗力。保持生活规律、心情愉快，季节交换时避免受凉。避免过度疲劳，天气变化时及时增减衣服，感冒流行时少去公共场所，尽早防治上呼吸道感染。如有高热、寒战、胸痛，应立即就诊。

（韩卫华）

第四节　肺结核的护理

一、概述

肺结核(pulmonary tuberculosis)是结核分枝杆菌复合群引起的肺部疾病，具有慢性传染性的特点。它目前仍是严重危害人类健康的主要传染疾病。在全球传染病中，结核病仍是成年人的首要死因，世界卫生组织(WHO)在1993年宣布结核病处于“全球紧急状态”。1995—2010年，各国采用DOTS的结核病患者为5500万人，约4400万人疾病转归为治愈，约700万人免于死亡。目前，结核病的疫情成缓慢下降趋势，但是由于多耐药结核病(multidrug－resistant tuberculosis，MDT－TB)的增多，结核病仍然是危害人类健康的公共卫生问题。

在我国，结核病的疫情成“患病率高、死亡率高、耐药率高、年递减率低”特点。因此，结核病的防治仍然是需要高度重视的公共卫生及社会问题。

二、病因

结核病的病原菌是结核分枝杆菌复合群，包括结核分枝杆菌、牛分枝杆菌、非洲分枝杆菌和田鼠分枝杆菌。人类肺结核90％以上是结核分枝杆菌。典型的结核分枝杆菌是细长、稍弯曲、两端圆形的杆菌，痰标本中的结核分枝杆菌可呈现T、V、Y字形以及丝状、球状、棒状等多种形态。结核分枝杆菌可以存活数月。结核分枝杆菌具有抗酸性，因此又称抗酸杆菌。它生长缓慢，是需氧菌，适宜温度为37℃左右，其增代时间为14～20h，培养时间是2～8周。结核分枝杆菌结构复杂，主要为类脂类、蛋白质和多糖。类脂类占总量的50％～60％，其中蜡质约50％，与结核病的组织坏死、干酪液化、空洞发生以及结核变态反应有关。菌体蛋白质以结核形式存在，是结核菌素的主要成分，诱发皮肤变态反应。多糖类与血清反应等免疫应答有关。

结核病在人群中传播源主要是结核病患者，即痰涂片阳性者。传播方式主要是通过咳嗽、喷嚏、大笑、大声说话等方式将含有结核分枝杆菌的微滴排到空气中进行传播。飞沫传播是结核病重要的传播途径。传染性的大小取决于患者排出结核分枝杆菌量的多少及通风、换气的情况。

三、病理

结核病的基本病理变化是炎性渗出、增生和干酪样坏死、病理过程的特点是破坏与修复同时进行，因此三种病理变化多同时存在，也可以是其中某一种变化为主，并且相互转化。能否感染取决于结核分枝杆菌的感染量，毒力大小以及机体的抵抗力和变态反应状态。炎性渗出为主的病理改变，表现为局部中性粒细胞浸润，继之由巨噬细胞及淋巴细胞代替。组织充血、水肿和白细胞浸润，其中有结核分枝杆菌，通常出现在结核炎症的早期或病灶恶化时，经及时治疗，病变可以完全消散吸收；增生为主的病理改变，表现为结核结节的形成，为结核特征性病变，结节中间可有干酪样坏死。上皮细胞互相聚集融合形成多核巨细胞称为朗格汉斯巨细胞；干酪样坏死为主的病理改变，肉眼可见病灶呈黄灰色，质松而脆，状似干酪，因此得名。干酪病灶含菌量最大，传染性强，肺组织坏死已不可逆转。

四、临床表现

（一）症状

1. 呼吸系统症状

(1)咳嗽、咳痰：肺结核最常见的症状。大部分为干咳伴少量白色黏液痰。当空洞形成时，痰量增多；脓性痰出现在合并感染时；合并厌氧菌感染时为大量脓臭痰；刺激性咳嗽多合并支气管结核。

(2)咯血：多为小量咯血。咯血可分痰中带血、少量咯血（每日咯血量少于 100mL）、中等量咯血（每日咯血量 100～500mL）和大咯血（每日咯血量达 500mL 以上）。少数患者可发生失血性休克。

(3)胸痛：病变累及壁层胸膜可有胸壁刺痛，伴随咳嗽和呼吸时加重。

(4)呼吸困难：多见于大量胸腔积液患者和干酪样肺炎，也可见于纤维空洞性肺结核。

2. 全身症状　最常见症状为发热，多为长期午后潮热，即下午或者傍晚开始升高，次日晨降至正常。若肺部病灶进展播散时，可出现不规则高热、畏寒等。部分患者可表现乏力，食欲减退和体重减轻。育龄女性可出现月经不调。

（二）体征

情况不一，取决于病变性质和范围。病变范围小或者位置深者多无异常体征。渗出性病变范围较大或者干酪样坏死时，可有肺实变体征，如触觉语颤增强、叩诊浊音、听诊闻及支气管呼吸音和细湿啰音。较大的空洞性病变听诊也可以闻及支气管呼吸音，当有较大范围的纤维条索形成时，气管向患侧移位，患侧胸廓塌陷、叩诊浊音、听诊呼吸音减弱并可闻及湿啰音。结核性胸膜炎可有胸腔积液体征：气管向健侧移位，患侧胸廓望诊饱满、触觉语颤减弱、叩诊实音、听诊呼吸音消失、支气管结核可有局限性哮鸣音。

少数患者可有类似风湿热样表现，称为结核性风湿症。多见于女性青少年，常累及四肢大关节，在受累关节附近可见结节性红斑或者环形红斑，间歇出现。

五、辅助检查

（一）结核菌素试验

结核菌素试验用于检出结核分枝杆菌感染，不能检出结核病。WHO 和国际防痨和肺病联合会推荐使用的结核菌素为纯蛋白衍化物（purified protein derivative，PPD），便于国际间结核感染率的比较。通常在左前臂屈侧中部皮内注射 0.1mL(5IU)，48～72h 后测量皮肤硬结直径，而不是红晕的直径。硬结是特异性变态反应，红晕是非特异性变态反应。硬结直径≤4mm 为阴性，5～9mm 为弱阳性，硬结直径≥20mm 或局部有水泡和淋巴管炎为强阳性。

结核菌素试验阳性仅仅表示曾经有结核分枝杆菌感染，并不一定是现症患者，若呈强阳性，常提示活动性结核病。结核菌素试验对婴幼儿的诊断价值大于成人，因年龄越小，自然感染率越低。3 岁以下强阳性反应者，应视为有新近感染的活动性结核病，应进行治疗。如果 2 年内结核菌素反应从 10mm 以下增加至 10mm 以上，并增加 6mm 以上时，可认为有新近感染。

结核菌素试验阴性除见于未感染结核分枝杆菌外，还见于：结核感染后 4～8 周以内，处于变态反应前期；免疫力下降或免疫受抑制，如应用糖皮质激素或免疫抑制剂、淋巴细胞免疫系统缺陷、麻疹、百日咳、严重结核病和危重患者。

（二）痰结核分枝杆菌检查

痰结核分枝杆菌检查是确诊肺结核、制定化学治疗方案和考核治疗效果的主要依据。痰涂片抗酸染色镜检快速简便，若抗酸杆菌阳性，肺结核诊断基本可以成立。痰培养更精确，不但能了解结核分枝杆菌生长繁殖能力，还可作药物敏感试验与菌型鉴定。

（三）影像学检查

胸部X线检查是诊断肺结核的常规首选方法。可以发现早期轻微的结核病变，确定病变范围、部位、形态、密度与周围组织的关系、病变阴影的伴随影像；判断病变性质、有无活动性。有无空洞、空洞大小和洞壁特点等。诊断最常用影像学方法是正、侧位胸片，常能将心影、肺门、血管、纵隔等遮掩的病变以及中叶和舌叶的病变显示清晰（图7－1）。

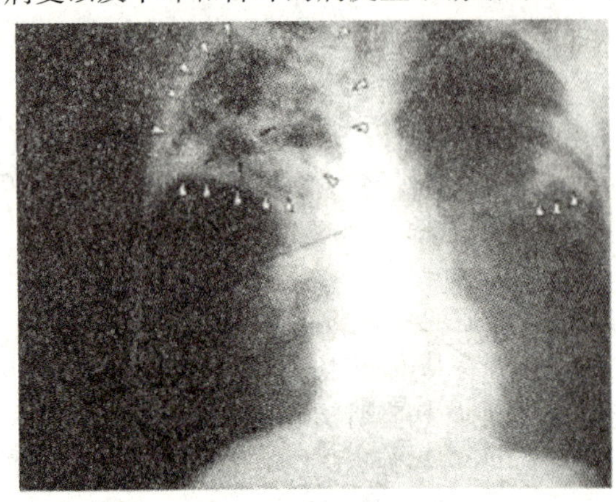

图7－1　胸片1

CT能提高分辨率，对病变细微特征进行评价，减少重叠影像，易发现隐匿的胸部和气管、支气管内病变，早期发现肺内粟粒阴影和减少微小病变的漏诊；能准确显示各型肺结核病变特点和性质，与支气管关系，空洞有无以及进展恶化和吸收好转的变化；能准确显示纵隔淋巴结有无肿大。常用于对肺结核的诊断以及与其他肺部疾病的鉴别诊断，也可用于引导穿刺、引流和介入治疗等（图7－2）。

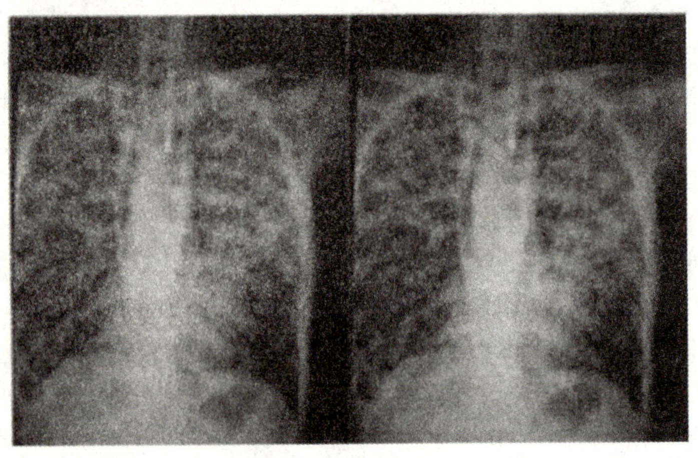

图7－2　胸片2

（四）纤维支气管镜检查

常用于支气管结核和淋巴结支气管瘘的诊断。支气管结核表现为黏膜充血、溃疡、糜烂、组织增生、形成瘢痕和支气管狭窄，可以在病灶部位钳取活体组织进行病理学检查和结核分枝杆菌培养。对于肺内结核病灶，可以采集分泌物或冲洗液标本做病原体检查，也可以经支气管肺活检获取标本检查。

（五）γ－干扰素释放试验（interferon－gamma release assays，IGRASs）

通过特异性抗原 ESAT－6 和 GEP－10 与全血细胞共同孵育，然后检测 IGRAs 水平。此试验诊断结核感染的特异性明显高于 PPD 试验，但是由于成本较高等原因，目前多用于研究评价工作，未广泛推行。

六、治疗

合理的化学治疗可以使病灶内细菌消失，最终达到痊愈。传统的休息和营养疗法起到辅助作用。

1. 化学治疗

（1）治疗原则：治疗原则是早期、规律、全程、适量、联合。治疗方案分为强化和巩固阶段。化学治疗的主要作用：杀菌作用，临床上表现为痰菌迅速转阴；防止耐药菌的产生；灭菌。

（2）常用抗结核药物（表 7－1）：异烟肼（INH）和利福平（RFP）在细胞内、外均能达到杀菌作用。吡嗪酰胺能杀灭巨噬细胞内酸性环境中的结核分枝杆菌，是半杀菌剂。另有部分结核药将在常用抗结核药物剂量表格中简述，仅作了解。

表 7－1　常用抗结核药物

药名	缩写	每日剂量/g	间歇疗法每日剂量/g	主要不良反应
异烟肼	H，INH	0.3	0.3～0.6	周围神经炎，肝功能损害
利福平	R，RFP	0.45～0.6	0.6～0.9	肝功能损害，过敏反应
吡嗪酰胺	Z，PZA	1.5～2.0	2～3	围产不适，肝功能损害，关节痛，高尿酸血症
乙胺丁醇	E，EMB	0.75～1.0	1.5～2.0	视神经炎
氧氟沙星	Ofx	0.6～0.8		肝、肾毒性，光敏反应
左氧氟沙星	Lfx	0.6～0.75		肝、肾毒性，光敏反应
莫西沙星	Mfx	0.4		肝、肾毒性，光敏反应

2. 对症治疗　肺结核的一般症状在合理化疗下很快减轻或消失，无需特殊处理。咯血是肺结核常见症状，一般少量咯血时多以安慰患者、消除紧张、卧床休息为主，可给予氨甲苯酸等药物止血。大咯血时用垂体后叶素加入葡萄糖溶液中缓慢静脉注射。高血压、冠状动脉粥样硬化性心脏病、心力衰竭患者和孕妇禁用。对支气管动脉破坏造成的大咯血采用支气管动脉栓塞法。

3. 糖皮质激素治疗　糖皮质激素治疗肺结核主要是抗炎、抗毒作用。仅用于结核毒性症状严重者。必须确保在有效抗结核药物治疗的情况下使用。使用剂量依病情而定，一般用泼尼松口服，20mg，顿服（“顿服”是指一次性服用），1～2 周，以后逐量递减，用药时间为 4～8 周。

4. 外科治疗　经合理化学治疗无效、多重耐药的后壁空洞、大块干酪灶、结核性脓胸、支气管胸膜瘘和大咯血保守治疗无效者可行外科手术治疗。

七、护理诊断/问题

1. 知识缺乏　结核病药物治疗知识的缺乏。

2. 营养失调(低于机体需要量)　机体消耗增加，食欲减退，造成营养低于机体需要量。

3. 体温过高　结核分枝杆菌感染造成相关发热症状。

4. 疲劳　结核分枝杆菌感染后相关毒性症状。

5. 焦虑　不明疾病预后造成的心理焦虑。

6. 潜在并发症　咯血、窒息、胸腔积液、呼吸衰竭。

八、护理措施

1. 休息与活动

(1)肺结核患者症状明显，有咯血、高热等严重结核病毒性症状，或结核性胸膜炎伴有大量胸腔积液者，应卧床休息。

(2)恢复期可适当增加户外活动，比如散步、做操。

(3)症状轻的患者在坚持化学治疗的同时，可进行正常工作，但是，应当避免劳累和重体力劳动，保证充足睡眠和休息。

(4)痰涂片阴性和经有效抗结核治疗 4 周以上的患者，没有传染性或只有极低的传染性，应当鼓励患者过正常的家庭和社会生活，以减轻肺结核患者的社会隔离感和因患病带来的焦虑。

2. 药物治疗指导

(1)有计划、有目的地向患者及家属逐步介绍有关药物的相关治疗知识。

(2)强调早期、联合、适量、规律、全程化学治疗的重要性，为患者树立治愈疾病的信心，积极配合治疗。另外需要督促患者按医嘱按时服药、建立按时服药的好习惯。

(3)解释药物不良反应时，重视强调药物的治疗效果，使患者认识到药物的积极作用，认识到发生不良反应的可能性不大。鼓励患者坚持全程化学治疗、防止治疗失败而产生耐药结核病，增加治疗的困难和经济负担。若仍然出现不良反应时，如巩膜黄染、肝区疼痛、胃肠不适、眩晕、耳鸣等，要及时与医生联系，不可自行随意停药。一般不良反应症状经过治疗可以完全消失。

3. 加强营养

(1)制定全面的饮食营养计划，为结核病患者提供高热量、高蛋白质，高维生素的食物。蛋白质可以提供热量，还可以增加机体的抗病能力及机体的修复能力，患者饮食中应当含有鱼、肉、蛋、奶、豆制品等富含动植物蛋白的食物。食物中维生素 C 具有减轻血管渗透性的作用，可以促进渗出病灶的吸收；B 族维生素对神经系统及胃肠神经有调节作用，也可增进食欲，每天摄入一定量的新鲜蔬菜和水果，补充维生素。

(2)采用患者喜欢的烹饪方式来增进患者食欲，增加饮食品种，尽量保证患者进食时心情愉快，细嚼慢咽，促进食物的消化吸收。督促患者定期监测体重，判断营养状况。

4. 体温的护理

(1)每日定时监测患者体温，关注体温变化。

(2)为患者，更换干净床单，衣物，避免着凉。

(3)安慰患者，告知其发热和疾病相关的原因，缓解其紧张心理。

5. 其他　出现胸闷、发绀、呼吸困难等不适立即就医，积极治疗并发症。

九、健康指导

1. 控制传染源　早期发现患者并登记管理，及时给予合理治疗和良好的护理，是预防结核病的关键。肺结核病程长、易复发、具有传染性，必须长期随访。掌握患者从发病、治疗到治愈的全过程。

2. 切断传播途径

(1)痰涂片阳性患者住院期间需要进行呼吸道隔离，室内保证良好的通风，每天用紫外线消毒。

(2)注意个人卫生，严禁随地吐痰，不可面对他人打喷嚏或咳嗽，以防飞沫传播。咳嗽或打喷嚏时要用双层纸巾捂住口鼻，纸巾焚烧处理、留置于容器的痰液需经过灭菌处理才可以弃掉。接触痰液后用流水清洗双手。

(3)餐具煮沸消毒或用消毒液浸泡消毒，同桌共餐时使用公筷，以预防感染。

(4)被褥、书籍在烈日下暴晒6h以上。

(5)患者外出时戴口罩。

3. 保护易感人群

(1)给未受过结核分枝杆菌感染的新生儿，儿童及青少年接种卡介苗(活的无毒力牛型结核分枝杆菌疫苗)，使人体产生对结核分枝杆菌的获得性免疫力。卡介苗不能预防感染，但可减轻感染后的发病和病情。

(2)密切接触者应定期到医院进行有关检查，必要时给予预防性治疗。

(3)对受结核分枝杆菌感染的高危人群，如HIV感染者、硅沉着病、糖尿病等，可应用预防、化学性治疗。

4. 患者指导

(1)嘱患者戒烟、戒酒：保证营养补充；合理安排休息，避免劳累；避免情绪波动及呼吸道感染；住处应尽可能保持通风、干燥，有条件者可选择空气清新、气候温和处疗养，以促进身体的康复，增加抵抗疾病的能力。

(2)用药指导：强调坚持用药的重要性，坚持规律、全程、合理用药，并且取得患者和家属的主动配合。

(3)定期复查：定期复查胸片和肝、肾功能，了解治疗效果和病情变化。

肺结核的病因明确，有成熟的预防和治疗手段，只要切实可行，本病大部分可获临床治愈。

（韩卫华）

第五节 气胸的护理

一、概述

胸膜腔内积气称为气胸(pneumothorax)。气胸的形成多由于肺组织、气管、支气管、食管破裂,空气逸入胸膜腔,或因胸壁伤口穿破胸膜,胸膜腔与外界沟通,空气进入所致。当胸膜腔因炎症、手术等原因发生粘连时,胸腔积气则会局限于某些区域,出现局限性气胸。

二、病因

根据气胸的性质,一般分为闭合性气胸、开放性气胸和张力性气胸三类。在胸部损伤中气胸的发生率仅次于肋骨骨折。

1. 闭合性气胸　多发生于肋骨骨折,由于肋骨的断端刺破肺,空气进入胸膜腔所致。

2. 开放性气胸　多发生于因刀刃、锐器、弹片或火器等导致的胸部穿透伤。胸膜腔通过胸壁伤口与外界大气相通,外界空气可随呼吸自由出入胸膜腔。

3. 张力性气胸　因为较大的肺泡破裂,较深较大的肺裂伤或支气管破裂所致。

三、病理生理

(一)闭合性气胸(closed pneumothorax)

胸内压仍低于大气压。胸膜腔积气决定伤侧肺萎陷的程度。随着胸腔内积气与肺萎陷程度增加,肺表面裂口缩小,直至吸气时也不开放,气胸则趋于稳定并可缓慢吸收。伤侧肺萎陷使肺呼吸面积减少,通气血流比率失衡,影响肺通气和换气功能。伤侧胸内压增高可引起纵隔向健侧移位。根据胸膜腔内积气的量与速度,轻者患者可无症状,重者有明显呼吸困难。体检可能发现伤侧胸廓饱满,呼吸活动度降低,气管向健侧移位,伤侧胸部叩诊呈鼓音,呼吸音降低。胸部X线检查可显示不同程度的肺萎陷和胸膜腔积气,有时可伴有少量胸腔积液。

气胸发生缓慢且积气量少的患者,不需要特殊处理,胸腔内积气一般可在1～2周内自行吸收。大量气胸需进行胸膜腔穿刺,或行胸腔闭式引流术,排除积气,促使肺尽早膨胀。

(二)开放性气胸(open pneumothorax)

外界空气经胸壁伤口或软组织缺损处,呼吸自由进出胸膜腔。空气出入量与胸壁伤口大小有密切关系,伤口大于气管口径时,空气出入量多,胸内压几乎等于大气压,伤侧肺完全萎陷、丧失呼吸功能。伤侧胸内压力不均衡的周期性变化,可使纵隔在吸气时移向健侧,呼气时移向伤侧,成为纵隔扑动(mediastinal flutter)。纵隔扑动和移位影响静脉回心血流,引起循环障碍(图7—3)。

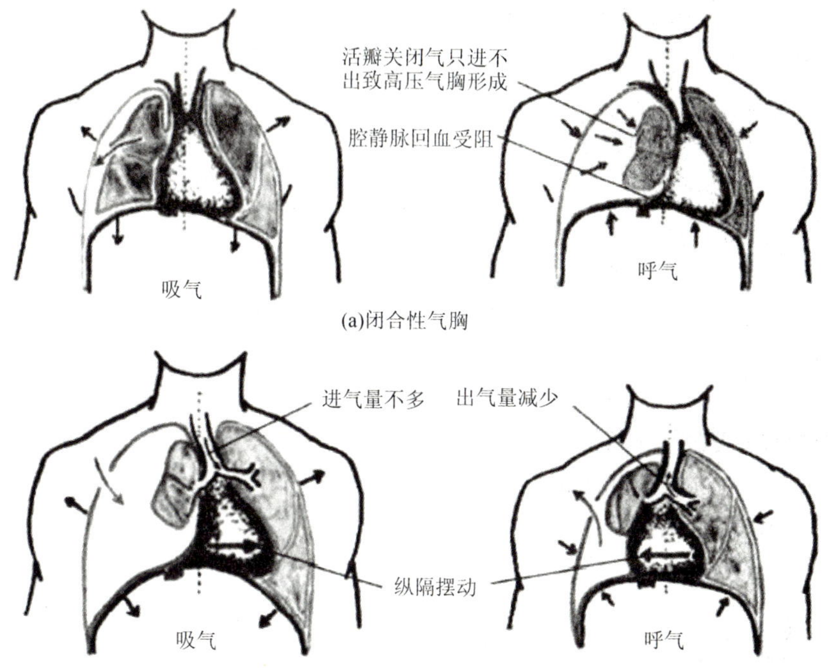

图 7－3　气胸 1

患者出现明显呼吸困难、鼻翼扇动、口唇发绀、颈静脉怒张、伤侧胸壁可见伴有气体进出胸腔发出吸吮样声音的伤口，称为胸部吸吮伤口(sucking wound)。气管向健侧移位，伤侧胸部叩诊呈鼓音，呼吸音消失，严重者伴有休克。胸部 X 线检查可见伤侧胸腔大量积气，肺萎陷，纵隔移向健侧。

开放性气胸急救处理要点为，将开放性气胸立即变为闭合性气胸，赢得挽救生命的时间，并迅速转至医院。使用无菌敷料如凡士林纱布、棉垫或清洁器材，如塑料袋、衣物、碗杯等制作不透气敷料或压迫物，在伤员用力呼吸末封盖吸吮伤口，并加压包扎。转运途中如伤员呼吸困难加重或有张力性气胸表现，应在伤员呼气时开放密闭敷料，排出高压气体。送达医院进一步处理措施如下：给氧，补充血容量，纠正休克；清创、缝合胸壁伤口，并做胸腔闭式引流；给予抗生素，鼓励患者咳嗽排痰，预防感染。如怀疑有胸腔内脏器损伤或进行性出血，则需要行开胸探查手术。

(三)张力性气胸

气管、支气管或肺损伤处形成活瓣，气体随每次吸气进入胸膜腔并积累增多，导致胸膜腔压力高于大气压，称为张力性气胸(tension pneumothorax)，又称为高压性气胸。伤侧肺萎陷，纵隔显著向健侧移位，健侧肺受压，腔静脉回流障碍。高于大气压的胸内压，驱使气体经支气管、气管周围疏松结缔组织或壁层胸膜裂伤处，进入纵隔或胸壁软组织，形成纵隔气肿(mediastinal emphysema)或面、颈、胸部的皮下气肿(subcutaneous emphysema)。

四、临床表现

(一)症状

1. 胸痛　部分患者可能因抬举重物、用力过猛、剧烈咳嗽、屏气或者大笑等诱因存在，多数患者发生在正常活动或安静休息时，偶有在睡眠中发生。患者突然感到一侧针刺样或刀割样胸痛，持续时间较短，继而出现胸闷、呼吸困难。

2. 呼吸困难　严重程度与有无肺基础疾病及肺功能状态、气胸发生速度、胸膜腔内积气量及压力三个因素有关。若气胸发生前肺功能良好，尤其是年轻人，即使肺压缩 80%也无明显呼吸困难。如果原有肺功能减退，肺压缩 20%～30%即可出现呼吸困难，患者不能平卧或必须被迫卧位，以减轻呼吸困难。大量气胸，尤其是张力性气胸时，由于胸膜腔内压力骤增、患侧肺完全压缩、纵隔移位，可迅速出现呼吸循环障碍，表现为烦躁不安、挣扎坐起、胸闷、发绀、冷汗，脉速、虚脱、心律失常，甚至出现休克、意识丧失和呼吸衰竭。

3. 咳嗽　可出现不同程度的刺激性咳嗽，多是由于气体刺激胸膜腔所导致的。

（二）体征

和积气量相关，少量气胸时体征不明显。大量气胸时，出现呼吸增快，呼吸运动减弱，发绀，患侧胸膜膨隆；气管向健侧移位，肋间隙变宽，语颤减弱；叩诊时呈过清音或鼓音，心浊音界缩小或消失，右侧气胸时，肝浊音界下降；患侧呼吸音减弱或消失，左侧气胸或并发纵隔气肿时可存在左心缘处听见与心脏搏动一致的气泡破裂声，称为 Hamman 征。液气胸时，可闻及胸内振水声。

（三）并发症

皮下气肿、纵隔气肿、血气胸和脓气胸。

五、检查

X 线显示，大量气胸时，肺脏向肺门回缩，呈圆球形阴影。大量气胸或张力性气胸（图 7－4）常显示纵隔及心脏向健侧移位。合并纵隔气肿在纵隔旁和心缘旁可见透光带。

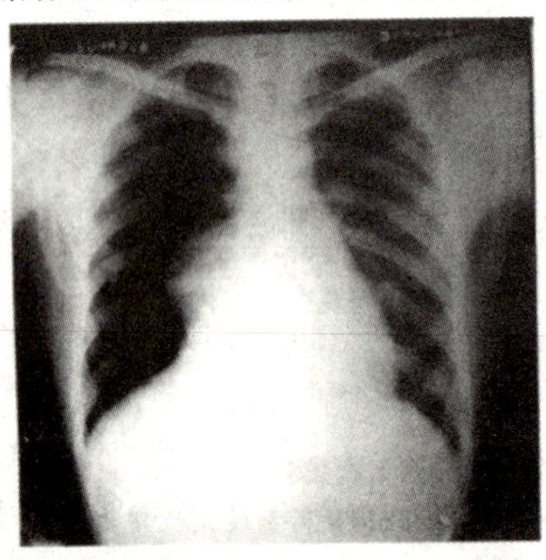

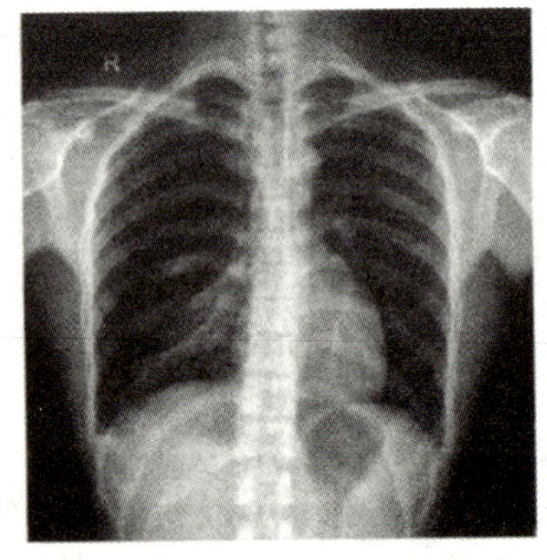

图 7－4　气胸 2

气胸时肺黏膜呈局限性包裹，有时气胸相互连通。气胸若延及下部胸腔，肋膈角变锐利。合并胸腔积液时，显示气液平面。CT 表现为胸膜腔内出现肺大疱与气胸的鉴别比 X 线胸片更敏感和准确。对气胸量大小的评价更为准确。

气胸容量的大小可依据 X 线胸片判断。气液平面如图 7－5 所示。由于气胸容量近似于肺直径立方和单侧胸腔直径立方的比例［（单侧胸腔直径^3－肺直径^3）/单侧胸腔直径^3］，在肺门水平侧胸壁到肺边缘的距离为 1cm 时，约占单侧胸腔容量的 25%，2cm 时为 50%。

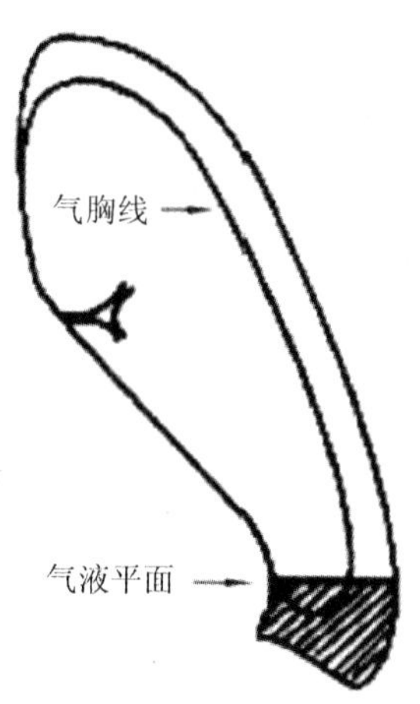

图 7－5 气液平面

六、治疗

治疗目的是促进患侧肺复张、消除病因及减少复发。具体措施有保守治疗、胸腔闭式引流术、胸腔镜手术以及开胸手术。应根据气胸的类型和病因、发生频次、肺内压缩程度、病情状态及有无并发症等适当选择。部分轻症者可经保守治疗得到治愈，但多数需做胸腔闭式引流术帮助肺复张，少数患者（10％～20％）需手术治疗。

影响肺复张的因素包括年龄、基础肺疾病、气胸类型、肺萎陷时间长短以及治疗措施等。老年人肺复张的时间通常较长；开放性气胸较闭合性气胸需时长；有基础肺疾病、肺萎陷时间长者肺复张的时间亦长；单纯卧床休息肺复张的时间显然较胸腔闭式引流术或胸腔穿刺抽气为长。有支气管胸膜瘘、脏层胸膜增厚、支气管阻塞者，均可妨碍肺复张，并易导致慢性持续性气胸。

（一）保守治疗

适用于稳定型小量气胸，首次发生症状较轻的闭合性气胸。应严格卧床休息，酌情予镇静、镇痛等药物。由于胸腔内气体分压和肺毛细血管内气体分压存在压力差，每日可自行吸收胸腔镜内气体容积（胸片的气胸面积）的 1.25％～2.20％。高浓度吸氧可加快胸腔内气体吸收，经鼻导管或面罩吸入 10L/min 氧气，可达到比较满意的疗效。保守治疗需密切监测病情改变，尤其在气胸发生后的 24～48h 内。如患者年龄较大，并有肺基础疾病如慢阻肺，其胸膜破裂口愈合慢，呼吸困难等症状严重，即使气胸量较小，原则上亦不主张保守治疗。

（二）以抢救生命为治疗的首要原则

治疗包括封闭胸壁开放性伤口，通过胸膜腔闭式引流及胸腔穿刺抽气排出胸腔内积气和预防感染。

1.胸腔闭式引流术的适应证　①中、大量气胸，开放性气胸，张力性气胸。②胸腔穿刺术治疗后肺无法复张者。③需使用机械通气或人工通气的气胸或血气胸者。④拔除胸腔引流管后气胸或血胸复发者。⑤剖胸手术，根据临床诊断确定安置引流管的部位，气胸引流一般在前胸壁锁骨中线第二肋间隙，血胸则在腋中线与腋后线第六或第七肋间隙。消毒后在局部胸壁全层做局部浸润麻醉，切开皮肤，钝性分离肌层，经肋骨上缘置入带侧孔的胸腔引流管（图 7－6）。引流管的侧孔应深入胸腔内 2～3cm。引流管外接闭式引流装置，保证胸腔内气体、液体克服 3～4cmH_2O 的压力能通畅引流出胸腔，而外界空气、液体不会吸入胸腔。术后经常挤压引流管以保持管腔通畅，记录每小时或 24h 的引流量。引流后肺膨胀良好，已无气体和液体排出，可在患者深吸气屏气时拔除引流管，并封闭伤口。

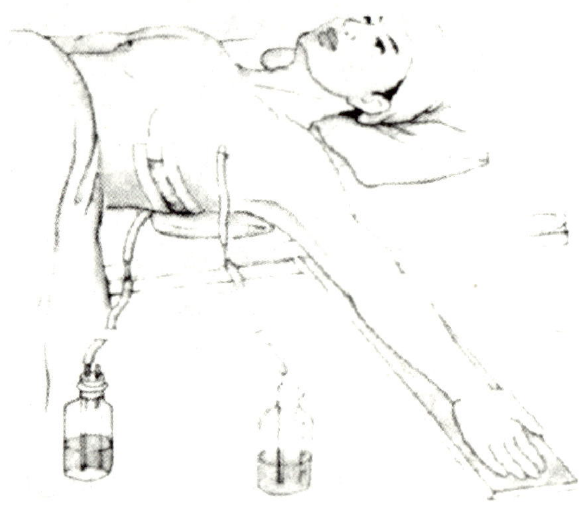

图 7－6　引流

2. 胸腔穿刺抽气　适用于小量气胸（20％以上），呼吸困难较轻，心肺功能尚好的闭合性气胸患者。抽气可加速肺复张，迅速缓解症状。通常选择患侧胸部锁骨中线第二肋间为穿刺点，局限性气胸则要选择相应的穿刺部位。皮肤消毒后气胸针或细导管直接刺入胸腔，连接于 50mL 或 100mL 注射器或气胸机抽气并测压，直到患者呼吸困难缓解为止。一次抽气量不宜超过 1000mL，每日或隔日抽气一次。张力性气胸病情危急，应迅速解除胸腔内正压以避免发生严重并发症，如无条件紧急插管引流，亦需立即胸腔穿刺排气；无抽气设备时，为了抢救患者生命，可用粗针头迅速刺入胸膜腔以达到暂时减压的目的。可用粗注射针头，在其尾部扎上橡皮指套，指套末端剪一小裂缝，插入胸腔以临时排气，此时高压气体从小裂缝排出，待胸腔内压减至负压时，套囊即行塌陷，小裂缝关闭，外界空气即不能进入胸膜腔。

3. 化学性胸膜固定术　由于气胸复发率高，为了预防复发，可胸腔内注射硬化剂，产生无菌性胸膜炎症，使脏层和壁层胸膜粘连从而消灭胸膜腔间隙。此法适用于不宜手术或拒绝手术的下列患者：①持续性或复发性气胸。②双侧气胸。③合并肺大疱。④肺功能不全，不能耐受手术者。通常的硬化剂有滑石粉等，用生理盐水 60～100mL 稀释后经胸腔导管注入，夹管 1～2h 后引流，或经胸腔镜直视下喷洒粉剂。胸腔注入硬化剂前，尽可能使肺复张。为避免药物引起的局部剧痛，先注入适量利多卡因（标准剂量 200mg），让患者转动体位，充分麻醉胸膜，15～20min 后注入硬化剂。若一次无效，可重复注药。观察 1～3 天，经 X 线胸片证实气胸已吸收，可拔除引流管。此法成功率高，主要不良反应为胸痛、发热，滑石粉可引起急性呼吸窘迫综合征，应用时应注意。

4. 手术治疗　经内科治疗无效的气胸为手术适应证，主要适用于长期气胸、血气胸、双侧气胸、复发性气胸、张力性气胸引流失败者、胸膜增厚导致肺膨胀不全或多发性肺大疱者。手术治疗成功率高，复发率低。

（1）胸腔镜：直视下粘连带烙断术可促使受牵拉的破口关闭；对肺大疱或破裂口喷涂纤维蛋白胶或医用 ZT 胶；或用 Nd－YAG 激光或二氧化碳激光烧灼肺大疱，烧灼直径控制在

20mm以下。电视辅助胸腔镜手术可行肺大疱结扎、肺段或肺叶切除、具有微创、安全、不易复发等优点。

(2)开胸手术:如无禁忌,亦可考虑开胸修补破口,肺大疱结扎,手术过程中用纱布擦拭胸腔上部壁层胸膜,有助于促进胸膜粘连。若肺内原有明显病变,可考虑将肺叶或肺段切除。手术治疗远期效果最好,复发率最低。

5.并发症及其处理

(1)脓气胸:由金黄色葡萄球菌、肺炎克雷伯杆菌、铜绿假单胞菌、结核分枝杆菌以及多种厌氧菌引起的坏死性肺炎、肺脓肿以及干酪样肺炎并发脓气胸,脓气胸也可因胸穿或肋间插管引流所致医源性感染引起。病情多危重,常有支气管胸膜瘘形成。脓液中查到病原菌。除积极使用抗生素外,应插管引流,胸腔内生理盐水冲洗,必要时应根据具体情况考虑手术。

(2)血气胸:气胸伴有胸膜腔内出血常与胸膜粘连带内血管断裂有关,肺完全复张后,出血多能自行停止,若出血不止,除抽气排液及适当输血外,应考虑开胸结扎出血的血管。

(3)纵隔气肿与皮下气肿:由于肺泡破裂逸出的气体进入肺间质,形成间质性肺气肿。肺间质内的气体沿着血管鞘进入纵隔,甚至进入胸部或腹部皮下组织,导致皮下气肿。张力性气胸抽气或闭式引流后,亦可沿针孔或切口出现胸壁皮下气肿,或全身皮下气肿及纵隔气肿。大多数患者并无症状,但颈部可因皮下积气而变粗。气体集聚在纵隔间隙可压迫纵隔大血管,出现干咳、呼吸困难、呕吐及胸骨后疼痛,并向双肩或双臂放射。疼痛可因呼吸运动及吞咽运动而加剧。患者发绀、颈静脉怒张、脉速、低血压、心浊音界缩小或消失、心音遥远、心尖部可听到清晰的与心跳同步的“咔嗒”声(Hamman征)。X线检查可见纵隔旁或心缘旁(主要为左心缘)透明带。皮下气肿及纵隔气肿随胸腔内气体排出减压而自行吸收。吸入较高浓度的氧气可增加纵隔内氧浓度,有利于气肿消散。纵隔气肿张力过高影响呼吸及循环,可做胸骨上窝切开排气。

七、护理措施

(一)休息与卧位

急性自发性气胸患者应绝对卧床休息,避免用力、屏气、咳嗽等增加胸腔内压的活动。血压平稳者去半卧位,有利于呼吸、咳嗽排痰及胸腔引流。卧床期间、协助患者每2h翻身1次,如有胸腔引流管,翻身时应注意防止引流管脱落。

(二)氧气吸入

根据患者缺氧的严重程度选择适当的吸氧方式和吸入氧流量,保证患者$SaO_2>90\%$,对于选择保守治疗的患者,应给予高浓度吸氧,有利于促进胸膜腔内气体的吸收。

(三)病情观察

密切观察患者的呼吸频率、呼吸困难和缺氧的情况,治疗后患侧呼吸音的变化等;有无心率加快、血压下降等循环衰竭的征象;大量抽气或放置胸腔引流管后,如呼吸困难缓解后再次出现胸闷,并伴有顽固性咳嗽、患侧肺部出现湿啰音,应考虑复张性肺水肿的可能,立即报告主管医生进行处理。

(四)心理护理

患者由于疼痛和呼吸困难出现紧张、焦虑和恐惧等反应,导致耗氧量增加、呼吸浅快,从而加重呼吸困难和缺氧。因此当患者呼吸困难严重时需尽量在床边陪伴,解释病情及时回复患者的需求。在做各项检查、操作前向患者解释目的和效果，即使在非常紧急的情况下，也应在实施操作的同时简要进行解释，不应只顾执行治疗性护理而忽略患者的心理状态。

（五）排气患者的护理

协助医生做好胸腔抽气或胸腔闭式引流术的准备和配合工作，使肺尽早复张、减轻呼吸困难症状。

（六）胸腔闭式引流的护理

1.术前准备　向患者简要说明排气疗法的目的、意义、过程及注意事项，取得患者配合以及理解。检查引流装置的密闭性。确保患者的胸腔和引流装置之间密闭。

2.保证有效的引流

（1）确保引流装置安全：引流瓶搁置在患者胸部以下且不易踢到的地方，任何时候液面低于引流管胸腔出口平面60cm，防止瓶内液体反流进入胸腔。妥善固定引流管。

（2）观察引流管：①密切观察引流管内的水柱是否随呼吸上下波动以及有无气体自水封瓶液面逸出。必要时，请患者做深呼吸或咳嗽。如有波动，表示引流通畅。若水柱波动不明显，液面无气体逸出，患者无胸闷、呼吸困难等症状，可能肺组织已经恢复张力；若患者出现呼吸困难加重、发绀、大汗淋漓、胸闷、气管偏向健侧等症状，应立即通知医生紧急处理。②观察引流液的量、色和性状，并做好记录。

（3）防止胸腔积液或渗出物堵塞引流管：引流液黏稠或引流血液时，应根据病情定时捏挤引流管（由胸腔端向引流瓶端方向进行捏挤）。

（4）防止意外拔管：患者外出或下床活动时需要双钳夹闭引流管，防止意外脱落、漏气或引流液反流等意外情况。若胸腔引流管不慎滑出胸腔，立即嘱患者呼气或者憋气，同时迅速用凡士林纱布及胶布封闭引流口，并立即通知医生进行处理。

3.引流装置及伤口护理　严格进行无菌操作，引流瓶上的排气管外端用纱布包扎好，避免空气中脏物进入引流瓶。每日更换引流瓶，更换时应注意连接管和接头的消毒，更换前双钳夹闭引流管近心端，更换完毕检查有无漏气，再解开双钳，以防止气体进入胸腔造成人为再次气胸。伤口有分泌物时随时更换敷料。

4.肺功能锻炼　鼓励患者每2h进行一次深呼吸、咳嗽和吹气球练习，以促进受压萎陷的肺扩张，加速胸腔内气体排出，促进肺复张。但是需要避免持续性剧烈咳嗽。

5.拔管护理　拔管前做好患者和物品准备。拔管后注意观察有无胸闷、呼吸困难、切口有无漏气、出血、皮下气肿等。

八、健康教育

1.坚持肺部基础疾病的治疗　向患者介绍：继发性自发性气胸的发生是由于肺组织有基础疾病的存在，因此遵医嘱积极治疗肺部基础疾病对于预防气胸的复发极为重要。

2.避免气胸诱发因素

（1）避免抬举重物、剧烈咳嗽、屏气、用力排便等，并采取有效的预防便秘措施。

（2）注意劳逸结合，在气胸痊愈后的1个月内，不要进行剧烈运动，例如打球、跑步等。

（3）保持愉快心情、避免情绪波动。

（4）吸烟者需要戒烟。

3.气胸复发时的处理　若出现突发性胸痛，随即感到胸闷、气急时，可能为气胸复发，需要立即就诊。

（韩卫华）

第六节　支气管哮喘的护理

一、概述

支气管哮喘（bronchial asthma）简称哮喘，是一种以嗜酸性粒细胞和肥大细胞反应为主的气道变应性炎症和气道高反应为特征的疾病。气道阻塞不同程度的可逆性是本病的特点。临床变现为反复发作的呼气性呼吸困难伴哮鸣音，可自行或经治疗后缓解。为减少或避免哮喘发作，缓解期仍须进行病因治疗。近年来哮喘发病严重程度和病死率大致相同，约40%的患者有家族史。

二、病因

本病的病因较复杂，大多认为是一种多基因遗传病，受遗传因素、环境因素和神经因素等多种因素的影响。

（一）遗传因素

哮喘患者亲属患病率高于群体患病率，并且亲缘关系越近，患病率越高；患者病情越严重，其亲属患病率也越高。哮喘与遗传的关系已日益引起重视。根据家系资料，早期的研究大多认为哮喘是单基因遗传病，有学者认为是常染色体显性遗传（autosomal dominant inheritance）的疾病，也有认为是常染色体隐性遗传（autosomal recessive inheritance）的疾病。目前认为哮喘是一种多基因遗传病，其遗传度在70%～80%。多基因遗传病是位于不同染色体上多对致病基因共同作用所致，这些基因之间无明显的显隐性区别，各自对表现型的影响较弱，但有累加效应，发病受环境因素的影响较大。所以，支气管哮喘由若干作用微小但有累积效应的致病基因构成其遗传因素，这种由遗传基础决定个体患病的风险称为易感性。而由遗传因素和环境因素共同作用并决定个体是否易患哮喘的可能性则称为易患性。遗传度的大小可衡量遗传因素在其发病中的作用大小，遗传度越高则表示遗传因素在发病中所起的作用越大。许多调查资料表明，在一个家系中，患者数越多，其亲属患病率越高；患者病情越严重，其亲属患病率也越高。

（二）环境因素

哮喘的形成和反复发病，常是许多复杂因素综合作用的结果。

1. 吸入物　吸入物分为特异性和非特异性两种。前者如尘螨、花粉、真菌、动物毛屑等；非特异性吸入物如硫酸、二氧化硫、氯氨等。职业性哮喘的特异性吸入物如甲苯二异氰酸酯、邻苯二甲酸酐、乙二胺、青霉素、蛋白酶、淀粉酶、蚕丝、动物皮屑或排泄物等，此外，非特异性的尚有甲醛、甲酸等。

2. 感染　哮喘的形成和发作与反复发作呼吸道感染有关。在哮喘患者中，可存在有细菌、病毒、支原体等的特异性IgE，如果吸入相应的抗原则可激发哮喘。在病毒感染后，可直接损害呼吸道上皮，致使呼吸道反应性增高。有学者认为病毒感染所产生的干扰素、IL－1使嗜碱性粒细胞释放的组胺增多。在乳儿期，呼吸道病毒（尤其是呼吸道合胞病毒）感染后，表现哮喘症状者也甚多。由于寄生虫如蛔虫、钩虫引起的哮喘，在农村仍可见到。

3.食物　由于饮食关系引起哮喘发作的现象常可见到，尤其是婴幼儿容易发生食物过敏，但随年龄的增长而逐渐减少。引起过敏最常见的食物是鱼类、虾蟹、蛋类、牛奶等。

4.气候改变　当气温、气压和(或)空气中离子等改变时可诱发哮喘，故在寒冷季节或秋冬气候转变时发病较多。

5.精神因素　患者情绪激动、紧张不安、怨怒等，都会促使哮喘发作，一般认为它是通过大脑皮层和迷走神经反射或过度换气所致。

6.运动　有70%～80%的哮喘患者在剧烈运动后诱发哮喘，称为运动诱发性哮喘，或称运动性哮喘。典型的病例是在运动6～10min，停止运动后1～10min内支气管痉挛最明显，许多患者在30～60min内自行恢复。运动后约有1h的不应期，在此期间40%～50%的患者再进行运动则不发生支气管痉挛。临床表现有咳嗽、胸闷、气急、喘鸣，听诊可闻及哮鸣音。有些患者运动后虽无典型的哮喘表现，但运动前后的肺功能测定能发现有支气管痉挛。本病多见于青少年。如果预先给予色甘酸钠、酮替芬或氨茶碱等，则可减轻或防止发作。有关研究认为，剧烈运动后因过度通气，致使气道黏膜的水分和热量丢失，呼吸道上皮暂时出现浓度过高，导致支气管平滑肌收缩。

7.哮喘与药物　有些药物可引起哮喘发作，如心得安等因阻断肾上腺素能受体而引起哮喘。2.3%～20%哮喘患者因服用阿司匹林类药物而诱发哮喘，称为阿司匹林哮喘。患者因伴有鼻息肉和对阿司匹林耐受低下，因而又将其称为阿司匹林三联症。其临床特点是，服用阿司匹林可诱发剧烈哮喘，症状多在用药后2h内出现，偶可晚至2～4h。患者对其他解热镇痛药和非甾体抗炎药可能有交叉反应；儿童哮喘患者发病多在2岁以前，但大多为中年患者，以30～40岁者居多；女性多于男性，男女之比约为2∶3；发作无明显季节性，病情较重又顽固，大多对激素有依赖性；半数以上有鼻息肉，伴有常年性过敏性鼻炎和(或)鼻窦炎，鼻息肉切除术后有时哮喘症状加重或促发；常见吸入物变应原皮试多呈阴性反应；血清总IgE多正常；家族中较少有过敏性疾病的患者。关于其发病机制尚未完全阐明，有人认为患者的支气管环氧酶可能因一种传染性介质(可能是病毒)的影响，致使环氧酶易受阿司匹林类药物的抑制，即对阿司匹林不耐受。因此当对患者使用了阿司匹林类药物后，影响了花生四烯酸的代谢，抑制前列腺素的合成，使PGE2/PGF2a失调，白细胞三烯生成量增多，导致支气管平滑肌出现强而持久的收缩。

哮喘的重要特征是存在气道高反应性，研究表明，一些遗传因子控制着气道对环境刺激的反应，说明哮喘患者家属中存在气道高反应性的基础，故气道高反应性遗传在哮喘的遗传中起着重要作用。

(1)变态反应：支气管哮喘的发病与变态反应有关，已被公认的主要为Ⅰ型变态反应。患者多为特异性体质，常伴有其他过敏性疾病，当变应原进入体内刺激机体后，可合成高滴度的特异性IgE，并结合于肥大细胞和嗜碱性粒细胞表面的高亲和性Fcε受体(FcεR1)；也能结合于某些B细胞、巨噬细胞、单核细胞、嗜酸粒细胞、NK细胞及血小板表面的低亲和性Fcε受体(FcεR2)。但是FcεR2与IgE的亲和力比FcεR1低10～100倍。如果过敏原再次进入体内，可与结合在FcεR上的IgE交联，合成并释放多种活性介质，致使支气管平滑肌收缩、黏液分泌增加、血管通透性增高和炎症细胞浸润等，炎症细胞在介质的作用下又可释放多种介质，使气道炎症加重。根据过敏原吸入后哮喘发生的时间，可分为速发型哮喘反应(IAR)、迟发型哮喘反应(LAR)和双相型哮喘反应(DAR)。IAR 几乎在吸入过敏原的同时立即发生反应,15～30min 达高峰,在 2h 左右逐渐恢复正常。LAR 则起病迟,6h 发生,持续时间长,可达数天。某些较严重的哮喘患者与迟发型反应有密切关系,其临床症状重,肺功能受损明显而持久,常需吸入糖皮质激素等药物治疗后恢复。近年来,LAR 的临床重要性已引起人们的高度重视。LAR 的机制较复杂,与 IgE 介导的肥大细胞脱颗粒有关,主要因气道炎症所致,可能涉及肥大细胞的再脱颗粒和白三烯(I/T)、前列腺素(PG)、血栓素(TX)等缓发介质的释放。有研究表明,肥大细胞脱颗粒反应不是免疫机制所特有,非免疫性刺激例如运动、冷空气、吸入二氧化硫等都可激活肥大细胞而释放颗粒。现认为哮喘是一种涉及多种炎症细胞相互作用、许多介质和细胞因子参与的一种慢性炎症疾病,LAR 是由于气道炎症反应的结果,肥大细胞则为原发效应细胞,而嗜酸性粒细胞、中性粒细胞、单核细胞、淋巴细胞和血小板等为继发效应系统,这些细胞又可释放大量炎性介质,激活气道靶器官,引起支气管平滑肌痉挛、微血管渗漏、黏膜水肿、黏液分泌亢进的神经反应兴奋,患者的气道反应性明显增高。临床上单用一般支气管扩张剂不易缓解,而应用皮质类固醇和色甘酸钠吸入治疗可预防 LAR 的发生。

关于支气管哮喘与Ⅲ型变态反应的关系现又提出争议。传统观点认为,外源性哮喘属Ⅰ型变态反应,表现为 IAR;而内源性哮喘属Ⅲ型变态反应(Arthus 现象),表现为 LAR。但也有研究结果表明,LAR 绝大多数继发于 IAR,LAR 对 IAR 有明显的依赖性。因此,并非所有 LAR 都是Ⅲ型变态反应。

(2)气道炎症:气道炎症是近年来哮喘发病机制研究领域的重要进展。支气管哮喘患者的气道炎症是一种由多种细胞特别是肥大细胞、嗜酸性粒细胞和 T 淋巴细胞参与,并有 50 多种炎症介质和 25 种以上细胞因子相互作用的气道慢性非特异性炎症。气道炎症是哮喘患者气道可逆性阻塞和非特异性支气管高反应性的重要决定因素。哮喘的气道炎症反应过程有三个阶段,即 IgE 激活和 FcεR 启动,炎症介质和细胞因子释放,以及黏附分子表达促使白细胞跨膜移动。当变应原进入机体后,B 细胞识别抗原并活化,其活化途径如下:T、B 细胞识别抗原不同表位分别表达激活;B 细胞内吞、处理抗原并结合主要组织相容性复合体(MHC Ⅱ),此复合体被 Th 识别后释放 IL－4、IL－5 进一步促进 B 细胞活化。被活化的 B 细胞产生相应的特异性 IgE 抗体,后者再与肥大细胞、嗜酸性粒细胞等交联,再在变应原的作用下产生、释放炎症介质。已知肥大细胞、嗜酸性粒细胞、中性粒细胞、上皮细胞、巨噬细胞和内皮细胞都有产生炎症介质的能力,根据介质产生的先后可分为快速释放性介质(如组胺)、继发产生性介质(PG、LT、PAF 等)和颗粒衍生介质(如肝素)三类。肥大细胞是气道炎症的主要原发效应细胞,肥大细胞激活后,可释放组胺、嗜酸性粒细胞趋化因子(ECF－A)、中性粒细胞趋化因子(NCF－A)、LT 等介质。肺泡巨噬细胞在始动哮喘炎症中也可能起重要作用,它被激活后可释放 TX、PG 和血小板活因子(PAF)等介质。ECF－A 使嗜酸性粒细胞趋化,并诱发释放主要碱基蛋白(MBP)、嗜酸性粒细胞阳离子蛋白(ECP)、嗜酸性粒细胞过氧化酶(EPO)、嗜酸性粒细胞神经毒素(EDN)、PAF、LTC4 等,MBP、EPO 可使气道上皮细胞脱落,暴露感觉神经末梢,造成气道高反应性。MBP、EPO 又可激活肥大细胞释放介质。NCF－A 可使中性粒细胞趋化并释放 LT、PAF、PGS、氧自由基和溶酶体酶等,加重炎症反应。LTC4 和 LTD4 是极强的支气管收缩剂,并促使黏液分泌增多和血管通透性增加。LTB4 能使中性粒细胞、嗜酸性粒细胞的单核细胞趋化、聚集并分泌介质等。PGD2、PGF2、PGF2a、PGI2 和 TX 均是强力的气道收缩剂。PAF 可收缩支气管和趋化、激活嗜酸性粒细胞等炎症细胞,诱发微血管渗出增多，是重要的哮喘炎症介质之一。近年来发现在气道上皮细胞及血管内皮细胞产生的内皮素(ET5)是引起气道收缩和重建的重要介质，ET1 是迄今所知最强的支气管平滑肌收缩剂，其收缩强度是 LTD4 和神经激肽的 100 倍，是乙酰胆碱的 1000 倍，ET 还有促进黏膜下腺体分泌和促进平滑肌和成纤维细胞增殖的效应。炎前细胞因子 TNFα 能刺激气道平滑肌细胞分泌 ET1，这不仅加剧了平滑肌的收缩，还提高了气道平滑肌自身收缩反应性，并可导致由气道细胞异常增殖引起气道重建，可能成为慢性顽固性哮喘的重要原因。黏附分子(adhesion molecules，AMs)是一类能介导细胞间黏附的糖蛋白，现已有大量研究资料证实，黏附分子在哮喘发病中起重要作用，在气道炎症反应中，黏附分子介导白细胞与内皮细胞的黏附和跨内皮转移至炎症部位。

总之，哮喘的炎症反应有多种炎症细胞、炎症介质和细胞因子参与，其关系十分复杂，有待深入探讨。

(3)气道高反应性：气道反应性是指气道对各种化学、物理或药物刺激的收缩反应。气道高反应性(AHR)是指气道对正常不引起或仅引起轻度应答反应的非抗原性刺激物出现过度的气道收缩反应。气道高反应性是哮喘的重要特征之一。AHR 常有家族倾向，受遗传因素影响，但外因性的作用更为重要。目前普遍认为气道炎症是导致气道高反应性最重要的机制之一。当气道受到变应原或其他刺激后，由于多种炎症细胞、炎症介质和细胞因子的参与、气道上皮和上皮内神经的损害等导致 AHR。有人认为，气道基质细胞内皮素的自分泌及旁分泌，以及细胞因子特别是 TNFα 与内皮素相互作用在 AHR 的形成上有重要作用。此外，AHR 与 β—肾上腺能受体功能低下、胆碱能神经兴奋性增强和非肾上腺素能非胆碱能(NANC)神经的抑制功能缺陷有关。在病毒性呼吸道感染、SO_2、冷空气、干燥空气、低渗和高渗溶液等理化因素刺激下均可使气道反应性增高。气道高反应性程度与气道炎症密切相关，但两者并非等同。目前已公认 AHR 为支气管哮喘患者的共同病理生理特征，然而出现 AHR 者并非都是支气管哮喘，如长期吸烟、接触臭氧、病毒性上呼吸道感染、慢性阻塞性肺疾病、过敏性鼻炎、支气管扩张、热带肺嗜酸性粒细胞增多症和过敏性肺泡炎等患者也可出现 AHR，所以应该全面地理解 AHR 的临床意义。

(三)神经因素

支气管的自主神经支配很复杂，除以前所了解的胆碱能神经、肾上腺素能神经外，还存在非肾上腺素能非胆碱能(NANC)神经系统。

三、病理

气道的基本病理改变为肥大细胞、肺巨噬细胞、嗜酸性粒细胞、淋巴细胞与中性粒细胞浸润。气道黏膜上组织水肿，微血管通透性增加，支气管内分泌物潴留，支气管平滑肌痉挛，纤毛上皮剥离，基底膜露出，杯状细胞增殖及支气管分泌物增加等病理改变，称为慢性剥脱性嗜酸性细胞性支气管炎。上述的改变可随气道炎症的程度而发生变化。若哮喘长期反复发作，则可进入气道不可逆性狭窄阶段，主要表现为支气管平滑肌的肌层肥厚，气道上皮细胞下的纤维化等致气道重建，周围肺组织对气道的支持作用消失。在发病早期，因病理的可逆性，解剖学上很少发现器质性改变。随着疾病发展，病理学变化逐渐明显。肺膨胀及肺气肿较为突出，肉眼可见，肺柔软疏松有弹性，支气管及细支气管内含有黏稠痰液及黏液栓。支气管壁增厚、黏膜充血肿胀形成皱襞，黏液栓塞局部可发现肺不张。

四、临床表现

支气管哮喘典型的表现是发作性伴有哮鸣音的呼气性呼吸困难。与哮喘相关的症状有咳嗽、喘息、胸闷、咳痰等。干咳或咳大量白色泡沫痰，严重者可呈强迫坐位或端坐呼吸，甚至出现发绀。哮喘症状可在数分钟内发作，经数小时至数天，用支气管扩张药可缓解或自行缓解。哮喘的发病特征如下。①发作性：当遇到诱发因素时呈发作性加重。②时间节律性：常在夜间及凌晨发作或加重。③季节性：常在冬春季节发作或加重。④可逆性：平喘药通常能缓解症状，可有明显的缓解期。认识这些特征，有利于哮喘的诊断与鉴别。

1. 护理体检　缓解期可无异常体征。发作期胸廓膨隆，叩诊呈过清音，多数患者双肺可闻及广泛的呼气相为主的哮鸣音，呼气音延长。严重哮喘发作时常有呼吸费力、大汗淋漓、发绀、胸膜反常运动、心率增快、奇脉等体征。

2. 运动性哮喘　有些青少年患者表现在运动时出现胸闷和呼吸困难，称为运动性哮喘。

3. 重症哮喘　严重的哮喘发作持续 24h 以上，经一般支气管舒张剂治疗不能缓解者，称为重症哮喘，又称哮喘持续状态。常因呼吸道感染未控制，持续接触大量的过敏原，失水使痰液黏稠形成痰栓阻塞细支气管，治疗不当或突然停用糖皮质激素，精神过度紧张，并发自发性气胸或肺功能不全等因素引起。患者表现为极度呼吸困难、端坐呼吸、发绀明显、大汗淋漓、心慌、焦虑不安或意识障碍，甚至出现呼吸及循环衰竭。患者颈静脉怒张，胸廓饱满，呈吸气状，呼吸幅度小，叩诊呈过清音，心浊音界缩小，呼气时两肺可闻及哮鸣音，合并感染者肺部可闻及湿啰音。如呼吸微弱或痰栓阻塞支气管，哮鸣音可不明显。

五、辅助检查

1. 血液常规检查　部分患者发作时可有嗜酸性粒细胞增高，但多数不明显，如并发感染可有白细胞数增高，中性粒细胞比例增高。

2. 痰液涂片检查　可见较多嗜酸性粒细胞，如合并呼吸道细菌感染，痰液涂片革兰染色、细胞培养及药物敏感试验有助于病原菌的诊断及指导治疗。

3. 肺功能检查　缓解期肺通气功能多数在正常范围。在哮喘发作时，由于呼气流速受限，表现为第一秒用力呼气量（FEV_1），一秒率（FEV_1/FVC）、最大呼气中期流速（MMER）、呼出 50%与 75%肺活量时的最大呼气流量（$MEF_{50\%}$ 与 $MEF_{75\%}$）以及呼气峰值流量（PEFR）均减少。可有用力肺活量减少、残气量增加、功能残气量和肺总量增加，残气占肺总量百分比增高。经过治疗后可逐渐恢复。

4. 血气分析　哮喘严重发作时可有缺氧，PaO_2 和 SaO_2 降低，由于过度通气可使 $PaCO_2$ 下降，pH 值上升，表现呼吸性碱中毒。如重症哮喘，病情进一步发展，气道阻塞严重，可有缺氧及 CO_2 潴留，$PaCO_2$ 上升，表现呼吸性酸中毒。如缺氧明显，可合并代谢性酸中毒。

六、治疗

目前尚无特效的治疗办法，但坚持长期规范化治疗可使哮喘症状得到良好控制，减少复发甚至不再发作。1994 年美国国立卫生研究院心肺血液研究所与 WHO 共同努力，制定了关于哮喘管理预防的全球策略，让长期使用少量或不用药物的患者活动不受限制，并能与正常人一样生活、工作和学习。治疗原则为，消除病因，控制急性发作，预防复发。

（一）消除病因

脱离过敏原，消除引起哮喘的刺激因子。

（二）控制急性发作

急性发作治疗的主要目的是尽快缓解气道阻塞，纠正低氧血症、恢复肺功能，预防进一步恶化或再次发作。治疗方案则依据病情的严重程度而定，可选择以下一种或多种药物。

1. 气管扩张剂　即 β_2 受体兴奋剂。此类药物主要通过兴奋 β_2 受体，舒张支气管平滑肌。稳定细胞膜。短效的 β_2 受体兴奋剂兴奋支气管平滑肌的作用强，起效快（吸入后数分钟即发生作用），能迅速控制哮喘的急性发作。常用的 β_2 受体兴奋剂有沙丁胺醇（salbutmal，又名舒喘灵，喘乐宁），特布他林（terbutaline，博利康尼），非诺特罗（备劳特）等。舒喘灵片 2～4mg/次、每日 3 次，喘乐宁气雾吸入，0.1～0.2mg/次，每日 2～3 次，博利康尼，2.5mg/次，每日口服 2～3 次；缓解舒喘灵（全特宁）口服剂量，每次 8mg，每日 2 次，其他常用的长效 β_2 受体兴奋剂有丙特卡罗（美喘清），沙美特罗（salmoerol）和班布特罗（bambuterol）缓释片等。

2. 茶碱类药物　主要的作用机理如下：抑制磷酸二酯酶，提高平滑肌细胞内的 cAMP 的浓度，同时具有腺苷受体的拮抗作用；刺激肾上腺分泌肾上腺素；增强呼吸肌的收缩。茶碱类药物的支气管作用低于 β_2 受体兴奋剂。常用的有氨茶碱，口服 0.1～0.2g/次。3 次/天，必要时用葡萄糖稀释后静脉推注或静脉注射，一般日剂量为 8～10mg/kg，每日总量不得超过 1.2～1.5g。由于茶碱的毒性作用以及个体间茶碱的代谢差异很大，为获得最佳有效血浓度，防止不良反应，应经常监测血液中茶碱浓度。茶碱缓释片（舒弗美）、氨茶碱控释片，每 12h 服药一片常能维持理想的血药浓度。

3. 抗胆碱能药物　其作用主要是，可以阻断节后迷走神经通路，降低迷走神经兴奋性，使平滑肌松弛；乙丙溴铵吸入制剂（商品名为爱喘乐）疗效好，不良反应较少。此外还有阿托品、654－2 等。

4. 其他受体拮抗剂　如硝苯地平通过钙离子进入肥大细胞，以缓解支气管痉挛，息斯敏则通过拮抗 H_1 受体扩张支气管。

5. 急性发作的其他处理措施　促进痰液引流、氧疗、控制感染，危重患者应注意水、电解质和酸碱平衡失调，并及时给予纠正，必要时给予机械通气。

（三）预防复发

避免接触过敏原，参加体育锻炼，增强体质，预防感冒。还可以采用以下措施。

1. 色甘酸二钠　色甘酸二钠是一种肥大细胞稳定剂，能降低气道的高反应性，对预防运动或过敏原诱发的哮喘最为有效，有两种方法：一是为预防哮喘症状发作，应每天用药，每次吸入 20mg，一日 3 次；二是为预防运动或接触过敏（如动物）引起的哮喘，应在运动前（或接触前）5～6min 用药。此药效可持续 3～4h，其不良反应可见干咳等。酮替芬（ketotifen）能抑制肥大细胞释放介质，对 LAR 和 IAR 均有效，主要不良反应有嗜睡、倦怠。

2. 丙酸培氯米松气雾剂　100μg 雾化吸入，每日 3～4 次，控制气道反应性炎症。

七、护理措施

（一）护理诊断

1. 气体交换受损　与支气管痉挛、气道炎症、黏液分泌增加所致气道阻力增加有关。

2. 清理呼吸道无效　与气道平滑肌痉挛、痰液增多黏稠，无效咳嗽，疲乏无力有关。

3.知识缺乏　缺乏正确使用雾化吸入器的有关知识。

4.焦虑　与哮喘反复发作，呼吸困难有关。

5.潜在并发症　自发性气胸、呼吸衰竭、肺心病。

（二）护理措施

1.气体交换受损

（1）加强观察，了解病情变化：观察患者呼吸型态，有无高碳酸血症或低氧血症的症状、体征，定时听诊肺部呼吸音，估计哮鸣音变化情况。重症哮喘应专人护理，每隔10～20min测量血压、脉搏和呼吸一次。检测动脉血气分析结果，肺功能指标等。

（2）环境和体位：提供安静、舒适、冷暖适宜的环境。保持空气流通，室内不宜放花草、羽毛枕，避免尘埃飞扬或吸入刺激性气体。根据病情提供舒适体位，如端坐体位者提供床旁桌以作支撑。有明确过敏原者，应尽快脱离过敏原。

（3）饮食：提供清淡、易消化、高热量、高维生素的流质、半流质饮食，保持患者营养充足。不宜食鱼、虾、蟹、蛋类、牛奶等易引起过敏的食物。多饮水，防止痰液黏稠。

（4）氧疗：遵医嘱给予氧气2～4L/min，伴高碳酸血症者应低流量吸氧。吸氧时注意呼吸道湿化、通畅，避免干燥、寒冷气流的刺激，必要时机械通气。

（5）教会、鼓励患者缓解深呼吸或缩唇呼吸，以改善通气，缓解症状。

（6）用药护理：遵医嘱给予支气管舒张药，抗炎药等，并评估效果及不良反应。β_2受体激动剂：指导患者按需服药，因长期规律使用易出现耐受性；指导患者正确使用雾化吸入器；部分患者有头痛、头晕、心悸、手指颤抖等副作用，停药或坚持一段时间用药后可消失。用量过大可引起心律失常甚至猝死。茶碱类：用量过大或静脉注射过快，轻者有恶心、呕吐，严重时出现心律失常、血压下降甚至死亡。安全浓度为6～15μg/mL，总量不超过1.5g，注射时间在10min以上。控释片或缓释片整片吞服。糖皮质激素：对胃肠道有刺激作用，宜饭后服用。吸入易引起咽部念珠菌感染，吸入激素后立即漱口。长期用药应注意肥胖、糖尿病、高血压、骨质疏松、消化性溃疡等副作用。联合β_2受体激动剂或控释茶碱，以减少糖皮质激素用量。患者不得自行停药或减量，应遵医嘱进行阶梯式逐渐减量。

2.清理呼吸道无效

（1）评估患者痰的色、质、量及黏稠度，患者体力状况，咳嗽的能力及方法，听诊肺部呼吸音，尤其是啰音部位。评估患者液体出入量，有无脱水的表现。

（2）教会患者掌握深呼吸和有效的咳嗽、咳嗽咳痰技巧，协助患者翻身拍背，保证痰液引流。

（3）加强营养，补充消耗，防止患者衰竭而无力排痰。鼓励患者每天饮水2～3L，重症哮喘应静脉补液，以纠正脱水，稀释痰液。

（4）遵医嘱给予痰液稀释剂、支气管舒张剂、糖皮质激素及缓解气道炎症和水肿，促使排痰。

（5）必要时经鼻腔或口腔吸痰或气管插管、气管切开，建立人工气道以清除痰液，减少死腔。

3.知识缺乏

（1）评估患者使用吸入器的情况，找出使用中存在的问题及原因，然后针对患者存在的问题，结合其文化程度、学习能力，确定教育内容、方法及进度。

(2)准备有关资料(如说明书),与患者及家属讨论吸入器的主要结构、使用方法及正确使用的意义。

(3)医护人员演示吸入器的正确使用方法,指出关键步骤为吸药前先摇匀药液,缓慢呼气至不能再呼时,屏气5～10s,使较小的雾粒在更远的外周气道沉降,然后再缓慢呼气。

(4)反复练习,医护人员观察其使用过程是否正确。

(5)学会有关吸入器的清洗、保存、更换等知识与技能。

八、健康教育

1.提高患者对疾病的正确认识,增强战胜疾病的信心　帮助患者及家人获得哮喘的有关知识,如哮喘的概念,诱因,怎样控制发作及治疗,以控制哮喘、维持患者正常工作和学习,使患者建立战胜疾病的信心。

2.避免哮喘的诱因　避免摄入引起哮喘发作的食物;室内不种花草,不养宠物;保持室内清洁;打扫或喷洒杀虫剂时,患者应离开现场。避免刺激性气体的吸入。戒酒,避免被动吸烟,预防上呼吸道感染。掌握正确的吸入技术。讲解常用药的用法、剂量、疗效及副作用,与患者共同制定长期管理、防止复发的计划。

3.自我监测病情　识别哮喘的先兆及哮喘加重的早期表现,评估哮喘发作的程度,在症状出现以前争取早期用药,避免哮喘的严重发作。

4.嘱患者随身携带止喘气雾剂　强调一出现哮喘先兆,应立即吸入β_2受体激动剂,同时保持平静、放松以迅速控制症状。单纯的运动性哮喘在运动前吸入色甘酸二钠,酮替芬可预防发作。

5.保持生活规律和乐观情绪　特别是向患者说明发病与精神紧张、生活压力有关。积极参加体育锻炼,尽可能改善肺功能,预防发展为不可逆气道阻塞。

(周佳莹)

第七节　支气管扩张的护理

一、概述

支气管扩张(bronchiectasis)简称支扩,是一种常见的慢性呼吸道化脓性疾病,多数继发于呼吸道感染和支气管阻塞。由于支气管壁的肌肉和弹性组织遭到破坏,引起支气管变形及不可逆的扩张。多见于儿童和青少年时期。其主要表现为慢性咳嗽、咳大量脓痰和(或)反复咯血。从流行病学角度看,其发病率随着人们生活的改善,免疫接种以及抗生素的应用得到了明显控制。

二、病因

支气管扩张的病因很多,临床上可引起支气管管壁防御功能减弱的疾病均可导致支气管扩张。根据支气管扩张发病机制的不同,病因主要可分为支气管-肺部感染和支气管阻塞两大类,两者相互影响,导致支气管壁的破坏引起支气管扩张。

(一)支气管一肺部感染

病毒、细菌、真菌和支原体感染均可引起支气管和肺部反复感染,气管的各层组织如平滑肌纤维和弹力纤维遭到破坏,管壁的支撑作用减弱,在吸气和咳嗽时管腔内的压力增高及胸腔内负压的牵引而扩张,呼气时不能回缩,使远端支气管引流不畅,大量分泌物长期集聚在气管腔内,加重管壁的破坏,从而导致支气管扩张。

(二)支气管阻塞

异物、肺部肿瘤、肺门淋巴结肿大、慢性阻塞性肺疾病等疾病常可造成支气管狭窄或部分阻塞,在支气管内形成活瓣,吸入空气容易而呼出困难,致使阻塞部位远端的支气管管腔内压逐渐增高,造成管腔扩张。

(三)支气管先天性发育缺损和遗传因素

巨大气管一支气管症,可能是先天性结缔组织异常、管壁薄弱所致的扩张。Kartagener综合征因软骨发育不全或弹性纤维不足,导致局部管壁薄弱或弹性较差,常伴有鼻窦炎及内脏转位(右位心),其支气管扩张的发病率为15%～20%,明显高于一般人群。

(四)免疫缺陷

丙种球蛋白缺乏症和低球蛋白血症的患者免疫功能低下,常反复发生支气管炎,诱发支气管扩张。

三、病理

正常情况下支气管壁可分为黏膜、黏膜下层和外膜三层,在气道不同的部位,其分布各有不同。在黏膜及黏膜下层所含的黏液分泌细胞、纤毛细胞及参与免疫反应和其他防御机制的细胞,具有保护气道和肺组织免受有害物质的损伤的作用。其他气道结构如弹力和肌肉纤维及软骨层具有调节气道口径的作用。血管和淋巴样组织具有气道营养和防御作用。

支气管扩张部位的管壁因慢性炎症刺激而遭到破坏,纤毛柱状上皮细胞鳞状化生或萎缩,纤毛细胞运动受损或消失,黏液分泌增多,导致慢性和急性炎症。此外,由于支气管壁丧失正常的张力,受累支气管管腔逐渐扩张,向外突出,或形成囊状。扩张的管腔内常有黏液积存、黏膜明显炎症及溃疡,造成支气管管壁出现不同程度的破坏及纤维组织增生。显微镜下可见支气管壁淋巴细胞浸润或淋巴样结节,黏液腺及淋巴细胞明显,甚至不能见到正常结构,仅见若干肌肉及软骨碎片。管壁上有中性粒细胞浸润,周围肺组织纤维化、萎陷或肺炎等病理改变。扩张的支气管周围可见新生血管,或支气管动脉和肺动脉的终末支扩张吻合,形成血管瘤,易引起咯血。

肉眼观察支气管扩张多发生于一个肺段,也可在双侧多个肺段发生,常见于两肺下叶,由于左侧支气管与气管分叉角度较右侧大,管腔比右侧细长,且受心脏血管的压迫而引流不畅,容易引起肺不张及继发感染,更容易发病。

四、临床表现

支气管扩张可发生于任何年龄,病程呈慢性经过,长期咳嗽、咳痰、反复咯血可达数年或数十年。多数患者在幼年时期患有麻疹、百日咳,或有肺炎病史,以后常有反复发作的呼吸道感染。早期支气管扩张的临床表现不明显,随着病程延长,可表现为反复咳嗽、咳大量脓痰、反复咯血。

(一)症状

1. 慢性咳嗽伴大量脓痰　慢性咳嗽是最常见的症状,尤其是在改变体位时,患侧卧位时咳嗽减轻,反之加重。咳嗽与感染严重程度密切相关,咳痰与病变部位、严重程度及支气管引流通畅程度有关。咳嗽多发生于早晨和晚上,由于体位改变,痰液在气道内流动接触到正常黏膜,引起刺激,出现咳嗽及咳大量脓痰。24h 痰量可作为衡量疾病严重程度的指标:每天痰量少于 10mL 为轻度,10~15mL 为中度,大于 150mL 为重度。急性呼吸道感染时,咳嗽和咳痰量明显增多,每天痰量可达 100~600mL,痰液常呈黄绿色脓性,若有厌氧菌混合感染常伴有臭味。收集 24h 痰量并静置于玻璃瓶中,数小时后痰液可分离成四层:上层为黏液泡沫,下层为脓液,中层为混浊浆液,最下层为坏死沉淀组织。此为典型支气管扩张的痰液改变。

2. 反复咯血　大多数患者反复咯血,咯血量不等,可表现为痰中带血丝,随着病情的发展,支气管表层肉芽组织创面上的小血管或管壁内扩张的小血管破裂出血,引起小量或大量咯血。有些患者平时无咳嗽、脓痰等呼吸道症状,仅以反复咯血为唯一症状,临床上称为"干性支气管扩张"。

3. 继发肺部感染　支气管扩张患者由于上呼吸道感染向下蔓延,支气管感染加重,引流不畅,痰液不易咳出,炎症扩展到病变周围的肺组织引起继发性感染,可表现为高热、盗汗、消瘦、贫血、食欲减退等症状。此外,重症支气管扩张患者因支气管周围肺组织化脓性感染和大面积的肺组织纤维化,可并发阻塞性肺气肿。极其严重者,可加重心脏负荷,引起右心功能衰竭而发生下肢水肿,腹腔积液加重呼吸困难等。

(二)体征

患者的体征取决于病变范围及扩张程度,早期及轻度支气管扩张无明显阳性体征,一般在支气管扩张局部可听到大小不等、持久存在的湿啰音。此外,可伴有阻塞性肺炎、肺不张或肺气肿的体征。在慢性支气管扩张患者中可见杵状指、趾及全身营养较差的情况。

五、辅助检查

1. 胸部X线　普通胸部X线检查对支气管扩张的敏感性不高。早期轻症患者,X线胸片常无特殊发现,或仅有患侧肺纹理增粗。重症患者病变区肺纹理增多、增粗、排列紊乱,边缘模糊,有时可见管状透亮区,为管壁明显增厚的支气管影,称为"轨道征",呈典型的蜂窝状或卷发状阴影,其间夹有液平面的囊区。

2. 胸部CT扫描　对支气管扩张的诊断具有一定的价值,可明确支气管扩张累及的部位、病变范围和性质,初次诊断的患者,如条件允许,应进行胸部CT扫描。柱状支气管扩张可表现为支气管壁增厚,管腔增宽,距胸膜下 3cm 的肺周围可见到支气管;囊状支气管扩张表现为含气或含液的囊肿,呈葡萄状;静脉曲张状支气管扩张表现为支气管管壁粗细不一,呈"念珠状"改变。

3. 纤维支气管镜检查　诊断支气管扩张一般不需要进行纤维支气管镜检查。但通过纤维支气管镜可明确支气管扩张、出血和阻塞部位,还可进行局部冲洗,取冲洗液做涂片或细菌培养,明确病原菌,协助诊断和治疗。

4. 其他检查　无感染时血中白细胞计数大多数正常,继发感染时则可增高,痰涂片或细菌培养可检测出致病菌。

六、治疗

支气管扩张在解剖学上的损害是不可逆的，治疗的目的是控制症状，防止疾病进展。治疗的原则是去除病因，促进痰液排出，控制呼吸道反复感染，必要时手术治疗。

（一）控制感染

控制感染是支气管扩张急性感染期的主要治疗手段，根据患者的症状、体征、痰液的性状、痰培养及药敏试验结果，合理选择抗生素。初期给予抗炎治疗，如氨苄西林、阿莫西林或头孢菌素等。如患者为铜绿假单胞菌感染时可选择喹诺酮类药物加氨基糖苷类或第三代头孢菌素。慢性咳脓痰患者可服用阿莫西林或吸入氨基糖苷类药物，间断规则使用单一抗生素或轮换使用不同种类抗生素。缓解期一般不需要使用抗生素治疗。

（二）排除痰液，保持呼吸道通畅

排除痰液和使用抗生素治疗同样重要，有利于控制炎症，减少并发症，减轻全身中毒症状。

1. 物理治疗　包括体位引流、胸部叩击、振动等方法以促进支气管扩张患者痰液排出。

2. 药物排痰　使用去痰剂能稀释痰液，促进排痰，如糜蛋白酶能使黏液糖蛋白裂解，对支气管扩张患者的脓痰有效。支气管痉挛影响痰液排出，加重感染，使用支气管扩张剂如氨茶碱、β_2 受体激动剂，能有效解除支气管痉挛，利于痰液排出。

3. 纤维支气管镜吸痰　若患者痰液黏稠，聚积在气管内导致引流不畅，可使用纤维支气管镜吸出痰液。

（三）手术治疗

经内科治疗后仍有反复急性呼吸道感染或（和）大咯血患者，其病变范围不超过两叶肺，全身情况良好，可根据病变范围行肺段或肺叶切除术。

七、护理措施

（一）生活护理

1. 休息　保持病室环境清洁，安静，温湿度适宜，促进休息。严重感染伴高热及咯血等症状的患者应卧床休息，注意保暖，保证充足睡眠。

2. 饮食护理　支气管扩张患者因反复感染，造成机体消耗量增加，鼓励患者多进食肉类、蛋类、豆类等高蛋白质、高热量、高维生素、易消化的饮食，少食多餐，避免生冷、辛辣食物和浓茶、咖啡等刺激性饮料，以免诱发刺激性咳嗽。高热的患者多饮水，每天 1500mL 以上，以稀释痰液。指导患者在饭后及排痰后用清水或漱口液漱口，保持口腔清洁湿润，增进食欲，减少呼吸道感染的发生。

（二）病情观察

密切观察患者咳嗽，咳痰的性质和时间；痰液量、气味、颜色和分层，及时留取痰标本送检。

（三）用药护理

根据病情及痰培养和药物敏感试验的结果，选用敏感的抗生素。掌握药物的常用剂量及使用方法，密切观察药物作用和不良反应，如出现异常情况及时通知医生，并配合处理。

（四）体位引流的护理

体位引流是使患者处于特殊的体位，利用重力作用促使肺部及支气管内的分泌物流入大支气管并排出体外的方法。其原则是将病变部位放在高位，使引流支气管的开口向下。其引流效果与需要引流部位所对应的体位密切相关。对大对数支气管扩张患者来说，体位引流采取坐位、半坐卧位时无特别禁忌证。但年迈及身体极度虚弱、无法耐受引流的体位、无力排除分泌物的患者，在这种情况下进行体位引流将导致低氧血症；对于脑外伤及开颅术后患者体位的改变，特别是处于头低位时，可使颅内压升高，因此上述患者禁止体位引流。

1. 引流时间　因为晚间黏液纤毛的廓清作用减弱，气道分泌物容易潴留，故引流时间应选择在早晨清醒后。根据患者病情，病变的部位以及身体情况，每日引流 2～3 次，每一部位可引流 5～15min，引流过程中及引流后可进行间断吸氧，以防低氧血症的发生。

2. 引流体位　如病变涉及多个部位，应从上至下进行引流，首先引流肺上叶，然后引流肺下叶后基底部。引流时指导患者采取不同体位（图 7－7），使患侧肺叶或肺段抬高，引流支气管开口朝下，便于痰液流入大支气管和气管而排出。在引流前 15min 可使用支气管扩张剂如沙丁胺醇雾化吸入或生理盐水超声雾化吸入，使支气管扩张稀释痰液，更加有利于体位引流。抬高体位可采用枕头、斜板、三摇床等。体位安排妥当后，嘱患者行深呼吸及咳嗽。引流时，嘱患者间断进行深呼吸后用力咳嗽，术者手做杯口状，以大小鱼际及手掌根部轻拍患者胸壁，自下而上进行，直到痰液排尽，或使用机械振动器，使聚积的分泌物松动并移动，易于咳出或引流。

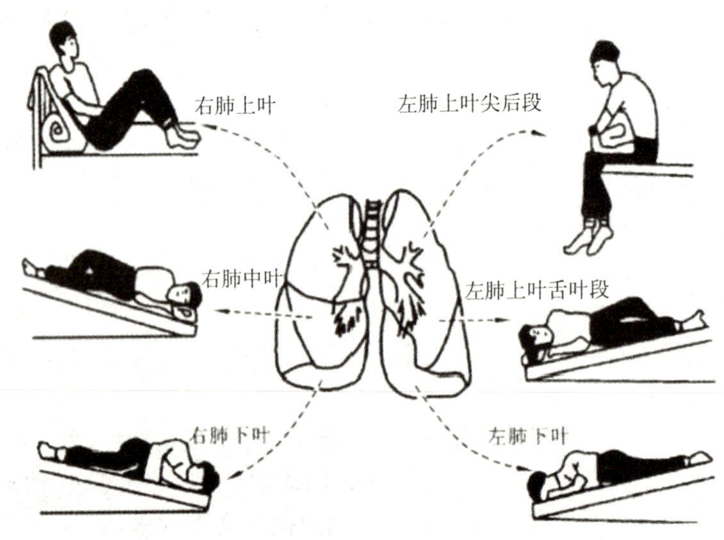

图 7－7　体位引流

3. 引流过程中的观察　体位引流时要密切观察患者的面色、呼吸、脉搏等变化，如出现头晕、呼吸困难、心慌、出冷汗等症状时应立即停止引流，通知医生，给予半卧位或平卧位吸氧。

4. 引流后的护理　体位引流结束后协助患者取合适体位，观察 5～10min，记录咳出痰的颜色、量、黏稠度、性质，听诊有无异常的呼吸音。

（五）咯血的护理

咯血（hemoptysis）是指喉或喉部以下呼吸道、肺组织的出血，血液借助咳嗽经口腔排出。咯血量的多少与疾病的严重程度不完全一致，少量咯血时仅表现为痰中带血，大咯血时血液从口鼻腔涌出，造成呼吸道阻塞，甚至窒息。小量咯血：每日咯血量在 100mL 以内。中等量咯血：每日 100～500mL。大量咯血：每日咯血量 500mL 以上（或一次咯血量 100～500mL）。

凡是经口腔排出的血液，需仔细与呕血相鉴别（表7—2）。

表7—2　咯血与呕血的鉴别

	咯血	呕血
病因	肺结核、支气管扩张、肺癌、心脏病	消化性溃疡、肝硬化等
出血前症状	喉部痒感、胸闷、咳嗽等	消化性溃疡、肝硬化等
出血方式	咯出	呕出，可为喷射状
出血颜色	鲜红	棕黑色或暗红色，有时呈鲜红色
血内混有物	泡沫和（或）痰	食物残渣、胃液
黑便	无（如咽下血液时可有）	有，可在呕血停止后仍持续数日
酸碱反应	碱性	酸性

1.心理护理　患者咯血时护士应做好必要的解释，缓解患者紧张、恐惧情绪，使其有安全感。及时清理残留血迹，协助漱口，保持口腔清洁、舒适，以防口腔异味刺激，诱发咯血。对于精神极度紧张者，可适当使用小剂量镇静剂，如地西泮5～10mg肌内注射。禁用吗啡、哌替啶，以免抑制呼吸。咯血伴剧烈咳嗽者可使用镇咳剂，必要时可使用可待因口服或皮下注射，但年老体弱、肺功能不全者慎用。

2.一般护理

(1)饮食护理：大咯血者暂禁食，小量咯血或大咯血停止后，可进少量温凉的流质饮食，多饮水、多吃富含纤维素食物，保持大便通畅。便秘者可服用缓泻剂，帮助排便，避免用力排便增加腹压诱发再咯血。

(2)休息与体位：小量咯血时嘱患者安静休息，中量和大量咯血者应绝对卧床休息，保持病室安静，尽量减少搬动患者。协助患者取患侧卧位，头偏向一侧，可减少患侧出血，防止病灶向健侧扩散，有利于健侧通气。若有窒息者立即采取头低脚高体位，轻叩背部，排出血块，必要时做好气管插管或气管切开的准备。

(3)保持呼吸道通畅：嘱患者轻轻将气管内存留的积血咯出，咯血时不能屏气，以免诱发喉头痉挛，血液引流不畅形成血凝块，引起呼吸道阻塞。

3.病情观察

(1)密切观察患者血压、脉搏、呼吸、瞳孔、意识等方面的变化并做好详细记录，以便随时发现和判断病情。

(2)注意观察患者咯血的量、颜色、性质及出血的速度，是否伴有发热、胸痛、呛咳、脓痰、皮肤黏膜出血等症状。

(3)密切观察有无窒息先兆，如胸闷、气憋、唇甲发绀、面色苍白、大汗淋漓、烦躁不安等，立即将患者置于头低脚高位，通知医生，做好抢救工作。

4.大咯血的抢救护理　大咯血时要安慰患者，保持镇静，配合医护人员积极治疗，防止窒息。首先要准备好各种抢救物品和药品，如吸引器、吸痰管、氧气装置、气管切开治疗包、止血药物等。保持气道通畅，必要时使用吸痰管吸引血凝块；快速建立静脉通路，给予垂体后叶素静脉滴入，收缩全身小动脉，减少回心血流和肺循环血量，制止肺的出血。静脉滴注垂体后叶素应调好速度，严密观察血压的变化，速度过快易引起恶心、呕吐、血压升高、心率增快等，因此高血压、冠心病患者禁用。

5.窒息的护理　窒息是大咯血的严重后果，也是咯血致死的主要原因，死亡率为25%～

100%。咯血造成窒息除与患者咯血量有关外，还与患者全身情况有着密切关系。老年体弱或者肺功能差的患者，尽管不是大咯血，也有可能导致窒息死亡。若患者大咯血突然停止，表情恐怖、张口瞠目、两手乱抓、抽搐、大汗淋漓、牙关紧闭或神志突然丧失，则提示血液阻塞呼吸道发生窒息。应去头低足高45°俯卧位，头后仰，轻拍背部，排出血凝块。必要时撬开牙关或用吸痰器清除气道内血块。若无效，则立即配合医生行气管插管或气管镜等器械吸取血块，解除气道阻塞。气道血凝块清除后，如无自主呼吸，应行人工呼吸，给予高流量吸氧，遵医嘱使用呼吸中枢兴奋剂，密切观察病情变化，警惕再次窒息的可能。同时建立静脉通道，给予输血、补液等抗休克治疗。

八、健康教育

1. 心理指导　该病易反复发作，医务人员要多与患者沟通，做好解释工作，解除焦虑紧张情绪；帮助患者树立治疗信心，咯血时护士要保持镇静，安慰患者，以免加重患者的恐惧心理。

2. 预防呼吸道感染　向患者及家属宣传预防呼吸道感染的重要性，积极治疗百日咳、麻疹、支气管肺炎、肺结核等呼吸道感染；注意保暖，预防感冒；戒烟，避免接触烟雾及刺激性气体以预防该病的发作。

3. 疾病知识指导　帮助患者正确认识和对待疾病，了解疾病发生、发展与治疗、护理过程，与患者及家属共同制定长期防治计划。

4. 康复指导　教会患者自我监测病情，一旦发现症状加重，应及时就医。强调清除痰液对减轻症状、预防感染的重要性，指导患者及家属学习和掌握有效咳嗽、胸部叩击、雾化吸入及体位引流的具体方法，有效排除痰液，以控制病情的发展。

5. 生活指导　讲解加强营养对机体康复的重要性，鼓励患者积极参加体育锻炼如跑步、散步、打太极拳等，建立良好的生活习惯，劳逸结合，以维护心、肺功能状态。讲明加强营养对机体康复的作用，使患者能主动摄取各种营养物质，以增加机体抗病能力。

（周佳莹）

第八节　呼吸衰竭的护理

呼吸衰竭(respiratory failure)是各种原因引起的肺通气和(或)换气功能严重障碍，以致不能进行有效的气体交换，导致缺氧伴(或不伴)二氧化碳潴留，从而引起的一系列生理功能和代谢紊乱的临床综合征。

一、呼吸衰竭的分类

(一)按动脉血气分析分类

呼吸衰竭的明确诊断有赖于动脉血气分析。按动脉血气分析结果可将呼吸衰竭分为如下两种类型。

1. Ⅰ型呼衰　动脉血气分析提示 PaO_2 低于60mmHg，而 $PaCO_2$ 正常或降低。

2. Ⅱ型呼衰　即高碳酸血症型呼吸衰竭，动脉血气分析提示 PaO_2 低于60mmHg，且 $PaCO_2$ 高于50mmHg。

（二）按病理生理分类

按呼吸衰竭病理生理分类，又可将呼吸衰竭分为肺衰竭和泵衰竭两类。

1. 肺衰竭　直接影响气道、肺、间质、胸膜的病变引起的衰竭。

2. 泵衰竭　影响呼吸中枢和呼吸肌肉及神经病变引起的衰竭。

（三）按病程分类

按呼吸衰竭的病程发展，可分为急性呼吸衰竭和慢性呼吸衰竭。

1. 急性呼吸衰竭　呼吸功能突然或迅速发生异常。

2. 慢性呼吸衰竭　呼吸功能损害逐渐加重而发展为呼吸衰竭。

二、病因

导致呼吸衰竭的原因可以发生在正常呼吸运动中的任何一个被改变的环节。由于呼吸功能包括肺通气和肺换气功能，因此，将急性呼吸衰竭的常见病因分为泵衰竭和肺衰竭。

（一）泵衰竭

肺通气泵由胸廓、呼吸肌以及调节呼吸肌收缩和舒张的神经系统组成，主要影响 CO_2 排出。这些部位的功能障碍引起的呼吸衰竭称为泵衰竭，常见原因有以下几个方面。

1. 呼吸肌疲劳或衰竭　气道阻力增加以及肺顺应性降低导致呼吸肌过负荷，如上呼吸道梗阻、支气管哮喘、呼吸道肿瘤等。

2. 胸廓和胸膜病变　由于畸形、外伤、严重气胸、大量胸腔积液、血胸及胸部手术等因素，影响换气功能。

3. 神经肌接头病变　常见于重症肌无力、药物阻滞作用。

4. 运动神经病变　常见于脊髓损伤、脊髓灰质炎等。

5. 中枢神经系统抑制或功能紊乱　常见于脑炎、脑水肿、药物中毒、脑血管意外、颅脑外伤等。

（二）肺衰竭

肺衰竭是各种原因引起的肺泡气体交换不足的病理状态。主要表现为动脉氧合降低，而无 CO_2 潴留。引起肺衰竭的原因如下。

1. 呼吸道气流受限　如上呼吸道梗阻，包括喉头水肿、喉痉挛、异物、肿瘤、外伤、感染等，以及广泛和严重的下呼吸道阻力增加。常见的疾病有支气管哮喘严重发作、慢性支气管炎、阻塞性肺气肿和肺心病。

2. 肺实质疾病　常见于严重肺部感染、毛细支气管炎、间质性肺疾病、肺水肿等引起的肺实质损伤及急性呼吸窘迫综合征。

三、病理生理相关机制

呼吸衰竭发生机制为高碳酸血症和低氧血症的产生。

（一）高碳酸血症

高碳酸血症发生于肺泡通气不足，即无效腔通气异常升高或二氧化碳产生量增加。CO_2 对呼吸中枢有很强的兴奋作用。中枢化学感受器对 CO_2 的刺激很敏感，$PaCO_2$ 只需要升高 2mmHg 就可使中枢化学感受器受到刺激，出现通气增强反应；而刺激外周化学感受器，$PaCO_2$ 则需升高 10mmHg。因此，中枢化学感受器在 CO_2 通气反应中起主要作用，当中枢化学感受器受到抑制时，对 CO_2 的敏感性降低。

（二）低氧血症

低氧血症的发病机制主要包括如下两类。

1. 肺泡氧分压下降　任何原因引起的肺泡二氧化碳分压增加必将导致肺泡氧分压下降；同时，肺泡通气不足可以导致肺泡氧分压下降；另外，高原等环境吸入气中氧分压低，也可导致动脉血氧分压下降。

2. 静脉血分流增加　这种情况是因为大量未经氧合的静脉血没有经肺泡进行充分氧合就进入到了动脉，也称之为静脉血掺杂。未氧合的混合静脉血掺杂导致肺泡－动脉血氧分压差增加。

（1）右向左分流：右向左分流指部分未氧合的静脉血绕过肺泡并与氧合后的血液混合，使混合后 PaO_2 介于肺泡氧分压与混合静脉血氧分压之间。其指征如下：①吸入空气时存在严重低氧血症且吸氧时 PaO_2 改善不明显。② FiO_2 超过 0.6 才能达到可接受的 PaO_2。③吸纯氧时 PaO_2 低于 50mmHg。出现右向左分流的情况有肺不张、先天性心脏疾病如室间隔缺损等。

（2）通气血流比失调：通气血流比（V/Q）失调，是引起低氧血症最常见的原因。任何影响肺泡通气或血流分布的肺部疾病都可以导致通气血流比失调。如哮喘、慢性阻塞性肺疾病、肺栓塞等。该类患者氧疗效果较好，PaO_2 较易改善。

（3）弥散受限：当肺毛细血管内血流通过肺泡过快而导致肺泡与肺毛细血管的氧气交换平衡时间不足时，可导致低氧血症。弥散过程受多种因素影响，如弥散面积、肺泡膜的厚度、气体的弥散能力、气体分压差等。氧的弥散能力仅为 CO_2 的 1/20，故弥散障碍主要影响氧的交换，产生单纯缺氧。

四、临床表现

呼吸衰竭除有原发病的表现外，主要为低氧血症和（或）二氧化碳潴留所引起的各脏器受累的临床表现。

（一）低氧血症表现

1. 呼吸系统　呼吸改变是呼吸衰竭最早出现的症状。早期表现为呼吸频率增快，可达 40～60 次/分以上，以及呼吸节律和幅度的改变。出现呼吸困难、鼻翼扇动、三凹征、陈－施呼吸、比奥呼吸等。肺部呼吸音降低或有干、湿啰音。

2. 心血管系统　当缺氧时，早期会出现心率加快，心音有力，心排出量增加，血压上升。心肌缺氧易并发心力衰竭，可出现奔马律、心律不齐、肝大；病情严重者可有面色苍白、心率减慢、心肌收缩力减弱、心音低钝、心排血量减少、末梢循环障碍、血压下降等休克症状，此时会出现明显口唇、指甲发绀。

3. 神经系统　大脑对缺氧最敏感。完全缺氧 4～5min，将出现不可逆的脑损害；氧分压 ＜60mmHg 时，出现注意力不集中，智力和视力下降；氧分压降至 40～50mmHg 时，出现神经精神症状，如头痛、定向力障碍、嗜睡等；氧分压低于 30mmHg 时，出现神志丧失和昏迷；氧分压低于 20mmHg 时，出现不可逆的脑损害。

因此，当早期表现出兴奋，烦躁，后逐渐精神萎靡、反应差、意识障碍时，应立即引起重视，防止出现昏迷、惊厥、脑疝等。

4.消化系统　表现为消化道黏膜溃疡、坏死和出血，甚至肠麻痹。肝脏受损可出现肝功能异常及黄疸。

5.泌尿系统　缺氧使儿茶酚胺分泌增加，肾血管收缩，尿量减少，可致肾功能不全及酸中毒。

6.代谢紊乱　缺氧造成无氧代谢使乳酸堆积，导致代谢性酸中毒。缺氧影响细胞膜钠—钾泵及抗利尿激素分泌增加，导致低钠血症及高钾血症。

（二）高碳酸血症的表现

1.呼吸系统　$PaCO_2$ 升高早期刺激颈动脉体和主动脉化学感受器来维持呼吸。当 $PaCO_2$ 达 12.0kPa(90mmHg)以上时，可对呼吸中枢产生麻醉作用，仅能靠缺氧对化学感受器的刺激来维持呼吸运动，此时如给予高浓度氧，反可抑制呼吸。急性 CO_2 潴留使呼吸加深、加快，但慢性高碳酸血症时呼吸中枢反应性迟钝，CO_2 刺激作用减弱，呼吸变浅。

2.神经系统　当 $PaCO_2$ 达 9.3kPa(70mmHg)时可有睡眠规律颠倒、头痛、烦躁不安、摇头、多汗。$PaCO_2$ 达 12.0～13.3kPa(90～100mmHg)时，可表现淡漠、嗜睡、谵妄、肌肉震颤。$PaCO_2$ 达 17.3kPa(130mmHg)时，可进入半昏迷或昏迷，抽搐，生理反射消失。

3.心血管系统　心率增加，心输出量增加，血压升高，严重时心率减慢，血压下降，心律不齐。

4.消化系统　二氧化碳潴留，可引起食欲减退、消化不良，刺激胃酸增加，胃黏膜血管通透性增加，出现消化道出血，转氨酶升高。

5.酸碱平衡失调　$PaCO_2$ 升高为呼吸性酸中毒，早期机体可代偿，$PaCO_2$ 继续升高则形成失代偿性呼吸性酸中毒。

6.其他　二氧化碳潴留晚期，皮肤黏膜血管扩张，出现面红、肢暖、出汗、口唇樱红、眼结膜充血、水肿等症状。

五、呼吸衰竭的辅助检查

急性呼吸衰竭的主要辅助检查手段为动脉血气分析，用于判断呼吸衰竭类型及相关重要参数结果。慢性呼吸衰竭的常规辅助检查步骤如下：①询问病史、体检，检查口咽部、呼吸肌、胸廓形态等。②动脉血气分析。③进行实验室检查，包括血常规、电解质、甲状腺功能。④肺功能实验，包括肺容积、FEV_1、呼吸肌肌力。另外，还可以选择进行夜间多导睡眠监测以及跨膈压测定、膈肌肌电图等检查。

六、呼吸衰竭的治疗

引起呼吸衰竭的原因很多，最根本的是要去除诱发因素，如上呼吸道梗阻、严重气胸、大量胸腔积液、药物中毒等。对于感染，休克等引起的急性呼吸窘迫综合征或其他急性呼吸衰竭，也应积极寻找病因，针对病因进行治疗。而慢性呼吸衰竭急性加剧，常因感染、过劳、营养不良、药物应用不当等因素造成，这些因素需要积极纠正。

（一）畅通气道

保持呼吸道通畅的常规方法有翻身、拍背、吸痰。对于急性呼吸衰竭，最基本、最重要的措施为保持呼吸道通畅，必要时建立人工气道，以保持气道通畅。具体方法如下。

1.开放气道。昏迷患者置于仰卧位，头后仰，托起下颌并将口打开。

2. 清除气道内分泌物和异物。

3. 可用口、鼻咽通气道初步建立人工气道。在条件允许的情况下，实施气管插管或气管切开，建立机械通气。

（二）氧疗

1. 密切监测氧饱和度及氧分压，以氧分压＞60mmHg 或血氧饱和度达 90％以上为原则，调节氧浓度。

2. 根据动脉血气分析结果，判断是Ⅰ型呼衰还是Ⅱ型呼衰。若为Ⅰ型呼衰，吸氧浓度应大于 35％；Ⅱ型呼衰则应控制吸氧浓度＜29％。

3. 选择合适的吸氧装置。Ⅰ型呼衰可使用无重复吸氧面罩，快速提高氧饱和度；Ⅱ型呼衰可行鼻导管低流量、低浓度给氧。最好选用文丘里面罩，可精确调节氧浓度。

4. 严重缺氧或紧急抢救时，可用 100％纯氧，但持续时间最好不超过 6h。

（三）药物使用

对以中枢抑制为主、通气量不足引起的呼吸衰竭患者，可使用呼吸兴奋剂如可拉明、洛贝林，可通过刺激颈动脉体和主动脉体的化学感受器兴奋呼吸中枢使呼吸频率和潮气量增加。换气功能障碍者禁用。对于缓解支气管痉挛症状，可使用糖皮质激素治疗。对酸中毒在改善通气的基础上，给予静脉用碳酸氢钠纠正。静脉输液补充能量、水和电解质，防止出现脱水及电解质紊乱。为控制呼吸道感染，应做细菌培养及药敏试验，选用适当的抗生素。为维持心、脑、肾等脏器功能，可根据病情给予强心剂、血管活性药物、脱水利尿药等。

（四）机械通气

神志清醒，能完全配合患者，可使用面罩行无创通气辅助呼吸，改善呼吸功能。出现烦躁不安、严重缺氧、酸中毒等有气管插管指征的患者，应及早行气管插管。

1. 无创通气　选择此方法时，呼吸机通气模式可采用持续气道正压（CPAP）或双水平气道正压（BiPAP）。常用于肺炎、肺不张、心源性肺水肿等在短期内可纠正的Ⅰ型呼衰和慢性Ⅱ型呼衰的患者。需注意的是，一旦无创通气治疗无效时，应及时更换为有创通气。

2. 有创通气　选择使用有创通气，其通气模式可选择压力/容量控制＋呼气末正压、反比通气、压力释放通气等。选择容量控制模式时，采取小潮气量（VT＝6mL/kg）策略，维持平台压≤35cmH_2O。当肺的顺应性降低时，选择压力控制模式较容量控制模式能更好地控制气道压力，防止肺脏过度扩张，产生气压伤。

（五）人工气道的温湿化

正常情况下，呼吸道的黏液一纤毛系统，具有正常的分泌、运动生理功能，以保证气道的廓清和防御功能。维持此功能的前提必须是呼吸道能保证一定的温度和湿度。气体进入鼻腔经鼻毛滤过后，进而进入鼻腔内毛细血管网及潮湿的黏膜，使气体加温到 30～34℃，相对湿度 80％～90％。直至肺泡后，气体温度达到 37℃，相对湿度 100％。人工气道的建立，破坏了上呼吸道对吸入气体的过滤加温及湿化功能，使纤毛运动障碍，加重了细菌在气道内的繁殖，痰液黏稠，排痰困难，以致堵塞气道。为使人工气道内气体保持一定的温湿度，临床上常用主动加热湿化器、被动加热湿化器（人工鼻）和雾化加湿器来进行加温加湿。

七、护理措施

1. 环境护理　提供安静、整洁、舒适的环境，维持病室温度 18～22℃，湿度 50％～60％。

保证患者休息，限制探视，减少交叉感染。

2.卧床护理　急性呼吸衰竭应绝对卧床休息，并保持舒适体位，取坐位、半坐位有利于呼吸。慢性呼吸衰竭代偿期，可在控制时间的基础上，适当下床活动。

3.饮食护理　进食富含丰富维生素、高蛋白质的易消化、无刺激饮食。原则上少食多餐，病情危重不能自食者，应给予鼻饲，以保证足够热量及水的摄入。必要时选择肠外营养。保持口腔清洁，以增进食欲。

4.密切观察病情变化　定时监测生命体征，准确记录液体出入量，观察有无缺氧症状，并注意以下几项指标。

(1)神志：对Ⅱ型呼衰的患者，在吸氧过程中，应密切观察神志的变化，注意有无呼吸抑制。

(2)呼吸：注意呼吸的节律、频率、深浅变化。一旦发现异常，应立即通知医师进行处理。

(3)痰液：观察痰量及性状，遵医嘱留取痰液标本送检。

5.氧疗　根据病情及病理、生理特点，选择正确的给氧装置和方式，尽早改善患者缺氧状况，提高氧分压及氧饱和度。

6.胸部物理治疗　胸部物理治疗是采用专业的呼吸治疗手段松动和清除肺内痰液，防治肺不张和肺部感染等并发症，改善呼吸功能的一类治疗方法。它的基本环节是：①松动痰液，降低黏稠度，促进其由外周向中央移动。②将痰液咳出体外。

(1)松动痰液：主要包括体位引流、胸部叩拍与振动、高频胸壁振动、呼气末正压、气道内振动和肺内叩击通气等改良技术。以下对体位引流及胸部叩拍与振动进行介绍。

1)体位引流(PD)：根据气管、支气管的解剖特点，将患者摆放于一定的体位，借助重力作用促使各肺叶、肺段支气管内痰液向中央大气道移动。PD适用于以下情况：气道痰液过多、过于黏稠，咳痰无力；慢性阻塞性肺疾病急性加重、肺不张、肺部感染；支气管扩张、囊性肺纤维化伴大量咳痰；年老体弱、长期卧床。以下情况为禁忌：颅压＞20mmHg，头颈部损伤；活动性出血伴血流动力学不稳；误吸；近期脊柱外伤或手术、肋骨骨折，食管手术；支气管胸膜瘘、气胸以及胸腔积液；肺水肿、肺栓塞；烦躁、焦虑或年老体弱不能忍受体位改变者。PD每天宜行3～4次，每种体位维持20～30min，如果痰液较多且患者能耐受，可适当增加时间或增加引流次数。清晨进行效果较好。PD过程中，注意观察痰液的量和性状、精神状况、心率、血压、口唇及皮肤颜色，SpO_2等。指导患者，如出现胸痛、呼吸困难等情况需立即报告。

2)胸部叩拍与振动：此方法适应证同体位引流。禁忌证包括：近期行肺切除术，肺挫裂伤；心律失常、血流动力学不稳定，安置心脏起搏器；胸壁疼痛、脊柱疾病、骨质疏松、肋骨骨折及胸部开放性损伤；胸部皮肤破溃、感染和皮下气肿；凝血机制异常；肺部血栓、肺出血。避免叩拍心脏、乳腺、肾脏和肝脏等重要脏器，以及肿瘤部位。操作前需评估患者，有无禁忌证、痰液部位、黏稠度、性状及量，以及呼吸肌运动情况等。手工操作时协助患者摆好体位，叩击者将手掌微曲成弓形，五指并拢，以手腕为支点，借助上臂力量有节奏地叩拍患者胸部，叩拍幅度以10cm左右为宜，叩拍频率2～5次/秒，每个治疗部位重复时间3～5min，单手或双手交替叩拍，可直接或隔着衣物(不宜过厚)叩拍。重点叩拍需引流部位，沿着支气管走向由外周向中央叩拍。振动时，用双手掌交叉重叠在引流肺区的胸壁上，双肘关节保持伸直，嘱患者深吸气，在呼气的同时借助上肢重力快速振动胸壁，频率12～20次/秒，每个治疗部位振动时间3～5min。操作结束后，指导患者咳嗽，咳嗽无力患者可行气管内吸引以清除痰液。还可使用振动排痰机进行操作。操作前评估选择合适接头，调节好振动幅度，一般为20～35次/秒。按照由外向内，下肺由下往上、上肺由上往下的顺序进行治疗。

治疗过程中，随时密切观察患者病情变化，有异常时，立即停止治疗。

(2)促进咳嗽：主要包括指导性咳嗽、用力呼气技术、主动呼吸周期、自然引流和机械性吸、呼气等改良技术。以下对指导性咳嗽、用力呼气技术进行介绍。

1)指导性咳嗽(DC)：通过体位引流、胸部叩拍与振动等将痰液移动到大气道后，或当患者大气道内有痰液存在时，应嘱患者主动咳嗽。咳嗽无力者，给予指导性咳嗽。首先，患者取坐位，上身略前倾，双肩放松；然后嘱其缓慢深吸气，若深吸气会诱发咳嗽者，可分次吸气，以使肺泡充气足量；接着屏气1s，张口连咳3次，咳嗽时收缩腹肌；最后停止咳嗽，缩唇将剩余气体缓慢呼出。每次如此重复2～3个以上动作。医务人员在旁进行指导，咳嗽无力患者可帮助腹肌用力。

2)用力呼气技术(FET)：用力呼气技术多用于阻塞性肺气肿、肺囊性纤维化以及支气管扩张患者。具体方法是指导患者深慢吸气后，做出1～2次中小潮气量的主动呼气，要求患者发出“哈”声，以开启声门，其目的是清除大气道内痰液，同时减少胸腔压的变化和支气管的塌陷。

以上方法，均针对患者不同情况，在专业人员的指导下，有计划地为患者进行胸部物理治疗。治疗过程中，密切观察患者有无不良反应，以便及时采取干预措施。

7.副作用处理　遵医嘱给患者用药时，注意观察药物的副作用。如使用呼吸兴奋剂时，给药过快、过多，可出现呼吸过快、面色潮红、出汗、呕吐、烦躁不安、肌肉颤动、抽搐和呼吸中枢强烈兴奋后转入抑制等现象，应减药或停药；纠正酸中毒使用5%碳酸氢钠时，注意患者有无二氧化碳潴留表现；纠正肺水肿应用脱水剂、利尿剂时，注意观察疗效。

8.皮肤护理　病情危重、长期卧床者，应做好皮肤护理、生活护理。

9.应用呼吸机患者的护理

(1)熟悉呼吸机操作及注意事项，能处理各项报警。

(2)严密观察患者使用呼吸机时的呼吸频率、潮气量、呼吸比等各项指标，监测动脉血气分析结果，根据病情变化遵医嘱进行呼吸机参数的调节。同时，需监测患者生命体征、神志、瞳孔等变化。

(3)保持呼吸道通畅，必要时严格遵循无菌原则，进行气道内吸痰。定时监测气管插管、气囊压，防止气管插管脱落或由于气囊压力过大所引起的气道黏膜受损。

(4)加强基础护理，预防压疮、口腔细菌感染、下肢静脉血栓等。不能配合或躁动的患者，遵医嘱给予身体约束或药物约束。

10.心理护理　给予患者安慰和鼓励，缓解其心理压力。

八、健康指导

1.提高患者对疾病的认识，使其了解慢性呼吸衰竭的病因、病情发展方向、诱发疾病的危险因素，使患者正确认识疾病，积极配合治疗。学会缩唇呼吸、有效咳嗽等呼吸功能锻炼。对于如COPD等高危因素的人群，应定期进行肺功能监测，做到早期发现，早期干预。

2.指导戒烟。有吸烟史的慢性呼吸衰竭患者无论处于疾病的哪一阶段，都应该首先戒烟。因为吸烟可刺激分泌物产生、破坏纤毛功能及诱发气道痉挛等，从而加重呼吸道阻塞及破坏呼吸道的防御功能，加速肺功能的恶化。

3.增强体质。慢性呼吸衰竭患者本身抵抗力较低，更应注意休息，规律生活，注意定时开窗通风，少去人多的场所，积极预防上呼吸道感染。可适当进行体育锻炼，避免剧烈运动，劳逸结合。加强营养，进食高蛋白质、高热量、低脂肪的饮食。

4.进行家庭氧疗，可长期进行低流量吸氧，改善生活质量。

5.疾病久治不愈且呈进行性加重，给患者及其家庭造成极大的精神负担。因此，需对慢性呼吸衰竭患者及家属进行心理疏导，帮助他们正确面对疾病，积极配合治疗。

（周佳莹）

第九节　肺栓塞的护理

肺栓塞(pulmonary embolism，PE)是指栓塞物质进入肺动脉及其分支，阻断组织血液供应所引起的病理和临床状态，以肺循环和呼吸功能障碍为主要临床和病理生理特征。

肺栓塞的栓子种类包括血栓、脂肪、羊水、空气、瘤栓和感染性栓子等，其中99%是血栓性质的，也称为肺血栓栓塞症(pulmonary thrombo embolism，PTE)。最常见的栓子来源于下肢和盆腔的深静脉血栓形成。其中肺血栓栓塞症经常是深静脉血栓形成的致命的并发症。

在西方国家，深静脉血栓形成现已成为继冠心病和高血压后第三位最常见的心血管疾病。深静脉血栓形成和肺血栓栓塞症的年发病率分别是1.0‰和0.5‰，在过去的20年中可疑肺血栓栓塞症患者数增加了10倍。我国目前关于深静脉血栓形成和肺血栓栓塞症的流行病学资料较少，但有关资料显示，很多医院所诊断的肺血栓栓塞症病例数量呈3～10倍的速度增长。因此在我国，深静脉血栓形成和肺血栓栓塞症也呈快速上升态势。

以下重点介绍肺血栓栓塞症相关内容。

一、病因

1856年Rudolf Virchow提出了导致血管内凝血的三种原因：高凝状态、局部血管壁损伤及血流停滞。其中局部血管壁损伤及血流停滞是血栓形成的外因和诱发因素。而高凝状态的病因可从遗传性和获得性两方面进行分析。

(一)原发危险因素

与血栓栓塞性疾病有关的遗传性因素不断增加，主要包括抗凝血酶(AT－Ⅲ)、蛋白C、蛋白S、凝血因子Ⅶ、纤溶酶原、血栓调节蛋白等缺陷，先天性异常纤维蛋白原血症、凝血因子Ⅴ Leiden突变、凝血酶原G20210 A突变、高半胱氨酸血症(亚甲基四氢叶酸还原酶基因突变)等。其中抗凝血酶(AT－Ⅲ)、蛋白C、蛋白S被认为是其中最主要的因素。

(二)继发危险因素

1.手术与创伤　麻醉时间30min以上的大型手术，尤其是当患者存在一些如恶性肿瘤的基础疾病和其他老年等易感因素时，容易发生下肢近端深静脉血栓形成，其中，以术中及术后当日发生率最高，甚至发生致死性肺血栓栓塞症。高危的大手术包括全髋关节、全膝关节置换术、严重创伤如髋骨或骨盆骨折、下肢骨折、泌尿科和妇科等盆腔和腹部手术等。外伤引起深静脉血栓形成则常见于脊髓损伤、头颅损伤和昏迷时。需及早进行低分子肝素治疗进行干预，以降低其发生率。

2. 下肢静脉疾病　血栓性静脉炎、静脉曲张是下肢静脉血栓最主要的病因，而深静脉血栓约有一半以上的患者发展为肺栓塞。

3. 其他疾病　恶性肿瘤与深静脉血栓形成存在一定的生物关系，发生肿瘤转移的一半患者中，有 90%存在 1 项或 1 项以上血液凝血指标异常，恶性肿瘤患者发生深静脉血栓形成也是预后差的一个风向标。另外，心肺疾病、Crohn 病、肾病综合征、肥胖、脑卒中、易栓症等也是引起深静脉血栓形成的疾病因素。

4. 血小板异常、血液黏滞度过高　血液处于高凝状态是形成血栓的因素。

5. 制动　制动与发生血栓栓塞风险增加有明显关系，8h 以上的长途旅途制动者或保持同一动作久坐的人员，也可能发生深静脉血栓形成。

6. 妊娠、口服避孕药　妊娠期和产褥期是妇女发生深静脉血栓形成的高危期，是非妊娠妇女的 5 倍；而口服避孕药的妇女深静脉血栓的发生率比同龄未服药者高 4～7 倍，第三代口服避孕药使这种危险进一步增加。近代研究发现含有去氧孕烯、孕二烯酮和炔诺酮的口服避孕药比含左炔诺孕酮的避孕药具有更高的风险，而仅含孕激素的避孕药风险性则较低或不明显。

其他因素，如吸烟、假体植入、脱水等均为诱因。

二、病理生理相关机制

急性肺血栓栓塞症的病理生理改变取决于肺动脉内血栓在纤溶系统作用下溶解、移位、机化和血流再通的结果，而患者的基础心肺功能和神经体液反应对发病过程也有重要影响。

大多数急性肺栓塞可累及多支肺动脉。栓塞部位双肺多于单肺，右侧多于左侧，下叶多于上叶，但少见栓塞于右肺或左肺动脉主干或骑跨在肺动脉分叉处。若纤溶机制不能完全溶解血栓，则 24h 后栓子的表面即逐渐被内皮样细胞所覆盖，2～3 周后牢固贴于动脉壁，血管重建。早期栓子退缩、血流再通的冲刷作用、覆盖于栓子表面的纤维素、血小板凝集物及溶栓过程，都可以产生新栓子进一步栓塞小的血管分支。PTE 后在栓塞部位继发血栓形成可能也参与发病过程。栓子是否引起肺梗死由受累血管大小、栓塞范围、支气管动脉供给血流的能力及阻塞区通气适当与否决定。肺栓塞的转归是血栓溶解或肺梗死，也可能因休克病情严重而死亡或产生慢性血栓性肺动脉高压、复发性肺血栓栓塞症。

如下三个因素决定肺栓塞对生理学的影响：①栓子的性质，受累血管的大小和肺血管床阻塞的范围。②栓子嵌塞肺血管后释放的 5－羟色胺、组胺等介质引起的反应。③患者发病前的心肺功能状态。

（一）肺栓塞对呼吸的影响

发生肺栓塞时，死腔量与潮气量比值增加，出现呼吸浅快，进一步增加死腔量，表现为发病部位水肿和肺不张。进而通气与血流比值下降，动脉血氧分压降低。若伴有肺泡表面活性物质减少、肺泡萎陷和肺泡液体潴留，则会进一步加重低氧血症，而且很难通过吸氧来纠正。原有心肺疾病的患者会因这些改变而进一步加重心肺功能不全。有神经肌肉疾病、胸膜剧烈疼痛和出现呼吸肌疲劳者，还可出现 CO_2 潴留。

（二）肺栓塞对血流动力学的影响

肺栓塞发生后可释放血管活性物质，如 5－羟色胺。5－羟色胺会促进肺动脉高压的发生。而无心肺疾病的患者，若出现一半以上肺血管结构被栓子影响后，则会出现肺动脉高压；

但栓塞前已存在肺血管阻力明显异常的患者，较少的栓塞也足以引发肺动脉高压。

三、临床表现

肺栓塞的临床表现无特征性，其表现的严重程度取决于肺血管阻塞的部位和范围，以及患者原有的心肺功能状态及是否发展为肺梗死。仅 1/3 患者，肺梗死发生时，可见到典型的“肺梗死三联征”，即胸膜样疼痛、呼吸困难和咯血。

（一）胸痛

40％～70％的肺栓塞患者会发生胸膜性疼痛，4％～12％的患者会发生胸骨下胸痛。

1. 胸膜性疼痛　多为周围肺动脉栓塞累及胸膜，与胸膜炎性反应类似。疼痛与呼吸有关，吸气时加重，主要是由于胸膜充血、水肿，炎性渗出使脏层和壁层胸膜在呼吸运动中产生剧烈的摩擦所致。这类疼痛可随炎症反应的消退或胸腔积液的增加而逐渐减轻，与预后无明显关系。

2. 胸骨下胸痛　少数患者表现为心绞痛样发作，胸骨后压榨感，可向肩胛部和颈部放射。这可能是因为体循环低血压、冠状动脉痉挛、右心室室壁张力增高等因素导致，冠脉血流量减少、低氧血症和心肌耗氧量增加，进而引起心绞痛样胸痛。此类患者若疼痛剧烈且持久，应注意是否合并心肌梗死。在询问时，要关注患者的疼痛是否与呼吸或咳嗽有关。

（二）呼吸困难

80％～90％的肺栓塞患者，表现为呼吸困难，活动后突然发生或加重。呼吸困难的程度，多与肺栓塞的面积有关。栓塞面积较小时，患者呼吸困难的症状不明显或该症状持续时间较短；而栓塞面积较大时，出现严重呼吸困难，持续时间长，患者常常感到焦虑，甚至有濒死感，提示预后不良。对既往有心力衰竭或肺疾病的患者，呼吸困难加重可能是肺血栓栓塞症的唯一症状。

这类患者首先应明确呼吸困难的诱因，加重或缓解方式以及对症治疗的反应。警惕被误认为是心功能不全，而放弃了对肺栓塞诊断有帮助的进一步检查。如血气分析、核素肺灌注/通气扫描等，以证实是否存在肺栓塞。

（三）咯血

10％～30％的患者会发生咯血，多为小量咯血，大咯血较少见。咯血提示肺梗死，多在肺梗死后 24h 内发生，鲜红色，数日后变为暗红色。慢性栓塞性肺动脉高压患者的咯血是由于支气管黏膜下支气管动脉代偿性扩张破裂出血引起。

（四）其他

数据显示，诊断肺栓塞的“三联征”（呼吸困难、胸痛、咯血）同时存在者仅占 20％左右，50％以上的肺血栓栓塞症患者同时存在呼吸困难和胸痛。同时，还需注意其他表现，以加强诊断。

1. 咳嗽　干咳为主，也可伴少许白痰或伴喘息。

2. 晕厥　急性大面积肺栓塞时常常出现严重的血流动力学障碍，心排血量急剧降低，导致脑供血不足时，可引起短暂昏厥，并在短时间内恢复知觉。多合并呼吸困难、气促。患者恢复知觉后可诉昏厥前有头晕、眼发黑、视物旋转等症状。因此常与心、脑血管疾病、癫痫等混淆。可通过心电图、超声心动图及核素肺灌注/通气扫描等检查，证实是否存在肺栓塞。

3. 心悸　栓塞后即刻出现，主要由快速性心律失常所引起。

4. 腹痛　可能与膈肌刺激、肠缺血等有关。

四、肺栓塞的体征

1. 呼吸系统征象

(1)呼吸频率:70%的患者出现呼吸频率增快,达到 20 次/分以上。但当发生大面积肺栓塞时,意识状态和循环功能的恶化,会使呼吸频率和幅度逐渐降低,甚至需要进行心肺复苏。

(2)呼吸音:无肺梗死时,肺部体征正常。部分患者肺部听诊时呼吸音粗糙,可闻及哮鸣音和细湿啰音;背部听诊时,闻及吸气时增强的肺血管杂音;一侧肺叶或全肺栓塞时,可出现气管移向患侧,膈肌上移,病变区叩诊呈浊音。发生肺梗死患者,可有肺实变征,胸膜摩擦音,胸腔积液等相应体征。

2. 心血管系统征象

(1)血压变化:部分患者在栓塞早期,会出现因交感神经兴奋而引起的一过性高血压,而后随着病情的发展血压可逐渐降至正常。部分肺栓塞患者,由于血流动力学不稳定,会发生血压下降甚至休克,提示预后不良。

(2)肺动脉高压的体征:可闻及肺动脉听诊区第二心音亢进或分裂,胸骨左缘第二肋间收缩期喷射音等。

(3)右心扩大的体征:听诊时可闻及三尖瓣反流性杂音。

(4)右心功能不全的体征:颈静脉充盈、肝颈静脉回流征阳性、肝脏增大、下肢水肿等。

(5)急性肺栓塞或重症肺动脉高压的体征:可出现少至中量的心包积液,表现为心脏扩大,心包叩击音、心包摩擦音等。

3. 发热　多为低热,持续一周左右。可能是肺梗死、肺不张及继发感染。

4. 发绀　可能与肺内异常分流有关。

5. 黄疸　当肺栓塞患者发生严重的低氧血症、体循环瘀血时,可继发肝损害,而出现轻度黄疸。

五、辅助检查

(一)实验室检查

1. D—二聚体(D—Dimer,D—D)　D—二聚体是交联纤维蛋白在纤溶酶作用下产生的一种特异性终末降解产物,在血栓栓塞时因血栓纤维蛋白溶解使其血中浓度升高。只要体内有活化的血栓形成和纤维溶解过程就会有 D—Dimer 产生。急性深静脉血栓形成或肺栓塞时,D—Dimer 可异常增高,但对慢性肺血栓栓塞症的排除诊断价值不大。在发病 7 天后,部分患者 D—Dimer 水平能恢复到正常。

2. 动脉血气分析　肺栓塞的发生,产生一系列病理生理变化:通气与血流比值改变、气道阻力增高、肺顺应性下降、弥漫性肺水肿、通气和弥散功能进一步下降、气体交换受阻等。这些原因,将导致肺泡含气量减少,无效腔通气和肺内分流增多,致使患者发生不同程度的低氧血症和肺泡—动脉氧分压差升高。而且过度通气,还会导致低碳酸血症和呼吸性碱血症的发生。

3. B 型尿钠肽(B—type natriuretic peptide,BNP)　BNP 是人体自身分泌的一种内源性活性因子。其主要生理功能有利钠利尿,血管舒张,抑制肾素—血管内紧张素—醛固酮系统与抗利尿激素的分泌,抑制交感神经的传出冲动等。肺栓塞时,当血管床阻塞面积超过50%时,常致急性右心功能不全,使BNP释放。肺栓塞患者中1/3存在BNP水平升高。BNP浓度对肺栓塞诊断明确的患者可起到评估病情严重性及危险分层的作用,而且对临床疗效及预后有一定价值。

(二)心电图检查

肺栓塞发病之初,由于栓子的大小、单个或多发,栓塞的部位和速度等多种因素的影响,患者会有不同的临床表现,部分患者胸片甚至心电图以及其他实验室检查完全正常。但心电图作为一项临床常规无创性检查,在肺栓塞的诊断、鉴别诊断、治疗效果判断方面具有重要意义。

急性肺血栓栓塞症患者心电图多可见异常,最常见的表现是窦性心动过速,当出现肺动脉压或右心负荷增高时可出现 V_1~V_4、Ⅱ、Ⅲ,avF的T波倒置和ST段异常、完全或不完全右束支传导阻滞、肺型P波、电轴右偏及顺钟向转位等。且心电图改变可呈一过性,随病程演变和治疗而变化,因此需要多次进行心电图检查,以便观察其动态变化,结合临床进行分析。

(三)影像学检查

1. X线胸片　X线胸片特异性较低,约80%肺血栓栓塞症患者提示诊断的异常表现。主要表现为区域性肺纹理变细、稀疏或消失,肺野透亮度增加,未受累肺野纹理增多、增重。当出现肺梗死时,可见基底在胸膜侧,尖端指向肺门的三角形高密度阴影,陈旧性肺梗死大多表现为条索状阴影。约有20%的患者有肺动脉高压及右心扩大征象:右下肺动脉干增宽或伴截断征,肺动脉段膨隆以及右心室扩大。另外还可出现肺片状阴影、尖端指向肺门的楔形阴影、肺膨胀不全或肺不张,或合并少至中量胸腔积液。

2. 超声心动图(UCG)　主要包括经胸超声心动图、经食管超声心动图及下肢静脉超声,是怀疑有血流动力学不稳定或休克的急性大面积肺血栓栓塞症患者的首选检查。研究显示,6%患者可显示主肺动脉或左右肺动脉血栓,可直接确诊。而经食管超声检查检出主肺动脉肺血栓栓塞症敏感性为97%,特异性为88%。

同时,超声心动图可以显示心腔内结构及瓣膜功能,无创评价心功能改变、监测血流动力学变化,从而在肺血栓栓塞症与其他心血管疾病的鉴别诊断、随访治疗和预后评价等方面起到重要的作用。

3. 放射性核素显像　放射性核素显像包括核素肺灌注显像、肺通气显像及下肢静脉显像三个部分,而核素肺通气/灌注显像是目前较为推崇的诊断PTE的无创性影像学检查方法。传统肺血管造影仍是目前诊断肺栓塞的金标准,但属有创检查,死亡率和严重并发症的发生率分别为0.1%和1.5%,诊断的可靠性随管腔口径变小而下降。

4. 螺旋CT肺动脉造影(CTPA)　CTPA操作快捷,较经济,已成为最常用的急性肺血栓栓塞症确诊手段和非大面积急性肺血栓栓塞症首选检查,基本可替代肺动脉造影,被认为是肺血栓栓塞症诊断方法上的革命。CTPA的肺血栓栓塞症直接征象:可显示肺动脉充盈缺损,血栓累及范围、形状、大小、与血管壁关系,管壁不规则狭窄和排空延迟。新鲜血栓呈圆形凸出,充盈缺损常位于肺血管中心;陈旧血栓呈圆凹形,常附着血管壁呈钝角,被梗阻血管变窄,管壁不规则增厚。间接征象:肺血管、血流分布不均匀,栓塞区与正常血运区或实变肺组织与非实变组织间于灌注期可显示马赛克征,肺动脉增宽,肺梗死或肺实变,右心房、右心室增大、胸腔积液或心包积液。

5.磁共振肺动脉造影(MRPA) 可直接显示肺动脉内栓子及肺血栓栓塞症所致的低灌注区,做出诊断。但扫描时间长,重症患者不易耐受,肾功能严重受损或碘造影剂过敏患者不可使用。

6.肺动脉造影(PAA) PAA属有创性检查,诊断肺血栓栓塞症的敏感性为94%,特异性为96%,是诊断肺血栓栓塞症的“金标准”。表现为肺动脉内造影剂充盈缺损,伴或不伴轨道征的血流阻断;或肺动脉造影剂流动缓慢,局部低灌注,静脉回流延迟。PAA属有创检查,存在一定风险,目前仅用于其他无创检查不能确诊的肺血栓栓塞症及与复杂心肺血管的鉴别诊断,或为介入治疗提供最佳解剖学和血流动力学资料。

(四)血管超声

肺血栓栓塞血流动力学改变主要是肺循环阻力增加、肺动脉高压、右心功能障碍。因此,作为右心系统的下腔静脉也会出现一些异常,例如下腔静脉血栓等。肺栓塞时如果下腔静脉萎陷指数<40%,即为下腔静脉萎陷指数下降。有学者认为下腔静脉萎陷指数下降在肺血栓栓塞中的发生率为82%。

六、治疗

(一)一般处理

对肺栓塞患者应常规进行监护,包括血压、心率、呼吸、心电图、动脉血气等,对大面积栓塞患者应收入重症监护病房(ICU)进行治疗。

防止栓子再次脱落,急性患者宜绝对卧床休息2～3周,保持大小便通畅,避免用力。合并下肢深静脉血栓形成者,宜抬高下肢30°,避免按摩、挤压下肢。对症处理咳嗽、发热等症状,镇静镇痛,预防感染。

合并低氧血症患者,进行适当氧疗,多数患者可改善,吸氧后动脉血氧分压(PaO_2)可达到80mmHg以上。少数重症患者上述措施无效时可使用经面罩无创性机械通气或经气管插管机械通气,避免气管切开。机械通气时宜采取小潮气量通气策略,以减少对循环的不利影响。合并支气管痉挛时可给予茶碱类或支气管扩张剂雾化。

对于出现右心功能不全、心排血量下降、动脉血压尚正常的患者,可使用小剂量多巴胺、多巴酚丁胺或洋地黄类强心剂。若出现血压下降,可增大多巴胺剂量,或使用其他药物如间羟胺、去甲肾上腺素等,使收缩压维持在90mmHg以上。扩容治疗宜慎重,因过大的液体负荷可能会加重右心功能不全。

(二)溶栓治疗

当大面积肺栓塞通过大面积阻断肺的血流而引起休克,造成患者生命危险时,溶栓可以降低死亡率,是必须采取的首选治疗。而深静脉血栓和小肺栓塞因为不伴有血流动力学改变,死亡率与并发症都很低,抗凝有效,不考虑溶栓治疗。目前存在争议的是次大面积肺栓塞是否需要溶栓治疗的问题。次大面积肺栓塞是指肺栓塞并伴有右心室劳损,其死亡率比无右心室劳损的肺栓塞高出一倍。

常用的溶栓药物有链激酶、重组链激酶、尿激酶、rt－PA、茴香酰纤溶酶原链激酶等。

1.溶栓适应证 多数观念认为,溶栓治疗适用于大面积肺栓塞并有休克和(或)低血压的患者。溶栓治疗时间越早则效果越好,溶栓治疗窗以14天内为佳,但2周以上也有一定效果,主要针对新血栓有效。

2.溶栓禁忌证　其绝对禁忌证是14天内有活动性内出血及自发性颅内出血。相对禁忌证如下：①两周内有大手术、分娩史或外伤史及不能压迫的血管穿刺术史。②两个月内有缺血性脑卒中病史。③颅内或颅、脊柱创伤或外科手术、眼科手术者。④未控制的严重高血压达到180/110mmHg或有夹层动脉瘤。⑤血小板计数＜100×10^9/L，或有可疑出血者。⑥严重肝肾功能不全。⑦感染性心内膜炎或二尖瓣病变伴有房颤且高度怀疑左心有血栓者。⑧糖尿病合并视网膜病变者。

3.溶栓的并发症

（1）出血：出血是溶栓最常见的并发症，常见于穿刺部位或胃肠道、腹膜后和颅内。老年和低体重的高血压患者，溶栓可增加颅内出血风险。

（2）过敏及抗体形成：部分患者可发生过敏性休克，甚至在体内存在抗体达1年之久。目前倡议应用链激酶或茴香酰纤溶酶原链激酶之前，预防性地使用肾上腺皮质激素。首剂应用溶栓后6～12个月内要避免重复应用。

溶栓治疗对有适应证患者有明显的疗效，可降低病死率，减少致残率。目前针对急性肺栓塞较好的方案为2h溶栓联合6个月或终生抗凝治疗。溶栓的时机要准确，尽早治疗，根据患者个体不同，针对其年龄、体重、基础疾病；栓子的性质、大小、部位等，制定合理的用药计划。

（三）抗凝治疗

抗凝治疗能加速内源性纤维蛋白溶解，防止纤维蛋白及凝血因子的沉积，使已经存在的血栓缩小，防止新血栓形成和复发。肝素抗凝治疗肺栓塞的效果早已获得承认。另外，低分子肝素、维生素K拮抗剂及其他新型抗凝药物的使用也在临床上开展。

1.普通肝素　肝素的抗凝机制在于与血浆中抗凝血酶Ⅲ（AT－Ⅲ）结合形成复合物而增强后者抑制凝血因子作用。适用人群为需快速达到抗凝效果的急性大面积PTE患者、肥胖者（体重＞120kg）、已进行创伤手术或肾功能不全出血风险高的患者、可能需紧急使用鱼精蛋白中和终止抗凝治疗的患者。普通肝素的特点是作用迅速、强大，持续静脉泵入较为安全，但因其抗凝活性的消除半衰期与剂量有关，不宜达到稳态血浓度。

2.低分子肝素　低分子肝素有抗Ⅹa的作用，对凝血的抑制作用弱。与肝素相比，低分子肝素的优点明显：①药物吸收完全、生物利用度＞90％。②半衰期较长，为3～6h。③与血浆蛋白结合率低，抗凝剂量一效应关系好。④血小板减少、大出血发生率及骨质疏松发生率低。⑤使用简便。根据体重皮下注射，除肥胖者、孕妇、出血高风险者和肾功能不全者外，一般不需要常规监测凝血指标。

3.维生素K拮抗剂　即口服抗凝血药，有香豆素类和茚二酮类两类。茚二酮类毒性较香豆素类大，临床广泛使用的是华法林，属香豆素类。华法林作用时间长，服药后36～48h起效。该药不易控制，且易受药物相互作用影响。妊娠妇女头3个月内及分娩前6周禁止服用华法林。长期服用华法林，尤其是老年患者，常见出血，如颅内出血。可应用维生素K_1 10mg皮下或静脉注射治疗，抗凝作用被终止能发生在6～12h内。或输注凝血酶原复合物。另外，华法林的不良反应常有斑丘疹、血管性紫癜，甚至出现皮肤坏死，以及骨质疏松，导致骨折，男性患者多见。

还有磺达肝癸钠、水蛭素、阿加曲班、比伐卢定、达比加群等新型抗凝药物，在临床上均有一定优缺点，可针对不同个体患者选择性使用。

（四）其他治疗

1．手术治疗　急性肺栓塞患者中，1%的患者在发病1h内死亡，43%～80%的患者在2h内死亡，85%的患者在6h内死亡。因此，早期诊断尤为重要，一旦确定存在手术指征，应即刻开展手术。手术指征如下。

（1）内科治疗无效者。

（2）有溶栓禁忌证者。

（3）出现心跳骤停或循环衰竭者。

目前也有学者认为，如果患者有广泛血栓，并出现中至重度右心功能障碍，即使体循环压力正常也应实施早期手术。

2．介入治疗　由于介入治疗的不断发展，相较于手术治疗，其治疗手段更为简便、易行、安全、创伤小。介入治疗中的多种微创导管操作方法，包括经导管肺动脉内溶栓、经导管肺动脉内血栓去除或碎栓术、肺动脉内支架置入或使用两种以上技术处理急性大面积肺栓塞。可迅速重建肺动脉血流，降低肺动脉压力，改善心功能，尤其适于静脉溶栓失败后的急症处理。介入治疗的适应证如下。

（1）低血压：收缩压＜90mmHg，或较基础血压下降40mmHg以上。

（2）晕厥：严重时需进行心肺复苏。

（3）休克：伴周围低灌注和低氧血症。

（4）右心室后负荷增加和（或）肺动脉高压。

（5）毛细血管前肺动脉高压。

（6）肺泡－动脉血氧分压差＞50mmHg。

（7）临床上急性大面积肺栓塞溶栓、抗凝治疗禁忌者。

介入治疗的并发症，包括：心血管结构的穿孔或破裂，心脏压塞，肺出血和致命性肺栓塞，以及失血、心律失常、造影剂所致肾病、过敏、血肿、假性动脉瘤和动静脉瘘等。

七、护理

（一）肺栓塞急性期的护理

1．急性期护理

（1）对高度怀疑或确诊的肺栓塞患者，应立即实施严密监护，监测呼吸、心率、血压、心电图、氧饱和度及动脉血气分析的变化。

（2）患者绝对卧床，抬高床头，防止栓子再次脱落。

（3）改善缺氧，保持呼吸道通畅，维持SpO_2＞90%，避免再栓塞的危险因素。

①保持氧气供需平衡：患者出现呼吸困难，应立即判断缺氧严重程度，选择适当的给氧方式，调节好吸入氧流量进行氧疗，以提高PaO_2目标，加强监测。指导患者进行深慢呼吸，以降低耗氧量。当合并严重的呼吸衰竭时，可使用经鼻面罩无创性机械通气或经气管插管行机械通气。应避免气管切开，防止出血。

②观察患者意识情况：病情加重或发生变化，出现躁动不安、嗜睡、意识模糊、定向力障碍时，说明患者脑缺氧。

③监测血流动力学改变：观察患者有无颈静脉充盈度增高，肝大，肝颈静脉回流征阳性，下肢水肿及静脉压升高等右心功能不全的表现。当较大的肺动脉栓塞后，可使左心室充盈压

降低，心排血量减少。

2. 缓解疼痛　正确评估患者的疼痛部位、性质、持续时间及有无伴随症状。有无疼痛的突然改变等。注意区分心肌梗死及胸膜炎性反应引起的胸痛。可遵医嘱给予药物止痛，如吗啡或哌替啶等，观察药物的疗效，及时复评。对疼痛症状较轻的患者，指导其采用缓慢呼吸等方式分散注意力。

3. 患肢护理　为避免发生再栓塞的危险，急件期患者除绝对卧床休息外，患肢应制动，避免过度屈伸，严禁热敷、针灸、按摩等，减少不必要的搬动和翻身。并且，严密观察下肢的足背动脉搏动以及局部皮肤颜色、温度、疼痛的改变等。定时测量和比较双下肢周径，以了解下肢肿胀的消长情况。肿胀的下肢可适当垫高并注意保暖，但严禁使用热水袋取暖。

4. 严密监测液体出入量　当患者心排血量减少，出现低血压甚至休克时，遵医嘱给予静脉输液和升压药物；若患者出现右心功能不全的症状，需按医嘱给予强心剂，限制水钠摄入。注意记录液体出入量。

5. 保持大便通畅　便秘时，可适当给予缓泻剂协助排便，避免用力，防止下肢血管压力突然增高，使血栓再次脱落形成新的危及生命的栓塞。

6. 心理护理　在护理过程中落实健康宣教，告知患者目前的病情变化，解释各种仪器设备、治疗措施和护理操作的目的及注意事项。鼓励患者表达自己的感受，给予适当的安慰和鼓励。

（二）溶栓治疗的护理

溶栓治疗的主要并发症为出血，以颅内出血最为严重，发生率为 1%～5%，且致死、致残率高。溶栓治疗前需严格掌握禁忌证，治疗后做好观察及评估。

1. 溶栓后嘱患者应绝对卧床休息 2～3 周，以防下肢深静脉内不稳定的血栓松动脱落，再次造成栓塞。

2. 观察出血情况。常见的出血部位为血管穿刺处，观察有无注射部位渗血或血肿；观察皮肤有无淤斑，有无口腔黏膜和牙龈出血；消化道出血，表现为呕血、黑便或便血；患者出现意识、瞳孔变化，应高度怀疑颅内出血；患者出现休克症状，如面色苍白、出冷汗、烦躁等，提示腹腔内出血，需提高警惕，立即处理。

3. 注意监测 3P 试验、纤维蛋白原、纤维蛋白降解物、血小板、凝血酶原时间等血液学指标。可专门留置一条采血通道，以避免多次穿刺增加出血的概率。

八、健康指导

患者病情好转后，仍有复发的可能。需继续定期监测各项相关指标，坚持系统、正规的治疗。

1. 按时服用抗凝药物。告知患者及家属严格遵医嘱按时服用抗凝药物的重要性。

2. 定期复查出凝血指标。

3. 避免可诱发疾病的诱因，如戒烟、预防感染等，注意适当锻炼，防止再次下肢静脉血栓形成。

4. 避免使用牙签剔牙、用力挖鼻孔、使用锋利的剃须刀等，防止出血。学会自我观察有无出血倾向。

5. 合理饮食，多食用高维生素、高纤维食物，保持大便通畅。

6. 放松情绪，不要过于激动。

7. 出现突发性的呼吸困难、咯血、胸痛、晕厥、下肢肿痛等情况应立即就医。

（金玉）

第十节　急性呼吸窘迫综合征的护理

一、概述

急性呼吸窘迫综合征（acute respiratory distress syndrome，ARDS）是急性肺损伤（acute lung injury，ALI）的严重阶段，两者为同一疾病过程的两个阶段，ALI 和（或）ARDS 是由心源性以外的各种内、外致病因素导致的急性、进行性呼吸困难。临床上以呼吸急促、呼吸窘迫、顽固性低氧血症为特征。主要病理特征为肺微血管的高通透性所致的高蛋白质渗出性肺水肿和透明膜形成，可伴有肺间质纤维化。病理生理改变以肺顺应性降低、肺内分流增加及通气与血流比例失调为主。该病早期症状不典型，发展迅猛，预后极差，发现时一般已到中、晚期，目前已成为临床危重病学研究的热点和难点。

二、病因

ARDS 的病因尚不清楚。与 ARDS 发病相关的危险因素包括肺内源性（直接）因素和肺外源性（间接）因素两大类。

（一）肺内源性因素

肺内源性因素是指直接损伤肺的因素。

1. 胃内容物误吸　国外报道，误吸胃内容物是发生 ARDS 的最常见原因，当吸入物的 pH 值小于 2.5 时，尤其容易发生 ALI，但即使给予质子泵抑制剂也可以引起 ARDS，这说明低 pH 值不是唯一的致病因素。

2. 各种病原体引起的重症肺炎（这是我国最主要的危险因素）。

3. 毒气、烟尘、长时间吸入纯氧、溺水等。

4. 肺挫伤。

（二）肺外源性因素

1. 各种类型的休克。

2. 败血症。

3. 严重的非胸部创伤。

4. 药物或麻醉药物中毒。

5. 急性重症胰腺炎等。

三、病理

ARDS 的病理改变主要表现为肺广泛充血、水肿和肺泡内透明膜形成。主要有三个病理阶段：渗出期、增生期和纤维化期，常重叠存在。早期可见微血管充血、出血和微血栓，肺间质和肺泡内有炎细胞浸润和富含蛋白质的水肿液；72h 后形成透明膜，伴局灶性或大片肺泡萎陷；1～3 周后Ⅱ型肺泡上皮合成纤维细胞增生、胶原沉积，透明膜吸收，出现肺泡修复或纤维化。肺内源性ARDS主要是肺泡上皮细胞的改变，肺泡萎陷明显，病理生理上以肺的弹性阻力增高为主。肺外源性ARDS主要是以肺血管受累明显，病理生理上以肺和胸壁的弹性阻力同时增加。

四、临床表现

1. 急性起病，在直接或间接肺损伤后12～48h内发病，进行性呼吸窘迫、气促、发绀，常伴有烦躁、焦虑、出汗等。

2. 常规吸氧后低氧血症难以纠正。

3. 肺部体征无特异性、急性期双肺可闻及湿啰音或呼吸音降低。

4. 早期病变以间质性为主，胸部X线片常无明显改变。病情进展后可出现肺内实变，表现为双肺野普遍密度增高，透明度降低，肺纹理增多增粗，可见散在斑片状密度增高阴影，即弥漫性肺浸润影。

5. 无心功能不全的证据。

五、辅助检查

1. X线胸片　X线胸片的表现以演变快速多变为特点。早期无异常或出现边缘模糊的肺纹理增多。继之出现斑片状并逐渐融合成大片状浸润阴影，大片阴影中可见支气管充气征。后期可出现肺间质纤维化改变。

2. 动脉血气分析　以低 PaO_2、低 $PaCO_2$ 和高pH值为典型表现。

3. 床边肺功能监测　肺顺应性降低，无效腔通气量比例（V_D/V_T）增加，但无气流受限。

4. 血流动力学监测　通常仅用于与左心衰竭鉴别有困难时。

六、治疗

ARDS治疗应积极治疗原发病，防止病情继续发展。更紧迫的是及时纠正患者严重缺氧。在呼吸支持治疗中，要防止呼吸机所致肺损伤、呼吸道继发感染和氧中毒的发生。

（一）氧疗

一般需用面罩进行高浓度（50%以上）给氧，使 $PaO_2>60mmHg$ 或 $SaO_2>90\%$。

（二）呼吸支持治疗

机械通气是ARDS的主要方法，由于ARDS主要表现为常规吸氧难以纠正的顽固性低氧血症，故多数患者需及早应用机械通气，以提供充分的通气和氧合，支持器官功能。但由于ARDS病变的不均匀性，传统的机械通气潮气量可以使顺应性较好地处于非下垂位肺区的肺泡过度充气而造成肺泡破坏，称为容量伤。同时，处于下垂位肺区的已经萎缩的肺泡可由于机械通气使之反复开放和关闭造成剪切力损伤，使肺损伤进一步加重。因此，ARDS患者的机械通气需采用肺保护性通气（lung－protective ventilation），主要措施如下。

1. 呼气末正压（PEEP）　适当的PEEP可以使萎缩的小气道和肺泡重新开放，减轻肺泡水肿，从而改善肺泡弥散功能和通气与血流比例，减少分流，达到改善氧合功能和肺顺应性的目的。但PEEP可增加胸腔正压减少回心血量，影响通气与血流比例，因此需从低水平开始，先从 $5cmH_2O$，逐渐增加到合适水平，一般为 $10～18cmH_2O$，以维持 $PaO_2>60mmHg$ 而 $FiO_2<60\%$。对于血容量不足的患者，应补充足够的血容量，但需要注意避免过量而加重肺水肿。

2. 小潮气量(low tidal volume) 由于ARDS导致肺泡萎缩和功能性残气量减少，有效参与气体交换的肺泡数减少，因此，要求以小潮气量通气，以防止肺泡过度通气。通气量为6～8mL/kg。

3. 体位 若一侧肺浸润较明显，则取另一侧卧位，俯卧位更加有效，其主要作用是改善通气血流比值和减少动静脉分流和改善膈肌运动。

(三)液体管理

为减轻肺水肿，需要以较低的循环血量来维持有效循环，保持双肺相对“干”的状态，在血压稳定的前提下，出入量宜呈轻度负平衡。适当使用利尿剂可以促进肺水肿的消退。

(四)营养支持

ARDS处于高代谢状态，应补充足够的营养。由于在禁食24～48h后即可出现肠道菌群异位，且全静脉营养可引起感染和血栓形成等并发症，因此宜早期开始胃肠营养。

七、护理措施

(一)一般护理

1. 环境 保持病室安静、清洁、舒适、空气新鲜，温湿度适宜。避免感冒，防止剧烈咳嗽。

2. 卧位 以往ARDS患者多采取仰卧位，近年来国内外研究表明，采取俯卧位，有利于减轻心脏对肺的压迫，有助于肺膨胀，减少肺死腔，改善氧合，对呼吸力学、血流动力学影响很小。

2. 饮食 进食易消化、高热量、高蛋白质、高维生素的流质或半流质饮食，必要时协助进食。ARDS处于高代谢状态，应补充足够的营养。不能经口进食者及早给予肠内营养。

(二)基础护理

预防和控制呼吸机相关性感染。

1. 严格执行手卫生制度，减少探视。

2. 口腔护理每天2次，注意观察口腔黏膜是否有真菌感染。

3. 严格执行无菌操作，如吸痰及各种侵入性检查、治疗时，均应遵守无菌技术原则。

4. 定时更换呼吸机管道或使用一次性呼吸机管道。

5. 定时翻身、拍背、转换体位，及时吸痰，减少肺内痰液的潴留。

6. 气管插管者，气囊充气合适，以免胃内容物误吸。可进行呼吸道分泌物的细菌培养和药敏试验，以指导有效使用抗生素。

7. 注意观察患者临床表现，监测体温、心率、白细胞计数等。

(三)专科护理

1. ARDS患者应动态观察病情演变

(1)严密观察呼吸频率、节律、深度。安静平卧时呼吸频率＞28次/min，且有明显缺氧表现，血氧饱和度小于90％，经常规给氧方法不能缓解。

(2)监测生命体征，尤其是心律、血压、体温的变化。

(3)观察缺氧情况，动态观察血气分析，监测血氧饱和度、动脉血氧分压及发绀程度。

2. 建立通畅呼吸道，帮助改善通气功能

(1)湿化痰液、适当补液、清除气道分泌物。对咳嗽无力者定时翻身拍背，对痰液黏稠者给予雾化吸入，对无力咳嗽或昏迷者可吸痰。

(2)必要时建立人工气道,建立口咽气道、气管插管或气管切开。

(四)心理护理

做好心理护理,ARDS的患者因呼吸困难、预感病情危重、常会产生紧张、焦虑情绪,要关心安慰患者,解除思想顾虑。实行机械通气的患者,护理人员应鼓励患者通过表情、手势、书面语言等形式沟通,表达其痛苦及需求。护理人员要注意领会患者的求助信号,对于其合理的要求给予满足,帮助患者保持平衡的心态。做好心理护理对保持患者良好的心态,促进早日康复有重要意义。

(五)用药安全护理

1.输液时的记录管理　准确记录液体出入量(ARDS时肺间质与肺泡水肿,液体潴留增加);准确记录每小时的液体出入量,以防止液体大进大出,加重肺水肿;早期液体应以晶体为主,在毛细血管内皮损伤逐渐恢复后,可适当使用胶体液,以提高血浆胶体渗透压,促进肺间质及肺泡内液体吸收。

2.糖皮质激素应用的观察　早期大量应用地塞米松可保护肺毛细血管内皮细胞,减少毛细血管渗出,减轻炎症反应,缓解支气管痉挛,但严重创伤后患者易并发消化道大出血,而使用糖皮质激素后更容易导致上消化道大出血,因此护士应密切观察胃液、大便颜色、性状、量,并做常规检查。

八、健康教育

1.疾病知识指导　向患者及家属讲解疾病的发生、发展和转归。语言应通俗易懂,使患者理解康复保健的意义与目的。

2.呼吸锻炼的指导　教会患者有效咳嗽、咳痰技术,如缩唇呼吸、腹式呼吸、体位引流、拍背等方法,提高患者的自我护理能力,加速恢复,延缓肺功能恶化。

3.用药指导　出院时应将患者使用的药物、剂量、用法和注意事项告诉患者。

4.活动与休息　与患者一起回顾日常生活中所从事的各项活动,根据患者的具体情况指导患者制定合理的活动与休息计划,教会患者避免氧耗量较大的活动,并在活动过程中增加休息。

5.增强体质,避免诱因

(1)鼓励患者进行耐寒锻炼和呼吸功能锻炼,以提高呼吸道抗感染的能力。

(2)指导患者合理安排膳食,加强营养,达到改善体质的目的。

(3)避免吸入刺激性气体,劝告吸烟患者戒烟。

(4)避免劳累、情绪激动等不良因素刺激。

(5)尽量少去人群拥挤的地方,避免与呼吸道感染者接触,减少感染的机会。

(周佳莹)

第十一节　大咯血的护理

一、概述

咯血(emptysis)是指声门以下呼吸道或肺组织出血,经喉、口腔咯出。大咯血是指一次咯血量超过200mL,或24h内咯血量超过500mL以上者。依据血液来源于呼吸系统可诊断为咯血,通常以大于500mL/24h称为大咯血。大于200mL/24h称为较大量咯血。对咯血量的估计应结合患者体征,如面色、脉搏、呼吸、血压等,凡咯血威胁患者生命,均可视为“大咯血”。咯血患者中,大咯血者所占比例不足5%,死亡率却高达7%～32%。绝大多数死于咯血后窒息,因此应给予及时治疗。

二、病因

1.支气管疾病

(1)支气管扩张:炎症及支气管壁弹性纤维破坏,形成假性动脉瘤,破裂后可引起大咯血。

(2)支气管肺癌:早期多为小量咯血,晚期癌细胞侵蚀较大血管可引起大咯血。

(3)支气管结核:结核病灶侵蚀黏膜下血管破裂出血,但大咯血较少见。

2.肺部疾病

(1)肺结核:慢性纤维空洞型肺结核形成假性动脉瘤破裂形成大咯血。

(2)肺脓肿:脓肿壁血管破裂可引起大咯血。

(3)肺炎:炎症病灶毛细血管渗透性增高可引起少量咯血。

(4)其他:肺吸虫病、肺瘀血、恶性肿瘤肺转移、肺囊肿及肺血管瘤破裂等。

3.心血管疾病

(1)风湿性心脏病二尖瓣狭窄:左心房扩大超过代偿极限,左心房内压增高,肺循环瘀血而致咯血或痰中带血。

(2)左心衰竭:肺循环瘀血引起咯血。

(3)肺动脉瘘。

4.全身性疾病

(1)急性传染病:肺出血性钩端螺旋体病、流行性出血热等。

(2)血液病:白血病、血友病、血小板减少性紫癜等。

(3)肾脏疾病:慢性肾衰竭、尿毒症等。

(4)结缔组织疾病:系统性红斑狼疮、结节性动脉炎。

5.外伤　如胸部外伤、肋骨骨折、枪弹伤、肺部外伤、异物伤等。

6.其他

(1)肺出血、肾病综合征、替代性月经等原因及机制不明的咯血。

(2)特发性咯血:经X线支气管碘剂造影剂及痰液检查未能发现引起的咯血的原发病,占咯血的10%～20%。

三、病理

肺脏血液供应来自肺动脉和支气管动脉。肺动脉内压力较低,仅为主动脉压力的1/6左右,但血管床丰富,血流量大,全身血液约97%流经肺动脉进行气体交换,因而肺动脉出血的机会较多。因此压力较高,破裂后可引起大量出血。咯血的机制主要有下面几种。

1.血管通透性增加　由于肺部感染、中毒或血管栓塞时,病原体及其他代谢物可对微血管产生直接损害。或通过血管活性物质的作用使血管通透性增加,红细胞自扩张的微血管内皮细胞间隙进入肺泡而造成小量咯血。

2. 血管壁侵蚀、破裂 肺部慢性感染使血管壁弹性纤维受损，局部形成小动脉血管瘤，在剧烈咳嗽时血管瘤破裂而大量出血，常造成窒息、突然死亡。此种血管瘤多见于空洞性肺结核。

3. 肺血管内压力增高 风湿性心脏病、二尖瓣狭窄、肺动脉高压等情况下，肺血管内压力增高，可造成血液外渗或小血管破裂而引起咯血。

4. 出、凝血功能障碍 常见于血小板减少性紫癜等血液病。凝血因子缺陷或凝血过程障碍及血管收缩不良等因素，在全身性出血倾向的基础上也可以出现咯血。

5. 机械性损失、外伤、肺结核钙化灶或支气管结石 血管的机械性损伤可引起咯血。

四、临床表现

1. 症状 可出现胸闷、气急、咽痒、咳嗽等先兆。如果出血量多，患者常伴烦躁、神色紧张、胸闷气急、发绀。严重的咯血可造成失血性休克或窒息。

2. 体征 咯血开始时患侧肺野呼吸音常减弱、粗糙或出现湿啰音，健侧肺野呼吸音多正常。局限于较大支气管部位的哮鸣音，多提示有致该处支气管不完全阻塞的疾病存在。

五、辅助检查

1. 胸部 X 线、CT 检查 可诊断肺部实质病变。

2. 纤维支气管镜检查 可确定出血部位、出血原因、清除分泌物、积血及取活组织检查。

3. 痰液检查 进行痰液细菌培养和药物敏感试验以确定致病菌。

4. 血液检查 血常规、出凝血时间、血细胞比容等检查以判断咯血原因、贫血程度及感染等。

5. 其他 心电图、超声波、支气管造影及多普勒等检查有助于明确诊断。

六、治疗

大咯血的救治原则：及时迅速止血、保持呼吸道通畅及维持患者生命。

（一）一般治疗

1. 大咯血患者应绝对卧床休息，取患侧卧位或平卧位，头偏向一侧，可减少出血量及避免血液流向健侧肺内或堵塞气管造成窒息。

2. 密切注意体温、脉搏、呼吸、血压等病情变化，记录咯血量。

3. 通畅气道，鼓励患者，如口服可待因，对年老体弱、肺功能不全者应防止呼吸抑制而引起窒息。

4. 精神紧张、恐惧不安者必要时可用少量镇静剂。

5. 随时做好大咯血和窒息的各项抢救准备，呼吸困难者给予氧气吸入 4～6L/min。

（二）止血治疗

1. 止血药的应用

(1)垂体后叶素：能收缩肺小动脉，使肺内血流减少，肺循环压力降低，从而有利于肺血管破裂处血凝块的形成而止血。该药物有强烈的血管收缩作用，作用迅速，止血效果明显，是大咯血治疗的常用和首选药物。高血压、心力衰竭患者和孕妇禁用。

(2)酚妥拉明：通过直接扩张血管平滑肌，降低肺动脉压而止血，同时使体循环血管阻力降低，回心血量减少，肺内血液分流到四肢及内脏循环当中，造成肺动脉和支气管动脉压力降低，达到止血的目的。

(3)一般止血药：6－氨基乙酸：抑制纤溶酶原激活为纤溶酶，从而抑制纤维蛋白溶解。止血敏：增强血小板和毛细血管功能。维生素 K：促进肝脏合成凝血酶原，促进凝血。

2. 药物治疗无效与气管镜止血　经药物治疗无效者可考虑通过纤维支气管镜清除积血并止血。冷盐水灌洗：4℃冷盐水 500mL 加用肾上腺素 5mg，分次注入出血肺段，停留 1min 后吸出。其主要机制是冰生理盐水灌洗使局部血管收缩，血流减慢，从而促进了凝血。

3. 支气管动脉栓塞　对不宜手术而保守治疗无效、致命性大咯血者有重要意义。方法是由股动脉插管先行支气管动脉造影，确定出血部位，确认动脉导管已进入需栓塞的动脉口，注入抗生素，然后用明胶海绵、聚四氟乙烯或金属卷子进行动脉栓塞。

4. 内科治疗无效与手术治疗　用于经内科综合治疗无效或有窒息危险的大咯血，可行急诊外科手术治疗，以挽救患者生命。手术时机可选择在咯血的间歇期为好。

(1)适应证：肺部病变引起的大咯血，咯血量＞600mL/12h；一次性咯血量≥200mL 并在 24h 内反复发生；可能引起的气道阻塞和窒息。

(2)禁忌证：肺功能不全；全身状态较差；肺癌晚期出血，两肺病变广泛；凝血功能障碍。

(三)咯血窒息的处理

咯血窒息常是引起患者死亡的主要原因，应注意判断抢救。

1. 主因

(1)短时间内不能将血全部咯出。

(2)支气管被堵塞或狭窄。

(3)肺部有严重疾病或心功能不全。

(4)患者精神过度紧张，血块刺激喉、支气管引起痉挛。

(5)患者过度虚弱或用镇静药、镇咳药过量。

2. 突发情况与判断

(1)突然胸闷、烦躁不安、端坐呼吸、气促、发绀、咯血不通畅、血块暗红。

(2)突然呼吸困难，显著的痰鸣音，神志不清，大咯血停止，口唇、指甲青紫。

(3)突然咯血终止，从鼻腔、口腔流出少量暗红色血液。吸气时呈三凹征。张口目呆，面色苍白，呼吸减弱或消失。

只要患者出现上述症状时，就应首先考虑窒息。

3. 急救原则是保持呼吸道通畅并及时供氧

(1)体位引流：立即将患者平卧，头偏向一侧或使患者俯卧，头低足高位，进行体位引流，轻叩背部以利于血液流出。

(2)清除积血：神志不清、牙关紧闭者，应用压舌板或开口器打开口腔，用吸引器吸出积血，必要时行气管插管或气管切开，术后经支气管镜止血、清理积血及分泌物，保持呼吸道通畅。

(3)氧气吸入：给予高流量氧气吸入(5～6L/min)，如自主呼吸减弱或停止，立即机械通气，给予呼吸兴奋剂。

(4)对症治疗：窒息解除后，应进行纠正酸中毒、补充血容量、控制休克、治疗原发病等治疗措施。

七、护理措施

（一）一般护理

1.环境　保持病室安静、清洁、舒适、空气新鲜，温湿度适宜。避免感冒，防止剧烈咳嗽，以免诱发咯血。

2.卧位　大咯血患者绝对卧床，取患侧卧位，可减少患侧活动度，既防止病灶向健侧扩散，同时又有利于健侧肺的通气。尽量减少搬动患者，以减少肺活动度。

3.饮食　大咯血时暂禁食，咯血停止后给以温凉的流质饮食，每次适宜量为150～200mL，避免浓茶、咖啡等刺激性饮料，避免引起肺血管扩张的各种因素如饭菜过热、饮酒。恢复期给予高热量、高维生素、高蛋白质、高铁质饮食，补充机体消耗，纠正贫血。

（二）基础护理（窒息并发症的预防）

1.专人护理　安排专人护理并安慰患者。保持口腔清洁、舒适，咯血后为患者漱口，擦净血迹，防止因口咽部异味刺激引起剧烈咳嗽而诱发再次咯血。及时清理患者咯出的血块及污染的衣物、被褥，有助于稳定情绪，增加安全感，避免因精神过度紧张而加重病情。

2.保持呼吸道通畅　咯血时嘱患者不要屏气，以免诱发喉头痉挛，使血液引流不畅形成血块，导致窒息。

3.窒息的抢救　对于大咯血的患者，应在床边备好急救器械，一旦患者出现咯血窒息现象，应取头低脚高45°俯卧位，面部侧向一边，轻拍背部，迅速排出气道和口咽部中的血块，必要时用吸痰管进行机械吸引，并给予高浓度吸氧。做好气管插管或气管切开的准备与配合工作，以解除呼吸道阻塞。

（三）专科护理（病情观察）

大咯血者需要密切观察病情，定时监测生命体征。咯血伴休克的患者，应注意保温；高热患者应降温止血。观察有无咯血窒息的先兆。若在咯血过程中，患者突然胸闷、挣扎坐起，继而气促发绀、牙关紧闭和神志不清，说明患者将面临咯血窒息的危险，应迅速清除口腔内血块，轻拍背部，这样有利于血块咯出而解除险情，同时做好抢救准备。

（四）心理护理

大咯血患者多伴有恐惧、紧张等不良情绪，护理人员应及时安慰患者，进行放松疗法，分散患者注意力，让患者意识到大咯血时保持镇静是关键，否则会加重出血，耐心讲解咯血的病因及诱因。向患者介绍一些治疗咯血成功的事例，说明咯血与疾病的严重程度不呈正相关，帮助患者树立战胜疾病的信心。

（五）安全护理（用药安全护理）

1.垂体后叶素　该药物有强烈的血管收缩作用，高血压、心力衰竭患者和孕妇禁用。静脉给药时滴速勿过快，以免引起恶心、便意、心悸、面色苍白等不良反应。

2.对于年老体弱、肺功能不全者应用镇咳药和镇静剂后，注意观察呼吸中枢和咳嗽反射受抑制情况，以早期发现因呼吸抑制导致的呼吸衰竭和使血块不能咯出而发生窒息。

八、健康教育

1.通过宣教使患者具备一些防止咯血窒息的相关知识和自护能力，向患者和家属介绍咯血窒息的早期征象，若一旦发生窒息，可在其背后两手沿着肋弓下缘环抱上腹部，呈冲击式压迫上腹部,使膈肌上升,增加腹内压,同时令患者咳嗽将气管内血凝块咳出。

2. 避免过重体力劳动及剧烈运动。

3. 提高患者的自我保护意识,特别是在秋冬季节,积极预防上呼吸道感染,及时添加衣物防止着凉,房间定时开窗通风,保持室内空气清新。

4. 加强锻炼,以增加机体抗病能力。

5. 保持大便通畅,鼓励多食水果,有便秘者可用缓泻剂,避免用力排便而发生再次出血。

6. 积极治疗原发病。

(刘蕊)

第十二节　重症哮喘的护理

一、概述

重症支气管哮喘,简称重症哮喘(severe asthma),也称难治性哮喘,是指哮喘急性发作持续 24h 或以上,经常规治疗症状无法缓解,或哮喘呈暴发性发作,发作开始后短时间内进入危重状态。

二、病因

重症哮喘形成的原因很多,发生机制也较为复杂,哮喘患者发展成为重症哮喘的原因往往是多方面的。目前已基本明确的病因主要有以下几点。

1. 变应原或其他致喘因素持续存在　哮喘是由于支气管黏膜感受器在特定的刺激下发生的速发相及迟发相反应而引起的支气管痉挛、气道炎症和气道高反应性,造成的呼吸道狭窄所致的疾病。如果患者持续吸入或接触变应原或其他致喘因子(包括呼吸道感染),可导致支气管平滑肌的持续痉挛和进行性加重的气道炎症,上皮细胞剥脱并损伤黏膜,使黏膜充血水肿、黏液大量分泌甚至形成黏液栓,加上气道平滑肌极度痉挛,可严重阻塞呼吸道,引起哮喘持续状态而难以缓解。

2. β_2 受体激动药的应用不当和(或)抗感染治疗不充分　目前已证实,哮喘是一种气道炎症性疾病,因此抗炎药物已被推荐为治疗哮喘的第一线药物。然而,临床上许多哮喘患者长期以支气管扩张剂为主要治疗方案,抗感染治疗不充分或抗感染治疗药物使用不当,导致气道变态反应性炎症未能有效控制,使气道炎症日趋严重,气道高反应性加剧,哮喘病情日益恶化。而且长期盲目地大量应用 β_2 激动药,可使 β_2 受体发生下调,导致其“失敏”。在这种情况下突然停止用药可造成气道反应性显著增高,从而诱发危重哮喘。

3. 脱水、电解质紊乱和酸中毒　哮喘发作时,患者出汗多和张口呼吸使呼吸道丢失水分增多;吸氧治疗时,加温湿化不足;氨茶碱等强心、利尿药使尿量相对增加;患者呼吸困难,饮水较少等也是致病因素。因此,哮喘发作的患者常存在不同程度的脱水。因而造成组织脱水,痰液黏稠,形成无法咳出的黏液痰栓,广泛阻塞中小气道,加重呼吸困难,导致通气功能障碍,形成低氧血症和高碳酸血症。同时,由于缺氧、进食少,体内酸性代谢产物增多,可合并代谢性酸中毒。在酸中毒情况下,气道对许多平喘药的反应性降低,进一步加重哮喘病情。

4. 突然停用激素,引起“反跳现象”　某些患者因对一般平喘药无效或因医生治疗不当,长期反复应用糖皮质激素，使机体产生依赖性或耐受性，一旦某种原因如缺药、手术、妊娠、消化道出血、糖尿病或治疗失误等导致突然停用糖皮质激素，可使哮喘不能控制并加剧。

5. 情绪过分紧张　患者对病情的担忧和恐惧一方面可通过皮层和自主神经反射加重支气管痉挛和呼吸困难；另一方面昼夜不眠，可使患者体力不支；此外，临床医师和家属的精神情绪也会影响患者，促使哮喘病情进一步恶化。

6. 理化因素和因子的影响　有些报道发现一些理化因素如气温、湿度、气压、空气离子等，对某些哮喘患者可产生不同程度的影响，但迄今为止机制不清楚。有人认为气候因素能影响人体的神经系统、内分泌功能、体液中的 pH 值、钾与钙的平衡及免疫机制等。空气中阳离子过量也可使血液中钾与钙起变化，导致支气管平滑肌收缩。

7. 有严重并发症或伴发症　如并发气胸、纵隔气肿或伴发心源性哮喘发作、肾衰竭、肺栓塞或血管内血栓形成等均可使哮喘症状加重。

三、病理

哮喘的发病机制尚未阐明，多认为与变态反应、气道炎症、气道反应性增高及神经等因素的相互作用密切相关。

（一）变态反应

当变应原进入具有过敏体质的机体后，通过巨噬细胞和 T 淋巴细胞的传递，可刺激机体的 B 细胞合成特异性 IgE，并结合于肥大细胞和嗜碱性粒细胞表面的高亲和性的 IgE 受体。若过敏原再次进入体内，可与肥大细胞和嗜碱性粒细胞表面的 IgE 交联，从而促发细胞内一系列反应，使该细胞合成并释放多种活性介质导致平滑肌收缩、黏液分泌增加、血管通透性增高和炎症细胞浸润等。炎症细胞在介质的作用下又可分泌多种介质，使气道病变加重，炎症浸润增加，产生哮喘的临床症状。根据过敏原吸入后哮喘发生的时间，可分为速发型哮喘反应（IAR）、迟发型哮喘反应（LAR）和双相型哮喘反应（OAR）。IAR 几乎在吸入过敏原的同时立即发生反应，15～30mm 达高峰，2h 后逐渐恢复正常，属于Ⅰ型变态反应。LAR 约 6h 发病，持续时间长，可达数天。而且临床症状重，常呈持续性哮喘表现，肺功能损害严重而持久。LAR 的发病机制较复杂，与 IgE 介导的肥大细胞脱颗粒有关，主要是气道炎症反应所致。现在认为哮喘是一种涉及多种炎症细胞相互作用、许多介质和细胞因子参与的一种慢性气道炎症疾病。

（二）气道炎症

气道慢性炎症被认为是哮喘的基本病理改变和反复发作的主要病理生理机制。不管哪一种类型的哮喘，哪一期的哮喘，都表现为以肥大细胞，嗜酸性粒细胞和 T 细胞为主的多种炎症细胞在气道的浸润和聚集。这些细胞相互作用可以分泌出数十种炎症介质和细胞因子。这些介质、细胞因子与炎症细胞互相作用构成复杂的网络，相互作用和影响，使气道炎症持续存在。当机体遇到诱发因素时，这些炎症细胞能够释放多种炎症介质和细胞因子，引起气道平滑肌收缩，黏液分泌增加，血浆渗出和黏膜水肿。已知多种细胞，如肥大细胞、嗜酸性粒细胞、中性粒细胞、上皮细胞、巨噬细胞和内皮细胞等都可产生炎症介质。主要的介质有组胺、前列腺素（PG）、白三烯（LT）、血小板活化因子（PAF）、嗜酸性粒细胞趋化因子（ECF－A）、中性粒细胞趋化因子（NCF－A）、主要碱基蛋白（MBP）、嗜酸性粒细胞阳离子蛋白（ECP）、内皮素－1（ET－1）、黏附因子（adhesion molecules，AMs）等。总之，哮喘的气道慢性炎症是由多种炎症细胞、炎症介质和细胞因子参与的过程，它们相互作用形成恶性循环，使气道炎症持续存在。其相互关系十分复杂，有待进一步研究。

（三）气道高反应性（AHR）

表现为气道对各种刺激因子出现过强或过早的收缩反应，是哮喘患者发生发展的另一个重要因素。目前普遍认为气道炎症是导致气道高反应性的重要机制之一。气道上皮损伤和上皮内神经的调控等因素亦参与了AHR的发病过程。当气道受到变应原或其他刺激时，可使多种炎症细胞释放炎症介质和细胞因子，神经轴索反射使副交感神经兴奋性增加，神经肽的释放增强，这些都与AHR的发病过程有关。AHR为支气管哮喘患者的共同病理生理特征，然而出现AHR者并非都是支气管哮喘，如长期吸烟、接触臭氧、病毒性上呼吸道感染、慢性阻塞性肺疾病（COPD）等也可出现AHR。从临床角度上来讲，极轻度AHR需结合临床表现来诊断。但中度以上的AHR几乎可以肯定是哮喘。

（四）神经机制

神经因素也认为是哮喘发病的重要环节。支气管受复杂的自主神经支配。除胆碱能神经、肾上腺素能神经外，还有非肾上腺素能非胆碱能（NANC）神经系统。支气管哮喘与β－肾上腺素能受体功能低下和迷走神经张力亢进有关，并可能存在有α－肾上腺素能神经的反应性增加。NANC能释放舒张支气管平滑肌的神经介质，如血管肠激肽（VIP）、一氧化氮（NO），以及收缩支气管平滑肌的介质，如P物质、神经激肽等。两者平衡失调，则可引起支气管平滑肌收缩。

四、临床表现

1.症状　与哮喘相关的症状有咳嗽、喘息、呼吸困难、胸闷、咳痰等。典型的表现是发作时伴有哮鸣音的呼气性呼吸困难。严重者可被迫采取坐位或呈端坐呼吸，干咳或咯大量白色泡沫痰，甚至出现发绀等。哮喘症状可在数分钟内发作，经数小时至数天，用支气管扩张药可缓解或自行缓解。早期或轻症的患者多数以发作性咳嗽和胸闷为主要表现。这些表现缺乏特征性。哮喘的发病特征如下。①发作性：当遇到诱发因素时呈发作性加重。②时间节律性：常在夜间及凌晨发作或加重。③季节性：常在秋冬季节发作或加重。④可逆性：平喘药通常能够缓解症状，可有明显的缓解期。认识这些特征，有利于哮喘的诊断与鉴别。

2.体检　缓解期可无异常体征。发作期胸廓膨隆，叩诊呈过清音，多数有广泛的呼气相为主的哮鸣音，呼气延长。严重哮喘发作时常有呼吸费力、大汗淋漓、发绀、胸腹反常运动、心率增快、奇脉等体征。

五、实验室和其他检查

1.血液常规检查　发作时可有嗜酸性粒细胞增高，但多数不明显，如并发感染可有白细胞数增高，中性粒细胞比例增高。

2.痰液检查　涂片在显微镜下可见较多嗜酸性粒细胞，可见嗜酸性粒细胞退化形成的尖棱结晶（Charcot－Leyden结晶体）、黏液栓（Curschmann螺旋）和透明的哮喘珠（Laennec珠）。如合并呼吸道细菌感染，痰涂片革兰染色、细胞培养及药物敏感试验有助于病原菌诊断及指导治疗。

3.肺功能检查　缓解期肺通气功能多数在正常范围。在哮喘发作时，由于呼气流速受限，表现为第一秒用力呼气量（FEV_1）、一秒率（FEV_1/FVC）、最大呼气中期流速（MMER）、呼出50%与75%肺活量时的最大呼气流量（MEF50%与MEF75%）以及呼气峰值流量（PEFR）减少。可出现用力肺活量减少、残气量增加、功能残气量和肺总量增加，残气占肺总量百分比增高。经过治疗后可逐渐恢复。

4. 血气分析　哮喘严重发作时可出现缺氧，PaO_2 合 SaO_2 降低，过度通气时可使 PaO_2 下降，pH值上升，表现为呼吸性碱中毒。如重症哮喘，病情进一步发展，气道阻塞严重，可有缺氧及 CO_2 潴留，$PaCO_2$ 上升，表现为呼吸性酸中毒。如缺氧明显，可合并代谢性酸中毒。

5. 胸部X线检查　早期在哮喘发作时可见两肺透亮度增加，呈过度充气状态；在缓解期多无明显异常。如并发呼吸道感染，可见肺纹理增加及炎症性浸润阴影。同时要注意肺不张、气胸或纵隔气肿等并发症的存在。

6. 特异性过敏原的检测　可用放射性过敏原吸附试验（RAST）测定特异性IgE，过敏性哮喘患者血清IgE可较正常人高2～6倍。在缓解期可做皮肤过敏试验判断相关的过敏原，但应防止发生过敏反应。

六、治疗

重症哮喘患者病情危重，严重者甚至有生命危险，护理人员应具备良好的专业素养，配合医生尽快为患者实施抢救。

1. 氧疗　重症哮喘患者常有不同程度的低氧血症，因此原则上都应吸氧，根据病情需要，可选用鼻导管或面罩给氧。氧气需要加温湿化，以免干燥、过冷刺激气道。对于伴有 CO_2 潴留的患者应给予低流量低浓度吸氧。

2. 解除支气管痉挛　在治疗过程中，可以应用和受体激动剂（控制哮喘急性发作的首选用药）、茶碱类药物、抗胆碱能药物、糖皮质激素（治疗重症哮喘最有效的药物）等药物降低气道阻力，改善通气功能。可以通过雾化吸入，借助储雾器使用MDI给药及静脉给药。

3. 纠正脱水兼顾纠正酸碱失衡和电解质紊乱　重症哮喘患者由于哮喘过度呼吸、发热、出汗及摄入不足等原因，常有不同程度的脱水，使气道分泌物黏稠，痰液难以咳出，影响通气，故必须及时纠正脱水，根据心功能和脱水程度，一般每日补液2000～3000mL。若 $pH<7.2$ 且合并代谢性酸中毒时，应适度补充碱性药物。若呼吸性酸中毒，应积极改善肺通气，排出潴留的 CO_2，及时补钾，注意监测电解质变化。

4. 控制感染，促进痰液排出　重症哮喘患者由于气道炎症、痰液黏稠及支气管痉挛等导致气道阻塞，因此加强排痰，保持呼吸道通畅尤为重要。可选择药物去痰、雾化吸入、机械性排痰，必要时给予吸痰。

5. 机械通气　对经上述治疗症状仍无明显改善的患者，特别是 $PaCO_2$ 进行性增高伴酸中毒者，为了避免严重并发症的发生，应及时建立人工气道，实施机械通气，包括无创正压通气和气管插管及气管切开机械通气。

七、护理措施

（一）一般护理

1. 环境　保持病室安静、清洁、舒适、空气新鲜，温湿度适宜。有确定过敏原者，应尽快脱离。病室不宜摆放花草。

2.卧位　采取舒适的体位，让患者取坐位缓解呼吸困难症状。为端坐患者提供床旁桌支撑，以减少体力消耗。

3.饮食　饮食上应进食清淡、易消化、足够热量的饮食，避免进食硬、冷、油煎的食物。护理人员应善于观察，提高与患者的沟通能力，以了解并找出与哮喘发作有关的食物，避免因食物过敏引起哮喘发作。

（二）基础护理

促进排痰，痰液黏稠必然影响通气，因此咳嗽咳痰的护理很重要，要给患者拍背排痰。手法是将手掌微曲成弓形，五指并拢，有节奏地拍打患者背部，也可使用振动排痰仪，沿支气管走向由外向中央叩击，利用腕关节活动、力量适中。根据医嘱给予患者雾化吸入治疗。

（三）专科护理（病情观察）

1.密切监测病情

（1）观察患者有无咳嗽、咳痰、呼气性呼吸困难、呼吸加快及哮鸣音，有无大量出汗、疲倦、胸廓饱满、发绀及呕吐等情况，当呼吸困难加重时有无呼吸音及哮鸣音的减弱或消失、心率加快等。

（2）密切监测患者是否有烦躁不安、气喘加剧、心率加快等情况。注意心力衰竭、呼吸骤停等合并症的发生。

（3）密切观察患者生命体征及神志和尿量等情况，以掌握病情进展情况。

（4）密切观察哮喘发作先兆症状，如胸闷、鼻咽痒、咳嗽、打喷嚏等，若出现上述症状，应立即通知医生，尽早采取相应措施。

（5）密切观察患者有无自发性气胸、脱水、酸中毒、电解质紊乱、肺不张等并发症或伴发症。

2.机械通气的护理　护理人员指导无创机械通气的患者人机配合，提高通气的效果。加强皮肤护理，预防压疮。气管插管或气管切开的患者，应妥善固定，防止意外脱管；保持管道通畅，防止管道扭曲受压；加强气道管理，加强湿化，及时添加湿化器中的无菌注射用水。每班测量和记录气管插管外露的长度，防止意外脱管、管道移位。严密观察呼吸机各项设置是否恰当，呼吸机是否正常运转等。观察机械通气的效果。在机械通气中，应严密观察呼吸机的运转和患者的全身情况，尤其注意患者的自主呼吸是否与呼吸机同步，并能对呼吸机报警原因进行准确的判断。机械通气患者应给予合适的气道湿化，吸痰应注意按需吸痰及无菌原则。

（四）心理护理

重症哮喘患者的心理护理是非常值得强调的一点。患者极度呼吸困难，常有焦虑、恐惧或濒死感，护理人员应关心患者，耐心解释病情，稳定患者情绪，防止情绪应激而诱发哮喘。实行机械通气的患者，护理人员应鼓励患者通过表情、手势、书面语言等形式沟通，表达其痛苦及需求。护理人员要注意领会患者的求助信号，对于其合理的要求给予满足，帮助患者保持平衡的心态、做好心理护理对保持患者良好的心态，促进早日康复有重要意义。

（五）安全护理（用药安全护理）

密切观察药物的作用和副作用，比如应用茶碱类药物时，注意患者有无胃肠道症状，心血管症状等不良反应。尤其注意糖皮质激素应用后的副作用，吸入性糖皮质激素可引起局部不良反应，如咽部的念珠菌感染，声音嘶哑，一般为可逆性的。而长时间糖皮质激素全身用药可引起严重的全身副反应，包括骨质疏松、高血压、液体潴留、体重增加、满月脸、股骨头坏死等。

八、健康教育

（一）指导呼吸运动

呼吸运动可以强化横膈呼吸肌，在执行呼吸运动前，应先清除患者鼻通道的分泌物。

1. 腹部呼吸（abdominal breathing）

（1）平卧，双手平放在身体两侧，膝盖弯曲，双脚放平。

（2）用鼻连续吸气，但胸部不扩张。

（3）缩紧双唇，缓慢呼气。

（4）重复以上动作10次。

2. 向前弯曲运动（forward bending）

（1）坐在椅子上，背伸直，头向前倾，双手放在膝上。

（2）由鼻吸气，扩张上腹部，胸部保持直立不动，由口将气慢慢呼出。

3. 侧扩张运动（side expansion）

（1）坐在椅子上，将手掌放在左右两侧的最下肋骨。

（2）吸气，扩张胸部，然后经口呼气，收缩胸部。

（3）用手掌下压肋骨，可将肺底部的空气排出。

（4）重复以上动作10次。

（二）介绍有关用药及防病知识

居室内禁放花、草、地毯等；忌食诱发哮喘的食物，如鱼虾等；避免吸入刺激性气体、烟雾、灰尘和油烟等；避免精神紧张和剧烈运动；避免受凉及上呼吸道感染；寻找过敏原，避免接触过敏原；戒烟。

（刘蕊）

第十三节　肺性脑病的护理

一、概述

肺性脑病是一组由缺氧和二氧化碳潴留导致的神经精神障碍症候群，又称二氧化碳麻醉。肺性脑病（简称肺脑）是呼吸衰竭所引起的高碳酸血症、低氧血症、酸碱平衡失调及脑组织pH值下降等一系列内环境紊乱的脑部综合征，是肺源性心脏病严重并发症之一，该病发病后进展较快，病情危重，预后差，死亡率高。对此，应加强对肺性脑病的临床观察，早发现，早处理，并有针对性地加强各项护理，可有效缓解病情，大大降低死亡率。

二、病因与发病机制

1. 原发疾病　慢性肺部疾病，最常见的为慢性支气管炎、哮喘、肺气肿、肺源性心脏病。其他如胸廓畸形、重症结核、肺纤维化、肺癌等病也可成为其病因。

2. 神经系统疾病　格林—巴利综合征，脑干肿瘤、脑干炎症、颈椎损伤、进行性延髓麻痹、重症肌无力危象等病均可造成呼吸肌麻痹。

3. 诱发因素

(1)急性或慢性肺部感染。

(2)药物影响，如异丙嗪、异戊巴比妥、苯巴比妥、哌替啶、吗啡等。另外，长时间高浓度吸氧也可触发肺性脑病的发生。

(3)水和电解质平衡紊乱。

(4)急性或慢性气道阻塞，如痰、异物等堵塞气管、支气管。

低氧血症、二氧化碳潴留和酸中毒三个因素共同损伤脑血管和脑细胞是最根本的发病机制。

三、病理改变

主要病理改变是由于脑部毛细血管的扩张、充血和通透性增高所引起。肉眼可见软脑膜血管充血、扩张，脑表面渗血和点状出血，蛛网膜下腔也可有血性渗出。脑切面呈弥漫性水肿和点状出血。镜下有弥漫性神经细胞变性、血管周围水肿和软化灶。

四、实验室检查

1. 血常规可示红细胞增多，血红蛋白也相应增加。

2. 血气分析示 $PaCO_2$ 增高，CO_2 结合力增高，标准碳酸氢盐(SB)或剩余碱(BE)的含量增加，血液 pH 值降低。

3. 脑脊液(CSF)检查常见压力增高，60%病例压力在 200mmH_2O 以上，可见红细胞增多。

4. 脑电图(EEG)，绝大多数患者 EEG 为全脑弥漫性慢波，且可有阵发性变化。

五、临床表现

肺性脑病的临床特征为原有的呼吸衰竭症状加重并出现神经精神症状，如神志恍惚、嗜睡或谵妄、四肢抽搐甚至昏迷等。男女均可见，以男性多见，其病死率达 30%以上。临床表现主要为头痛、头晕、记忆力减退、易兴奋、多语或少语、失眠等脑皮层功减退症状以及意识障碍与精神异常，部分患者可有呕吐、视乳头水肿。神经系统损害的发生率约为 53%。临床分型如下。

1. 轻型　神志恍惚、淡漠、嗜睡、精神异常或兴奋、多语而无神经系统异常体征。

2. 中型　浅昏迷、谵妄、躁动、肌肉轻度抽动或语无伦次，球结膜充血、水肿、多汗、腹胀，对各种反应迟钝，瞳孔对光反射迟钝而无上消化道出血或弥散性血管内凝血(DIC)等并发症。

3. 重型　昏迷或出现癫痫样抽搐，球结膜充血、水肿重度，多汗或眼底视神经乳头水肿，对各种刺激无反应；反射消失或出现病理性神经体征，瞳孔扩大或缩小，可合并上消化道出血、DIC 或休克。

六、治疗要点

1. 去除诱因　主要是防止肺部感染复发，切勿使用安眠药和镇静药(主要是Ⅱ型呼衰患者)，不要高浓度吸氧。应对各种慢性呼吸道疾病进行治疗。

2. 保持呼吸道通畅、增加通气量、改善 CO_2 潴留　纠正缺氧和 CO_2 潴留是抢救肺性脑病的关键性措施。常规治疗无效时，应果断地行气管插管或气管切开术，给予机械通气，确保CO_2的排出和缺氧的纠正。

3. 对神经精神障碍作对症处理　必要时使用约束带护理，保证患者的安全。

4. 抗感染，合理应用抗生素　呼吸道感染是呼吸衰竭及肺性脑病最常见的诱因；建立人工气道机械通气和免疫功能低下的患者可反复发生感染，且不易控制。所以此类患者一定要在保持呼吸道痰液引流通畅的条件下，根据痰菌培养和药物敏感试验的结果，选择有效的药物控制呼吸道感染。

5. 纠正酸碱平衡失调　呼吸性酸中毒并发代谢性碱中毒在慢性呼吸性酸中毒的治疗过程中，常由于应用机械通气不当，使CO_2排出太快，或由于补充碱性药物过量，可产生代谢性碱中毒，pH值偏高，BE为正值，治疗时应防止以上发生碱中毒的医源性因素和避免CO_2排出过快，给予适量补氯和补钾，以缓解碱中毒。

七、护理措施

（一）一般护理

1. 环境与体位　患者安排在安静舒适的病房，呼吸困难者取半坐卧位。病房内每天通风2次，每次30min，温度控制在20～22℃，湿度60％～70％；每天用紫外线消毒，消毒液擦拭物品及地面，严格限制探视人员，严密观察患者的各项情况。

2. 饮食　给予低盐、高热量、高蛋白质、易消化饮食，可进食者尽量鼓励患者自己进食，注意饮食习惯及色、香、味方面的调配；不能进食者，可通过留置胃管鼻饲，间歇给予肠内营养液（瑞素或瑞代），500～1000mL/d；必要时静脉输入高营养液体，以改善患者营养状况，促进康复。

（二）基础护理

1. 口腔护理　可进食者进食后指导患者漱口，不可进食者注意口腔卫生，口腔护理2次/d。

2. 约束带护理　出现精神症状者，注意加强巡视，密切观察，必要时使用约束带，每班评估约束部位皮肤的完整性和肢端血液循环情况，若出现约束部位皮肤苍白、发绀、冰冷、肿胀、麻木、刺痛，立即解除约束。

（三）专科护理

1. 病情观察

（1）观察患者的精神神志变化：多数肺心病患者出现肺性脑病前都有睡眠昼夜颠倒、脾气性格改变、情绪反常、行为错乱的表现，如暴躁、烦躁不安、精神萎靡、表情淡漠、抑郁、沉默寡言、兴奋抑郁交替出现，有些患者自诉头痛头晕。当患者出现上述症状时，要考虑早期肺性脑病的可能，护士应早发现，早报告，早治疗，消除肺性脑病的诱因，积极配合医生救治、精心护理。

（2）皮肤黏膜的观察：观察患者皮肤的颜色，有无水肿等，发绀是缺氧的典型表现。若患者口唇、指甲等末梢部位出现发绀加重，观察患者眼结膜的变化，球结膜水肿是肺性脑病的临床早期表现，如出现上述情况应立即告知医生。

（3）生命体征的观察：体温突降是肺性脑病的早期症状之一，肺性脑病的患者早期因为高碳酸血症引起皮肤血管扩张及儿茶酚胺分泌而导致多汗，可使体温下降，脉搏和血压发生改变，脉搏快而无力是缺氧、心功能衰竭的表现。缺氧早期，脉搏加快，血压上升，中度缺氧时血压下降，脉搏减慢。

2.气道护理

(1)保持呼吸道通畅：及时解除支气管痉挛，改善通气。床旁备有吸引器，对痰量多而无力咳出的患者协助患者咳痰；对卧床患者要定期指导其做深呼吸运动，协助其翻身拍背，使无效咳嗽变为有效咳嗽，但禁止使用强镇咳剂。对卧床患者要定期指导其做深呼吸运动，对部分痰液黏稠不易咳出的患者可以配合超声雾化吸入化痰药物，或者协助医生通过支气管纤维镜，气管插管或气管切开排痰。对清醒有咳嗽反射的患者应鼓励咳嗽、排痰，协助患者经常更换体位、叩背排痰。叩击背部时宜将指、掌卷曲呈勺形，自胸部边缘向中部，自背下方向上方，有节奏地拍叩，力量要适中，注意手掌与患者背部之间应扣住空气，空气越多，叩击就越有效。痰液黏稠者，可先行雾化吸入后再予以拍背排痰。对昏迷患者应及时吸痰，特别注意翻身前后吸痰，以防痰液潴留堵塞呼吸道。当痰液堵塞吸痰无效时，应迅速备好气管插管或气管切开用品，已行气管切开者按气管切开常规护理，做好口腔护理，保持口腔清洁。

(2)正确氧疗：氧疗不当是肺性脑病的重要诱因之一。吸氧浓度过高，容易造成呼吸抑制，诱发肺脑。所以在患者进行氧疗时要控制好氧气浓度，不宜过高。要对家属进行氧疗知识的宣教，不能自行调节氧流量，氧流量为1～2L/min，氧浓度为25%～29%。防止高浓度吸氧，否则抑制呼吸，加重二氧化碳潴留。

(3)机械通气的护理

①无创呼吸机的护理：严格掌握无创呼吸机适应证和禁忌证。做好心理护理，解释无创呼吸机应用的必要性，正确演示通气面罩佩戴方法，消除患者紧张心理。根据病情和血气分析设置各项参数，吸气压力(IPAP)一般为6～10cmH_2O(1cmH_2O=98Pa)，呼气压力(EPAP)一般从4cmH_2O开始，并随时调整。在患者呕吐或痰液较多需要排痰时，及时取下面罩，防止发生窒息。

②有创呼吸机的护理：密切观察患者的呼吸频率、节律及意识障碍的程度，出现昏睡、昏迷、惊厥时提示病情加重，积极采取抢救措施，配合医生气管插管或气管切开，进行有创呼吸机辅助呼吸，定时监测血气，根据血气调整各参数。在此期间，要加强人工气道的管理，合理地调整参数，正确及时地处理报警，做好管道的清洁与消毒，预防呼吸机并发症。恢复期要做好呼吸功能的训练，为撤机做准备。

(四)心理护理

肺性脑病的患者中老年人居多，患者病程长，易反复住院，久病缠身，造成患者心理负担和经济负担加重，患者普遍有抑郁、消极、厌世、恐惧、暴躁的情况，常因小事而大发脾气，拒绝配合治疗。护理人员应给予安慰和鼓励，开导他们，耐心倾听他们诉说，分担他们的忧虑，打消他们消极悲观的思想，使他们建立正确的情感观和价值观，并积极与患者家属沟通，使家属协助配合。

(五)安全护理

1.对于早期出现肺性脑病症状的患者，需及时和家属联系，说明病情以取得家属的配合，留陪一人，同时派专职护士守护。去除病房内的危险品，如玻璃杯、热水瓶、刀、剪、绳子等防止伤人和自伤，必要时采取保护性的约束，禁用镇静剂，以免加重病情；长期卧床者应加用床挡，给予电动气垫床预防压疮，建立翻身卡，加强巡视，严格交接班。

2. 用药安全护理　遵医嘱用药，并观察药物的疗效及不良反应。根据细菌培养和药敏结果，选择有效的抗菌药物，严格按照给药时间，用药时应现用现配，确保疗效；尼可刹米为常用的呼吸兴奋剂，能刺激呼吸中枢，增加中枢的驱动力，提高呼吸频率以及潮气量。微量泵泵入时，要根据患者的病情控制速度，并严密观察药物的不良反应。患者出现精神症状，表现为烦躁不安、焦虑、多语时，可能是药物引起的不良反应。

八、健康教育

1. 合理吸氧　告知患者不要随意调节氧流量，流量为1～2L/min，一般每日吸氧持续15h以上，嘱患者在家中也要低流量、低浓度、持续吸氧，以免不正确的吸氧抑制呼吸而诱发肺性脑病。

2. 呼吸道感染是呼吸衰竭患者导致肺性脑病的主要原因之一，因此应告知患者一旦有感染迹象，咳嗽加剧、咳痰增多，应立即就医，不可忽视。

3. 指导患者学会腹式呼吸和缩唇呼吸。

4. 重视缓解期营养的摄入，增强体质，改善全身营养状况。在寒冷季节及天气骤变时，注意保暖、避免受凉，冬季晨起外出时注意保暖和使用口罩。

（刘蕊）

第十四节　呼吸机相关性肺炎的护理

一、概述

（一）定义

呼吸机相关性肺炎（ventilator－associated pneumonia，VAP）是指患者接受机械通气治疗后48h或停用机械通气、拔出人工气道48h内发生的肺实质的感染性炎症反应，是机械通气过程中常见而又严重的并发症之一。不同的医院中呼吸机相关性肺炎病死率为24％～76％。

（二）病因及发病机制

VAP是常见的医院感染，也是医院感染患者死亡的主要原因。

1. 机体免疫力低下　机械通气患者常并发各种疾病，营养状况差，长期卧床或意识不清，广谱抗生素、激素的使用，患者抵抗力低下，人工气道、机械通气等侵入性操作，机体防御屏障破坏，增加了发生的风险。

2. 细菌在上呼吸道定植、吸入和黏附　机械通气患者，吞咽反射及咳嗽反射减弱甚至消失，人工气道的建立，使气道黏膜基底部暴露，口咽部与下呼吸道的屏障功能直接受到损害，黏性分泌物增加，气管插管后口咽分泌物在气囊上方积聚，经气管内壁与套管气囊间隙大量进入下呼吸道，引起感染。

3. 胃内酸碱度降低和细菌定植、误吸　胃肠道是杆菌最主要的定植场所，放置胃管刺激咽部，影响食管下段括约肌的关闭，易引起反流而造成感染；此外，食管括约肌的持久松弛，胃内细菌沿管壁上移至咽部，再进入下呼吸道也易引起感染。

4. 呼吸机及相关装置引起的感染　呼吸机管道中积聚的冷凝水是细菌寄居的高污染物，

为细菌重要的培养基，其中主要为革兰阴性杆菌。

5.人工气道的直接影响　气管插管和气管切开后破坏了上呼吸道屏障，削弱了纤毛的清除及咳嗽机制，刺激气道分泌物，促进细菌繁殖，增加了细菌的黏附和定植，使病原菌不经过鼻腔的调温、湿化、过滤而直接进入下呼吸道。

6.体位的影响　长时间体位及活动范围受限，胃肠蠕动减弱，容易产生肠胀气及胃内食物反流，反流物质积存在口腔内没有被及时清除时，会引起误吸导致肺部炎症，从而增加了感染的机会。

7.吸痰操作　无菌观念差，未做到勤洗手，未按操作规程吸痰。

8.医务人员因素以及空气环境因素　医务人员因素：未充分湿化气道，及时吸净气道分泌物，未做好气囊及呼吸机管道的管理，对呼吸机应用时间认识不足，对撤机指征掌握不彻底；病情平稳后，不能适时调节通气方式。空气环境因素：物体表面的细菌污染严重；患者多，病情重，患者及工作人员都不能离开病房，给空气消毒带来一定难度，导致院内感染发生机会增加。

(三)病原学

VAP大多数是细菌感染，以革兰阴性杆菌最常见。

早发性VAP(机械通气不超过4天)主要是非多重耐药菌：多为敏感菌，如肺炎链球菌、流感嗜血杆菌、MSSA和敏感的肠道革兰阴性杆菌(如大肠杆菌、肺炎克雷伯杆菌、变形杆菌和黏质沙雷杆菌)。

晚发性VAP(机械通气5天以上)主要是多重耐药菌：很可能是MDR细菌所致，包括铜绿假单胞菌、产ESBL的肺炎克雷伯杆菌和鲍曼不动杆菌、耐药肠道细菌属、嗜麦芽窄食单胞菌，以及MRSA、MRSE等。

VAP还包括嗜肺军团菌和真菌感染。

二、临床表现及诊断方法

1.患者出现发热大于38℃，呼吸道有大量脓性分泌物。

2.肺部可闻及湿啰音。

3.外周血白细胞增多，中性粒细胞比例升高。

4.X线检查　显示肺部有浸润性阴影或出现新的浸润性阴影。

5.病原学检查　支气管分泌物分离到病原菌。

6.痰培养及痰涂片找病原菌　细菌培养杆菌阳性主要为绿脓杆菌，其次为大肠杆菌、肺炎克雷伯杆菌。球菌主要为金黄色葡萄球菌。药敏试验敏感抗生素主要为泰能。

7.床旁X光片　双肺斑片状影或单肺斑片状影。

三、辅助检查

1.胸部X线影像检查。

2.外周血检查。

3.气道分泌物涂片检查。

4.血培养和胸腔积液培养。

四、治疗

1. 加强人工气道的湿化和痰液的引流　人工气道使黏膜纤毛运动受损，如果没有合适的温湿度，黏液潴留形成痰痂使气道梗阻导致肺不张，气管支气管黏膜上皮炎性改变及坏死，导致肺部感染，所以合适的温度和湿度非常重要。按需雾化、翻身拍背、吸痰可促进痰液的排出，避免加重肺部感染。

2. 早期恰当抗菌药物治疗　根据患者的年龄、肝肾功能，结合感染部位、疾病严重程度、可能病原菌种类及既往抗菌药物应用情况，以及本科室、地区病原菌及耐药情况，选择合适的抗菌药物治疗。定期进行痰培养、药敏试验，选择合适的抗生素。

3. 后期抗菌药物的调整，避免抗菌药物过量和减少细菌耐药：如果确定不是感染则停用抗菌药物；如果致病菌明确，感染控制则将广谱抗菌药物改为窄谱抗菌药物，抗菌药物联合改为单用，疗程一般为7～8天。

五、护理措施

（一）一般护理

1. 严格无菌操作及洗手制度　洗手是预防VAP最简单同时也是很有效的措施。如果手部没有明显污渍，可以用手部消毒液进行擦手。无论是洗手或擦手，应在以下几种情况下进行：接触患者前，清洁无菌操作前，处理药物或配餐前，接触患者后，接触患者周围环境及物品后，血液或体液污染后，摘手套后。避免交叉感染的发生。

2. 环境　保持病室内环境整洁，温湿度适宜，温度保持在18～20℃，相对湿度保持在50%～60%，空气定时消毒并及时开窗通风，用500mg/L的含氯消毒剂擦拭床、床头柜等物品，每天两次，地面每天三次，限制人员流动，进入人员要更衣、换鞋或戴鞋套、口罩并洗手。

3. 卧位　机械通气患者若无禁忌证均取半卧位或床头抬高30°～45°，有利于食物靠动力作用通过幽门进入小肠，减少胃内容物滞留，利于胃内容物排空和食物消化，可有效减少或避免反流与误吸，明显降低胃内细菌的逆向定植及VAP的发生，同时可以减轻心肺负担。

4. 饮食　鼻饲饮食。在鼻饲前，均取半卧位或床头抬高30°～45°，先检查胃管位置，鼻饲液浓度从低至高，速度由慢至快，温度以40～41℃为宜，每次喂食量小于200mL，并在鼻饲后30min内仍保持半卧位，不进行拍背、吸痰等操作，鼻饲后把胃管抬高2～3min，当肠鸣音消失或胃潴留大于150mL时，停止鼻饲，减少胃内容物反流；采用输液泵匀速泵入，防止胃潴留。鼻胃管每月更换至另一侧鼻孔留置，以减少鼻窦炎的发生。

（二）基础护理

1. 皮肤护理　每天进行温水擦浴一次，保持皮肤的清洁干燥。每2h翻身一次，观察受压皮肤情况，必要时使用气垫床或者减压贴保护患者受压部位皮肤，防止压疮的发生。

2. 口腔护理　经口气管插管的患者口腔处于开放状态，口腔内细菌大量繁殖，同时由于广谱抗生素的应用，易致真菌感染，口腔护理可以减少分泌物淤积和细菌寄生繁殖。患者进行口腔护理，每天至少两次，如患者口腔pH值较高，则可选用2%～5%硼酸溶液对其进行口腔擦拭，如患者口腔pH值较低，则可选用2%碳酸氢钠对其进行口腔擦拭，如患者口腔pH值为中性，则采用生理盐水或醋酸洗必泰溶液进行口腔擦拭。当患者发生霉菌感染时，用2.5%碳酸氢钠溶液擦拭。

3. 保护性约束护理　对患者具体情况进行评估，在约束前向患者及其家属充分说明约束的目的和必要性，并签署《约束带知情告知同意书》，约束时避免对患者粗暴地拉扯，约束带下需垫衬垫，约束时的松紧以能够放进两指为宜，不可系活结，约束过程中定时巡视患者，检查约束部位皮肤有无擦伤及受压情况，肢体循环状况，并在护理记录单上真实、及时、准确记录。保护性约束只宜短期使用。

4. 深静脉血栓的预防　长期卧床、活动减少、肢体制动的患者容易形成深静脉血栓，患者卧床期间需定时进行下肢肢体的主动活动或被动活动，定时更换体位，避免过度屈髋，勿使用过紧衣物避免血液淤滞；避免在患者下肢进行输液治疗；观察患者双下肢有无色泽改变、水肿、浅静脉怒张和肌肉有无深压痛，如有改变应及时通知医生。

（三）专科护理

1. 病情观察

(1)观察患者的体温情况，每天测四次体温并记录。

(2)评估患者肺部听诊情况是否有湿啰音。

(3)观察患者痰液的颜色、性质、气味、量。

(4)监测外周血白细胞情况及 X 线检查情况。

(5)监测痰培养及痰涂片找病原菌的结果。

(6)密切观察患者的意识，监测生命体征、血氧饱和度以及人机协调性，气管插管深度，气囊内压力，呼吸机的各项参数和功能。

(7)每天评估是否可以撤机和拔管，减少插管天数。

2. 呼吸机的管理

(1)为了减少感染的发生，必须及时更换呼吸机管路和附件，一般每周更换一次，在管道污染时及时更换。压缩机和主机空气过滤网可每天清洁 1 次。Y 形管以下与人工气道直接相连的螺纹管需每天更换消毒。

(2)湿化罐内装灭菌用水，及时添加，添加时使用无菌输液器，一端连接瓶装灭菌用水，一端连接湿化罐入水口，湿化罐所装灭菌用水每 4h 全部倾倒更换。

(3)正确收集冷凝水，始终保持集水杯处于呼吸机管路的最低位置，最好保持人工气道、集水杯、湿化罐之间成 Y 形连接，即集水杯开口与地面垂直，以利于重力的作用使管路中的冷凝水流入集水杯中。在给患者翻身或做其他操作时注意动作轻柔，尤其是移动呼吸机管路时，都要在清理完冷凝水后再进行，减少冷凝水的反流。如管路中有冷凝水可轻拍使其流入集水杯内将其倒出，减少细菌扩散。采用带有加热导丝的呼吸机管路，以减少或杜绝呼吸机管路中冷凝水形成，也可通过使用管路保温套，保持输送给患者的气体在 33～36℃，使经过加温和湿化的气体保持在最优的湿化效果及适宜的温度，减少冷凝水的产生。

3. 人工气道的管理

(1)维持理想的气囊压力：气囊测压表测定气囊内压力，每 6h 测量一次，保持气囊压力在 25～30cmH_2O，防止漏气，减少误吸。

(2)气囊上分泌物的清除：持续或间断行气囊上滞留物引流可减少细菌繁殖，对气囊上滞留物清除可预防下呼吸道感染。每 4～6h 清除一次气囊上滞留物的方法：患者取平卧位或头低足高位，充分吸尽口鼻腔及气管内分泌物后，两人配合，一人将简易呼吸器与患者气管导管相连，于患者吸气末、呼气初、用力挤压简易呼吸器，使肺泡充分打开；同时，另一人将气囊内气体抽出，于呼气末将气囊充气，再次吸尽口鼻腔分泌物，可彻底清除气囊上的分泌物。持续声门下吸引能够降低患者的机械通气时间，改善各类细菌、真菌的上呼吸道滞留率，降低VAP的发病率，减少抑菌药物的使用量，提高机械通气的安全。

(3)合适的气道湿化：采用湿化罐加温湿化，维持温度在32～36℃；采用人工鼻，将呼出气体中的水分和热量收集并保留下来，对细菌有一定的过滤作用，降低了管道被细菌污染的机会。

(4)适时吸痰：患者咳嗽或憋气时；气道内有痰鸣音时；呼吸机气道压力升高或报警时；血氧饱和度突然降低时；清醒患者主动要求吸痰时；频繁呛咳时。

(四)心理护理

1.机械通气患者常有焦虑和恐惧的心理，医护人员对患者态度要和蔼、宽容、诚恳、富有同情心。

2.上呼吸机前需向患者和家属解释其重要性，并向患者保证机械通气支持是暂时的。

3.对因人工气道或呼吸机治疗而出现语言沟通障碍者，应与患者建立其他有效的沟通方式，鼓励患者表达他的感受，并让患者了解自己的病情和治疗情况，保证与患者的有效沟通。

4.尽可能多地采取“治疗性触摸”。这种触摸可以引起患者的注意，传递关心、支持或接受的信息给患者，可以帮助患者指明疼痛部位确认他们身体一部分的完整性和感觉的存在。

5.鼓励家属及亲友探视患者，与患者沟通，向患者传递爱、关心与支持。减少环境因素刺激，病室光线宜柔和，夜间降低灯光亮度，使患者有昼夜差别感，防止睡眠剥夺。病室内应安静，尽量降低各种仪器发出的噪音，工作人员应做到“四轻”，即说话轻、走路轻、操作轻、关门轻。在病室内适当位置悬挂时钟，令患者有时间概念。在操作检查治疗时使用床帘，注意保护患者隐私。

6.鼓励恢复阶段的患者进行咳嗽和早期活动以减少肺部并发症。

VAP导致患者治疗及住院时间延长、院内感染死亡率增加、经济负担加重，所以采取有效的预防和护理措施可有效控制VAP的发生，提高患者的生存质量，在临床上很有必要。

(李惠斌)

第十五节　肺癌的护理

一、概述

原发性肺癌(以下简称肺癌)是起源于支气管上皮、支气管腺体、细支气管上皮、肺泡上皮的恶性上皮性肿瘤。肺癌是目前全球癌症死亡的首要因素，并被认为是全世界对人类健康与生命威胁最大的恶性肿瘤，是我国最常见的恶性肿瘤之一。全国肿瘤登记中心2014年发布的数据显示，2010年，我国新发肺癌病例60.59万(男性41.63万，女性18.96万)，居恶性肿瘤首位(男性首位，女性第二位)，占恶性肿瘤新发病例的19.59%(男性23.03%，女性14.75%)。肺癌发病率为35.23/10万(男性49.27/10万，女性21.66/10万)。同期，我国肺癌死亡人数为48.66万(男性33.68万，女性16.62万)，占恶性肿瘤死因的24.87%(男性26.85%，女性21.32%)。肺癌死亡率为27.93/10万(男性39.79/10万，女性16.62/10万)。

肺癌是呼吸系统最为常见的恶性肿瘤，恶性程度高，易复发转移，早期发病隐匿，不易被发觉，有症状时大多已到中、晚期，所以早期诊断、早期治疗、手术、放疗、化疗等综合化、规范化、个体化治疗是关键。

二、病因

目前对引起肺癌的确切病因尚不十分明确，但肺癌的病因学研究已经显示，与肺癌发病有关因素包括吸烟、职业因素、环境污染、烹饪与饮食，以及肺癌的遗传易感性等。

（一）吸烟

1. 吸烟　已经被公认为肺癌的首位原因。而且证明与吸烟开始年龄、吸烟年数、每天吸烟支数、烟的种类均有相加关系。烟草中的致癌物通过不同的机制导致支气管上皮细胞DNA的损伤，如一些癌基因的激活（k－ras）和抑癌基因（p53，FHIT）的突变和失活，从而导致细胞遗传信息的改变、细胞转化和癌变。香烟燃烧后的烟雾含有固相和气相两种成分，在烟草固相物中含有3500种化合物，其中55种已被发现可能是人类致癌物，在气相物中有500多种。香烟燃烧过程中产生的多种致癌物质中，与肺癌关系最密切的有多环芳香烃类化合物、芳香胺、苯和丙烯等。最近有报道认为烟草中特殊的硝铵类物质（TSHs）和多环芳香烃类物质（PAHs）是两类最易引起人类肿瘤的化合物。在我国，女性肺癌与吸烟关系不如男性密切，吸烟只能解释肺癌病因的24%～35%。已证实女性肺鳞癌的发生与吸烟关系非常密切，但女性肺腺癌与吸烟关系较弱。

2. 被动吸烟　这是颇有争议的肺癌危险因素之一。被动吸烟即俗称的"吸二手烟"。国外曾有研究证明，大量被动吸烟同每日吸几支烟的暴露量相等。不吸烟者和吸烟者一起生活或工作，每天闻到烟味一刻钟，时间达到一年以上的危害等同吸烟。一些与吸烟者共同生活的女性，患肺癌的概率比常人多出6倍。

（二）职业因素

职业环境中的呼吸道致癌物是造成该职业人群发病增多的重要原因。研究表明，因职业关系接触某些金属和非金属物质，如铀、铬、镍、铍、氡、砷、石棉、焦油等，长期吸入后也能引起肺癌。而石棉工人发生肺癌的危险是普通人6～10倍。烟草与石棉具有协同作用。芥子气、二氯甲醚、铬酸中的铬等也能导致肺癌。经常接触多环芳香碳氢化合物的煤气工、炼焦炉工、烟囱工、铸造工等也易于得肺癌。

（三）环境污染

统计结果表明，城市肺癌发病率高于农村，内陆重工业城市高于沿海轻工业城市。如汽车废气、工业废气、公路沥青等污染。空气中PM2.5的浓度长期高于$10\mu g/m^3$，肺癌发病率显著上升。

室内微小环境对健康的危害，特别是它与肺癌的关系近年来受到国内外学者的关注，已有研究表明，中国女性肺癌与室内微小环境空气污染有关。儿童期暴露于煤炉取暖及做饭与成年后患肺癌有一定关系。

（四）烹饪与饮食

1. 烹调油烟是室内污染的另一个主要来源，是非吸烟肺癌病因中的一个热点。厨房烹调油烟是发生肺鳞癌和肺腺癌共同的危险因素，如果消除烹调油烟的因素，肺癌的发生可能减少一半以上。因菜油和豆油加热至270～280℃（大致相当于日常炒菜时油类加温范围）时产生的油烟具有明显的致突变作用，经常使用菜油、豆油且高温烹调者会增加肺癌的危险性。而花生油和猪油则无致突变作用。

2.饮食是继吸烟后被众多科学家认可的另一个和肿瘤关系最密切的因素。国外有研究证明，大量食用新鲜蔬菜、水果，所含的类胡萝卜素能够降低肺癌的危险性。饱和脂肪酸的摄入是肺癌的高危险因素。

（五）遗传易感性

肺癌的易感性存在个体差异，即肺癌的遗传易感性。目前的研究表明，肺癌的遗传易感性主要包括代谢酶基因多态性、诱变剂敏感性和 DNA 修复能力以及某些基因的突变缺失。这些与肺癌的发生具有密切的关系。

（六）其他

慢性支气管炎、肺结核、弥漫性肺间质纤维化等疾病患者的肺癌发生率高于正常人群。病毒感染、黄曲霉素、机体免疫功能下降、内分泌失调等因素对肺癌的发生也可能起到一定的作用。

三、病理

（一）病理学

1.按肿瘤发生部位

（1）中央型肺癌：发生在主支气管、叶支气管及段支气管的癌肿。以鳞状上皮细胞癌和小细胞未分化癌多见，约占 3/4。

（2）周围型肺癌：发生在段支气管以下的小支气管及细支气管的癌肿，以腺癌较为多见，约占 1/4。

（3）弥漫型肺癌：发生在细支气管和肺泡的肿瘤，弥漫分布在肺内。

2.按肿瘤生长方式

（1）管内型：多见于鳞癌，其肿块位于较大的支气管腔内，呈息肉状或菜花样突入管腔，少数有蒂。

（2）管壁浸润型：肿块向较大的支气管壁内浸润，常侵入管壁外肺组织。管壁黏膜皱襞消失，呈颗粒状或肉芽表面，管壁增厚，管腔狭窄。

（3）巨块型：肿块直径>5cm，多靠近肺门，形状不规则，边缘呈大分叶状，与周围组织分界不清。

（4）球形：肿块呈圆形或类圆形，直径 3～5cm，边缘较平滑，边缘呈小分叶状，与周围组织分界清楚。

（5）结节型：肿块呈圆形或不规则形，直径<3cm，单个或多个，与周围组织分界清楚。

（6）弥漫浸润型：肿块弥漫浸润肺叶或肺段的大部分，形态类似于大叶性肺炎或融合性支气管肺炎。

3.按组织病理学分型

（1）非小细胞肺癌（non－small－cell lung cancer，NSCLC）：①鳞状细胞癌（鳞癌），肺癌中较常见的类型，主要发生于段支气管，其次在叶支气管，以中央型多见，比例约占 2/3。周围型鳞癌常可发生癌灶中心广泛凝固坏死，可有空洞形成。②腺癌，在某些发达国家已成为最常见的肺癌类型，在我国的发生率也呈逐年增长的趋势，并已超过了鳞癌。肿瘤可发生于各级支气管，但以小支气管为主，因此多为周围型肺癌。③腺鳞癌。④大细胞癌，细胞体积较大、核大、核仁显著、胞质丰富的恶性上皮性肿瘤。大细胞癌恶性程度高，肿瘤大多发生在段支气管和叶支气管，肿瘤体积较大，常见中央坏死，但空洞形成不常见。

（2）小细胞肺癌（small cell lung cancer，SCLC）：主要发生在主支气管和叶支气管，约 70％的病例表现为肺门周围肿块，是肺癌中恶性程度最高的一种，在各型肺癌中预后最差。

(3)肉瘤样癌:包括多形性癌、梭形细胞癌、巨细胞癌、癌肉瘤、肺母细胞瘤。

(4)类癌:起源于支气管和细支气管黏膜上皮中神经内分泌细胞的肺癌,较少见,恶性程度低。临床上常出现副瘤综合征、库欣综合征、肢端肥大征等。

(5)唾液腺型癌:起自支气管腺体的低度恶性肿瘤,支气管腺体及其肿瘤均与唾液腺及其肿瘤相同,故称为唾液腺型癌。好发于中年男女患者,肿瘤大多位于气管或主支气管内。

(二)分期

1. 非小细胞肺癌的分期　目前非小细胞肺癌的 TNM 分期采用国际肺癌研究协会(IASLC)2009 年第七版分期标准(IASLC 2009)(表 7—3、表 7—4)。

表 7—3　非小细胞肺癌的 TNM 分期标准

分期	标准
原发肿瘤(T)	
T_x	原发肿瘤不能评估,或从痰、支气管冲洗液中找到瘤细胞但影像学或支气管镜没有可见的肿瘤
T_0	没有原发肿瘤的证据
T_{is}	原位癌
T_1	肿瘤最大径≤3cm,周围被肺或脏层胸膜所包绕,支气管镜下肿瘤侵犯没有超出叶支气管(即没有累及主支气管)
T_{1a}	肿瘤最大径≤2cm
T_{1b}	2cm<肿瘤最大径≤3cm
T_2	肿瘤大小或范围符合以下任何一项:肿瘤最大径>3cm;但不超过 7cm;累及主支气管,但距隆突在 2cm 以上;累及脏层胸膜;扩展到肺门的肺不张或阻塞性肺炎,但不累及全肺
T_{2a}	肿瘤最大径≤5cm,且符合以下任何一点:肿瘤最大径>3cm;累及主支气管,但距隆突在 2cm 以上;累及脏层胸膜;扩展到肺门的肺不张或阻塞性肺炎,但不累及全肺
T_{2b}	5cm<肿瘤最大径≤7cm
T_3	任何大小的肿瘤已直接侵犯了下述结构之一者:胸壁(包括肺上沟瘤)、膈肌、纵隔胸膜、心包;肿瘤位于距隆突 2cm 以内的主支气管,但尚未累及隆突;全肺的肺不张或阻塞性肺炎;肿瘤最大径>7cm;有与原发灶同叶的单个或多个的卫星灶
T_4	任何大小的肿瘤已直接侵犯了下述结构之一者:纵隔、心脏、大血管、气管、食管、喉返神经、椎体、隆突;与原发灶不同叶的单发或多发病灶
区域淋巴结(N)	
N_x	区域淋巴结不能评估
N_0	无区域淋巴结转移
N_1	转移至同侧支气管旁淋巴结和(或)同侧肺门淋巴结,和肺内淋巴结,包括原发肿瘤直接侵犯
N_2	转移至同侧纵隔和(或)隆突下淋巴结
N_3	转移至对侧纵隔、对侧肺门淋巴结、同侧或对侧斜角肌或锁骨上淋巴结
远处转移(M)	
M_x	远处转移不能评估
M_0	无远处转移
M_1	有远处转移
M_{1a}	胸膜播散(包括恶性胸膜积液、恶性心包积液、胸膜转移结节);对侧肺叶的转移性结节
M_{1b}	胸腔外远处转移

大部分肺癌患者的胸腔积液（或心包积液）是由肿瘤所引起的。但如果胸腔积液（或心包积液）的多次细胞学检查未能找到癌细胞，胸腔积液（或心包积液）又是非血性或非渗出性的，临床判断该胸腔积液（或心包积液）与肿瘤无关，则这种类型的胸腔积液（或心包积液）不影响分期。

表7—4　非小细胞肺癌的TNM分期

分期	TNM
隐形肺癌	T_x，N_0，M_0
0	T_{is}，N_0，M_0
ⅠA	T_{1a}，T_{1b}，N_0，M_0
ⅠB	T_{2a}，N_0，M_0
ⅡA	T_{1a}，T_{1b}，N_1，M_0；T_{2a}，N_1，M_0；T_{2b}，N_0，M_0
ⅡB	T_2，N_1，M_0；T_3，N_0，M_0
ⅢA	T_1，N_2，M_0；T_2，N_2，M_0；T_3，N_1，M_0；T_3，N_2，M_0
	T_4，N_0，M_0；T_4，N_1，M_0
ⅢB	T_4，N_2，M_0；任何T，N_3，M_0
Ⅳ	任何T，任何N，M_{1a}，M_{1b}

2.小细胞肺癌分期　对于接受非手术治疗的患者采用局限期和广泛期分期方法；对于接受外科手术的患者，采用国际肺癌研究协会（IASLC，International Association for the Study of Lung Cancer）2009年第七版分期标准。

四、临床表现

肺癌的临床表现与癌肿的部位、大小、是否侵及邻近器官以及有无转移等情况有密切关系。这些临床表现可分为四类。

1.由原发肿瘤引起的症状　早期可无明显症状，当病情发展到一定程度时，常出现以下症状：①刺激性干咳。②痰中带血或血痰。③胸痛。④发热。⑤气促。当呼吸道症状超过2周，经对症治疗不能缓解，尤其是痰中带血、刺激性干咳，或原有的呼吸道症状加重时，要高度警惕肺癌存在的可能性。

2.肿瘤局部扩展引起的症状

（1）肿瘤侵犯喉返神经出现声音嘶哑。

（2）肿瘤侵犯上腔静脉，出现面、颈部水肿等上腔静脉梗阻综合征表现。

（3）肿瘤侵犯胸膜引起胸膜腔积液，往往为血性，大量积液可以引起气促。

（4）肿瘤侵犯胸膜及胸壁，可以引起持续剧烈的胸痛。

（5）上叶尖部肺癌，亦称肿瘤或肺上沟瘤，可侵入和压迫位于胸廓入口的器官组织，如第一肋骨、锁骨下动、静脉、臂丛神经、颈交感神经等，产生剧烈胸痛，上肢静脉怒张、水肿、臂痛和上肢运动障碍，同侧上眼睑下垂、瞳孔缩小、眼球内陷、面部无汗等颈交感神经综合征（Horner综合征）。

3.由肿瘤远处转移引起的症状

（1）锁骨上淋巴结常是肺癌转移的部位。

（2）近期出现的头痛、恶心、眩晕或者视物不清等神经系统症状和体征应当考虑脑转移的可能。

(3)持续固定部位的骨痛、血浆碱性磷酸酶或者血钙升高应考虑骨转移的可能。

(4)右上腹痛、肝大、碱性磷酸酶、天门冬氨酸转移酶、乳酸脱氢酶或胆红素升高应考虑肝转移的可能。

(5)皮下转移时可在皮下触及结节。

(6)血行转移到其他器官出现转移器官的相应症状。

4. 肿瘤引起的肺外表现　少数肺癌由于肿瘤产生内分泌物质，临床上呈现非转移性的全身症状，如骨关节综合征、库欣综合征、重症肌无力、男性乳腺增大、多发性肌肉神经痛等肺外症状。

五、辅助检查

（一）影像学检查

1. 胸部 X 线检查　胸片是肺癌治疗前后基本的影像学检查方法，通常包括胸正、侧位片，是早期发现肺癌的一个重要手段，也是术后随访的方法之一。

2. 胸部 CT 检查　可以进一步验证病变所在的部位和累及范围，也可鉴别其良性、恶性，是目前肺癌诊断、分期、疗效评价及治疗后随诊中最重要和最常用的影像学手段。

3. MRI 检查　对肺癌的临床分期有一定价值，特别适用于判断脊柱、肋骨以及颅脑有无转移。

4. 超声检查主　要用于发现腹部重要器官以及腹腔、腹膜后淋巴结有无转移，也用于双锁骨上窝淋巴结的检查；对于邻近胸壁的肺内病变或胸壁病变，可鉴别其囊、实性及进行超声引导下穿刺活检；超声还常用于胸水抽取定位。

5. 骨扫描检查　用于判断肺癌骨转移的常规检查。当骨扫描检查提示骨可疑转移时，应对可疑部位进行 MRI、CT 或 PET－CT 等检查验证。

6. PET－CT 检查　在诊断肺癌纵隔淋巴结转移时较 CT 的敏感性、特异性高。有条件者推荐使用。

（二）内镜检查

1. 支气管镜检查　诊断肺癌最常用的方法，包括纤支镜直视下刷检、活检以及支气管灌洗获取细胞学和组织学诊断。上述几种方法联合应用可以提高检出率。

2. 经支气管针吸活检术（transbronchial needle aspiration，TBNA）和超声支气管镜引导的经支气管针吸活检术（endobronchial ultrasound－guided transbronchial needle aspiration-EBUS－TBNA）　可以穿刺气管或支气管旁的淋巴结和肿块，有助于肺癌诊断和淋巴结分期。

3. 经支气管肺活检术（transbronchial lung biopsy，TBLB）　可在 X 线、CT、气道超声探头、虚拟支气管镜、电磁导航支气管镜和细支气管镜引导下进行，适合诊断 2/3 的肺外周病变（peripheral pulmonary lesions，PPL），在诊断 PPL 的同时检查管腔内情况，是非外科诊断肺部结节的重要手段。

4. 纵隔镜检查　作为确诊肺癌和评估 N 分期的有效方法，是目前临床评价肺癌纵隔淋巴结状态的金标准。

5. 胸腔镜检查　胸腔镜可以准确地进行肺癌诊断和分期，对于经纤维支气管镜和经胸壁肺肿物穿刺针吸活检术(transthoracic needle aspiration,TTNA)等检查方法无法取得病理标本的早期肺癌,尤其是肺部微小结节病变,行胸腔镜下病灶切除,即可以明确诊断。对于中晚期肺癌,胸腔镜下可以行淋巴结、胸膜和心包的活检,胸腔积液及心包积液的细胞学检查,为制定全面治疗方案提供可靠依据。

(三)其他检查技术

1.痰细胞学检查　目前诊断肺癌简单方便的无创伤性诊断方法之一,连续三天留取清晨深咳后的痰液进行痰细胞学涂片检查可以获得细胞学的诊断。

2.经胸壁肺内肿物穿刺针吸活检术(TTNA)　TTNA可以在CT或B超引导下进行,在诊断周围型肺癌的敏感度和特异性上均较高。

3.胸膜活检术　当胸水穿刺未发现细胞学阳性结果时,胸膜活检可以提高阳性检出率。

4.胸腔穿刺术　当胸水原因不清时,可以进行胸腔穿刺,以进一步获得细胞学诊断,并可以明确肺癌的分期。

5.浅表淋巴结活检术　对于肺部占位病变或已明确诊断为肺癌的患者,如果伴有浅表淋巴结肿大,应当常规进行浅表淋巴结活检,以获得病理学诊断,进一步判断肺癌的分期,指导临床治疗。

(四)实验室检查

1.血液生化检查　肺癌患者血浆碱性磷酸酶或血钙升高考虑骨转移的可能,血浆碱性磷酸酶、谷草转氨酶、乳酸脱氢酶或胆红素升高考虑肝转移的可能。

2.血液肿瘤标志物检查

(1)癌胚抗原(carcinoembryonic antigen,CEA):目前血清中CEA的检查主要用于判断肺癌预后以及对治疗过程的监测。

(2)神经特异性烯醇化酶(neurone specific enolase,NSE):小细胞肺癌首选标志物,用于小细胞肺癌的诊断和治疗反应监测。

(3)细胞角蛋白片段19(cytokeratin fragment,CYFRA21－1):对肺鳞癌诊断的敏感性、特异性有一定参考意义。

(4)鳞状细胞癌抗原(squamous cell carcinoma antigen,SCC):对肺鳞状细胞癌疗效监测和预后判断有一定价值。

六、治疗

(一)治疗原则

采取多学科综合治疗与个体化治疗相结合的原则,即根据患者身体状况,肿瘤的病理组织学类型和分子分型,侵及范围和发展趋向采取多学科综合治疗的模式,有计划、合理地应用手术、化疗、放疗和分子靶向治疗等手段,以期达到最大程度地延长患者的生存时间、提高生存率、控制肿瘤进展和改善患者的生活质量。

(二)外科手术治疗

手术切除是肺癌的主要治疗手段,也是目前临床治愈肺癌的唯一方法。肺癌手术分为根治性手术与姑息性手术,应当力争根治性切除。以期达到最佳、彻底地切除肿瘤,减少肿瘤转移和复发,并且进行最终的病理TNM分期,指导术后综合治疗的目的。

1. 手术适应证

(1)Ⅰ、Ⅱ期和部分Ⅲa 期($T_3N_{1\sim2}M_0$;$T_{1\sim2}N_2M_0$;$T_4N_{0\sim1}M_0$ 可完全性切除)非小细胞肺癌和部分小细胞肺癌($T_{1\sim2}N_{0\sim1}M_0$)。

(2)经新辅助治疗(化疗或化疗加放疗)后有效的 N_2 期非小细胞肺癌。

(3)部分Ⅲb 期非小细胞肺癌($T_4N_{0\sim1}M_0$)如能局部完全切除肿瘤者,包括侵犯上腔静脉、其他毗邻大血管、心房、隆凸等。

(4)部分Ⅳ期非小细胞肺癌,有单发对侧肺转移、单发脑或肾上腺转移者。

(5)临床高度怀疑肺癌的肺内结节,经各种检查无法定性诊断者,可考虑手术探查。

2. 手术禁忌证

(1)全身状况无法耐受手术,心、肺、肝、肾等重要脏器功能不能耐受手术者。

(2)绝大部分诊断明确的Ⅳ期、大部分Ⅲb 期和部分Ⅲa 期非小细胞肺癌,以及分期晚于 $T_{1\sim2}N_{1\sim2}M_0$ 期的小细胞肺癌。

(三)放射治疗

肺癌放疗包括根治性放疗、姑息放疗、辅助放疗和预防性放疗等。

1. 非小细胞肺癌(NSCLC)

(1)对于接受手术治疗的 NSCLC 患者,如果术后病理手术切缘阴性而纵隔淋巴结阳性(pN_2),除了常规接受术后辅助化疗外,建议加用术后放疗。对于切缘阳性的 pN_2 肿瘤,如果患者身体许可,建议采用术后同步放疗和化疗。对切缘阳性的患者,放疗应当尽早开始。

(2)Ⅰ期不能接受手术治疗的 NSCLC 患者,放射治疗是有效的局部控制病灶的手段之一。

(3)对于因身体原因不能接受手术的Ⅱ～Ⅲ期 NSCLC 患者,如果身体条件许可,应当给予适形放疗结合同步化疗。

(4)对于有广泛转移的Ⅳ期 NSCLC 患者,部分患者可以接受原发灶和转移灶的放射治疗以达到姑息减症的目的。

2. 小细胞肺癌(SCLC)

(1)局限期 SCLC 经全身化疗后部分患者可以达到完全缓解,但是如果不加用胸部放疗,胸内复发的风险很高。加用胸部放疗不仅可以显著降低局部复发率,而且死亡风险也显著降低。

(2)广泛期 SCLC 患者,远处转移灶经化疗控制后加用胸部放疗可以提高肿瘤控制率,延长生存期。

3. 预防性脑照射

(1)局限期小细胞肺癌患者,在胸内病灶经治疗达到完全缓解后推荐加用预防性脑照射。

(2)广泛期小细胞肺癌在化疗有效的情况下,加用预防性脑照射亦可降低小细胞肺癌脑转移的风险。

(3)非小细胞肺癌全脑预防照射根据每个患者的情况权衡利弊后确定。

4. 晚期肺癌患者的姑息放疗　晚期肺癌患者的姑息放疗,主要目的是为了解决因原发灶或转移灶导致的局部压迫症状、骨转移导致的疼痛,以及脑转移导致的神经症状等。

(四)药物治疗

肺癌的药物治疗包括化疗和分子靶向药物治疗。化疗分为姑息化疗、辅助化疗和新辅助化疗。

1. 晚期 NSCLC

(1)一线药物治疗：含铂两药方案为标准的一线治疗，在化疗基础上可联合抗肿瘤血管药物。EGFR 基因敏感突变或 ALK 融合基因阳性患者，可有针对性地选择靶向药物治疗(表 7—5)。

(2)二线药物治疗：可选择多西紫杉醇、培美曲塞和 EGFR—TKI，EGFR 突变患者可选择靶向药物 EGFR—TKI。

(3)三线药物治疗：可选择 EGFR—TKI 或进入临床试验(表 7—6)。

2. 不能手术切除的 NSCLC　推荐放疗、化疗联合，根据具体情况可选择同步或序贯放疗和化疗。序贯治疗化疗药物可参照一线治疗。

3. NSCLC 的围手术期辅助治疗

(1)完全切除的Ⅱ—Ⅲ期 NSCLC，术后推荐含铂两药方案术后辅助化疗 3～4 个周期。

(2)辅助化疗始于患者术后体力状况基本恢复正常，一般在术后 3～4 周开始。

(3)新辅助化疗：对可切除的Ⅲ期 NSCLC 可选择含铂两药、2 个周期的术前新辅助化疗，一般在化疗结束后 2～4 周进行手术。术后辅助治疗应当根据术前分期及新辅助化疗疗效，有效者延续原方案或根据患者耐受性酌情调整，无效者则应当更换方案。

4. 小细胞肺癌(SCLC)

(1)局限期小细胞肺癌(Ⅱ—Ⅲ期)推荐放疗、化疗为主的综合治疗。化疗方案推荐 EP 或 EC 方案。

(2)广泛期小细胞肺癌(Ⅳ期)推荐化疗为主的综合治疗。化疗方案推荐 EP、EC 或顺铂加拓扑替康(IP)或加伊立替康(IC)(表 7—5 至表 7—7)。

表 7—5　非小细胞肺癌常用的一线化疗方案

化疗方案	剂量	用药时间	时间及周期
NP 方案			
长春瑞滨	25mg/m^2	第 1、8 天	21 天为 1 个周期，4～6 个周期
顺铂	75～80mg/m^2	第 1 天	
TP 方案			
紫杉醇	135～175mg/m^2	第 1 天	21 天为 1 个周期，4～6 个周期
顺铂或卡铂			
顺铂	75mg/m^2	第 1 天	
卡铂	AUC=5～6	第 1 天	
GP 方案			
吉西他滨	1000～1250mg/m^2	第 1、8 天	21 天为 1 个周期，4～6 个周期
顺铂或卡铂			
顺铂	75mg/m^2	第 1 天	
卡铂	AUC=5～6	第 1 天	
DP 方案			

（续表）

化疗方案	剂量	用药时间	时间及周期
多西他赛	75mg/m^2	第1天	21天为1个周期，4～6个周期
顺铂或卡铂			
顺铂	75mg/m^2	第1天	
卡铂	AUC=5～6	第1天	
AP方案			
培美曲塞（非鳞癌）	500mg/m^2	第1天	21天为1个周期，4～6个周期
顺铂或卡铂			
顺铂	75mg/m^2	第1天	
卡铂	AUC=5～6	第1天	

表7—6　非小细胞肺癌常用的抗血管新生药物和靶向治疗药物

药物	剂量/mg	用药时间
抗血管新生药物		
血管内皮抑素	15	第1～14天，21天为1个周期
靶向治疗药物		
吉非替尼	250	1次/d
厄洛替尼	150	1次/d
埃克替尼	125	3次/d
克唑替尼	250	2次/d

表7—7　小细胞肺癌常用的化疗方案

化疗方案	剂量	用药时间	时间及周期
EP方案			
足叶乙苷	100mg/m^2	第1～3天	21天为1个周期，4～6个周期
顺铂	75～80mg/m^2	第1天	
EC方案			
足叶乙苷	100mg/m^2	第1～3天	21天为1个周期，4～6个周期
卡铂	AUC=5～6	第1天	
IP方案			
伊立替康	60mg/m^2	第1、8、15天	21天为1个周期，4～6个周期
顺铂	60mg/m^2	第1天	
IP方案			
伊立替康	65mg/m^2	第1、8天	21天为1个周期，4～6个周期
顺铂	30mg/m^2	第1、8天	
IC方案			
伊立替康	50mg/m^2	第1、8、15天	21天为1个周期，4～6个周期
卡铂	AUC=5		

七、护理措施

（一）围手术期护理

1.术前护理

（1）了解患者的健康史和既往史，尤其是吸烟史；女性患者注意了解月经史；服用抗凝药物的患者，注意评估其用药和停药情况；评估患者的整体营养状况。

（2）观察患者咳嗽咳痰的情况，以及痰的颜色、性质、量及其伴随症状。

（3）指导并劝说患者戒烟是患者术前呼吸道准备的头等大事。吸烟会刺激气管、支气管和肺组织，使其分泌物增加，支气管上皮纤毛活动减弱或丧失，导致痰液难以咳出，引起肺部感染。术前患者至少戒烟 14 天以上，以防术后肺部感染和肺不张的发生。

（4）注意口腔卫生：口腔是呼吸道的门户，患者应早晚刷牙，并注意预防感冒。肺部有炎症者，术前应积极控制，遵医嘱给予抗生素、雾化吸入治疗。

（5）术前指导患者进行呼吸功能锻炼，教会其练习正确的咳嗽、咳痰方法，患者坐位，双脚着地，身体稍前倾，双手环抱一个枕头，协助患者轻轻按住伤口，进行数次深而缓慢的腹式呼吸，深吸气末屏气，然后缩唇，缓慢呼气，在深吸一口气后屏气 3～5s，身体前倾，从胸腔进行 2～3 次短促有力的咳嗽，张口咳出痰液，咳嗽时收缩腹肌，或用自己的手按压上腹部，帮助咳嗽。可减少患者术后因方法不当导致疼痛从而不能进行有效咳嗽咳痰的情况，能有效防止术后并发症的发生。

（6）术前加强营养，鼓励患者进高蛋白质、高热量、富含维生素、容易消化的食物，提高机体免疫力，增强其手术耐受力。

（7）讲解有关手术的相关知识，消除患者及家属的顾虑和心理负担。

（8）按手术要求做好术前的各项准备。术前一日遵医嘱做好药物过敏试验，阳性者报告医生，并在病历上做好记录，床头做好标识。①术前一日做血型和交叉配血准备，根据情况准备足够的血量，按手术部位要求备皮，包括剪除胸毛和腋毛，预防切口感染。②手术前晚行普通灌肠一次，以防术中患者麻醉后肛门括约肌松弛，大便排出，增加手术污染的机会。③手术当日清晨留置尿管。

（9）提供安静、舒适的环境，保证充足的休息和睡眠，入睡困难者，睡前给予镇静催眠药物，并观察患者睡眠情况。

2.术后护理

（1）严密观察患者意识、生命体征、血氧饱和度的变化情况。当患者移至病床时，立即给氧，连接心电监护。术后 2～3h，每 15～30min 测量呼吸、脉搏和血压一次；生命体征稳定后，每小时测量一次。保持呼吸道通畅，常规给予氧气吸入 2～4L/min，持续 24～48h，维持 SpO_2 ≥95%。术后回病房后，定时观察呼吸并呼喊患者，防止麻醉副作用引起患者呼吸暂停。术后第一天开始，根据情况指导患者进行有效咳嗽咳痰，给予雾化吸入、翻身叩背及电动排痰，防止肺部感染及肺不张。

（2）严密观察手术切口敷料及胸腔闭式引流管引流情况。下肺叶切除、全肺切除、食管或纵隔等术后常规带胸管 1 根；行上肺叶切除，通常带胸管 2 根，上胸管排气。胸腔闭式引流管护理时应注意：①保持管道密闭和通畅，正确牢固连接、妥善固定胸腔闭式引流管，确保引流瓶内长管密闭于水面下 3～4cm，保持直立，防止管道扭曲，间断挤捏，防止血凝块堵塞引流管。②严格无菌操作，防止感染，每日更换胸腔引流瓶。更换时，双钳夹闭胸管，防止气体进入胸腔。胸腔闭式引流瓶应低于胸壁引流口平面60～100cm，严防瓶内液体逆流。③观察水封瓶内水柱波动以帮助判断引流是否通畅，正常波动范围为3～10cm，患者的呼吸幅度和胸膜腔内负压影响水柱的波动。观察胸腔闭式引流的情况，如不断有气泡逸出，可能肺漏气或引流装置密闭不严，应及时予以处理。一侧全肺切除者钳闭胸管，定时开放，放液避免过快，如有异常立即通知医生给予处理。④术后密切观察胸腔闭式引流情况，怀疑活动性出血时，立即夹闭胸腔引流管，通知医生，配合抢救，同时做好二次开胸探查止血的准备。

(3)评估患者卧位是否适当，胸部手术后卧位对有效引流至关重要。全麻未清醒患者，应去枕平卧，头偏向一侧，防止呼吸道分泌物或呕吐物误吸气管造成窒息。全麻完全清醒，血压、脉搏平稳后可取半卧位，床头抬高30°～45°，以利呼吸和胸腔引流。避免采用头低足高仰卧位。一侧全肺切除患者采取1/4侧卧位，避免完全侧卧位。经常改变体位有利于胸腔引流，促进肺复张。每1～2h翻身一次，预防压疮发生。

(4)观察患者的输液量和速度，观察患者的尿量，准确记录24h液体出入量，评估液体出入量是否平衡。严格控制输液量和速度，防止因输液过多、过快，前负荷过重导致急性肺水肿和心力衰竭。一侧全肺切除患者24h补液量应控制在2000mL以内，速度以30～40滴/min为宜，同时限制钠盐摄入。

3. 手术后并发症的观察及护理

(1)出血：肿瘤广泛浸润粘连，术中剥离面大，止血不彻底，患者本身凝血机制障碍、胸腔的负压状态等因素均可导致开胸手术后出血。开胸手术后24h引流量在500mL左右。处理措施：①术后密切观察患者神志、生命体征、血氧饱和度变化及切口敷料渗血情况。②保持胸腔闭式引流管引流通畅，密切观察引流液的颜色、性状和量，定时挤捏胸腔引流管。③遵医嘱给予止血药物。④若术后胸腔引流量1h内超过800mL，或每小时引流量≥200mL，持续2～3h无减少，患者出现烦躁不安、血压逐渐下降、脉搏增快、少尿、血红蛋白持续下降时，应高度怀疑活动性出血，立即通知医生，同时积极做好手术止血准备。

(2)肺不张：肺不张是开胸手术后常见的并发症，多发生于术后第1～3天。胸部手术切口一般疼痛较严重，影响患者呼吸运动，导致其不能进行有效咳嗽，分泌物容易滞留堵塞支气管，引起肺不张。会出现胸闷、气促、发热，气管向患侧移位等表现，处理措施：①术后胸带包扎不宜过紧，鼓励患者腹式深呼吸。②氧气吸入必须湿化，低氧血症时，给予面罩吸氧。痰多黏稠时，鼓励多喝水，遵医嘱给予雾化吸入以稀释痰液利于咳出。③术后第一天，鼓励并指导患者深呼吸，有效咳痰。协助拍背，必要时按压颈部气管诱发咳嗽排痰。④痰多黏稠，患者无力咳出时，可行鼻导管深部吸痰。⑤若以上方法均无效，协助医生行支气管镜吸痰。严重时可行气管切开，确保呼吸道通畅。

(3)心律失常：开胸手术后心律失常发生率较其他外科手术后高，多发生于术后4天内。常见的原因是疼痛、缺氧、体液失衡和失血造成的低血容量。处理措施：①术后常规心电监护，注意观察心率及其波形的变化，术后常见的心律失常为房颤，室性心律失常以室性早搏多见。②术后发现心律失常，应及时通知医生，遵医嘱应用抗心律失常药，严格掌握用药剂量、浓度、速度及给药途径，必要时微泵控制速度，密切观察患者心率变化、药物疗效及副作用。

(4)支气管胸膜瘘：肺切除术后严重的并发症之一，多发生于术后一周左右。发生原因有疾病本身因素，也有手术技巧问题。主要临床表现有发热、刺激性咳嗽、痰多且带腥味、痰中带血，或痰液与胸腔积液相同。胸腔内注入亚甲蓝 2mL，患者咳出蓝染的痰液即可确诊。处理措施：①一旦发生支气管胸膜瘘，立即通知医生，配合医生行胸腔闭式引流术，保持引流通畅，充分引流胸腔内气液体。②对于 48h 内的支气管胸膜瘘患者，主张紧急手术。③支气管胸膜瘘可导致从瘘孔吸入大量胸腔积液而引发窒息。置患者患侧卧位，严防漏液污染健侧。④遵医嘱给予抗生素治疗。瘘口较小时，通过抗感染和支持治疗，可自行愈合。部分瘘口较小患者可通过纤维支气管镜局部烧灼，达到促进愈合的目的。

(5)急性肺水肿：肺切除术后严重的并发症，处理不及时或不当，死亡率达 10%。心功能不全和液体负荷过重是常见原因。术中需单肺通气，术侧肺塌陷，术后又充气胀肺，容易造成肺气压伤引起肺水肿，尤其是老年患者。患者表现为进行性呼吸困难、面色发绀、心动过速、咳粉红色泡沫痰等。处理措施：①一旦发生，立即减慢输液速度，控制入量。②氧气吸入，以 25%～35%酒精湿化，保持呼吸道通畅。③遵医嘱给予心电监护、强心、利尿、扩管等治疗，必要时准备辅助呼吸。

(二)放疗期间护理

1. 常规护理

(1)做好放疗的健康教育，介绍放疗的目的、注意事项及不良反应，取得患者的配合。

(2)放疗前 1h 不可进食，放疗前后静卧 30min，注意保持足够的睡眠和休息。

(3)着宽松、柔软的纯棉衣服，保持记号线的清晰，勿使用刺激性强的碱性洗涤剂，勿用手指抓挠皮肤，局部不涂擦刺激性药膏。

(4)注意保暖，预防感冒。限制探视人员，减少外出，尽量不去公共场所，以避免交叉感染。

(5)戒除烟酒，加强营养。饮食采取少食多餐，进食易消化、清淡饮食，忌辛辣、燥性大的食物，多吃新鲜蔬菜及水果，每日饮水 2000mL 以上。建议饮用菊花茶、金银花茶。

(6)出现高热、呼吸困难、咯血、手足麻痹、胸膜炎、心功能不全、严重血液循环障碍等症状时应暂停放疗，遵医嘱给予对症处理。

2. 放射性肺炎的护理　放射性肺炎是肺炎放射性治疗常见的也是较为危险的并发症，急性放射性肺炎多见于放疗 2 周时，应注意观察患者有无发热、气促、咳嗽、呼吸困难、胸痛等症状。遵医嘱给予抗生素、类固醇药物及镇静、止咳治疗。必要时给予低流量吸氧。安慰患者，指导其卧床休息、保持镇静、保暖，预防上呼吸道感染。严重者需暂停放疗。放射性肺炎一旦发生其治疗存在较大难度，所以预防其发生极为重要。全面的放疗前评估及周密的放疗计划是关键。作为护理人员，应做好对患者的健康教育及病情观察，指导患者加强营养、适当锻炼以增强体质，平时注意保暖，避免感冒及交叉感染。发现发热咳嗽、胸闷、呼吸困难等不适症状时应立即报告医护人员。

3. 放射性食管炎的护理　因放射线所引起的食管损伤，称为放射性食管炎(radiation esophagitis)。常出现在放疗后 1～3 周，一般症状较轻，严重者可出现胸部剧痛、发热、呛咳、呕吐、呕血。患者主诉感吞咽时疼痛，护士需向患者解释这只是暂时的症状，停止放疗后可逐渐消失。指导患者进清淡、易消化、无刺激的流质或半流质饮食，忌食粗、硬、烫、辛辣刺激性食物，进食速度宜缓慢，进食后漱口，并饮温凉开水以冲洗食管。症状严重者可用维生素 B_{12} 4000μg、2%利多卡因 15mL、庆大霉素 24 万单位加入生理盐水 500mL，每次取 10mL 于三餐前及临睡前含漱；疼痛者可酌情给予止痛剂。

4. 脑转移患者放疗的护理

(1)给予低盐饮食,忌辛辣产气性食物,戒除烟酒。

(2)避免劳累及情绪激动等。

(3)指导患者保持大便通畅。避免腹压增大,以免引起颅内压增高。

(4)密切观察患者的意识、瞳孔及血压的变化,如出现剧烈头痛或频繁呕吐,有脑疝的可能,应立即通知医生,做好降压等抢救处理。

(5)指导患者注意患者安全,预防跌倒、坠床。

(三)药物治疗护理

1. 做好化疗的健康教育及心理护理,介绍化疗的必要性、化疗药物的作用、注意事项及不良反应,取得患者的配合。

2. 定期复查血象,白细胞少于 $3.0\times10^{9}/L$,中性粒细胞少于 $1.5\times10^{9}/L$、血小板少于 $6\times10^{10}/L$,红细胞少于 $2\times10^{12}/L$、血红蛋白低于 8.0g/dL 的肺癌患者原则上不宜化疗,此时应指导患者卧床休息,加强营养,避免受凉、感冒,遵医嘱给予升血治疗。

3. 铂类药物是肺癌的联合化疗的基础药物,具有较强的催吐作用,因此应遵医嘱及时给予止吐治疗。同时做好水化、利尿治疗,监测 24h 尿量,注意观察有无耳鸣、头晕、听力下降等不良反应。

4. 紫杉醇等抗代谢类药物、阿霉素、长春新碱、丝裂霉素、诺维本也常被应用于肺癌的治疗,此类药物具有较强的血管腐蚀性,局部外渗有导致组织坏死的危险,依照 2014 年卫计委制定的静脉治疗行业标准,此类患者应经中心静脉导管给药,不应经留置针或钢针输液。紫杉醇等抗代谢类药物还可出现过敏反应,使用前应详细询问过敏史,输注中密切观察患者生命体征变化,尤其是在用药的第 1h 内每 15min 测量脉搏、呼吸及血压一次,并在输注的前 30min 内速度宜缓慢。一旦发生过敏反应立即停止输注,配合医生积极抢救。

5. 盐酸伊立替康化疗时,在用药 24h 后易发生迟发性腹泻,当出现稀便、水样便或大便频率较正常增多时,应立即遵医嘱给予易蒙停等止泻剂。密切观察患者腹泻的次数、量、性状及伴随症状,指导患者保护肛周皮肤,便后使用柔软的纸张或湿纸巾擦拭,动作轻柔。腹泻频繁、肛周感疼痛者以温水或 1∶5000 高锰酸钾溶液坐浴,并涂擦氧化锌软膏保护肛周皮肤。盐酸伊立替康的副反应还包括急性胆碱能综合征,多出现在静脉注射开始后 24h 内,表现为急性腹痛、腹泻、出汗、流泪、流涎、结膜炎、鼻炎、低血压、寒战、全身不适、头晕、视力障碍、瞳孔缩小等,应做好患者的心理护理,缓解紧张情绪,调节输液速度,使盐酸伊立替康药液能在 30～90min 内输注完毕,遵医嘱使用阿托品,严密观察患者腹痛、腹泻、流汗和流泪等症状。

6. 化疗期间加强营养,少量多餐,多喝汤、多饮水。

7. 靶向药物不良反应的护理

(1)皮疹:吉非替尼和厄洛替尼治疗最常见的不良反应,通常表现为头皮、面部、颈部和躯干上部发生轻到中度丘疱疹,常发生于治疗的第 1、2 周,2～3 周后达到高峰。指导患者保持皮肤的清洁,勿搔抓,用温水清洗皮肤,勿使用刺激性的清洁剂,注意防晒,严重者酌情减量或暂停治疗。

(2)腹泻:靶向治疗常见的不良反应,密切观察患者腹泻的次数、量及大便的性状,注意保护肛周皮肤,便后使用柔软的纸张或湿纸巾擦拭,动作轻柔。腹泻频繁、肛周疼痛者以温水或 1∶5000 高锰酸钾溶液坐浴,并涂擦氧化锌软膏保护肛周皮肤。饮食宜清淡、少渣、易消化、避免产气食物，适当补充能量、维生素、蛋白质、水分，并注意饮食的清洁卫生。中重度腹泻者给予洛哌丁胺治疗。

(3)间质性肺炎：厄洛替尼治疗最严重的不良反应，发生率为0.8%，发生于厄洛替尼治疗后第5～9日。用药期间密切观察患者有无咳嗽、胸闷、气短、呼吸困难、口唇发绀、发热等症状。做好患者的心理护理，以科学的态度、积极平和的心态面对疾病，积极配合疾病的治疗。注意卧床休息、适当活动、加强营养、防止受凉感冒，必要时给予氧疗。

(4)其他不良反应还有疲乏、出血、厌食、转氨酶增高等，应注意观察。

(四)肺癌常见并发症的护理

1.上腔静脉阻塞综合征的护理

(1)急性期应给予患者取半卧位，给予持续低流量吸氧，根据血氧饱和度调节氧流量，避免长时间高浓度吸氧引起氧中毒。密切观察生命体征，注意呼吸的变化。

(2)指导患者进行有效咳嗽，鼓励多饮水。痰液黏稠不易咳出时行雾化吸入，必要时吸痰，观察痰液的颜色、性状及量。保持呼吸道通畅，指导患者进行有效咳嗽，严防窒息发生。

(3)观察水肿的情况，注意头颈部肿胀程度及双上肢皮肤淤血情况，发生水肿及胸部浅静脉曲张情况时，遵医嘱合理使用脱水剂，保持水和电解质平衡，防止低钾血症。准确记录24h液体出入量。进低盐易消化饮食以减轻水肿。

(4)静脉输液应当选择下肢静脉穿刺，因上肢输液有加重上肢、颜面部及颅内水肿的风险。严格控制输液速度，观察有无心悸、气促等不适。

(5)疼痛时指导患者放松心情，按时服用止痛药物，观察神志、呼吸的变化，保持大便通畅。

(6)加强心理的护理，消除悲观恐惧情绪。

2.肺癌大咯血的护理

(1)严密观察患者有无咯血前兆：胸闷、胸痛、剧烈咳嗽、憋气、口唇及甲床发绀、面色苍白、烦躁不安等。

(2)发生大咯血时，头偏向一侧，保持呼吸道通畅，及时清除口鼻腔的血块，以防窒息。

(3)指导患者绝对卧床休息，避免搬动。

(4)建立两条静脉通道，遵医嘱给予止血剂及镇静剂。静滴垂体后叶素时应注意监测血压的变化，若患者出现面色苍白、心悸、大汗、呼吸困难、腹痛等症状时应立即停止用药。

(5)做好患者的心理护理，指导其保持情绪稳定，调整好心态，避免激动。

3.恶性胸腔积液的护理　有45%的肺癌可直接侵犯胸膜或经淋巴及血行转移至胸膜而发生恶性胸腔积液，轻者引起患侧呼吸音减弱，重者可引起呼吸困难、咳嗽、胸痛、消瘦、平卧困难等症状。

(1)严密观察病情变化，呼吸急促及呼吸困难时应减少活动、取半卧位，必要时给予低流量吸氧。

(2)胸痛严重时酌情给予止痛剂。

(3)行胸腔穿刺引流的患者注意观察穿刺部位有无红肿、渗液、渗血情况，引流液的量、颜色及性状，做好详细记录，并注意避免短时间内因排液过多而导致的复张性肺水肿。

(4)行胸腔药物灌注的患者注意观察有无咳嗽、咯血、气胸、皮下气肿等异常情况，一旦发现及时通知医生进行对症处理。配合医生抽胸腔积液及胸腔化疗，胸腔化疗后嘱患者注意变换体位，以促进化疗药物均匀吸收。

4. 肺癌脑转移继发癫痫患者的护理

（1）为患者创造一个良好的休养环境，室内保持安静，减少噪音等不良刺激因素。室内整洁、空气流通、温湿度适宜。

（2）抽搐发作时的处理措施：①将患者抬至柔软床垫上，拉起护栏，专人守护，并松开衣领，放松裤带。②用开口器撬开口腔，垫上牙垫，紧急情况下可使用压舌板、金属汤勺、筷子、手帕或将衣角卷成小布卷置于患者口中一侧上下臼齿之间，以防止咬伤舌头或颊部。③给氧，患者头偏向一侧，保持呼吸道通畅，有假牙者取出假牙。及时吸净口鼻腔分泌物，深昏迷者用舌钳将舌拉出，或使用口咽通气道，防止舌根后坠引起呼吸道堵塞。使用口咽通气道时注意通气道不可过短，“过短”会把舌推向咽后壁加重气道梗阻。必要时行气管切开术。④快速滴入脱水剂，预防脑疝。⑤根据医嘱给予抗癫痫及镇静药物，并观察药物疗效。⑥密切观察意识状态、瞳孔变化、肢体抽动等情况，发现异常及时报告医生。

（3）指导患者进食清淡饮食，少进辛辣食物，避免饥饿或过饱，禁止吸烟。癫痫频繁发作不能进食者给予鼻饲，避免从口腔喂食和水，以免发生呛咳、窒息和坠积性肺炎。

（4）加强基础护理，及时更换污染被服，意识障碍者每 2h 翻身一次，预防压疮的发生。

（5）指导患者遵医嘱规律服药，以防再次发作。长期服药者应定期检查肝功能，避免药物引起的毒副反应。

（6）指导患者保持愉快的心情，避免精神紧张和不良刺激诱发抽搐。

5. 肺癌骨转移的护理

（1）指导患者卧于硬板床上，减少活动，避免跌倒、坠床及外伤，以减少病理性骨折的风险。

（2）保持床铺清洁干燥，定时更换卧位，预防压疮的发生。

（3）脊柱转移者尽量避免站立，根据转移的椎体分别给予颈托、胸托或腰托，行轴线翻身（翻身时保持头、颈、躯干在同一直线上），以防脊髓再损伤。

（五）CT 引导经皮肺穿刺活检术的护理

1. 穿刺前注意事项

（1）告知患者穿刺目的、注意事项，使患者配合。

（2）术前常规检查出凝血时间。患有出血性疾病或近期严重咯血者禁忌穿刺。

（3）剧烈咳嗽不能控制及不能合作者禁忌穿刺。

2. 穿刺后护理要点　据文献报导，CT 引导经皮肺穿刺活检术后发生气胸的概率为 7.2%～13%，发生肺出血的概率为 6.6%～21%，因此，气胸和肺出血的病情观察和护理尤为重要。

（1）穿刺后平卧休息 6h。严密观察神志、面色及生命体征的变化。

（2）观察穿刺点有无出血及感染，保持伤口处于封闭状态，以免空气进入胸腔，引起气胸。少量气胸一般不治疗，卧床休息 2～3 日气胸可自行吸收，当肺体积压缩大于 30%或出现呼吸困难时需要进行闭式胸腔引流。

（3）注意保暖，避免合并感染而加重肺部损伤。

（4）注意有无咳嗽、咳痰，呼吸困难时给予氧气吸入。

（5）出现痰中带血或咯血时不要紧张，及时通知医护人员。对咯血患者，注意观察咯血量及颜色,遵医嘱执行止血治疗。大咯血时及时清理呼吸道。

(6)穿刺点在肺门附近或反复多次穿刺易发生出血,应预防窒息。

八、健康教育

(一)心理支持

1. 合理选择向患者及家庭告知病情的方式和时间,解释治疗计划,取得患者的理解和配合。

2. 做好各种检查前的健康宣教,最大限度地减轻治疗带来的不良反应,提高患者的生存质量。

3. 纠正错误认知,正确认识肿瘤,保持良好心态,给予积极的心理暗示,使患者了解只要及时发现、及时治疗,恶性肿瘤是可以治愈的,同时可提高生存质量等。

4. 强化社会支持,尽力做好患者家属的开导和劝慰,协同医护人员做好患者心理支持。

(二)饮食指导

肺癌患者应给予高蛋白质、高热量、高维生素、易消化的食物,合理搭配动、植物蛋白质。忌油腻、油煎、烧烤等热性食物以及辛辣刺激性食物,如葱、蒜、韭菜、姜、花椒、辣椒、桂皮等。注意加强口腔护理,保持口腔的清洁卫生,以增进食欲。化疗期间应酌情使用止吐剂以缓解化疗药物导致的胃肠道反应。

1. 具有增强机体免疫、抗肺癌作用的食物,如薏苡仁、甜杏仁、菱角、茯苓、山药、大枣、乌梢蛇、四季豆、香菇、核桃、甲鱼等。

2. 咳嗽多痰宜吃白果、萝卜、芥菜、杏仁、橘皮、枇杷、橄榄、橘饼、荸荠、海带、紫菜、冬瓜、丝瓜、芝麻、无花果、松子、核桃、罗汉果、桃、橙、柚等。

3. 发热宜吃黄瓜、冬瓜、苦瓜、莴苣、茄子、花菜、百合、苋菜、荠菜、马齿苋、西瓜、菠萝、梨、柿、橘、柠檬、橄榄、桑椹、荸荠、鸭、青鱼。

4. 咯血宜吃青梅、藕、甘蔗、梨、莲子、黑豆、豆腐、荠菜、茄子、牛奶、鲩鱼、甲鱼。

5. 放疗、化疗期间宜吃减轻副作用的食物:蘑菇、桂圆、黄鳝、核桃、甲鱼、乌龟、猕猴桃、大枣、葵花籽、苹果、绿豆、黄豆、赤豆、泥鳅、鲩鱼、绿茶。

(三)生活指导

1. 严格戒烟,避免被动吸烟。

2. 保持良好的心态,提倡健康的生活方式。保持室内空气新鲜,定时开窗通风,避免接触煤烟、油烟污染,避免易产生致癌因素的环境及食物。合理地安排休息及活动,适当进行体育运动,以增强机体抵抗力,注意预防呼吸道感染。

(四)康复训练与出院指导

1. 术前指导患者进行呼吸功能锻炼,教会其练习正确的咳嗽咳痰方法,预防肺部并发症的发生。患者坐位,双脚着地,身体稍前倾,双手环抱一个枕头,协助患者轻轻按住伤口,进行数次深而缓慢的腹式呼吸,深吸气末屏气,然后缩唇,缓慢呼气,在深吸一口气后屏气 3～5s,身体前倾,从胸腔进行 2～3 次短促而有力咳嗽,张口咳出痰液,咳嗽时收缩腹肌,或用自己的手按压上腹部,帮助咳嗽。可减少患者术后因方法不当导致疼痛从而不能进行有效咳嗽咳痰的情况,能有效防止术后并发症的发生。

2. 鼓励患者早期下床活动,术后早期下床活动能预防肺不张,改善全身血液循环,促进伤口愈合，防止压疮，减少下肢静脉血栓形成。患者生命体征稳定，术后第一天，鼓励及协助患者坐起，术后第二天，可根据情况协助患者在病室内行走。下床活动期间，妥善保护引流管，保持密封状态，不需夹管，密切观察患者病情变化。患者做其他检查时必须双钳夹闭引流管，以防意外。若引流管意外滑脱，应立即用手捏闭伤口处皮肤，同时通知医务人员处理。

3. 告知患者出院后继续做呼吸功能锻炼的意义，可适当进行室外行走、上下楼梯等运动，提高肺功能，提高生存质量。

4. 坚持治疗、定期复查。出现疲乏、体重减轻、咳嗽加重或咯血时应随时就医。

（任莉）

第十六节　纵隔肿瘤的护理

纵隔(mediastinal)是位于两侧胸膜腔之间的组织结构与器官的总称。纵隔前界为胸骨，后界为胸椎，上界为胸廓入口，下界为膈肌。其内含有许多重要生命器官及结构，包括心包、心脏、气管、大血管、食管、淋巴组织、胸腺、神经以及纵隔内脏间的神经组织。

一、病因

目前尚未十分明确。由于纵隔组织和器官较多，胎生结构来源复杂，所以纵隔内发生的肿瘤种类繁多，既有原发性肿瘤，也有转移性肿瘤。纵隔内不同的分区其组织结构各异，因此，发生的病种也不相同。畸胎类肿瘤、胸腺瘤、胸内甲状腺瘤等多位于前纵隔；气管囊肿、心包囊肿、食管囊肿、囊状淋巴瘤等可位于中纵隔及后纵隔；淋巴瘤以及其他部位肿瘤的转移淋巴结多在中纵隔；神经源性肿瘤多位于后纵隔。

二、分类

（一）胸腺瘤

胸腺瘤是常见的纵隔肿瘤，大多位于前纵隔，极少数位于后纵隔。多发于20～50岁，20岁以前甚为少见。

1. 病理　胸腺瘤均起源于胸腺上皮细胞，但绝大多数胸腺瘤由胸腺上皮细胞和淋巴细胞混合组成。按细胞种类，胸腺瘤可分为4型：①上皮细胞型。②淋巴细胞型。③混合型。④梭形细胞型。胸腺瘤的良恶性诊断，单靠组织学检查尚难以判定，应结合术中所见，肿瘤包膜完整者为良性，亦称为非侵袭性胸腺瘤；包膜已受侵犯，侵及邻近器官或有胸内转移，则为恶性，亦称为侵袭性胸腺瘤；侵袭性胸腺瘤组织学检查发现有细胞异质性改变则称为胸腺癌。包膜完整无侵犯的胸腺瘤，术后仍有复发的可能，应予以重视。

2. 临床表现　患者可无症状，多在X线检查时发现。

(1)常见早期症状：胸部钝痛、气短及咳嗽。

(2)肿瘤外侵症状：出现剧烈疼痛、上腔静脉综合征、膈肌麻痹、声音嘶哑。约1/3患者有2个或2个以上的伴随疾病，绝大多数与自身免疫有关。常见的伴随疾病有重症肌无力、单纯红细胞再生障碍性贫血、免疫球蛋白缺乏、系统性红斑狼疮等。

3. 辅助检查

(1)X线：显示前上纵隔边缘清晰锐利或呈分叶状的圆形或椭圆形块状影，侧位片上密度较淡，轮廓不十分清楚，即应考虑此病。

(2)CT 或 MRI：有助于了解肿瘤的大小及侵犯程度。

4. 处理原则 一经发现，应及早手术并彻底切除肿瘤及胸腺组织，包括纵隔内脂肪组织。不能手术切除、切除不彻底或术后复发的病例，可行放疗、化疗及免疫治疗等综合治疗。合并有重症肌无力应按重症肌无力的治疗原则处理。

(二)畸胎类肿瘤

畸胎瘤和畸胎皮样囊肿统称为畸胎类肿瘤，为遗留于纵隔内的残存胚芽和迷走的多种组织所发生的肿瘤，在纵隔肿瘤中最为常见。畸胎瘤为来自三个胚层组织的实体瘤，肿瘤内可有皮肤、毛发、肌肉、骨和软骨、牙齿、各种腺体组织，有的甚至含有发育不完整的部分器官。畸胎皮样囊肿为囊性肿瘤，常以外胚层组织为主，亦可见中、内胚层组织。畸胎类肿瘤大多为良性，恶性只占 10%左右。

1. 临床表现 畸胎瘤多位于前纵隔，仅少数位于后纵隔。

(1)肿瘤较小时多无明显症状。

(2)肿瘤增大时，则产生压迫及侵犯邻近组织的症状。常见有胸闷、胸痛、咳嗽、气促及发热等。

(3)肿瘤穿入气管或肺时，可咳出皮脂样物和毛发。

(4)肿瘤穿破胸膜腔时，则造成胸腔积液和胸腔感染。

(5)肿瘤穿破心包时，则导致心包积液。

2. 辅助检查

(1)X 线：主要表现为前纵隔内圆形或椭圆形块影，多向一侧突出，肿瘤较大或巨大者，可占据中纵隔及后纵隔，甚至突向胸腔。肿瘤的长轴多与身体的长轴平行，阴影密度多不均匀，有的呈分叶状或结节状。若肿瘤内发现牙齿和(或)成熟的骨组织影，即可确诊。

(2)CT：可判断肿瘤是实质性或囊性，尚可发现肿瘤有无外侵及淋巴结肿大，有助于进一步诊断。

3. 处理原则 主要是手术治疗。早期手术易于切除。若肿瘤继发感染或恶变，手术难度明显增大，甚至难以切除。若肿瘤穿破肺和支气管，应同时做病肺切除和支气管修复；若为畸胎皮样囊肿，对粘连致密的囊壁，不必强求切除，以免损伤重要结构，可用苯酚(石炭酸)等破坏黏膜；若是恶性畸胎瘤，术后应行放疗、化疗等综合治疗。

(三)胸内甲状腺肿

胸内甲状腺肿大多数是单纯性甲状腺肿，偶尔为甲状腺腺瘤。占甲状腺疾病的 9%～15%，占纵隔肿瘤的 5.3%，多位于前纵隔。胸内甲状腺肿有两个来源：①颈部的甲状腺肿向下延伸、扩展或坠入。②少数为胚胎发育期遗留的迷走甲状腺组织发展成为甲状腺肿，与颈部甲状腺无明显关系，其血供来自胸内。

1. 临床表现

(1)胸闷、胸胀或甲状腺功能亢进。

(2)压迫症状：压迫气管出现呼吸困难、喘鸣；压迫上腔静脉引起上腔静脉综合征；压迫食管引起吞咽困难。

2. 辅助检查

(1)X 线：见前上纵隔圆形或椭圆形致密阴影，随吞咽动作上下活动，向一侧或两侧突出，上缘可延伸至颈部，部分病例有钙化。

(2)CT：能更清楚显示肿块的大小及与周围组织的关系。

(3)MRI：能了解肿块与周围大血管的关系，有助于与血管瘤鉴别。

(4)放射性同位素^{131}I检查，对诊断及判明有无甲状腺功能亢进均有帮助。

3. 处理原则　应手术摘除。若肿瘤位置较高，体积不大，可经颈部切口完成。肿块体积大、位置深，宜采用胸骨正中劈开切口，术中应避免喉返神经损伤。若有气管软化，可在气管内置T形管支撑6个月至1年，或将气管软化部外壁用肋骨片作支架，将软化气管壁固定在肋骨片上，数月后自然硬化。

三、护理

(一)特殊症状的护理

1. 重症肌无力　由于胸腺肿瘤的特殊性，术前往往伴随肌无力症状，术后预防重症肌无力并发症的出现成为关键，应严密观察患者是否有肌无力的征象。

肌无力主要表现为清晨症状较轻，活动后加重，可选择性地累及眼外肌及全身的骨骼肌。眼外肌受累表现为复视及眼睑下垂，可为单侧或双侧，甚至互相交替出现。咬肌受累可出现咀嚼无力、吞咽困难、食物从鼻腔反流，部分患者可有语言含糊及鼻音重等。呼吸肌受累.可引起呼吸困难。

因此，应密切观察患者眼部力量及呼吸情况，避免呼吸抑制危及患者生命。

2. 呼吸困难　当肿瘤压迫或侵入支气管时，常会引起咳嗽、气短、呼吸困难、发绀等。应给予舒适体位、吸氧、雾化吸入，遵医嘱应用祛痰药物，必要时吸痰，保持呼吸道通畅。

3. 胸背部疼痛　纵隔肿瘤侵犯或压迫胸壁可引起胸背部疼痛，用一般止痛药物可缓解。但若是胸壁、胸骨受累，则止痛药无效，需控制病因。

4. 咳出异物(毛发等)症状　此种情况多发生在生殖细胞瘤中，患者咳出的多为畸胎瘤的内容物。应做好患者的心理护理，减轻患者的恐惧、焦虑情绪。

(二)化疗的护理

纵隔恶性肿瘤的化疗常用药物有多柔比星(阿霉素)、丝裂霉素、长春新碱、顺铂、氟尿嘧啶等，由于这些药物对血管刺激较大，发生渗漏时有引起组织坏死的可能，而且化疗通常需要多个疗程，建议化疗前行中心静脉置管术。多柔比星等化疗药物可引起脱发，向患者解释停药后头发仍可再生。指导患者可购买适合自己的帽子或假发，以满足患者对美观的需求。

(三)放疗的护理

放疗时注意事项：注意保护心前区，监测心功能。胸部照射时可出现肺水肿、肺炎、胸骨骨髓炎，表现为咳嗽、咳白色泡沫痰、呼吸急促、胸痛、咯血等，应注意观察，并遵医嘱应用抗生素、肾上腺皮质激素、雾化吸入等。

(任莉)

第十七节　睡眠呼吸暂停综合征的护理

一、概述

睡眠呼吸暂停(sleep apnea，SA)系指睡眠过程中，口和鼻呼吸气流均停止10秒以上。低通气：指睡眠过程中呼吸气流强度(幅度)较基础水平降低50%以上并伴有血氧饱和度(SaO_2)较基础水平下降≥4%，持续10秒以上。

睡眠呼吸暂停低通气综合征(sleep apnea hypopnea syndrome，SAHS)是指7小时睡眠中呼吸暂停及低通气反复发作在30次以上，或呼吸紊乱指数，即平均每小时睡眠中的呼吸暂停+低通气次数≥5次/h。根据发病机制不同，可分为中枢型、阻塞型和混合型三种，其中以阻塞型最常见。目前把阻塞型和混合型两种类型统称为阻塞型睡眠呼吸暂停低通气综合征(obstructive sleep apnea hypopnea syndrome，OSAHS)。

国内外的流行病学资料表明，本病发病率为2%～4%，男女比例2～4∶1，进入更年期后女性患病率明显增加。研究显示，本病不但降低生活质量，还可引起多种并发症，严重者可危及生命，必须给予足够的重视。

二、病因与发病机制

引起睡眠呼吸暂停和低通气的因素主要包括：

1. 上气道解剖学异常　包括鼻腔阻塞、Ⅱ度以上扁桃体肥大、软腭松弛、腭垂过长、咽腔狭窄、咽部肿瘤、舌体肥大、舌根后坠、下颌后缩、颞颌关节功能障碍和小颌畸形等。

2. 肥胖　体重超过标准体重的20%或以上，体重指数≥24kg/m^2。

3. 年龄　成年后随年龄增长患病率增加；女性绝经期后患病者增多，70岁以后患病率趋于稳定。

4. 性别　更年期之前男性患病者明显多于女性。

5. 家族史　部分患者具有明显家族遗传倾向。

6. 饮酒　长期大量饮酒和(或)服用镇静催眠药物。

7. 吸烟　长期重度吸烟。

8. 其他　包括甲状腺功能低下、肢端肥大症、垂体功能减退、淀粉样变性、声带麻痹、其他神经肌肉疾患(如帕金森病)、长期胃食管反流等。

9. 发病机制

(1)睡眠时呼吸中枢对各种刺激的反应性降低。

(2)中枢神经系统对低氧血症特别是二氧化碳浓度改变引起的呼吸反馈调节的不稳定性。

(3)呼气与吸气转换机制异常。

(4)上气道解剖学异常的患者，如：睡眠状态下上气道软组织、肌肉的塌陷性增加；睡眠期间上气道肌肉对低氧和二氧化碳的刺激反应性降低。

三、诊断要点

1. 临床表现　夜间睡眠过程中，打鼾且鼾声不规律，呼吸及睡眠节律紊乱，反复出现呼吸暂停及觉醒，自觉憋气，夜尿增多。晨起头痛，头晕，口干，白天嗜睡明显，常常出现难以抑制的嗜睡，记忆力下降；严重者出现心理、智能、行为异常等。

2. 辅助检查

(1)多导睡眠图(polysomnography，PSG)监测：包括整夜 PSG 监测、夜间分段 PSG 监测、午后小睡的 PSG 监测，其中整夜 PSG 监测是目前诊断 OSAHS 的标准方法。

(2)纤维鼻咽喉镜检查：是目前临床应用最广泛、诊断 OSAHS 重要而客观的检查指标。

(3)影像学检查：头颅正侧位 X 线检查可了解头颅骨性结构和咽气道狭窄，三维影像学检查包括上呼吸道 CT、MRI 及超高速 CT 等。

(4)实验室检查：部分患者可出现红细胞和血色素增高。动脉血气分析可有不同程度的低氧血症和二氧化碳分压增高。

(5)心电图：可出现心律失常。

(6)肺功能：部分可表现为限制性通气功能障碍。

四、治疗

1. 非手术治疗

(1)一般治疗：减肥、控制饮食和体重、适当运动；戒烟、慎用镇静催眠药及其他可引起或加重 SAHS 的药物；侧卧位睡眠，适当抬高床头，白天避免过度劳累。

(2)药物治疗：对鼻塞的患者睡前使用血管收缩剂滴鼻，有利于上气道开放。常用药物还有呼吸兴奋剂甲羟孕酮、乙酰唑胺等；改变睡眠结构的普罗替林、氯西咪嗪等。

(3)气道内正压通气治疗：为成人 OSAHS 患者的首选治疗方法。适用于中、重度 OSAHS 患者，或者轻度 OSAHS 但症状明显或有合并症的患者。包括经鼻持续气道正压通气(CPAP)、自动调节持续气道正压通气(Auto－CPAP)、双水平气道正压通气(BiPAP)等，其中以口鼻 CPAP 最为常用。

(4)口腔矫治器：适用于单纯鼾症及轻中度的 OSAHS 患者，特别是有下颌后缩者。禁忌证：重度颞下颌关节炎或功能障碍，严重牙周病，严重牙列缺失，严重鼻塞者不宜使用。

2. 外科手术治疗

(1)腭垂腭咽成形术(UPPP)及其改良术：适用于咽腔狭窄的患者，易复发，术后仍应随访和监测患者呼吸暂停和低氧血症的改善。

(2)正颌手术：包括下颌前徒术、颏前徒术、颏前徒和舌骨肌肉切断悬吊术、双颌前徒术等。

(3)气管切开造口术：用于严重的 OSAHS 伴严重低氧血症，导致昏迷、肺心病心衰或心律失常者，是防止上气道阻塞、解除窒息最有效的急救措施。

(4)其他：鼻部手术、扁桃体和腺样体手术、舌体部分切除术、舌骨悬吊术等。

五、主要护理问题

1. 气体交换受损　与睡眠时呼吸暂停或低通气有关。

2. 睡眠型态紊乱　与睡眠中出现打鼾、呼吸暂停和憋醒有关。

六、护理目标

1. 通气及低氧血症得到改善。
2. 睡眠及生活质量得到提高。

七、护理措施

SAHS 患者的护理包括围术期护理和日常护理。

1. 术前护理　评估患者一般情况，向患者及家属解释手术、麻醉和护理方法，以减轻恐惧及矛盾心理，遵医嘱进行术前准备。协助完成 PSG 检查，相关指导如下。

(1)讲解检查的目的、方法及注意事项取得患者配合。

(2)指导受检者在检查前洗头，男性刮胡须，不能使用头油、摩丝、面霜和化妆品，保持头面部清洁，以保证监测电极与身体皮肤接触良好。

(3)检查前晚餐要少饮水或少进流食，有睡前饮茶习惯的人不必绝对禁止，但要酌情减量。禁服咖啡等兴奋性食品，禁饮酒，禁服镇静药，有睡前服镇静催眠药习惯者可改服思诺思，按常规睡眠时间到达检查室开始检查。

(4)检查期间不能下床或坐起活动，床边备小便器以备需要时取用。讲解连接传感器的意义与目的，防止因患者身体转动而引起传感器脱落，影响结果；教会患者放松呼吸技巧及异常情况通知医生的方式。

2. 术后护理

(1)保持呼吸道通畅：薄枕平卧位，头偏向一侧。选择适当氧疗方式，保证血氧饱和度不低于 90%，及时清除口、鼻腔分泌物，备口咽通气管，防止意外发生。严密观察患者的面色、呼吸、精神及局部水肿情况，发现异常及时报告医师处理。

(2)观察和预防创面出血：在患者未完全清醒前，密切观察口腔分泌物，了解创面出血情况。清醒后，嘱患者将口腔分泌物吐出，发现患者出现吞咽动作，警惕伤口出血的可能。密切观察患者的生命体征、精神状况、皮肤颜色、温度等情况。

(3)疼痛护理：咽部疼痛在术后 24 小时内最严重，对疼痛不能耐受者，遵医嘱给予止痛药物，必要时使用镇痛泵。鼓励患者早期进食温凉流质饮食和适当讲话，以减轻咽肌痉挛引起的疼痛。

(4)饮食护理：患者麻醉完全清醒 6 小时后，口腔分泌物无血丝，可进温凉流质饮食，第 2 日可进半流质饮食，2 周后恢复正常饮食。每日评估患者进食量及营养，必要时遵医嘱给予静脉高营养。

(5)切口护理：术后第 2 日给予口腔护理，每日 2 次，餐后使用生理盐水漱口，遵医嘱给予雾化吸入。

3. 气道正压通气护理　患者正确使用无创呼吸机，保证夜间治疗时间，选择合适的面罩，做好气道湿化，防止皮肤破损，做好心理护理、减少噪声，提高患者治疗依从性。

八、预防

1. 控制体重　大量研究表明，鼾症的发生与肥胖有很大的关系，尤其是肥胖引起的粗大颈围，患者颈围越粗，发生 OSAHS 的危险性越高，病情越重。

2. 戒烟戒酒。

3. 改变睡眠姿势　右侧卧位可以缓解睡眠姿势对鼾症的影响。

4. 积极治疗原发病，保持室内空气流通，预防呼吸道感染。

（李惠斌）

第十八节　淋巴结结核的护理

一、概述

淋巴结结核是发生于淋巴结的慢性结核杆菌感染性疾病，居肺外结核之首，俗称“老鼠疮”。体表和深部的淋巴结均可发生结核，以颈部、肺门和肠系膜等处的淋巴结结核较多见，其中以颈部淋巴结结核病为最多见，占淋巴结结核病的 80%～90%。多数淋巴结结核经规范化的抗结核化疗和局部治疗均可获得痊愈。

本病多见于儿童和青年，女性多于男性，发病部位以右侧颈部多见，且起病缓慢。结核杆菌大多经扁桃体、龋齿侵入，少数继发于肺或支气管的结核病变。发病初期可见肿大的淋巴结较硬，随着病情的继续发展，淋巴结与皮肤和周围组织发生粘连，融合成团，最后形成脓肿、破溃。本章着重介绍颈部淋巴结结核。

二、病因

1. 淋巴道直接蔓延　是由已感染的肺门及纵隔淋巴结结核病灶上行蔓延到颈部淋巴结所致。

2. 皮肤黏膜接种感染　结核杆菌由皮肤和黏膜接种后形成原发病灶，原发病灶内的结核杆菌沿淋巴管到达引流区的淋巴结而发病。如口腔、咽及扁桃体等部位结核感染可引发颈部淋巴结结核。

3. 血行播散　结核杆菌由血行播散至颈部淋巴结所致。

4. 多发原始感染学说　有人认为近 20%的颈淋巴结结核是多发性原发感染所致。严重感染时，患者可以发生口咽颈部淋巴结，肺门、纵隔、肠系膜淋巴结的复合感染。

三、病理

1. 淋巴组织增生，形成结节或肉芽肿。

2. 淋巴结内干酪样坏死液化。

3. 淋巴结包膜破坏，互相融合合并淋巴结周围炎。

4. 干酪物质穿破至周围软组织形成冷脓肿或窦道。

一般淋巴结结核病理分 4 型：干酪型结核、增殖型结核、混合型结核和无反应性结核。

四、诊断要点

1. 临床表现

(1)全身症状：病情较重患者可出现慢性结核中毒症状，如低热、盗汗、乏力等。

(2)局部表现及类型:颈部淋巴结结核因病理类型不同,临床表现各异,局部多有肿胀感、疼痛和压痛等,不同类型间相互转化,大部分终会出现寒性脓肿、破溃,待临床明确诊断已是脓肿形成甚至破溃或窦道形成。临床按病程发展分型见表7—8。

表7—8　淋巴结结核分型

淋巴结结核分型	临床特征
结节型	一侧或双侧,数目不等,质地较硬,无粘连,多无痛
浸润型	融合成团,有粘连,自觉痛与压痛,可触及到肿大的淋巴结
脓肿型	干酪坏死淋巴结中心软化,形成寒性脓肿
溃疡型	脓肿自溃或切开引流,创口经久不愈,形成溃疡或窦道

2.实验室和影像学等相关检查

(1)结核菌素试验呈阳性反应。

(2)X线检查:淋巴结钙化,肺部结核病变。

(3)淋巴结穿刺或摘除行病理组织学及细菌学检查是颈部淋巴结结核确诊的重要方法。抗酸染色和结核菌培养是首要的诊断依据。

(4)颈部淋巴结结核多不伴有典型的结核病全身中毒症状,容易产生误诊、漏诊,应该根据淋巴结病理活检、结核菌素试验或者结核抗体试验等检查明确诊断,难以确诊者可行诊断性治疗。

五、治疗

1.抗结核药物化疗　见肺结核章节。

2.局部治疗　抗结核药物的局部治疗常是全身化疗过程中一种有效的辅助治疗手段。无脓肿形成前,可用异烟肼及普鲁卡因在病变淋巴结周围封闭治疗,或在淋巴结内注射抗结核药物;有脓肿形成时需先抽脓,用生理盐水冲洗排尽脓液后,脓腔内注入抗结核药物,如异烟肼、链霉素、阿米卡星等。根据淋巴结结核的不同分型,对结节型和浸润型及时加用局部封闭方法治疗,避免其发展为脓肿型或溃疡型,效果显著。

3.手术治疗

(1)脓肿型及溃疡瘘孔型需配合手术治疗。

(2)抗结核药物治疗2～4周,经规范化抗结核治疗后,反复发作者,应手术治疗。

(3)颈部多处淋巴结结核,进展迅速,即抗结核治疗同时,淋巴结也逐渐增大,甚至形成脓肿,及早手术可以有效控制病变。

(4)窦道形成初期应以换药为主,不宜急诊手术,待渗出物减少后,再切除窦道及病变区域的淋巴结。

六、主要护理问题

1.舒适的改变　与局部红、肿、热、痛有关。

2.皮肤完整性受损　与淋巴结结核脓肿破溃有关。

3.焦虑与自卑　与淋巴结结核经久不愈有关。

4.知识缺乏　与患者对疾病的治疗、护理知识缺乏有关。

七、护理目标

1. 患者自觉局部不适感减轻或消失。

2. 患者皮肤破溃处分泌物减少或消失，且伴有新鲜肉芽组织生长，最终目标是伤口痊愈。

3. 患者树立乐观的生活态度，身心愉快，积极参与集体活动、喜欢人际交往，睡眠质量良好。

4. 患者对淋巴结结核相关知识有一定程度了解，能主动参与到医疗护理活动中。

八、护理措施

1. 心理护理　向患者耐心解释淋巴结结核的发生、发展过程及治疗、护理和预后，让患者正确认识所患疾病，从而缓解或消除其紧张、恐惧等不良情绪，勇敢面对现实，主动配合治疗。

2. 病情观察　观察病变局部红、肿、热、痛等不适感有无改善；观察局部淋巴结大小，有无红肿、波动及破溃；观察有无抗结核药物所致的不良反应，尤其是肝肾功能是否正常，有无胃肠道不适及过敏反应。

3. 伤口护理

(1)伤口换药必须遵守无菌技术操作原则，清创处理时应密切观察伤口分泌物颜色、性状，必要时行细菌培养加药敏实验。

(2)换药时应用刮匙尽量清除深部的坏死组织，脓液要及时引流。

(3)保持伤口敷料清洁、干燥；为防止病灶分泌物污染患者衣物，应在创口敷料外面覆盖一次性透气敷料。

(4)督促患者勤剪指甲，强调勿用手抓挠伤口。

(5)注意消毒隔离。

(6)换药方法见表 7－9。

表 7－9　各型淋巴结结核换药方法

脓肿形成前	脓肿形成	窦道形成
(1)淋巴结内注射抗结核药物，如异烟肼、阿米卡星、链霉素	(1)先抽脓液后用生理盐水冲洗脓腔	(1)放置合适引流条清除坏死组织，留出有效空间以利于肉芽生长
(2)用“异烟肼＋普鲁卡因”在病变淋巴结周围封闭治疗，防止病灶扩散	(2)注入抗结核药物，隔日换药一次	(2)生理盐水清洗脓腔
		(3)填塞亲水性纤维含银敷料，外贴水胶体敷料，隔日换药一次，并取渗出液送检行结核杆菌 DNA 定量检查及细菌培养
		(4)创面无脓性渗液，肉芽生长良好、DNA 定量及细菌培养阴性后，创口内填充伤口护理膏，外贴水胶体敷料，以后每 3～5 日换药 1 次，直至伤口痊愈

4. 健康宣教

(1)饮食指导：结核病是全身消耗性疾病，饮食营养在结核病的发生发展中起着相当重要的作用。指导患者进食高热量、高蛋白质、高维生素、易消化食物，并让其了解营养疗法能促进组织修复、伤口愈合，并减少或防止并发症。

(2)用药指导：遵循早期、联合、适量、规律、全程抗结核治疗原则，做好抗结核用药指导。

(3)休息指导：结核病急性期应多休息，饭后可适当活动，以利食物消化；后期酌情增加户外运动，以促进身体康复。

（4）出院指导：强调定期门诊复查。

九、预防

1. 早期诊断、早期治疗，防止窦道形成。
2. 换药时严格遵守无菌技术操作规程，防止局部感染。
3. 密切观察局部症状，及时就医。
4. 加强全身营养，提高机体抵抗力。

（李惠斌）

第十九节　间质性肺疾病的护理

一、特发性肺纤维化

（一）概述

特发性肺纤维化（idiopathic pulmonary fibrosis，IPF）是特发性间质性肺疾病最常见的类型，是一种原因不明、发病机制不清的，以进行性呼吸困难、运动耐力下降、肺实质的间质性浸润及肺换气功能受限（限制性肺通气障碍）为特征的慢性进展性纤维化性的特殊疾病，组织病理学和（或）影像学多显示为寻常型间质性肺炎（usual interstitial pneumonia，UIP）表现，患者最终因呼吸衰竭而死亡。

IPF 目前缺乏准确的流行病学资料，但国内外的区域性资料均提示 IPF 的发病率近年来呈明显上升趋势，男性发病率高于女性，好发于老年人，发病年龄大多在 50～70 岁，发病率随年龄增加而升高。其中位生存期为 3～5 年。IPF 急性加重（AE－IPF）病死率达 60%～70%，常合并肺部感染、肺气肿、细支气管扩张和肺源性心脏病。部分患者可出现自发性气胸。少数患者可有肺性肥大性骨关节病，晚期特发性肺间质纤维化患者中肺泡细胞癌、燕麦细胞癌、肺腺癌的发生率较高。

（二）病因与发病机制

1. 发病机制　本病的发病机制仍不完全清楚，新的观点认为：IPF 是包括炎性反应和组织损伤修复在内的多种原因及途径共同作用的结果，上皮细胞向间质细胞转化、免疫调节异常、炎症细胞活化及细胞因子的作用等都是研究热点。

2. 病因　吸烟和环境暴露为 IPF 的高危因素，常见病因有感染性因素，吸入性因素如粉尘、烟雾，胃食管反流，遗传因素等。

（三）诊断要点

1. 临床表现　进行性呼吸困难、刺激性干咳、口唇发绀、杵状指、消瘦、乏力等。对镇咳药无效，合并感染时可有高热。有时出现关节酸痛，极少胸痛，双肺可闻及 Velcro 啰音，严重时出现呼吸衰竭。

2. 辅助检查

（1）影像学检查：胸部 HRCT 为典型 UIP 表现，集中在胸膜下及基底部，网格状、蜂窝肺改变伴或不伴牵拉支气管扩张。肺功能检查显示肺总量、肺活量降低，表明存在限制性通气功能障碍。

(2)实验室检查：传统的实验室检查对 IPF 无特异性。可出现血沉增高，抗核抗体或类风湿因子阳性，可查到循环免疫复合物。

(3)纤维支气管镜检查：经支气管肺活检(TBLB)和支气管肺泡灌洗(BAL)细胞分析对诊断帮助不大，不推荐作为 IPF 患者的常规检查，对少数不典型患者可以通过 TBLB 和 BAL 细胞分析以排除其他诊断。

(4)肺组织活检。

(5)肺功能检查：表现为限制性通气功能障碍。

(四)治疗

目前 IPF 尚无有效的药物治疗，治疗方法较少，主要以糖皮质激素联合免疫抑制剂为主，但疗效不佳。目前最有效的治疗方法为肺移植。2011 年 ATS/ERS 的特发性肺纤维化(IPF)诊治指南中对 IPF 的治疗推荐意见如表 7－10。

表 7－10　IPF 诊治指南中对 IPF 的治疗推荐意见

	强	弱	备注
推荐	长期氧疗(静息状态下有低氧血症的患者) 肺移植(合适的患者)	糖皮质激素治疗急性加重期的患者 处理无症状胃食管反流 肺康复训练(适用于多数 IPF 患者，但少数患者并不适用)	大多数急性加重的 IPF 患者，应使用皮质激素，但少数患者不适用 无症状的食管反流，大多数应该治疗，少数可不予治疗
不推荐	单用糖皮质激素、秋水仙碱、环孢素 A、糖皮质激素联合应用免疫抑制剂、干扰素(IFN)－γ_{1b}、波生坦、伊纳西普	糖皮质激素＋N－乙酰半胱氨酸＋硫唑嘌呤 单用 N－乙酰半胱氨酸 抗凝药物、吡非尼酮 机械通气(上述措施少数患者可尝试使用)	大多数 IPF 患者合并的肺高压不应治疗，少数人可治疗

(五)主要护理问题

1.气体交换受损　与广泛炎症，有效呼吸面积减少，通气/血流比例失调。

2.活动无耐力　与低氧血症有关。

3.预感性悲哀　与预后不良，进行性呼吸困难有关。

(六)护理目标

1.呼吸困难减轻。

2.氧合改善，活动耐力增加。

3.情绪稳定，能积极配合治疗及护理。

(七)护理措施

1.环境　室内安静、舒适，温度 22～24℃，湿度 50％～60％。房间每日通风换气 2～3 次，每次 30min，使室内空气清新。

2.休息与活动　适当休息，减少不必要的活动，以降低氧耗。静息吸氧状态下，呼吸频率＞30 次/分或 SpO_2＜90％的情况下，应绝对卧床休息。

3.合理用氧　给予中、高流量吸氧，维持 SpO_2 大于 90％。长期吸入高浓度氧气可能发生氧中毒，因此，吸氧过程中应注意观察患者有无出现胸痛、咳嗽、发绀、进行性呼吸困难、乏力、血压下降等中毒症状。

4.饮食指导　高热量，高蛋白，高维生素、低脂易消化无刺激性食物。

5.保持呼吸道通畅　指导进行有效咳嗽、排痰，必要时予以叩背排痰或雾化吸入。

6.呼吸功能锻炼　包括深呼吸训练、缩唇式呼吸、腹式呼吸、扩胸运动等，以改善病情。

7.心理护理　尽量避免与患者交谈时因言语刺激导致的情绪激动，鼓励患者表达自己对疾病的看法。

8.用药护理

(1)应用糖皮质激素的护理

1)按时按量服药，在医师的指导下减药或换药，勿自行调整服药量。

2)告知患者服药后会有食欲增加、肥胖、兴奋等副作用，无需担忧，停药后会好转。

3)服药期间进食含钙、钾量较高的食物，防止引起低钙、低钾血症。

4)联合应用免疫抑制剂时，注意预防感染，加强口腔护理。

(2)口服乙酰半胱氨酸泡腾片的护理：指导患者不可直接吞服，需以温开水(＜40℃)溶解后服用，最好不要与其他药物同时服用。

(八)预防

1.避免主动或被动吸烟，凡是在大量粉尘工作环境中的各类人员，长期接触刺激性强的气体如氯气、氨、二氧化碳、甲醛和各类酸雾放射性损伤者及养鸟人群等需进行重点监测，定期进行肺功能测定、血气分析及X线检查，及时早期发现疾病并及时诊治。

2.建议患者访视间隔时间为3～6个月，在访视中需监测静息和6分钟步行试验时的指氧饱和度，确定是否需要氧疗。同时注意并发症的监测。

二、肺泡蛋白沉着症

(一)概述

肺泡蛋白沉着症(pulmonary alveolar proteinosis，PAP)，也称肺泡磷脂沉积症，是一种以肺泡及终末细支气管内沉积大量无形态的、过碘酸雪夫(periodic acid schiff，PAS)染色阳性的富磷脂物质，致使肺的通气和换气功能受到严重影响为特征的疾病。

本病可发生于各个年龄段，20～50岁多见，以男性为主，男女之比为2～4∶1，1.72%患者有吸烟史。总体预后差，约半数以上患者病情逐渐加重，直至呼吸衰竭死亡，一般病程为5～10年。

(二)病因与发病机制

病因不明，有资料表明，本病与粒－巨噬细胞集落刺激因子缺乏所导致的肺表面活性物质代谢异常有关。分原发性和继发性两种类型。继发性PAP多与以下因素有关：①某些化学物质或矿物质的吸入，如吸入大量的铝粉、矽尘、二氧化硅(白陶土)等。②肺部感染，如肺部结核分枝杆菌、真菌和肺孢子菌感染有时与PAP合并存在。③恶性肿瘤或其他免疫功能低下等疾病均有同时合并PAP的报道。值得注意的是有时很难区分原发性和继发性。

(三)诊断要点

1.临床表现

(1)逐渐加重的呼吸困难、轻中度干咳或咳白色黏痰、团块状痰。

(2)常有乏力、纳差、体重减轻，偶有胸痛与咯血。

(3)病程较长者可见杵状指、发绀。

(4)病情缓慢进展成呼吸衰竭。

2.辅助检查

(1)胸部影像学检查:胸部X线或CT检查。凡影像学表现为磨玻璃影改变、地图征及铺路石征应考虑PAP可能。

(2)肺泡灌洗液病理检查:可以诊断大多数PAP患者。

(3)开胸肺活检:是诊断PAP的金标准,但因其创伤大、技术要求高、费用高等导致开展受限制,一般不作为首选。

(4)其他辅助检查:肺功能;实验室检查:血清乳酸脱氢酶升高,部分病例球蛋白增高;痰中可查到PAS染色阳性物质及双折射结晶体。

(四)治疗

1.药物治疗　轻症患者可用生理盐水雾化或口服祛痰剂,继发感染时应根据药敏选择抗生素治疗。

2.全肺灌洗　是治疗肺泡蛋白沉着症最为有效的方法。

3.经纤维支气管镜分段支气管肺泡灌洗。

4.其他　GM－CSF替代治疗。

(五)主要护理问题

1.气体交换受损　与肺泡表面活性物质失衡、肺泡呼吸面积减少、通气不足有关。

2.焦虑/恐惧　与患者对肺泡蛋白沉着症的恐惧、担心预后有关。

3.清理呼吸道低效/无效　与肺部感染或术后部分灌洗液潴留有关。

4.潜在并发症　低氧血症、低血压、肺不张、液气胸、支气管痉挛、肺部感染、水电解质失衡、急性肺水肿(24小时内灌洗)。

(六)护理目标

1.低氧血症得到改善,呼吸困难明显减轻。

2.患者焦虑/恐惧程度减轻,配合治疗及护理。

3.呼吸道通畅。

4.术后未发生相关并发症,或并发症能得到及时治疗与处理。

(七)护理措施

1.氧疗　持续吸氧2～4L/min或根据病情调节吸氧浓度,使氧饱和度维持在90%以上。

2.遵医嘱用药　雾化吸入和口服化痰剂,应用抗生素预防和控制感染。

3.病情观察

(1)观察患者呼吸型态、颜面、指端发绀情况。

(2)低氧血症的患者注意氧饱和度、动脉血气分析及氧疗的效果。

(3)观察痰液的性质和量。

4.支气管肺泡灌洗术相关护理

(1)术前准备

1)心理护理:向患者和家属说明肺泡灌洗的目的、方法及要求,说明支气管肺泡灌洗术是目前治疗PAP的主要方法,并强调该方法的有效性和安全性,以及患者在手术过程中应如何配合等。说明术中、术后可能出现的并发症及处理措施等,使患者及家属既有心理准备,又能消除顾虑,树立信心。

2)完善相关检查：血常规、出凝血时间、血气分析、电解质、肺功能、心电图、X 线胸片和 CT 等检查结果。

3)患者准备：指导患者进行有效的咳嗽技巧和呼吸功能锻炼，以利于灌洗后肺功能的恢复和肺部分泌物的排除。

4)用物准备：Carlen 双腔管、纤维支气管镜、37℃生理盐水 10～20L、负压吸引器、吸氧装置、震动排痰仪、简易呼吸囊、气管插管装置、呼吸机及抢救药物等。

5)经纤维支气管肺段灌洗者术前 4 小时禁饮、禁食；全麻下一侧全肺灌洗者术前 12 小时禁食、禁饮。

6)全麻患者留置导尿。

(2)术中配合

1)全麻下经 Carlen 双腔管行一侧全肺灌洗

A. 建立静脉通道，遵医嘱静脉推注麻醉药。

B. 协助气管插管、合理设置参数并连接呼吸机。

C. 密切观察患者的呼吸音、胸廓活动度、心率、血压、氧饱和度及人机同步情况。

D. 协助灌洗、负压吸引和震动排痰，保持呼吸道通畅。

E. 收集灌洗液标本准备送检。

F. 灌洗结束后送 ICU 观察 12～24 小时，复苏后若病情稳定停用呼吸机。

2)经纤维支气管镜灌洗

A. 灌洗中给予高浓度氧气吸入，尽量维持气道压高于或接近肺动脉压。

B. 密切观察心率、血压、氧饱和度情况。

C. 协助灌洗、负压吸引，收集灌洗液标本准备送检。

D. 灌洗结束时，协助拍背，鼓励咳痰，必要时行负压吸引，尽可能吸出肺内液体。

E. 拔出纤支镜后加压吸氧 5～15 分钟。

(3)术后护理

1)氧疗：及时纠正低氧血症，并根据病情调节吸氧浓度和给氧方式。

2)保持呼吸道通畅：术后协助患者翻身拍背，指导有效咳嗽，有利于潴留的灌洗液咳出，必要时给予吸痰。

3)病情观察：严密观察患者神志、呼吸型态、口唇及肢端发绀情况，监测氧饱和度及血气分析，必要时持续心电监护。

5. 预防和控制肺部感染

(1)保持病室空气清新、流通。

(2)做好基础护理和各种管路的管理。

(3)气管插管、机械通气患者按相关要求进行护理。

6. 维持水电解质平衡

(1)准确记录液体出入量。

(2)监测血电解质、血气分析，发现问题及时处理。

(3)遵医嘱用药：静脉注射呋塞米，输入白蛋白、血浆等，并控制输液滴速。

7. 体位与休息　患侧卧位或平卧位休息。经纤支镜灌洗术者休息 15 分钟后，如无明显不良反应，方可护送回病房。全麻下行全肺灌洗术者，术后送重症监护室。术后卧床休息 2～

3 天后根据患者个人情况指导下床活动，以不劳累为宜。

8. 饮食与营养　经纤维支气管镜肺段灌洗术后 3 小时内禁饮禁食，吞咽功能恢复后可首次饮少许温开水，如无呛咳，方可进食流质或软食。逐步加强营养，增强机体免疫力。全麻患者拔除气管插管后方可进食。

（李惠斌）

参考文献

[1]刘玮.呼吸系统[M].上海:上海交通大学出版社,2012.
[2](英)戴维斯,(英)穆瑞斯.呼吸系统[M].北京:北京大学医学出版社,2011.
[3]杨霞,孙丽.呼吸系统疾病护理与管理[M].武汉:华中科技大学出版社,2016.
[4]郭佑民,陈起航,王玮.呼吸系统影像学 第2版[M].上海:上海科学技术出版社,2016.
[5]吴丛山.呼吸系统疾病的检验诊断与临床[M].上海:上海交通大学出版社,2015.
[6]邵明亮.肺部疾病最新诊疗与护理[M].青岛:中国海洋大学出版社,2014.
[7]朱礼阳,于忠和,许春伟.克唑替尼对比化疗在中晚期非小细胞肺癌患者中的疗效分析[J].临床肺科杂志,2016(12):2139－2141＋2149.
[8]林强.肺部小结节诊断与治疗[M].北京:人民卫生出版社,2015.
[9]胡建林,杨和平.呼吸疾病鉴别诊断与治疗学[M].北京:人民军医出版社,2015.
[10]王昌惠,范理宏.呼吸介入诊疗新进展[M].上海:上海科学技术出版社,2015.
[11]徐金富,费苛,张雷.慢支、肺气肿与慢阻肺[M].上海:同济大学出版社,2013.
[12]王红阳.呼吸内科并发症诊疗学[M].北京:科学技术文献出版社,2013.
[13]朱惠丽,贝政平.呼吸系统疾病诊疗标准症[M].上海:上海科学普及出版社,2014.
[14]孟昭泉.呼吸系统疾病防治手册[M].北京:金盾出版社,2014.
[15]李维华,纪小龙.呼吸系统病理学[M].北京:人民军医出版社,2011.
[16]杨常莞,巴清云,宋素亚.大剂量氨溴索在结核病中的应用[J].临床肺科杂志,2016(12):2203－2205.
[17]何权瀛.呼吸内科[M].北京:中国医药科技出版社,2014.
[18]胡大一,高占成.呼吸内科[M].北京:北京科学技术出版社,2010.
[19]黄茂.呼吸内科临床处方手册[M].南京:江苏科学技术出版社,2015.
[20]葛建国.呼吸内科疾病用药指导[M].北京:人民军医出版社,2014.
[21]张增,张成刚,姜涛.呼吸疾病基础与临床[M].北京:科学技术文献出版社,2012.
[22]俞森洋,孙宝君.呼吸内科临床诊治精要[M].北京:中国协和医科大学出版社,2011.